한글 이름 약초 188종

동의보감
한방약초

한글 이름 약초 188종
동의보감 한방약초

초판인쇄 : 2021년 2월 25일
초판발행 : 2021년 3월 5일

글·사진 l 박종철
펴 낸 이 l 고명흠
펴 낸 곳 l 푸른행복

출판등록 l 2010년 1월 22일 제312-2010-000007호
주   소 l 경기도 고양시 덕양구 통일로 140(동산동)
          삼송테크노밸리 B동 329호
전   화 l (02)356-8402 / FAX (02)356-8404
E-MAIL   l bhappylove@daum.net
홈페이지 l www.munyei.com

ISBN 979-11-5637-118-2 (93510)

※ 이 책의 내용을 저작권자의 허락 없이 복제, 복사, 인용, 무단전재하는
   행위는 법으로 금지되어 있습니다.
※ 잘못된 책은 바꾸어 드리겠습니다.

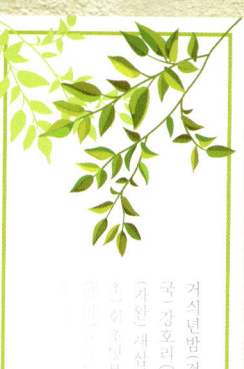
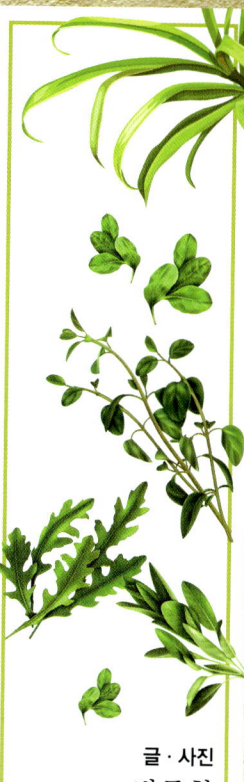

동의보감
한방약초

겨우살이(겨우살이) 가듭나무 불확갈결(지빼기) 가화둘(백렴) 굴불휘(노고) 강성황(감국) 강호리(강활) 심황(울금) 머구리밥(부평) 적비쑥(청호) 반드라미씨(청상자) 당팅 (자인) 새삼씨(토사자) 흰절범(함련초) 쓴너삼뿌리(고삼) 고양이수염(선초) 광동구남엽 하고초(박하) 꼭두서니(천초) 꾸리강낭배미(지상구) 꽈리(산장) 꿀풀(하고초) 동둥팅이

글·사진
약학박사 **박종철**
국립순천대학교
한약자원개발학과 명예교수
세계약초연구원 원장

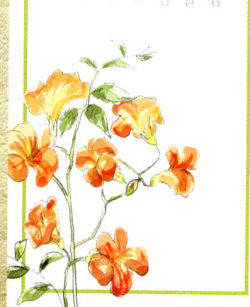
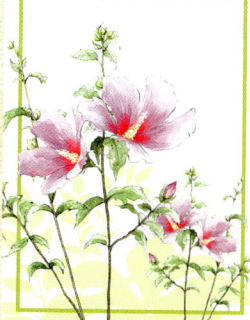

푸른행복

| 펴내는 글 |

허준 선생이 한글 이름으로 정리한 동의보감 속 우리약초를 정리하다

약전(藥典, Pharmacopoeia)은 국가 또는 국가가 공인한 기관 등에서 제정한 의약품에 대한 품질 규격서로, 의약품 규격을 위한 대표적인 공정서(公定書)에 해당한다. 우리나라 의약품 공정서는 《대한민국약전(KP)》과 《대한민국약전외한약(생약)규격집(KHP)》의 두 종이다.

필자는 우리나라 의약품 공정서에 수록된 약재와 약초의 사진을 촬영하고 그 효능을 조사하는 작업을 꾸준히 해왔다.

이번에는 우리나라의 두 공정서(KP, KHP)에 수록된 약재 중에서 《동의보감》 탕액편에 조선시대의 한글 이름으로 기록된 약재와 약초를 찾아 정리했다. 조선시대에 사용했던 한글 약초명이 현재 어떻게 변해왔는지 그 내용을 찾아보는 것도 중요한 작업이라고 여겨 이 같은 책자 발간을 기획하게 되었다.

현재의 약재명과 《동의보감》 발간 당시의 조선시대 약재명이 같은 경우는, 녹두(녹두), 대추(대츄), 모과(모과), 비자(비ᄌ), 생강(ᄉᆡᆼ강), 오미자(오미ᄌ), 향부자(향부ᄌ) 등이다.[현재의 약재명(조선시대의 한글 약재명)]

조선시대와 현재의 약초명이 같은 경우는 다음과 같다. 갈근(칡, 츩불휘), 강활(강활, 강호리), 길경(도라지, 도랏), 대산(마늘, 마눌), 도인(복숭아나무, 복숑화ᄡᅵ), 산약(마, 마), 음양곽(삼지구엽초, 삼지구엽플), 임자(들깨, 들뻬), 저백피(가죽나무, 가듁나모불휫겁질),

지부자(댑싸리, 대뿌리여름), 토사자(갯실새삼, 새삼삐), 황금(속썩은 풀, 속서근풀), 희렴(진득찰, 진득출) 등이다.[현재의 약재명(현재의 기원식물명, 조선시대의 한글 약초명)]

풍부한 약초 사진과 《동의보감》 효능, 약효 해설 등을 담은 본서는 약초 분야를 공부하는 학부생과 대학원생을 포함한 과학자는 물론 실무에 종사하는 제조업자들에게도 곁에 두고 가까이 지낼 수 있는 책이 되었으면 한다.

책 발간에 있어서 한방 효능과 《동의보감》 해석에 큰 도움을 주신 한국한의학연구원 최고야 선임연구원께 고마운 마음을 전한다. 약초 사진 제공, 식물 분류에 도움 주신 우석대 한의대 주영승 교수님, 충남대 약대 배기환 명예교수님께 감사를 드린다. 원고 정리에 수고해준 순천대 남민우 학부생, 소주영 대학원생 그리고 출판을 승낙해주시고 모든 호의를 베풀어주신 도서출판 푸른행복 여러분께 감사드린다. 〈감사의 글〉에 고마운 분들의 성함을 기록해 뒀다.

필자의 개인 사무실과 전시관인 '세계약초연구원'과 '박종철 약초전시관' 두 곳을 마련해주신 죽암그룹 김종욱 회장님께 깊은 감사의 말씀을 드린다. 본서의 교정 작업은 세계약초연구원에서 이루어졌음을 밝힌다.

2021년 2월
세계약초연구원에서

박종철

국립순천대학교 명예교수
세계약초연구원 원장

| 일러두기 |

1. 본서는 우리나라 공정서(KP, KHP)에 수재된 약재 중에서 《동의보감》 탕액편에 조선시대의 한글 약초(약재)명이 기재된 의약품을 찾아 정리한 것이다.

2. 책에 수록된 모든 사진은 필자가 국내·외 현지에서 직접 촬영한 사진이다. 촬영지인 나라명은 괄호 속에 표기했으나 한국, 중국, 일본의 경우는 기재하지 않았다. 단 주요한 식물은 중국, 일본의 장소를 표기했다. 일부 사진은 기증자 및 출판사로부터 제공받아 사용했다.

3. 《동의보감》 원본은 남산당에서 발행한 《원본 동의보감》을 활용했으며 원본 아래에 해당 약재가 수록된 페이지를 기록했다.

4. 〈기원식물 해설〉에서 인용한 참고논문인 《한약정보연구회지》의 주 저자는 한국한의학연구원 최고야 선임연구원이다.

5. 〈북한의 효능〉은 《북한약전》 내용을 그대로 옮긴 것이며 우리나라 한글 맞춤법에 부합하지 않더라도 고치지 않고 그대로 실었다. 단, 우리나라에서 잘 쓰이지 않는 생소한 용언은 괄호 안에 설명했다.

6. 필자가 국내·외에 발표한 학술논문의 약리작용을 〈약효 해설〉 항에 기재했다.

7. 기원식물과 비슷한 약초의 사진을 〈비교 약초〉 항에 실어서 서로 비교할 수 있게 하였다.

| 감사의 글 |

약초의 귀한 사진을 제공해주시거나 한약 및 약초의 사진 촬영에 도움 주신 분들의 성함을 아래에 기록해 둡니다. 대단히 감사합니다.

● **사진을 제공해주신 분** (무순)

- 김창민 명예교수(강원대 약대) : 백화전호 지상부(p.244)
- 배기환 명예교수(충남대 약대) : 곡정초 지상부(p.74), 조릿대풀 지상부(p.568)
- 주영승 교수(우석대 한의대) : 만형(삼잎만형자) 잎(p.409)
- 김진웅 교수, 한상일 선생님(서울대 약대 약초원) : 약난초 꽃, 약난초 지상부(p.432)
- 황완균 교수(중앙대 약대) : 탕구트대황 잎(p.438), 탕구트대황 뿌리줄기(p.440)
- 이재선 과장(신구대 식물원) : 백부자 꽃(p.276)
- 오성윤 팀장(제주한의약연구원) : 비자나무 열매, 비자나무 나무모양(p.322)
- 문병철 센터장(한국한의학연구원) : 신강자초 지상부(p.577)
- 김태기 국장 : 만주자작나무 숲(p.198)
- 김현석 학부생(동신대 한의대) : 석곡(약재, 시장 판매품)(p.646)

● **약초 분류 및 한방 자료 제공에 도움 주신 분** (무순)

- 배기환 명예교수(충남대 약대)
- 주영승 교수(우석대 한의대)
- 최고야 선임연구원(한국한의학연구원)
- 권동렬 교수(원광대 약대)

● **사진 촬영에 도움주신 분** (무순)

- 주영승 교수(우석대 한의대 본초학교실 한약자료관)
- 육창수 명예교수(경희대 약대 약초원)
- 이영종 교수, 서정범 박사(가천대 한의대 본초학교실 한약자료관)
- 오명숙 교수, 최진규 박사과정 대학원생(경희대 약대 한약박물관)
- 김진웅 교수, 한상일 선생님(서울대 약대 약초원)
- 성락선 과장, 황대선 연구원(식약처 국가옥천생약자원센터)
- 오성윤 팀장(제주한의약연구원)
- 이경희 졸업생(순천대)

❖ 소속은 도움 주신 분들의 당시 기관명입니다.

차례

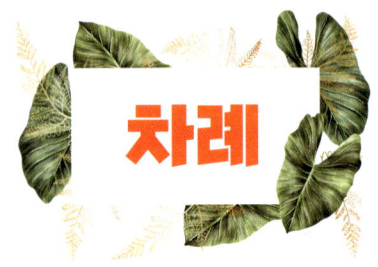

- 펴내는 글 · 4
- 일러두기 · 6
- 감사의 글 · 7

ㄱ

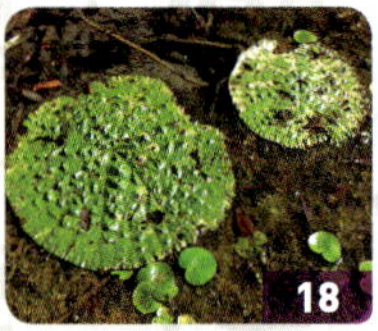

가시연꽃	검인 — 18
가죽나무	저백피 — 22
가회톱	백렴 — 26
갈대	노근 — 30
감국	감국 — 34
강활, 관엽강활	강활 — 38
강황	울금 — 42
개구리밥	부평 — 46
개똥쑥	청호 — 49
개맨드라미	청상자 — 52
개미취	자완 — 56
갯실새삼	토사자 — 60
결명, 결명차	결명자 — 64
고삼	고삼 — 68
곡정초	곡정초 — 72

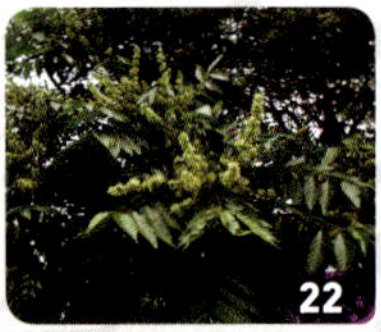

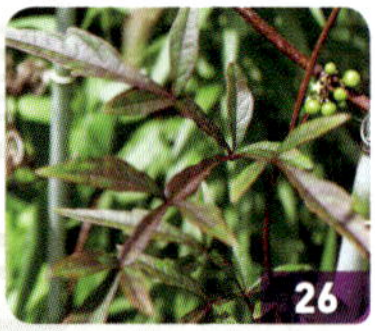

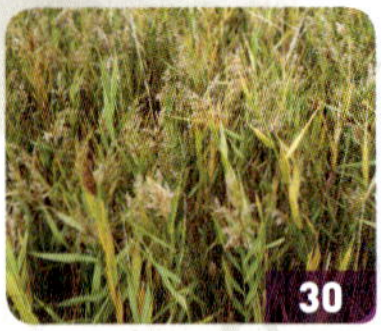

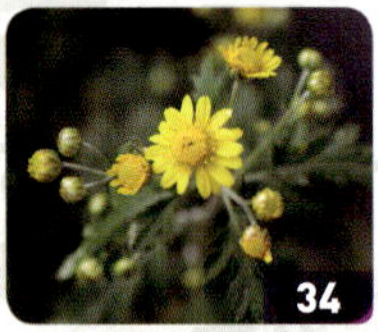

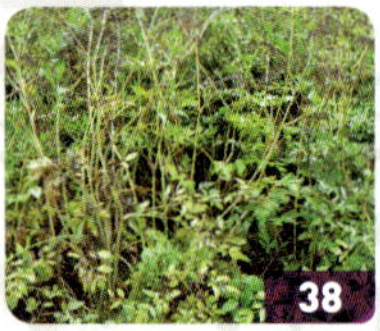

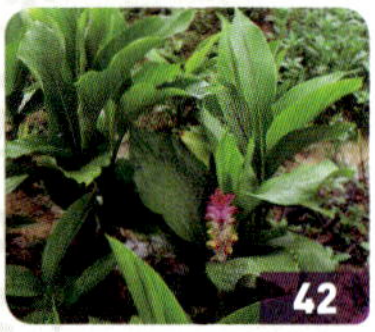

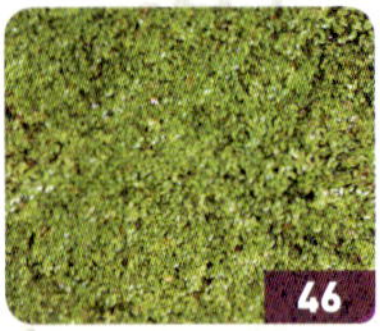

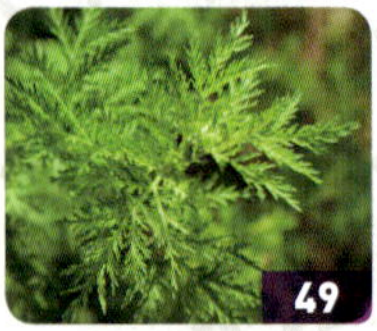

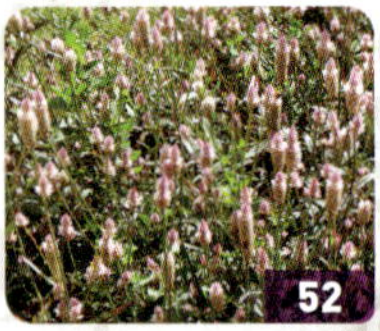

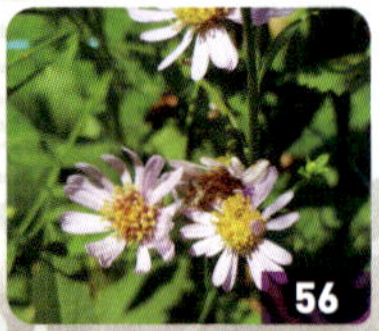

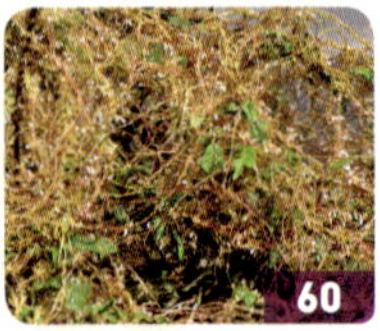

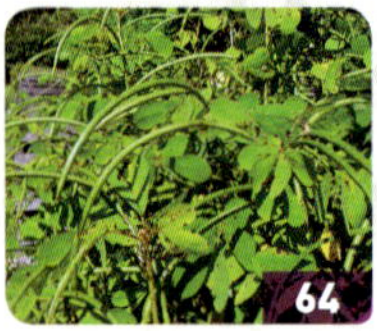

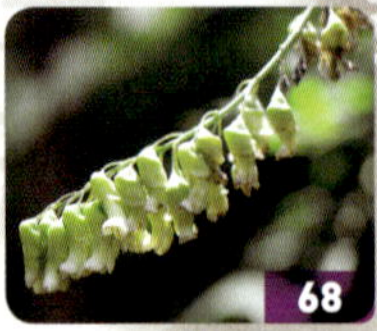

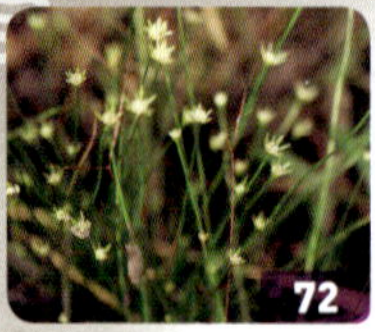

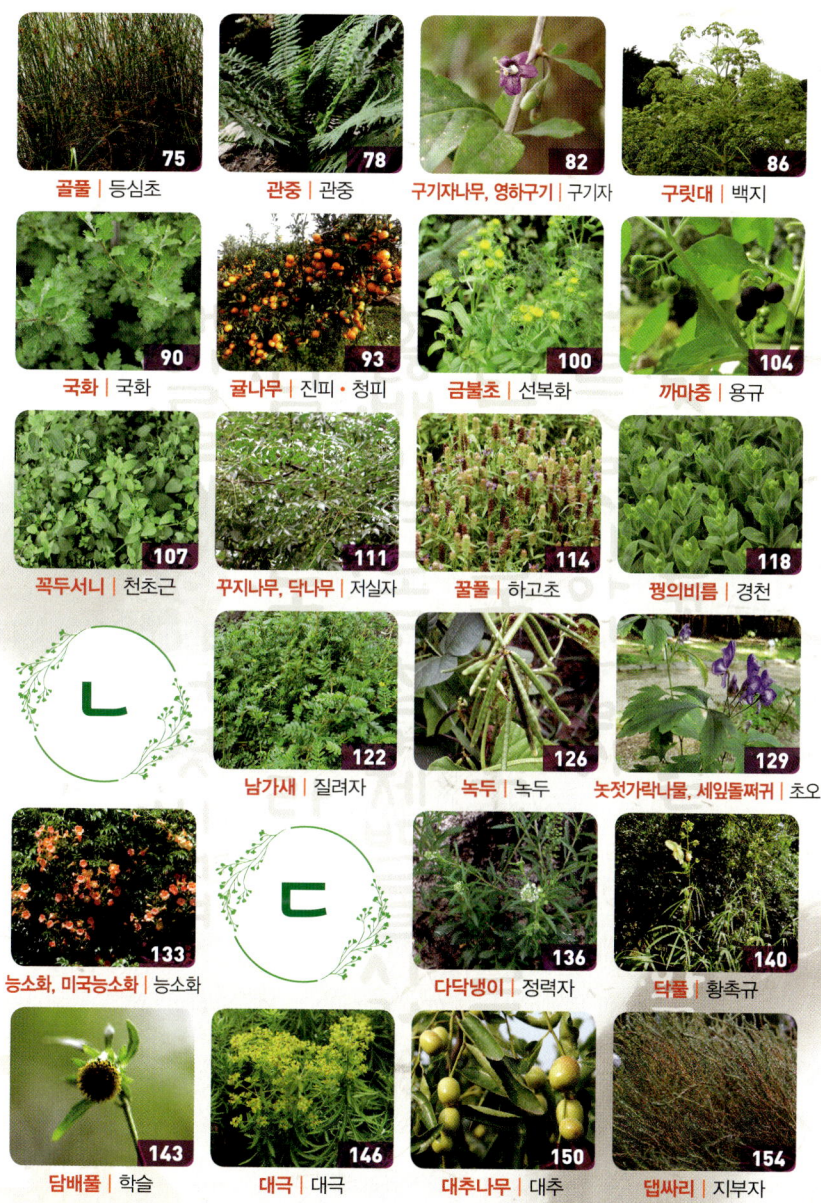

골풀 | 등심초 75	관중 | 관중 78	구기자나무, 영하구기 | 구기자 82	구릿대 | 백지 86
국화 | 국화 90	귤나무 | 진피·청피 93	금불초 | 선복화 100	까마중 | 용규 104
꼭두서니 | 천초근 107	꾸지나무, 닥나무 | 저실자 111	꿀풀 | 하고초 114	꿩의비름 | 경천 118
	남가새 | 질려자 122	녹두 | 녹두 126	놋젓가락나물, 세잎돌쩌귀 | 초오 129
능소화, 미국능소화 | 능소화 133		다닥냉이 | 정력자 136	닥풀 | 황촉규 140
담배풀 | 학슬 143	대극 | 대극 146	대추나무 | 대추 150	댑싸리 | 지부자 154

9

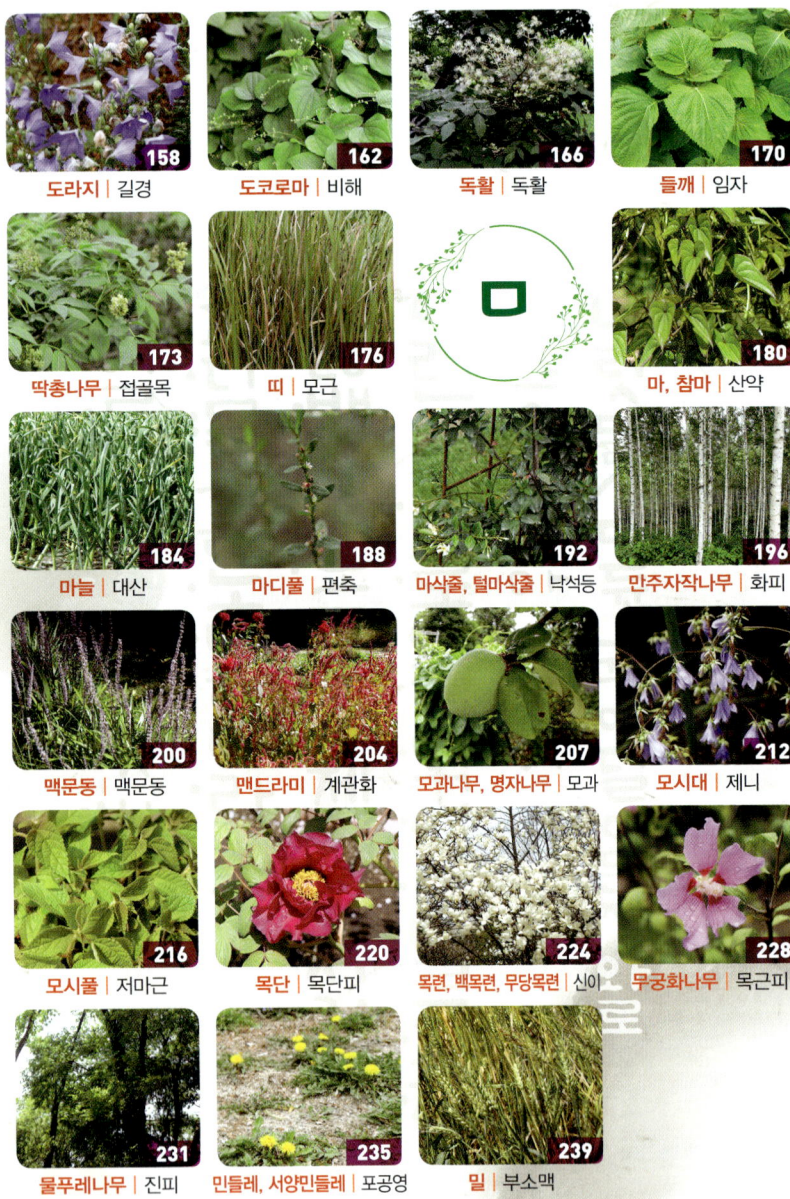

도라지 | 길경	도코로마 | 비해	독활 | 독활	들깨 | 임자
딱총나무 | 접골목	띠 | 모근	ㅁ	마, 참마 | 산약
마늘 | 대산	마디풀 | 편축	마삭줄, 털마삭줄 | 낙석등	만주자작나무 | 화피
맥문동 | 맥문동	맨드라미 | 계관화	모과나무, 명자나무 | 모과	모시대 | 제니
모시풀 | 저마근	목단 | 목단피	목련, 백목련, 무당목련 | 신이	무궁화나무 | 목근피
물푸레나무 | 진피	민들레, 서양민들레 | 포공영	밀 | 부소맥	

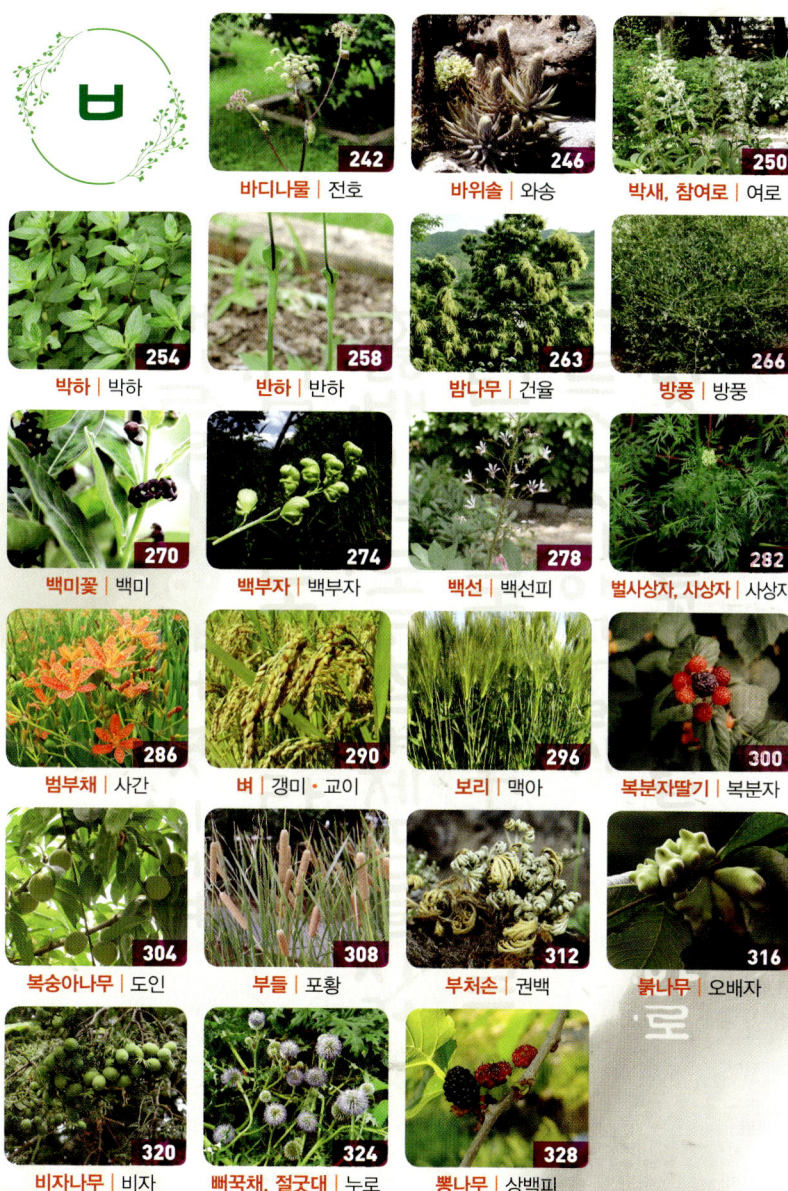

ㅂ

- 바디나물 | 전호 — 242
- 바위솔 | 와송 — 246
- 박새, 참여로 | 여로 — 250
- 박하 | 박하 — 254
- 반하 | 반하 — 258
- 밤나무 | 건율 — 263
- 방풍 | 방풍 — 266
- 백미꽃 | 백미 — 270
- 백부자 | 백부자 — 274
- 백선 | 백선피 — 278
- 벌사상자, 사상자 | 사상자 — 282
- 범부채 | 사간 — 286
- 벼 | 갱미·교이 — 290
- 보리 | 맥아 — 296
- 복분자딸기 | 복분자 — 300
- 복숭아나무 | 도인 — 304
- 부들 | 포황 — 308
- 부처손 | 권백 — 312
- 붉나무 | 오배자 — 316
- 비자나무 | 비자 — 320
- 뻐꾹채, 절굿대 | 누로 — 324
- 뽕나무 | 상백피 — 328

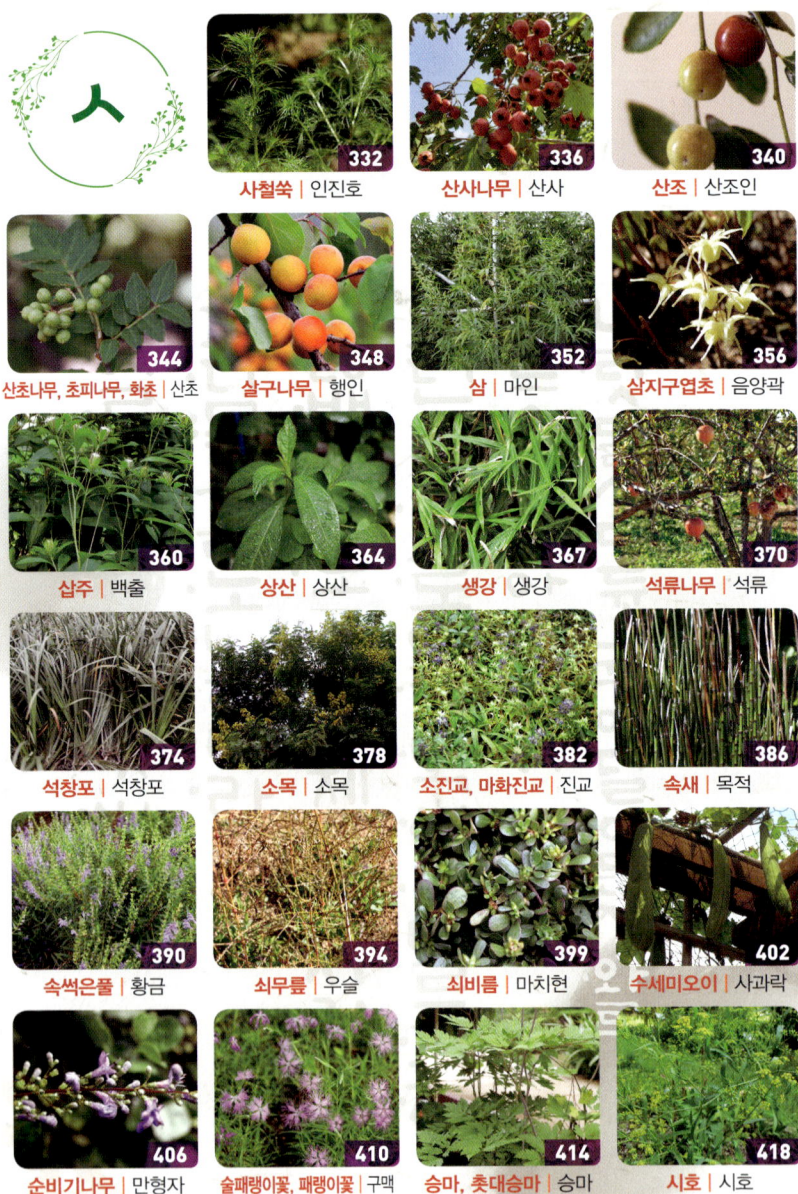

332 사철쑥 | 인진호	336 산사나무 | 산사	340 산조 | 산조인
344 산초나무, 초피나무, 화초 | 산초	348 살구나무 | 행인	352 삼 | 마인	356 삼지구엽초 | 음양곽
360 삽주 | 백출	364 상산 | 상산	367 생강 | 생강	370 석류나무 | 석류
374 석창포 | 석창포	378 소목 | 소목	382 소진교, 마화진교 | 진교	386 속새 | 목적
390 속썩은풀 | 황금	394 쇠무릎 | 우슬	399 쇠비름 | 마치현	402 수세미오이 | 사과락
406 순비기나무 | 만형자	410 술패랭이꽃, 패랭이꽃 | 구맥	414 승마, 촛대승마 | 승마	418 시호 | 시호

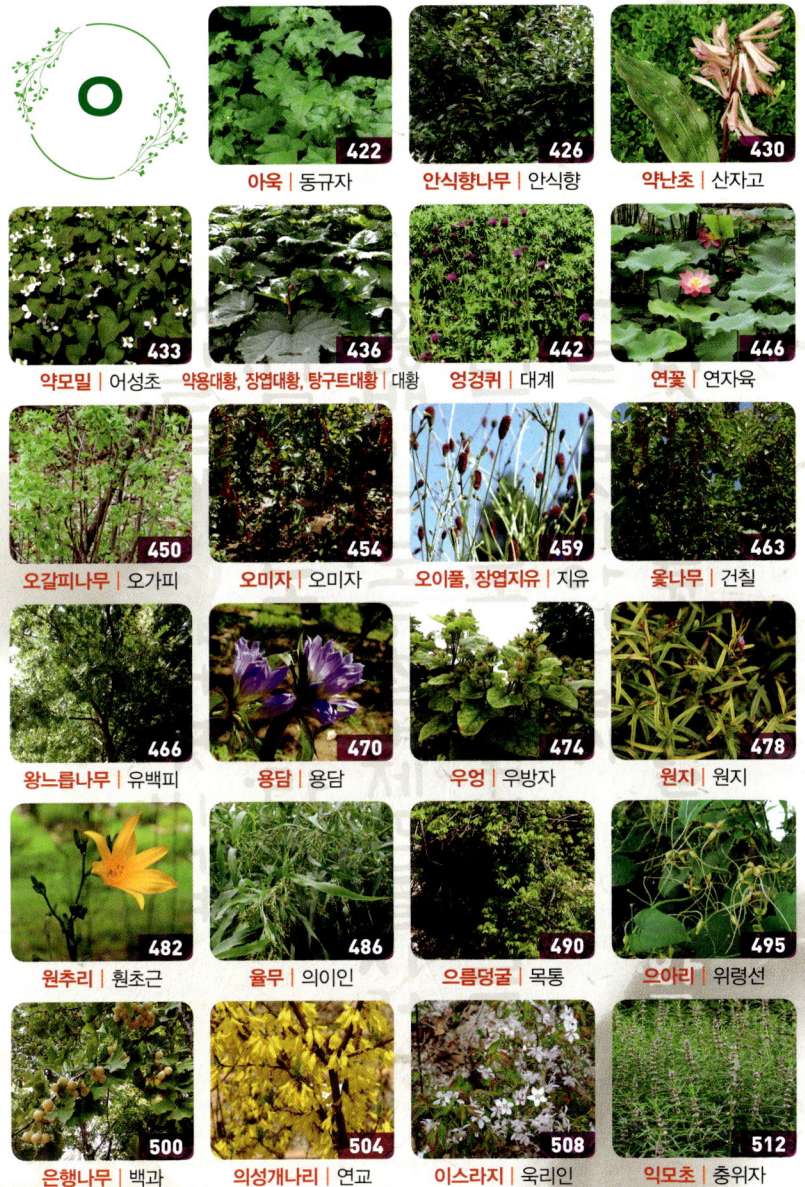

422 아욱 | 동규자	426 안식향나무 | 안식향	430 약난초 | 산자고
433 약모밀 | 어성초	436 약용대황, 장엽대황, 탕구트대황 | 대황	442 엉겅퀴 | 대계	446 연꽃 | 연자육
450 오갈피나무 | 오가피	454 오미자 | 오미자	459 오이풀, 장엽지유 | 지유	463 옻나무 | 건칠
466 왕느릅나무 | 유백피	470 용담 | 용담	474 우엉 | 우방자	478 원지 | 원지
482 원추리 | 훤초근	486 율무 | 의이인	490 으름덩굴 | 목통	495 으아리 | 위령선
500 은행나무 | 백과	504 의성개나리 | 연교	508 이스라지 | 욱리인	512 익모초 | 충위자

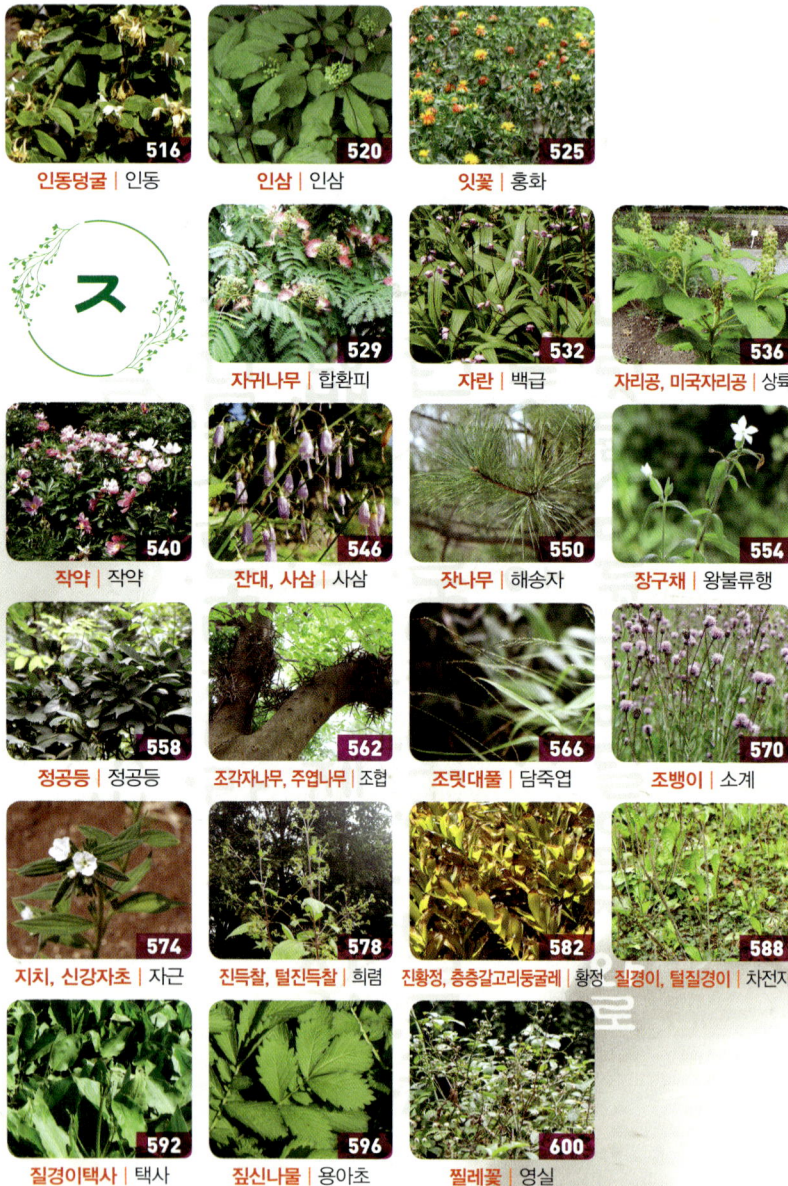

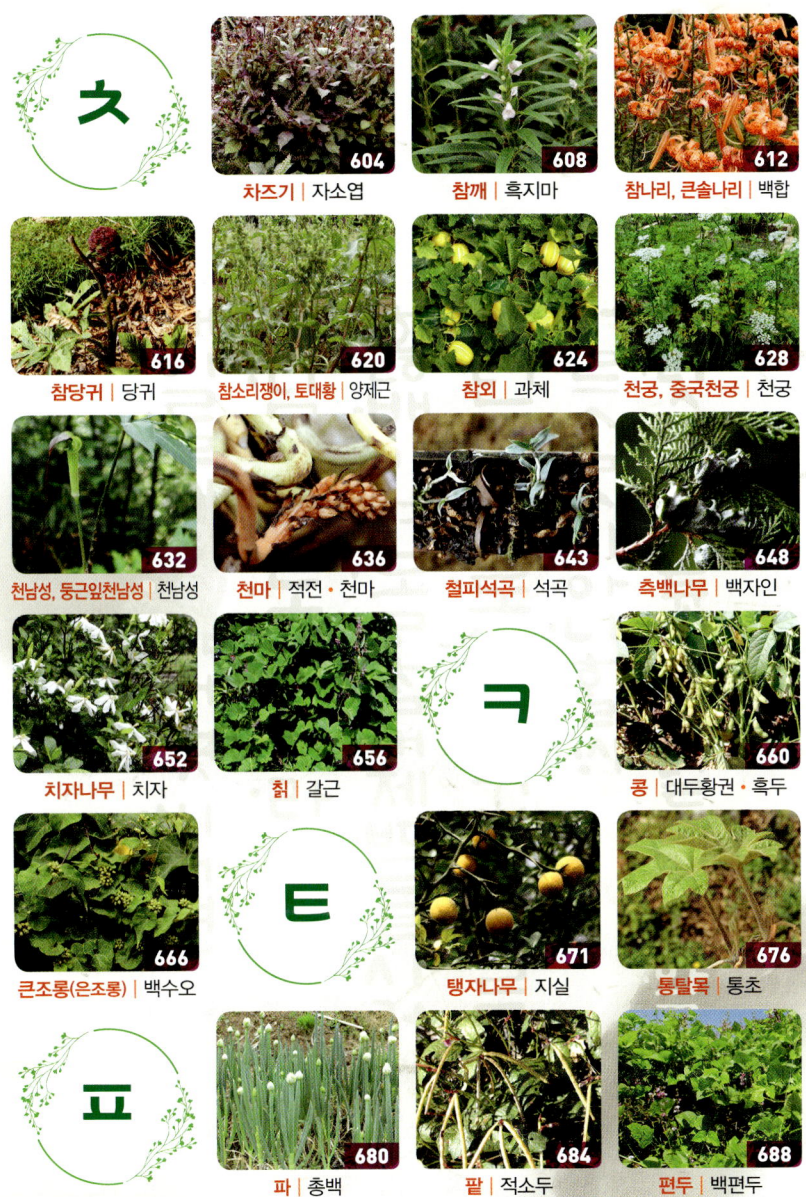

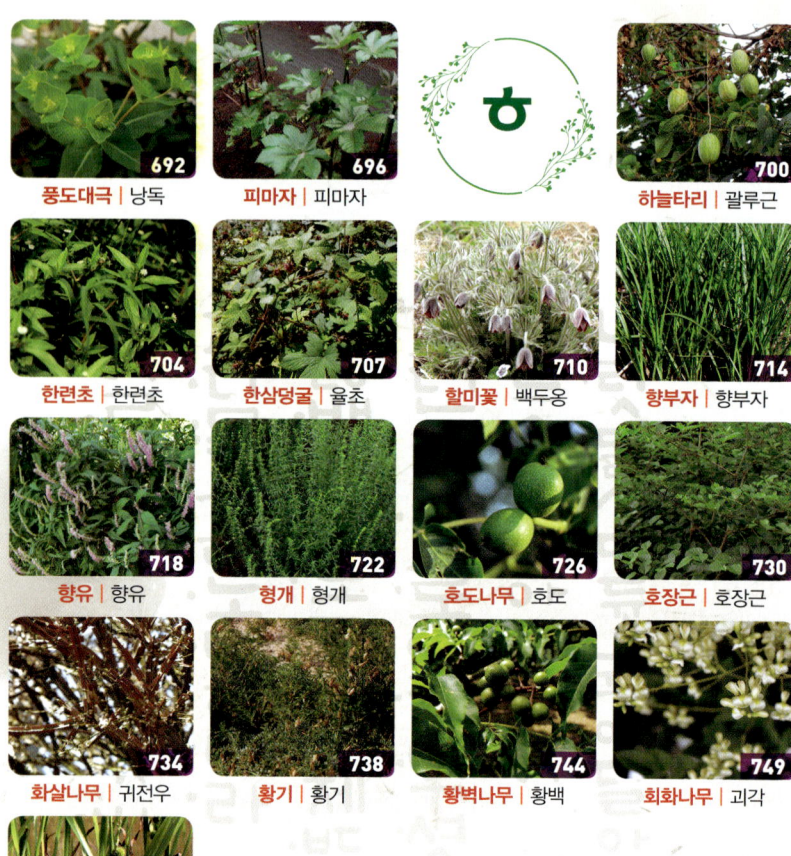

풍도대극	낭독	692
피마자	피마자	696
하늘타리	괄루근	700
한련초	한련초	704
한삼덩굴	율초	707
할미꽃	백두옹	710
향부자	향부자	714
향유	향유	718
형개	형개	722
호도나무	호도	726
호장근	호장근	730
화살나무	귀전우	734
황기	황기	738
황벽나무	황백	744
회화나무	괴각	749
흑삼릉	삼릉	753

- 참고문헌 · 756
- 찾아보기 · 758

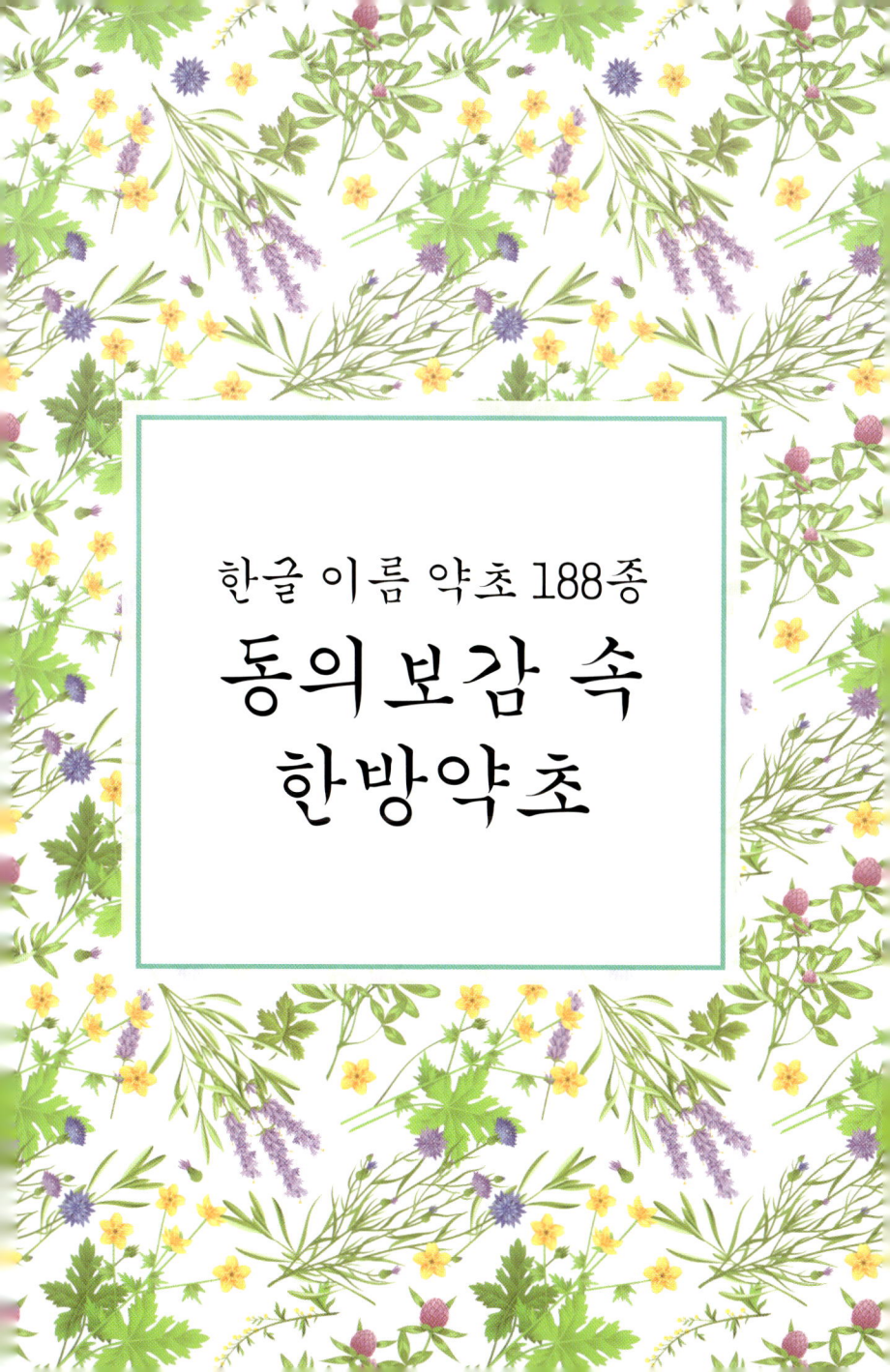

한글 이름 약초 188종
동의보감 속 한방약초

약초명: 가시연꽃

약재명: 검인 芡仁

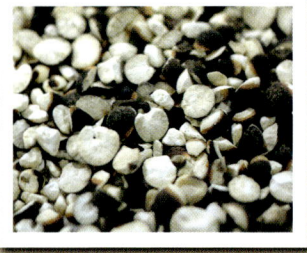

《동의보감》 탕액편에 기재된 조선시대의 한글 약초명

거싀년밤

약초명 및 학명
가시연꽃, *Euryale ferox* Salisbury

과명
수련과

약용부위
잘 익은 씨

| 약재의 조선시대 의서(醫書) 수재 |

검인은 《동의보감》 탕액편(湯液篇)의 과일부(部)와 《방약합편》의 수과(水果)편에 수재되어 있다.

| 《동의보감》 탕액편의 효능 |

검인(芡仁, 가시연밥)의 성질은 보통이고[平] 맛은 달며[甘] 독이 없다. 정기(精氣)를 보하고 의지를 강하게 한다. 눈과 귀가 밝아지게 하고 오래 살게 한다.

| 《동의보감》 탕액편의 원문 |

검인(芡仁) 거싀년밤 : 性平 味甘 無毒. 益精氣 强志 令耳目聰明 延年. ○ 一名雞頭實 一名雞雍. 生水澤中. 葉大如荷 皺而有刺. 花子若拳大 形似雞頭 故以名之. 實若石榴 皮青黑肉白. 八月採 蒸之 於烈日曬之 其皮卽開 亦可舂作粉. 益人勝菱.[本草] ○ 芡[音儉]能補人之精欠少 謂之水硫黃.[入門] ○ 作粉熬金櫻子汁作丸 名水陸丹 能秘精.[日用]

| 식약처 공정서의 약초와 약재 |

- **약초 · 약재의 식약처 공정서 수재** : 검인은 우리 나라 식품의약품안전처의 의약품 공정서인《대한민국약전(KP)》에 수재되어 있다.
- **약재의 분류** : 식물성 약재
- **약재의 라틴어 생약명** : Euryales Semen
- **약재의 이명 또는 영명** : Euryale Seed
- **약재의 기원** : 약재 검인은 가시연꽃 *Euryale ferox* Salisbury(수련과 Nymphaeaceae)의 잘 익은 씨이다.
- **약재 저장법** : 밀폐용기(고형의 이물이 들어가는 것을 방지하고 내용의약품이 손실되지 않도록 보호할 수 있는 용기)

허준,《원본 동의보감》, 711쪽, 남산당(2014)

| 약재의 효능 |

- **한방 효능군 분류** : 수삽약(收澁藥)
- **한방 작용부위(귀경, 歸經)** : 검인은 주로 비장, 신장 질환에 영향을 미친다.
- **한방 효능**
  · 익신고정(益腎固精) : 신기(腎氣)를 보충하고 정액 배출을 억제

한방 약미(藥味)와 약성(藥性)

· **한방 약미(藥味)** : 맛은 달고 떫다.

| 酸 | 苦 | 甘 | 辛 | 鹹 | | 澁 | 淡 |

· **한방 약성(藥性)** : 성질은 보통이다.

| 大寒 | 寒 | 微寒 | 凉 | 平 | 微溫 | 溫 | 熱 | 大熱 |

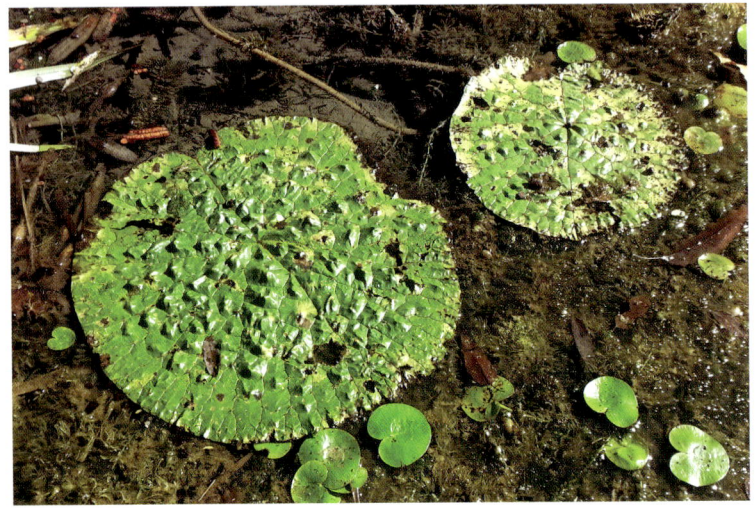

▲ 가시연꽃 잎

한다.
- 보비지사(補脾止瀉) : 비(脾)를 보하고 설사를 멎게 한다.
- 제습지대(除濕止帶) : 습기를 없애고 냉을 멎게 한다.

● **약효 해설**
- 무의식중에 정액이 몸 밖으로 나오는 증상에 활용한다.
- 소변이 나오는 것을 참거나 가누지 못하여 흘리게 되는 증상에 쓰인다.

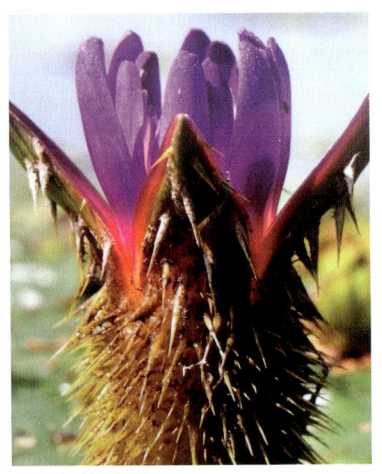

▲ 가시연꽃 꽃

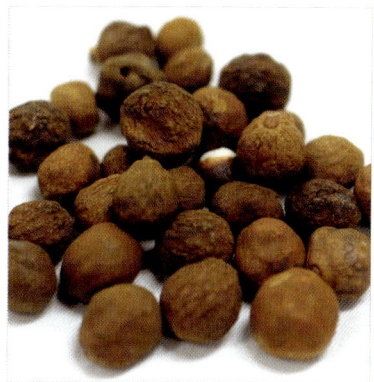 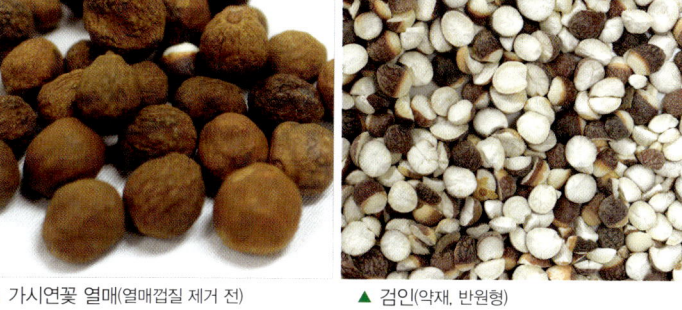

▲ 가시연꽃 열매(열매껍질 제거 전)   ▲ 검인(약재, 반원형)

- 비(脾) 기능의 허약으로 인해 설사가 나는 것에 사용한다.
- 자궁에서 분비물이 나오는 증상을 낫게 한다.

| **약용법** | 씨 15~30g을 물 800mL에 넣고 달여서 반으로 나누어 아침저녁으로 마시거나 또는 적당량을 죽과 밥으로 해서 먹는다.

약초명: 가죽나무

약재명: 저백피 樗白皮

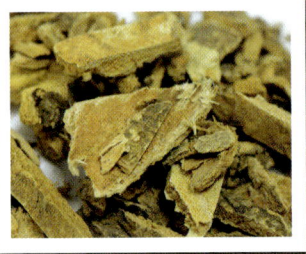

《동의보감》 탕액편에 기재된 조선시대의 한글 약초명

가듁나모불휫겁질

약초명 및 학명

가죽나무, *Ailanthus altissima* Swingle

과명

소태나무과

약용부위

주피를 제거한 나무껍질 또는 뿌리껍질

| 약재의 조선시대 의서(醫書) 수재 |

저백피는 《동의보감》 탕액편(湯液篇)의 나무부(部)와 《방약합편》의 교목(喬木, 줄기가 곧고 굵으며 높이 자라는 나무)편에 수재되어 있다.

| 《동의보감》 탕액편의 효능 |

저근백피(樗根白皮, 가죽나무 뿌리껍질)의 성질은 서늘하며[凉] 맛은 쓰고[苦] 독이 조금 있다. 적리(赤痢), 백리(白痢), 만성이질, 설사, 치질[腸風, 장풍]로 피가 계속해서 나오는 데 주로 쓴다. 코와 입 속의 감충을 죽이고 옴, 감닉창을 제거한다. 귀주(鬼疰), 폐결핵[傳尸, 전시], 고독(蠱毒)으로 하혈(下血)하는 데 쓰고 소변을 줄일 수 있다.

| 《동의보감》 탕액편의 원문 |

저근백피(樗根白皮) 가듁나모불 휫겁질 : 性凉 味苦 有小毒. 主赤白久痢 腸滑 及痔疾 腸風瀉血不住. 殺口鼻中疳蟲 去疥䘌. 主鬼疰 傳尸 蠱毒下血 能縮小便. ○ 樗與椿 大抵相類 但樗木臭

而疏 椿木實而葉香. 幷採無時. ○ 又云 椿樗皆臭 但一種有花結子 一種無花不結子. 世以無花不實 木身大 幹端直者 爲椿 椿用根葉. 其有花而莢 木身小 幹多迂矮者 爲樗 樗用根葉莢. ○ 樗一名虎目樹 以葉脫處有痕如目也.[本草] ○ 性涼而燥 須炒用 或塗蜜灸用.[丹心] ○ 服此 忌油膩 熱麪 毒物.[本草]

| 식약처 공정서의 약초와 약재 |

- **약초·약재의 식약처 공정서 수재** : 저백피는 우리나라 식품의약품안전처의 의약품 공정서인 《대한민국약전외한약(생약)규격집(KHP)》에 수재되어 있다.
- **약재의 분류** : 식물성 약재
- **약재의 라틴어 생약명** : Ailanthi Radicis Cortex
- **약재의 이명 또는 영명** : 저근백피(樗根白皮)
- **약재의 기원** : 약재 저백피는 가죽나무 *Ailanthus altissima*

허준, 《원본 동의보감》, 745쪽, 남산당(2014)

한방 약미(藥味)와 약성(藥性)

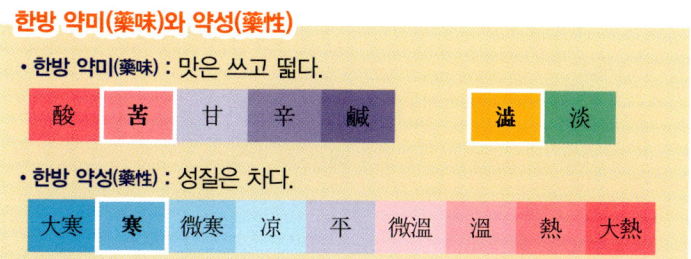

- **한방 약미(藥味)** : 맛은 쓰고 떫다.

  酸　苦　甘　辛　鹹　　澁　淡

- **한방 약성(藥性)** : 성질은 차다.

  大寒　寒　微寒　凉　平　微溫　溫　熱　大熱

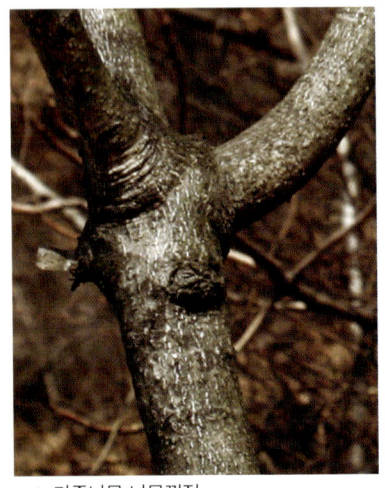
▲ 가죽나무 나무껍질

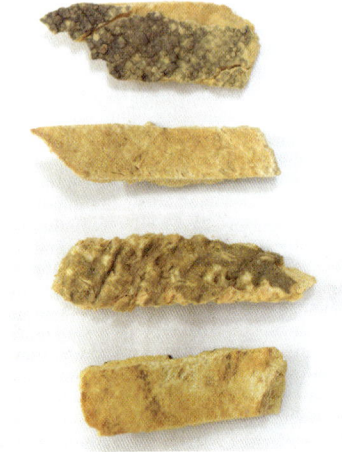
▲ 저백피(약재, 절편)

Swingle(소태나무과 Simaroubaceae)의 주피를 제거한 수피 또는 근피이다.

- 약재 저장법 : 밀폐용기(고형의 이물이 들어가는 것을 방지하고 내용의 약품이 손실되지 않도록 보호할 수 있는 용기)

| 약재의 효능 |

- 한방 효능군 분류 : 수삽약(收澁藥)
- 한방 작용부위(귀경, 歸經) : 저백피는 주로 대장, 위장, 간장 질환에 영향을 미친다.
- 한방 효능
  - 청열조습(淸熱燥濕) : 열기를 식히고 습기를 말린다.
  - 수삽지대(收澁止帶) : 체액의 배출을 억제하고 냉을 멎게 한다.
  - 지사(止瀉) : 설사를 멎게 한다.
  - 지혈(止血) : 출혈을 멎게 한다.

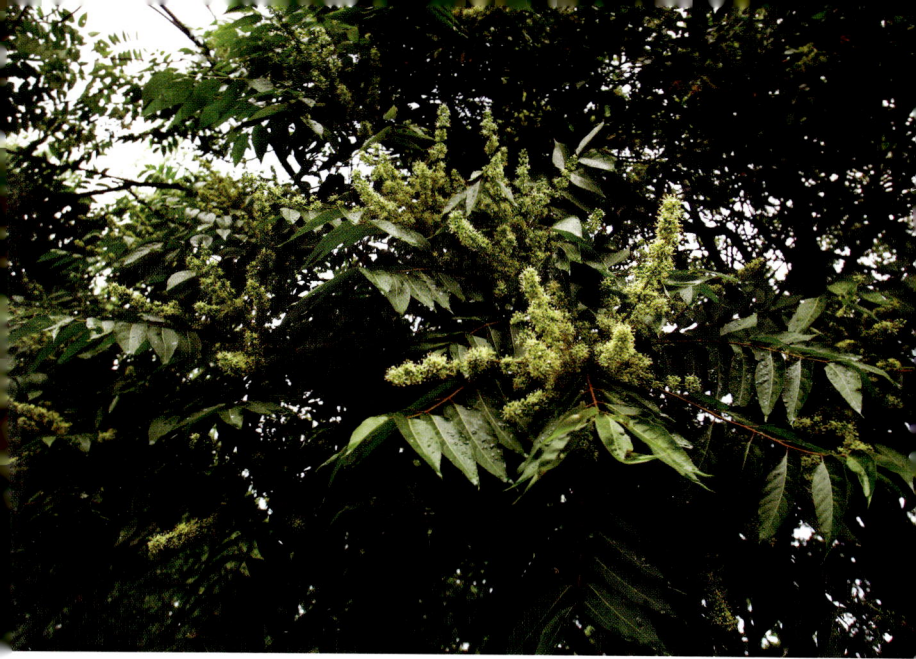

▲ 가죽나무 나무모양

● **약효 해설**

- 만성설사, 이질을 치료한다.
- 혈변(血便), 여성의 부정기 자궁출혈, 자궁에서 분비물이 나오는 증상에 유효하다.
- 항바이러스, 항결핵균 작용이 있다.

| **북한의 효능** | 청열조습약으로서 습열을 없애고 설사와 출혈을 멈춘다.

| **약용법** | 나무껍질 또는 뿌리껍질 6~9g을 물 800mL에 넣고 달여서 반으로 나누어 아침저녁으로 마신다.

약초명: 가희톱

약재명: 백렴 白蘞

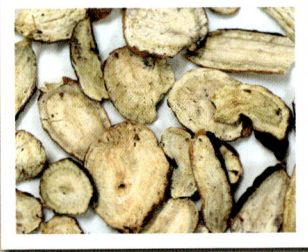

《동의보감》 탕액편에 기재된 조선시대의 한글 약초명

가희톱

약초명 및 학명

가희톱, *Ampelopsis japonica* Makino

과명

포도과

약용부위

덩이뿌리

| 약재의 조선시대 의서(醫書) 수재 |

백렴은 《동의보감》 탕액편(湯液篇)의 풀부(部)와 《방약합편》의 만초(蔓草, 덩굴풀)편에 수재되어 있다.

| 《동의보감》 탕액편의 효능 |

백렴(白蘞, 가희톱의 덩이뿌리)의 성질은 보통이고[平](약간 차다[微寒]고도 한다) 맛은 쓰고[苦] 달며[甘] 독이 없다. 큰 종기, 부스럼, 등에 나는 큰 종기, 나력(瘰癧), 치질[腸風, 장풍], 항문 주위에 구멍이 생긴 것을 낫게 한다. 얼굴이 부르터서 헌 데, 다쳐서 상한 데, 칼이나 화살에 상한 데 주로 쓴다. 새살이 돋게 하고 통증을 멎게 한다. 독성이 있는 종기, 뜨거운 물이나 불에 덴 곳에 바른다.

| 《동의보감》 탕액편의 원문 |

백렴(白蘞) 가희톱 : 性平 [一云微寒] 味苦甘 無毒. 主癰疽 瘡腫 發背 瘰癧 腸風 痔瘻 面上疱瘡 撲損傷 刀箭傷 生肌止痛. 塗腫毒及湯火瘡. ○ 蔓生 枝端有

五葉. 根似天門冬 一株下有十餘根 皮赤黑肉白. 二月八月採根 暴乾.[本草]

| 식약처 공정서의 약초와 약재 |

- **약초·약재의 식약처 공정서 수재** : 백렴은 우리나라 식품의약품안전처의 의약품 공정서인 《대한민국약전외한약(생약)규격집(KHP)》에 수재되어 있다.
- **약재의 분류** : 식물성 약재
- **약재의 라틴어 생약명** : Ampelopsis Radix
- **약재의 기원** : 약재 백렴은 가회톱 *Ampelopsis japonica* Makino(포도과 Vitaceae)의 덩이뿌리이다.
- **약재 저장법** : 밀폐용기(고형의 이물이 들어가는 것을 방지하고 내용의약품이 손실되지 않도록 보호할 수 있는 용기)

허준, 《원본 동의보감》, 734쪽, 남산당(2014)

| 약재의 효능 |

- **한방 효능군 분류** : 청열약(淸熱藥)-청열해독(淸熱解毒)
- **한방 작용부위(귀경, 歸經)** : 백렴은 주로 심장, 위장 질환에 영향을 미친다.

한방 약미(藥味)와 약성(藥性)

- **한방 약미(藥味)** : 맛은 쓰다.

  酸　苦　甘　辛　鹹　　澁　淡

- **한방 약성(藥性)** : 성질은 약간 차다.

  大寒　寒　微寒　凉　平　微溫　溫　熱　大熱

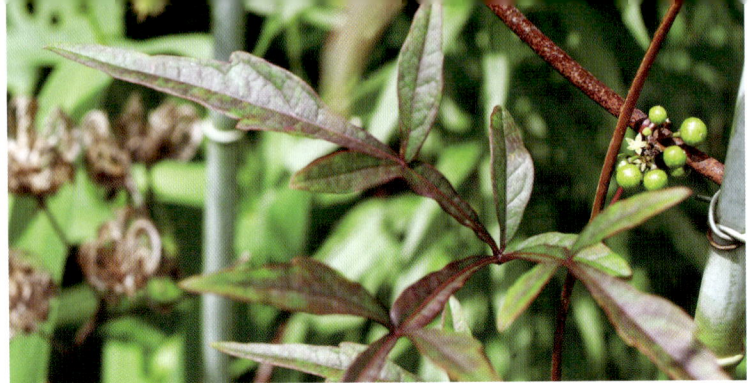

▲ 가회톱 잎

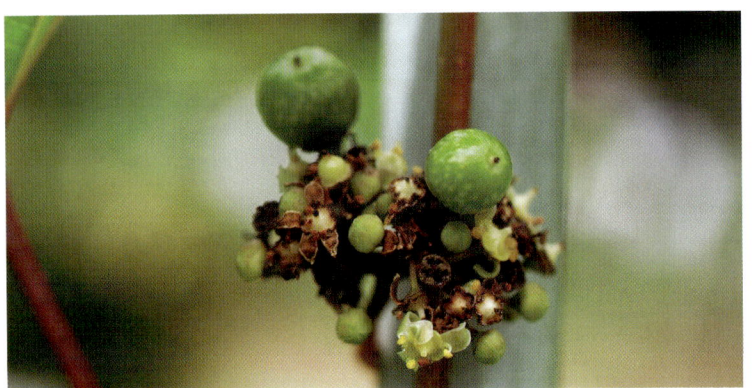

▲ 가회톱 열매

- 한방 효능
  - 청열해독(淸熱解毒) : 열독(熱毒)을 해소한다.
  - 소옹산결(消癰散結) : 종기를 가라앉히고 뭉친 것을 풀어준다.
  - 염창생기(斂瘡生肌) : 상처를 아물게 하고 새살이 돋게 한다.
- 약효 해설
  - 어린아이가 놀라서 생기는 경련 증상을 낫게 한다.
  - 새로운 피부 조직의 재생을 촉진시킨다.
  - 화상을 치료한다.
  - 피부 진균을 억제하는 작용이 있다.

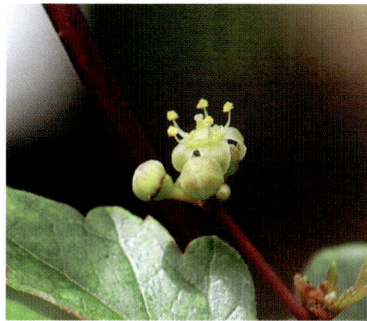

▲ 가회톱 꽃

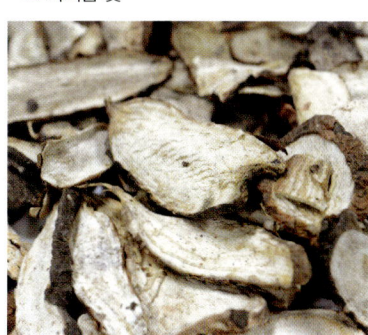

▲ 백렴(약재, 절편)

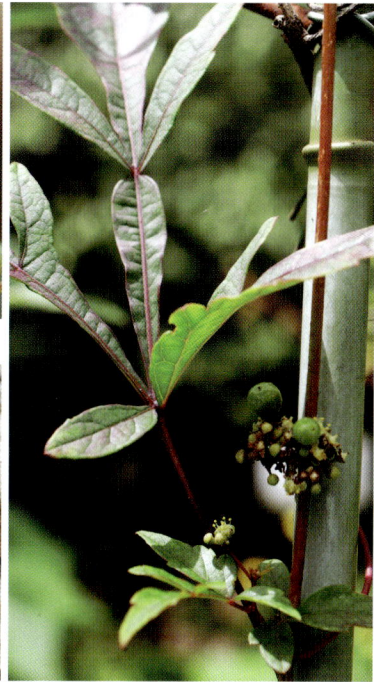

▲ 가회톱 지상부

| **북한의 효능** | 청열해독약으로서 열을 내리우고 독을 풀며 새살이 살아나오게 하고 아픔을 멈춘다.

| **약용법** | 덩이뿌리 5~10g을 물 800mL에 넣고 달여서 반으로 나누어 아침저녁으로 마시거나 외용으로 적당량 사용한다.

약초명: 갈대

약재명: 노근 蘆根

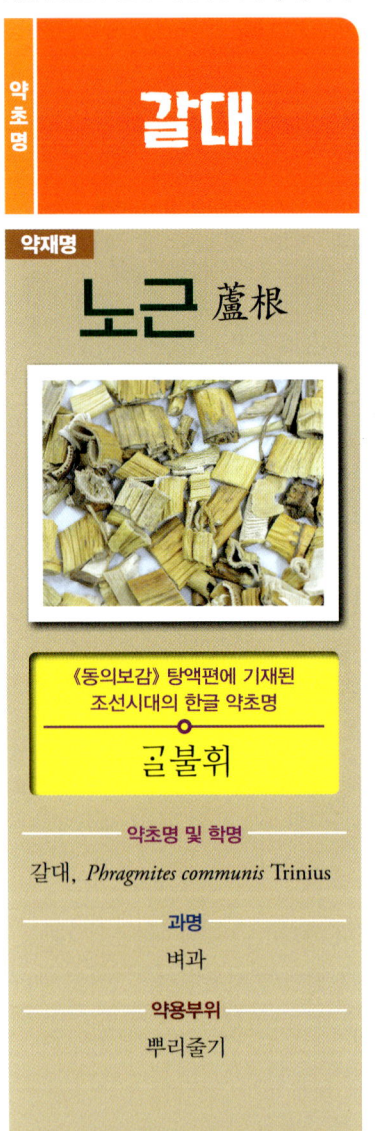

《동의보감》 탕액편에 기재된 조선시대의 한글 약초명

골불휘

약초명 및 학명
갈대, *Phragmites communis* Trinius

과명
벼과

약용부위
뿌리줄기

약재의 조선시대 의서(醫書) 수재

노근은 《동의보감》 탕액편(湯液篇)의 풀부(部)에 수재되어 있다.

《동의보감》 탕액편의 효능

노근(蘆根, 갈대 뿌리)의 성질은 차고[寒] 맛은 달며[甘] 독이 없다. 소갈(消渴)과 객열(客熱)에 주로 쓴다. 식욕을 돋우고, 목이 메는 것, 딸꾹질하는 것을 치료한다. 임신부가 가슴에 열나는 것과 이질 때 갈증 나는 것을 낫게 한다.

《동의보감》 탕액편의 원문

노근(蘆根) 골불휘 : 性寒 味甘 無毒. 主消渴客熱. 開胃 治噎噦 療孕婦心熱及痢渴. ○ 生水中 葉似竹 花白. 葦比蘆差大 蘆與葦皆可通用. ○ 凡使須要逆水 蘆 其根逆水生者. 又云 當採取水底甘辛者 其露出浮水者 不堪用.[本草]

식약처 공정서의 약초와 약재

● **약초·약재의 식약처 공정서 수재** : 노근은 우리나라 식품의약품안전처의 의약품 공정서인 《대한민

국약전외한약(생약)규격집(KHP)》에 수재되어 있다.

- **약재의 분류** : 식물성 약재
- **약재의 라틴어 생약명** : Phragmitis Rhizoma
- **약재의 이명 또는 영명** : 노모근(蘆茅根)
- **약재의 기원** : 약재 노근은 갈대 *Phragmites communis* Trinius(벼과 Gramineae)의 뿌리줄기이다.
- **약재 저장법** : 밀폐용기(고형의 이물이 들어가는 것을 방지하고 내용의약품이 손실되지 않도록 보호할 수 있는 용기)

| 약재의 효능 |

- **한방 효능군 분류** : 청열약(淸熱藥)-청열사화(淸熱瀉火)
- **한방 작용부위(귀경, 歸經)** : 노근은 주로 폐, 위장 질환에 영향을 미친다.
- **한방 효능**
  - 청열사화(淸熱瀉火) : 열기를 식히고 화기(火氣)를 배출시킨다.
  - 생진지갈(生津止渴) : 진액 생성을 촉진하고 갈증을 멎게 한다.

허준, 《원본 동의보감》, 735쪽, 남산당(2014)

한방 약미(藥味)와 약성(藥性)

- **한방 약미(藥味)** : 맛은 달다.

| 酸 | 苦 | 甘 | 辛 | 鹹 | | 澁 | 淡 |

- **한방 약성(藥性)** : 성질은 차다.

| 大寒 | 寒 | 微寒 | 凉 | 平 | 微溫 | 溫 | 熱 | 大熱 |

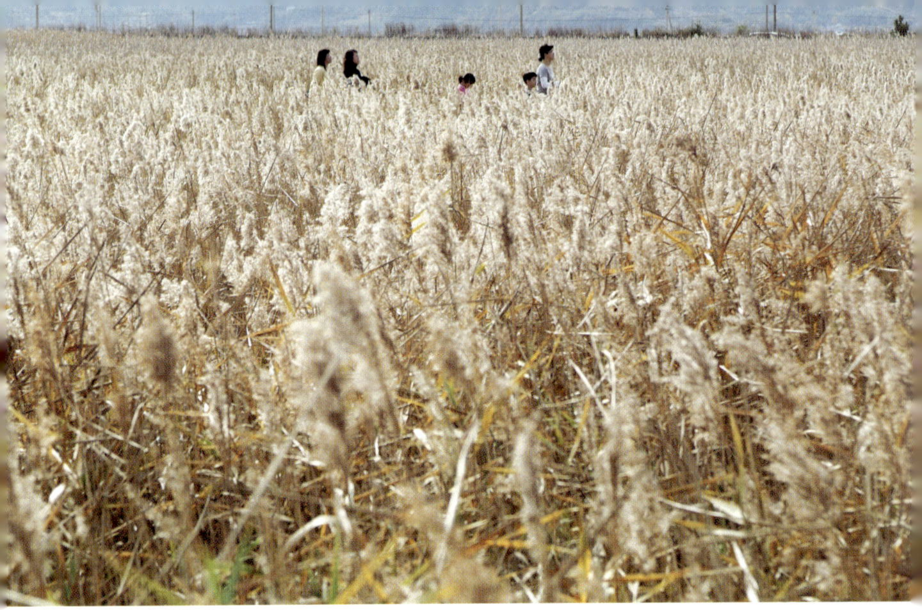

▲ 갈대 자생지(전남 순천)

- 제번(除煩) : 마음이 답답한 것을 없앤다.
- 지구(止嘔) : 구토를 멎게 한다.
- 이뇨(利尿) : 소변을 잘 나오게 한다.

● 약효 해설
- 진액(津液)을 생기게 하고 갈증을 없애는 효능이 있다.
- 이뇨 작용이 있다.
- 폐에 생긴 여러 가지 열증(熱證)으로 기침이 나는 증상을 치료한다.
- 가슴이 답답하고 열이 나며 목이 마르는 증상에 사용한다.

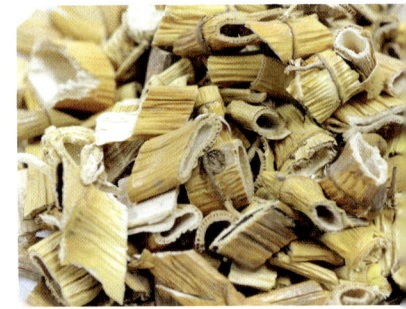
▲ 노근(약재, 절단)

| 북한의 효능 | 청열사화약으로서 폐와 위의 열을 없애고 진액이

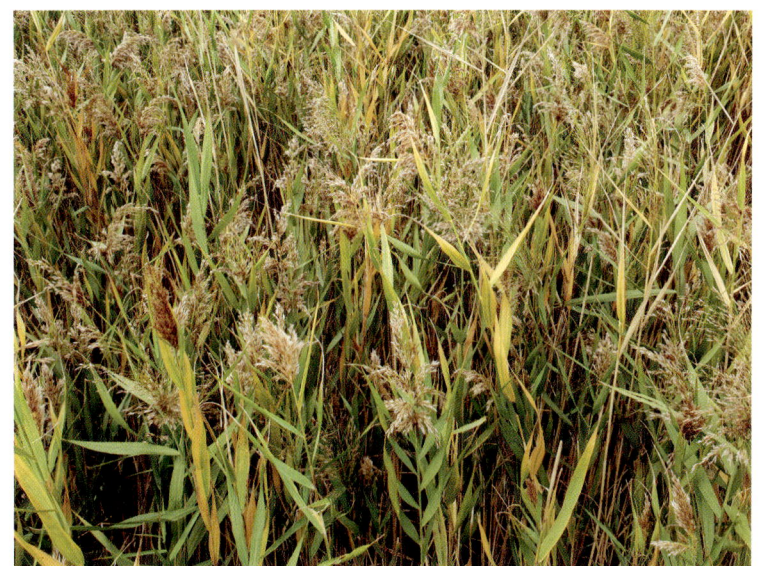
▲ 갈대 무리

생겨나게 하며 게우기를 멈춘다.

| **약용법** | 뿌리줄기 15~30g을 물 800mL에 넣고 달여서 반으로 나누어 아침저녁으로 마신다. 신선한 재료는 30~60g을 사용한다.

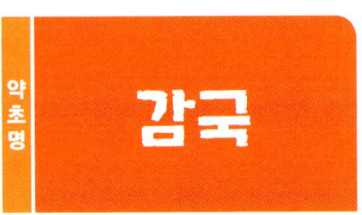

감국 甘菊

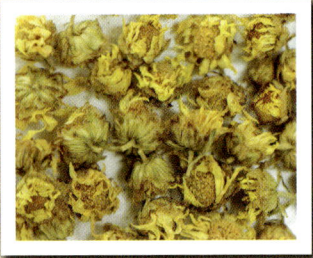

《동의보감》 탕액편에 기재된 조선시대의 한글 약초명

강셩황

약초명 및 학명

감국, *Chrysanthemum indicum* Linné

과명

국화과

약용부위

꽃

약재의 조선시대 의서(醫書) 수재

감국은 《동의보감》 탕액편(湯液篇)의 풀부(部)와 《방약합편》의 습초편에 수재되어 있다.

《동의보감》 탕액편의 효능

감국화(甘菊花)의 성질은 보통이고[平] 맛이 달며[甘] 독이 없다. 위와 대소장[腸胃]을 편안하게 하고 오맥(五脈)을 좋게 하며 팔다리를 잘 놀리게 한다. 풍으로 어지럽고 머리가 아픈 데 쓴다. 또 눈의 혈을 기르고[養目血] 눈물이 나는 것을 멈추게 하며 머리와 눈을 맑게 한다. 팔다리를 잘 쓰지 못하고 마비되며 아픈 것을 치료한다.

《동의보감》 탕액편의 원문

감국화(甘菊花) 강셩황 : 性平 味甘 無毒. 安腸胃 利五脈 調四肢. 主風眩頭痛. 養目血 止淚出 清利頭目 療風濕痺. ○ 處處種之. 菊類甚多 惟單葉 花小而黃 葉綠色深 小而薄 應候而開者 是眞也. ○ 甘者入藥 苦者不用. ○ 野菊爲薏. 菊甘而薏苦. 甘菊

延齡 野菊瀉人. 花小氣烈莖靑者 爲野菊. ○
正月採根 三月採葉 五月採莖 九月採花 十一
月採實 皆陰乾用之.[本草]

| 식약처 공정서의 약초와 약재 |

- **약초·약재의 식약처 공정서 수재**: 감국은 우리나라 식품의약품안전처의 의약품 공정서인 《대한민국약전외한약(생약)규격집(KHP)》에 수재되어 있다.
- **약재의 분류**: 식물성 약재
- **약재의 라틴어 생약명**: Chrysanthemi Indici Flos
- **약재의 이명 또는 영명**: 야국(野菊)
- **약재의 기원**: 약재 감국은 감국 *Chrysanthemum indicum* Linné(국화과 Compositae)의 꽃이다.
- **약재 저장법**: 밀폐용기(고형의 이물이 들어가는 것을 방지하고 내용의약품이 손실되지 않도록 보호할 수 있는 용기)

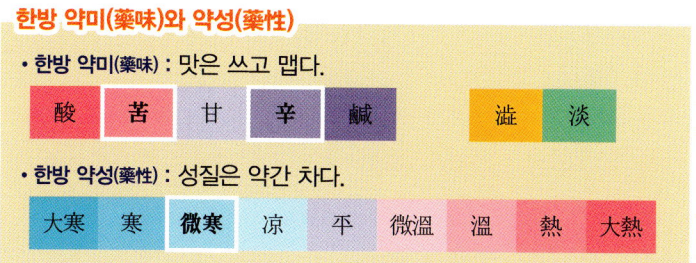
허준, 《원본 동의보감》, 720쪽, 남산당(2014)

| 약재의 효능 |

- **한방 작용부위(귀경, 歸經)**: 감국은 주로 간장, 심장 질환에 영향을 미친다.

한방 약미(藥味)와 약성(藥性)

- **한방 약미(藥味)**: 맛은 쓰고 맵다.

| 酸 | 苦 | 甘 | 辛 | 鹹 | 澁 | 淡 |

- **한방 약성(藥性)**: 성질은 약간 차다.

| 大寒 | 寒 | 微寒 | 凉 | 平 | 微溫 | 溫 | 熱 | 大熱 |

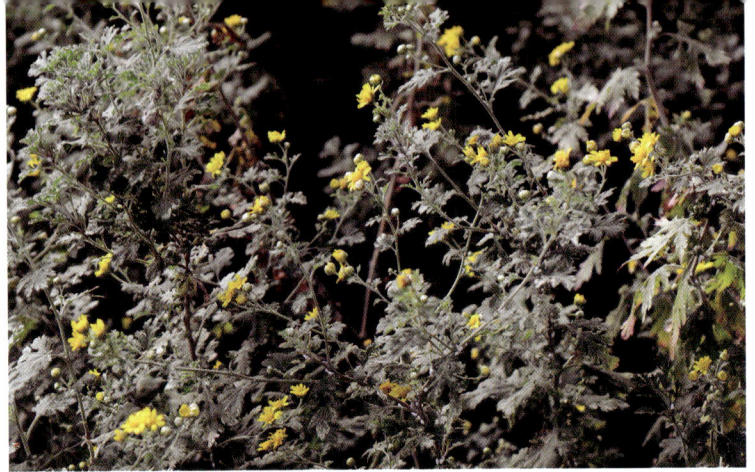

▲ 감국 무리

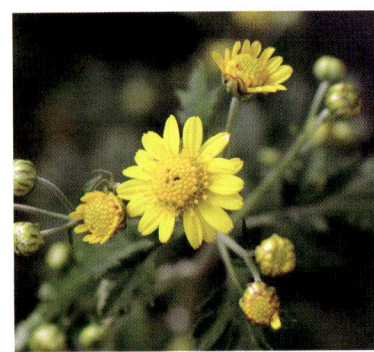

▲ 감국 꽃

▲ 감국(약재, 전형)

- **한방 효능**
  - 청열해독(淸熱解毒) : 열독(熱毒)을 해소한다.
  - 사화평간(瀉火平肝) : 간화(肝火)를 떨어뜨린다.
- **약효 해설**
  - 눈이 충혈되면서 붓고 아픈 증상에 활용한다.
  - 머리가 아프고 정신이 아찔아찔하며 어지러운 증상에 쓰인다.
  - 열을 내리고 해독하는 효능이 있다.
  - 혈압을 내리는 작용이 있다.

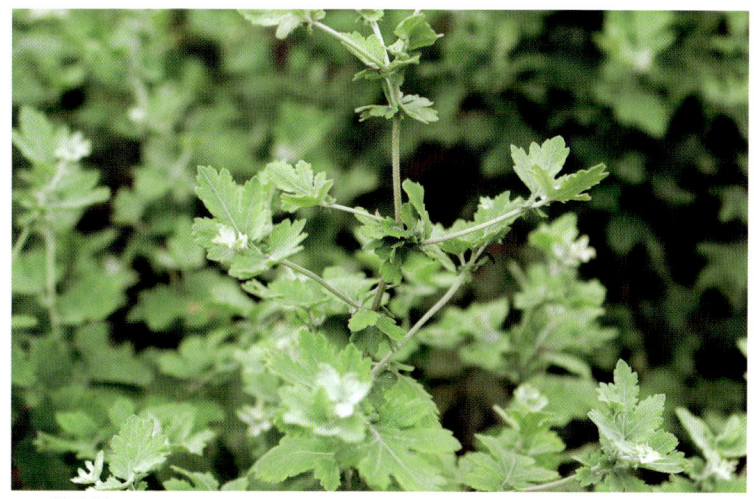

▲ 감국 잎

| **북한의 효능** | 풍열표증약으로서 풍열을 없애고 눈을 밝게 하며 독을 푼다.

| **약용법** | 꽃 9~15g을 물 800mL에 넣고 달여서 반으로 나누어 아침저녁으로 마시거나 외용으로 적당량 사용한다.

KP(대한민국약전) 수재 약재

약초명: 강활, 관엽강활

약재명

강활 羌活

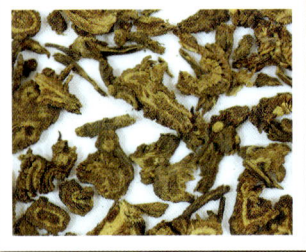

《동의보감》 탕액편에 기재된
조선시대의 한글 약초명

강호리

약초명 및 학명

강활, *Ostericum koreanum* Maximowicz
관엽강활(寬葉羌活), *Notopterygium forbesii* Boissier

과명

산형과

약용부위

뿌리줄기 및 뿌리

| 약재의 조선시대 의서(醫書) 수재 |

강활은 《동의보감》 탕액편(湯液篇)의 풀부(部)와 《방약합편》의 산초(山草)편에 수재되어 있다.

|《동의보감》 탕액편의 효능 |

강활(羌活, 강활의 뿌리줄기 및 뿌리)의 성질은 약간 따뜻하고[微溫] 맛이 쓰며[苦] 맵고[辛] 독이 없다. 치료하는 것이 독활(獨活)과 거의 같다.[본초]

|《동의보감》 탕액편의 원문 |

강활(羌活) 강호리 : 性微溫 味苦辛 無毒. 主治 與獨活大同小異.[本草] ○ 羌活 乃手足太陽・足厥陰少陰 表裏引經之藥也. 撥亂反正之主 大無不通 小無不入. 故一身百節痛 非此不能治.[入門] ○ 羌活氣雄 故入足太陽 獨活氣細 故入足少陰. 俱是治風 而有表裏之殊.[湯液] ○ 我國 惟江原道 獨活羌活俱産焉.[俗方]

| 식약처 공정서의 약초와 약재 |

● **약초·약재의 식약처 공정서 수재** : 강활은 우리나라 식품의약품안전

처의 의약품 공정서인 《대한민국약전(KP)》에 수재되어 있다.

- 약재의 분류 : 식물성 약재
- 약재의 라틴어 생약명 : Osterici seu Notopterygii Radix et Rhizoma
- 약재의 이명 또는 영명 : Ostericum Root
- 약재의 기원 : 약재 강활은 강활 *Ostericum koreanum* Maximowicz의 뿌리 또는 중국강활(中國羌活) *Notopterygium incisum* Ting 또는 관엽강활(寬葉羌活) *Notopterygium forbesii* Boissier(산형과 Umbelliferae)의 뿌리줄기 및 뿌리이다.
- 약재 저장법 : 밀폐용기(고형의 이물이 들어가는 것을 방지하고 내용의약품이 손실되지 않도록 보호할 수 있는 용기)

허준, 《원본 동의보감》, 721쪽, 남산당(2014)

| 약재의 효능 |

- 한방 효능군 분류 : 해표약(解表藥)-발산풍한(發散風寒)
- 한방 작용부위(귀경, 歸經) : 강활은 주로 방광, 신장 질환에 영향을

한방 약미(藥味)와 약성(藥性)

- **한방 약미(藥味)** : 맛은 쓰고 맵다.

| 酸 | **苦** | 甘 | 辛 | 鹹 | 澁 | 淡 |

- **한방 약성(藥性)** : 성질은 따뜻하다.

| 大寒 | 寒 | 微寒 | 凉 | 平 | 微溫 | **溫** | 熱 | 大熱 |

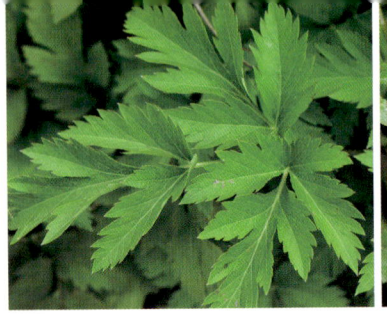

▲ 강활 잎　　　　　　　　▲ 관엽강활 잎

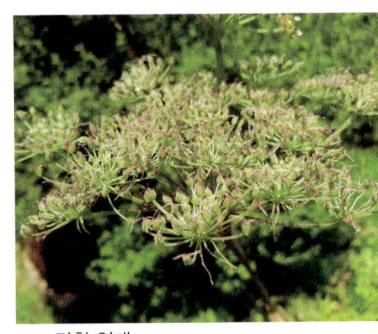　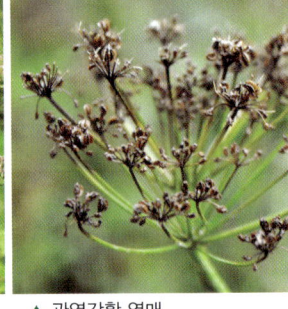

▲ 강활 열매　　　　　　　▲ 관엽강활 열매

미친다.

- **한방 효능**
  - 해표산한(解表散寒) : 땀을 내어 체표에 있는 사기(邪氣)를 내보내고 추위를 없앤다.
  - 거풍제습(祛風除濕) : 팔다리를 잘 쓰지 못하고 마비되며 아픈 증상을 치료한다.
  - 지통(止痛) : 통증을 멎게 한다.

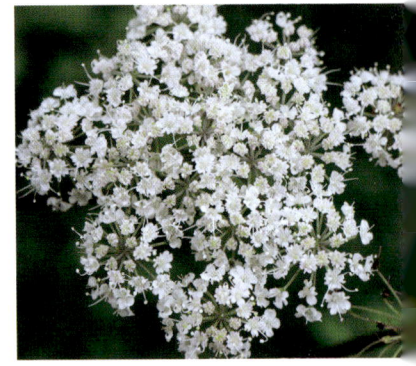

▲ 강활 꽃

- **약효 해설**
  - 팔다리를 잘 쓰지 못하고 마비되며 아픈 증상에 활용한다.
  - 머리가 아프고 목 뒤가 뻐근한 증상에 사용한다.

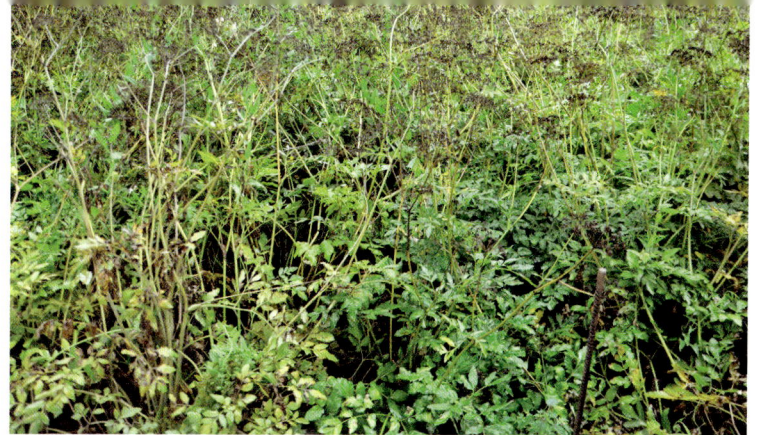

▲ 관엽강활 재배지(중국 시안 류판산)

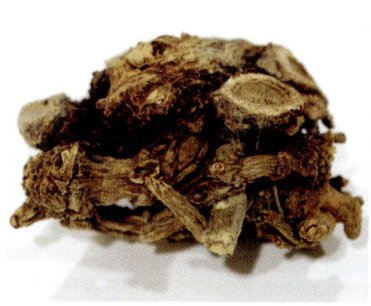

▲ 강활(약재, 전형)

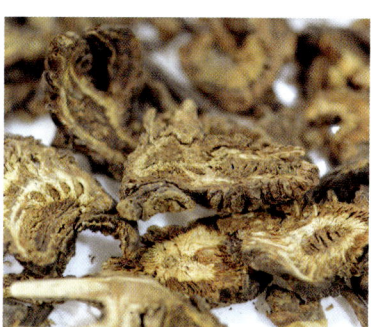

▲ 강활(약재, 절편)

- 어깨와 등이 시큰시큰하면서 아픈 것에 유효하다.
- 진통, 소염 작용이 있다.

| 북한의 효능 | 거풍습약으로서 땀을 내고 풍습을 없애며 아픔을 멈춘다.

| 약용법 | 뿌리줄기 및 뿌리 3~10g을 물 800mL에 넣고 달여서 반으로 나누어 아침저녁으로 마신다.

KP(대한민국약전) 수재 약재

약초명: 강황

약재명

울금 鬱金

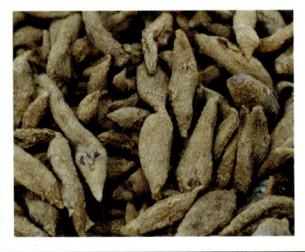

《동의보감》 탕액편에 기재된 조선시대의 한글 약초명

심황

약초명 및 학명

강황(薑黃), *Curcuma longa* Linné

과명

생강과

약용부위

덩이뿌리로서 그대로 또는 주피를 제거하고 쪄서 말린 것

| 약재의 조선시대 의서(醫書) 수재 |

울금은 《동의보감》 탕액편(湯液篇)의 풀부(部)와 《방약합편》의 방초(芳草, 향기가 좋은 풀)편에 수재되어 있다.

| 《동의보감》 탕액편의 효능 |

울금(鬱金)의 성질은 차며[寒] 맛은 맵고[辛] 쓰며[苦] 독이 없다. 피가 엉기어 맺혀서 생긴 덩어리를 없앤다. 기를 내리고 소변에 피가 섞여 나오는 임증, 혈뇨(血尿)를 낫게 한다. 쇠붙이에 다친 상처를 치료하고 혈기로 가슴이 아픈 것을 낫게 한다.[본초]

| 《동의보감》 탕액편의 원문 |

울금(鬱金) 심황 : 性寒 味辛苦 無毒. 主血積 下氣 治血淋尿血 金瘡 療血氣心痛.[本草] ○ 鬱金不甚香 但其氣輕揚 能致達酒氣於高遠 以降神也. 古人 用以治鬱遏不能散者. 在處有之 形如蟬肚者佳. 水洗 焙乾用.[入門]

| 식약처 공정서의 약초와 약재 |

● 약초·약재의 식약처 공정서 수재 : 울

금은 우리나라 식품의약품안전처의 의약품 공정서인 《대한민국약전(KP)》에 수재되어 있다.

- **약재의 분류** : 식물성 약재
- **약재의 라틴어 생약명** : Curcumae Radix
- **약재의 이명 또는 영명** : Curcuma Root
- **약재의 기원** : 약재 울금은 온울금(溫鬱金) *Curcuma wenyujin* Y. H. Chen et C. Ling., 강황(薑黃) *Curcuma longa* Linné, 광서아출(廣西莪朮) *Curcuma kwangsiensis* S. G. Lee et C. F. Liang 또는 봉아출(蓬莪朮) *Curcuma phaeocaulis* Val.(생강과 Zingiberaceae)의 덩이뿌리로서 그대로 또는 주피를 제거하고 쪄서 말린 것이다.
- **약재 저장법** : 밀폐용기(고형의 이물이 들어가는 것을 방지하고 내용의약품이 손실되지 않도록 보호할 수 있는 용기)

허준, 《원본 동의보감》, 731쪽, 남산당(2014)

| 약재의 효능 |

- **한방 효능군 분류** : 이혈약(理血藥)-활혈거어(活血祛瘀)

한방 약미(藥味)와 약성(藥性)

- **한방 약미(藥味)** : 맛은 쓰고 맵다.

| 酸 | 苦 | 甘 | 辛 | 鹹 | | 澁 | 淡 |

- **한방 약성(藥性)** : 성질은 차다.

| 大寒 | 寒 | 微寒 | 凉 | 平 | 微溫 | 溫 | 熱 | 大熱 |

강황·울금

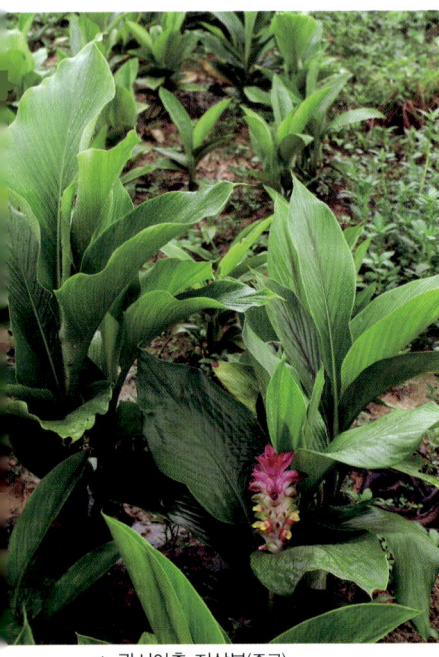
▲ 광서아출 지상부(중국)

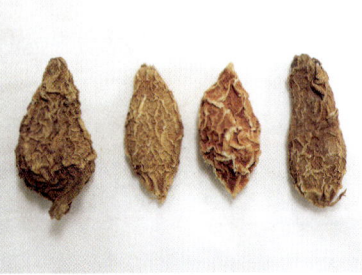
▲ 울금(약재, 전형)

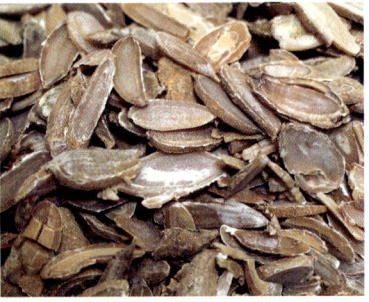
▲ 울금(약재, 절편)

- **한방 작용부위(귀경, 歸經)** : 울금은 주로 간장, 심장, 폐 질환에 영향을 미친다.
- **한방 효능**
  - 활혈지통(活血止痛) : 혈액순환을 촉진하고 통증을 멎게 한다.
  - 행기해울(行氣解鬱) : 기운을 잘 소통시켜 울체된 것을 풀어준다.
  - 청심양혈(淸心凉血) : 심열(心熱)과 혈열(血熱)을 식힌다.
  - 이담퇴황(利膽退黃) : 담즙 분비를 촉진하여 황달을 가라앉힌다.
- **약효 해설**
  - 열병(熱病)으로 정신이 혼미한 병증에 유효하다.

- 가슴이 막히는 듯하면서 아픈 증상에 쓰인다.
- 가슴과 양 옆구리의 찌르는 듯한 통증을 없애준다.
- 유방이 팽창하면서 아픈 병증에 사용한다.
- 담(膽)의 기능을 원활하게 하여 황달을 치료한다.
- 토혈, 코피, 혈뇨(血尿)를 멎게 한다.

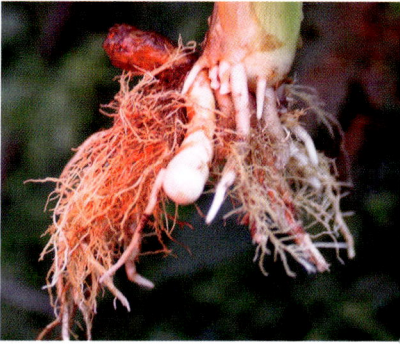

▲ 온울금 지하부(중국)

| 북한의 효능 | 행혈약으로서 피순환을 돕고 어혈을 없애며 기를 잘 돌아가게 하고 심열을 내리우며 혈열을 없애고 새살이 살아나게 한다.

| 약용법 | 덩이뿌리 3~10g을 물 800mL에 넣고 달여서 반으로 나누어 아침저녁으로 마신다.

| 주의사항 | 임신부에게는 쓰지 않는다.

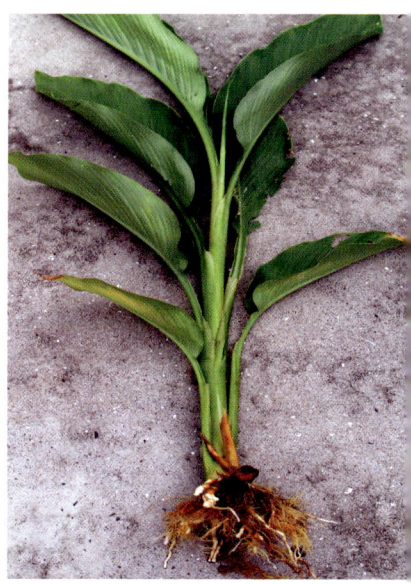

▲ 온울금 전초(중국)

약초명: 개구리밥

약재명

부평 浮萍

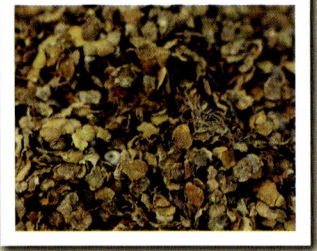

《동의보감》 탕액편에 기재된
조선시대의 한글 약초명

머구리밥

약초명 및 학명

개구리밥, *Spirodela polyrhiza* Schleider

과명

개구리밥과

약용부위

전초

| 약재의 조선시대 의서(醫書) 수재 |

부평은 《동의보감》 탕액편(湯液篇)의 풀부(部)와 《방약합편》의 수초(水草)편에 수재되어 있다.

|《동의보감》 탕액편의 효능 |

부평(浮萍, 개구리밥)은 불에 덴 것을 낫게 한다. 얼굴의 기미를 없애며 부종을 내리고 소변을 잘 나오게 한다. 이것은 도랑에 있는 작은 개구리밥이다. 열병(熱病)을 낫게 하며 땀을 내게 하는 데도 효과가 아주 좋다.[본초]

|《동의보감》 탕액편의 원문 |

부평(浮萍) 머구리밥 : 主火瘡. 去面䵟 消水腫 利小便 是溝渠間小萍子也. 治熱病 亦堪發汗 甚有功.[本草]

| 식약처 공정서의 약초와 약재 |

- **약초·약재의 식약처 공정서 수재** : 부평은 우리나라 식품의약품안전처의 의약품 공정서인 《대한민국약전외한약(생약)규격집 (KHP)》에 수재되어 있다.
- **약재의 분류** : 식물성 약재
- **약재의 라틴어 생약명** : Spirodelae

Herba

- **약재의 기원** : 약재 부평은 개구리밥 *Spirodela polyrhiza* Schleider(개구리밥과 Lemnaceae)의 전초이다.
- **약재 저장법** : 밀폐용기(고형의 이물이 들어가는 것을 방지하고 내용의약품이 손실되지 않도록 보호할 수 있는 용기)

| 약재의 효능 |

- **한방 작용부위(귀경, 歸經)** : 부평은 주로 폐 질환에 영향을 미친다.
- **한방 효능**
  - 선산풍열(宣散風熱) : 풍열(風熱)을 흩어 없앤다.
  - 투진(透疹) : 발진을 잘 돋게 한다.
  - 이뇨(利尿) : 소변을 잘 나오게 한다.
- **약효 해설**
  - 유행성 열병을 치료한다.
  - 몸이 부으며 소변량이 적은 증상에 유효하다.
  - 피부가 빨갛게 부어오르는 피부 질환에 사용한다.

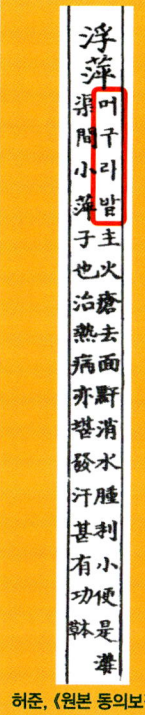

허준, 《원본 동의보감》, 730쪽, 남산당(2014)

한방 약미(藥味)와 약성(藥性)

- **한방 약미(藥味)** : 맛은 맵다.

| 酸 | 苦 | 甘 | 辛 | 鹹 | | 澁 | 淡 |

- **한방 약성(藥性)** : 성질은 차다.

| 大寒 | 寒 | 微寒 | 凉 | 平 | 微溫 | 溫 | 熱 | 大熱 |

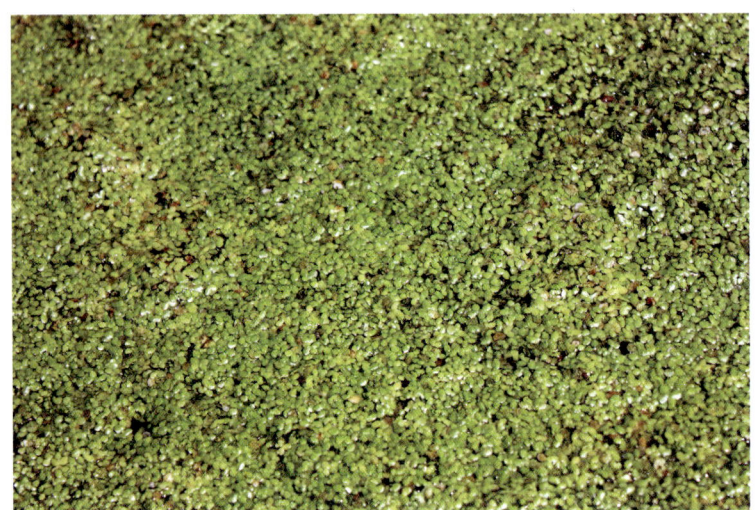
▲ 개구리밥 무리

| 북한의 효능 | 풍열표증약으로서 땀을 내고 오줌이 잘 나가게 하며 발진을 순조롭게 한다.

| 약용법 | 전초 3~9g을 물 800mL에 넣고 달여서 반으로 나누어 아침저녁으로 마시거나 외용으로 적당량 사용한다.

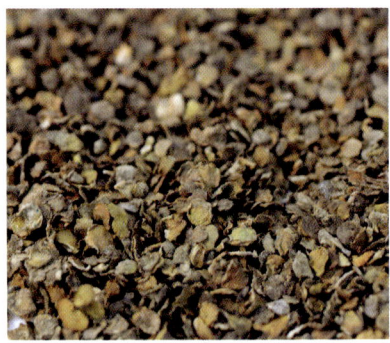
▲ 부평(약재, 전형)

약초명: 개똥쑥

약재명: 청호 靑蒿

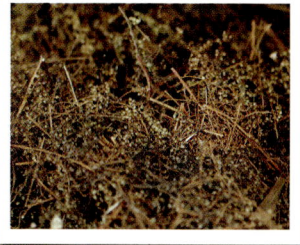

《동의보감》 탕액편에 기재된 조선시대의 한글 약초명

져븨뿍

약초명 및 학명
개똥쑥, *Artemisia annua* Linné

과명
국화과

약용부위
지상부

| 약재의 조선시대 의서(醫書) 수재 |

청호는 《동의보감》 탕액편(湯液篇)의 풀부(部)와 《방약합편》의 습초(濕草)편에 수재되어 있다.

|《동의보감》 탕액편의 효능 |

초호(草蒿, 개사철쑥, 개똥쑥)는 허로를 낫게 하고 식은땀[盜汗]을 멎게 한다. 관절 사이의 열을 없애고 눈을 밝게 한다. 중초를 보하고 기를 도와주며 안색을 좋게 한다. 새치[蒜髮, 산발]를 없애고 열황(熱黃), 나쁜 기운, 귀독(鬼毒)을 없앤다.

|《동의보감》 탕액편의 원문 |

초호(草蒿) 져븨뿍 : 治勞 止盜汗. 除留熱在骨節間 明目 補中益氣 駐顔色 去蒜髮 療熱黃及邪氣鬼毒. ○ 處處有之 卽今靑蒿也. 得春最早. 莖葉與常蒿一同 但此蒿色深靑 故氣芬芳 以深靑者爲勝. 童便浸七日 曬乾用.[本草]

| 식약처 공정서의 약초와 약재 |

● **약초 · 약재의 식약처 공정서 수재** : 청호는 우리나라 식품의약품안

전처의 의약품 공정서인 《대한민국약전외한약(생약)규격집(KHP)》에 수재되어 있다.

- 약재의 분류 : 식물성 약재
- 약재의 라틴어 생약명 : Artemisiae Annuae Herba
- 약재의 기원 : 약재 청호는 개똥쑥 *Artemisia annua* Linné 또는 개사철쑥 *Artemisia apiacea* Hance(국화과 Compositae)의 지상부이다.
- 약재 저장법 : 밀폐용기(고형의 이물이 들어가는 것을 방지하고 내용의약품이 손실되지 않도록 보호할 수 있는 용기)

| 약재의 효능 |

- 한방 효능군 분류 : 청열약(淸熱藥)-청허열(淸虛熱)
- 한방 작용부위(귀경, 歸經) : 청호는 주로 간장, 담낭 질환에 영향을 미친다.
- 한방 효능
  - 청열(淸熱) : 열기를 식힌다.
  - 해서(解暑) : 더위를 풀어준다.
  - 제증(除蒸) : 찌듯이 열이 나는 골증열(骨蒸熱)을 없앤다.
  - 절학(截瘧) : 말라리아[瘧疾]를 억제한다.

허준, 《원본 동의보감》, 733쪽, 남산당(2014)

한방 약미(藥味)와 약성(藥性)

- 한방 약미(藥味) : 맛은 쓰고 맵다.

| 酸 | 苦 | 甘 | 辛 | 鹹 | 澁 | 淡 |

- 한방 약성(藥性) : 성질은 차다.

| 大寒 | 寒 | 微寒 | 凉 | 平 | 微溫 | 溫 | 熱 | 大熱 |

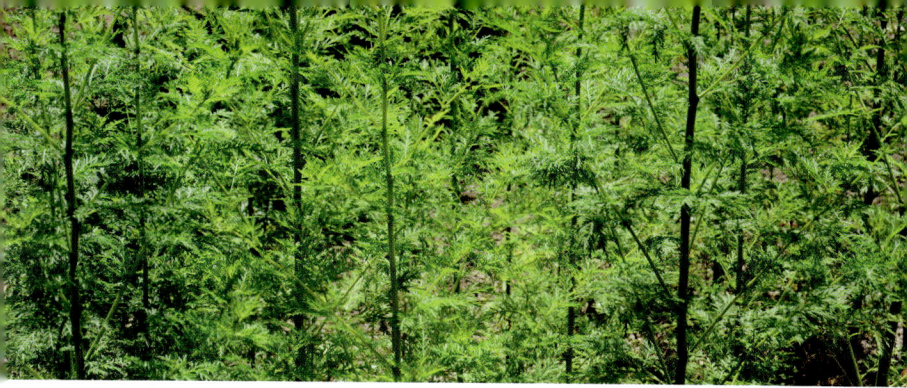

▲ 개똥쑥 지상부

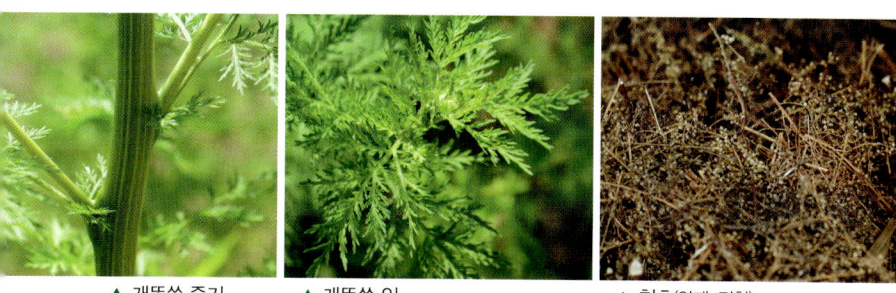

▲ 개똥쑥 줄기   ▲ 개똥쑥 잎   ▲ 청호(약재, 전형)

● 약효 해설

- 밤에 열이 나고 아침에 추위를 타는 증상에 유효하다.
- 기침, 미열이 나고 식은땀이 나며 몸이 점차 여위는 병증에 사용한다.
- 말라리아로 인한 오한, 발열이 나는 증상을 치료한다.
- 황달 치료에 도움이 된다.

| **약용법** | 지상부 6~15g을 물 800mL에 넣고 달여서 반으로 나누어 아침저녁으로 마신다. 너무 오래 끓이지 않으며 신선한 재료는 두 배를 사용한다. 또는 가루나 환(丸)으로 만들어 복용한다. 외용할 때는 적당량을 가루 내어 환부에 뿌리며 신선한 재료는 짓찧어서 붙인다.

개맨드라미

약초명

약재명

청상자 青葙子

《동의보감》 탕액편에 기재된 조선시대의 한글 약초명

만드라미삐

약초명 및 학명

개맨드라미, *Celosia argentea* Linné

과명

비름과

약용부위

씨

| 약재의 조선시대 의서(醫書) 수재 |

청상자는 《동의보감》 탕액편(湯液篇)의 풀부(部)와 《방약합편》의 습초(濕草)편에 수재되어 있다.

| 《동의보감》 탕액편의 효능 |

청상자(青葙子, 개맨드라미 씨)의 성질은 약간 차고[微寒] 맛은 쓰며[苦] 독이 없다. 간의 열독(熱毒)이 눈으로 치고 올라와서 눈이 충혈되고 잘 보이지 않는 것을 낫게 한다. 예막이 생기고 부은 것을 치료한다. 풍으로 몸이 가려운 것을 낫게 하고 삼충(三蟲)을 죽인다. 악창(惡瘡)과 음부가 헌 것을 치료한다. 귀와 눈을 밝게 하고 간의 기운을 진정시킨다.

| 《동의보감》 탕액편의 원문 |

청상자(青葙子) 만드라미삐 : 性微寒 味苦 無毒. 治肝藏熱毒衝眼 赤障青盲瞖腫. 主風瘙身痒 殺三蟲 療惡瘡 下部䘌瘡 明耳目 鎭肝. ○ 卽今雞冠花子也. 六月八月採子 微炒 搗碎用. [本草]

| 식약처 공정서의 약초와 약재 |

- **약초·약재의 식약처 공정서 수재** : 청상자는 우리나라 식품의약품안전처의 의약품 공정서인 《대한민국약전외한약(생약)규격집(KHP)》에 수재되어 있다.
- **약재의 분류** : 식물성 약재
- **약재의 라틴어 생약명** : Celosiae Semen
- **약재의 기원** : 약재 청상자는 개맨드라미 *Celosia argentea* Linné(비름과 Amaranthaceae)의 씨이다.
- **약재 저장법** : 밀폐용기(고형의 이물이 들어가는 것을 방지하고 내용의약품이 손실되지 않도록 보호할 수 있는 용기)

| 약재의 효능 |

- **한방 효능군 분류** : 청열사화약(淸熱瀉火藥)
- **한방 작용부위(귀경, 歸經)** : 청상자는 주로 간장 질환에 영향을 미친다.
- **한방 효능**
  - 거풍열(祛風熱) : 풍사(風邪)와 열사(熱邪)를 제거한다.
  - 청간화(淸肝火) : 간화(肝火)를 식힌다.

허준, 《원본 동의보감》, 734쪽, 남산당(2014)

한방 약미(藥味)와 약성(藥性)

- **한방 약미(藥味)** : 맛은 쓰다.

| 酸 | **苦** | 甘 | 辛 | 鹹 | | 澁 | 淡 |

- **한방 약성(藥性)** : 성질은 약간 차다.

| 大寒 | 寒 | **微寒** | 凉 | 平 | 微溫 | 溫 | 熱 | 大熱 |

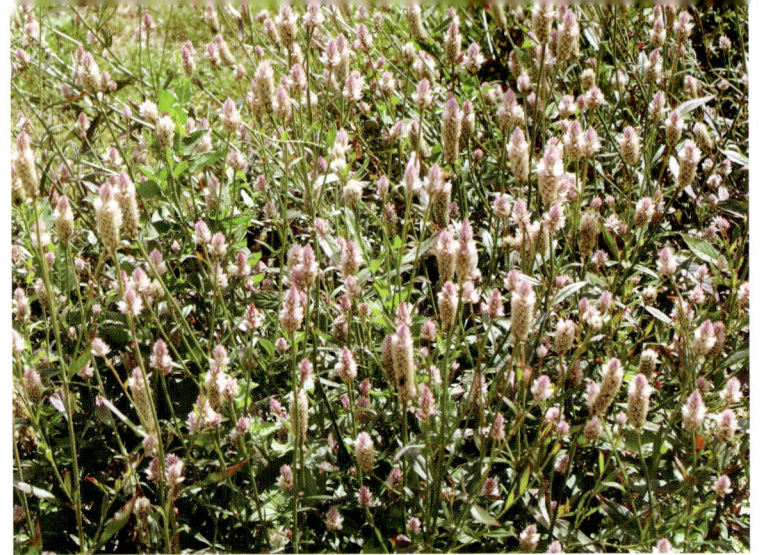
▲ 개맨드라미 무리

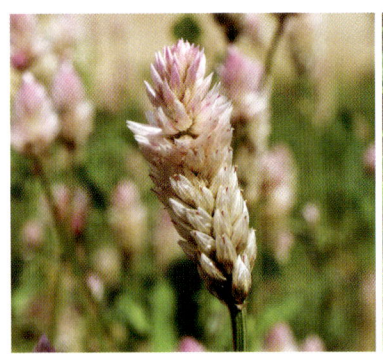
▲ 개맨드라미 꽃

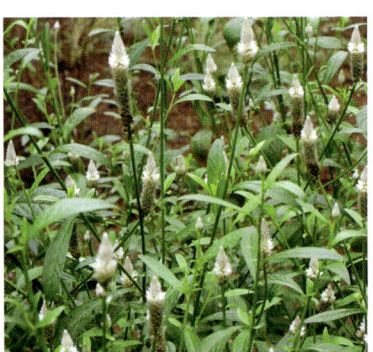
▲ 개맨드라미 지상부

- 명목퇴예(明目退翳) : 눈을 밝게 하고 눈에 막이 낀 듯 가려서 잘 보이지 않는 것을 제거한다.

● 약효 해설

- 각막이 뿌옇게 흐려지는 증상에 사용한다.
- 물체가 뚜렷이 보이지 않는 증상을 치료한다.
- 간열(肝熱)로 인해 눈이 붉게 된 증상에 유효하다.

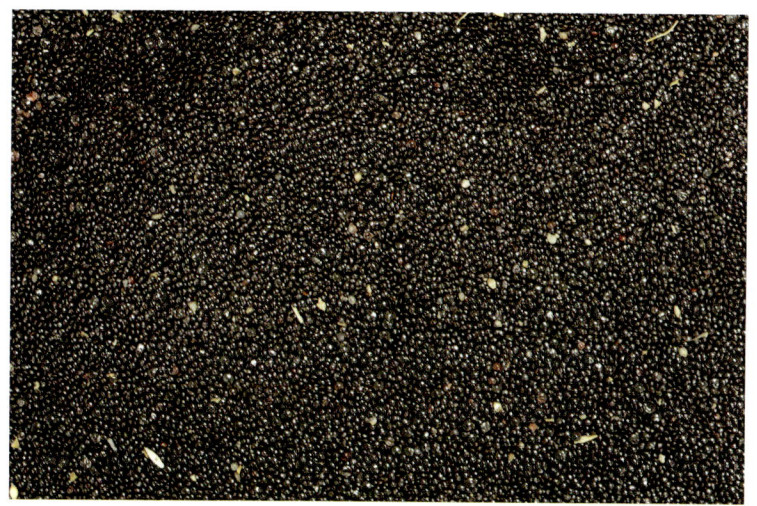
▲ 청상자(약재, 전형)

- 간화(肝火)가 치밀어 올라 정신이 아찔아찔하고 어지러운 증상을 낫게 한다.

|북한의 효능| 청열사화약으로서 간열을 내리우고 눈을 밝게 하며 풍열을 없앤다.

|약용법| 씨 9~15g을 물 800mL에 넣고 달여서 반으로 나누어 아침저녁으로 마신다.

약초명

개미취

약재명

자완 紫菀

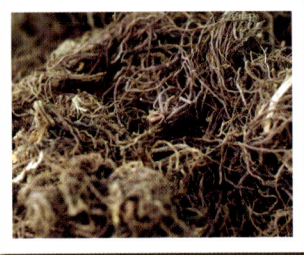

《동의보감》 탕액편에 기재된
조선시대의 한글 약초명

팅알

약초명 및 학명

개미취, *Aster tataricus* Linné fil.

과명

국화과

약용부위

뿌리 및 뿌리줄기

| 약재의 조선시대 의서(醫書) 수재 |

자완은 《동의보감》 탕액편(湯液篇)의 풀부(部)와 《방약합편》의 습초(濕草)편에 수재되어 있다.

|《동의보감》 탕액편의 효능 |

자완(紫菀, 개미취)의 성질은 따뜻하고[溫](보통이다[平]고도 한다) 맛은 쓰고[苦] 매우며[辛] 독이 없다. 폐열(肺熱)로 진액(津液)이 소모되어 피부가 거칠고 위축되는 것을 낫게 한다. 토혈(吐血)을 치료하고 담을 삭이며 갈증을 멎게 한다. 딸꾹질하면서 기가 치미는 것, 기침하며 피고름을 뱉는 것, 추웠다 열이 났다 하는 것, 기가 몰리는 것을 낫게 한다. 피부를 윤기 나게 하며 골수(骨髓)를 채운다. 다리가 위축되고 약하여 늘어지는 것을 치료한다.

|《동의보감》 탕액편의 원문 |

자완(紫菀) 팅알 : 性溫 [一云平] 味苦辛 無毒. 治肺痿吐血 消痰止渴 咳逆上氣 咳唾膿血 寒熱結氣 潤肌膚 添骨髓 療痿躄. ○ 生原野 春初布地生. 其葉

三四相連 五六月開黃紫白花 有白毛 根甚
柔細. 二月三月採根 陰乾. 色紫而體潤軟
者 佳.[本草] ○ 又有白菀 卽女菀也. 療體
相同 無紫菀時 亦可通用.[本草] ○ 一名
返魂草. 蜜水浸焙乾用.[入門]

| 식약처 공정서의 약초와 약재 |

- **약초·약재의 식약처 공정서 수재** : 자완은 우리 나라 식품의약품안전처의 의약품 공정서 인《대한민국약전(KP)》에 수재되어 있다.
- **약재의 분류** : 식물성 약재
- **약재의 라틴어 생약명** : Asteris Radix et Rhizoma
- **약재의 이명 또는 영명** : Aster Root and Rhizome
- **약재의 기원** : 약재 자완은 개미취 *Aster tataricus* Linné fil.(국화과 Compositae)의 뿌리 및 뿌리줄기이다.
- **약재 저장법** : 밀폐용기(고형의 이물이 들어가는 것을 방지하고 내용의 약품이 손실되지 않도록 보호할 수 있는 용기)

허준, 《원본 동의보감》, 728쪽, 남산당(2014)

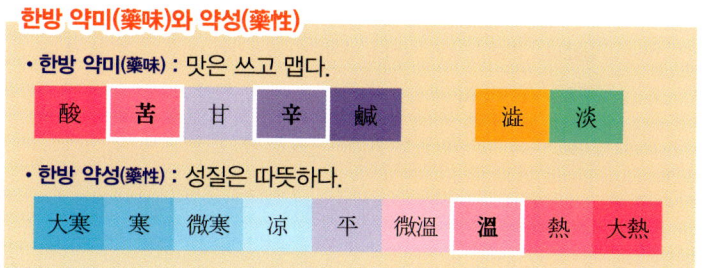

한방 약미(藥味)와 약성(藥性)

- **한방 약미(藥味)** : 맛은 쓰고 맵다.

| 酸 | **苦** | 甘 | **辛** | 鹹 | | 澁 | 淡 |

- **한방 약성(藥性)** : 성질은 따뜻하다.

| 大寒 | 寒 | 微寒 | 凉 | 平 | 微溫 | **溫** | 熱 | 大熱 |

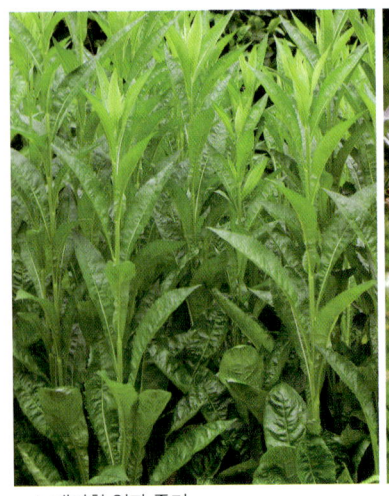
▲ 개미취 잎과 줄기

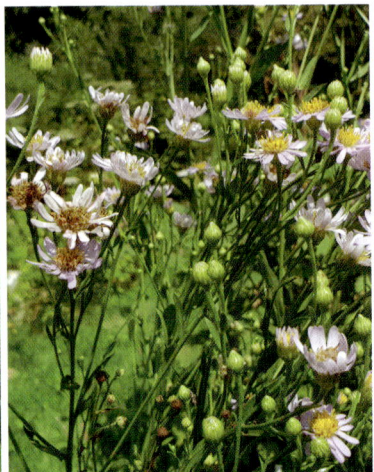
▲ 개미취 지상부

| 약재의 효능 |

- 한방 효능군 분류 : 화담지해평천약(化痰止咳平喘藥)
- 한방 작용부위(귀경, 歸經) : 자완은 주로 폐 질환에 영향을 미친다.
- 한방 효능
  - 윤폐하기(潤肺下氣) : 폐를 촉촉하게 하고 기운을 끌어 내린다.
  - 소담지해(消痰止咳) : 담(痰)을 삭이고 기침을 멎게 한다.
- 약효 해설
  - 오래된 기침과 가래 제거에 유효하다.
  - 해수(咳嗽)가 오래되어 폐를 손상시켜 가래에 피가 섞여 나오는 증상을 치료한다.
  - 소변이 잘 나오지 않는 증상에 사용한다.

| 북한의 효능 | 진해평천약으로서 가래를 삭이고 기침을 멈추며 오줌을 잘 나가게 한다.

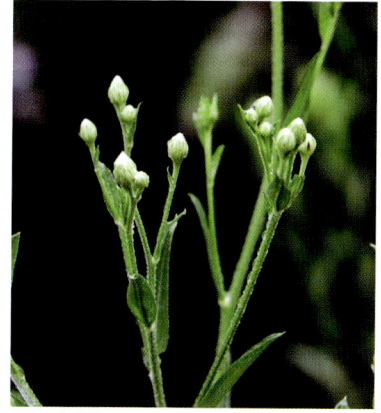
▲ 개미취 꽃봉오리

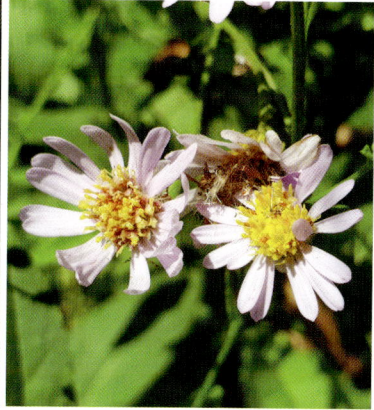
▲ 개미취 꽃

| 약용법 | 뿌리 5~10g을 물 800mL에 넣고 달여서 반으로 나누어 아침저녁으로 마신다.

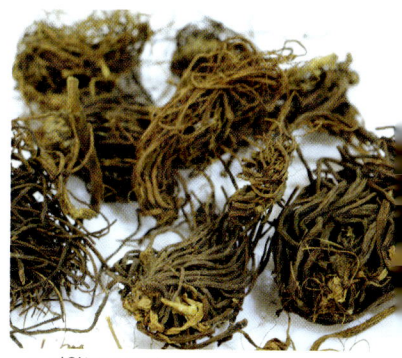
▲ 자완(약재, 전형)

약초명: 갯실새삼

약재명: 토사자 菟絲子

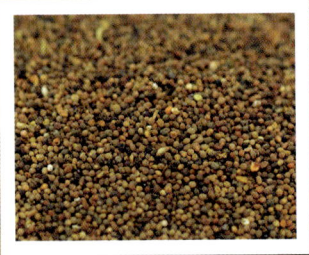

《동의보감》 탕액편에 기재된 조선시대의 한글 약초명

새삼삐

약초명 및 학명
갯실새삼, *Cuscuta chinensis* Lamark

과명
메꽃과

약용부위
씨

| 약재의 조선시대 의서(醫書) 수재 |

토사자는 《동의보감》 탕액편(湯液篇)의 풀부(部)와 《방약합편》의 만초(蔓草, 덩굴풀)편에 수재되어 있다.

|《동의보감》 탕액편의 효능 |

토사자(兎絲子, 새삼 씨)의 성질은 보통이며[平] 맛이 맵고[辛] 달며[甘] 독이 없다. 주로 음경 속이 차가워서 정액이 저절로 나오는 것, 소변이 찔끔찔끔 나오는 것을 치료한다. 입이 쓰고 마르며 갈증이 나는 데 쓴다. 정액과 골수를 채워주며[添精益髓] 허리가 아프고 무릎이 찬 것을 낫게 한다.

|《동의보감》 탕액편의 원문 |

토사자(兎絲子) 새삼삐 : 性平 味辛甘 無毒. 主莖中寒 精自出 尿有餘瀝 口苦燥渴. 添精益髓 去腰痛膝冷. ○ 處處有之 多生 豆田中. 無根假氣而生 細蔓黃色. 六七月結實 極細如蠶子. 九月採實 暴乾 得酒良 仙經俗方 幷以爲補藥. ○ 稟中和 凝正陽

氣受結 偏補人衛氣 助人筋脈.[本草]
○ 水淘洗 去沙土 曬乾 酒浸 春五夏三 秋七冬十日 取出蒸熟 搗爛作片 曬乾 再搗爲末入藥. 若急用 則酒煮爛 曬乾 搗末用 亦可.[入門]

| 식약처 공정서의 약초와 약재 |

- **약초·약재의 식약처 공정서 수재** : 토사자는 우리나라 식품의약품안전처의 의약품 공정서인 《대한민국약전외한약(생약) 규격집(KHP)》에 수재되어 있다.
- **약재의 분류** : 식물성 약재
- **약재의 라틴어 생약명** : Cuscutae Semen
- **약재의 이명 또는 영명** : 금사초(金絲草)
- **약재의 기원** : 약재 토사자는 갯실새삼 *Cuscuta chinensis* Lamark(메꽃과 Convolvulaceae)의 씨이다.
- **약재 저장법** : 밀폐용기(고형의 이물이 들어가는 것을 방지하고 내용의약품이 손실되지 않도록 보호할 수 있는 용기)

허준, 《원본 동의보감》, 721쪽, 남산당(2014)

한방 약미(藥味)와 약성(藥性)

- **한방 약미(藥味)** : 맛은 달고 맵다.

| 酸 | 苦 | 甘 | 辛 | 鹹 | 澁 | 淡 |

- **한방 약성(藥性)** : 성질은 보통이다.

| 大寒 | 寒 | 微寒 | 凉 | 平 | 微溫 | 溫 | 熱 | 大熱 |

갯실새삼 • 토사자 **61**

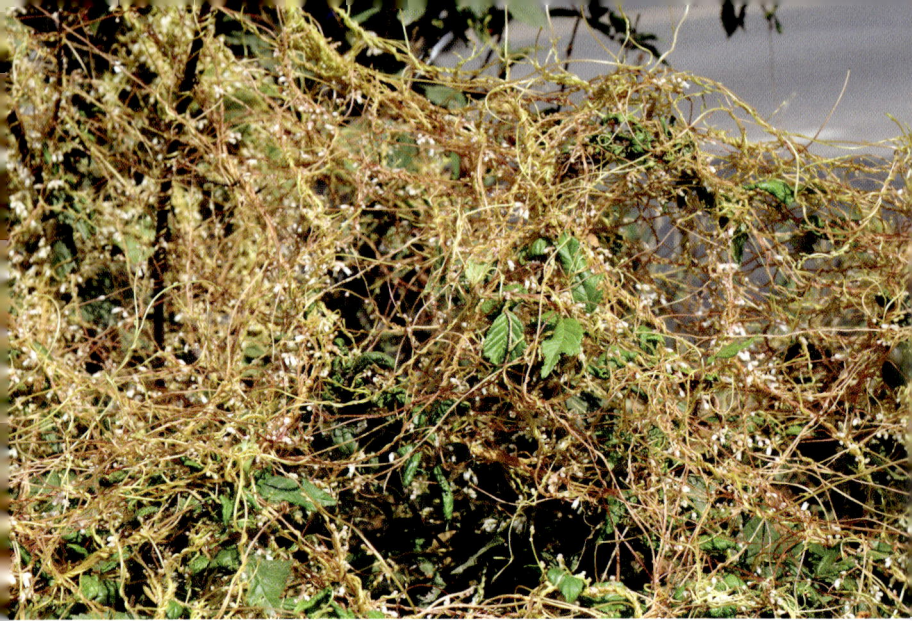

▲ 갯실새삼 지상부

| 약재의 효능 |

- 한방 효능군 분류 : 보익약(補益藥)-조양약(助陽藥)
- 한방 작용부위(귀경, 歸經) : 토사자는 주로 간장, 신장, 비장 질환에 영향을 미친다.
- 한방 효능
  - 보익간신(補益肝腎) : 간(肝)과 신(腎)을 보한다.
  - 고정축뇨(固精縮尿) : 정액이 새어나가지 않게 하고 소변량을 줄인다.
  - 안태(安胎) : 태아를 안정시킨다.
  - 명목(明目) : 눈을 밝게 한다.
  - 지사(止瀉) : 설사를 멎게 한다.
- 약효 해설
  - 발기부전과 무의식중에 정액이 나오는 증상에 유효하다.

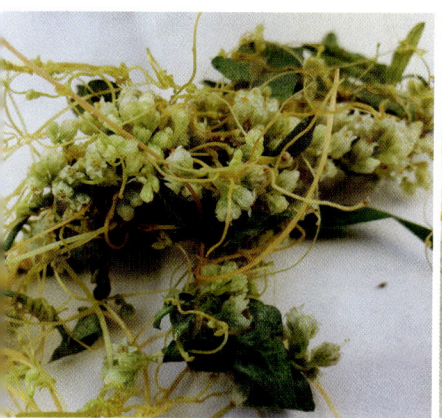
▲ 갯실새삼 꽃(채취품)

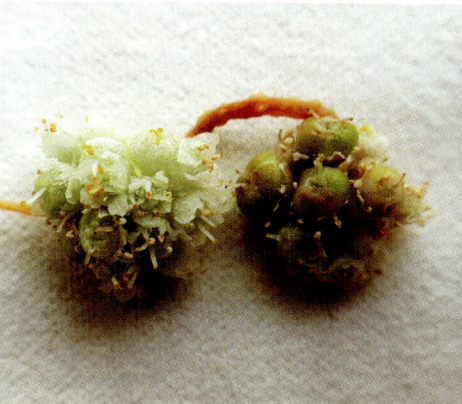
▲ 갯실새삼 꽃과 열매(채취품)

- 소변이 저절로 나와 자주 소변을 보는 증상을 치료한다.
- 눈이 어두워 잘 보이지 않는 병증에 사용한다.
- 임신 중에 태아가 안정하지 못하고 움직이는 증상에 쓰인다.

| **북한의 효능** | 보양약으로서 간신을 보하고 정과 수를 보하며 눈을 밝게 한다.

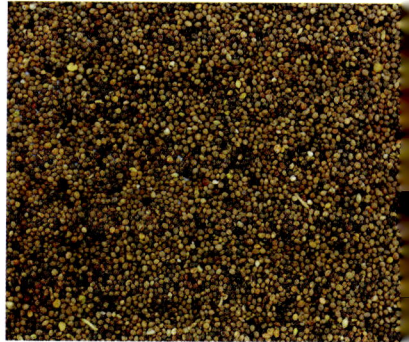
▲ 토사자(약재, 전형)

| **약용법** | 씨 6~12g을 물 800mL에 넣고 달여서 반으로 나누어 아침저녁으로 마시거나 외용으로 적당량 사용한다.

결명 / 결명차

약재명
결명자 決明子

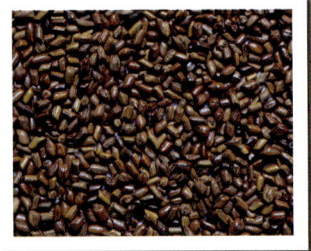

《동의보감》 탕액편에 기재된 조선시대의 한글 약초명

초결명

약초명 및 학명
결명(決明), *Cassia obtusifolia* Linné
결명차, *Cassia tora* Linné

과명
콩과

약용부위
잘 익은 씨

| 약재의 조선시대 의서(醫書) 수재 |

결명자는 《동의보감》 탕액편(湯液篇)의 풀부(部)와 《방약합편》의 습초(濕草)편에 수재되어 있다.

|《동의보감》 탕액편의 효능 |

결명자(決明子, 결명차의 씨)의 성질은 보통이며[平](약간 차다[微寒]고도 한다) 맛이 짜고[鹹] 쓰며[苦] 독이 없다. 겉으로 보기에는 눈이 멀쩡하나 앞이 잘 보이지 않는 것, 눈이 벌겋고 아프며 눈물이 흐르는 것, 눈에 군살이나 흰색 또는 붉은색의 예막이 자라난 것에 쓴다. 간기를 돕고 정수(精水)를 더해준다. 머리가 아프고 코피가 나는 것을 치료하며 입과 입술이 파래진 것을 낫게 한다.

|《동의보감》 탕액편의 원문 |

결명자(決明子) 초결명 : 性平 [一云微寒] 味鹹苦 無毒. 主青盲 及眼赤痛 淚出淫膚 赤白膜. 助肝氣益精水 治頭痛鼻衄 療脣口青. ○ 葉似苜蓿而大. 七月開花 黃白色 其子作穗 如青菉豆而銳. 又云 子作角 實似馬蹄 故

俗名馬蹄決明. 十月十日採子 陰乾百日 入
藥微炒用.[本草] ○ 一名還瞳子.[正傳] ○
作枕 治頭風 明目.[本草]

| 식약처 공정서의 약초와 약재 |

- **약초ㆍ약재의 식약처 공정서 수재** : 결명자는 우리 나라 식품의약품안전처의 의약품 공정서인 《대한민국약전(KP)》에 수재되어 있다.
- **약재의 분류** : 식물성 약재
- **약재의 라틴어 생약명** : Cassiae Semen
- **약재의 이명 또는 영명** : Cassia Seed
- **약재의 기원** : 약재 결명자는 결명차 *Cassia tora* Linné 또는 결명(決明) *Cassia obtusifolia* Linné(콩과 Leguminosae)의 잘 익은 씨이다.
- **약재 저장법** : 밀폐용기(고형의 이물이 들어가는 것을 방지하고 내용의약품이 손실되지 않도록 보호할 수 있는 용기)

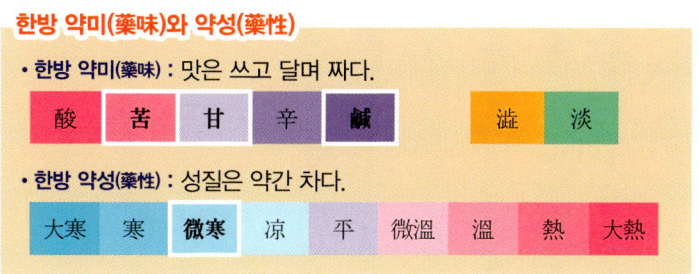

허준, 《원본 동의보감》, 724쪽, 남산당(2014)

| 약재의 효능 |

- **한방 효능군 분류** : 청열약(淸熱藥)-청열사화약(淸熱瀉火藥)
- **한방 작용부위(귀경, 歸經)** : 결명자는 주로 간장, 대장 질환에 영향

한방 약미(藥味)와 약성(藥性)

- **한방 약미(藥味)** : 맛은 쓰고 달며 짜다.

| 酸 | 苦 | 甘 | 辛 | 鹹 | 澁 | 淡 |

- **한방 약성(藥性)** : 성질은 약간 차다.

| 大寒 | 寒 | 微寒 | 涼 | 平 | 微溫 | 溫 | 熱 | 大熱 |

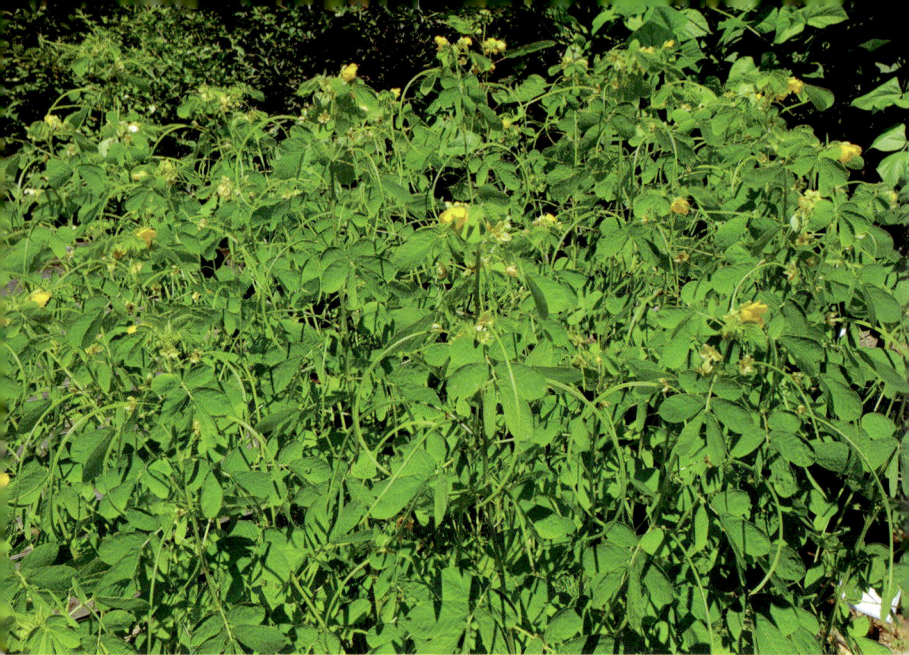

▲ 결명 무리

을 미친다.

● 한방 효능

- 청열명목(淸熱明目) : 열기를 식히고 눈을 밝게 한다.
- 윤장통변(潤腸通便) : 대변이 잘 나오게 한다.

● 약효 해설

- 눈이 어둡고 잘 보이지 않는 것을 낫게 한다.
- 눈이 충혈되고 아픈 병증에 유효하다.
- 머리가 아프고 어지러운 증상에 쓰인다.
- 습관성 변비에 사용한다.
- 고혈압, 간염 치료에 도움이 된다.

| 북한의 효능 | 청열사화약으로서 간열을 내리우고 눈을 밝게 하며 간기를 돕고 대변을 통하게 한다.

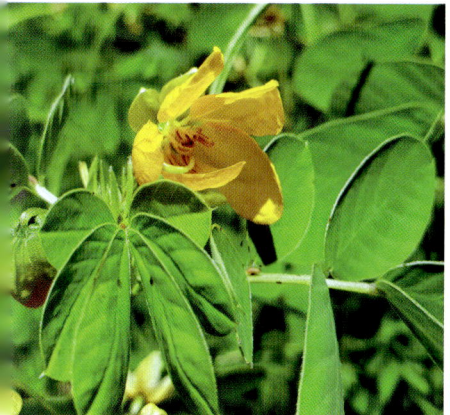 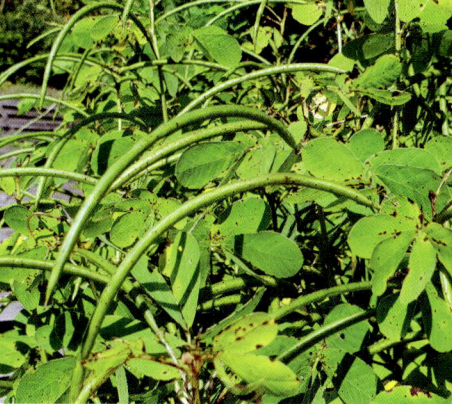

▲ 결명 꽃과 잎　　　　▲ 결명 열매

| **약용법** | 씨 6~15g을 물 800mL에 넣고 달여서 반으로 나누어 아침저녁으로 마신다. 용량은 최대 30g까지 사용해도 된다.

| **주의사항** | 설사할 때는 쓰지 않는다.

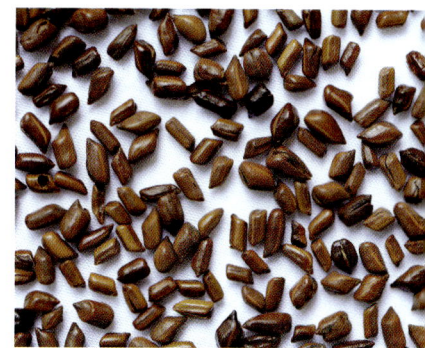

▲ 결명자(약재, 전형)

고삼 苦參

약초명: 고삼

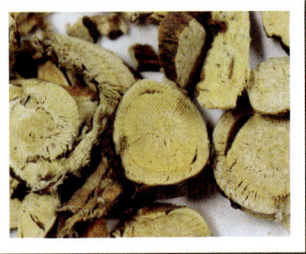

《동의보감》 탕액편에 기재된 조선시대의 한글 약초명

쁜너삼불휘

약초명 및 학명

고삼, *Sophora flavescens* Solander ex Aiton

과명

콩과

약용부위

뿌리로서 그대로 또는 주피를 제거한 것

약재의 조선시대 의서(醫書) 수재

고삼은 《동의보감》 탕액편(湯液篇)의 풀부(部)와 《방약합편》의 산초(山草)편에 수재되어 있다.

《동의보감》 탕액편의 효능

고삼(苦參)의 성질은 차고[寒] 맛은 쓰며[苦] 독이 없다. 열독풍(熱毒風)으로 피부와 살에 헌데가 생기고 적라(赤癩)로 눈썹이 빠지는 것을 치료한다. 심한 열로 잠만 자려는 것을 낫게 하며 눈을 밝게 하고 눈물을 멎게 한다. 간담(肝膽)의 기를 보하고 잠복된 열을 없애며 이질과 소변이 황적색인 것을 낫게 한다. 치통(齒痛), 피부가 헐어 아프고 가려우며 벌겋게 부어 곪는 것, 음부가 헌 것을 낫게 한다.

《동의보감》 탕액편의 원문

고삼(苦參) 쁜너삼불휘 : 性寒 味苦 無毒. 治熱毒風 皮肌生瘡 赤癩眉脫. 除大熱嗜睡 明目止淚. 養肝膽氣. 除伏熱 腸澼 小便黃赤. 療齒痛及惡瘡 下部䘌. ○ 處處有之 葉極似槐 故一名水

槐 一名地槐. 三月八月十月採根 暴乾. 不入湯用.[本草] ○ 入足少陽經. 味至苦 入口卽吐 胃弱者愼用. 糯米泔浸一宿 蒸三時久 曬乾. 少入湯藥 多作丸服. 治瘡酒浸 治腸風 炒至烟起 爲末用.[入門] ○ 能峻補陰氣.[丹心]

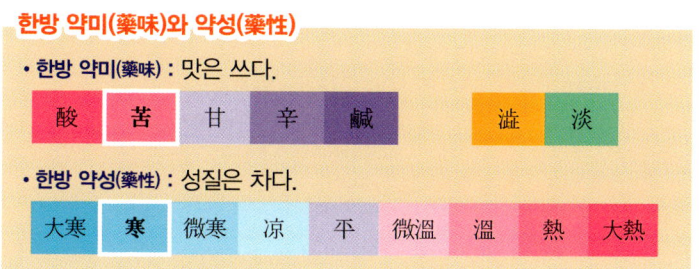

허준, 《원본 동의보감》, 726쪽, 남산당(2014)

| 식약처 공정서의 약초와 약재 |

- **약초·약재의 식약처 공정서 수재** : 고삼은 우리나라 식품의약품안전처의 의약품 공정서인 《대한민국약전(KP)》에 수재되어 있다.
- **약재의 분류** : 식물성 약재
- **약재의 라틴어 생약명** : Sophorae Radix
- **약재의 이명 또는 영명** : Sophora Root
- **약재의 기원** : 약재 고삼은 고삼 *Sophora flavescens* Solander ex Aiton(콩과 Leguminosae)의 뿌리로서 그대로 또는 주피를 제거한 것이다.
- **약재 저장법** : 밀폐용기(고형의 이물이 들어가는 것을 방지하고 내용의 약품이 손실되지 않도록 보호할 수 있는 용기)

한방 약미(藥味)와 약성(藥性)

- **한방 약미(藥味)** : 맛은 쓰다.

| 酸 | **苦** | 甘 | 辛 | 鹹 | | 澁 | 淡 |

- **한방 약성(藥性)** : 성질은 차다.

| 大寒 | **寒** | 微寒 | 凉 | 平 | 微溫 | 溫 | 熱 | 大熱 |

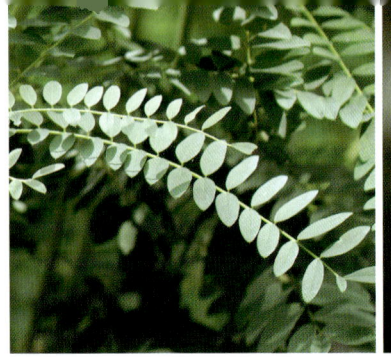
▲ 고삼 잎

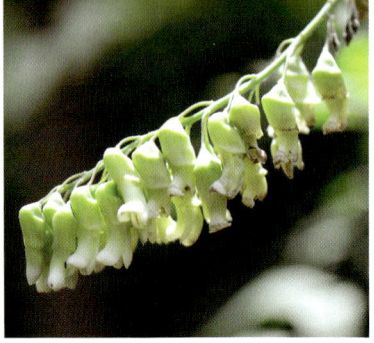
▲ 고삼 꽃

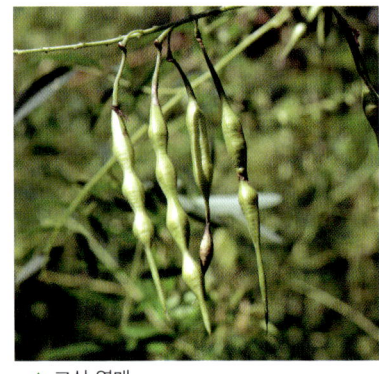
▲ 고삼 열매

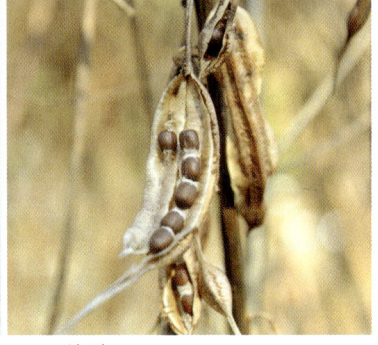
▲ 고삼 씨

| 약재의 효능 |

- 한방 효능군 분류 : 청열약(淸熱藥)-청열조습(淸熱燥濕)
- 한방 작용부위(귀경, 歸經) : 고삼은 주로 심장, 간장, 위장, 대장, 방광 질환에 영향을 미친다.
- 한방 효능
  - 청열조습(淸熱燥濕) : 열기를 식히고 습기를 말린다.
  - 거풍살충(祛風殺蟲) : 풍(風)을 제거하고 벌레를 죽인다.
- 약효 해설
  - 피부 가려움증, 화상 치료에 도움이 된다.
  - 자궁에서 분비물이 나오는 증상에 유효하다.

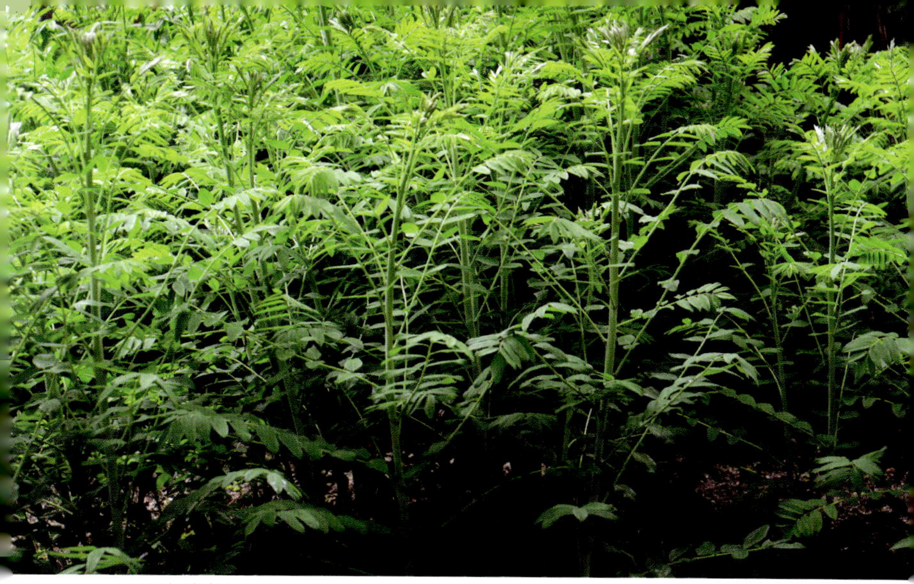

▲ 고삼 지상부

- 음부(陰部)가 붓고 가려운 증상을 낫게 한다.
- 황달, 어린아이의 폐렴에 사용한다.
- 혈변(血便), 세균성 이질 치료에 쓰인다.

| 북한의 효능 | 열을 내리우고 습을 없애며 오줌이 잘 나가게 하고 균을 죽인다.

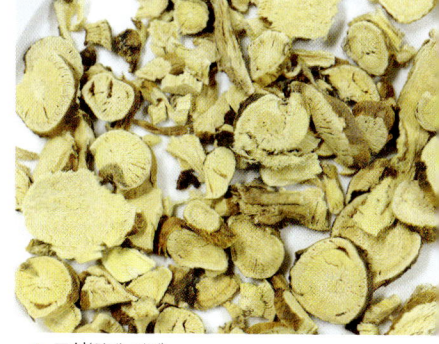
▲ 고삼(약재, 절편)

| 약용법 | 뿌리 4.5~9g을 물 800mL에 넣고 달여서 반으로 나누어 아침저녁으로 마시거나 외용으로 적당량 사용한다.

약초명: 곡정초

약재명
곡정초 穀精草

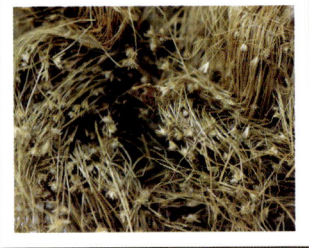

《동의보감》 탕액편에 기재된 조선시대의 한글 약초명
고윗가름

약초명 및 학명
곡정초, *Eriocaulon sieboldianum* Siebold et Zuccarini

과명
곡정초과

약용부위
꽃대가 붙어 있는 두상화서

| 약재의 조선시대 의서(醫書) 수재 |

곡정초는 《동의보감》 탕액편(湯液篇)의 풀부(部)와 《방약합편》의 습초(濕草)편에 수재되어 있다.

| 《동의보감》 탕액편의 효능 |

곡정초(穀精草, 곡정초)의 성질은 따뜻하고[溫] 맛은 매우며[辛] 독이 없다. 눈병, 목 안이 벌겋게 붓고 아프며 막힌 감이 있는 것, 치아가 풍으로 아픈 것[齒風痛], 여러 가지 피부 질환과 옴을 낫게 한다.

| 《동의보감》 탕액편의 원문 |

곡정초(穀精草) 고윗가름 : 性溫 味辛 無毒. 主眼病 喉痺 齒風痛 及諸瘡疥. ○ 處處有之. 二三月 穀田中採之. [本草]

| 식약처 공정서의 약초와 약재 |

● 약초·약재의 식약처 공정서 수재 : 곡정초는 우리나라 식품의약품안전처의 의약품 공정서인 《대한민국약전외한약(생약)규격집(KHP)》에 수재되어 있다.

● 약재의 분류 : 식물성 약재

- **약재의 라틴어 생약명** : Eriocauli Flos
- **약재의 기원** : 약재 곡정초는 곡정초 *Eriocaulon sieboldianum* Siebold et Zuccarini 또는 중국곡정초(穀精草) *Eriocaulon buergerianum* Koernicke(곡정초과 Eriocaulaceae)의 꽃대가 붙어 있는 두상화서이다.
- **약재 저장법** : 밀폐용기(고형의 이물이 들어가는 것을 방지하고 내용의약품이 손실되지 않도록 보호할 수 있는 용기)

| 약재의 효능 |

- **한방 효능군 분류** : 청열약(淸熱藥)-청열사화(淸熱瀉火)
- **한방 작용부위(귀경, 歸經)** : 곡정초는 주로 간장, 폐 질환에 영향을 미친다.
- **한방 효능**
  - 소산풍열(消散風熱) : 풍열(風熱)을 해소한다.
  - 명목퇴예(明目退翳) : 눈을 밝게 하고 눈에 막이 낀 듯 가려서 잘 보이지 않는 것을 제거한다.

허준, 《원본 동의보감》, 736쪽, 남산당(2014)

한방 약미(藥味)와 약성(藥性)

- **한방 약미(藥味)** : 맛은 달고 맵다.

| 酸 | 苦 | 甘 | 辛 | 鹹 | 澁 | 淡 |

- **한방 약성(藥性)** : 성질은 보통이다.

| 大寒 | 寒 | 微寒 | 涼 | 平 | 微溫 | 溫 | 熱 | 大熱 |

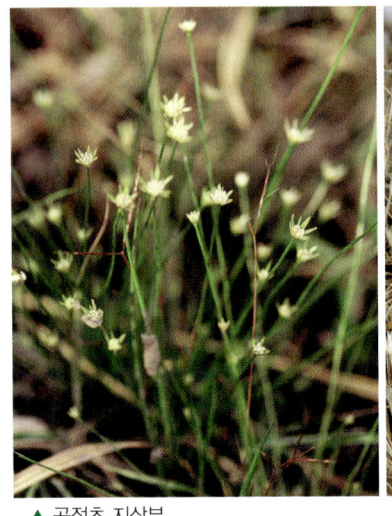
▲ 곡정초 지상부

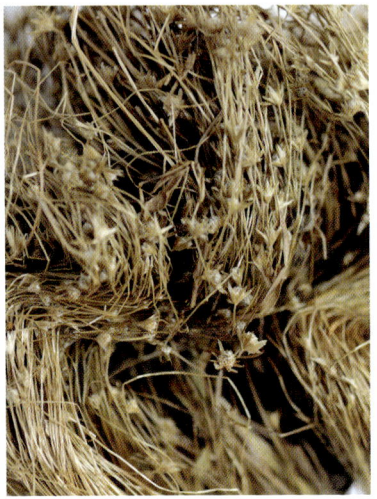
▲ 곡정초(약재, 전형)

● **약효 해설**
- 눈 안에 막 같은 것이 생기는 장애에 사용한다.
- 풍열(風熱)로 인해서 눈이 붉어지고 눈물이 많이 흐르는 증상에 유효하다.
- 야맹증 치료에 도움이 된다.
- 두통, 치통을 없앤다.
- 피부 진균을 억제하는 작용이 있다.

| **약용법** | 꽃 5~10g을 물 800mL에 넣고 달여서 반으로 나누어 아침저녁으로 마신다.

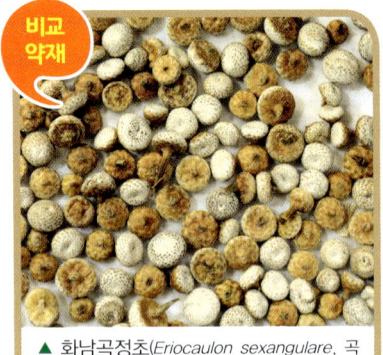
▲ 화남곡정초(*Eriocaulon sexangulare*, 곡정초의 위품)

약초명: 골풀

약재명
등심초 燈心草

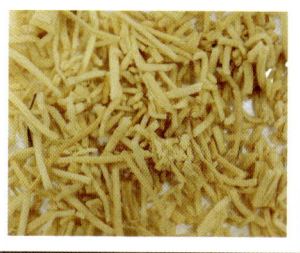

《동의보감》 탕액편에 기재된 조선시대의 한글 약초명

골속

약초명 및 학명
골풀, *Juncus effusus* Linné

과명
골풀과

약용부위
줄기의 수(髓, 연한 조직으로 구성되어 있는 비섬유상 세포)

| 약재의 조선시대 의서(醫書) 수재 |

등심초는 《동의보감》 탕액편(湯液篇)의 풀부(部)와 《방약합편》의 습초(濕草)편에 수재되어 있다.

|《동의보감》 탕액편의 효능 |

등심초(燈心草, 골풀)의 성질은 차고[寒] 맛은 달며[甘] 독이 없다. 오림(五淋)에 주로 쓴다. 목 안이 벌겋게 붓고 아프며 막힌 감이 있는 증상을 치료한다.

|《동의보감》 탕액편의 원문 |

등심초(燈心草) 골속 : 性寒 味甘 無毒. 主五淋 療喉痺. ○ 此今人織席者 折取中心穰用. [本草]

| 식약처 공정서의 약초와 약재 |

● 약초·약재의 식약처 공정서 수재 : 등심초는 우리나라 식품의약품안전처의 의약품 공정서인 《대한민국약전(KP)》에 수재되어 있다.

● 약재의 분류 : 식물성 약재

● 약재의 라틴어 생약명 : Junci Medulla

● 약재의 이명 또는 영명 : Juncus

Medulla

- **약재의 기원** : 약재 등심초는 골풀 *Juncus effusus* Linné(골풀과 Juncaceae)의 줄기의 수(髓)이다.
- **약재 저장법** : 밀폐용기(고형의 이물이 들어가는 것을 방지하고 내용의약품이 손실되지 않도록 보호할 수 있는 용기)

| 약재의 효능 |

- **한방 효능군 분류** : 이수삼습약(利水滲濕藥)
- **한방 작용부위(귀경, 歸經)** : 등심초는 주로 심장, 폐, 소장 질환에 영향을 미친다.
- **한방 효능**
  - 청심화(淸心火) : 심화(心火)를 식힌다.
  - 이소변(利小便) : 소변을 잘 나오게 한다.
- **약효 해설**
  - 가슴이 답답하여 잠이 잘 오지 않는 증상을 낫게 한다.
  - 입안과 혀가 허는 증상에 유효하다.
  - 소변이 시원하게 나가지 않는 병증에 사용한다.
  - 임질, 수종(水腫)을 치료한다.

허준, 《원본 동의보감》, 737쪽, 남산당(2014)

한방 약미(藥味)와 약성(藥性)

- **한방 약미(藥味)** : 맛은 달고 싱겁다.

| 酸 | 苦 | 甘 | 辛 | 鹹 | | 澁 | 淡 |

- **한방 약성(藥性)** : 성질은 약간 차다.

| 大寒 | 寒 | 微寒 | 凉 | 平 | 微溫 | 溫 | 熱 | 大熱 |

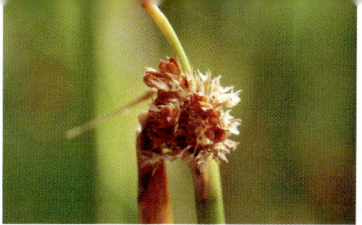

▲ 골풀 꽃

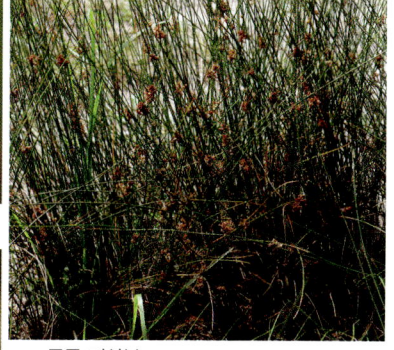

▲ 골풀 지상부

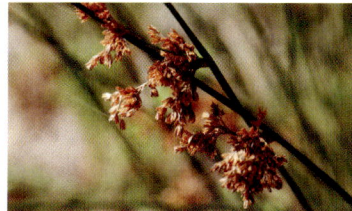

▲ 골풀 시든 꽃

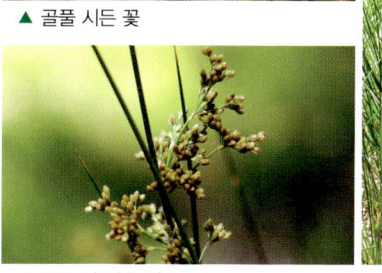

▲ 골풀 덜 익은 열매

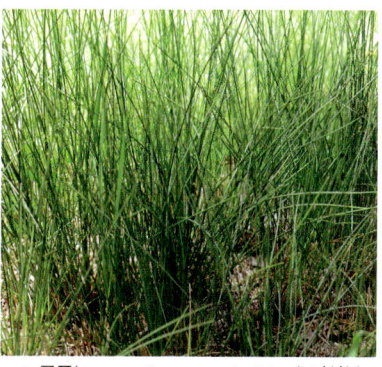

▲ 골풀(Juncus effusus var. decipiens) 지상부

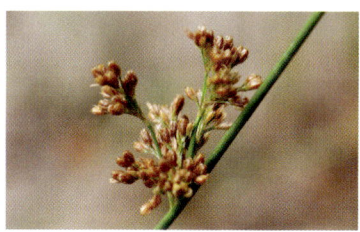

▲ 골풀 익은 열매

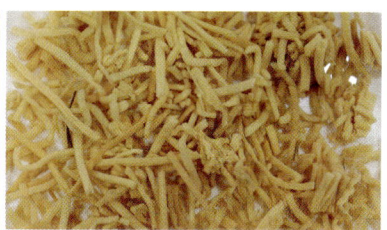

▲ 등심초(약재, 전형)

| **북한의 효능** | 오줌이 잘 나가게 하고 열을 내리운다.

| **약용법** | 등심초 1~3g을 물 800mL에 넣고 달여서 반으로 나누어 아침저녁으로 마신다. 신선한 재료는 15~30g을 사용한다. 가루나 환(丸)으로 만들어 복용하기도 한다.

약초명: 관중

관중 貫衆

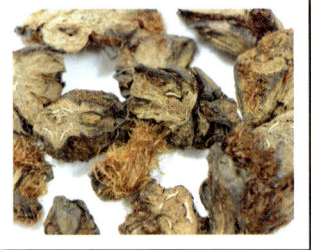

《동의보감》 탕액편에 기재된
조선시대의 한글 약초명

회초밋불휘

약초명 및 학명
관중, *Dryopteris crassirhizoma* Nakai

과명
면마과

약용부위
뿌리줄기 및 잎자루의 잔기

| 약재의 조선시대 의서(醫書) 수재 |

관중은 《동의보감》 탕액편(湯液篇)의 풀부(部)와 《방약합편》의 산초(山草)편에 수재되어 있다.

|《동의보감》 탕액편의 효능 |

관중(貫衆)의 성질은 약간 차고[微寒] 맛은 쓰며[苦] 독이 있다. 모든 독을 풀리게 하며 삼충(三蟲)을 죽이고 촌백충(寸白蟲)을 없앤다. 배 속에 생긴 덩어리를 깨뜨린다.

|《동의보감》 탕액편의 원문 |

관중(貫衆) 회초밋불휘 : 性微寒 味苦 有毒. 主諸毒 殺三蟲 去寸白蟲 破癥瘕. ○ 處處有之. 根形色毛芒 全似老鴟頭 故呼爲草鴟頭. 一名黑狗脊. 三月採根 曝乾. [本草]

| 식약처 공정서의 약초와 약재 |

- **약초·약재의 식약처 공정서 수재** : 관중은 우리나라 식품의약품안전처의 의약품 공정서인 《대한민국약전외한약(생약)규격집(KHP)》에 수재되어 있다.
- **약재의 분류** : 식물성 약재

- 약재의 라틴어 생약명 : Dryopteridis Crassirhizomatis Rhizoma
- 약재의 이명 또는 영명 : 면마(綿馬)
- 약재의 기원 : 약재 관중은 관중 *Dryopteris crassirhizoma* Nakai(면마과 Aspidiaceae)의 뿌리줄기 및 잎자루의 잔기이다.
- 약재 저장법 : 차광한 밀폐용기(고형의 이물이 들어가는 것을 방지하고 내용의약품이 손실되지 않도록 보호할 수 있는 용기)

| 약재의 효능 |

- 한방 작용부위(귀경, 歸經) : 관중은 주로 간장, 위장 질환에 영향을 미친다.
- 한방 효능
  - 청열해독(清熱解毒) : 열독(熱毒)을 해소한다.
  - 지혈(止血) : 출혈을 멎게 한다.
  - 살충(殺蟲) : 기생충을 죽인다.
- 약효 해설
  - 가래에 피가 섞여 나오는 병증에 쓰인다.

허준, 《원본 동의보감》, 734쪽, 남산당(2014)

한방 약미(藥味)와 약성(藥性)

- **한방 약미(藥味)** : 맛은 쓰다.

| 酸 | **苦** | 甘 | 辛 | 鹹 | 澁 | 淡 |

- **한방 약성(藥性)** : 성질은 약간 차며 독이 약간 있다.

| 大寒 | 寒 | **微寒** | 凉 | 平 | 微溫 | 溫 | 熱 | 大熱 |

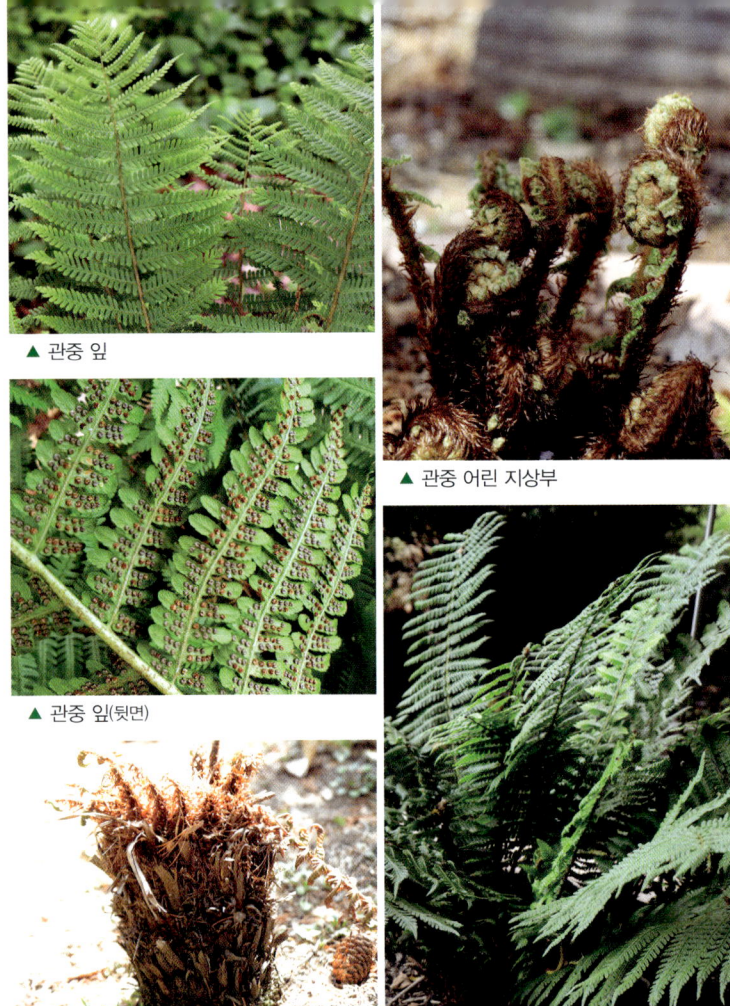

▲ 관중 잎

▲ 관중 잎(뒷면)

▲ 잎줄기를 제거한 관중

▲ 관중 어린 지상부

▲ 관중 지상부

- 구충 작용이 있다.
- 토혈, 코피, 혈변(血便)의 지혈 작용이 있다.
- 여성의 부정기 자궁출혈과 자궁에서 분비물이 나오는 증상에 사용한다.

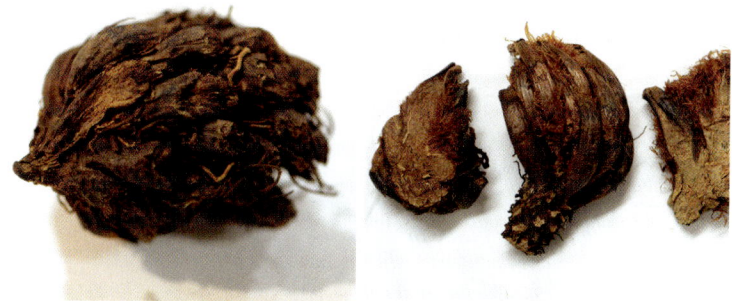

▲ 관중(약재, 전형)　　　　　　▲ 관중(약재, 절단)

| **북한의 효능** | 구충약으로서 벌레를 죽이고 열을 내리우며 독을 풀고 출혈을 멈춘다.

| **약용법** | 관중 5~15g을 물 800mL에 넣고 달여서 반으로 나누어 아침저녁으로 마시거나 또는 가루나 환(丸)으로 만들어 복용한다. 외용할 때는 적당량을 짓찧어서 환부에 붙인다.

| **주의사항** | 간염 환자, 급성위염 환자, 임신부에게는 쓰지 않는다.

약초명: 구기자나무 영하구기

약재명
구기자 枸杞子

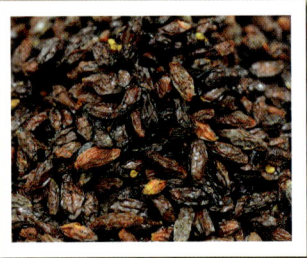

《동의보감》 탕액편에 기재된 조선시대의 한글 약초명

괴좃나모여름

약초명 및 학명
구기자나무, *Lycium chinense* Miller
영하구기(寧夏枸杞), *Lycium barbarum* Linné

과명
가지과

약용부위
열매

약재의 조선시대 의서(醫書) 수재

구기자는 《동의보감》 탕액편(湯液篇)의 나무부(部)와 《방약합편》의 관목(灌木)편에 수재되어 있다.

《동의보감》 탕액편의 효능

구기자(枸杞子)의 성질은 차고[寒](보통이다[平]고도 한다) 맛은 쓰며[苦](달다[甘]고도 한다) 독이 없다. 내상(內傷)이나 몹시 피로하고 숨 쉬기도 힘든 것을 보한다. 근육과 뼈를 튼튼하게 하고 양기를 세게 하며 오로칠상(五勞七傷)을 치료한다. 정기(精氣)를 보하며 얼굴색을 희게 한다[顔色變白]. 눈을 밝게 하며 정신을 안정시키고 오래 살 수 있게 한다.

《동의보감》 탕액편의 원문

구기자(枸杞子) 괴좃나모여름 : 性寒[一云平] 味苦[一云甘] 無毒. 補內傷大勞噓吸 堅筋骨 强陰 療五勞七傷 補益精氣 易顔色變白 明目安神 令人長壽. ○ 一名地仙 一名仙人杖 處處有之. 春夏採葉 秋採莖實. 久服之

皆輕身益氣. ○ 嫩葉作羹茹食之 甚佳.
色白無刺者良. ○ 莖名枸杞 根名地骨.
枸杞當用梗皮 地骨當用根皮 枸杞子當
用其紅實 是一物有三用. 其梗皮寒 根
皮大寒 子微寒 性亦三等. ○ 陝西枸杞
子如櫻桃 全少核 極有味. [本草]

| 식약처 공정서의 약초와 약재 |

- 약초 · 약재의 식약처 공정서 수재 : 구기자는 우리나라 식품의약품안전처의 의약품 공정서인 《대한민국약전(KP)》에 수재되어 있다.
- 약재의 분류 : 식물성 약재
- 약재의 라틴어 생약명 : Lycii Fructus
- 약재의 이명 또는 영명 : Lycium Fruit
- 약재의 기원 : 약재 구기자는 구기자나무 *Lycium chinense* Miller 또는 영하구기(寧夏枸杞) *Lycium barbarum* Linné(가지과 Solanaceae)의 열매이다.
- 약재 저장법 : 밀폐용기(고형의 이물이 들어가는 것을 방지하고 내용의

허준, 《원본 동의보감》, 738쪽, 남산당(2014)

한방 약미(藥味)와 약성(藥性)

- 한방 약미(藥味) : 맛은 달다.

  酸　苦　甘　辛　鹹　　澁　淡

- 한방 약성(藥性) : 성질은 보통이다.

  大寒　寒　微寒　凉　平　微溫　溫　熱　大熱

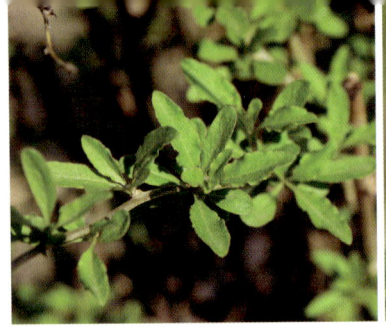
▲ 구기자나무 잎

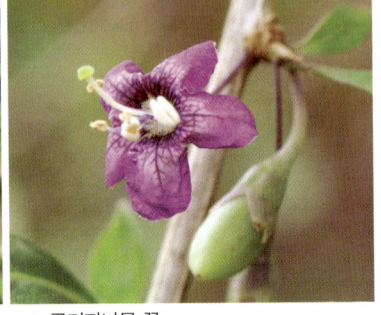
▲ 구기자나무 꽃

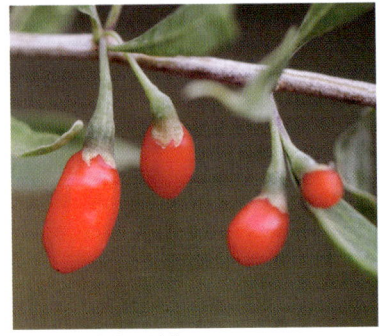
▲ 구기자나무 열매

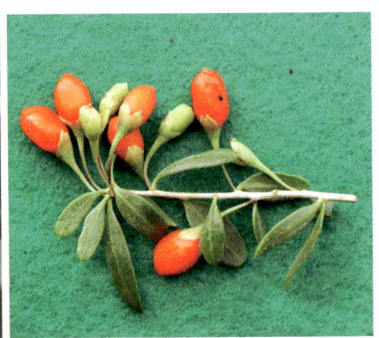
▲ 영하구기 열매(중국 닝샤 회족 자치구)

약품이 손실되지 않도록 보호할 수 있는 용기)

| 약재의 효능 |

- 한방 효능군 분류 : 보익약(補益藥)-보음(補陰)
- 한방 작용부위(귀경, 歸經) : 구기자는 주로 간장, 신장 질환에 영향을 미친다.
- 한방 효능
  - 자보간신(滋補肝腎) : 간(肝)과 신(腎)을 보양한다.
  - 익정명목(益精明目) : 정기(精氣)를 보충하고 눈을 밝게 한다.
- 약효 해설
  - 간신(肝腎)의 기능 부족에 사용한다.
  - 허리와 무릎 부위가 시큰거리고 아픈 병증을 낫게 한다.

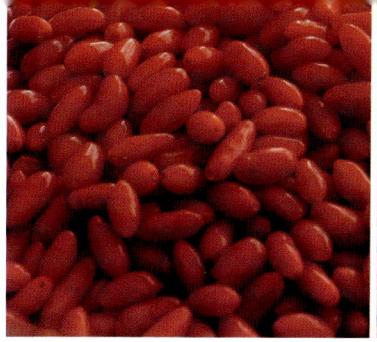
▲ 구기자나무 열매(채취품)

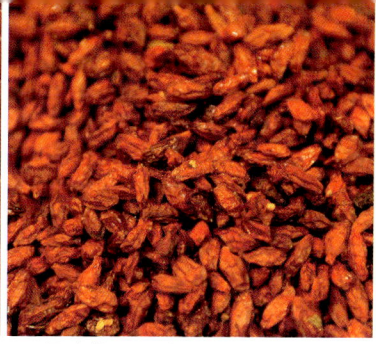
▲ 구기자(약재, 전형)

- 정신이 아찔아찔하여 어지러운 증상과 귀울림 증상을 치료한다.
- 눈이 어두워 물체가 똑똑히 안 보이고 뿌옇게 보이는 증상에 유효하다.
- 발기부전과 무의식중에 정액이 나오는 증상에 활용한다.
- 간기능 보호 작용이 있다.
- 혈압강하 작용이 있다.

| 북한의 효능 | 보음약으로서 음과 정수, 간과 신을 보하며 힘줄과 뼈를 든든하게 하고 눈을 밝게 한다.

| 약용법 | 열매 6~12g을 물 800mL에 넣고 달여서 반으로 나누어 아침저녁으로 마신다.

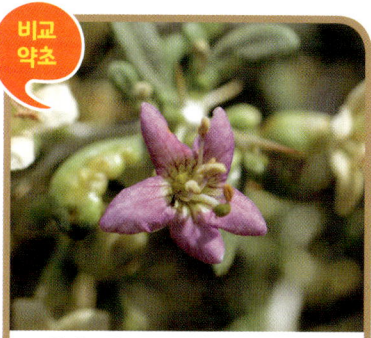
▲ 흑과구기(黑果枸杞, *Lycium ruthenicum*) 꽃(중국 투르판사막식물원)

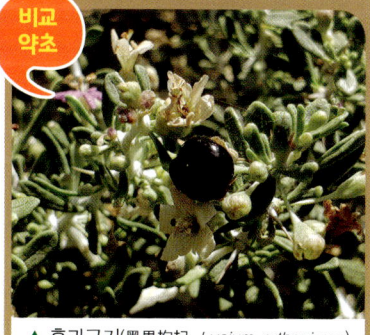
▲ 흑과구기(黑果枸杞, *Lycium ruthenicum*) 열매(중국 투르판사막식물원)

약초명: 구릿대

약재명: 백지 白芷

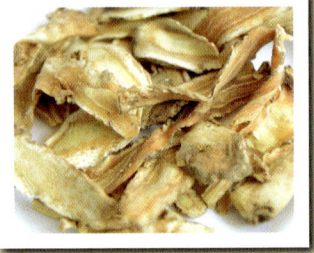

《동의보감》 탕액편에 기재된 조선시대의 한글 약초명

구리댓불휘

약초명 및 학명
구릿대, *Angelica dahurica* Bentham et Hooker f.

과명
산형과

약용부위
뿌리

| 약재의 조선시대 의서(醫書) 수재 |

백지는 《동의보감》 탕액편(湯液篇)의 풀부(部)와 《방약합편》의 방초(芳草, 향기가 좋은 풀)편에 수재되어 있다.

| 《동의보감》 탕액편의 효능 |

백지(白芷, 구릿대 뿌리)의 성질은 따뜻하고[溫] 맛은 매우며[辛] 독이 없다. 바람의 기운으로 머리가 아프고 눈앞이 아찔하며 눈물이 나오는 데 주로 쓴다. 부인의 적백대하[赤白漏下], 월경이 나오지 않는 것, 음순이 붓는 것[陰腫]에 쓴다. 묵은 피를 없애고 새 피를 생겨나게 하며 임신 하혈(下血)로 유산되려는 것을 막아준다. 젖멍울[乳癰, 유옹], 등에 나는 큰 종기, 나력(瘰癧), 치질[腸風, 장풍], 항문 주위에 구멍이 생긴 것, 창이(瘡痍), 옴과 버짐을 낫게 한다. 통증을 멎게 하고 새살을 돋게 하며 고름을 배출하고 삭인다. 얼굴에 바르는 기름으로 만들어 쓰면 안색을 윤기 있게 하며 얼굴의 기미, 주근깨, 흉터를 없애준다.

| 《동의보감》 탕액편의 원문 |

백지(白芷) 구리댓불휘 : 性溫 味辛 無毒. 主
風邪頭痛 目眩淚出. 主婦人漏下赤白 血閉
陰腫. 破宿血 補新血 安胎漏滑落. 治乳癰
發背 瘰癧 腸風 痔瘻 瘡痍 疥癬. 止痛生肌
能排膿 蝕膿. 可作面脂 潤顏色 去面皯疵瘢.
○ 處處有之 二月八月採根 暴乾. 以黃澤者
爲佳. [本草] ○ 離騷謂之葯. 手陽明本經藥
足陽明手太陰 解利風寒之劑也. [入門]

| 식약처 공정서의 약초와 약재 |

- 약초·약재의 식약처 공정서 수재 : 백지는 우리나라 식품의약품안전처의 의약품 공정서인 《대한민국약전(KP)》에 수재되어 있다.
- 약재의 분류 : 식물성 약재
- 약재의 라틴어 생약명 : Angelicae Dahuricae Radix
- 약재의 이명 또는 영명 : Angelica Dahurica Root
- 약재의 기원 : 약재 백지는 구릿대 *Angelica dahurica* Bentham et Hooker f. 또는 항백지(杭白芷) *Angelica dahurica* Bentham et

허준, 《원본 동의보감》, 728쪽, 남산당(2014)

한방 약미(藥味)와 약성(藥性)

- **한방 약미(藥味)** : 맛은 맵다.

  | 酸 | 苦 | 甘 | **辛** | 鹹 | 澁 | 淡 |

- **한방 약성(藥性)** : 성질은 따뜻하다.

  | 大寒 | 寒 | 微寒 | 涼 | 平 | 微溫 | **溫** | 熱 | 大熱 |

구릿대 · 백지

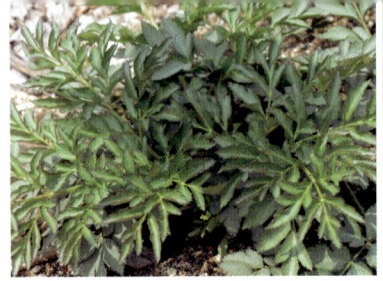

▲ 구릿대 어린잎　　　　　▲ 구릿대 꽃

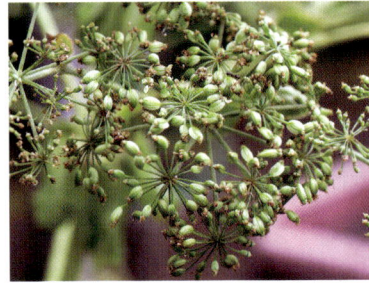　　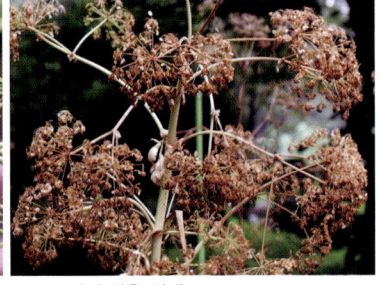

▲ 구릿대 덜 익은 열매　　　▲ 구릿대 익은 열매

　　Hooker f. var. *formosana* Shan et Yuan(산형과 Umbelliferae)의 뿌리이다.

- 약재 저장법 : 밀폐용기(고형의 이물이 들어가는 것을 방지하고 내용의 약품이 손실되지 않도록 보호할 수 있는 용기)

| 약재의 효능 |

- 한방 효능군 분류 : 해표약(解表藥)-발산풍한(發散風寒)
- 한방 작용부위(귀경, 歸經) : 백지는 주로 위장, 대장, 폐 질환에 영향을 미친다.
- 한방 효능
  - 해표산한(解表散寒) : 땀을 내어 체표에 있는 사기(邪氣)를 내보내고 추위를 없앤다.
  - 거풍지통(祛風止痛) : 풍(風)으로 인한 통증을 멎게 한다.
  - 선통비규(宣通鼻竅) : 코가 막힌 것을 잘 통하게 한다.

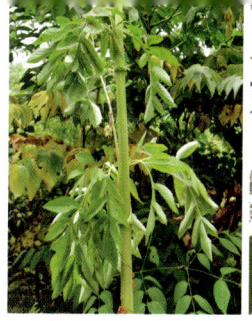
▲ 항백지 줄기와 잎(중국)

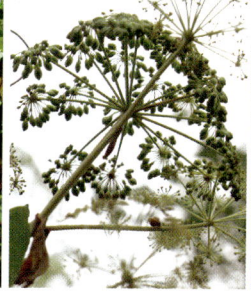
▲ 항백지 열매(중국)

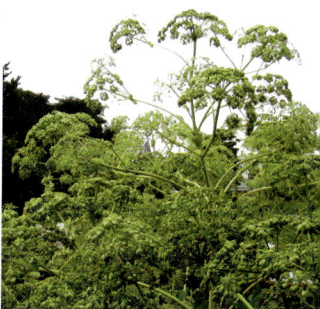
▲ 구릿대 지상부

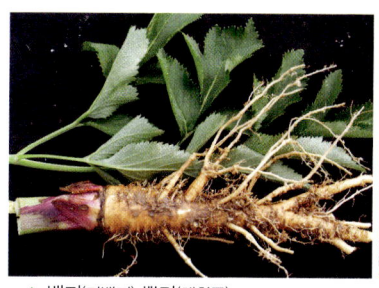
▲ 백지(기백지) 뿌리(채취품)

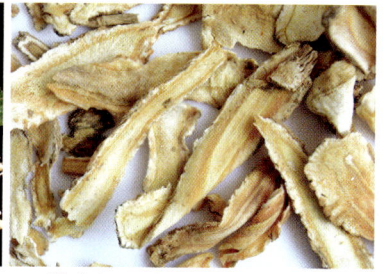
▲ 백지(약재, 절편)

- 조습지대(燥濕止帶) : 습기를 말리고 냉을 멎게 한다.
- 소종배농(消腫排膿) : 종기를 가라앉히고 고름을 배출시킨다.

● 약효 해설

- 축농증 치료에 도움이 된다.
- 류머티즘성 관절염을 치료한다.
- 자궁에서 분비물이 나오는 증상에 사용한다.
- 두통, 치통, 복통을 없앤다.
- 새로운 피부 조직의 재생을 촉진시킨다.

| **북한의 효능** | 풍한표증약으로서 풍한을 없애고 피순환을 돕고 고름을 빼내고 새살이 살아나게 하며 아픔을 멈춘다.

| **약용법** | 뿌리 3~10g을 물 800mL에 넣고 달여서 반으로 나누어 아침저녁으로 마신다.

국화

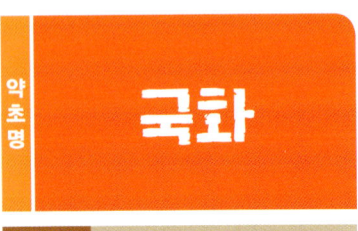

약재명

국화 菊花

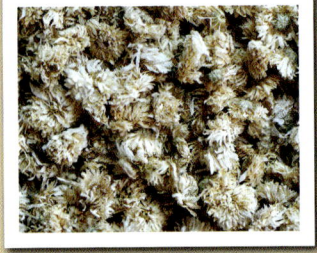

《동의보감》 탕액편에 기재된 조선시대의 한글 약초명

흰국화

약초명 및 학명

국화, *Chrysanthemum morifolium* Ramatuelle

과명

국화과

약용부위

꽃

| 약재의 조선시대 의서(醫書) 수재 |

국화는 《동의보감》 탕액편(湯液篇)의 풀부(部)와 《방약합편》의 습초(濕草)편에 수재되어 있다.

|《동의보감》 탕액편의 효능 |

백국화(白菊花, 흰국화)는 잎과 줄기가 다 감국화와 비슷한데 오직 꽃만 희다. 역시 풍으로 어지러운 데[風眩] 주로 쓴다. 그리고 머리카락을 희어지지 않게 한다.

|《동의보감》 탕액편의 원문 |

백국화(白菊花) 흰국화 : 莖葉都相似 惟花白. 亦主風眩 令頭不白. ○ 葉大似艾葉 莖青根細 花白蘂黃. 性平 味辛 無毒. 主風眩 八九月收花 暴乾. [本草]

| 식약처 공정서의 약초와 약재 |

- 약초·약재의 식약처 공정서 수재 : 국화는 우리나라 식품의약품안전처의 의약품 공정서인 《대한민국약전외한약(생약)규격집 (KHP)》에 수재되어 있다.
- 약재의 분류 : 식물성 약재

- **약재의 라틴어 생약명** : Chrysanthemi Flos
- **약재의 기원** : 약재 국화는 국화 *Chrysanthemum morifolium* Ramatuelle(국화과 Compositae)의 꽃이다.
- **약재 저장법** : 밀폐용기(고형의 이물이 들어가는 것을 방지하고 내용의약품이 손실되지 않도록 보호할 수 있는 용기)

| 약재의 효능 |

- **한방 효능군 분류** : 해표약(解表藥)-발산풍열(發散風熱)
- **한방 작용부위(귀경, 歸經)** : 국화는 주로 폐, 간장 질환에 영향을 미친다.
- **한방 효능**
  - 산풍청열(散風淸熱) : 풍열(風熱)을 없앤다.
  - 평간명목(平肝明目) : 간의 기운을 평안하게 하고 눈을 밝게 한다.
  - 청열해독(淸熱解毒) : 열독(熱毒)을 해소한다.
- **약효 해설**
  - 눈이 충혈되면서 붓고 아픈 증상에 쓰인다.

허준, 《원본 동의보감》, 720쪽, 남산당(2014)

한방 약미(藥味)와 약성(藥性)

- **한방 약미(藥味)** : 맛은 쓰고 달다.

| 酸 | 苦 | 甘 | 辛 | 鹹 | 澁 | 淡 |

- **한방 약성(藥性)** : 성질은 약간 차다.

| 大寒 | 寒 | 微寒 | 凉 | 平 | 微溫 | 溫 | 熱 | 大熱 |

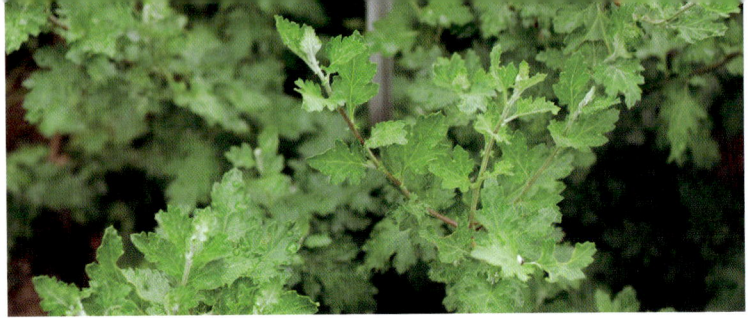

▲ 국화 지상부

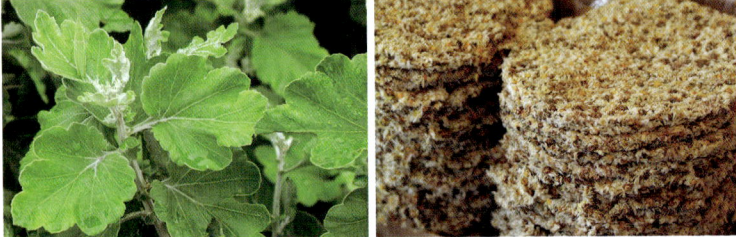

▲ 국화 잎

▲ 국화(약재, 시장 판매품)

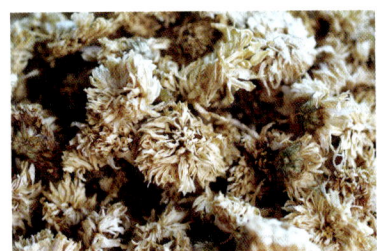

▲ 국화(약재, 전형). 중국 허난성의 4대 회약(懷藥)의 하나인 회국화이다.

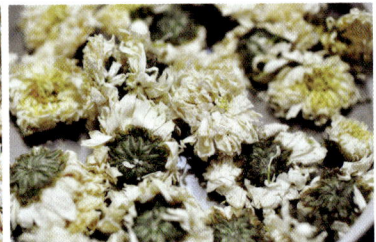

▲ 국화(약재, 전형)

- 눈이 잘 보이지 않고 눈앞에 꽃 같은 것이 나타나는 증상에 사용한다.
- 결막염에 유효하다.
- 열을 내리며 두통과 현기증을 치료한다.

| **약용법** | 꽃 5~10g을 물 800mL에 넣고 달여서 반으로 나누어 아침저녁으로 마신다.

약초명: 귤나무

약재명
진피 陳皮

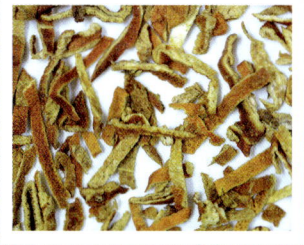

《동의보감》 탕액편에 기재된 조선시대의 한글 약초명

동뎡귤

약초명 및 학명

귤나무, *Citrus unshiu* Markovich
Citrus reticulata Blanco

과명

운향과

약용부위

잘 익은 열매껍질

약재의 조선시대 의서(醫書) 수재

진피는 《동의보감》 탕액편(湯液篇)의 과일부(部)와 《방약합편》의 산과(山果)편에 수재되어 있다.

《동의보감》 탕액편의 효능

귤피(橘皮, 귤껍질)는 성질이 따뜻하며[溫] 맛은 쓰고[苦] 매우며[辛] 독이 없다. 가슴에 기가 뭉친 것을 치료한다. 식욕을 돋우며 이질을 멎게 하고 가래침을 없앤다. 기운이 위로 치미는 것과 기침에 주로 쓴다. 속이 메슥메슥하여 토하려는 것을 멎게 한다. 대소변을 잘 나오게 한다.

《동의보감》 탕액편의 원문

귤피(橘皮) 동뎡귤 : 性溫[一云煖] 味苦辛 無毒. 能治胸膈間氣 開胃止痢 消痰涎. 主上氣咳嗽. 止嘔逆 利水穀道. ○ 木高一二丈 葉與枳無別 刺生莖間. 夏初生白花 六七月而成實 至冬黃熟 乃可啖. 十月採 以陳者爲良. 生南方. [本草] ○ 我國惟産濟州 其靑橘柚子柑子皆産焉. [俗方] ○ 補脾胃 不去白. 若理胸中滯

氣 須去白. 色紅 故名紅皮 日久者佳
故名陳皮. ○ 留白者 補胃和中 去白者
消痰泄氣. ○ 有白朮則補脾胃 無白朮
則瀉脾胃. 有甘草則補肺 無甘草則瀉
肺.[丹心] ○ 入下焦 用鹽水浸. 肺燥者
童尿浸 曬用.[入門]

| 식약처 공정서의 약초와 약재 |

- **약초 · 약재의 식약처 공정서 수재** : 진피는 우리나라 식품의약품안전처의 의약품 공정서인《대한민국약전(KP)》에 수재되어 있다.
- **약재의 분류** : 식물성 약재
- **약재의 라틴어 생약명** : Citri Unshius Pericarpium
- **약재의 이명 또는 영명** : Citrus Unshiu Peel
- **약재의 기원** : 약재 진피는 귤나무 *Citrus unshiu* Markovich 또는 *Citrus reticulata* Blanco(운향과 Rutaceae)의 잘 익은 열매껍질이다.

허준,《원본 동의보감》, 710쪽, 남산당(2014)

한방 약미(藥味)와 약성(藥性)

- **한방 약미(藥味)** : 맛은 쓰고 맵다.

| 酸 | 苦 | 甘 | 辛 | 鹹 | | 澁 | 淡 |

- **한방 약성(藥性)** : 성질은 따뜻하다.

| 大寒 | 寒 | 微寒 | 凉 | 平 | 微溫 | 溫 | 熱 | 大熱 |

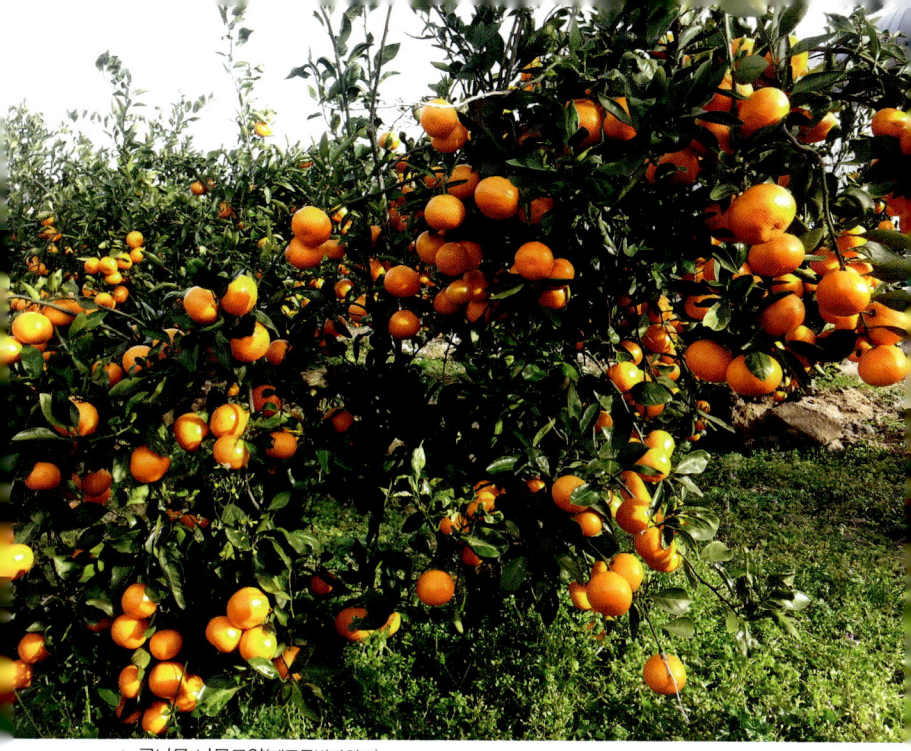

▲ 귤나무 나무모양(제주특별자치도)

- **약재 저장법** : 밀폐용기(고형의 이물이 들어가는 것을 방지하고 내용의 약품이 손실되지 않도록 보호할 수 있는 용기)

| 약재의 효능 |

- **한방 효능군 분류** : 이기약(理氣藥)
- **한방 작용부위(귀경, 歸經)** : 진피는 주로 폐, 비장 질환에 영향을 미친다.
- **한방 효능**
  - 이기건비(理氣健脾) : 기(氣)를 통하게 하고 비(脾)를 건강하게 한다.
  - 조습화담(燥濕化痰) : 습기를 말리고 가래를 없앤다.

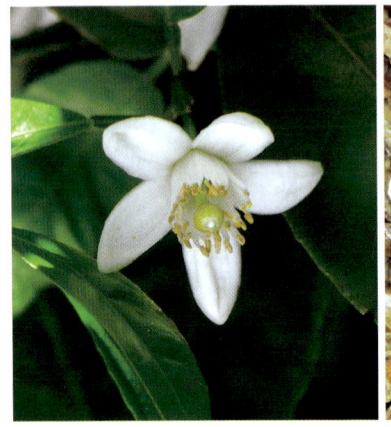 ▲ 귤나무 꽃
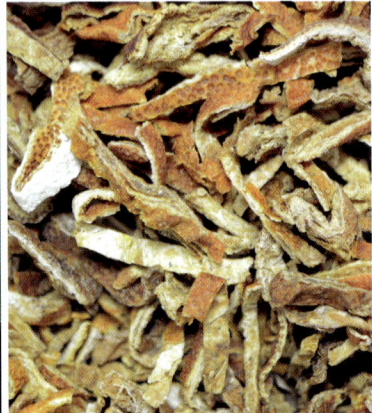 ▲ 진피(약재, 절편)

● 약효 해설

- 가래가 많은 기침을 치료한다.
- 비위(脾胃)가 허하여 음식을 조금밖에 먹지 못하고 토하며 설사하는 증상에 유효하다.

| **북한의 효능** | 리기약으로서 폐기와 비기를 통하게 하고 습을 없애며 가래를 삭이고 비위를 보한다.

| **약용법** | 열매껍질 3~10g을 물 800mL에 넣고 달여서 반으로 나누어 아침저녁으로 마신다.

귤나무

약재명

청피 靑皮

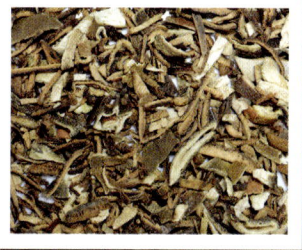

《동의보감》 탕액편에 기재된
조선시대의 한글 약초명

프른귤

약초명 및 학명

귤나무, *Citrus unshiu* Markovich
Citrus reticulata Blanco

과명

운향과

약용부위

덜 익은 열매껍질

약재의 조선시대 의서(醫書) 수재

청피는 《동의보감》 탕액편(湯液篇)의 과일부(部)와 《방약합편》의 산과(山果)편에 수재되어 있다.

《동의보감》 탕액편의 효능

청귤피(靑橘皮, 푸른 귤껍질)의 성질은 따뜻하고[溫] 맛은 쓰며[苦] 독이 없다. 기(氣)가 막힌 것에 주로 사용한다. 음식을 소화시킨다. 뭉쳐서 맺힌 것과 가슴에 기(氣)가 막힌 것을 깨뜨린다.[본초]

《동의보감》 탕액편의 원문

청귤피(靑橘皮) 프른귤 : 性溫 味苦 無毒. 主氣滯. 下食 破積結 及膈氣.[本草] ○ 形小而色靑 故一名靑皮. 足厥陰引經藥 又 入手少陽經. 氣短者禁用. 消積 定痛 醋炒.[入門] ○ 陳皮味辛 理上氣 靑皮味苦 理下氣 二味 俱用 散三焦氣也. 宜去白用.[易老] ○ 今之靑橘 似黃橘而小 別 是一種耳. 收之 去肉暴乾.[本草] ○ 靑皮 乃肝膽二經之藥 人 多怒 脇下有鬱積 最效.[正傳]

| 식약처 공정서의 약초와 약재 |

- 약초·약재의 식약처 공정서 수재 : 청피는 우리나라 식품의약품안전처의 의약품 공정서인 《대한민국약전(KP)》에 수재되어 있다.
- 약재의 분류 : 식물성 약재
- 약재의 라틴어 생약명 : Citri Unshius Pericarpium Immaturus
- 약재의 이명 또는 영명 : Citrii Unshiu Immature Peel
- 약재의 기원 : 약재 청피는 귤나무 *Citrus unshiu* Markovich 또는 *Citrus reticulata* Blanco(운향과 Rutaceae)의 덜 익은 열매껍질이다.
- 약재 저장법 : 밀폐용기(고형의 이물이 들어가는 것을 방지하고 내용의약품이 손실되지 않도록 보호할 수 있는 용기)

허준, 《원본 동의보감》, 710쪽, 남산당(2014)

| 약재의 효능 |

- 한방 효능군 분류 : 이기약(理氣藥)
- 한방 작용부위(귀경, 歸經) : 청피는 주로 간장, 담낭, 위장 질환에 영

한방 약미(藥味)와 약성(藥性)

- 한방 약미(藥味) : 맛은 쓰고 맵다.

| 酸 | 苦 | 甘 | 辛 | 鹹 | | 澁 | 淡 |

- 한방 약성(藥性) : 성질은 따뜻하다.

| 大寒 | 寒 | 微寒 | 凉 | 平 | 微溫 | 溫 | 熱 | 大熱 |

향을 미친다.

- 한방 효능
  - 소간파기(疏肝破氣) : 간기(肝氣)가 뭉친 것을 깨뜨린다.
  - 소적화체(消積化滯) : 적체(積滯, 배 속에 덩어리가 생겨 아픈 병증)된 것을 소화시킨다.
- 약효 해설
  - 음식이 소화되지 않고 오랫동안 정체되어 막히는 증상에 유효하다.
  - 복부가 부르고 그득하며 통증이 있는 증상을 치료한다.
  - 고환이나 음낭이 커지면서 아랫배가 아픈 병증에 쓰인다.

| **북한의 효능** | 리기약으로서 기를 잘 돌아가게 하고 아픔을 멈추며 소화를 돕고 가래를 삭인다.

| **약용법** | 열매껍질 3~10g을 물 800mL에 넣고 달여서 반으로 나누어 아침저녁으로 마신다.

| **주의사항** | 임신부에게는 쓰지 않는다.

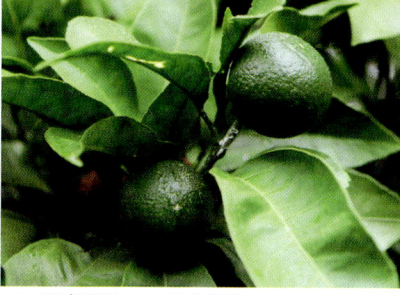
▲ 귤나무(*Citrus unshiu*) 열매

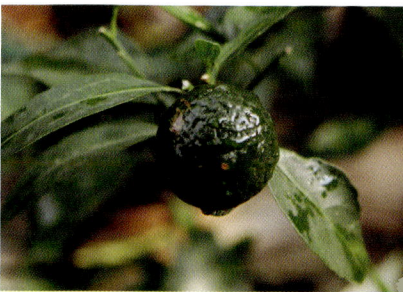
▲ 귤나무(*Citrus reticulata*) 열매

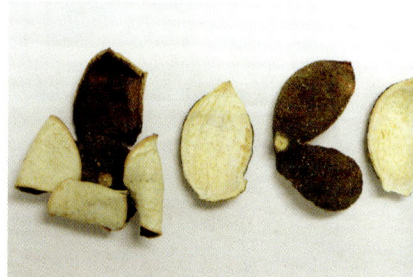
▲ 청피(약재, 전형)

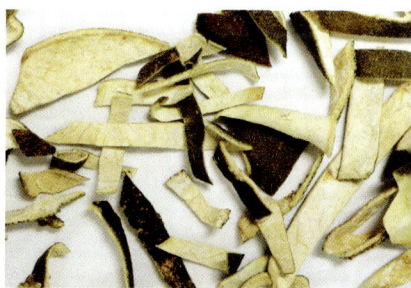
▲ 청피(약재, 절편)

약초명

금불초

약재명

선복화 旋覆花

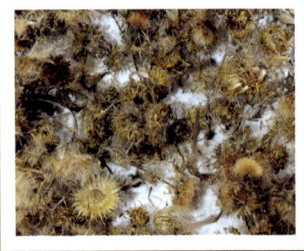

《동의보감》 탕액편에 기재된 조선시대의 한글 약초명

하국

약초명 및 학명

금불초, *Inula japonica* Thunberg

과명

국화과

약용부위

꽃

| 약재의 조선시대 의서(醫書) 수재 |

선복화는 《동의보감》 탕액편(湯液篇)의 풀부(部)와 《방약합편》의 습초(濕草)편에 수재되어 있다.

|《동의보감》 탕액편의 효능 |

선복화(旋復花, 금불초)의 성질은 약간 따뜻하고[微溫] 맛은 짜며[鹹] 독이 조금 있다. 가슴에 잘 떨어지지 않는 가래와 침이 있고, 가슴과 옆구리에 담수(痰水)가 찬 것, 양 옆구리가 창만한 것을 낫게 한다. 식욕을 돋우고 속이 메슥메슥하여 토하려는 것을 멎게 한다. 방광에 쌓인 물을 내보내고 눈을 밝게 한다.

|《동의보감》 탕액편의 원문 |

선복화(旋覆花) 하국 : 性微溫 味鹹甘 有小毒. 主胸上痰唾如膠漆 心脇痰水 兩脇脹滿. 開胃止嘔逆 去膀胱宿水 明目. ○ 一名金沸草 葉如大菊. 六月開花 如菊花 小銅錢大 深黃色. 採花日乾 在處有之. ○ 蒸熟曬乾. 入煎藥 綿濾去滓. [本草]

| 식약처 공정서의 약초와 약재 |

- **약초·약재의 식약처 공정서 수재** : 선복화는 우리나라 식품의약품안전처의 의약품 공정서인 《대한민국약전외한약(생약)규격집(KHP)》에 수재되어 있다.
- **약재의 분류** : 식물성 약재
- **약재의 라틴어 생약명** : Inulae Flos
- **약재의 이명 또는 영명** : 금불초(金佛草)
- **약재의 기원** : 약재 선복화는 금불초 *Inula japonica* Thunberg 또는 구아선복화(歐亞旋覆花) *Inula britannica* Linné(국화과 Compositae)의 꽃이다.
- **약재 저장법** : 밀폐용기(고형의 이물이 들어가는 것을 방지하고 내용의약품이 손실되지 않도록 보호할 수 있는 용기)

허준, 《원본 동의보감》, 733쪽, 남산당(2014)

| 약재의 효능 |

- **한방 효능군 분류** : 화담지해평천약(化痰止咳平喘藥)
- **한방 작용부위(귀경, 歸經)** : 선복화는 폐, 비장, 위장, 대장 질환에

한방 약미(藥味)와 약성(藥性)

- **한방 약미(藥味)** : 맛은 쓰고 매우며 짜다.

| 酸 | **苦** | 甘 | 辛 | **鹹** | | 澁 | 淡 |

- **한방 약성(藥性)** : 성질은 약간 따뜻하다.

| 大寒 | 寒 | 微寒 | 凉 | 平 | **微溫** | 溫 | 熱 | 大熱 |

금불초 · 선복화 101

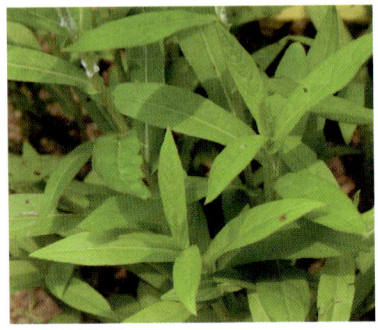
▲ 금불초 잎

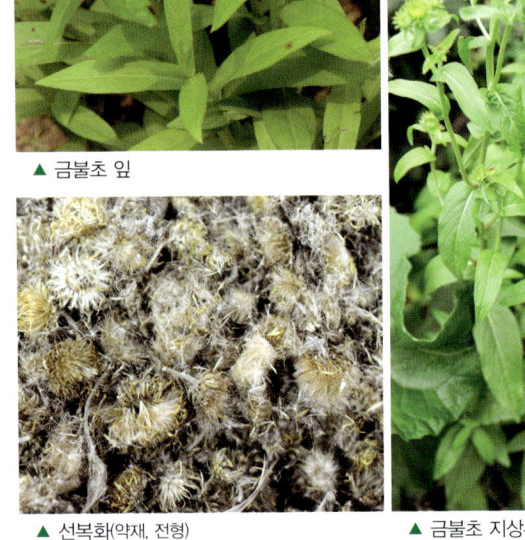
▲ 선복화(약재, 전형)

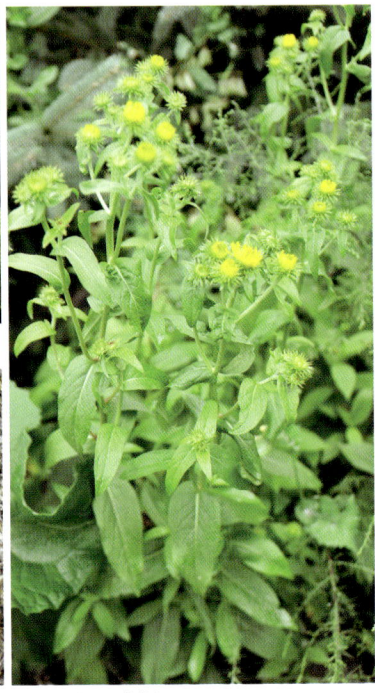
▲ 금불초 지상부

영향을 미친다.

- 한방 효능
  - 강기(降氣) : 치밀어 오른 기(氣)를 내려준다.
  - 소담(消痰) : 담(痰)을 삭인다.
  - 행수(行水) : 수분 배출을 촉진한다.
  - 지구(止嘔) : 구토를 멎게 한다.
- 약효 해설
  - 숨이 차면서 기침을 하고 담(痰)이 많이 나오는 병증을 치료한다.

- 명치 밑이 그득하고 단단한 증상을 낫게 한다.
- 감기로 생긴 기침에 쓰인다.
- 기(氣)를 내려주고 구토를 가라앉힌다.
- 이뇨 작용이 있다.

| **북한의 효능** | 진해평천약으로서 기를 내리우고 가래를 삭이며 오줌을 잘 나가게 한다.

| **약용법** | 꽃 3~9g을 거즈에 싸서 물 800mL에 넣고 달여서 반으로 나누어 아침저녁으로 마신다.

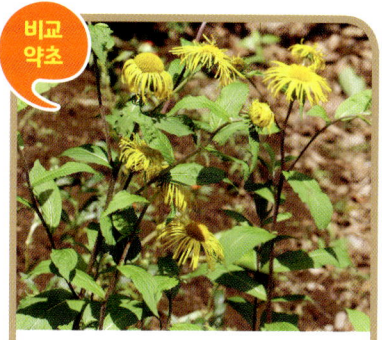

▲ 금불초(Inula britannica var. chinensis Regel) 지상부

약초명
까마중

약재명
용규 龍葵

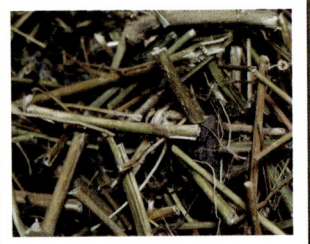

《동의보감》 탕액편에 기재된 조선시대의 한글 약초명

가마종이

약초명 및 학명
까마중, *Solanum nigrum* Linné

과명
가지과

약용부위
지상부

| 약재의 조선시대 의서(醫書) 수재 |

용규는 《동의보감》 탕액편(湯液篇)의 채소부(部)와 《방약합편》의 습초(濕草)편에 수재되어 있다.

| 《동의보감》 탕액편의 효능 |

용규(龍葵, 까마중)는 성질이 차고[寒] 맛이 쓰며[苦] 독이 없다. 피로를 풀어주고 잠을 적게 자게 하며 열로 부은 것[熱腫]을 없앤다.

| 《동의보감》 탕액편의 원문 |

용규(龍葵) 가마종이 : 性寒 味苦 無毒. 解勞 少睡 去熱腫. ○ 處處有之. 葉圓花白. 子若牛李子 生靑熟黑. 但堪煮食 不宜生啖. [本草]

| 식약처 공정서의 약초와 약재 |

- **약초·약재의 식약처 공정서 수재** : 용규는 우리나라 식품의약품안전처의 의약품 공정서인 《대한민국약전외한약(생약)규격집(KHP)》에 수재되어 있다.
- **약재의 분류** : 식물성 약재
- **약재의 라틴어 생약명** : Solani Nigri Herba

- **약재의 기원** : 약재 용규는 까마중 *Solanum nigrum* Linné(가지과 Solanaceae)의 지상부이다.
- **약재 저장법** : 밀폐용기(고형의 이물이 들어가는 것을 방지하고 내용의약품이 손실되지 않도록 보호할 수 있는 용기)

| 약재의 효능 |

- **한방 효능**
  - 청열해독(淸熱解毒) : 열독(熱毒)을 해소한다.
  - 활혈소종(活血消腫) : 혈액순환을 촉진하고 종기를 가라앉힌다.
- **약효 해설**
  - 만성 기관지염과 신염(腎炎)으로 몸이 붓는 증상을 치료한다.
  - 혈압강하 약리작용이 있다.
  - 열을 내리고 해독한다.

| 북한의 효능 | 청열해독약으로서 열을 내리우고 독을 풀며 피를 잘 돌게 하고 오줌을 잘 누게 하며 항염증작용과 항암작용이 있다.

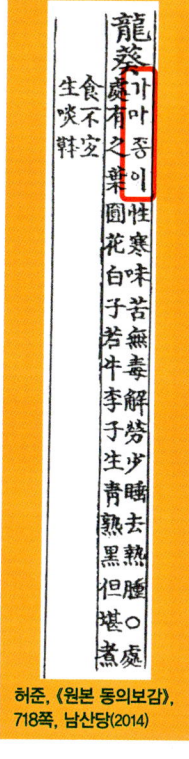

허준, 《원본 동의보감》, 718쪽, 남산당(2014)

한방 약미(藥味)와 약성(藥性)

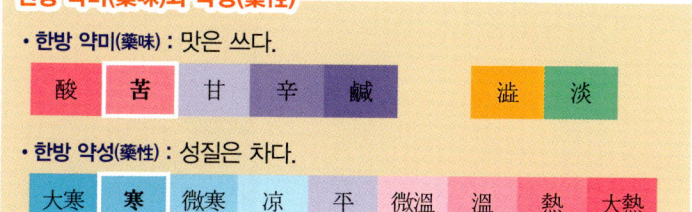

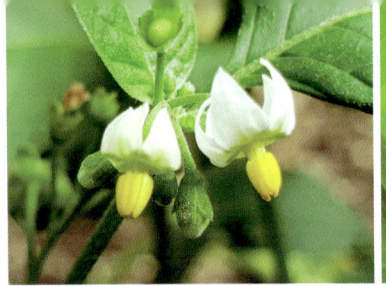
▲ 까마중 꽃

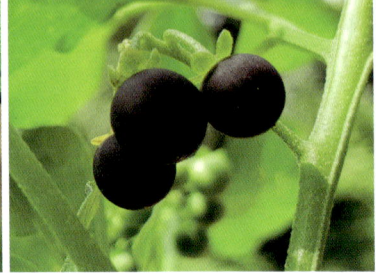
▲ 까마중 열매

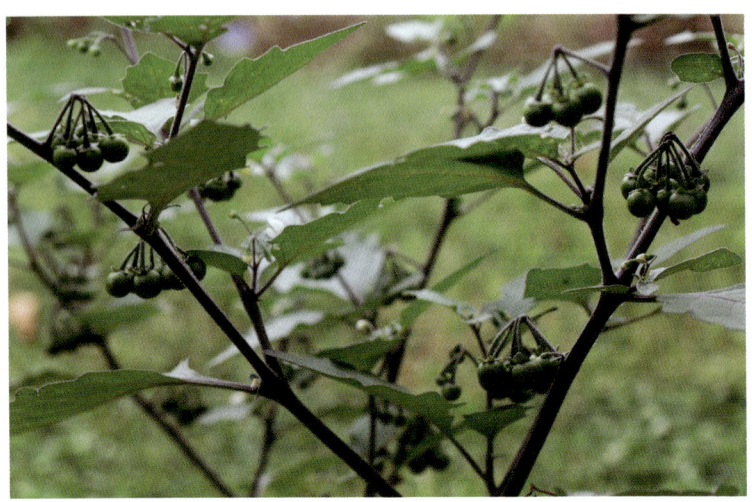
▲ 까마중(*Solanum nigrum* subsp. *nigrum*) 지상부

| **약용법** | 지상부 15~30g을 물 800mL에 넣고 달여서 반으로 나누어 아침저녁으로 마신다. 외용할 때는 적당량을 짓찧어서 환부에 붙인다.

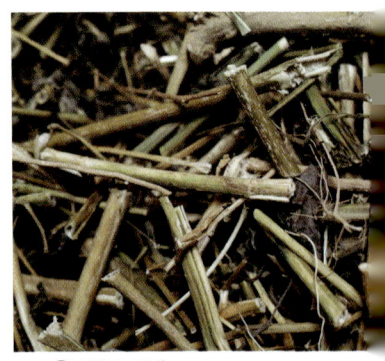
▲ 용규(약재, 절단)

약초명: 꼭두서니

약재명: 천초근 茜草根

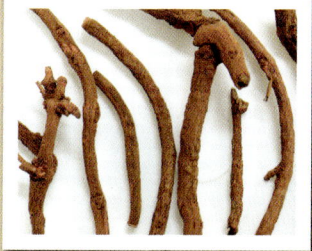

《동의보감》 탕액편에 기재된 조선시대의 한글 약초명

곡도송

약초명 및 학명
꼭두서니, *Rubia akane* Nakai

과명
꼭두서니과

약용부위
뿌리

| 약재의 조선시대 의서(醫書) 수재 |

천초근은 《동의보감》 탕액편(湯液篇)의 풀부(部)와 《방약합편》의 만초(蔓草, 덩굴풀)편에 수재되어 있다.

| 《동의보감》 탕액편의 효능 |

천근(茜根, 꼭두서니 뿌리)의 성질은 차고[寒] 맛이 달며[甘] 독이 없다. 육극(六極)으로 심폐(心肺)를 상하여 피를 토하거나 대변으로 피를 쏟는 데 쓴다. 코피, 토혈(吐血), 혈변(血便), 혈뇨(血尿), 여성의 부정기 자궁출혈, 하혈(下血)을 멎게 한다. 피부에 얇게 생긴 헌데를 치료하며 고독(蠱毒)을 없앤다.

| 《동의보감》 탕액편의 원문 |

천근(茜根) 곡도송 : 性寒 味甘 無毒. 主六極傷心肺 吐血 瀉血用之. 止衄吐便尿血 崩中下血. 治瘡癤 殺蠱毒. ○ 此草可以染絳 葉似棗葉 而頭尖下闊 莖葉俱澁 四五葉對生節間 蔓延草木上 根紫赤色. 生山野 二月三月採根 暴乾. 入藥 剉炒用之. [本

草] ○ 銅刀剉炒 勿犯鉛鐵.[入門] ○ 一名過山龍.[正傳]

| 식약처 공정서의 약초와 약재 |

- 약초·약재의 식약처 공정서 수재 : 천초근은 우리나라 식품의약품안전처의 의약품 공정서인 《대한민국약전외한약(생약)규격집(KHP)》에 수재되어 있다.
- 약재의 분류 : 식물성 약재
- 약재의 라틴어 생약명 : Rubiae Radix
- 약재의 이명 또는 영명 : 천초(茜草), 홍천근(紅茜根), Madder Root
- 약재의 기원 : 약재 천초근은 꼭두서니 *Rubia akane* Nakai 또는 기타 동속 근연식물(꼭두서니과 Rubiaceae)의 뿌리이다.
- 약재 저장법 : 밀폐용기(고형의 이물이 들어가는 것을 방지하고 내용의약품이 손실되지 않도록 보호할 수 있는 용기)

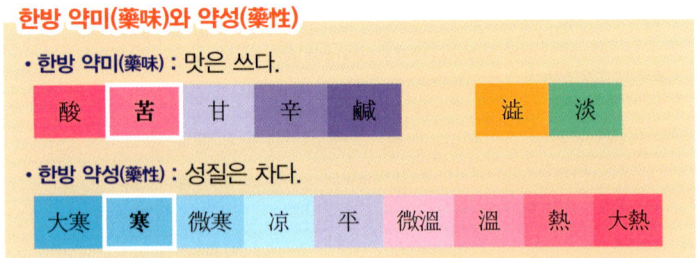

허준, 《원본 동의보감》, 725쪽, 남산당(2014)

| 약재의 효능 |

- 한방 효능군 분류 : 이혈약(理血藥)-지혈(止血)

한방 약미(藥味)와 약성(藥性)

- 한방 약미(藥味) : 맛은 쓰다.

  | 酸 | 苦 | 甘 | 辛 | 鹹 | | 澁 | 淡 |

- 한방 약성(藥性) : 성질은 차다.

  | 大寒 | 寒 | 微寒 | 凉 | 平 | 微溫 | 溫 | 熱 | 大熱 |

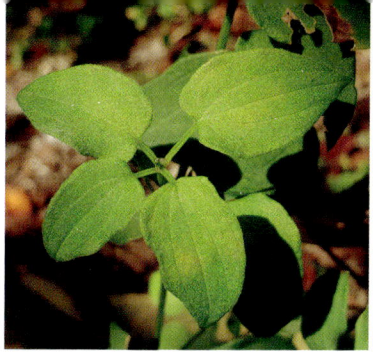
▲ 꼭두서니 잎

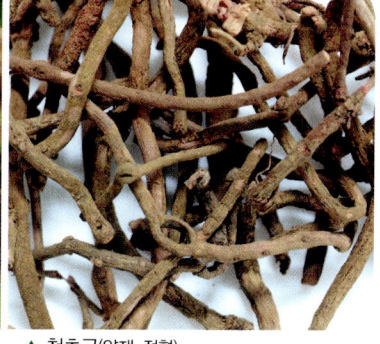
▲ 천초근(약재, 전형)

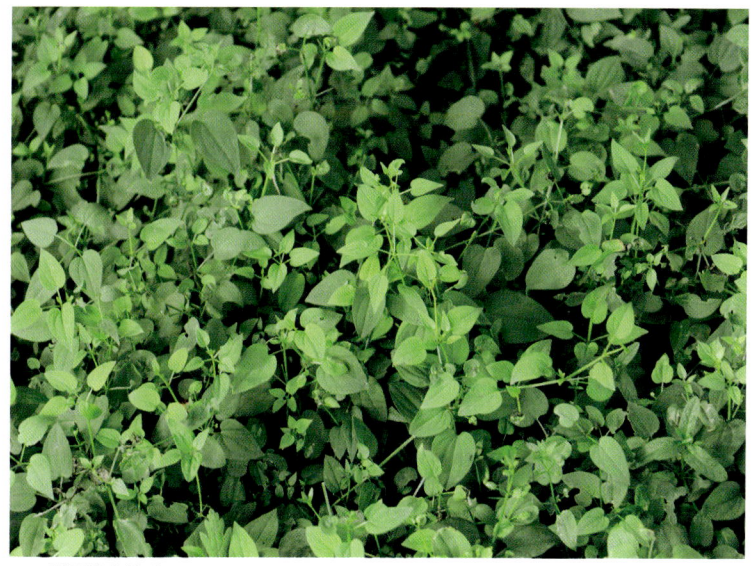
▲ 꼭두서니 무리

- **한방 작용부위(귀경, 歸經)** : 천초근은 주로 간장, 심장 질환에 영향을 미친다.
- **한방 효능**
  - 양혈지혈(涼血止血) : 혈열(血熱)을 식히고 지혈한다.
  - 활혈화어(活血化瘀) : 혈액순환을 촉진하고 어혈(瘀血)을 없앤다.

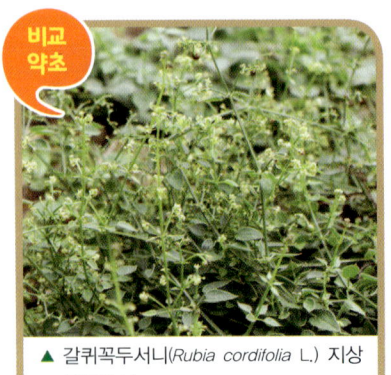

▲ 갈퀴꼭두서니(*Rubia cordifolia* L.) 지상부(프랑스)

▲ 유럽꼭두서니(*Rubia tinctorum* L.) 지상부(스위스)

● **약효 해설**

- 각혈, 토혈, 혈뇨(血尿), 혈변(血便)에 유효하다.
- 산후복통, 부정기 자궁출혈에 사용한다.
- 팔다리가 저리고 아프며 잘 쓰지 못하는 증상을 치료한다.
- 황달, 만성 기관지염에 쓰인다.

| **북한의 효능** | 피멎이약으로서 혈열을 없애고 출혈을 멈추며 피순환을 돕고 월경을 정상화한다.

| **약용법** | 뿌리 10~15g을 물 800mL에 넣고 달여서 반으로 나누어 아침저녁으로 마신다. 또는 가루, 환(丸)으로 만들거나 술을 담가 복용한다.

약초명: 꾸지나무, 닥나무

약재명

저실자 楮實子

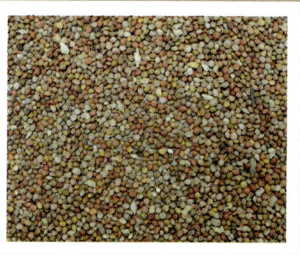

《동의보감》 탕액편에 기재된 조선시대의 한글 약초명

닥나모여름

약초명 및 학명

꾸지나무, *Broussonetia papyrifera* (L.) Ventenat
닥나무, *Broussonetia kazinoki* Siebold

과명

뽕나무과

약용부위

핵과(核果, 부드러운 과육 속에 단단한 핵으로 싸인 씨가 들어 있는 열매)

| 약재의 조선시대 의서(醫書) 수재 |

저실자는 《동의보감》 탕액편(湯液篇)의 나무부(部)와 《방약합편》의 관목(灌木)편에 수재되어 있다.

| 《동의보감》 탕액편의 효능 |

저실(楮實, 닥나무, 꾸지나무 열매)의 성질은 차며[寒] 맛이 달고[甘] 독이 없다. 발기부전에 주로 쓴다. 근육과 뼈를 튼튼하게 하며 양기(陽氣)를 돕는다. 몸과 마음이 허약하고 피로한 것을 보하며 허리와 무릎을 따뜻하게 한다. 또한 안색을 좋게 하며[益顔色] 피부를 탄력 있게 하고 눈을 밝게 한다.

| 《동의보감》 탕액편의 원문 |

저실(楮實) 닥나모여름 : 性寒 味甘 無毒. 主陰痿. 壯筋骨 助陽氣 補虛勞 煖腰膝 益顔色 充肌膚 明目. ○ 處處有之 取皮以作紙者. 皮斑者是楮 皮白者是穀. 又曰 葉有瓣曰楮 無瓣曰穀. 八月九月採實 暴乾.[本草] ○ 水浸去浮 酒浸蒸 焙乾用.[入門]

| 식약처 공정서의 약초와 약재 |

- **약초·약재의 식약처 공정서 수재** : 저실자는 우리나라 식품의약품안전처의 의약품 공정서인 《대한민국약전외한약(생약)규격집(KHP)》에 수재되어 있다.
- **약재의 분류** : 식물성 약재
- **약재의 라틴어 생약명** : Broussonetiae Fructus
- **약재의 기원** : 약재 저실자는 꾸지나무 *Broussonetia papyrifera* (L.) Ventenat 또는 닥나무 *Broussonetia kazinoki* Siebold(뽕나무과 Moraceae)의 핵과이다.
- **약재 저장법** : 밀폐용기(고형의 이물이 들어가는 것을 방지하고 내용의약품이 손실되지 않도록 보호할 수 있는 용기)

| 약재의 효능 |

- **한방 작용부위(귀경, 歸經)** : 저실자는 주로 간장, 신장 질환에 영향을 미친다.
- **한방 효능**
  - 보신청간(補腎淸肝) : 신(腎)을 보하고 간열(肝熱)을 식힌다.

허준, 《원본 동의보감》, 739쪽, 남산당(2014)

한방 약미(藥味)와 약성(藥性)

- **한방 약미(藥味)** : 맛은 달다.

| 酸 | 苦 | 甘 | 辛 | 鹹 | | 澁 | 淡 |

- **한방 약성(藥性)** : 성질은 차다.

| 大寒 | 寒 | 微寒 | 凉 | 平 | 微溫 | 溫 | 熱 | 大熱 |

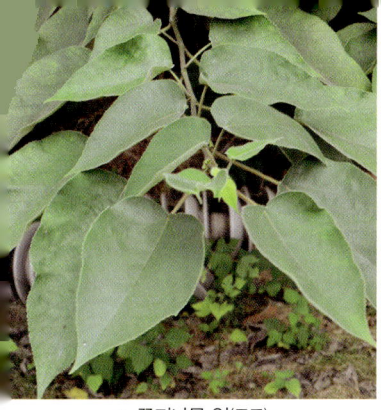
▲ 꾸지나무 잎(중국)

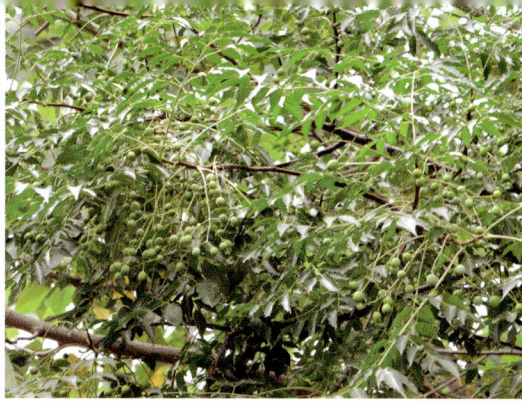
▲ 꾸지나무 나무모양

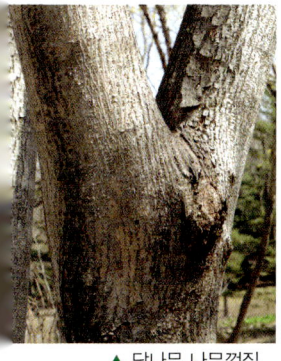
▲ 닥나무 나무껍질

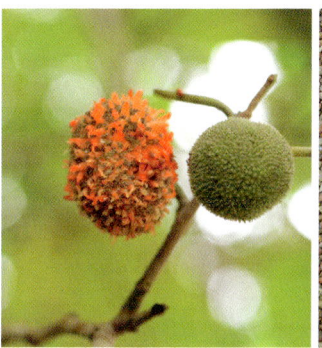
▲ 꾸지나무 꽃과 열매(중국)

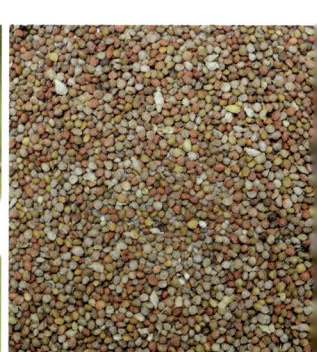
▲ 저실자(약재, 전형)

- 명목(明目) : 눈을 밝게 한다.
- 이뇨(利尿) : 소변을 잘 나오게 한다.

● 약효 해설

- 현기증이 나고 머리가 어지러운 증상을 치료한다.
- 눈이 어두워 잘 보이지 않는 병증에 사용한다.
- 몸이 붓고 배가 몹시 불러 오면서 속이 그득한 증상에 유효하다.
- 이뇨 작용이 있다.

| **약용법** | 열매 6~12g을 물 800mL에 넣고 달여서 반으로 나누어 아침저녁으로 마신다.

약초명: 꿀풀

약재명
하고초 夏枯草

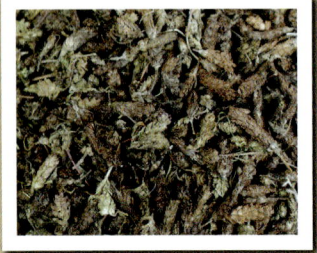

《동의보감》 탕액편에 기재된
조선시대의 한글 약초명

져븨쑬

약초명 및 학명
꿀풀, *Prunella vulgaris* Linné var. *lilacina* Nakai

과명
꿀풀과

약용부위
꽃대[花穗, 이삭 모양으로 피는 꽃]

약재의 조선시대 의서(醫書) 수재
하고초는 《동의보감》 탕액편(湯液篇)의 풀부(部)와 《방약합편》의 습초(濕草)편에 수재되어 있다.

《동의보감》 탕액편의 효능
하고초(夏枯草, 꿀풀)의 성질은 차고[寒] 맛은 쓰고[苦] 매우며[辛] 독이 없다. 추웠다 열이 났다 하는 것, 나력(瘰癧), 서루(鼠瘻), 머리의 피부 질환을 치료한다. 배 속에 생긴 덩어리를 깨뜨리고 영류로 기가 몰린 것을 흩으며 눈 아픈 것[目疼, 목동]을 낫게 한다.

《동의보감》 탕액편의 원문
하고초(夏枯草) 져븨쑬 : 性寒 味苦辛 無毒. 主寒熱 瘰癧 鼠瘻 頭瘡. 破癥 散癭結氣 治目疼. ○ 處處有之. 冬生不凋 春開白花 至五月枯. 四月採.[本草] ○ 月令云 靡草死 得金氣而生 至夏火盛而死. 四月採 陰乾.[入門] ○ 此草稟純陽之氣 得陰氣則枯 有補養厥陰血脈之功. 故治目疼 如神者 以陽治陰也.[綱目]

| **식약처 공정서의 약초와 약재** |

- **약초·약재의 식약처 공정서 수재** : 하고초는 우리나라 식품의약품안전처의 의약품 공정서인 《대한민국약전(KP)》에 수재되어 있다.
- **약재의 분류** : 식물성 약재
- **약재의 라틴어 생약명** : Prunellae Spica
- **약재의 이명 또는 영명** : Prunella Spike
- **약재의 기원** : 약재 하고초는 꿀풀 *Prunella vulgaris* Linné var. *lilacina* Nakai 또는 하고초(夏枯草) *Prunella vulgaris* Linné(꿀풀과 Labiatae)의 꽃대[花穗]이다.
- **약재 저장법** : 밀폐용기(고형의 이물이 들어가는 것을 방지하고 내용의약품이 손실되지 않도록 보호할 수 있는 용기)

| **약재의 효능** |

- **한방 효능군 분류** : 청열약(淸熱藥)-청열사화(淸熱瀉火)
- **한방 작용부위(귀경, 歸經)** : 하고초는 주로 간장, 담낭 질환에 영향을 미친다.

허준, 《원본 동의보감》, 737쪽, 남산당(2014)

한방 약미(藥味)와 약성(藥性)

- **한방 약미(藥味)** : 맛은 쓰고 맵다.

| 酸 | 苦 | 甘 | 辛 | 鹹 | 澁 | 淡 |

- **한방 약성(藥性)** : 성질은 차다.

| 大寒 | 寒 | 微寒 | 凉 | 平 | 微溫 | 溫 | 熱 | 大熱 |

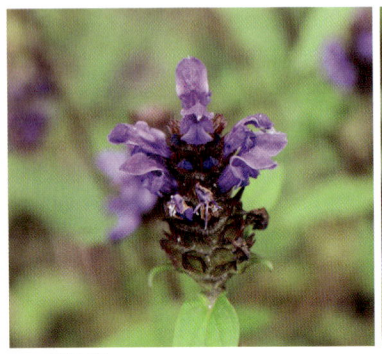

▲ 꿀풀 꽃 ▲ 꿀풀(Prunella vulgaris subsp. asiatica) 꽃

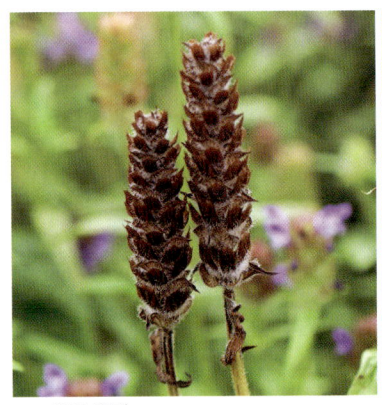

▲ 꿀풀 꽃대 ▲ 꿀풀 지상부

- **한방 효능**
  - 청간사화(淸肝瀉火) : 간화(肝火)를 식힌다.
  - 명목(明目) : 눈을 밝게 한다.
  - 산결소종(散結消腫) : 뭉친 것을 풀고 종기를 가라앉힌다.
- **약효 해설**
  - 눈이 충혈되면서 붓고 아픈 증상에 유효하다.
  - 머리가 아프며 정신이 흐리고 혼미해지는 증상을 없앤다.

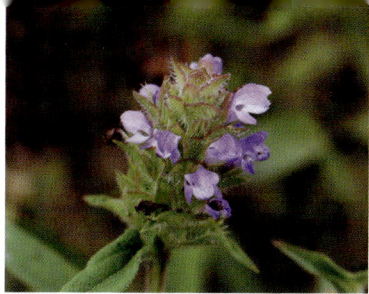
▲ 하고초 꽃

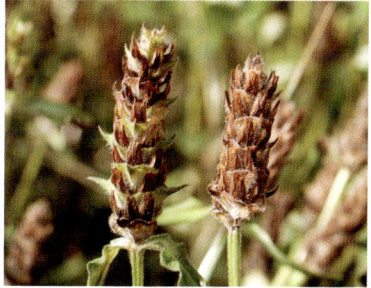
▲ 하고초 꽃대

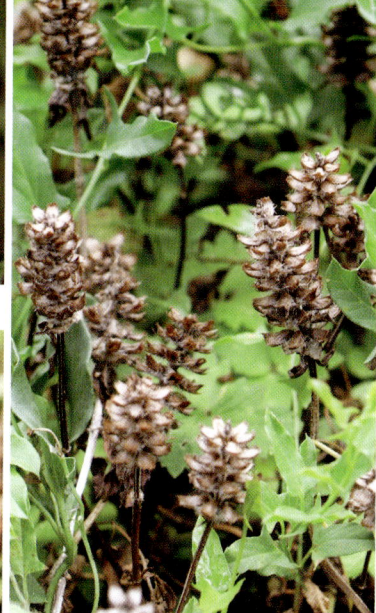
▲ 하고초 지상부

- 유방이 팽창하면서 터질 듯이 아픈 병증에 사용한다.
- 각혈과 자궁에서 분비물이 나오는 증상을 치료한다.

| **북한의 효능** | 청열해독약으로서 열을 내리우고 독을 풀며 간열을 내리우고 눈을 밝게 한다.

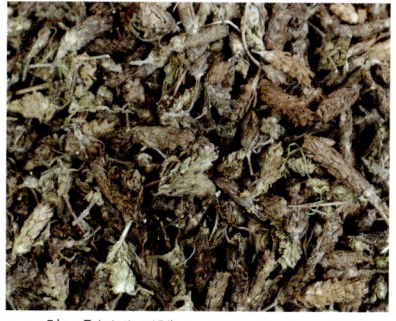
▲ 하고초(약재, 전형)

| **약용법** | 꽃대 9~15g을 물 800mL에 넣고 달여서 반으로 나누어 아침저녁으로 마신다.

약초명: **꿩의비름**

약재명

경천 景天

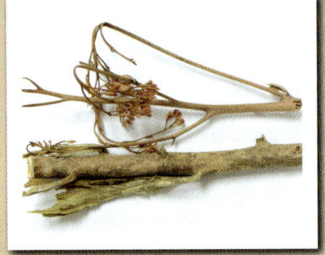

《동의보감》 탕액편에 기재된 조선시대의 한글 약초명

집우디기

약초명 및 학명
꿩의비름, *Hylotelephium erythrostictum* H. Ohva

과명
돌나물과

약용부위
지상부

| 약재의 조선시대 의서(醫書) 수재 |

경천은 《동의보감》 탕액편(湯液篇)의 풀부(部)에 수재되어 있다.

| 《동의보감》 탕액편의 효능 |

경천(景天, 꿩의비름)의 성질은 보통이며[平](서늘하다[冷]고도 한다) 맛이 쓰고[苦] 시며[酸] 독이 없다(독이 조금 있다고도 한다). 마음이 답답하고 열이 나서 미칠 것 같은 것, 눈이 붉은 것, 머리가 아픈 것, 유풍(遊風)으로 얼굴이 벌겋게 부은 것, 뜨거운 열이나 불에 덴 것, 자궁에서 분비물이 나오는 것, 소아의 단독을 치료한다.

| 《동의보감》 탕액편의 원문 |

경천(景天) 집우디기 : 性平[一云冷] 味苦酸 無毒[一云小毒]. 治心煩熱狂 赤眼頭痛 遊風丹腫 及大熱火瘡 婦人帶下 小兒丹毒. ○ 苗葉似馬齒莧而大 作層而生 莖極脆弱 夏中開紅紫碎花 秋後枯死. 四月四日 七月七日 採 陰乾. ○ 今人以盆盛植屋上 以辟火 故謂之愼火草.[本草]

| 식약처 공정서의 약초와 약재 |

- **약초·약재의 식약처 공정서 수재** : 경천은 우리나라 식품의약품안전처의 의약품 공정서인 《대한민국약전외한약(생약)규격집(KHP)》에 수재되어 있다.
- **약재의 분류** : 식물성 약재
- **약재의 라틴어 생약명** : Hylotelephii Herba
- **약재의 이명 또는 영명** : 계화(戒火)
- **약재의 기원** : 약재 경천은 꿩의비름 *Hylotelephium erythrostictum* H. Ohva 또는 기타 동속식물(돌나물과 Crassulaceae)의 지상부이다.
- **약재 저장법** : 밀폐용기(고형의 이물이 들어가는 것을 방지하고 내용의약품이 손실되지 않도록 보호할 수 있는 용기)

| 약재의 효능 |

- **한방 작용부위(귀경, 歸經)** : 경천은 주로 심장, 간장 질환에 영향을 미친다.
- **한방 효능**
  - 청열해독(淸熱解毒) : 열독(熱毒)을 해소한다.

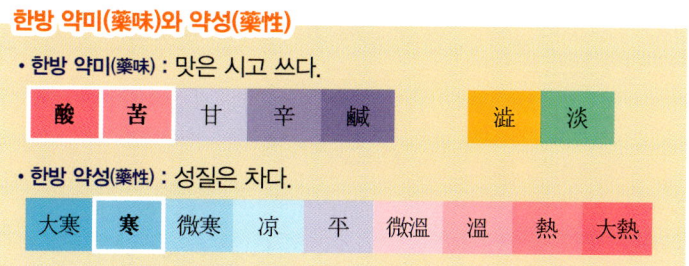

허준, 《원본 동의보감》, 725쪽, 남산당(2014)

한방 약미(藥味)와 약성(藥性)

- **한방 약미(藥味)** : 맛은 시고 쓰다.

  | 酸 | 苦 | 甘 | 辛 | 鹹 | | 澁 | 淡 |

- **한방 약성(藥性)** : 성질은 차다.

  | 大寒 | 寒 | 微寒 | 凉 | 平 | 微溫 | 溫 | 熱 | 大熱 |

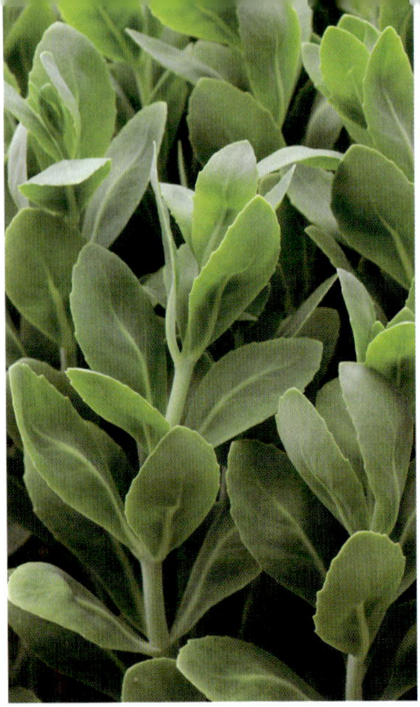

▲ 꿩의비름 꽃

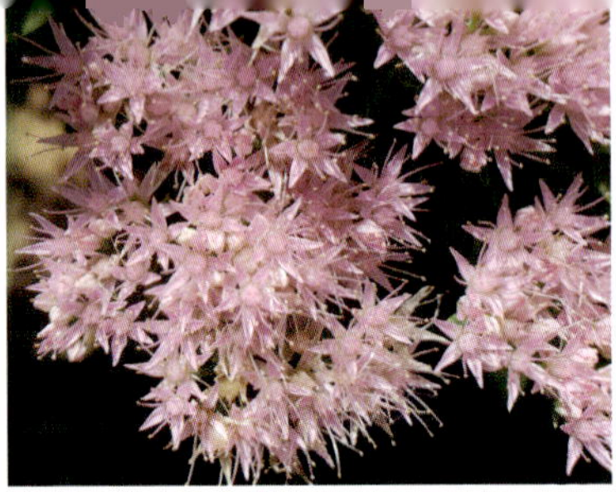

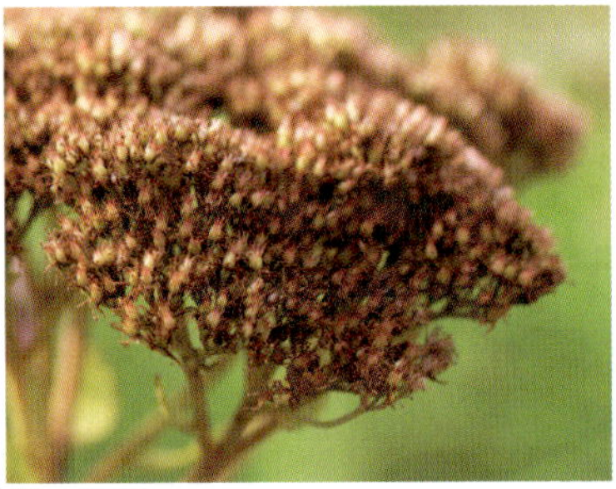

▲ 꿩의비름 잎   ▲ 꿩의비름 열매

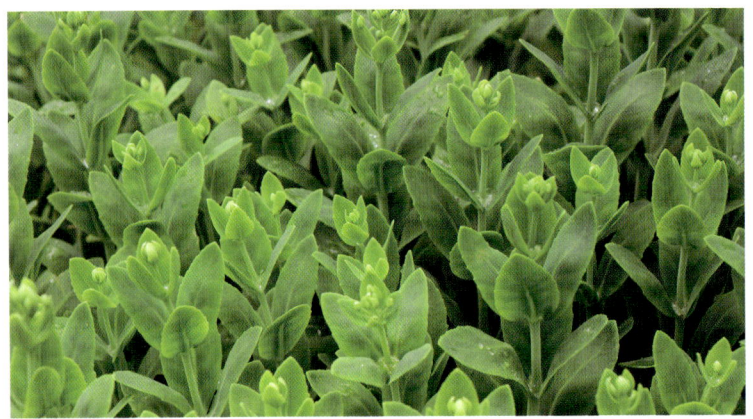

▲ 꿩의비름 무리

- 지혈(止血) : 출혈을 멎게 한다.
● 약효 해설
- 가슴이 답답하고 열이 많이 나는 증상에 효과가 있다.

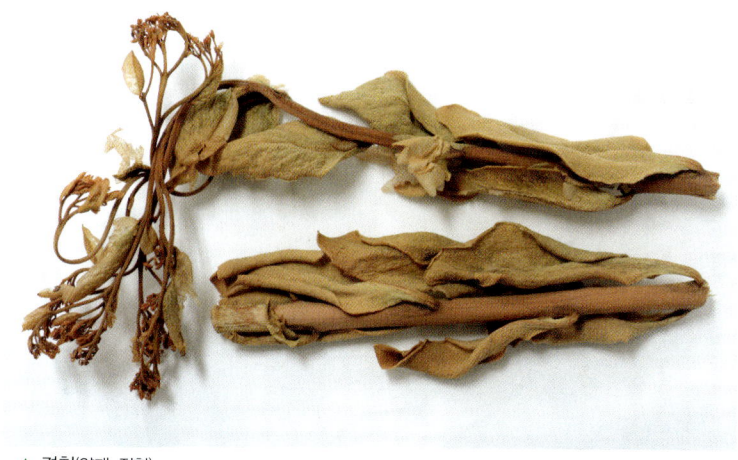

▲ 경천(약재, 전형)

- 놀라고 미치는 병증에 쓰인다.
- 급성 결막염에 유효하다.
- 월경과다에 사용한다.
- 각혈, 토혈, 외상출혈을 멎게 한다.

| **약용법** | 지상부 15~30g을 물 800mL에 넣고 달여서 반으로 나누어 아침저녁으로 마신다. 신선품의 경우 용량은 50~100g으로 한다. 외용할 때는 적당량 사용한다.

약초명: 남가새

약재명: 질려자 蒺藜子

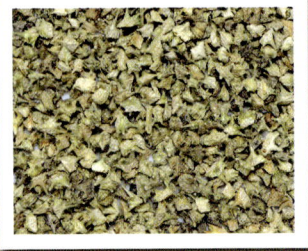

《동의보감》 탕액편에 기재된 조선시대의 한글 약초명

납가싀

약초명 및 학명

남가새, *Tribulus terrestris* Linné

과명

남가새과

약용부위

잘 익은 열매

| 약재의 조선시대 의서(醫書) 수재 |

질려자는 《동의보감》 탕액편(湯液篇)의 풀부(部)와 《방약합편》의 습초(濕草)편에 수재되어 있다.

|《동의보감》 탕액편의 효능 |

백질려(白蒺藜, 꽃이 흰 남가새 열매)의 성질은 따뜻하며[溫] 맛이 쓰고[苦] 매우며[辛] 독이 없다. 온갖 풍증, 몸이 풍으로 가려운 것, 두통, 폐위로 고름을 토하는 것에 주로 쓴다. 신[水藏]이 차서 소변이 많은 것과 아랫배에서 생긴 통증이 명치까지 치밀어 오르는 것을 낫게 한다. 신기(腎氣)와 자궁이 정상 위치로부터 아래쪽으로 내려온 것을 치료한다.

|《동의보감》 탕액편의 원문 |

백질려(白蒺藜) 납가싀 : 性溫 味苦辛 無毒. 主諸風 身體風痒 頭痛 及肺痿吐膿. 又治水藏冷 小便多 及奔豚腎氣陰㿗. ○ 生原野 布地蔓生細葉 子有三角刺 人 狀如菱而小. 七月八月九月 採實 暴乾. ○ 蒺藜有兩種. 杜蒺藜 卽子有芒刺者 風家多用之.

白蒺藜 出同州沙苑 子如羊內腎 入補腎藥.
○ 今多用有刺者 炒去刺 搗碎用之.[本草]

| 식약처 공정서의 약초와 약재 |

- **약초 · 약재의 식약처 공정서 수재** : 질려자는 우리나라 식품의약품안전처의 의약품 공정서인《대한민국약전(KP)》에 수재되어 있다.
- **약재의 분류** : 식물성 약재
- **약재의 라틴어 생약명** : Tribuli Fructus
- **약재의 이명 또는 영명** : Tribulus Fruit
- **약재의 기원** : 약재 질려자는 남가새 *Tribulus terrestris* Linné(남가새과 Zygophyllaceae)의 잘 익은 열매이다.
- **약재 저장법** : 밀폐용기(고형의 이물이 들어가는 것을 방지하고 내용의약품이 손실되지 않도록 보호할 수 있는 용기)

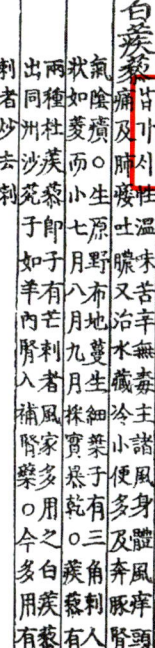

허준, 《원본 동의보감》, 723쪽, 남산당(2014)

| 약재의 효능 |

- **한방 효능군 분류** : 평간식풍약(平肝息風藥)
- **한방 작용부위(귀경, 歸經)** : 질려자는 주로 간장 질환에 영향을 미친다.

한방 약미(藥味)와 약성(藥性)

- **한방 약미(藥味)** : 맛은 쓰고 맵다.

| 酸 | 苦 | 甘 | 辛 | 鹹 | | 澁 | 淡 |

- **한방 약성(藥性)** : 성질은 약간 따뜻하고 독이 약간 있다.

| 大寒 | 寒 | 微寒 | 凉 | 平 | 微溫 | 溫 | 熱 | 大熱 |

남가새 · 질려자

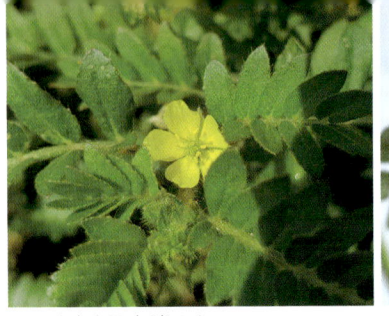
▲ 남가새 꽃과 잎(체코)

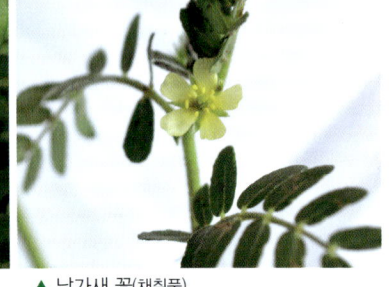
▲ 남가새 꽃(채취품)

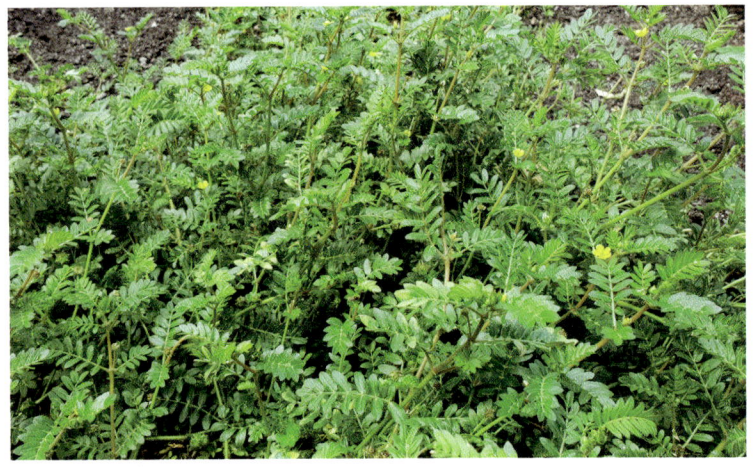
▲ 남가새 지상부(체코)

● 한방 효능

- 평간해울(平肝解鬱) : 간의 기운을 평안하게 하고 기운이 울체된 것을 해소한다.
- 활혈거풍(活血祛風) : 혈액순환을 촉진하고 풍(風)을 없앤다.
- 명목(明目) : 눈을 밝게 한다.
- 지양(止痒) : 가려움을 멎게 한다.

● 약효 해설

- 머리가 아프고 정신이 아찔아찔하여 어지러운 증상을 낫게 한다.

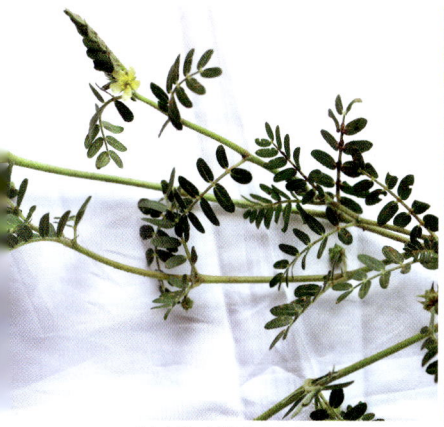 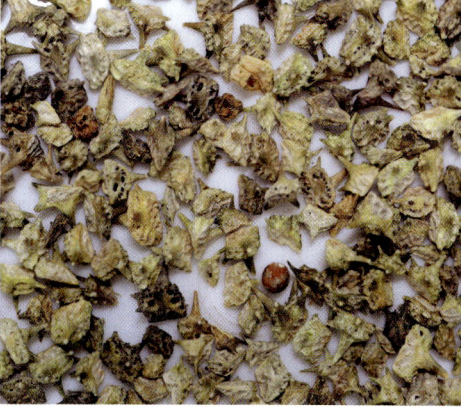

▲ 남가새 지상부(채취품)   ▲ 질려자(약재, 전형)

- 눈이 충혈되고 막 같은 것이 생기는 장애를 치료한다.
- 가슴과 양쪽 옆구리가 불러 오고 아픈 병증에 사용한다.
- 가려움증을 없앤다.

| **북한의 효능** | 행혈약으로서 피순환을 돕고 풍을 없애며 간기를 잘 통하게 하고 눈을 밝게 한다.

| **약용법** | 열매 6~10g을 물 800mL에 넣고 달여서 반으로 나누어 아침저녁으로 마신다.

| **주의사항** | 임신부에게는 쓰지 않는다.

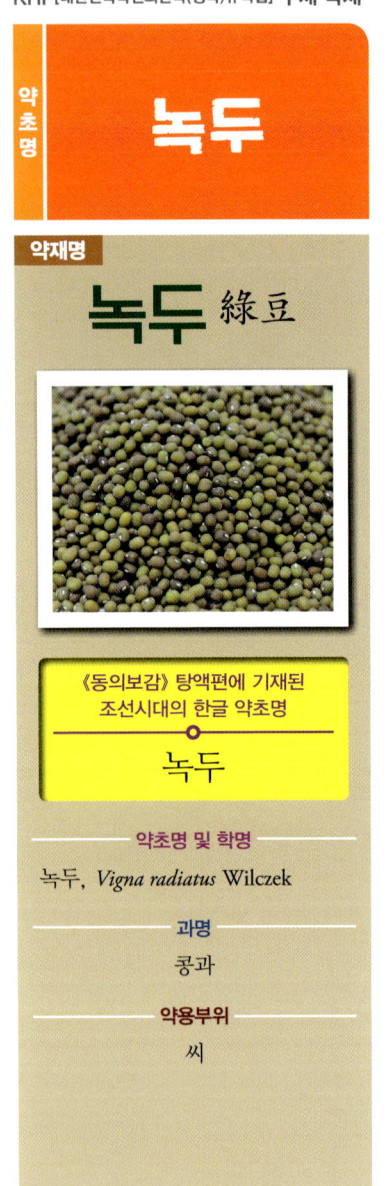

약초명: 녹두

약재명: 녹두 綠豆

《동의보감》 탕액편에 기재된 조선시대의 한글 약초명: 녹두

약초명 및 학명
녹두, *Vigna radiatus* Wilczek

과명
콩과

약용부위
씨

| 약재의 조선시대 의서(醫書) 수재 |

녹두는 《동의보감》 탕액편(湯液篇)의 곡식부(部)와 《방약합편》의 숙두(菽豆, 콩류)편에 수재되어 있다.

| 《동의보감》 탕액편의 효능 |

녹두(菉豆)는 성질이 차고[寒](보통이다[平]고도 하고 서늘하다[冷]고도 한다) 맛이 달며[甘] 독이 없다. 모든 단독(丹毒), 가슴이 답답하면서 열나는 증상, 풍진(風疹), 광물성 약 기운의 부작용에 주로 쓴다. 열을 내리고 부은 것을 삭인다. 기를 내리고 소갈(消渴)을 멎게 한다.[본초]

| 《동의보감》 탕액편의 원문 |

녹두(菉豆) 녹두 : 性寒 [一云平 一云冷] 味甘 無毒. 主一切丹毒 煩熱 風疹 藥石發動. 壓熱 消腫 下氣 止消渴. [本草] ○ 和五藏 安精神 行十二經脈 此最爲良. [本草] ○ 作枕 明目 治頭風 頭痛. [本草] ○ 若欲去病 須勿去皮. 蓋皮寒肉平爾. [食物] ○ 色綠圓小者佳. 入藥 須帶皮用

去皮則少有壅氣.[入門]

| 식약처 공정서의 약초와 약재 |

- 약초·약재의 식약처 공정서 수재 : 녹두는 우리나라 식품의약품안전처의 의약품 공정서인 《대한민국약전외한약(생약)규격집(KHP)》에 수재되어 있다.
- 약재의 분류 : 식물성 약재
- 약재의 라틴어 생약명 : Vignae Radiatae Semen
- 약재의 이명 또는 영명 : 청소두(靑小豆)
- 약재의 기원 : 약재 녹두는 녹두 *Vigna radiatus* Wilczek(콩과 Leguminosae)의 씨이다.
- 약재 저장법 : 밀폐용기(고형의 이물이 들어가는 것을 방지하고 내용의약품이 손실되지 않도록 보호할 수 있는 용기)

| 약재의 효능 |

- 한방 작용부위(귀경, 歸經) : 녹두는 주로 심장, 간장, 위장 질환에 영향을 미친다.
- 한방 효능
  - 청열(淸熱) : 열기를 식힌다.

한방 약미(藥味)와 약성(藥性)

- **한방 약미(藥味)** : 맛은 달다.

| 酸 | 苦 | **甘** | 辛 | 鹹 | | 澁 | 淡 |

- **한방 약성(藥性)** : 성질은 차다.

| 大寒 | **寒** | 微寒 | 凉 | 平 | 微溫 | 溫 | 熱 | 大熱 |

허준, 《원본 동의보감》, 684쪽, 남산당(2014)

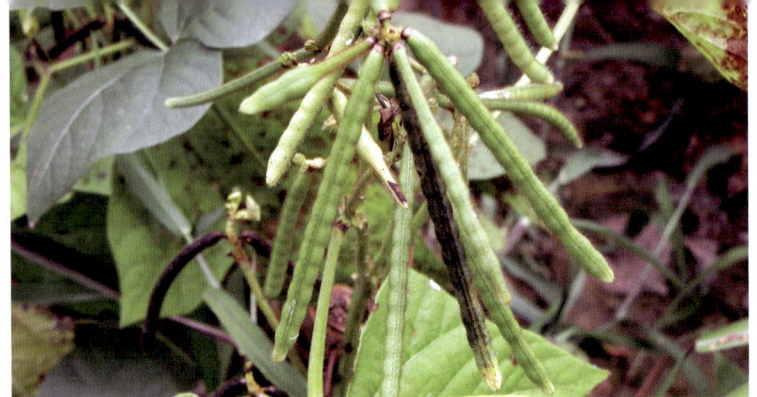

▲ 녹두 열매

- 소서(消暑) : 더위를 가시게 한다.
- 이수(利水) : 소변을 잘 나오게 한다.
- 해독(解毒) : 독성을 없앤다.

● 약효 해설

- 몸이 붓는 증상에 쓰인다.
- 더운 기운에 의해 가슴이 답답하고 입이 마르며 갈증이 나는 증상에 사용한다.
- 심하게 토하고 설사하는 것을 낫게 한다.
- 눈이 충혈되고 머리가 아픈 증상에 유효하다.
- 입안과 혀가 허는 것을 치료한다.

| **북한의 효능** | 청열해독약으로서 열을 내리우고 서사를 없애며 독을 풀고 오줌이 잘 나가게 한다.

| **약용법** | 녹두 15~30g을 물에 넣고 끓여 아침저녁으로 먹는다.

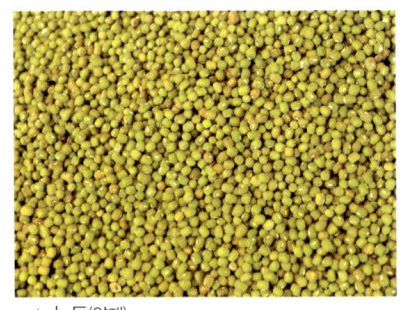

▲ 녹두(약재)

약초명: 놋젓가락나물, 세잎돌쩌귀

약재명
초오 草烏

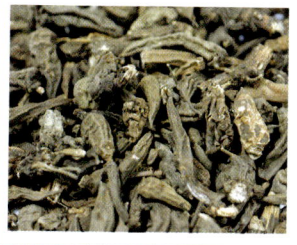

《동의보감》 탕액편에 기재된 조선시대의 한글 약초명

바곳

약초명 및 학명
놋젓가락나물, *Aconitum ciliare* Decaisne
세잎돌쩌귀, *Aconitum triphyllum* Nakai

과명
미나리아재비과

약용부위
덩이뿌리

| 약재의 조선시대 의서(醫書) 수재 |

초오는 《동의보감》 탕액편(湯液篇)의 풀부(部)와 《방약합편》의 독초편에 수재되어 있다.

|《동의보감》 탕액편의 효능 |

초오(草烏, 바꽃)의 성질은 약간 따뜻하고[微溫] 맛은 쓰며[苦] 달고[甘] 독이 많다. 팔다리를 잘 쓰지 못하고 마비되며 아픈 것을 치료한다. 파상풍(破傷風, 근육의 경련성 마비와 동통을 동반한 근육 수축을 일으키는 감염성 질환)에 쓰면 땀이 난다.

|《동의보감》 탕액편의 원문 |

초오(草烏) 바곳 : 性微溫 味苦甘 有大毒. 治風濕麻痺疼痛 發破傷風汗. ○ 生山野 在處有之. 形如白附子而黑. [入門] ○ 須童便浸炒 去毒. [丹心] ○ 草烏須與黑豆同煮 竹刀切看 透黑爲度. 取用草烏一兩 黑豆一合 爲準. [得效] ○ 一名淮烏 生服痺喉. [醫鑑]

| 식약처 공정서의 약초와 약재 |

- 약초·약재의 식약처 공정서 수재 : 초오는 우리나라 식품의약품안전처의 의약품 공정서인 《대한민국약전외한약(생약)규격집(KHP)》에 수재되어 있다.
- 약재의 분류 : 식물성 약재
- 약재의 라틴어 생약명 : Aconiti Kusnezoffii Tuber
- 약재의 이명 또는 영명 : 토부자(土附子), Korean Aconite Root
- 약재의 기원 : 약재 초오는 이삭바꽃 *Aconitum kusnezoffii* Reichb., 놋젓가락나물 *Aconitum ciliare* Decaisne 또는 세잎돌쩌귀 *Aconitum triphyllum* Nakai(미나리아재비과 Ranunculaceae)의 덩이뿌리이다.
- 약재 저장법 : 밀폐용기(고형의 이물이 들어가는 것을 방지하고 내용의약품이 손실되지 않도록 보호할 수 있는 용기)

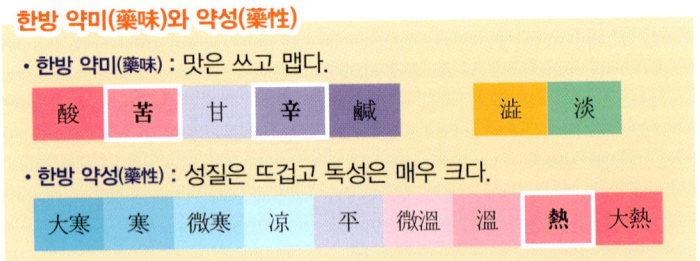

허준, 《원본 동의보감》, 737쪽, 남산당(2014)

| 약재의 효능 |

- 한방 효능군 분류 : 온중거한약(溫中祛寒藥)

한방 약미(藥味)와 약성(藥性)

- 한방 약미(藥味) : 맛은 쓰고 맵다.

| 酸 | 苦 | 甘 | 辛 | 鹹 | | 澁 | 淡 |

- 한방 약성(藥性) : 성질은 뜨겁고 독성은 매우 크다.

| 大寒 | 寒 | 微寒 | 凉 | 平 | 微溫 | 溫 | **熱** | 大熱 |

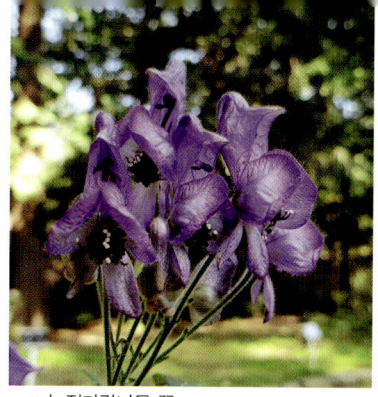
▲ 놋젓가락나물 꽃

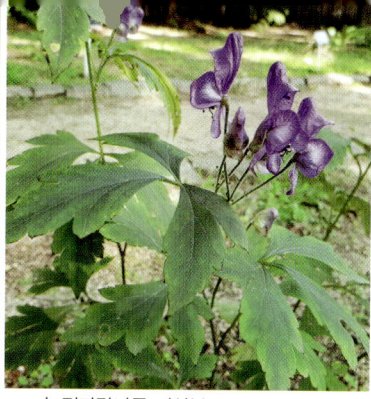
▲ 놋젓가락나물 지상부

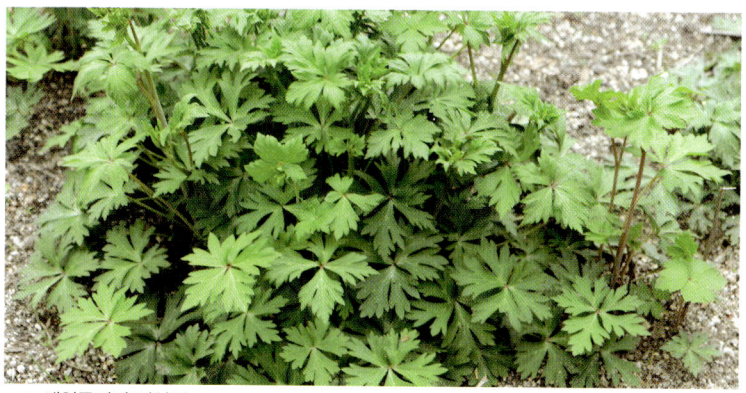
▲ 세잎돌쩌귀 지상부

- 한방 작용부위(귀경, 歸經) : 초오는 주로 심장, 간장, 신장, 비장 질환에 영향을 미친다.
- 한방 효능
  - 거풍제습(祛風除濕) : 팔다리를 잘 쓰지 못하고 마비되며 아픈 증상을 치료한다.
  - 온경지통(溫經止痛) : 경락을 따뜻하게 하여 통증을 멎게 한다.
- 약효 해설
  - 두통, 수족 마비, 구안와사에 효과가 있다.
  - 관절 부위의 통증 제거에 좋다.

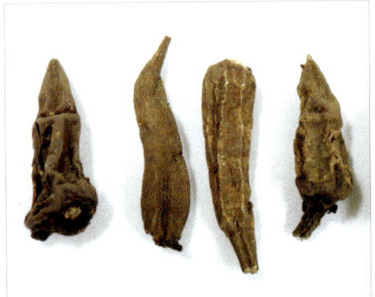
▲ 초오(약재, 전형)

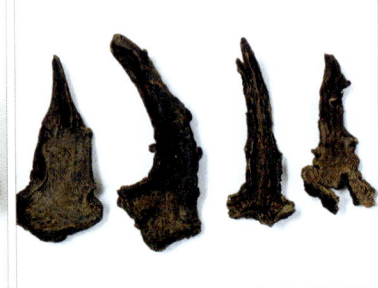
▲ 초오(약재, 절편)

- 가슴과 배가 차면서 아픈 증상을 낫게 한다.
- 감각을 무뎌지게 함으로써 통증을 가라앉힌다.

| **북한의 효능** | 거풍습약으로서 풍습을 없애고 아픔을 멈춘다.

| **수치(修治)** | 한방이론에 근거하여 약재를 가공 처리함으로써 약재 본래의 성질을 변화시키는 제약 기술의 일종으로, 포제(炮製)라고도 한다.
- 이물질을 제거한 다음 포제(炮製)하여 사용한다.

| **약용법** | 수치(修治)한 덩이뿌리 3~6g을 물 800mL에 넣고 달여서 반으로 나누어 아침저녁으로 마시거나 또는 가루나 환(丸)으로 만들어 복용한다. 외용할 때는 적당량을 가루 내어 환부에 붙인다.

| **주의사항** | 초오의 덩이뿌리는 독성이 있으므로 수치(修治)한 후 사용해야 한다. 허약한 사람과 임신부에게는 쓰지 않는다.

능소화 / 미국능소화

약초명
능소화 凌霄花

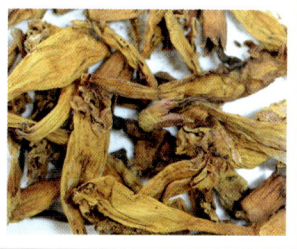

《동의보감》 탕액편에 기재된 조선시대의 한글 약초명

금등화

약초명 및 학명

능소화, *Campsis grandiflora* Schumann
미국능소화, *Campsis radicans* Seemen

과명
능소화과

약용부위
꽃

| 약재의 조선시대 의서(醫書) 수재 |

능소화는 《동의보감》 탕액편(湯液篇)의 나무부(部)에 수재되어 있다.

| 《동의보감》 탕액편의 효능 |

자위(紫葳, 능소화)의 성질은 약간 차며[微寒] 맛이 시고[酸](달다[甘]고도 한다) 독이 없다. 출산 및 수유기의 온갖 질환, 여성의 부정기 자궁출혈, 배 속에 생긴 덩어리, 월경이 중단된 것을 낫게 한다. 출산 후 어혈이 이리저리 돌아다니는 것, 자궁에서 분비물이 나오는 것에 주로 쓴다. 혈을 보(補)하고 태아를 안정시킨다. 코끝이 빨갛게 되는 것, 열독, 여드름 같은 피부병[風刺, 풍자]을 치료하며 대소변이 잘 통하게 한다.

| 《동의보감》 탕액편의 원문 |

자위(紫葳) 금등화 : 性微寒 味酸 [一云甘] 無毒. 主婦人産乳餘疾 崩中 癥瘕 血閉 産後奔血不定 及崩中 帶下. 能養血安胎 治酒皶 熱毒 風刺 利大小便.

○ 一名凌霄花 在處有之. 初作藤蔓生依大木 歲久延引至巔而有花 其花黃赤色. 夏中乃盛 採花乾用.[本草] ○ 凌霄花 治血中痛之要藥也. 且補陰甚捷.[丹心]

| 식약처 공정서의 약초와 약재 |

- 약초·약재의 식약처 공정서 수재 : 능소화는 우리나라 식품의약품안전처의 의약품 공정서인《대한민국약전외한약(생약)규격집(KHP)》에 수재되어 있다.
- 약재의 분류 : 식물성 약재
- 약재의 라틴어 생약명 : Campsitis Flos
- 약재의 이명 또는 영명 : 타태화(墮胎花)
- 약재의 기원 : 약재 능소화는 능소화 *Campsis grandiflora* Schumann 또는 미국능소화 *Campsis radicans* Seemen(능소화과 Bignoniaceae)의 꽃이다.
- 약재 저장법 : 밀폐용기(고형의 이물이 들어가는 것을 방지하고 내용의약품이 손실되지 않도록 보호할 수 있는 용기)

허준, 《원본 동의보감》, 743쪽, 남산당(2014)

| 약재의 효능 |

- 한방 작용부위(귀경, 歸經) : 능소화는 주로 간장, 심포(心包) 질환에

한방 약미(藥味)와 약성(藥性)

- 한방 약미(藥味) : 맛은 시고 달다.

  | 酸 | 苦 | 甘 | 辛 | 鹹 | | 澁 | 淡 |

- 한방 약성(藥性) : 성질은 차다.

  | 大寒 | 寒 | 微寒 | 凉 | 平 | 微溫 | 溫 | 熱 | 大熱 |

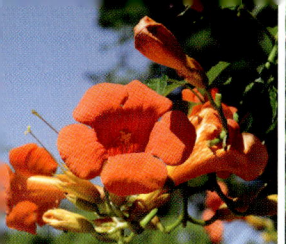
▲ 능소화 꽃

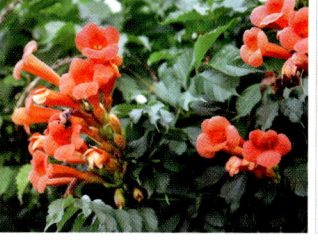
▲ 미국능소화 꽃(키르기스스탄)

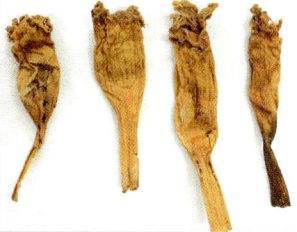
▲ 능소화(약재, 전형)

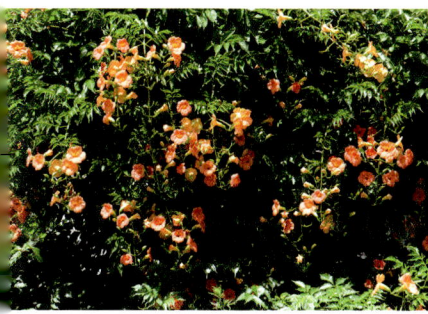
▲ 능소화 나무모양

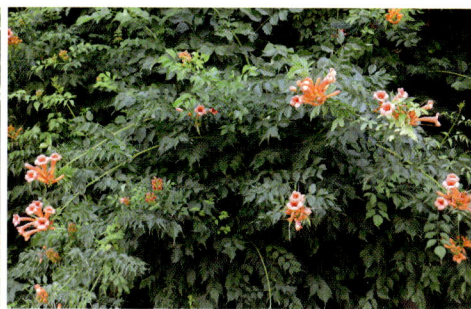
▲ 미국능소화 나무모양(오스트리아)

영향을 미친다.

● 한방 효능

- 활혈통경(活血通經) : 혈액순환을 촉진하여 월경이 잘 나오게 한다.
- 양혈거풍(凉血祛風) : 혈열(血熱)을 식히고 풍(風)을 제거한다.

● 약효 해설

- 출산 후에 젖이 붓는 증상을 낫게 한다.
- 월경불순 치료에 쓰인다.
- 여성의 부정기 자궁출혈을 멎게 한다.
- 코끝이 빨갛게 되는 증상에 유효하다.
- 피부 가려움증을 없애준다.

| **약용법** | 꽃 5~9g을 물 800mL에 넣고 달여서 반으로 나누어 아침저녁으로 마신다.

약초명: 다닥냉이

약재명: 정력자 葶藶子

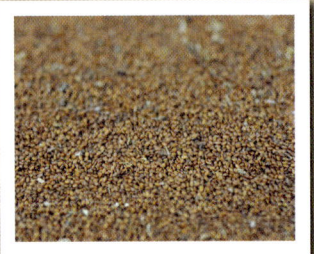

《동의보감》 탕액편에 기재된 조선시대의 한글 약초명

두루믜나이씨

약초명 및 학명
다닥냉이, *Lepidium apetalum* Willdenow

과명
십자화과

약용부위
씨

약재의 조선시대 의서(醫書) 수재

정력자는 《동의보감》 탕액편(湯液篇)의 풀부(部)와 《방약합편》의 습초(濕草)편에 수재되어 있다.

《동의보감》 탕액편의 효능

정력자(葶藶子, 다닥냉이 씨)의 성질은 차고[寒] 맛은 매우며[辛] 쓰고[苦] 독이 없다. 폐에 고름이 차서 숨이 가빠지고 기침하는 것을 낫게 한다. 숨이 찬 것을 진정시키고 가슴속 담음(痰飮)을 삭인다. 피부에 물이 차오르는 것, 얼굴과 눈이 붓는 것을 낫게 하고 소변을 잘 나오게 한다.

《동의보감》 탕액편의 원문

정력자(葶藶子) 두루믜나이씨 : 性寒 味辛苦 無毒. 主肺癰上氣 咳嗽. 定喘促 除胸中痰飮 療皮間邪水上溢 面目浮腫 利小便. ○ 在處有之 苗葉似薺. 三月開花 微黃結角 子扁小如黍粒 色黃. 立夏後 採實暴乾.[本草] ○ 性急 善逐水 有苦甛二種. 苦則下泄 甛則少緩.[湯液] ○ 隔紙炒香 或蒸熟用之. 此藥性急 走

泄爲功 苦者尤甚 恬者少緩.[入門]

| 식약처 공정서의 약초와 약재 |

- **약초·약재의 식약처 공정서 수재** : 정력자는 우리나라 식품의약품안전처의 의약품 공정서인 《대한민국약전외한약(생약)규격집(KHP)》에 수재되어 있다.
- **약재의 분류** : 식물성 약재
- **약재의 라틴어 생약명** : Lepidii seu Descurainiae Semen
- **약재의 이명 또는 영명** : 정력(丁藶)
- **약재의 기원** : 약재 정력자는 다닥냉이 *Lepidium apetalum* Willdenow 또는 재쑥 *Descurainia sophia* Webb ex Prantl(십자화과 Cruciferae)의 씨이다.
- **약재 저장법** : 밀폐용기(고형의 이물이 들어가는 것을 방지하고 내용의약품이 손실되지 않도록 보호할 수 있는 용기)

허준, 《원본 동의보감》, 733쪽, 남산당(2014)

| 약재의 효능 |

- **한방 효능군 분류** : 화담지해평천약(化痰止咳平喘藥)

한방 약미(藥味)와 약성(藥性)

- **한방 약미(藥味)** : 맛은 쓰고 맵다.

  酸　苦　甘　辛　鹹　　澁　淡

- **한방 약성(藥性)** : 성질은 매우 차다.

  大寒　寒　微寒　涼　平　微溫　溫　熱　大熱

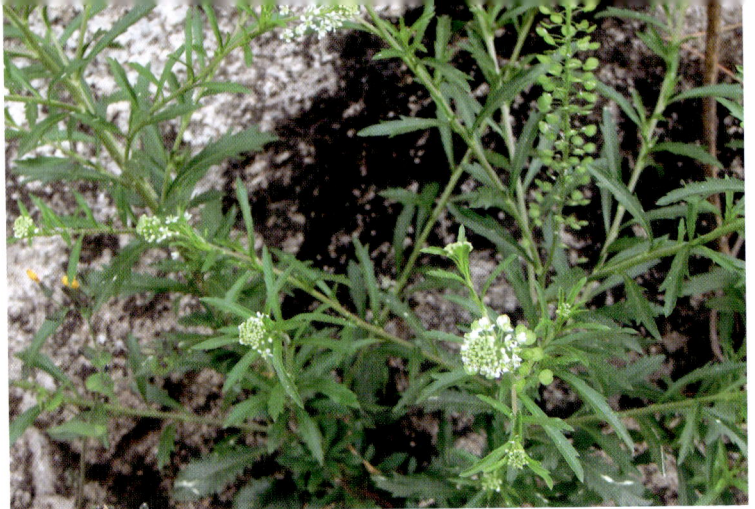

▲ 다닥냉이 잎

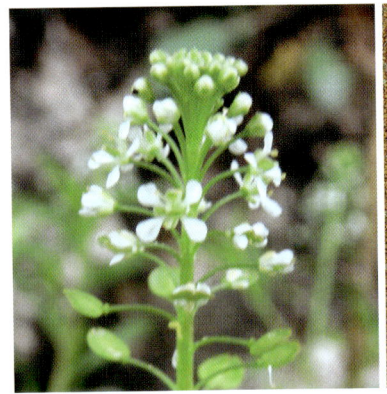

▲ 다닥냉이 꽃

▲ 정력자(약재, 전형)

- **한방 작용부위(귀경, 歸經)** : 정력자는 주로 폐, 방광 질환에 영향을 미친다.
- **한방 효능**
  - 사폐평천(瀉肺平喘) : 폐의 열을 떨어뜨려 천식을 편안하게 한다.
  - 행수소종(行水消腫) : 수분 배출을 촉진하여 종기를 가라앉힌다.

● 약효 해설

- 소변량이 줄거나 잘 나오지 않는 증상에 효과가 있다.
- 수종(水腫)으로 배가 부르며 속이 그득하여 답답한 증상을 치료한다.
- 숨이 차고 기침하면서 담(痰)이 많이 나오는 병증을 낫게 한다.
- 가슴과 옆구리가 단단하면서 그득한 증상에 쓰인다.

| **북한의 효능** | 오줌내기약으로서 가래를 삭이고 오줌을 잘 나가게 한다.

| **약용법** | 씨 3~10g을 거즈에 싸서 물 800mL에 넣고 달인 후 반으로 나누어 아침저녁으로 마신다.

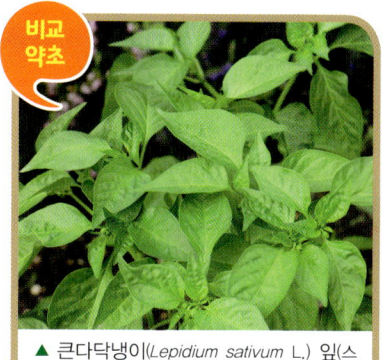

▲ 큰다닥냉이(*Lepidium sativum* L.) 잎(스위스)

KHP[대한민국약전외한약(생약)규격집] 제3개정에서 삭제한 약재

약초명
닥풀

약재명
황촉규 黃蜀葵

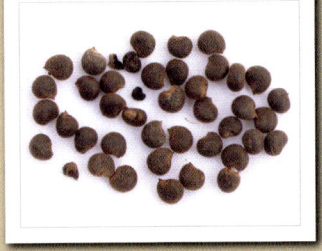

《동의보감》 탕액편에 기재된
조선시대의 한글 약초명

일일화

약초명 및 학명

닥풀, *Hibiscus manihot* Linné

과명

아욱과

약용부위

뿌리

| 약재의 조선시대 의서(醫書) 수재 |

황촉규는 《동의보감》 탕액편(湯液篇)의 채소부(部)에 수재되어 있다.

| 《동의보감》 탕액편의 효능 |

황촉규화(黃蜀葵花, 닥풀 꽃)는 임병(淋病)과 난산(難産)을 치료한다. 또 온갖 악창(惡瘡)에서 고름이 나오는 것이 오래도록 낫지 않는 것을 치료한다.

황촉규자(黃蜀葵子, 닥풀 씨)는 소변이 찔끔찔끔 잘 나오지 않는 데 주로 쓴다. 부인의 출산을 돕는다.[본초]

| 《동의보감》 탕액편의 원문 |

황촉규화(黃蜀葵花) 일일화 : 治小便淋及難産. 又主諸惡瘡膿水久不差. ○ 與蜀葵別種 非謂蜀葵中花黃者. 葉尖狹 多刻缺 夏末開花淺黃色. 六七月採花 陰乾用.[本草]

황촉규자(黃蜀葵子) : 主小便淋澁. 令婦人易産.[本草]

| **식약처 공정서의 약초와 약재** |

- **약초·약재의 식약처 공정서 수재** : 황촉규는 우리나라 식품의약품안전처의 의약품 공정서인 《대한약전외한약(생약)규격집(KHP)》 제3개정에서 삭제되었다.
- **약재의 분류** : 식물성 약재
- **약재의 라틴어 생약명** : Hibisci Radix
- **약재의 이명 또는 영명** : 촉규근(蜀葵根), Hibiscus Root
- **약재의 기원** : 약재 황촉규는 닥풀 *Hibiscus manihot* Linné(아욱과 Malvaceae)의 뿌리이다.
- **약재 저장법** : 밀폐용기(고형의 이물이 들어가는 것을 방지하고 내용의약품이 손실되지 않도록 보호할 수 있는 용기)

| **약재의 효능** |

- **약효 해설**
  - 소변을 잘 나오게 하고 어혈을 없애준다.
  - 이하선염, 임병, 변비에 사용한다.
  - 출산한 뒤에도 젖이 잘 나오지 않는 증상에 유효하다.

허준, 《원본 동의보감》, 715쪽, 남산당(2014)

한방 약미(藥味)와 약성(藥性)

- **한방 약미(藥味)** : 맛은 쓰고 달다.

  | 酸 | 苦 | 甘 | 辛 | 鹹 | | 澁 | 淡 |

- **한방 약성(藥性)** : 성질은 차다.

  | 大寒 | 寒 | 微寒 | 凉 | 平 | 微溫 | 溫 | 熱 | 大熱 |

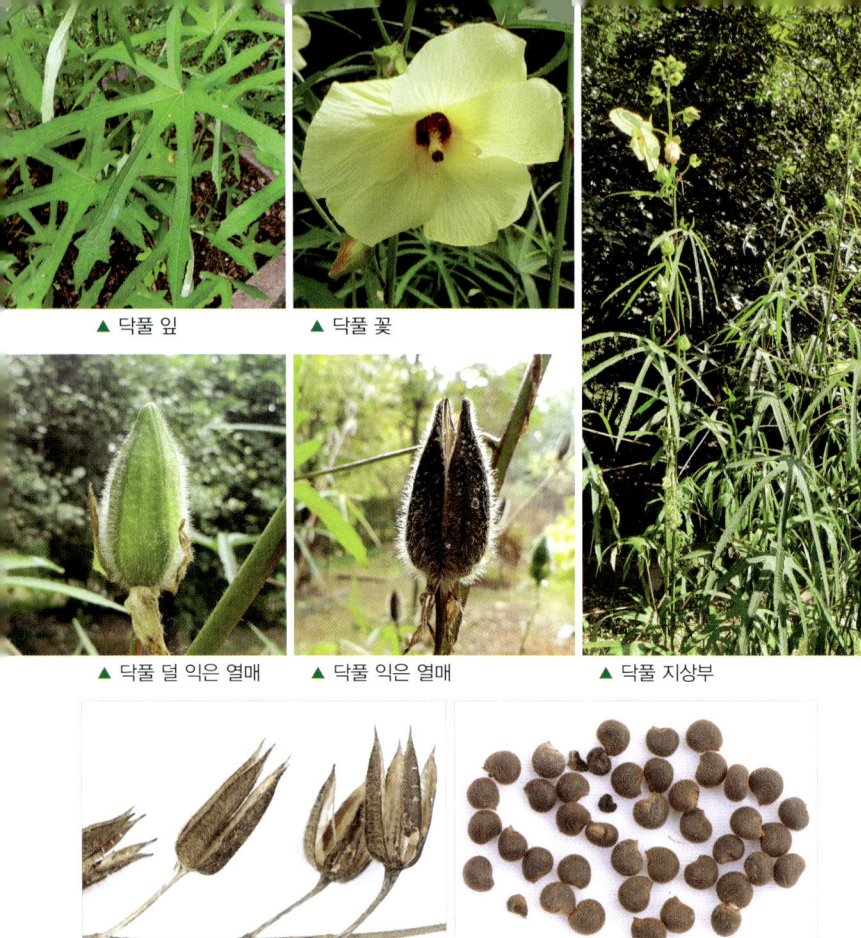

▲ 닥풀 잎   ▲ 닥풀 꽃

▲ 닥풀 덜 익은 열매   ▲ 닥풀 익은 열매   ▲ 닥풀 지상부

▲ 닥풀 익은 꼬투리   ▲ 닥풀 씨

| **북한의 효능** | 오줌내기약으로서 오줌을 잘 나가게 하고 어혈을 없애며 부종을 내리우고 독을 푼다.

| **약용법** | 뿌리 9~15g을 물 800mL에 넣고 달여서 반으로 나누어 아침저녁으로 마시거나 또는 분말로 만들어 매회 1.5~3g을 복용한다. 외용할 때는 적당량을 가루 내어 환부에 붙인다.

약초명: 담배풀

약재명: 학슬 鶴虱

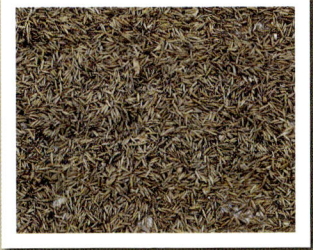

《동의보감》 탕액편에 기재된 조선시대의 한글 약초명

여의오좀

약초명 및 학명
담배풀, *Carpesium abrotanoides* Linné

과명
국화과

약용부위
열매

| 약재의 조선시대 의서(醫書) 수재 |

학슬은 《동의보감》 탕액편(湯液篇)의 풀부(部)와 《방약합편》의 습초(濕草)편에 수재되어 있다.

|《동의보감》 탕액편의 효능 |

학슬(鶴虱, 담배풀 열매)의 성질은 보통이고[平](서늘하다[涼]고도 한다) 맛은 쓰며[苦] 독이 조금 있다. 오장(五藏)에 있는 충과 회충을 죽이며 말라리아를 낫게 한다. 피부가 헐어 아프고 가려우며 벌겋게 부어 곪는 데 붙인다.

|《동의보감》 탕액편의 원문 |

학슬(鶴虱) 여의오좀 : 性平[一云涼] 味苦 有小毒. 殺五藏蟲 及蚘蟲 止瘧 幷付惡瘡. ○ 苗葉皺似紫蘇. 七月開黃白花 八月結實 子極細. 採無時 合莖葉用之.[本草]

| 식약처 공정서의 약초와 약재 |

● 약초·약재의 식약처 공정서 수재 : 학슬은 우리나라 식품의약품안전처의 의약품 공정서인 《대한민국약전외한약(생약)규격집(KHP)》에 수재되어 있다.

- **약재의 분류** : 식물성 약재
- **약재의 라틴어 생약명** : Carpesii Fructus
- **약재의 기원** : 약재 학슬은 담배풀 *Carpesium abrotanoides* Linné(국화과 Compositae)의 열매이다.
- **약재 저장법** : 밀폐용기(고형의 이물이 들어가는 것을 방지하고 내용의약품이 손실되지 않도록 보호할 수 있는 용기)

| 약재의 효능 |

- **한방 작용부위(귀경, 歸經)** : 학슬은 주로 비장, 위장 질환에 영향을 미친다.
- **한방 효능**
  - 살충소적(殺蟲消積) : 기생충을 죽이고 배가 더부룩하거나 아픈 병증인 적취를 가라앉힌다.
- **약효 해설**
  - 기생충에 의해서 일어나는 복통을 치료한다.
  - 어린아이가 비위(脾胃)의 기능 장애로 여위는 증상에 유효하다.

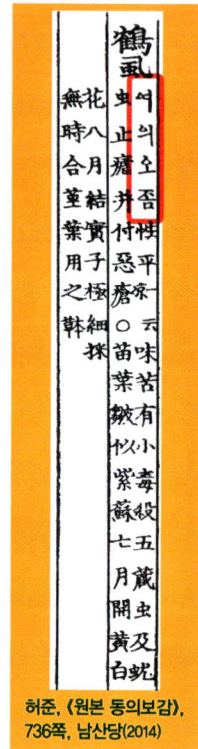

허준, 《원본 동의보감》, 736쪽, 남산당(2014)

한방 약미(藥味)와 약성(藥性)

- **한방 약미(藥味)** : 맛은 쓰고 맵다.

  酸　苦　甘　辛　鹹　　澁　淡

- **한방 약성(藥性)** : 성질은 보통이고 독이 약간 있다.

  大寒　寒　微寒　凉　平　微溫　溫　熱　大熱

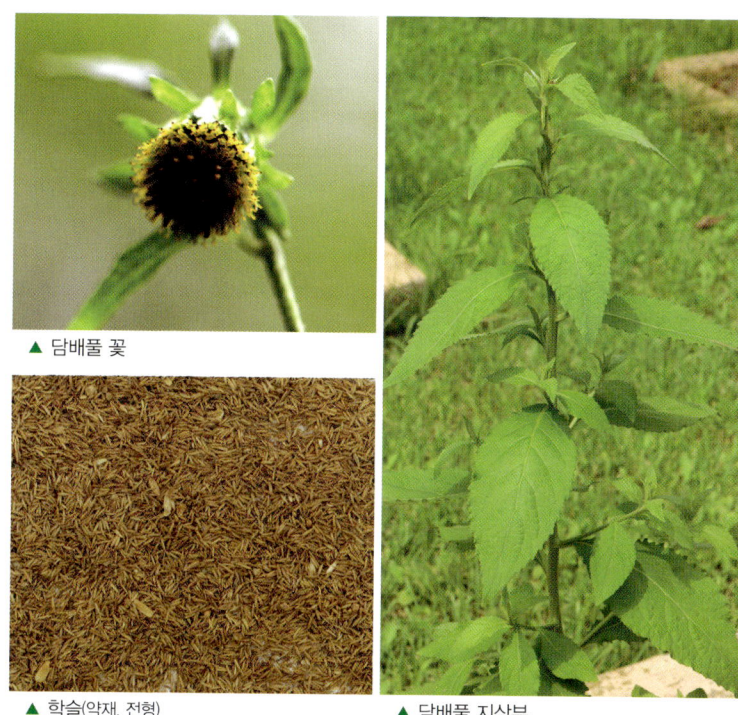

▲ 담배풀 꽃

▲ 학슬(약재, 전형)

▲ 담배풀 지상부

| **약용법** | 열매 3~9g을 물 800mL에 넣고 달여서 반으로 나누어 아침저녁으로 마신다.

대극 大戟

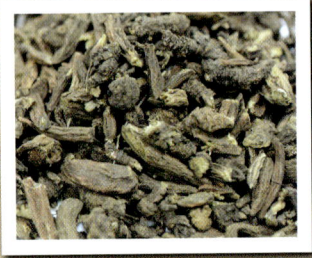

《동의보감》 탕액편에 기재된 조선시대의 한글 약초명

버들옷

약초명 및 학명

대극, *Euphorbia pekinensis* Ruprecht

과명

대극과

약용부위

뿌리

| 약재의 조선시대 의서(醫書) 수재 |

대극은 《동의보감》 탕액편(湯液篇)의 풀부(部)와 《방약합편》의 독초편에 수재되어 있다.

| 《동의보감》 탕액편의 효능 |

대극(大戟)의 성질은 차고[寒] 맛은 쓰며[苦] 달고[甘] 독이 조금 있다. 고독(蠱毒), 열두 가지 몸이 붓는 것, 배가 몹시 부르며 속이 그득한 감을 주는 것을 낫게 한다. 대소장을 잘 통하게 하고 독약을 내려 보낸다. 유행성 황달[天行黃疸]과 말라리아[瘟瘧]를 낫게 하며 덩어리가 맺힌 것을 깨뜨리고 유산시킨다.

| 《동의보감》 탕액편의 원문 |

대극(大戟) 버들옷 : 性寒 味苦 甘 有小毒. 主蠱毒 十二水腫滿. 利大小腸 瀉毒藥 泄天行黃疸 瘟瘧 破癥結 墮胎. ○ 澤漆根也. 秋冬採根 陰乾. [本草] ○ 春生紅芽 故方用多云紅芽大戟. 與甘遂同爲泄水之藥 細剉 蒸或微炒. [入門]

| 식약처 공정서의 약초와 약재 |

- **약초·약재의 식약처 공정서 수재** : 대극은 우리나라 식품의약품안전처의 의약품 공정서인 《대한민국약전외한약(생약)규격집(KHP)》에 수재되어 있다.
- **약재의 분류** : 식물성 약재
- **약재의 라틴어 생약명** : Euphorbiae Pekinensis Radix
- **약재의 이명 또는 영명** : 경대극(京大戟)
- **약재의 기원** : 약재 대극은 대극 *Euphorbia pekinensis* Ruprecht(대극과 Euphorbiaceae)의 뿌리이다.
- **약재 저장법** : 밀폐용기(고형의 이물이 들어가는 것을 방지하고 내용의약품이 손실되지 않도록 보호할 수 있는 용기)

| 약재의 효능 |

- **한방 작용부위(귀경, 歸經)** : 대극은 주로 폐, 비장, 신장 질환에 영향을 미친다.

허준, 《원본 동의보감》, 734쪽, 남산당(2014)

한방 약미(藥味)와 약성(藥性)

- **한방 약미(藥味)** : 맛은 쓰다.

  酸　**苦**　甘　辛　鹹　　澁　淡

- **한방 약성(藥性)** : 성질은 차며 독이 있다.

  大寒　**寒**　微寒　凉　平　微溫　溫　熱　大熱

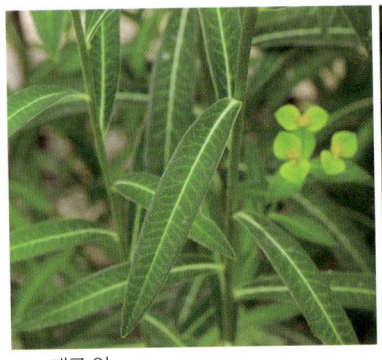
▲ 대극 잎

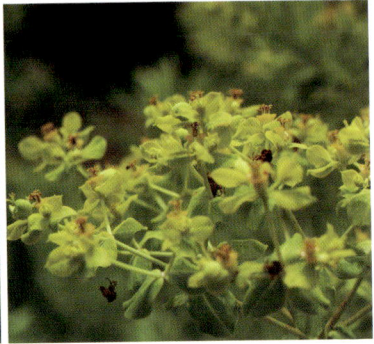
▲ 대극 꽃

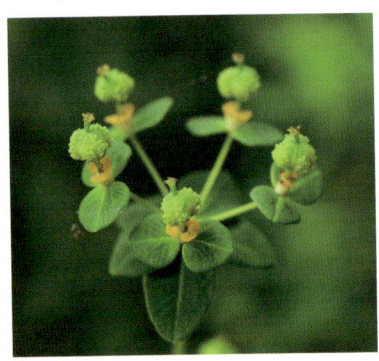
▲ 대극 열매

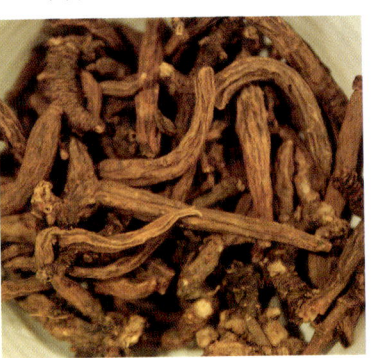
▲ 대극(약재, 절단)

- ● 한방 효능
  - 사수축음(瀉水逐飮) : 과도한 수분을 배출시킨다.
  - 소종산결(消腫散結) : 종기를 가라앉히고 뭉친 것을 풀어준다.
- ● 약효 해설
  - 기가 치밀어 올라 기침 나고 숨차는 증세에 사용한다.
  - 몸이 붓고 배가 몹시 불러 오면서 속이 그득한 증상에 쓰인다.
  - 대소변이 잘 나오게 한다.
  - 독성이 있으므로 주의해야 한다.

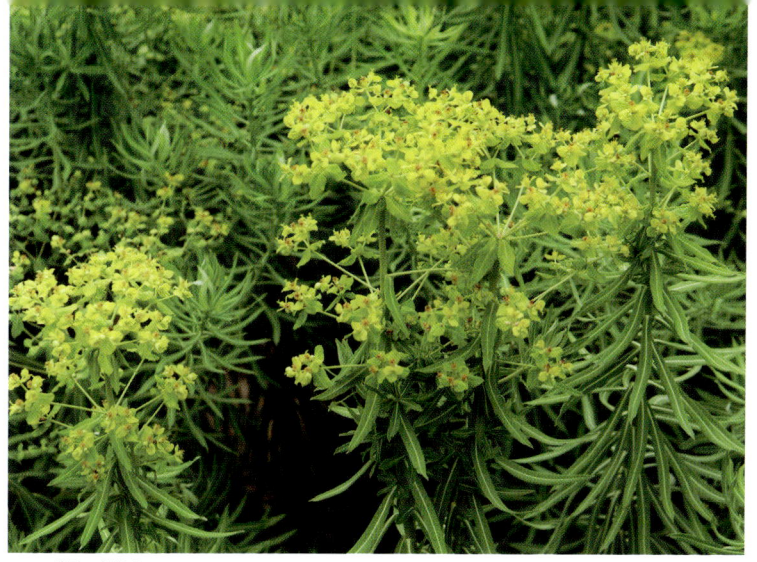

▲ 대극 지상부

| 북한의 효능 | 설사약으로서 센 설사를 일으키고 적을 없애며 오줌을 잘 나가게 한다.

| 수치(修治) | 한방이론에 근거하여 약재를 가공 처리함으로써 약재 본래의 성질을 변화시키는 제약 기술의 일종으로, 포제(炮製)라고도 한다.
- 이물질을 제거한 후, 외용할 경우에는 생대극을 사용하고 내복할 때는 초초(醋炒, 한약에 식초를 넣고 볶아서 사용하는 방법)하여 사용한다.

| 약용법 | 수치(修治)한 뿌리 0.5~3g을 물 800mL에 넣고 달여서 반으로 나누어 아침저녁으로 마시거나 또는 가루나 환(丸)으로 만들어 복용한다. 외용할 경우에는 적당량 사용한다.

| 주의사항 | 대극의 뿌리는 독성이 있으므로 수치(修治)한 후 사용해야 한다. 임신부와 몸이 허약한 데는 쓰지 않는다.

약초명: 대추나무

약재명: 대추 大棗

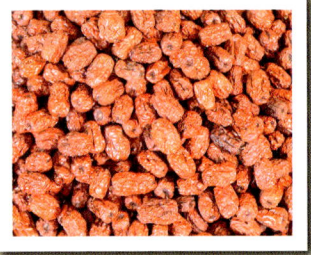

《동의보감》 탕액편에 기재된 조선시대의 한글 약초명

대쥬

약초명 및 학명
대추나무, *Zizyphus jujuba* Miller var. *inermis* Rehder

과명
갈매나무과

약용부위
잘 익은 열매

| 약재의 조선시대 의서(醫書) 수재 |

대추는 《동의보감》 탕액편(湯液篇)의 과일부(部)와 《방약합편》의 오과(五果, 다섯 가지 과일)편에 수재되어 있다.

| 《동의보감》 탕액편의 효능 |

대조(大棗, 대추)의 성질은 보통이고[平](따뜻하다[溫]고도 한다) 맛은 달며[甘] 독이 없다. 속을 편하게 하고 비(脾)를 영양한다[養脾]. 오장(五藏)을 보하고 십이경맥을 도와준다. 진액(津液)을 보하고 몸에 있는 9개의 구멍을 통하게 한다. 의지를 강하게 하고[强志] 온갖 약을 조화시킨다.

| 《동의보감》 탕액편의 원문 |

대조(大棗) 대쥬 : 性平[一云溫] 味甘 無毒. 安中養脾 補五藏 助十二經脈 補津液 通九竅 强志 和百藥. ○ 一名乾棗 處處有之. 八月採 暴乾. ○ 其皮裏肉補虛 所以合湯 皆擘之也.[本草] ○ 味甘 補經不足 以緩陰血. 血緩則脈生 故能助十二經脈.[入門]

| 식약처 공정서의 약초와 약재 |

- **약초·약재의 식약처 공정서 수재** : 대추는 우리나라 식품의약품안전처의 의약품 공정서인 《대한민국약전(KP)》에 수재되어 있다.
- **약재의 분류** : 식물성 약재
- **약재의 라틴어 생약명** : Zizyphi Fructus
- **약재의 이명 또는 영명** : Jujube
- **약재의 기원** : 약재 대추는 대추나무 *Zizyphus jujuba* Miller var. *inermis* Rehder 또는 보은대추나무 *Zizyphus jujuba* Miller var. *hoonensis* T. B. Lee(갈매나무과 Rhamnaceae)의 잘 익은 열매이다.
- **약재 저장법** : 밀폐용기(고형의 이물이 들어가는 것을 방지하고 내용의약품이 손실되지 않도록 보호할 수 있는 용기)

허준, 《원본 동의보감》, 710쪽, 남산당(2014)

| 약재의 효능 |

- **한방 효능군 분류** : 보익약(補益藥)-보기(補氣)
- **한방 작용부위(귀경, 歸經)** : 대추는 주로 비장, 위장, 심장 질환에 영향을 미친다.

한방 약미(藥味)와 약성(藥性)

- **한방 약미(藥味)** : 맛은 달다.

  酸　苦　**甘**　辛　鹹　　澁　淡

- **한방 약성(藥性)** : 성질은 따뜻하다.

  大寒　寒　微寒　凉　平　微溫　**溫**　熱　大熱

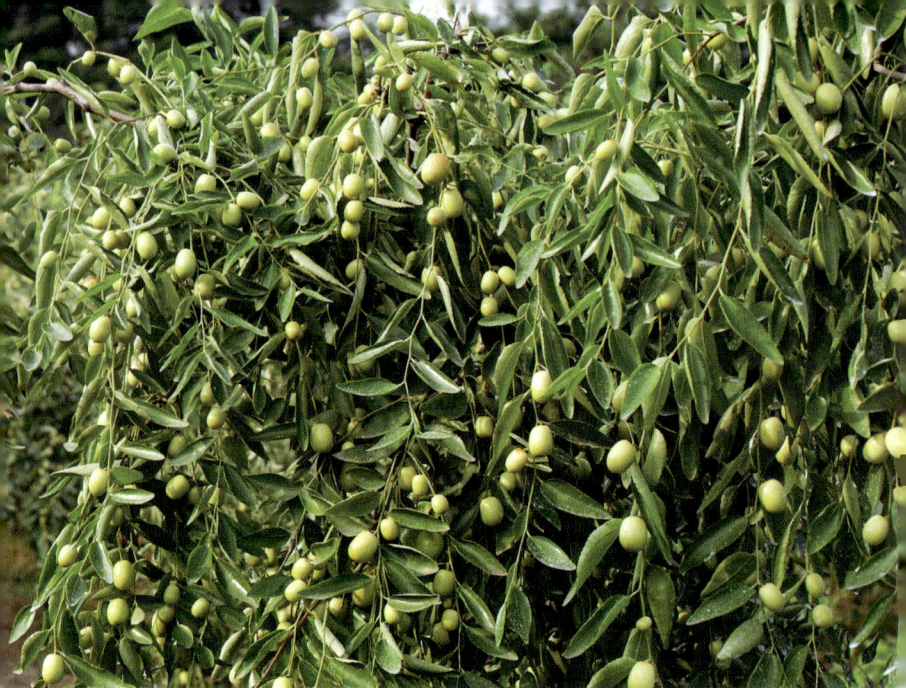

▲ 대추나무 나무모양

● **한방 효능**
- 보중익기(補中益氣) : 비위(脾胃)를 보하고 원기를 보충한다.
- 양혈안신(養血安神) : 혈(血)을 보충하고 정신을 안정시킨다.

● **약효 해설**
- 비위(脾胃)를 보하여 원기를 돕는다.
- 가슴이 두근거리면서 불안해하고 잠이 잘 오지 않는 증상에 쓴다.
- 몸이 피곤하여 움직이기 싫고 힘이 없는 증상에 사용한다.
- 여성의 히스테리를 치료한다.
- 식욕이 없고 대변이 무른 증상을 낫게 한다.

| **북한의 효능** | 보기약으로서 기를 보하고 비, 위, 심, 폐를 보하며

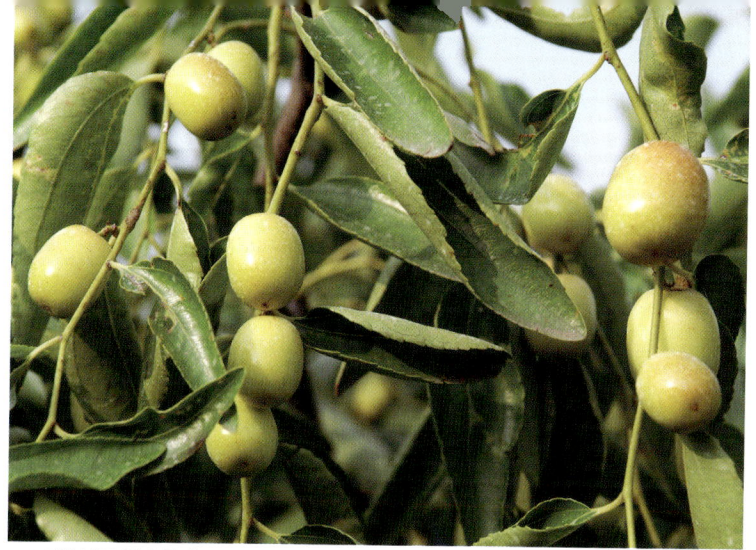

▲ 대추나무 잎과 열매

진액을 생겨나게 하고 완화작용을 한다. 생강을 섞어쓰면 영위를 고르롭게 한다.

|약용법| 열매 9~15g을 물 800mL에 넣고 달여서 반으로 나누어 아침저녁으로 마신다.

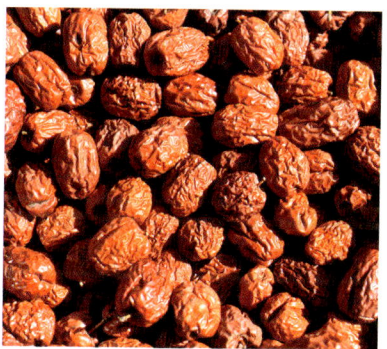

▲ 대추(약재, 전형)

약초명: 댑싸리

약재명: 지부자 地膚子

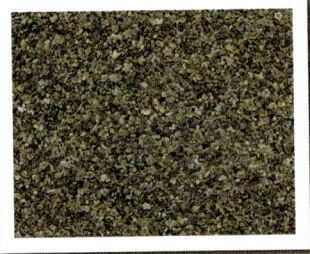

《동의보감》 탕액편에 기재된 조선시대의 한글 약초명

대뿌리여름

약초명 및 학명
댑싸리, *Kochia scoparia* Schrader

과명
명아주과

약용부위
잘 익은 열매

약재의 조선시대 의서(醫書) 수재

지부자는 《동의보감》 탕액편(湯液篇)의 풀부(部)와 《방약합편》의 습초(濕草)편에 수재되어 있다.

《동의보감》 탕액편의 효능

지부자(地膚子, 댑싸리 열매)의 성질은 차고[寒] 맛이 쓰며[苦] 독이 없다. 방광에 열이 있을 때 주로 쓴다. 소변을 잘 나오게 하고 음낭이 붓는 것, 열이 있는 단독(丹毒)으로 부은 것을 치료한다.

《동의보감》 탕액편의 원문

지부자(地膚子) 대뿌리여름 : 性寒 味苦 無毒. 主膀胱熱. 利小便 治陰卵㿉疾 及客熱丹腫. ○ 處處有之 莖赤葉青 大似荊芥 花黃白 子青白色 似一眠起蠶沙. 堪爲掃箒 一名落箒子. 八九月採實 陰乾.[本草] ○ 一名千頭子.[回春]

식약처 공정서의 약초와 약재

● **약초·약재의 식약처 공정서 수재** : 지부자는 우리나라 식품의약품안전처의 의약품 공정서인 《대한민국약전(KP)》에 수재되어

있다.
- **약재의 분류** : 식물성 약재
- **약재의 라틴어 생약명** : Kochiae Fructus
- **약재의 이명 또는 영명** : Kochia Fruit
- **약재의 기원** : 약재 지부자는 댑싸리 *Kochia scoparia* Schrader(명아주과 Chenopodiaceae)의 잘 익은 열매이다.
- **약재 저장법** : 밀폐용기(고형의 이물이 들어가는 것을 방지하고 내용의약품이 손실되지 않도록 보호할 수 있는 용기)

| 약재의 효능 |

- **한방 효능군 분류** : 이수삼습약(利水滲濕藥)
- **한방 작용부위(귀경, 歸經)** : 지부자는 주로 신장, 방광 질환에 영향을 미친다.
- **한방 효능**
  - 청열이습(淸熱利濕) : 열기를 식히고 습기를 배출시킨다.
  - 거풍지양(祛風止痒) : 풍(風)으로 인한 가려움증을 멎게 한다.

허준, 《원본 동의보감》, 725쪽, 남산당(2014)

한방 약미(藥味)와 약성(藥性)

- **한방 약미(藥味)** : 맛은 쓰고 맵다.

| 酸 | **苦** | 甘 | **辛** | 鹹 | | 澁 | 淡 |

- **한방 약성(藥性)** : 성질은 차다.

| 大寒 | **寒** | 微寒 | 凉 | 平 | 微溫 | 溫 | 熱 | 大熱 |

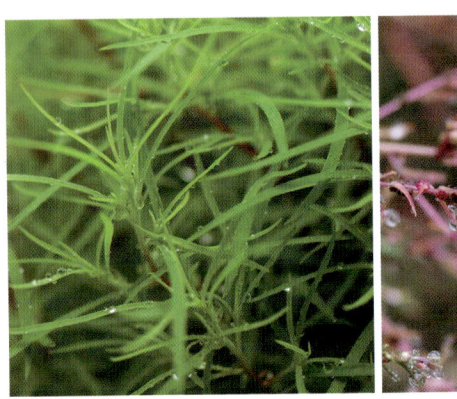
▲ 댑싸리 잎

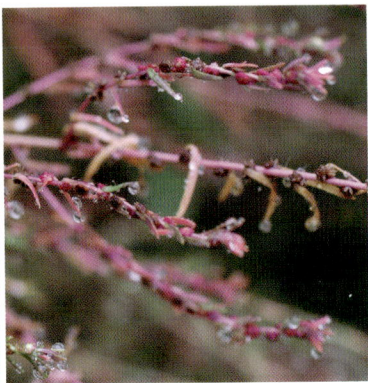
▲ 댑싸리 꽃

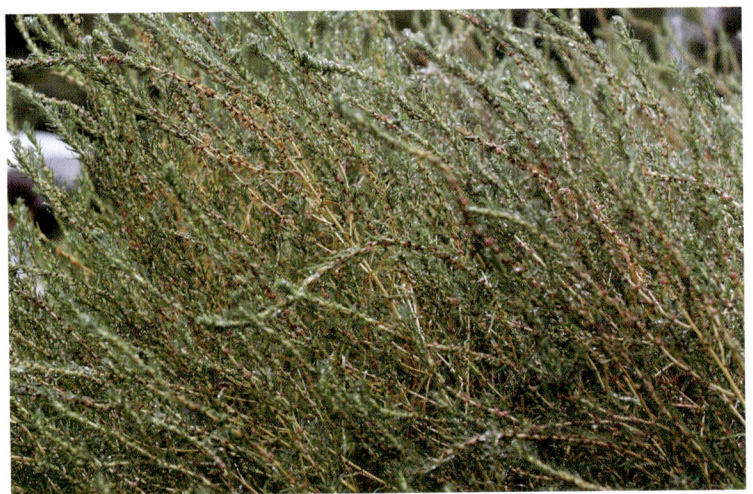
▲ 댑싸리 지상부

● **약효 해설**

- 소변이 잘 나오지 않는 증상에 유효하다.
- 습진, 피부 가려움증을 치료한다.
- 자궁에서 분비물이 나오는 증상을 치료한다.

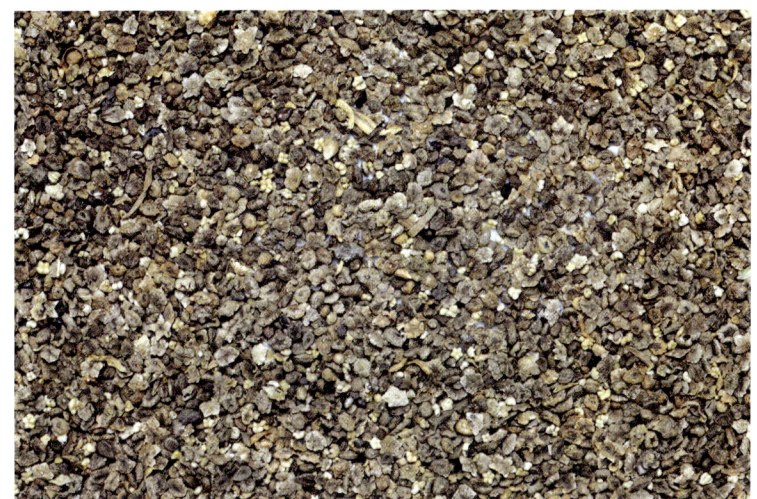

▲ 지부자(약재, 전형)

| **북한의 효능** | 오줌내기약으로서 오줌을 잘 나가게 하고 열을 내리운다.

| **약용법** | 열매 9~15g을 물 800mL에 넣고 달여서 반으로 나누어 아침저녁으로 마신다.

KP(대한민국약전) 수재 약재

약초명: 도라지

약재명: 길경 桔梗

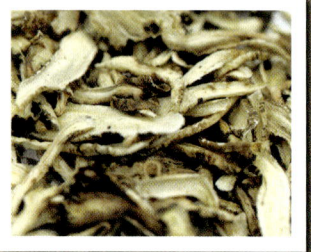

《동의보감》 탕액편에 기재된 조선시대의 한글 약초명

도랏

약초명 및 학명
도라지, *Platycodon grandiflorum* A. De Candolle

과명
초롱꽃과

약용부위
뿌리로서 그대로 또는 주피를 제거한 것

약재의 조선시대 의서(醫書) 수재

길경은 《동의보감》 탕액편(湯液篇)의 채소부(部)와 《방약합편》의 산초(山草)편에 수재되어 있다.

《동의보감》 탕액편의 효능

길경(桔梗, 도라지)은 성질이 약간 따뜻하며[微溫](보통이다[平]고도 한다) 맛이 매우면서[辛] 쓰고[苦] 독이 약간 있다. 폐기(肺氣)로 숨이 가쁜 것을 치료하고 온갖 기를 내린다. 목구멍이 아픈 것과 가슴, 옆구리가 아픈 것을 치료한다. 고독(蠱毒)을 없앤다.

《동의보감》 탕액편의 원문

길경(桔梗) 도랏 : 性微溫[一云平] 味辛苦 有小毒. 治肺氣喘促 下一切氣 療咽喉痛 及胸脇諸痛 下蠱毒. ○ 處處有之 生山中. 二月八月採根 暴乾. [本草] ○ 桔梗能載諸藥 使不下沈 升提氣血 爲舟楫之劑. 手太陰引經藥也. [丹心] ○ 今人作菜茹 四時長食之物也. [俗方]

| 식약처 공정서의 약초와 약재 |

- **약초·약재의 식약처 공정서 수재** : 길경은 우리나라 식품의약품안전처의 의약품 공정서인 《대한민국약전(KP)》에 수재되어 있다.
- **약재의 분류** : 식물성 약재
- **약재의 라틴어 생약명** : Platycodonis Radix
- **약재의 이명 또는 영명** : 길경근(桔梗根), Platycodon Root
- **약재의 기원** : 약재 길경은 도라지 *Platycodon grandiflorum* A. De Candolle(초롱꽃과 Campanulaceae)의 뿌리로서 그대로 또는 주피를 제거한 것이다.
- **약재 저장법** : 밀폐용기(고형의 이물이 들어가는 것을 방지하고 내용의약품이 손실되지 않도록 보호할 수 있는 용기)

허준, 《원본 동의보감》, 717쪽, 남산당(2014)

| 약재의 효능 |

- **한방 효능군 분류** : 거담약(祛痰藥)
- **한방 작용부위(귀경, 歸經)** : 길경은 주로 폐 질환에 영향을 미친다.

한방 약미(藥味)와 약성(藥性)

- **한방 약미(藥味)** : 맛은 쓰고 맵다.

| 酸 | 苦 | 甘 | 辛 | 鹹 | 澁 | 淡 |

- **한방 약성(藥性)** : 성질은 보통이다.

| 大寒 | 寒 | 微寒 | 凉 | 平 | 微溫 | 溫 | 熱 | 大熱 |

도라지·길경 **159**

- ● 한방 효능
  - 선폐(宣肺) : 폐의 기능을 정상화한다.
  - 이인(利咽) : 목구멍을 편안하게 한다.
  - 거담(祛痰) : 담(痰)을 제거한다.
  - 배농(排膿) : 고름이 잘 배출되게 한다.

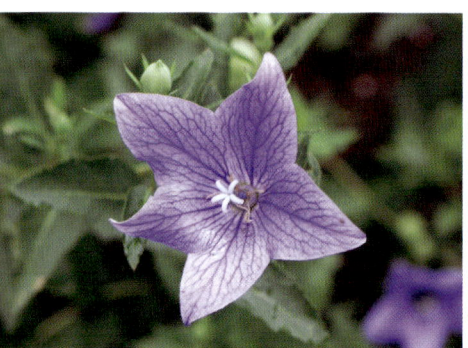

▲ 도라지 꽃

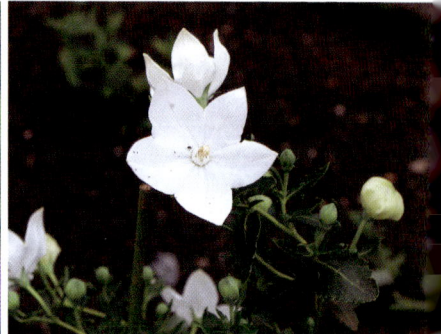

▲ 백도라지(*Platycodon grandiflorum* for. *albiflorum*) 꽃

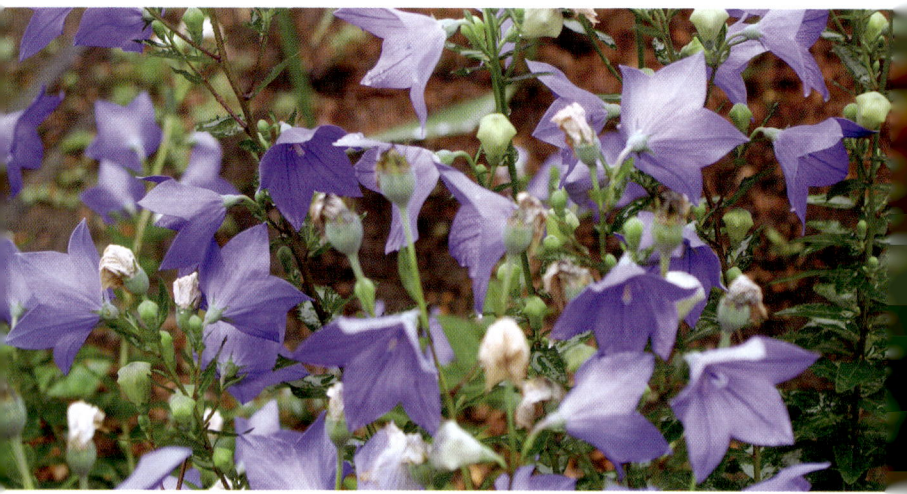

▲ 도라지 지상부

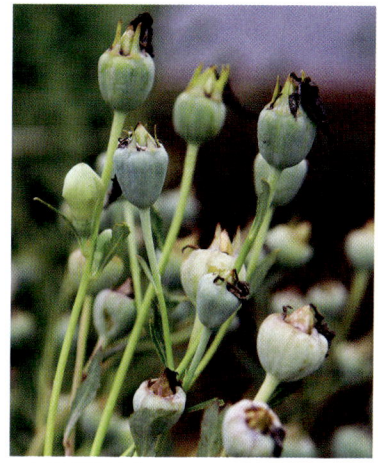 ▲ 도라지 열매
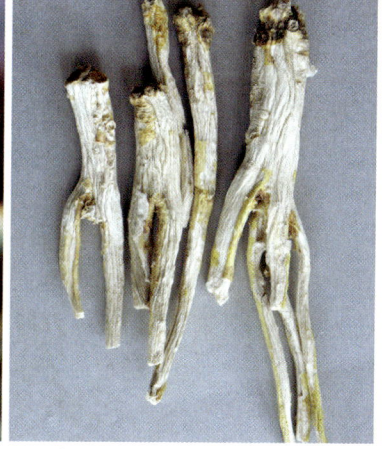 ▲ 길경(약재, 전형)

● 약효 해설
- 가래가 많은 기침을 낫게 하고 인후를 편하게 한다.
- 목구멍이 붓고 아픈 증상에 유효하다.
- 가슴이 답답하고 초조한 증상에 쓰인다.
- 이질에 의한 복통을 치료한다.

| 북한의 효능 | 진해평천약으로서 가래를 삭이고 기침을 멈추며 고름을 빼내고 폐기를 잘 통하게 한다.

| 약용법 | 뿌리 3~10g을 물 800mL에 넣고 달여서 반으로 나누어 아침저녁으로 마신다.

도코로마

약재명: 비해 草薢

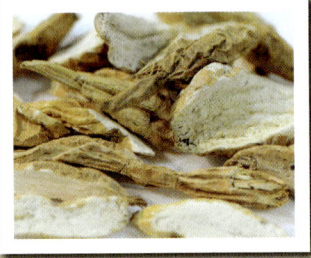

《동의보감》 탕액편에 기재된 조선시대의 한글 약초명

멸앳불휘

약초명 및 학명

도코로마, *Dioscorea tokora* Makino

과명

마과

약용부위

뿌리줄기

| 약재의 조선시대 의서(醫書) 수재 |

비해는 《동의보감》 탕액편(湯液篇)의 풀부(部)와 《방약합편》의 만초(蔓草, 덩굴풀)편에 수재되어 있다.

|《동의보감》 탕액편의 효능 |

비해(萆薢, 도코로마 뿌리)의 성질은 보통이고[平] 맛은 쓰며[苦] 달고[甘] 독이 없다. 풍습(風濕)으로 몸의 이곳저곳이 아프고 마비가 생기는 것, 악창(惡瘡)이 낫지 않는 것, 냉풍으로 손발이 저리고 허리와 다리를 쓰지 못하는 것, 갑자기 허리가 아픈 것을 치료한다. 오래된 냉증은 신장 사이에 방광의 고인 물이 있는 것이다. 발기부전과 소변이 저절로 나오는 것을 낫게 한다.

|《동의보감》 탕액편의 원문 |

비해(萆薢) 멸앳불휘 : 性平 味苦甘 無毒. 主風濕周痺 惡瘡不瘳 冷風癱痪 腰脚不遂 腎腰痛. 久冷是腎間有膀胱宿水. 療陽痿失尿. ○ 處處有之 葉似薯蕷 蔓生. 二月八月採根 暴乾. ○ 有二

種. 莖有刺 根白實 無刺者 根虛軟 以軟者爲佳.[本草] ○ 一名土茯苓 一名仙遺粮 又名冷飯團. 性熱 味甘辛 無毒. 善治久病楊梅瘡漏 及曾誤服輕粉肢體廢壞 筋骨痠疼者. 能收其毒而祛其風 補其虛 尋常老弱亦可服. 酒浸或鹽水煮 焙乾用. 若初起 肺熱便秘者 不宜服.[入門]

| 식약처 공정서의 약초와 약재 |

- 약초·약재의 식약처 공정서 수재 : 비해는 우리나라 식품의약품안전처의 의약품 공정서인 《대한민국약전외한약(생약)규격집(KHP)》에 수재되어 있다.
- 약재의 분류 : 식물성 약재
- 약재의 라틴어 생약명 : Tokoro Rhizoma
- 약재의 이명 또는 영명 : 산비해(山萆薢), 백지(百枝)
- 약재의 기원 : 약재 비해는 도코로마 *Dioscorea tokora* Makino(마과 Dioscoreaceae)의 뿌리줄기이다.

허준, 《원본 동의보감》, 729쪽, 남산당(2014)

한방 약미(藥味)와 약성(藥性)

- 한방 약미(藥味) : 맛은 쓰다.

| 酸 | 苦 | 甘 | 辛 | 鹹 | | 澁 | 淡 |

- 한방 약성(藥性) : 성질은 보통이다.

| 大寒 | 寒 | 微寒 | 凉 | 平 | 微溫 | 溫 | 熱 | 大熱 |

도코로마 · 비해 163

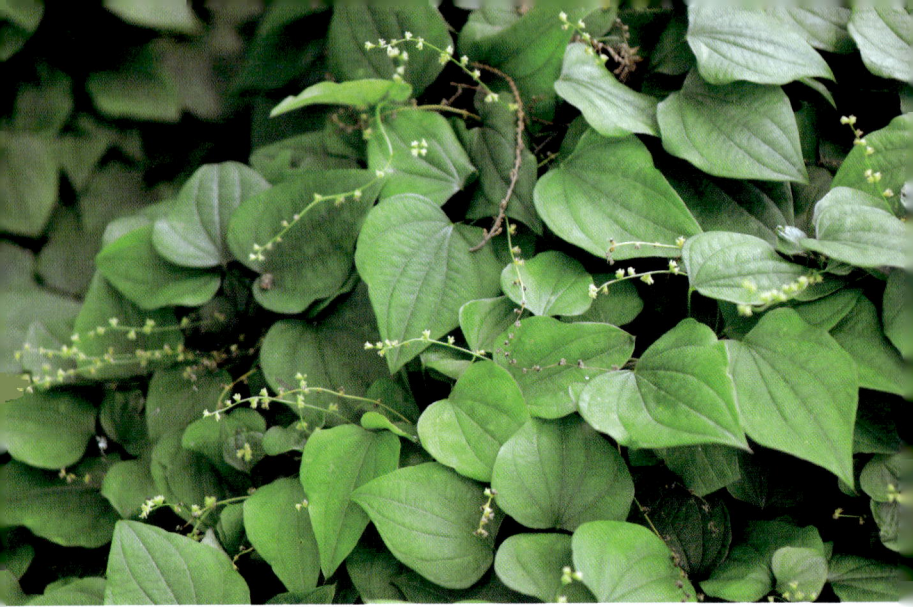

▲ 도코로마 지상부

- **약재 저장법** : 밀폐용기(고형의 이물이 들어가는 것을 방지하고 내용의 약품이 손실되지 않도록 보호할 수 있는 용기)

약재의 효능

- **한방 작용부위(귀경, 歸經)** : 비해는 주로 간장, 위장, 방광 질환에 영향을 미친다.
- **한방 효능**
  - 거풍습(祛風濕) : 풍사(風邪)와 습사(濕邪)를 없앤다.
  - 이습탁(利濕濁) : 습하고 탁(濁)한 기운을 없앤다.
- **약효 해설**
  - 팔다리를 잘 쓰지 못하고 마비되며 아픈 증상을 치료한다.
  - 무의식중에 정액이 나오는 증상에 사용한다.
  - 자궁에서 분비물이 나오는 증상을 낫게 한다.
  - 이뇨 작용이 있다.

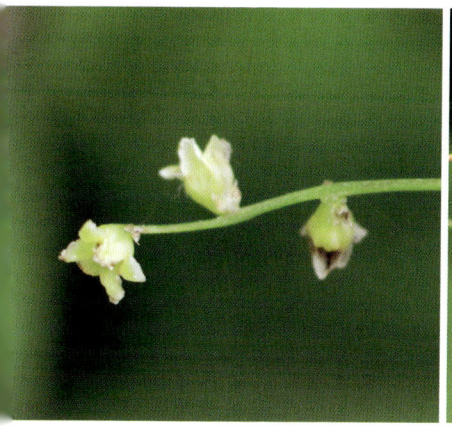
▲ 도코로마 꽃

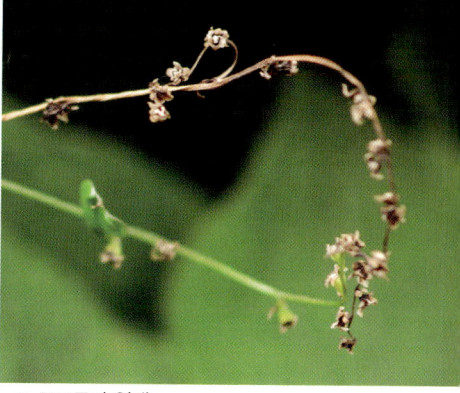
▲ 도코로마 열매

| **약용법** | 뿌리줄기 10~15g을 물 800mL에 넣고 달여서 반으로 나누어 아침저녁으로 마시거나 또는 가루나 환(丸)으로 만들어 복용한다.

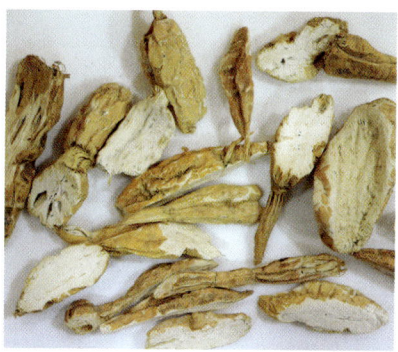
▲ 비해(약재, 절편)

약초명

독활

약재명

독활 獨活

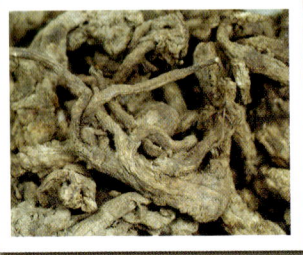

《동의보감》 탕액편에 기재된
조선시대의 한글 약초명

싯둘흡

약초명 및 학명

독활, *Aralia continentalis* Kitagawa

과명

두릅나무과

약용부위

뿌리

| 약재의 조선시대 의서(醫書) 수재 |

독활은 《동의보감》 탕액편(湯液篇)의 풀부(部)와 《방약합편》의 산초(山草)편에 수재되어 있다.

| 《동의보감》 탕액편의 효능 |

독활(獨活, 땃두릅나무)의 성질은 보통이며[平](약간 따뜻하다[微溫]고도 한다) 맛이 달고[甘] 쓰며[苦](맵다[辛]고도 한다) 독이 없다. 온갖 적풍(賊風)과 전신의 관절에 생긴 통풍(痛風)이 금방 생겼거나 오래되었거나 할 것 없이 다 치료한다. 중풍으로 말을 못하는 것, 구안와사, 반신불수, 온몸에 감각이 없는 것, 근육과 뼈에 경련이 일면서 아픈 것을 치료한다.

| 《동의보감》 탕액편의 원문 |

독활(獨活) 싯둘흡 : 性平[一云微溫] 味甘苦[一云辛] 無毒. 療諸賊風 百節痛風 無久新者. 治中風失音 喎斜癱瘓 遍身瘴痺 及筋骨攣痛. ○ 生山野中 二月三月九月十月採根 暴乾. 此草得風不搖 無風自動 故一名獨搖

草.[本草] ○ 一莖直上 得風不搖 故曰 獨活 乃足少陰行經藥也. 獨活氣細 羌活氣雄.[入門] ○ 療風宜用獨活 兼水宜用羌活. 今人以紫色節密者爲羌活 黃色而作塊者爲獨活.[本草] ○ 獨活氣細而色白 治足少陰伏風. 故兩足寒濕痺不能動 非此不除.[湯液]

| 식약처 공정서의 약초와 약재 |

- **약초·약재의 식약처 공정서 수재** : 독활은 우리나라 식품의약품안전처의 의약품 공정서인 《대한민국약전(KP)》에 수재되어 있다.
- **약재의 분류** : 식물성 약재
- **약재의 라틴어 생약명** : Araliae Continentalis Radix
- **약재의 이명 또는 영명** : Aralia Continentalis Root
- **약재의 기원** : 약재 독활은 독활 *Aralia continentalis* Kitagawa(두릅나무과 Araliaceae)의 뿌리이다.

허준, 《원본 동의보감》, 721쪽, 남산당(2014)

한방 약미(藥味)와 약성(藥性)

- **한방 약미(藥味)** : 맛은 쓰고 맵다.

| 酸 | **苦** | 甘 | **辛** | 鹹 | | 澁 | 淡 |

- **한방 약성(藥性)** : 성질은 따뜻하다.

| 大寒 | 寒 | 微寒 | 凉 | 平 | 微溫 | **溫** | 熱 | 大熱 |

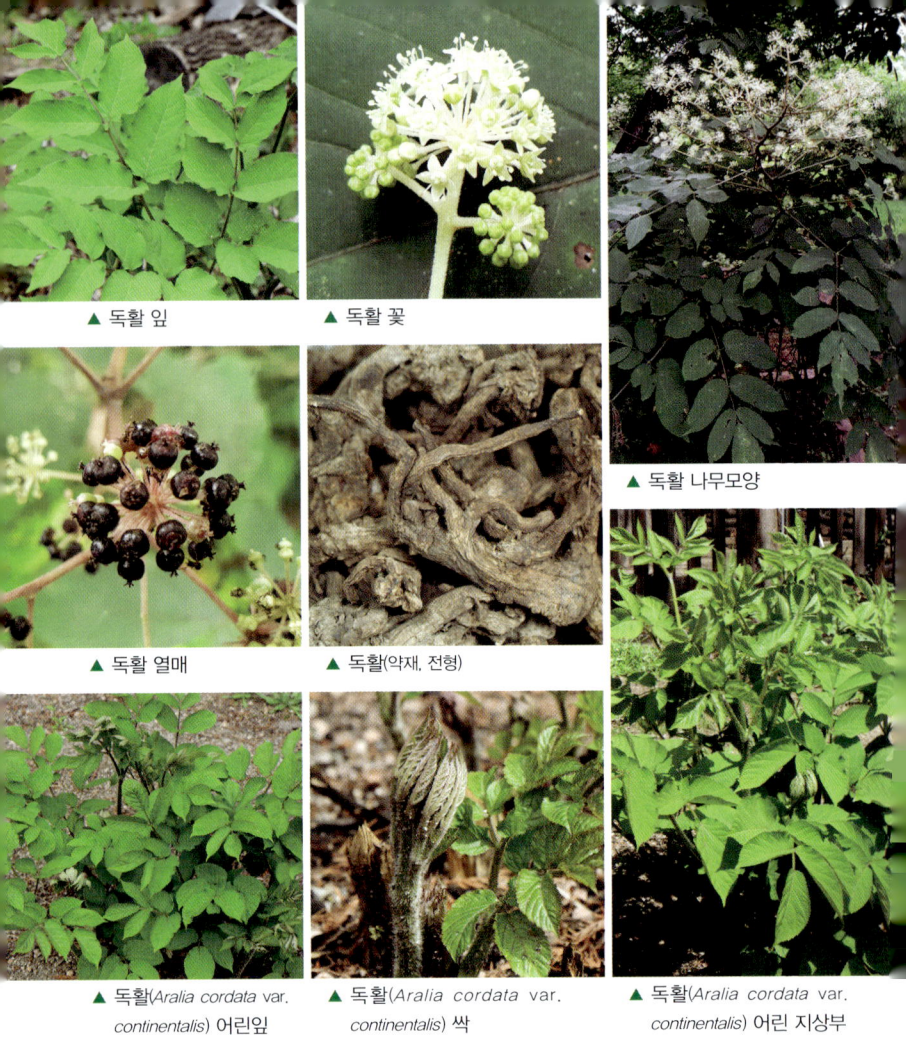

▲ 독활 잎　　▲ 독활 꽃　　▲ 독활 나무모양

▲ 독활 열매　　▲ 독활(약재, 전형)

▲ 독활(*Aralia cordata* var. *continentalis*) 어린잎　　▲ 독활(*Aralia cordata* var. *continentalis*) 싹　　▲ 독활(*Aralia cordata* var. *continentalis*) 어린 지상부

- **약재 저장법** : 밀폐용기(고형의 이물이 들어가는 것을 방지하고 내용의 약품이 손실되지 않도록 보호할 수 있는 용기)

| 기원식물 해설 | 중국약전은 한약 독활을 한국과 달리 중치모당귀(重齒毛當歸, *Angelica pubescens* f. *biserrata* R.H.Shan & C.Q.Yuan)

의 뿌리로 규정하고 있다. 이 학명은 이명이며 정명은 *A. biserrata* (R.H.Shan & C.Q.Yuan) C.Q.Yuan & R.H.Shan이다.

| 약재의 효능 |

- **한방 효능군 분류** : 이혈약(理血藥)-활혈거어(活血祛瘀)
- **한방 효능**
  - 거풍제습(祛風除濕) : 팔다리를 잘 쓰지 못하고 마비되며 아픈 증상을 치료한다.
  - 활혈(活血) : 혈액순환을 촉진한다.
  - 해독(解毒) : 독성을 없앤다.
- **약효 해설**
  - 팔다리를 잘 쓰지 못하고 마비되며 아픈 증상을 치료한다.
  - 허리와 무릎이 시리고 아픈 증상을 낫게 한다.
  - 만성 기관지염에 유효하다.
  - 두통, 치통에 사용한다.
  - 타박상에 효과가 있다.

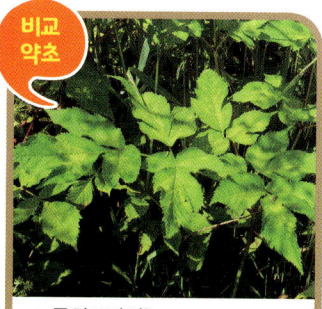

▲ 중치모당귀[*Angelica biserrata* (R.H.Shan & C.Q.Yuan) C.Q.Yuan & R.H.Shan, 중국의 독활] 잎

| **북한의 효능** | 거풍습약으로서 풍습을 없애고 아픔을 멈춘다.

| **약용법** | 뿌리 3~10g을 물 800mL에 넣고 달여서 반으로 나누어 아침저녁으로 마시거나 외용으로 적당량 사용한다.

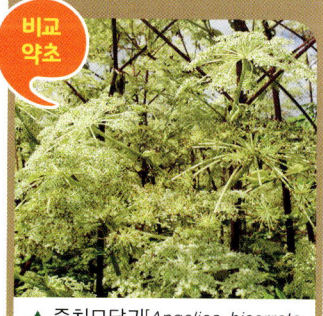

▲ 중치모당귀[*Angelica biserrata* (R.H.Shan & C.Q.Yuan) C.Q.Yuan & R.H.Shan, 중국의 독활] 꽃

약초명

들깨

약재명

임자 荏子

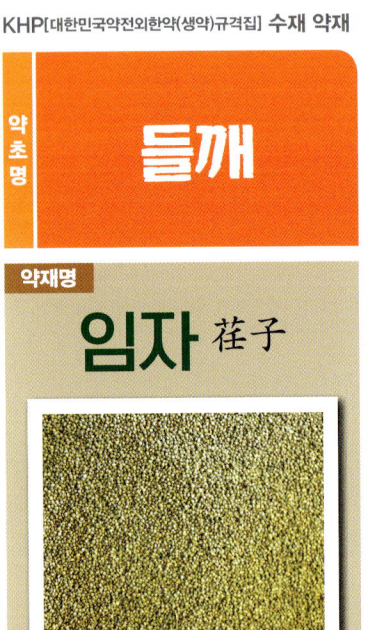

《동의보감》 탕액편에 기재된
조선시대의 한글 약초명

들빼

약초명 및 학명

들깨, *Perilla frutescens* Britton var. *japonica* Hara

과명

꿀풀과

약용부위

씨

| 약재의 조선시대 의서(醫書) 수재 |

임자는 《동의보감》 탕액편(湯液篇)의 채소부(部)와 《방약합편》의 마맥도(麻麥稻, 삼, 보리, 벼류)편에 수재되어 있다.

| 《동의보감》 탕액편의 효능 |

임자(荏子, 들깨)는 성질이 따뜻하고[溫] 맛이 매우며[辛] 독이 없다. 기를 내리고 기침과 갈증을 멎게 한다. 폐(肺)를 적셔주고 중초를 보하며[補中] 정수(精髓)를 보충해준다.

| 《동의보감》 탕액편의 원문 |

임자(荏子) 들깨 : 性溫 味辛 無毒. 下氣 止嗽 止渴 潤肺 補中 塡精髓. ○ 人多種之 取子硏之 雜米作糜食之. 甚肥美 下氣 補益人. ○ 笮取油 日煎之 卽今油帛及和漆所用者. ○ 荏子欲熟 採其角食之 甚香美 [속소리]. [本草]

| 식약처 공정서의 약초와 약재 |

● **약초 · 약재의 식약처 공정서 수재** : 임자는 우리나라 식품의약품안전처의 의약품 공정서인 《대한민

국약전외한약(생약)규격집(KHP)》에 수재되어 있다.
- **약재의 분류** : 식물성 약재
- **약재의 라틴어 생약명** : Perillae Japonicae Semen
- **약재의 기원** : 약재 임자는 들깨 *Perilla frutescens* Britton var. *japonica* Hara(꿀풀과 Labiatae)의 씨이다.
- **약재 저장법** : 밀폐용기(고형의 이물이 들어가는 것을 방지하고 내용의약품이 손실되지 않도록 보호할 수 있는 용기)

| 약재의 효능 |

- **한방 작용부위(귀경, 歸經)** : 임자는 주로 폐, 위장, 대장 질환에 영향을 미친다.
- **한방 효능**
  - 강기거담(降氣祛痰) : 치밀어 오른 기(氣)를 내리고 담(痰)을 없앤다.
  - 윤장통변(潤腸通便) : 대변이 잘 나오게 한다.
- **약효 해설**
  - 기침을 하면서 기운이 치밀어 올라 숨이 차는 증상을 낫게 한다.

허준, 《원본 동의보감》, 718쪽, 남산당(2014)

한방 약미(藥味)와 약성(藥性)

- **한방 약미(藥味)** : 맛은 맵다.

| 酸 | 苦 | 甘 | 辛 | 鹹 | | 澁 | 淡 |

- **한방 약성(藥性)** : 성질은 따뜻하다.

| 大寒 | 寒 | 微寒 | 凉 | 平 | 微溫 | **溫** | 熱 | 大熱 |

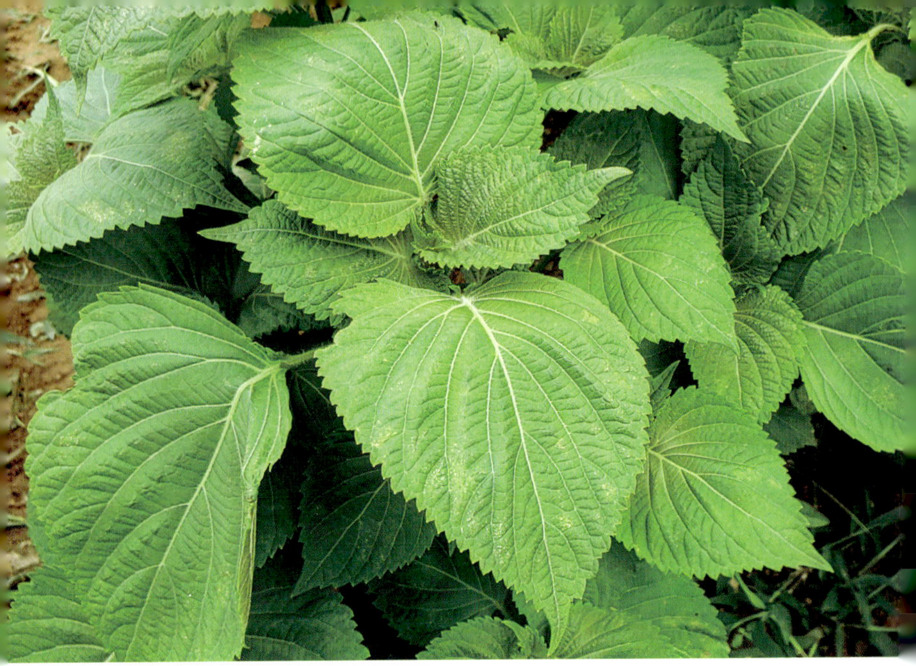

▲ 들깨 잎

- 가래가 심한 천식에 쓰인다.
- 위장의 기의 순환이 막혀서 생기는 변비를 치료한다.
- 대장암 예방 작용이 있다.

| **약용법** | 씨 5~10g을 물 800mL에 넣고 달여서 반으로 나누어 아침저녁으로 마신다.

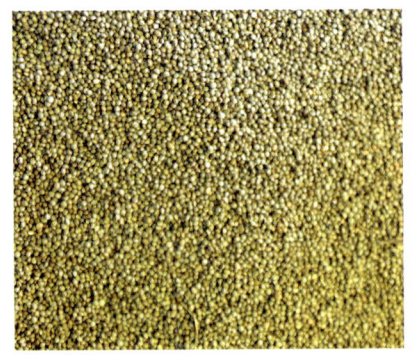

▲ 임자(약재, 전형)

약초명: 딱총나무

약재명: 접골목 接骨木

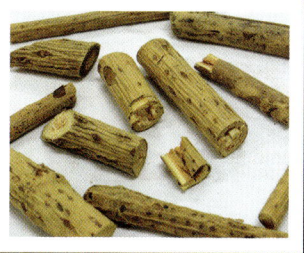

《동의보감》 탕액편에 기재된 조선시대의 한글 약초명

물오좀나무

약초명 및 학명

딱총나무, *Sambucus williamsii* var. *coreana* Nakai

과명

인동과

약용부위

줄기 및 가지

| 약재의 조선시대 의서(醫書) 수재 |

접골목은 《동의보감》 탕액편(湯液篇)의 풀부(部)에 수재되어 있다.

| 《동의보감》 탕액편의 효능 |

삭조(蒴藋, 접골목)의 성질은 따뜻하고[溫](서늘하다[凉]고도 한다) 맛은 시며[酸] 독이 있다. 풍으로 가려운 것, 두드러기와 몸이 가려운 것, 과라(瘑癩)를 치료한다. 몸과 팔다리가 마비되고 감각과 동작이 자유롭지 못한 것을 낫게 한다.

| 《동의보감》 탕액편의 원문 |

삭조(蒴藋) 물오좀나무 : 性溫[一云凉] 味酸 有毒. 主風瘙 癮疹 身痒 瘑癩 風痺. ○ 一名接骨木 處處有之. 春夏採葉 秋冬採莖根 可作浴湯. [本草]

| 식약처 공정서의 약초와 약재 |

- **약초·약재의 식약처 공정서 수재** : 접골목은 우리나라 식품의약품안전처의 의약품 공정서인 《대한민국약전외한약(생약)규격집(KHP)》에 수재되어 있다.
- **약재의 분류** : 식물성 약재

- **약재의 라틴어 생약명** : Sambuci Lignum
- **약재의 기원** : 약재 접골목은 딱총나무 *Sambucus williamsii* var. *coreana* Nakai 또는 동속 근연식물(인동과 Caprifoliaceae)의 줄기 및 가지이다.
- **약재 저장법** : 밀폐용기(고형의 이물이 들어가는 것을 방지하고 내용의약품이 손실되지 않도록 보호할 수 있는 용기)

| 약재의 효능 |

- **한방 작용부위(귀경, 歸經)** : 접골목은 주로 간장 질환에 영향을 미친다.
- **한방 효능**
  - 거풍이습(祛風利濕) : 풍사(風邪)와 습사(濕邪)로 인한 질병을 치료한다.
  - 활혈(活血) : 혈액순환을 촉진한다.
  - 지혈(止血) : 출혈을 멎게 한다.
- **약효 해설**
  - 팔다리를 잘 쓰지 못하고 마비되며 아픈 증상을 치료한다.
  - 골절상에 유효하다.

허준, 《원본 동의보감》, 734쪽, 남산당(2014)

한방 약미(藥味)와 약성(藥性)

- **한방 약미(藥味)** : 맛은 쓰고 달다.

| 酸 | **苦** | **甘** | 辛 | 鹹 | | 澁 | 淡 |

- **한방 약성(藥性)** : 성질은 보통이다.

| 大寒 | 寒 | 微寒 | 凉 | **平** | 微溫 | 溫 | 熱 | 大熱 |

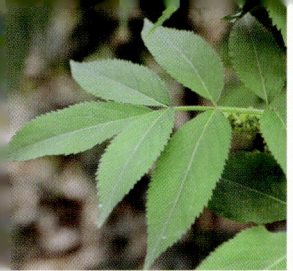
▲ 딱총나무 잎

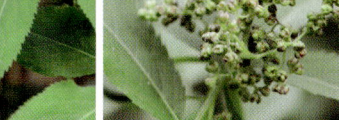
▲ 딱총나무 꽃봉오리

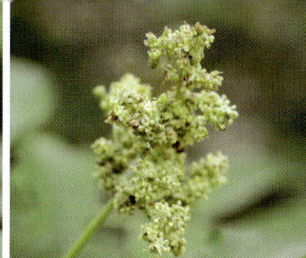
▲ 딱총나무 꽃

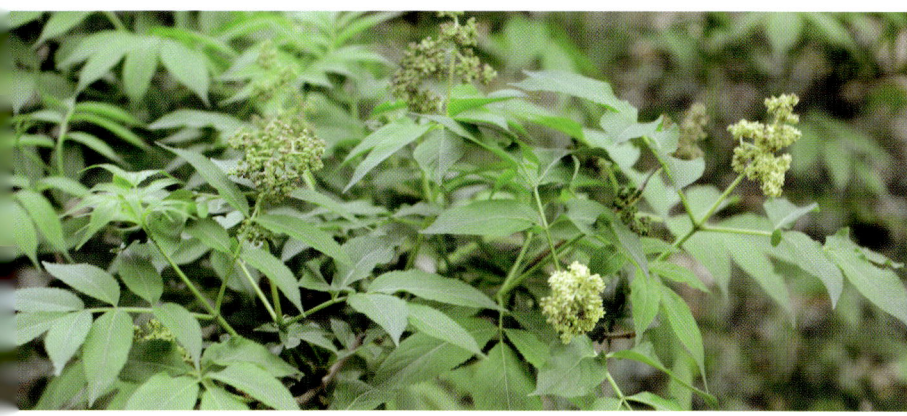
▲ 딱총나무 나무모양

- 급만성 신염 치료에 도움이 된다.
- 산후 빈혈, 타박상에 의한 부종을 낫게 한다.

|**약용법**| 줄기 및 가지 15~30g을 물 800mL에 넣고 달여서 반으로 나누어 아침저녁으로 마시거나 또는 가루나 환(丸)으로 만들어 복용한다. 외용할 때는 적당량을 짓찧어서 환부에 붙인다.

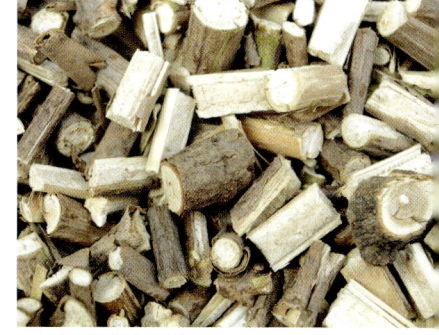
▲ 접골목(약재, 절단)

KP(대한민국약전) 수재 약재

약초명: 띠

약재명

모근 茅根

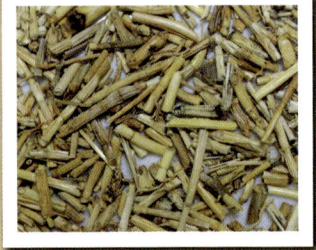

《동의보감》 탕액편에 기재된
조선시대의 한글 약초명

띳불휘

약초명 및 학명

띠, *Imperata cylindrica* Beauvois var. *koenigii* Durand et Schinz ex A. Camus

과명

벼과

약용부위

뿌리줄기로서 가는 뿌리와 비늘모양의 잎을 제거한 것

| 약재의 조선시대 의서(醫書) 수재 |

모근은 《동의보감》 탕액편(湯液篇)의 풀부(部)와 《방약합편》의 산초(山草)편에 수재되어 있다.

| 《동의보감》 탕액편의 효능 |

모근(茅根, 띠 뿌리)의 성질은 차고[寒](서늘하다[凉]고도 한다) 맛은 달고[甘] 독이 없다. 어혈, 월경이 나오지 않는 것, 추웠다 열이 났다 하는 것을 없앤다. 소변을 잘 나오게 하며 다섯 가지 임병[五淋]을 낫게 한다. 외감열[客熱]을 없애고 소갈(消渴), 토혈(吐血), 코피를 멎게 한다.

| 《동의보감》 탕액편의 원문 |

모근(茅根) 띳불휘 : 性寒[一云凉] 味甘 無毒. 除瘀血血閉寒熱 利小便 下五淋 除客熱 止消渴 及吐衄血. ○ 卽白茅根. 處處有之. 六月採根 暴乾. [本草]

| 식약처 공정서의 약초와 약재 |

● **약초·약재의 식약처 공정서 수재** : 모근은 우리나라 식품의약품안전처의 의약품 공정서인 《대한민국약전(KP)》에 수재되어 있다.

- **약재의 분류** : 식물성 약재
- **약재의 라틴어 생약명** : Imperatae Rhizoma
- **약재의 이명 또는 영명** : 백모근, Imperata Rhizome
- **약재의 기원** : 약재 모근은 띠 *Imperata cylindrica* Beauvois var. *koenigii* Durand et Schinz ex A. Camus(벼과 Gramineae)의 뿌리줄기로서 가는 뿌리와 비늘모양의 잎을 제거한 것이다.
- **약재 저장법** : 밀폐용기(고형의 이물이 들어가는 것을 방지하고 내용의약품이 손실되지 않도록 보호할 수 있는 용기)

| 약재의 효능 |

- **한방 효능군 분류** : 지혈약(止血藥)
- **한방 작용부위(귀경, 歸經)** : 모근은 주로 폐, 위장, 방광 질환에 영향을 미친다.
- **한방 효능**
  - 양혈지혈(凉血止血) : 혈열(血熱)을 식히고 지혈한다.
  - 청열이뇨(淸熱利尿) : 열기를 식히고 소변이 잘 나오게 한다.

허준, 《원본 동의보감》, 728쪽, 남산당(2014)

한방 약미(藥味)와 약성(藥性)

- **한방 약미(藥味)** : 맛은 달다.

| 酸 | 苦 | 甘 | 辛 | 鹹 | | 澁 | 淡 |

- **한방 약성(藥性)** : 성질은 차다.

| 大寒 | 寒 | 微寒 | 凉 | 平 | 微溫 | 溫 | 熱 | 大熱 |

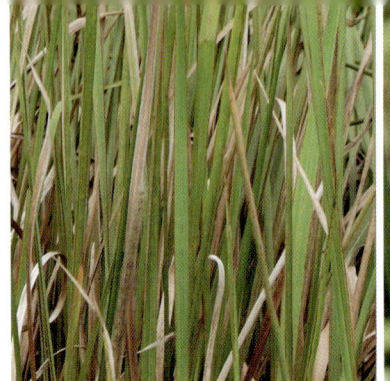
▲ 띠 잎

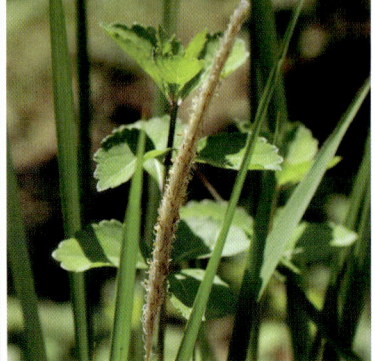
▲ 띠 꽃

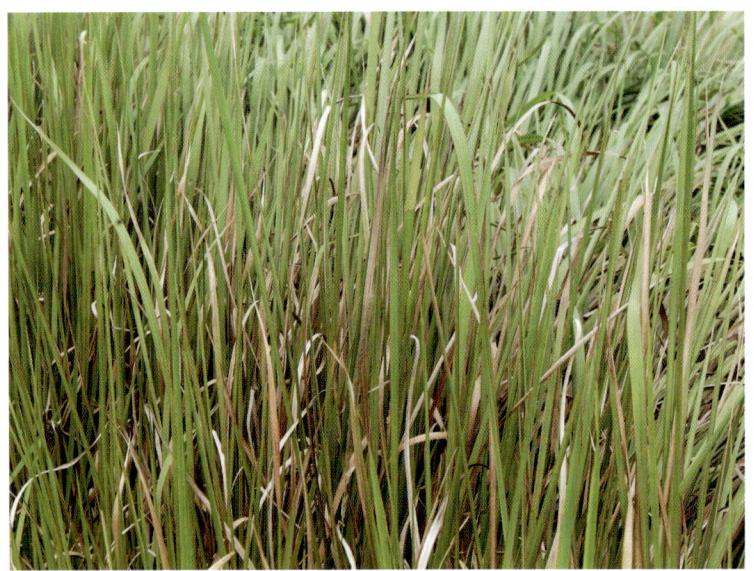
▲ 띠 지상부

● 약효 해설

- 열병(熱病)으로 인해 가슴이 답답하고 목이 마른 증상에 유효하다.
- 소변을 볼 때 피가 섞여 나오는 증상을 낫게 한다.
- 열을 내리고 소변을 잘 보게 한다.

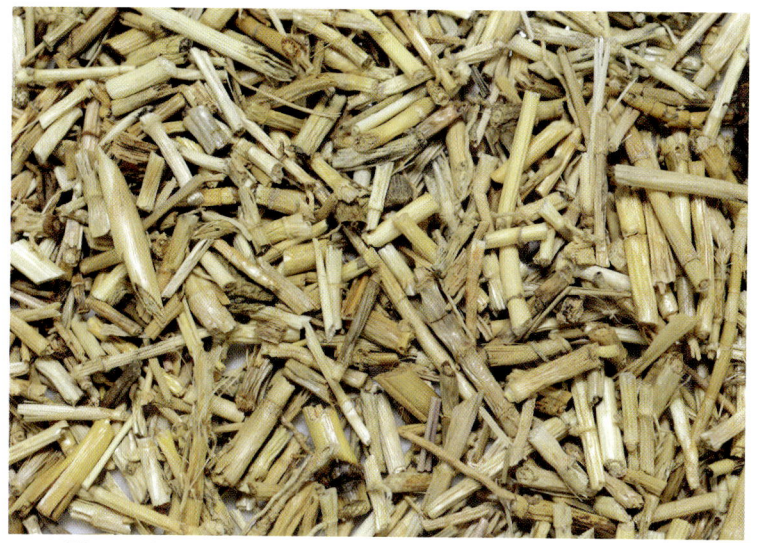

▲ 모근(약재, 절단)

- 몸이 부으며 소변량이 적은 증상을 치료한다.
- 지혈 작용이 있다.
- 임병, 황달에 쓰인다.

| **북한의 효능** | 피멎이약으로서 열을 내리우고 혈열을 없애며 출혈을 멈추고 어혈을 없애며 오줌을 잘 나가게 하고 갈증을 멈춘다.

| **약용법** | 뿌리줄기 9~30g을 물 800mL에 넣고 달여서 반으로 나누어 아침저녁으로 마신다.

KP(대한민국약전) 수재 약재

약초명: 마 참마

약재명: 산약 山藥

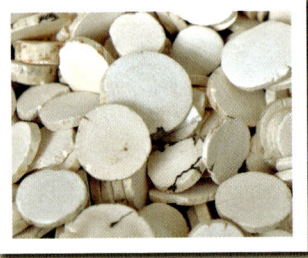

《동의보감》 탕액편에 기재된 조선시대의 한글 약초명

마

약초명 및 학명
마, *Dioscorea batatas* Decaisne
참마, *Dioscorea japonica* Thunberg

과명
마과

약용부위
주피를 제거한 뿌리줄기(담근체)로서 그대로 또는 쪄서 말린 것

| 약재의 조선시대 의서(醫書) 수재 |
산약은 《동의보감》 탕액편(湯液篇)의 풀부(部)와 《방약합편》의 만초(蔓草, 덩굴풀)편에 수재되어 있다.

| 《동의보감》 탕액편의 효능 |
서여(薯蕷, 마, 산약)의 성질은 따뜻하고[溫](보통이다[平]고도 한다) 맛이 달며[甘] 독이 없다. 허로로 야윈 것을 보하며 오장(五藏)을 충실하게 한다. 기력을 도와주며 살찌게 하고 근육과 뼈를 튼튼하게 한다. 심규[心孔]를 잘 통하게 하고 정신을 안정시키며 의지를 강하게 한다[安神長志].

| 《동의보감》 탕액편의 원문 |
서여(薯蕷) 마 : 性溫 [一云平] 味甘 無毒. 補虛勞羸瘦 充五藏 益氣力 長肌肉 强筋骨 開達心孔 安神長志. ○ 處處有之 一名 山芋 一名玉延. 宋時避諱 又號 爲山藥. 二月八月採根 刮之 白 色者爲上 靑黑者不堪. ○ 此物 貴生乾 方入藥. 生濕則滑 只消 腫核 不可入藥. 熟則只堪啖 亦

滯氣. ○ 乾法 取肥大者 刮去黃皮 以水 浸 末白礬少許摻水中 經宿 取洗去涎 焙 乾.[本草] ○ 山藥 手太陰肺經藥也.[入門]

| 식약처 공정서의 약초와 약재 |

- **약초·약재의 식약처 공정서 수재** : 산약은 우리나라 식품의약품안전처의 의약품 공정서인《대한민국약전(KP)》에 수재되어 있다.
- **약재의 분류** : 식물성 약재
- **약재의 라틴어 생약명** : Dioscoreae Rhizoma
- **약재의 이명 또는 영명** : Dioscorea Rhizome
- **약재의 기원** : 약재 산약은 마 *Dioscorea batatas* Decaisne 또는 참마 *Dioscorea japonica* Thunberg(마과 Dioscoreaceae)의 주피를 제거한 뿌리줄기(담근체)로서 그대로 또는 쪄서 말린 것이다.
- **약재 저장법** : 밀폐용기(고형의 이물이 들어가는 것을 방지하고 내용의약품이 손실되지 않도록 보호할 수 있는 용기)

허준, 《원본 동의보감》, 722쪽, 남산당(2014)

한방 약미(藥味)와 약성(藥性)

- **한방 약미(藥味)** : 맛은 달다.

| 酸 | 苦 | 甘 | 辛 | 鹹 | 澁 | 淡 |

- **한방 약성(藥性)** : 성질은 보통이다.

| 大寒 | 寒 | 微寒 | 凉 | 平 | 微溫 | 溫 | 熱 | 大熱 |

| 약재의 효능 |

- 한방 효능군 분류 : 보익약(補益藥)-보기(補氣)
- 한방 작용부위(귀경, 歸經) : 산약은 주로 비장, 폐, 신장 질환에 영향을 미친다.
- 한방 효능
  - 보비양위(補脾養胃) : 비(脾)를 보하고 위(胃)를 건강하게 한다.
  - 생진익폐(生津益肺) : 진액 생성을 촉진하고 폐(肺)를 보한다.
  - 보신삽정(補腎澁精) : 신(腎)을 보하고 정액이 새어나가지 않게 한다.
- 약효 해설
  - 신허(腎虛)로 무의식중에 정액이 몸 밖으로 나오는 증상에 유효하다.
  - 비장이 허약하여 생기는 권태감, 설사를 치료한다.
  - 폐허(肺虛)로 숨이 차고 기침하는 증상을 낫게 한다.
  - 자궁에서 분비물이 나오는 증상에 쓰인다.
  - 오랜 이질에 사용한다.

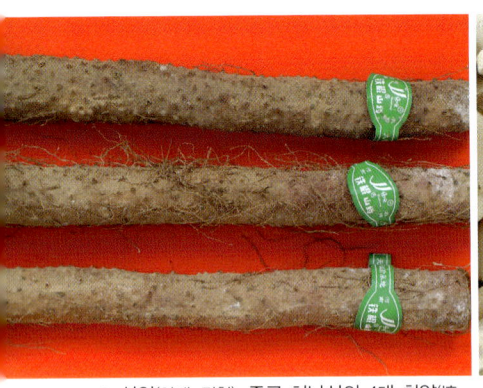

▲ 산약(약재, 전형). 중국 허난성의 4대 회약(懷藥)의 하나인 회산약이다.

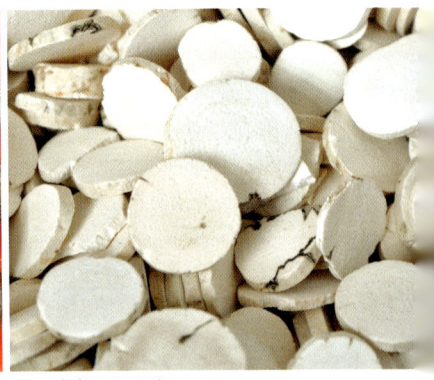

▲ 산약(약재, 절편)

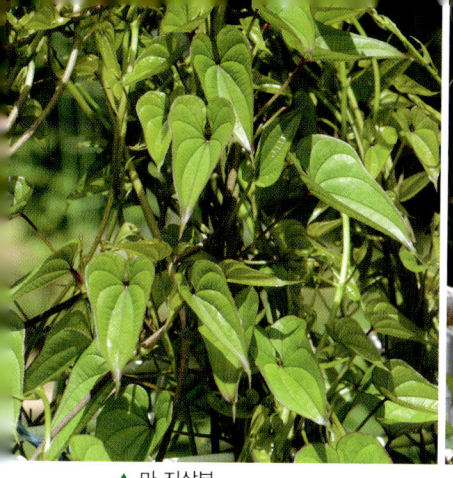
▲ 마 지상부

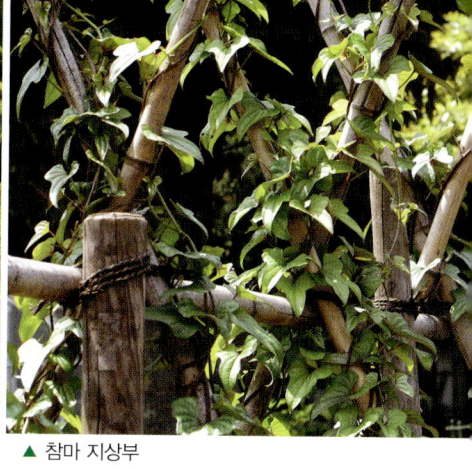
▲ 참마 지상부

| 북한의 효능 | 보기약으로서 기를 보하고 비위를 보하며 설사를 멈추고 폐와 신을 보하며 진액이 생겨나게 하고 귀와 눈을 밝게 한다.

| 약용법 | 뿌리줄기 15~30g을 물 800mL에 넣고 달여서 반으로 나누어 아침저녁으로 마신다.

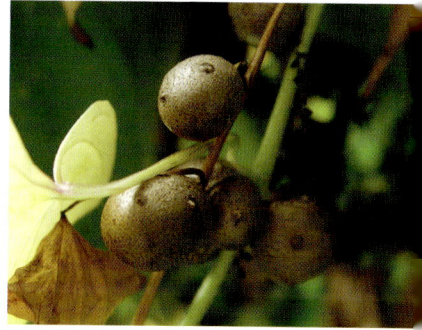
▲ 마 열매

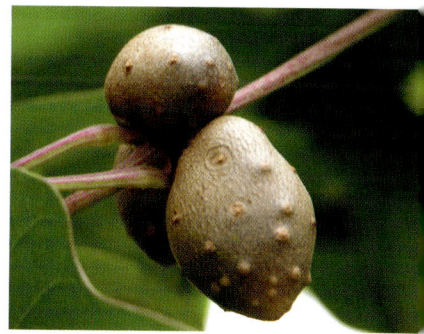
▲ 참마 열매

약초명

마늘

약재명

대산 大蒜

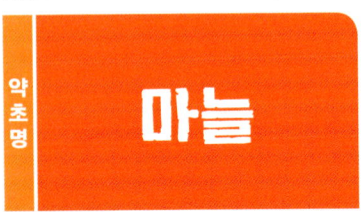

《동의보감》 탕액편에 기재된
조선시대의 한글 약초명

마놀

약초명 및 학명
마늘, *Allium sativum* Linné

과명
백합과

약용부위
비늘줄기

| 약재의 조선시대 의서(醫書) 수재 |

대산은《동의보감》탕액편(湯液篇)의 채소부(部)와《방약합편》의 훈신채(葷辛菜, 매운맛이 나는 채소)편에 수재되어 있다.

|《동의보감》 탕액편의 효능 |

대산(大蒜, 마늘)은 성질이 따뜻하고[溫](뜨겁다[熱]고도 한다) 맛이 매우며[辛] 독이 있다. 주로 옹종(癰腫)을 깨뜨린다. 팔다리를 잘 쓰지 못하고 마비되며 아픈 것을 낫게 한다. 장기(瘴氣)를 없애며 옆구리 부위에 덩어리가 생긴 것을 깨뜨린다. 냉과 풍을 없앤다. 비(脾)를 튼튼하게 하고 위(胃)를 따뜻하게 하며 곽란(霍亂)으로 쥐가 나는 것을 멎게 한다. 급성 전염병을 물리치며 노학(勞瘧)을 치료한다. 고독(蠱毒)을 없애며 뱀이나 벌레에 물린 것을 낫게 한다.

|《동의보감》 탕액편의 원문 |

대산(大蒜) 마놀 : 性溫 [一云熱] 味辛 有毒. 主散癰腫 除風濕 去瘴氣 爛痃癖 破冷除風 健

脾溫胃 止霍亂轉筋 辟瘟疫 療勞瘧 去蠱毒 療蛇蟲傷. ○ 園圃皆種之 經年者良. 五月五日採. ○ 蒜 葷菜也. 今人謂葫爲大蒜 性最葷臭 不可食. 久食傷肝損目. ○ 獨顆者 謂之獨頭蒜 殺鬼去痛. 灸癰疽方 多用之 도야마○. ○ 久食能淸血 令髮早白.[本草]

| 식약처 공정서의 약초와 약재 |

- **약초·약재의 식약처 공정서 수재** : 대산은 우리나라 식품의약품안전처의 의약품 공정서인 《대한민국약전외한약(생약)규격집(KHP)》에 수재되어 있다.
- **약재의 분류** : 식물성 약재
- **약재의 라틴어 생약명** : Allii Bulbus
- **약재의 이명 또는 영명** : 호산(葫蒜), Garlic
- **약재의 기원** : 약재 대산은 마늘 *Allium sativum* Linné(백합과 Liliaceae)의 비늘줄기이다.
- **약재 저장법** : 밀폐용기(고형의 이물이 들어가는 것을 방지하고 내용의

허준, 《원본 동의보감》, 717쪽, 남산당(2014)

한방 약미(藥味)와 약성(藥性)

- **한방 약미(藥味)** : 맛은 맵다.

  | 酸 | 苦 | 甘 | **辛** | 鹹 | | 澁 | 淡 |

- **한방 약성(藥性)** : 성질은 따뜻하다.

  | 大寒 | 寒 | 微寒 | 凉 | 平 | 微溫 | **溫** | 熱 | 大熱 |

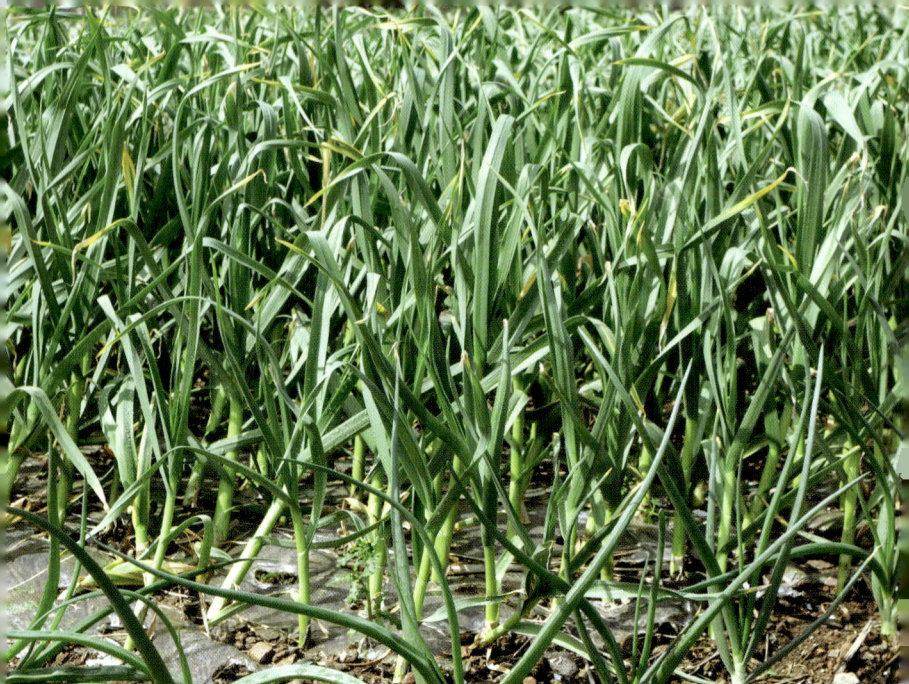

▲ 마늘 지상부

약품이 손실되지 않도록 보호할 수 있는 용기)

| 약재의 효능 |

- 한방 작용부위(귀경, 歸經) : 대산은 주로 비장, 위장, 폐 질환에 영향을 미친다.
- 한방 효능
  - 해독소종(解毒消腫) : 해독하고 종기를 가라앉힌다.
  - 살충(殺蟲) : 기생충을 죽인다.
  - 지리(止痢) : 이질(痢疾)을 멎게 한다.
- 약효 해설
  - 발작적으로 연속성 기침하는 증상에 사용한다.
  - 과로로 폐를 손상시킴으로써 발생하는 병증에 쓰인다.

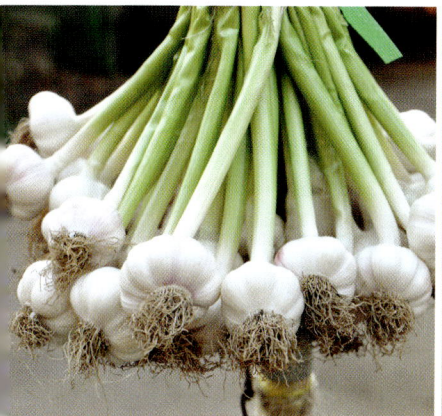
▲ 마늘 비늘줄기

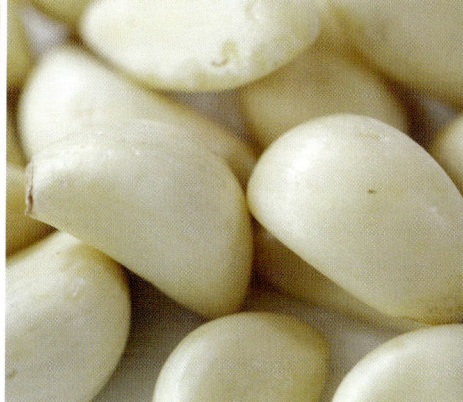
▲ 마늘(거피)

- 설사, 이질에 효과가 있다.
- 인체 간암세포, 결장 암세포의 억제 작용이 있다.
- 건위(健胃), 발한, 살균, 정장, 살충 작용이 있다.

| **약용법** | 비늘줄기 9~15g을 물 800mL에 넣고 달여서 반으로 나누어 아침저녁으로 마신다.

약초명

마디풀

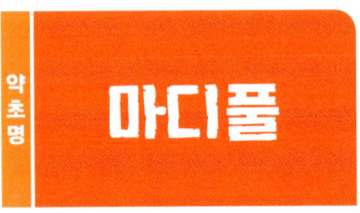

약재명

편축 萹蓄

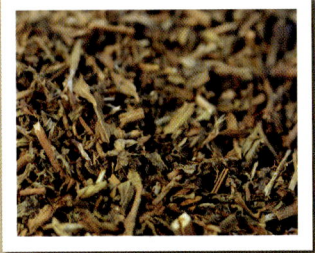

《동의보감》 탕액편에 기재된
조선시대의 한글 약초명

온ᄆᆞ듭

약초명 및 학명
마디풀, *Polygonum aviculare* Linné

과명
마디풀과

약용부위
전초

| 약재의 조선시대 의서(醫書) 수재 |

편축은 《동의보감》 탕액편(湯液篇)의 풀부(部)와 《방약합편》의 습초(濕草)편에 수재되어 있다.

| 《동의보감》 탕액편의 효능 |

편축(萹蓄, 마디풀)의 성질은 보통이고[平] 맛은 쓰며[苦](달다[甘]고도 한다) 독이 없다. 가려운 종기, 치질을 낫게 한다. 삼충(三蟲)을 죽이며 회충으로 인한 통증을 없앤다. 열로 생긴 임증(淋證)을 낫게 하며 소변을 잘 나오게 한다.

| 《동의보감》 탕액편의 원문 |

편축(萹蓄) 온ᄆᆞ듭 : 性平 味苦 [一云甘] 無毒. 主浸淫疥瘙 痔. 殺三蟲 療蛔痛 除熱淋 通小便. ○ 處處有之. 苗似瞿麥 葉細綠如竹 花生節間 甚微細. 五月採 陰乾. [本草] ○ 主大小便不通. 生水邊. 開紫花者爲佳. 搗取汁服. [經驗]

| 식약처 공정서의 약초와 약재 |

● 약초·약재의 식약처 공정서 수재 : 편축은 우리나라 식품의약품안전

처의 의약품 공정서인 《대한민국약전외한약(생약)규격집(KHP)》에 수재되어 있다.

- **약재의 분류** : 식물성 약재
- **약재의 라틴어 생약명** : Polygoni Avicularis Herba
- **약재의 이명 또는 영명** : 편죽(萹竹)
- **약재의 기원** : 약재 편축은 마디풀 *Polygonum aviculare* Linné(마디풀과 Polygonaceae)의 전초이다.
- **약재 저장법** : 밀폐용기(고형의 이물이 들어가는 것을 방지하고 내용의약품이 손실되지 않도록 보호할 수 있는 용기)

| 약재의 효능 |

- **한방 작용부위(귀경, 歸經)** : 편축은 주로 방광 질환에 영향을 미친다.
- **한방 효능**
  - 이뇨통림(利尿通淋) : 소변을 잘 나오게 하고 배뇨 장애를 해소한다.
  - 살충(殺蟲) : 기생충을 죽인다.
  - 지양(止痒) : 가려움증을 멎게 한다.

허준, 《원본 동의보감》, 735쪽, 남산당(2014)

한방 약미(藥味)와 약성(藥性)

- **한방 약미(藥味)** : 맛은 쓰다.

| 酸 | **苦** | 甘 | 辛 | 鹹 | 澁 | 淡 |

- **한방 약성(藥性)** : 성질은 약간 차다.

| 大寒 | 寒 | **微寒** | 凉 | 平 | 微溫 | 溫 | 熱 | 大熱 |

● 약효 해설

- 소변을 조금씩 자주 보고 잘 나오지 않으며 아픈 증상에 유효하다.
- 자궁에서 분비물이 계속 나오며 가려운 증상을 낫게 한다.
- 임증, 황달, 피부 습진을 치료한다.
- 회충을 제거한다.

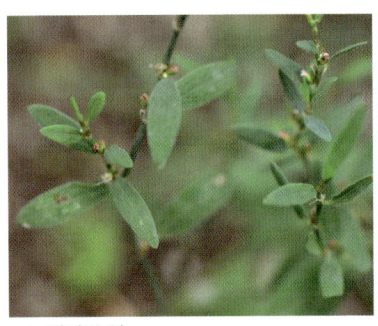

▲ 마디풀 잎 ▲ 마디풀 꽃

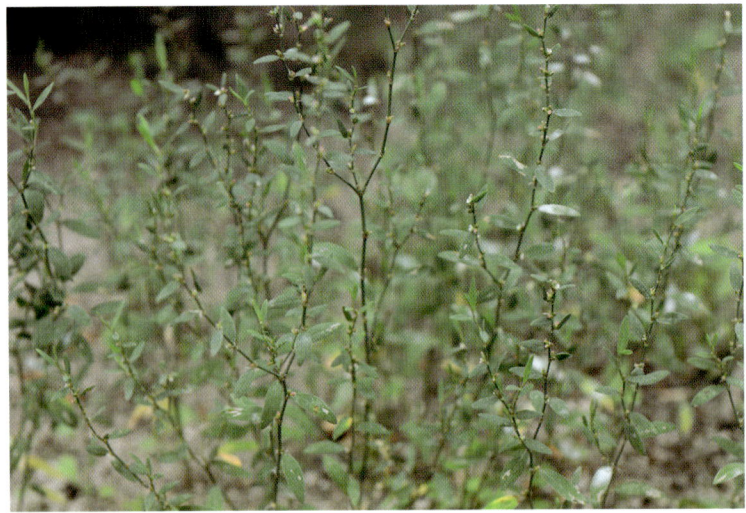

▲ 마디풀 지상부

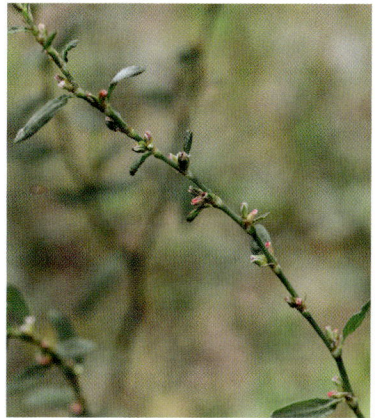 ▲ 마디풀 줄기
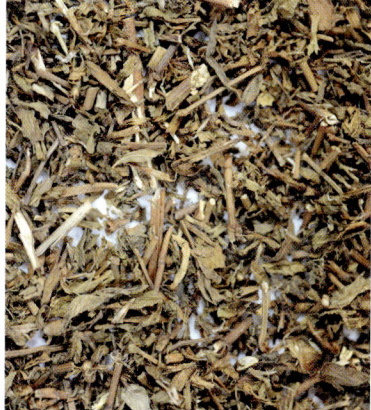 ▲ 편축(약재, 절단)

| **북한의 효능** | 오줌내기약으로서 열을 내리우고 오줌이 잘 나가게 하며 벌레를 죽인다.

| **약용법** | 전초 9~15g을 물 800mL에 넣고 달여서 반으로 나누어 아침저녁으로 마신다. 외용으로 적당량 사용한다.

약초명: 마삭줄, 덜마삭줄

약재명: 낙석등 絡石藤

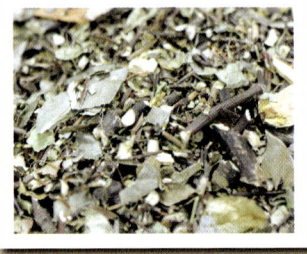

《동의보감》 탕액편에 기재된 조선시대의 한글 약초명

담쟝이

약초명 및 학명
마삭줄, *Trachelospermum asiaticum* Nakai
덜마삭줄, *Trachelospermum jasminoides* var. *pubescens* Makino

과명
협죽도과

약용부위
잎이 있는 덩굴성 줄기

약재의 조선시대 의서(醫書) 수재

낙석등은 《동의보감》 탕액편(湯液篇)의 풀부(部)에 수재되어 있다.

《동의보감》 탕액편의 효능

낙석(絡石, 담쟁이덩굴)의 성질은 약간 차고[微寒](따뜻하다[溫]고도 한다) 맛이 쓰며[苦] 독이 없다. 옹종(癰腫)이 잘 삭지 않는 데와 목 안과 혀가 부은 것, 쇠붙이에 상한 데 쓴다. 뱀독으로 가슴이 답답한 것을 없앤다. 옹저와 입, 혀가 마르는 것을 치료한다.

《동의보감》 탕액편의 원문

낙석(絡石) 담쟝이 : 性微寒[一云溫] 味苦 無毒. 主癰腫不消 喉舌腫 金瘡. 去蛇毒心悶 療癰傷 口乾舌焦. ○ 一名石薜荔 生木石間 凌冬不凋. 葉似細橘 蔓延木石之陰. 莖節着處 卽生根鬚 包絡石傍 花白子黑. 六七月採莖葉 日乾.[本草] ○ 根鬚包絡石上而生 葉細圓者良. 絡木者不用.[入門]

| 식약처 공정서의 약초와 약재 |

- **약초 · 약재의 식약처 공정서 수재** : 낙석등은 우리나라 식품의약품안전처의 의약품 공정서인 《대한민국약전외한약(생약)규격집(KHP)》에 수재되어 있다.
- **약재의 분류** : 식물성 약재
- **약재의 라틴어 생약명** : Trachelospermi Caulis
- **약재의 기원** : 약재 낙석등은 털마삭줄 *Trachelospermum jasminoides* var. *pubescens* Makino 또는 마삭줄 *Trachelospermum asiaticum* Nakai(협죽도과 Apocynaceae)의 잎이 있는 덩굴성 줄기이다.
- **약재 저장법** : 밀폐용기(고형의 이물이 들어가는 것을 방지하고 내용의약품이 손실되지 않도록 보호할 수 있는 용기)

| 약재의 효능 |

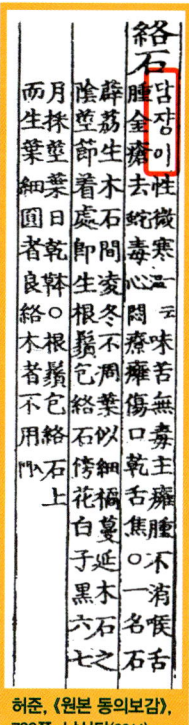

허준, 《원본 동의보감》, 723쪽, 남산당(2014)

- **한방 효능군 분류** : 거풍습약(祛風濕藥)
- **한방 작용부위(귀경, 歸經)** : 낙석등은 주로 심장, 간장, 신장 질환에 영향을 미친다.

한방 약미(藥味)와 약성(藥性)

- **한방 약미(藥味)** : 맛은 쓰다.

  酸 **苦** 甘 辛 鹹   澁 淡

- **한방 약성(藥性)** : 성질은 약간 차다.

  大寒 寒 **微寒** 凉 平 微溫 溫 熱 大熱

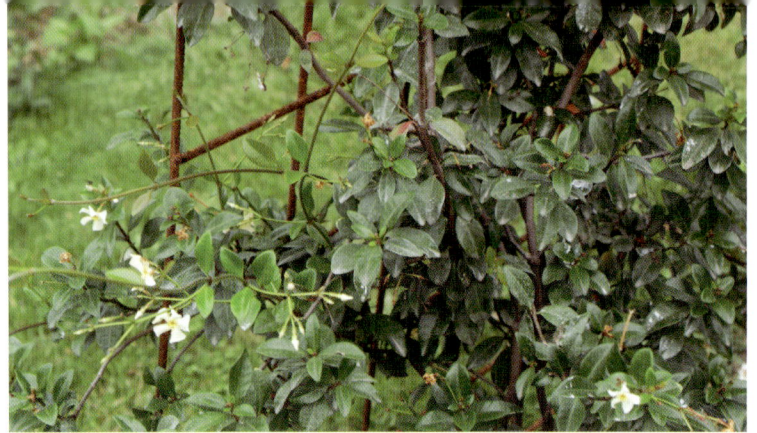

▲ 마삭줄 지상부

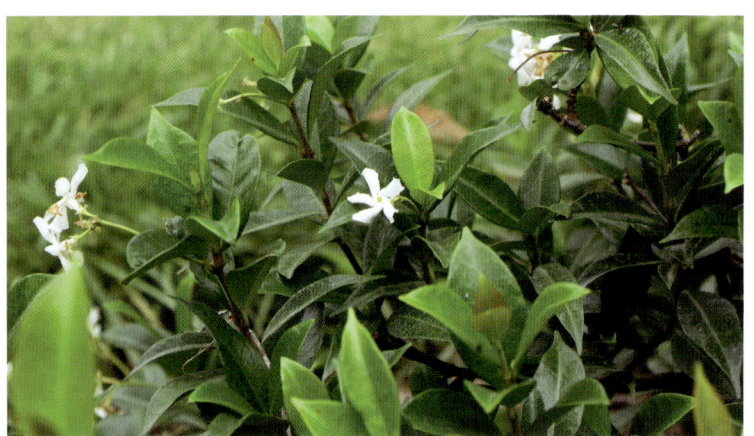

▲ 털마삭줄 지상부

- ● 한방 효능
  - 거풍통락(祛風通絡) : 풍(風)으로 인해 막힌 경락을 잘 통하게 한다.
  - 양혈소종(凉血消腫) : 혈열(血熱)을 식히고 종기를 가라앉힌다.
- ● 약효 해설
  - 풍(風)을 제거하고 경락에 기가 잘 통하게 한다.
  - 허리와 무릎 부위가 시큰거리고 아픈 병증을 치료한다.

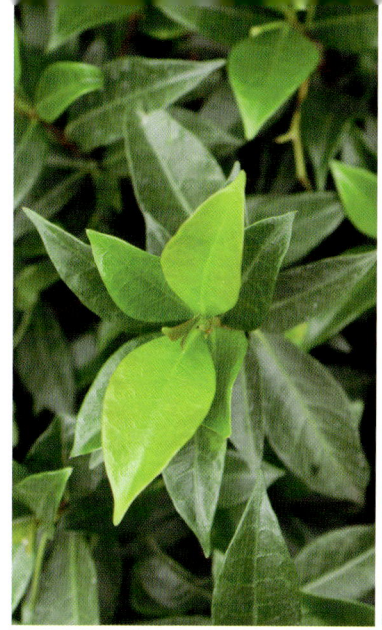
▲ 털마삭줄 잎

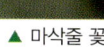
▲ 마삭줄 꽃

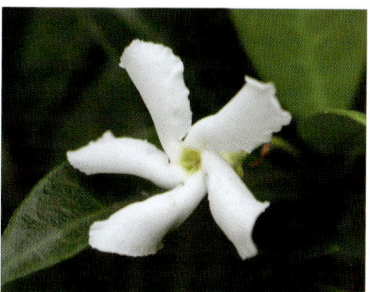
▲ 털마삭줄 꽃

- 팔다리에 작열감, 발적이 있고 몹시 아픈 증상에 사용한다.
- 목구멍이 붓고 아프며 무언가 막혀 있는 느낌이 드는 증상을 낫게 한다.
- 토혈, 타박상 치료에 도움이 된다.
- 혈압강하 약리작용이 있다.

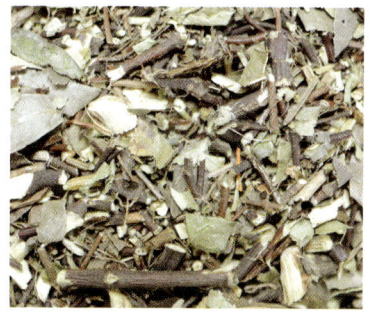
▲ 낙석등(약재, 절편)

| **약용법** | 덩굴성 줄기 6~12g을 물 800mL에 넣고 달여서 반으로 나누어 아침저녁으로 마신다. 외용할 때는 신선한 줄기 적당량을 짓찧어서 환부에 붙인다.

만주자작나무

약재명
화피 樺皮

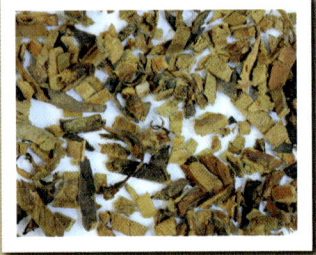

《동의보감》 탕액편에 기재된
조선시대의 한글 약초명

붓

약초명 및 학명
만주자작나무, *Betula platyphylla* Suk.

과명
자작나무과

약용부위
나무껍질

| 약재의 조선시대 의서(醫書) 수재 |

화피는 《동의보감》 탕액편(湯液篇)의 나무부(部)와 《방약합편》의 교목(喬木, 줄기가 곧고 굵으며 높이 자라는 나무)편에 수재되어 있다.

|《동의보감》 탕액편의 효능 |

화목피(樺木皮, 자작나무 껍질)의 성질은 보통이며[平] 맛은 쓰고 [苦] 독이 없다. 황달(黃疸), 젖멍울[乳癰, 유옹], 폐풍창(肺風瘡)과 소아 마마, 홍역을 낫게 한다.

|《동의보감》 탕액편의 원문 |

화목피(樺木皮) 붓 : 性平 味苦 無毒. 主黃疸及乳癰 肺風瘡 小兒瘡疹. ○ 今之裝弓樺皮也. 木似山桃 皮有花紋 北來者佳. [本草]

| 식약처 공정서의 약초와 약재 |

- **약초·약재의 식약처 공정서 수재** : 화피는 우리나라 식품의약품안전처의 의약품 공정서인 《대한민국약전외한약(생약)규격집(KHP)》에 수재되어 있다.
- **약재의 분류** : 식물성 약재

- **약재의 라틴어 생약명** : Betulae Cortex
- **약재의 기원** : 약재 화피는 만주자작나무 *Betula platyphylla* Suk. 또는 기타 동속식물(자작나무과 Betulaceae)의 나무껍질이다.
- **약재 저장법** : 밀폐용기(고형의 이물이 들어가는 것을 방지하고 내용의약품이 손실되지 않도록 보호할 수 있는 용기)

| 약재의 효능 |

- **한방 작용부위(귀경, 歸經)** : 화피는 주로 폐, 위장, 대장 질환에 영향을 미친다.
- **한방 효능**
  - 청열이습(清熱利濕) : 열기를 식히고 습기를 배출시킨다.
  - 거담지해(祛痰止咳) : 담(痰)을 제거하고 기침을 멎게 한다.
  - 해독(解毒) : 독성을 없앤다.
- **약효 해설**
  - 목 안이 붓고 아픈 증상을 치료한다.
  - 기침할 때 숨이 가쁜 증상에 효과가 있다.

허준, 《원본 동의보감》, 746쪽, 남산당(2014)

한방 약미(藥味)와 약성(藥性)

- **한방 약미(藥味)** : 맛은 쓰다.

| 酸 | 苦 | 甘 | 辛 | 鹹 | 澁 | 淡 |

- **한방 약성(藥性)** : 성질은 보통이다.

| 大寒 | 寒 | 微寒 | 凉 | 平 | 微溫 | 溫 | 熱 | 大熱 |

- 만성 기관지염, 급성 편도염, 치주염에 쓰인다.
- 소변량이 줄거나 잘 나오지 않는 병증에 사용한다.
- 황달, 이질에 유효하다.

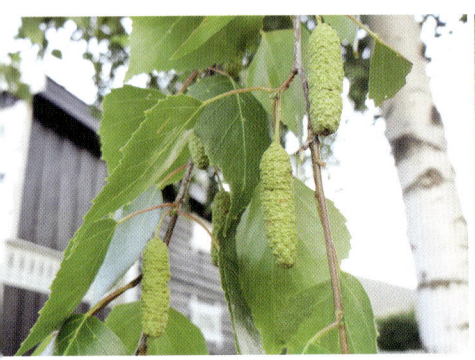
▲ 만주자작나무 열매(노르웨이)

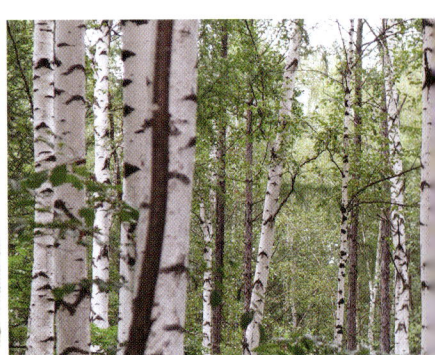
▲ 만주자작나무 나무껍질(백두산)

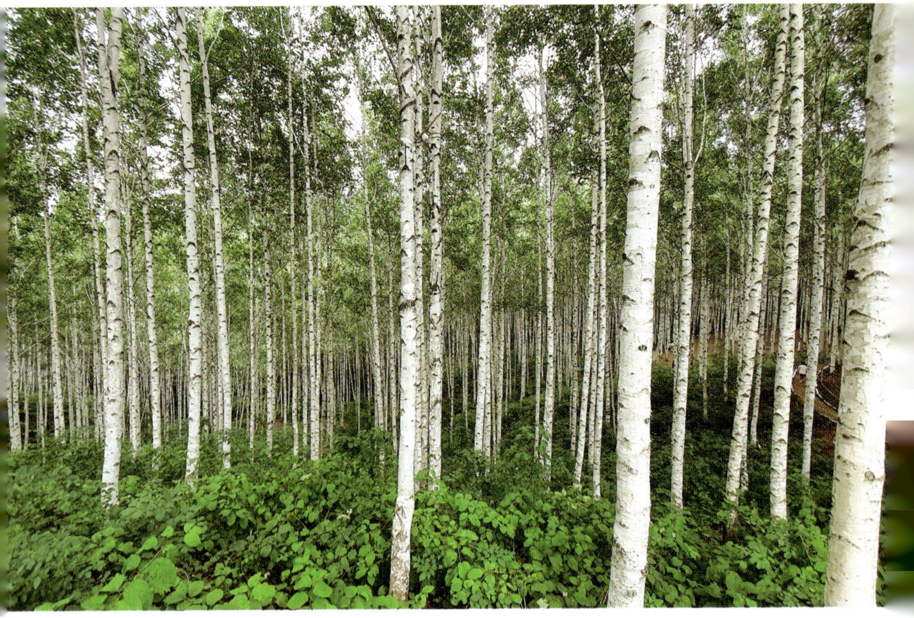

▲ 만주자작나무 숲(강원도 인제군)

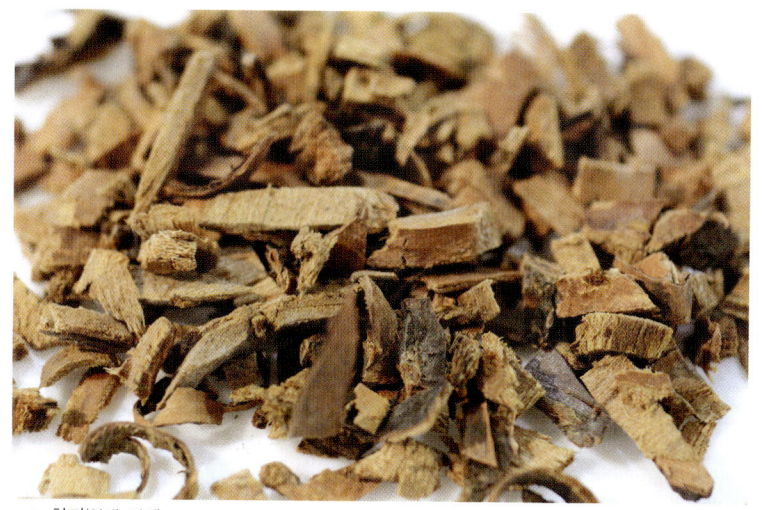

▲ 화피(약재, 절편)

| **약용법** | 나무껍질 10~15g을 물 800mL에 넣고 달여서 반으로 나누어 아침저녁으로 마신다. 외용할 때는 가루 내어 적당량을 환부에 붙인다.

약초명: 맥문동

약재명
맥문동 麥門冬

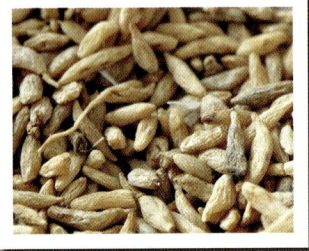

《동의보감》 탕액편에 기재된 조선시대의 한글 약초명

겨으사리불휘

약초명 및 학명

맥문동, *Liriope platyphylla* Wang et Tang

과명

백합과

약용부위

뿌리의 팽대부(膨大部)

| 약재의 조선시대 의서(醫書) 수재 |

맥문동은 《동의보감》 탕액편(湯液篇)의 풀부(部)와 《방약합편》의 습초(濕草)편에 수재되어 있다.

| 《동의보감》 탕액편의 효능 |

맥문동(麥門冬)의 성질은 약간 차고[微寒](보통이다[平]고도 한다) 맛이 달며[甘] 독이 없다. 허로에 열이 나고 입이 마르며 갈증 나는 것을 낫게 한다. 폐열(肺熱)로 진액이 소모되어 기침하고 숨차는 것, 피고름을 토하는 것을 치료한다. 열독으로 몸이 검고 눈이 누렇게 되는 것을 낫게 한다. 심(心)을 보하고 폐를 식혀주며 정신을 진정시키고 맥기(脈氣)를 안정시킨다.

| 《동의보감》 탕액편의 원문 |

맥문동(麥門冬) 겨으사리불휘 : 性微寒[一云平] 味甘 無毒. 主虛勞客熱 口乾燥渴. 治肺痿吐膿 療熱毒身黑目黃. 補心淸肺 保神 定脈氣. ○ 葉靑似莎草 四季不凋. 根作連珠 形似穬麥顆 故名麥門冬. 二三月九十月採根

陰乾. 以肥大者爲好. 用之 湯潤 抽去心 不爾 令人煩.[本草] ○ 入手太陰經 行經酒浸.[入門] ○ 我國慶尙全羅忠淸道有之 生肥土及海島中.[俗方]

| 식약처 공정서의 약초와 약재 |

- **약초·약재의 식약처 공정서 수재** : 맥문동은 우리나라 식품의약품안전처의 의약품 공정서인 《대한민국약전(KP)》에 수재되어 있다.
- **약재의 분류** : 식물성 약재
- **약재의 라틴어 생약명** : Liriopis seu Ophiopogonis Tuber
- **약재의 이명 또는 영명** : Liriope Tuber
- **약재의 기원** : 약재 맥문동은 맥문동 *Liriope platyphylla* Wang et Tang 또는 소엽맥문동 *Ophiopogon japonicus* Ker-Gawler(백합과 Liliaceae)의 뿌리의 팽대부(膨大部)이다.
- **약재 저장법** : 밀폐용기(고형의 이물이 들어가는 것을 방지하고 내용의약품이 손실되지 않도록 보호할 수 있는 용기)

허준, 《원본 동의보감》, 721쪽, 남산당(2014)

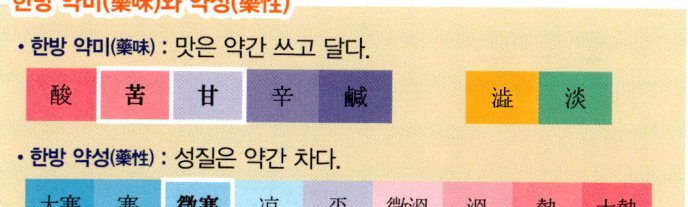

한방 약미(藥味)와 약성(藥性)

- **한방 약미(藥味)** : 맛은 약간 쓰고 달다.

| 酸 | 苦 | 甘 | 辛 | 鹹 | 澁 | 淡 |

- **한방 약성(藥性)** : 성질은 약간 차다.

| 大寒 | 寒 | 微寒 | 凉 | 平 | 微溫 | 溫 | 熱 | 大熱 |

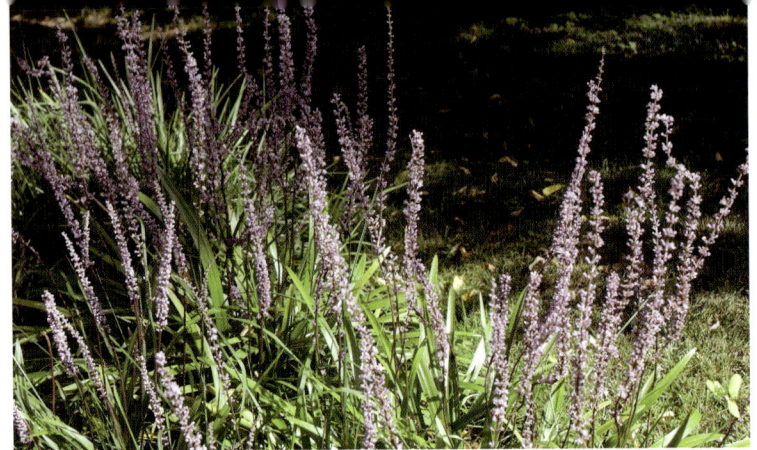
▲ 맥문동 지상부

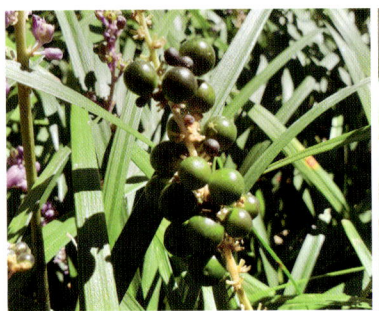
▲ 맥문동 덜 익은 열매

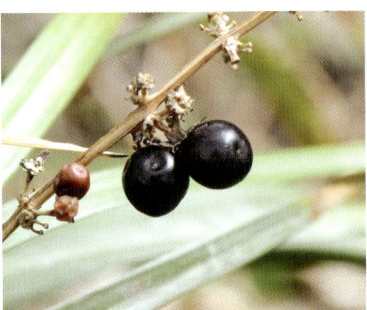
▲ 맥문동 익은 열매

| 약재의 효능 |

- 한방 효능군 분류 : 보익약(補益藥)-보음(補陰)
- 한방 작용부위(귀경, 歸經) : 맥문동은 주로 심장, 폐, 위장 질환에 영향을 미친다.
- 한방 효능
  - 양음생진(養陰生津) : 진액을 보충한다.
  - 윤폐청심(潤肺淸心) : 폐를 촉촉하게 하고 심열(心熱)을 식힌다.
- 약효 해설
  - 가슴이 답답하여 잠을 잘 못 자는 증상에 유효하다.

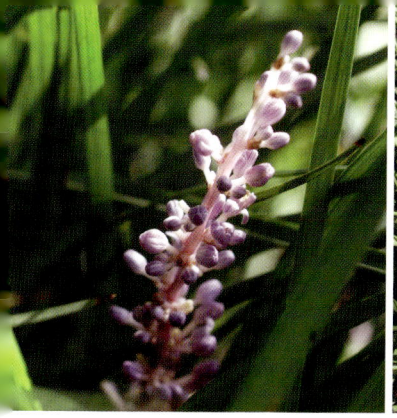
▲ 소엽맥문동 꽃봉오리

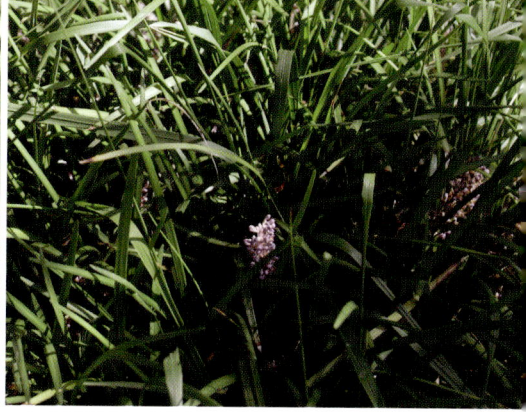
▲ 소엽맥문동 지상부

- 마른기침이 나고 가래가 없는 증상에 사용한다.
- 목 안이 벌겋게 붓고 아프며 막힌 감이 있는 증상을 치료한다.
- 음(陰)이 허해서 몸이 허약해지고 기침과 오한이 있으며 열나는 증상을 낫게 한다.
- 장(腸)의 진액이 부족하여 생기는 변비를 없애준다.
- 각혈을 멎게 한다.

| 북한의 효능 | 보음약으로서 폐를 눅여주고 폐열과 심열을 내리우며 진액을 생겨나게 하고 오줌을 잘 나가게 한다.

| 약용법 | 뿌리의 팽대부 6~12g을 물 800mL에 넣고 달여서 반으로 나누어 아침저녁으로 마신다.

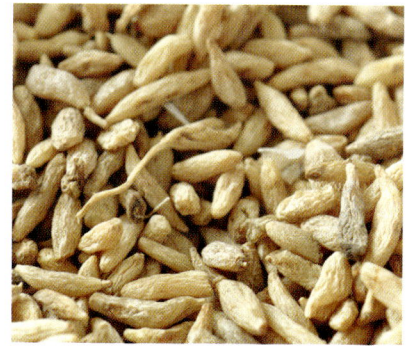
▲ 맥문동(약재, 전형)

약초명: 맨드라미

약재명: 계관화 鷄冠花

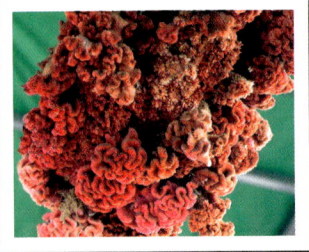

《동의보감》 탕액편에 기재된 조선시대의 한글 약초명

만드라미곳

약초명 및 학명
맨드라미, *Celosia cristata* Linné

과명
비름과

약용부위
화서(꽃차례)

| 약재의 조선시대 의서(醫書) 수재 |

계관화는《동의보감》탕액편(湯液篇)의 풀부(部)에 수재되어 있다.

|《동의보감》 탕액편의 효능 |

계관화(鷄冠花, 맨드라미 꽃)의 성질은 서늘하고[凉] 독이 없다. 치질[腸風, 장풍]로 피를 쏟는 것, 적백이질, 부인의 붕루, 자궁에서 분비물이 나오는 것을 멎게 한다.

|《동의보감》 탕액편의 원문 |

계관화(雞冠花) 만드라미곳 : 性凉 無毒. 止腸風瀉血 赤白痢 婦人崩中帶下. ○ 花似雞冠 故以名之. 入藥炒用. [本草]

| 식약처 공정서의 약초와 약재 |

- 약초·약재의 식약처 공정서 수재 : 계관화는 우리나라 식품의약품안전처의 의약품 공정서인《대한민국약전외한약(생약)규격집(KHP)》에 수재되어 있다.
- 약재의 분류 : 식물성 약재
- 약재의 라틴어 생약명 : Celosiae Cristatae Flos

- **약재의 기원** : 약재 계관화는 맨드라미 *Celosia cristata* Linné(비름과 Amaranthaceae)의 화서이다.
- **약재 저장법** : 밀폐용기(고형의 이물이 들어가는 것을 방지하고 내용의약품이 손실되지 않도록 보호할 수 있는 용기)

| 약재의 효능 |

- **한방 작용부위(귀경, 歸經)** : 계관화는 주로 간장, 대장 질환에 영향을 미친다.
- **한방 효능**
  - 수렴지혈(收斂止血) : 상처를 아물게 하여 지혈한다.
  - 지대(止帶) : 냉을 멎게 한다.
  - 지리(止痢) : 이질을 멎게 한다.
- **약효 해설**
  - 여성의 부정기 자궁출혈, 자궁에서 분비물이 나오는 증상에 사용한다.
  - 혈변(血便), 토혈, 치혈(痔血)을 멈추게 한다.
  - 오래된 이질(痢疾)로 설사가 그치지 않는 병증에 쓰인다.

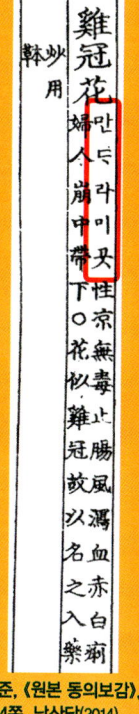

허준, 《원본 동의보감》, 734쪽, 남산당(2014)

한방 약미(藥味)와 약성(藥性)

- **한방 약미(藥味)** : 맛은 달고 떫다.

| 酸 | 苦 | **甘** | 辛 | 鹹 | **澁** | 淡 |

- **한방 약성(藥性)** : 성질은 서늘하다.

| 大寒 | 寒 | 微寒 | **凉** | 平 | 微溫 | 溫 | 熱 | 大熱 |

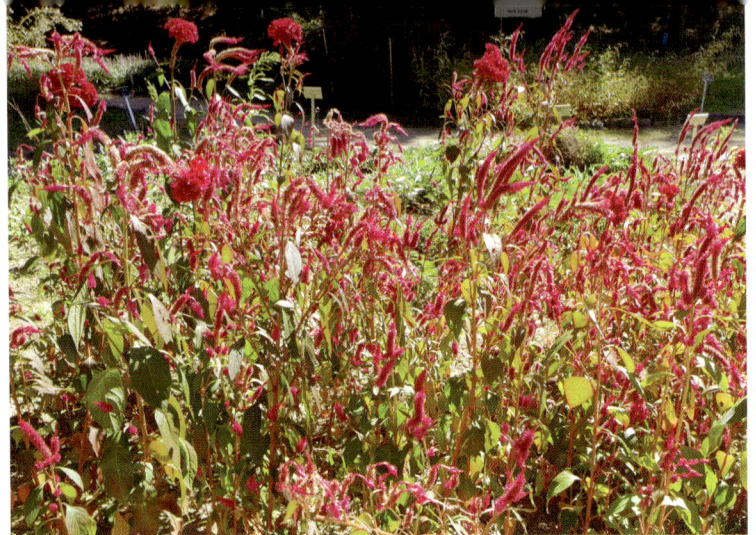

▲ 맨드라미 지상부

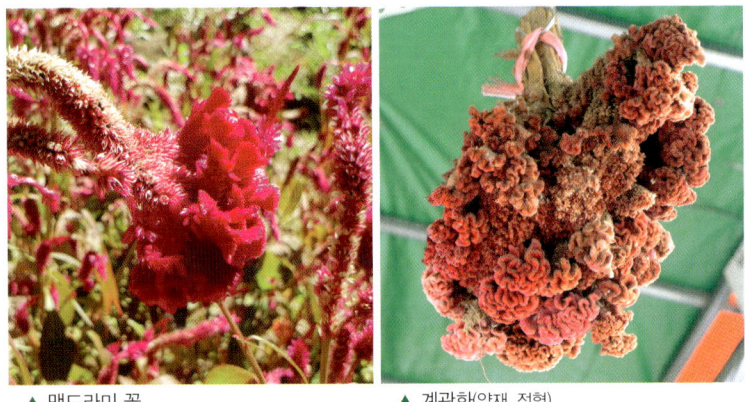

▲ 맨드라미 꽃   ▲ 계관화(약재, 전형)

| 북한의 효능 | 피멎이약으로서 출혈을 멈추고 설사를 멈춘다.

| 약용법 | 화서(꽃차례) 6~12g을 물 800mL에 넣고 달여서 반으로 나누어 아침저녁으로 마신다.

약초명: 모과나무, 명자나무

약재명: 모과 木瓜

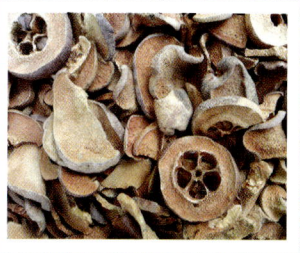

《동의보감》 탕액편에 기재된 조선시대의 한글 약초명

모과

약초명 및 학명

모과나무, *Chaenomeles sinensis* (Thouin) Koehne
명자나무, *Chaenomeles speciosa* (Sweet) Nakai

과명
장미과

약용부위
잘 익은 열매

| 약재의 조선시대 의서(醫書) 수재 |

모과는 《동의보감》 탕액편(湯液篇)의 과일부(部)와 《방약합편》의 산과(山果)편에 수재되어 있다.

| 《동의보감》 탕액편의 효능 |

목과(木瓜, 모과)의 성질은 따뜻하며[溫] 맛이 시고[酸] 독은 없다. 곽란(霍亂)으로 심하게 토하고 설사하는 것을 낮게 한다. 쥐가 나서 근육이 뒤틀리고 오그라지는 것을 치료한다. 음식을 소화시키고 이질 후에 생긴 갈증을 멎게 한다. 아랫배에서 생긴 통증이 명치까지 치밀어 오르는 것을 낮게 한다. 각기(脚氣), 몸이 붓는 것, 소갈(消渴), 속이 메슥메슥하여 토하려는 것, 가래침을 치료한다. 근육과 뼈를 튼튼하게 하고 다리와 무릎에 힘이 없는 것을 낮게 한다.

| 《동의보감》 탕액편의 원문 |

목과(木瓜) 모과 : 性溫 味酸 無毒. 主霍亂大吐下 轉筋不止. 消食 止痢後渴. 治奔豚及脚氣 水腫 消渴 嘔逆 痰唾. 强筋骨 療

足膝無力. ○ 生南方 其樹枝狀如柰 花作房生子 形如瓜蔞. 火乾甚香 九月採. ○ 實如小瓜 醋可食. 然不可多食 損齒及骨. ○ 此物入肝 故益筋與血. ○ 勿令犯鐵 用銅刀削去皮及子 薄切暴乾. ○ 木瓜得木之正 故入筋. 以鉛白霜塗之 則失酸味 受金之制故也.[本草] ○ 木實如瓜 良果也. 入手 足太陰經 益肺而去濕 和胃而滋脾.[入門]

| 식약처 공정서의 약초와 약재 |

- **약초·약재의 식약처 공정서 수재** : 모과는 우리나라 식품의약품안전처의 의약품 공정서인 《대한민국약전외한약(생약)규격집(KHP)》에 수재되어 있다.

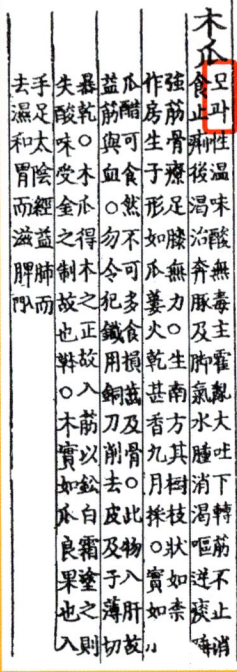

허준, 《원본 동의보감》, 711쪽, 남산당(2014)

- **약재의 분류** : 식물성 약재
- **약재의 라틴어 생약명** : Chaenomelis Fructus
- **약재의 이명 또는 영명** : 목과실(木瓜實), 목과
- **약재의 기원** : 약재 모과는 모과나무 *Chaenomeles sinensis* (Thouin)

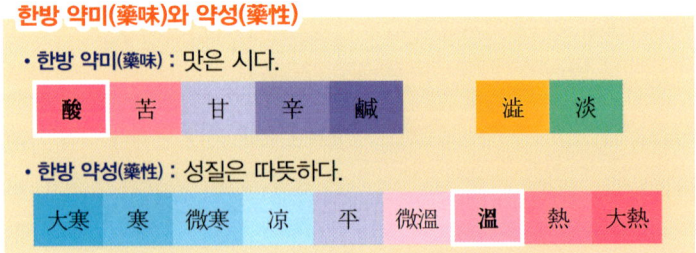

Koehne 또는 명자나무 *Chaenomeles speciosa* (Sweet) Nakai(장미과 Rosaceae)의 잘 익은 열매이다.
- **약재 저장법** : 밀폐용기(고형의 이물이 들어가는 것을 방지하고 내용의 약품이 손실되지 않도록 보호할 수 있는 용기)

| 약재의 효능 |

- **한방 효능군 분류** : 거풍습약(祛風濕藥)
- **한방 작용부위(귀경, 歸經)** : 모과는 주로 간장, 비장 질환에 영향을 미친다.
- **한방 효능**

〈모과나무〉
- 화위서근(和胃舒筋) : 위장을 편안하게 하고 근육을 이완시킨다.

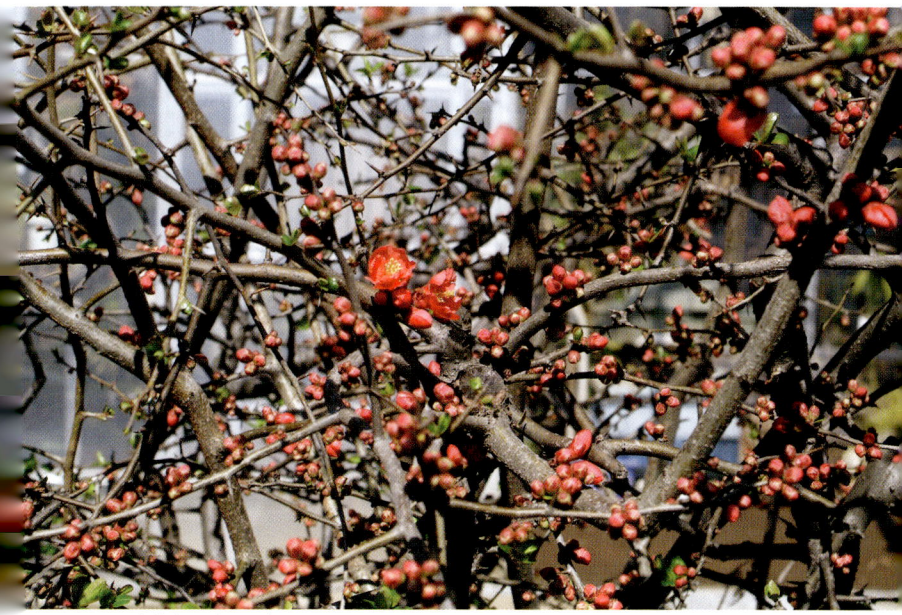

▲ 명자나무 나무모양

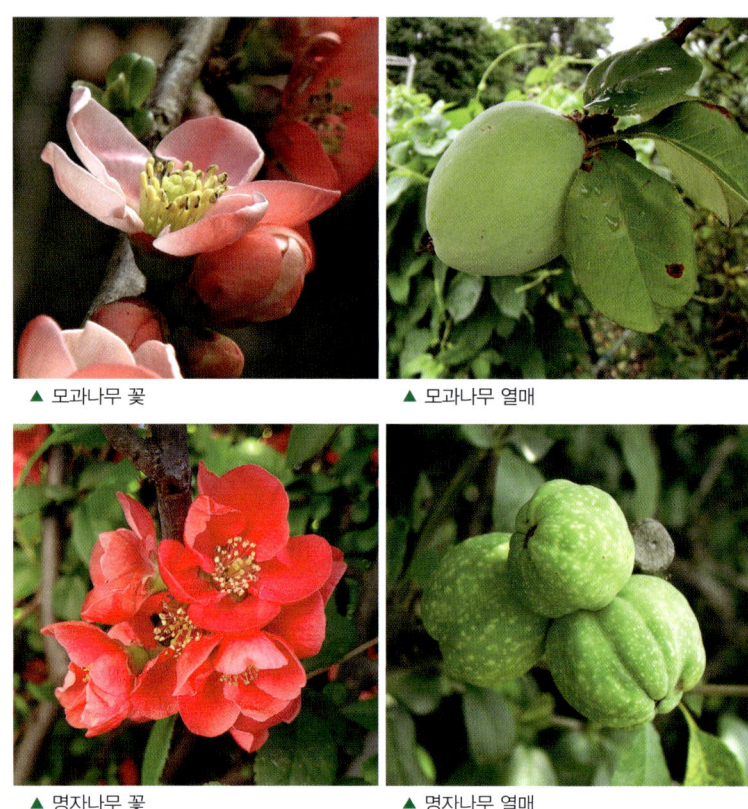

▲ 모과나무 꽃   ▲ 모과나무 열매

▲ 명자나무 꽃   ▲ 명자나무 열매

- 거풍습(祛風濕) : 풍사(風邪)와 습사(濕邪)를 없앤다.
- 소담지해(消痰止咳) : 담(痰)을 삭이고 기침을 멎게 한다.

〈명자나무〉
- 서근활락(舒筋活絡) : 근육을 이완시키고 경락을 소통시킨다.
- 화위화습(和胃化濕) : 위장을 편안하게 하고 습기를 없앤다.

● 약효 해설
- 팔다리에 경련이 일어 당기고 아픈 증상을 치료한다.

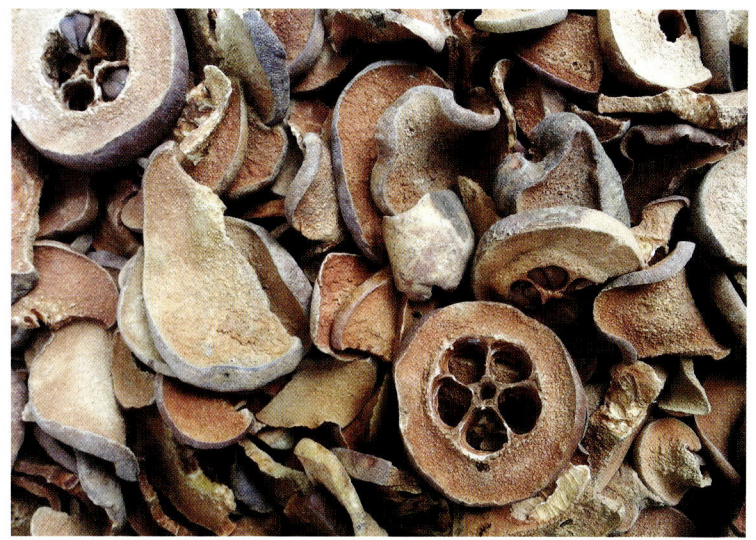

▲ 모과(약재, 절편)

- 근육을 이완시켜 혈맥과 경락이 잘 통하게 한다.
- 각기병, 몸이 붓는 증상, 이질에 사용한다.
- 소화불량에 유효하다.

| **북한의 효능** | 거풍습약으로서 풍습을 없애고 위기능을 정상화하며 경련을 푼다.

| **약용법** | 열매 6~9g을 물 800mL에 넣고 달여서 반으로 나누어 아침저녁으로 마신다.

약초명: 모시대

약재명: 제니 薺苨

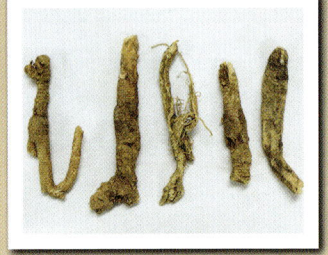

《동의보감》 탕액편에 기재된 조선시대의 한글 약초명

계로기

약초명 및 학명
모시대, *Adenophora remotiflorus* Miquel

과명
초롱꽃과

약용부위
뿌리

| 약재의 조선시대 의서(醫書) 수재 |

제니는 《동의보감》 탕액편(湯液篇)의 채소부(部)와 《방약합편》의 산초(山草)편에 수재되어 있다.

| 《동의보감》 탕액편의 효능 |

제니(薺苨, 모시대)는 성질이 차고[寒] 맛이 달며[甘] 독이 없다. 온갖 약독(藥毒)을 풀고 고독(蠱毒)을 없앤다. 뱀이나 벌레에 물린 것을 치료한다. 독화살에 맞은 데[毒箭傷, 독전상]에 붙인다.

| 《동의보감》 탕액편의 원문 |

제니(薺苨) 계로기 : 性寒 味甘 無毒. 解百藥毒 殺蠱毒. 治蛇蟲咬 署毒箭傷. ○ 似人參而葉少異. 根似桔梗 但無心爲異. 二月八月採根 暴乾. ○ 處處有之 生山中. 今人採收以爲果菜. 取苗煮食 採根作脯 味甚美.[本草]

| 식약처 공정서의 약초와 약재 |

● **약초·약재의 식약처 공정서 수재** : 제니는 우리나라 식품의약품안전처의 의약품 공정서인 《대한민국약전외한약(생약)규격집(KHP)》에 수재되어 있다.

- **약재의 분류** : 식물성 약재
- **약재의 라틴어 생약명** : Adenophorae Remotiflori Radix
- **약재의 기원** : 약재 제니는 모시대 *Adenophora remotiflorus* Miquel(초롱꽃과 Campanulaceae)의 뿌리이다.
- **약재 저장법** : 밀폐용기(고형의 이물이 들어가는 것을 방지하고 내용의약품이 손실되지 않도록 보호할 수 있는 용기)

| 약재의 효능 |

- **한방 작용부위(귀경, 歸經)** : 제니는 주로 폐, 비장 질환에 영향을 미친다.
- **한방 효능**
  - 윤조화담(潤燥化痰) : 건조한 것을 촉촉하게 하여 가래를 없앤다.
  - 청열해독(淸熱解毒) : 열독(熱毒)을 해소한다.
- **약효 해설**
  - 폐의 진액 부족으로 생긴 기침에 유효하다.
  - 목 안이 붓고 아픈 증상을 치료한다.

허준, 《원본 동의보감》, 717쪽, 남산당(2014)

한방 약미(藥味)와 약성(藥性)

- **한방 약미(藥味)** : 맛은 달다.

| 酸 | 苦 | 甘 | 辛 | 鹹 | 澁 | 淡 |

- **한방 약성(藥性)** : 성질은 차다.

| 大寒 | 寒 | 微寒 | 凉 | 平 | 微溫 | 溫 | 熱 | 大熱 |

모시대 · 제니 213

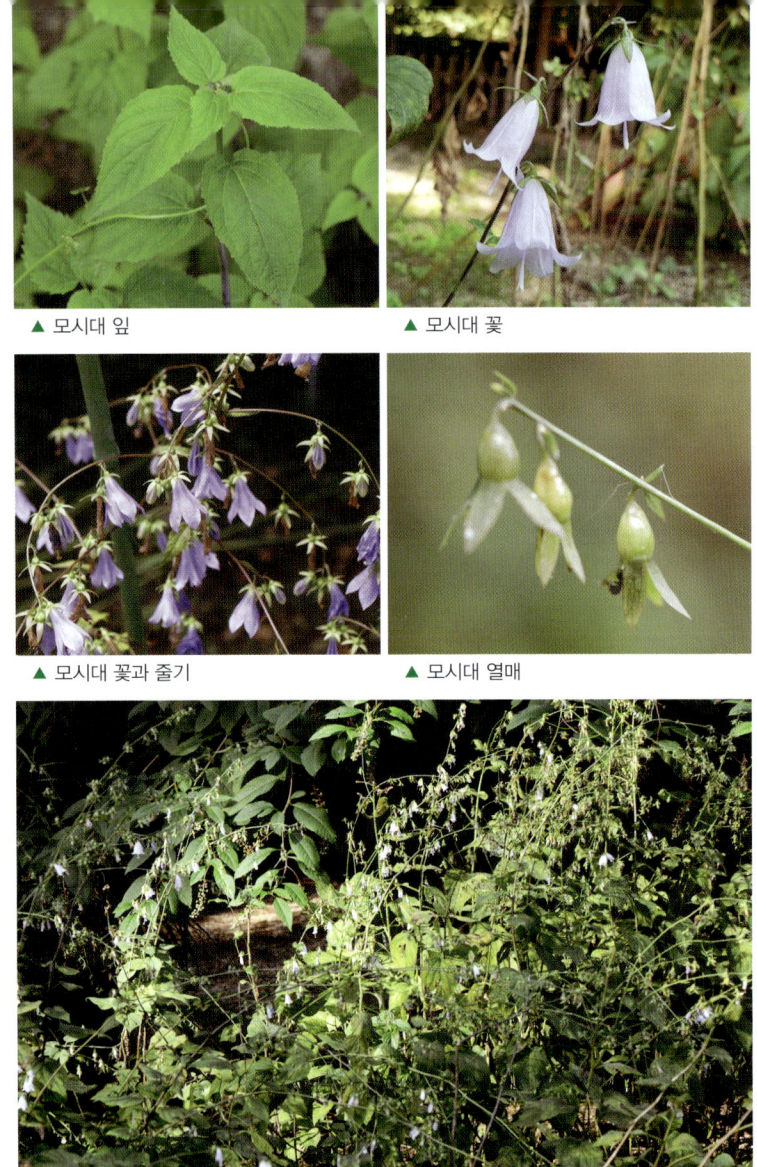

▲ 모시대 잎　　▲ 모시대 꽃

▲ 모시대 꽃과 줄기　　▲ 모시대 열매

▲ 모시대 지상부

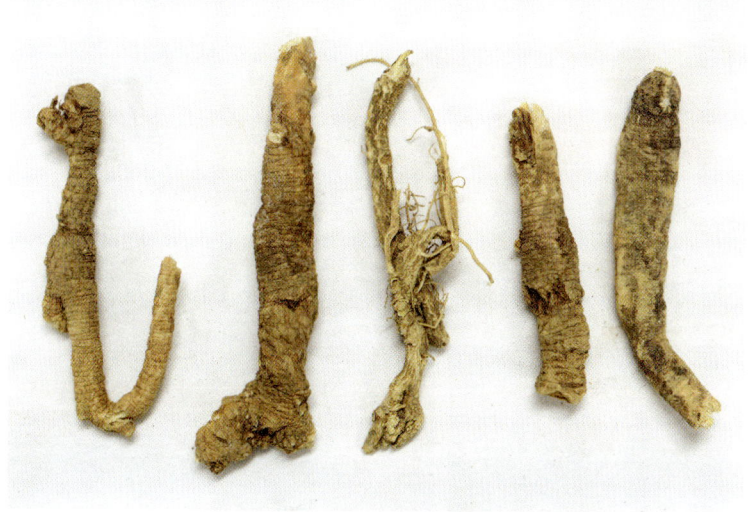

▲ 제니(약재, 전형)

- 약물 중독에 사용한다.

| **북한의 효능** | 진해평천약으로서 가래를 삭이고 기침을 멈추며 갈증을 멈추고 독을 푼다.

| **약용법** | 뿌리 5~10g을 물 800mL에 넣고 달여서 반으로 나누어 아침저녁으로 마신다. 외용할 때는 적당량을 짓찧어서 환부에 붙인다.

약초명: 모시풀

약재명
저마근 苧麻根

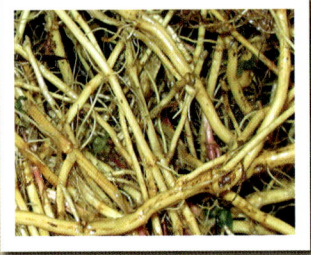

《동의보감》 탕액편에 기재된 조선시대의 한글 약초명

모싯불휘

약초명 및 학명

모시풀, *Boehmeria nivea* Gaud.

과명

쐐기풀과

약용부위

뿌리

| 약재의 조선시대 의서(醫書) 수재 |

저마근은 《동의보감》 탕액편(湯液篇)의 풀부(部)와 《방약합편》의 습초(濕草)편에 수재되어 있다.

| 《동의보감》 탕액편의 효능 |

저근(苧根, 모시풀 뿌리)의 성질은 차고[寒](보통이다[平]고도 한다) 맛은 달며[甘] 독이 없다. 소아의 단독[赤丹], 독성이 있는 종기[毒腫], 임신 중 하혈하는 것, 출산 전후에 가슴에 열이 있어서 답답한 것을 낫게 한다. 오림(五淋)을 없앤다. 유행성 열병으로 몹시 갈증이 나고 미쳐 날뛰는 것, 독약을 묻힌 화살에 의한 상처, 뱀, 벌레에 물린 것을 치료한다.[본초]

| 《동의보감》 탕액편의 원문 |

저근(苧根) 모싯불휘 : 性寒[一云平] 味甘 無毒. 主小兒赤丹 毒腫 婦人漏胎下血 産前後心熱煩悶. 除五淋 療天行熱疾 大渴大狂 署毒箭 蛇蟲咬.[本草] ○ 卽今績布之苧根也. 補陰 行滯血.[丹心]

| 식약처 공정서의 약초와 약재 |

- **약초·약재의 식약처 공정서 수재** : 저마근은 우리나라 식품의약품안전처의 의약품 공정서인 《대한민국약전외한약(생약)규격집(KHP)》에 수재되어 있다.
- **약재의 분류** : 식물성 약재
- **약재의 라틴어 생약명** : Boehmeriae Radix
- **약재의 이명 또는 영명** : 저근(苧根), 저마(苧麻)
- **약재의 기원** : 약재 저마근은 모시풀 *Boehmeria nivea* Gaud.(쐐기풀과 Urticaceae)의 뿌리이다.
- **약재 저장법** : 밀폐용기(고형의 이물이 들어가는 것을 방지하고 내용의약품이 손실되지 않도록 보호할 수 있는 용기)

| 약재의 효능 |

- **한방 작용부위(귀경, 歸經)** : 저마근은 주로 간장, 심장, 방광 질환에 영향을 미친다.
- **한방 효능**
  - 양혈지혈(凉血止血) : 혈열(血熱)을 식히고 지혈한다.

허준, 《원본 동의보감》, 735쪽, 남산당(2014)

한방 약미(藥味)와 약성(藥性)

- **한방 약미(藥味)** : 맛은 달다.

| 酸 | 苦 | **甘** | 辛 | 鹹 | 澁 | 淡 |

- **한방 약성(藥性)** : 성질은 차다.

| 大寒 | **寒** | 微寒 | 凉 | 平 | 微溫 | 溫 | 熱 | 大熱 |

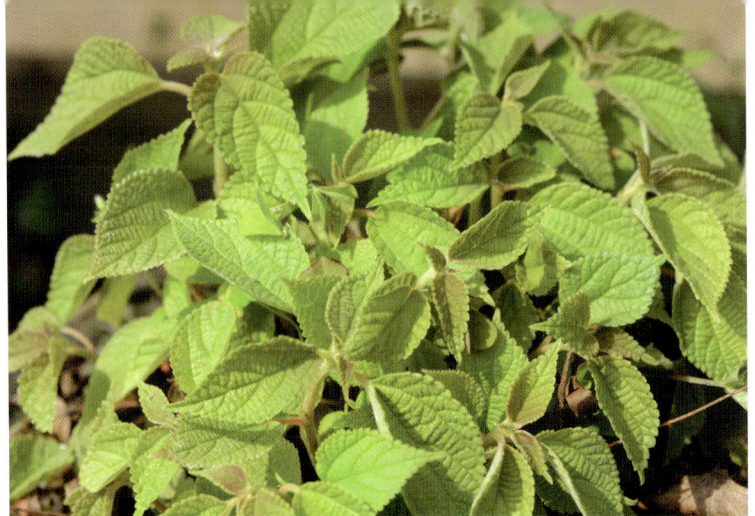

▲ 모시풀 어린 지상부

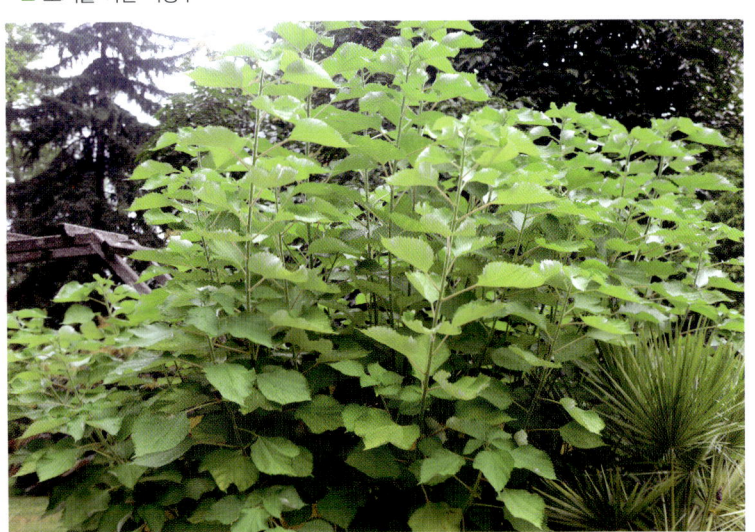

▲ 모시풀 지상부(스위스)

- 청열안태(淸熱安胎) : 열기를 식히고 태아를 안정시킨다.
- 이뇨(利尿) : 소변을 잘 나오게 한다.
- 해독(解毒) : 독성을 없앤다.

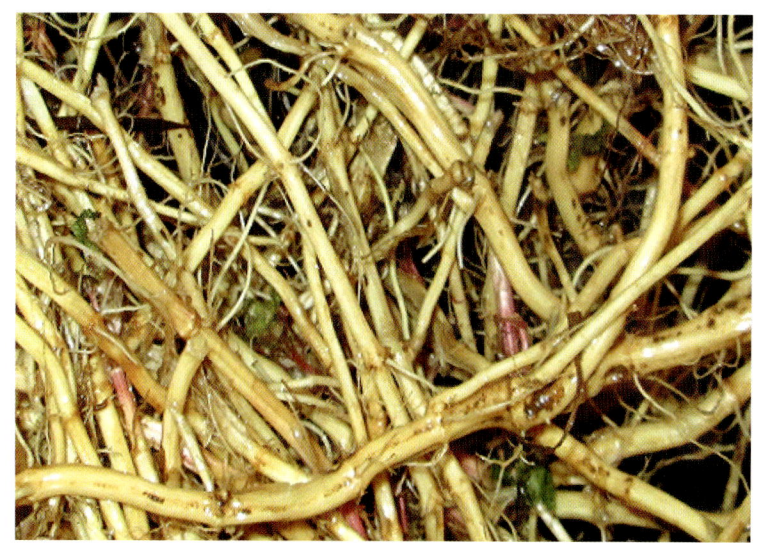

▲ 모시풀 뿌리(채취품)

● 약효 해설

- 혈변(血便), 토혈, 각혈에 쓰인다.
- 여성의 부정기 자궁출혈에 사용한다.
- 임신 중에 태아가 빈번하게 움직여서 배가 아프고 당기는 느낌이 있으며 심하면 질에서 약간의 출혈이 나는 증상 치료에 도움이 된다.

| 약용법 | 뿌리 5~30g을 물 800mL에 넣고 달여서 반으로 나누어 아침저녁으로 마신다. 외용할 때는 신선한 재료 적당량을 짓찧어서 환부에 붙인다.

KP(대한민국약전) 수재 약재

약초명: 목단

약재명
목단피 牡丹皮

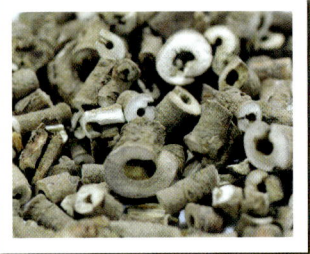

《동의보감》 탕액편에 기재된 조선시대의 한글 약초명

모란꼿불휘겁질

약초명 및 학명

목단, *Paeonia suffruticosa* Andrews

과명

작약과

약용부위

뿌리껍질

| 약재의 조선시대 의서(醫書) 수재 |

목단피는 《동의보감》 탕액편(湯液篇)의 풀부(部)와 《방약합편》의 관목(灌木)편에 수재되어 있다.

| 《동의보감》 탕액편의 효능 |

목단(牡丹, 모란 뿌리껍질)의 성질은 약간 차며[微寒] 맛은 쓰고[苦] 매우며[辛] 독이 없다. 배 속에 생긴 덩어리와 어혈(瘀血)을 없앤다. 여자의 월경이 나오지 않는 것, 피가 몰린 것, 요통(腰痛)을 낫게 한다. 유산시키고 태반을 나오게 한다. 산후의 모든 혈병(血病)과 기병(氣病), 옹창(癰瘡)을 낫게 한다. 고름을 빼내고 타박상의 어혈을 풀어준다.

| 《동의보감》 탕액편의 원문 |

목단(牡丹) 모란꼿불휘겁질 : 性微寒 味辛苦 無毒. 除癥堅瘀血. 治女子經脈不通 血瀝腰痛 落胎 下胞衣. 産後一切血氣 療癰瘡 排膿 消撲損瘀血. ○ 卽牧丹花根也. 生山中 單葉者佳. 二月八月採根 銅刀劈去骨 陰乾.[本草] ○ 入足少陰·手厥陰 治無

汗之骨蒸 能瀉陰中之火. 酒拌蒸用 白者補
赤者利. [入門]

| 식약처 공정서의 약초와 약재 |

- 약초·약재의 식약처 공정서 수재 : 목단피는 우리 나라 식품의약품안전처의 의약품 공정서인 《대한민국약전(KP)》에 수재되어 있다.
- 약재의 분류 : 식물성 약재
- 약재의 라틴어 생약명 : Moutan Radicis Cortex
- 약재의 이명 또는 영명 : Moutan Root Bark
- 약재의 기원 : 약재 목단피는 목단 *Paeonia suffruticosa* Andrews(작약과 Paeoniaceae)의 뿌리껍질이다.
- 약재 저장법 : 밀폐용기(고형의 이물이 들어가는 것을 방지하고 내용의약품이 손실되지 않도록 보호할 수 있는 용기)

허준, 《원본 동의보감》, 731쪽, 남산당(2014)

| 약재의 효능 |

- 한방 효능군 분류 : 청열약(淸熱藥)-청열양혈(淸熱凉血)
- 한방 작용부위(귀경, 歸經) : 목단피는 주로 심장, 간장, 신장 질환에 영향을 미친다.

한방 약미(藥味)와 약성(藥性)

- **한방 약미(藥味)** : 맛은 쓰고 맵다.

| 酸 | 苦 | 甘 | 辛 | 鹹 | 澁 | 淡 |

- **한방 약성(藥性)** : 성질은 약간 차다.

| 大寒 | 寒 | 微寒 | 凉 | 平 | 微溫 | 溫 | 熱 | 大熱 |

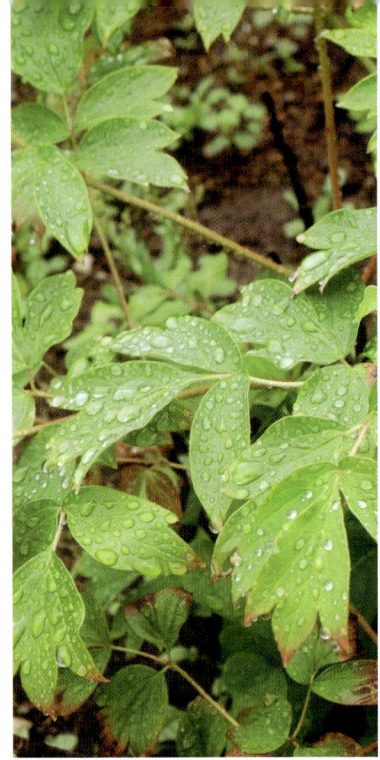
▲ 목단 잎

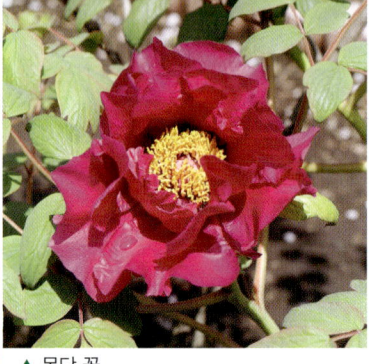
▲ 목단 꽃

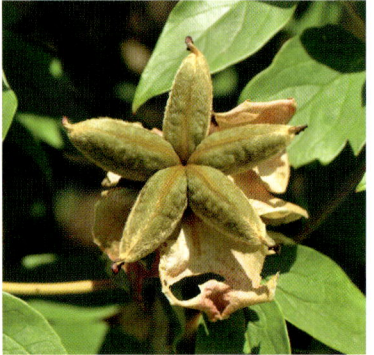
▲ 목단 열매

- ● 한방 효능
  - 청열양혈(淸熱凉血) : 열기로 인한 혈열(血熱)을 식힌다.
  - 활혈화어(活血化瘀) : 혈액순환을 촉진하고 어혈(瘀血)을 없앤다.
- ● 약효 해설
  - 땀이 나지 않고 뼈에서 열이 나는 증상을 치료한다.
  - 밤에 열이 나고 아침에 추위를 타는 증상을 낫게 한다.
  - 타박상에 사용한다.
  - 토혈, 코피, 혈변(血便) 증상을 멎게 한다.
  - 진경, 통경, 소염의 약리작용이 있다.

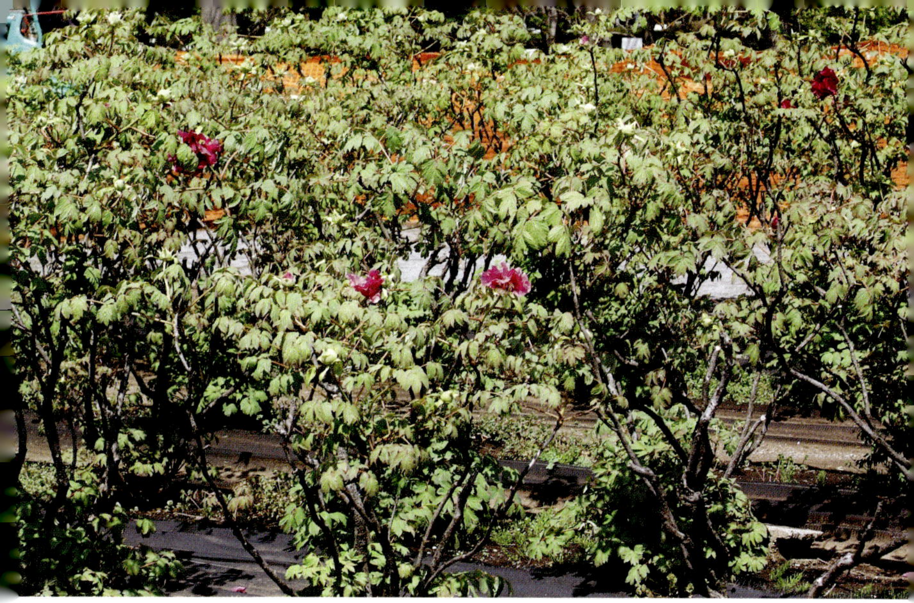

▲ 목단 재배지

| **북한의 효능** | 청열량혈약으로서 열을 내리우고 혈열을 없애며 피순환을 돕고 어혈을 없애며 고름을 뺀다.

| **약용법** | 뿌리껍질 6~12g을 물 800mL에 넣고 달여서 반으로 나누어 아침저녁으로 마신다.

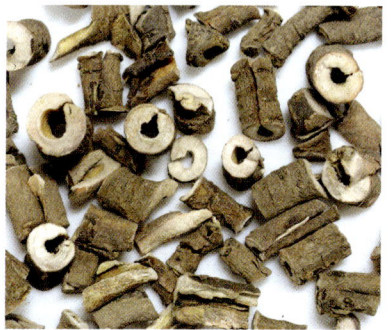

▲ 목단피(약재, 절편)

| **주의사항** | 임신부에게는 쓰지 않는다.

약초명: 목련, 백목련, 무당목련

약재명: 신이 辛荑

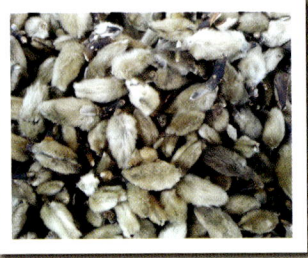

《동의보감》 탕액편에 기재된 조선시대의 한글 약초명

붓곳

약초명 및 학명

목련, *Magnolia kobus* De Candolle
백목련, *Magnolia denudata* Desrousseaux
무당목련, *Magnolia sprengeri* Pampanini

과명

목련과

약용부위

꽃봉오리

| 약재의 조선시대 의서(醫書) 수재 |

신이는 《동의보감》 탕액편(湯液篇)의 나무부(部)와 《방약합편》의 향목(香木, 향나무)편에 수재되어 있다.

|《동의보감》 탕액편의 효능 |

신이(辛夷, 백목련의 꽃봉오리)의 성질은 따뜻하며[溫] 맛은 맵고[辛] 독이 없다. 풍으로 머리가 아픈 것과 얼굴 기미에 주로 쓴다. 코 막힌 것을 뚫어 콧물이 나오게 한다. 얼굴이 부으면서 치아까지 당기며 아픈 것을 치료한다. 눈을 밝게 하며 머리카락과 수염을 나게 한다. 기름을 만들어 얼굴에 바르면 광택이 난다.

|《동의보감》 탕액편의 원문 |

신이(辛夷) 붓곳 : 性溫 味辛 無毒. 主風頭腦痛 面䵟. 通鼻塞涕出. 治面腫引齒痛 明目 生鬚髮. 作面脂 生光澤. ○ 正月二月生花 似着毛小桃子. 色白帶紫 當未拆時取之 已開者劣. ○ 北方地寒 二月開花 呼爲木筆 南方地煖 正月開花 呼爲迎春. ○ 用

時 去心及外毛苞用之.[本草]

| **식약처 공정서의 약초와 약재** |

- **약초·약재의 식약처 공정서 수재** : 신이는 우리나라 식품의약품안전처의 의약품 공정서인 《대한민국약전외한약(생약)규격집(KHP)》에 수재되어 있다.
- **약재의 분류** : 식물성 약재
- **약재의 라틴어 생약명** : Magnoliae Flos
- **약재의 이명 또는 영명** : 목필화(木筆花), Magnolia Bud
- **약재의 기원** : 약재 신이는 망춘화 *Magnolia biondii* Pampanini, 백목련 *Magnolia denudata* Desrousseaux, 목련 *Magnolia kobus* De Candolle 및 무당목련 *Magnolia sprengeri* Pampanini(목련과 Magnoliaceae)의 꽃봉오리이다.
- **약재 저장법** : 밀폐용기(고형의 이물이 들어가는 것을 방지하고 내용의약품이 손실되지 않도록 보호할 수 있는 용기)

허준, 《원본 동의보감》, 740쪽, 남산당(2014)

한방 약미(藥味)와 약성(藥性)

- **한방 약미(藥味)** : 맛은 맵다.

| 酸 | 苦 | 甘 | **辛** | 鹹 | | 澁 | 淡 |

- **한방 약성(藥性)** : 성질은 따뜻하다.

| 大寒 | 寒 | 微寒 | 凉 | 平 | 微溫 | **溫** | 熱 | 大熱 |

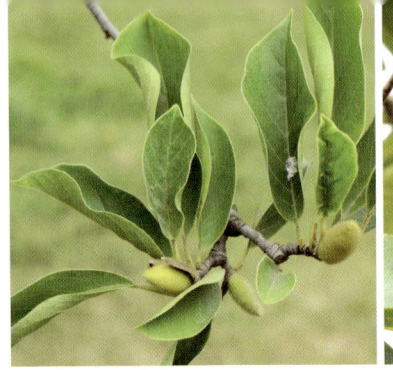
▲ 무당목련 잎(중국)

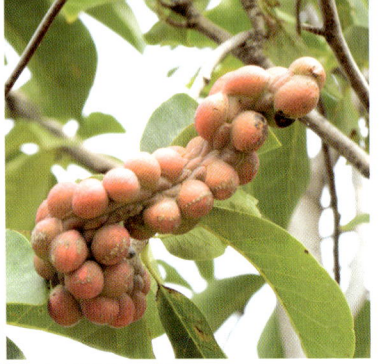
▲ 무당목련 열매(중국)

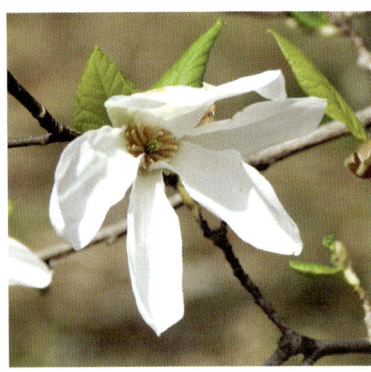
▲ 목련 꽃

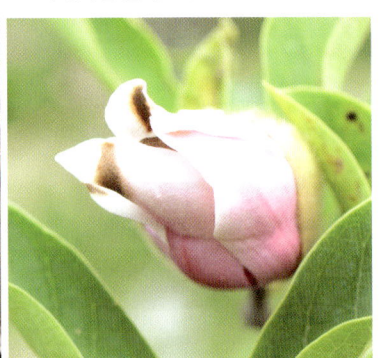
▲ 무당목련 꽃(중국)

| 약재의 효능 |

- 한방 효능군 분류 : 해표약(解表藥)-발산풍한(發散風寒)
- 한방 작용부위(귀경, 歸經) : 신이는 주로 폐, 위장 질환에 영향을 미친다.
- 한방 효능
  - 산풍한(散風寒) : 풍한(風寒)을 없앤다.
  - 통비규(通鼻竅) : 코가 막힌 것을 잘 통하게 한다.
- 약효 해설
  - 축농증, 코막힘을 치료한다.
  - 두통, 치통을 없애준다.

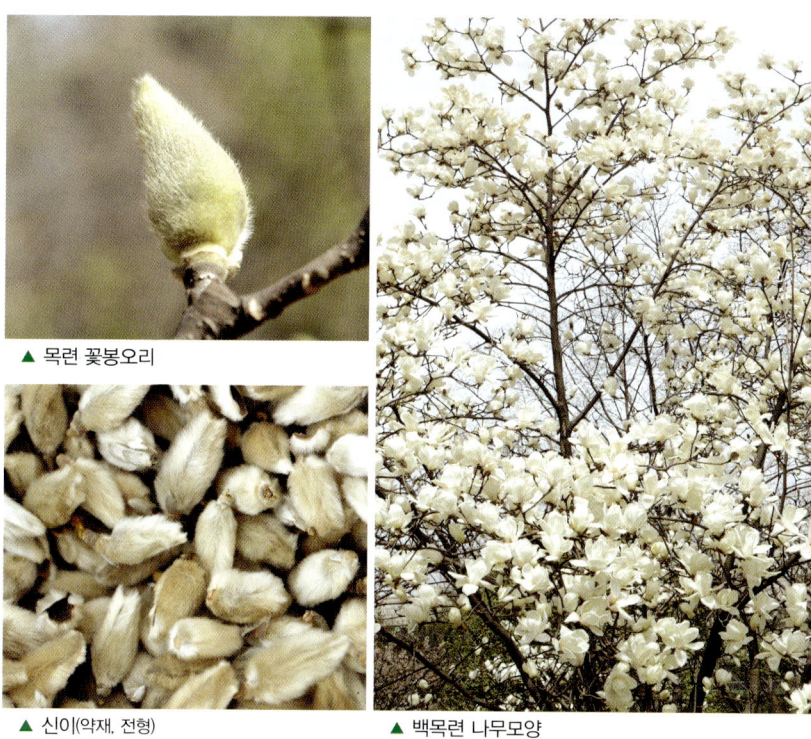

▲ 목련 꽃봉오리

▲ 신이(약재, 전형)

▲ 백목련 나무모양

| **약용법** | 꽃봉오리 3~10g을 거즈에 싸서 물 800mL에 넣고 달여서 반으로 나누어 아침저녁으로 마신다.

약초명: 무궁화나무

약재명: 목근피 木槿皮

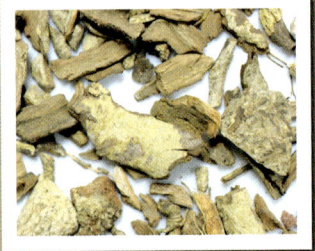

《동의보감》 탕액편에 기재된 조선시대의 한글 약초명

무궁화

약초명 및 학명
무궁화나무, *Hibiscus syriacus* Linné

과명
아욱과

약용부위
줄기껍질 및 뿌리껍질

| 약재의 조선시대 의서(醫書) 수재 |

목근피는 《동의보감》 탕액편(湯液篇)의 나무부(部)에 수재되어 있다.

|《동의보감》 탕액편의 효능 |

목근(木槿, 무궁화나무의 줄기껍질 및 뿌리껍질)의 성질은 보통이며[平] 독이 없다. 치질[腸風, 장풍]로 피를 쏟는 것과 이질을 앓은 뒤에 목마른 것을 멈춘다.

|《동의보감》 탕액편의 원문 |

목근(木槿) 무궁화 : 性平 無毒. 止腸風瀉血 及痢後渴. ○ 處處有之. 作飮服 令人得睡. 採無時. [本草]

| 식약처 공정서의 약초와 약재 |

- 약초·약재의 식약처 공정서 수재 : 목근피는 우리나라 식품의약품안전처의 의약품 공정서인 《대한민국약전외한약(생약)규격집(KHP)》에 수재되어 있다.
- 약재의 분류 : 식물성 약재
- 약재의 라틴어 생약명 : Hibisci Cortex
- 약재의 이명 또는 영명 : 천근피(川

槿皮), Hybiscus Bark

- **약재의 기원** : 약재 목근피는 무궁화나무 *Hibiscus syriacus* Linné(아욱과 Malvaceae)의 줄기껍질 및 뿌리껍질이다.
- **약재 저장법** : 밀폐용기(고형의 이물이 들어가는 것을 방지하고 내용의약품이 손실되지 않도록 보호할 수 있는 용기)

| 약재의 효능 |

- **한방 작용부위(귀경, 歸經)** : 목근피는 주로 대장, 간장, 비장 질환에 영향을 미친다.
- **한방 효능**
  - 청열이습(淸熱利濕) : 열기를 식히고 습기를 배출시킨다.
  - 살충지양(殺蟲止痒) : 기생충을 죽이고 가려움증을 멎게 한다.
- **약효 해설**
  - 가려움증을 없앤다.
  - 탈항(脫肛), 자궁에서 나오는 분비물 치료에 효과가 있다.
  - 치질의 하나로 직장에서 생긴 출혈을 멎게 한다.

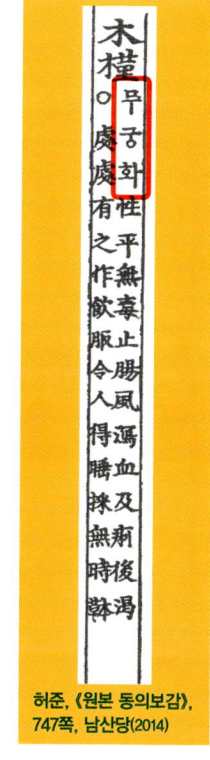

허준, 《원본 동의보감》, 747쪽, 남산당(2014)

한방 약미(藥味)와 약성(藥性)

- **한방 약미(藥味)** : 맛은 쓰고 달다.

| 酸 | 苦 | 甘 | 辛 | 鹹 | 澁 | 淡 |

- **한방 약성(藥性)** : 성질은 약간 차다.

| 大寒 | 寒 | 微寒 | 凉 | 平 | 微溫 | 溫 | 熱 | 大熱 |

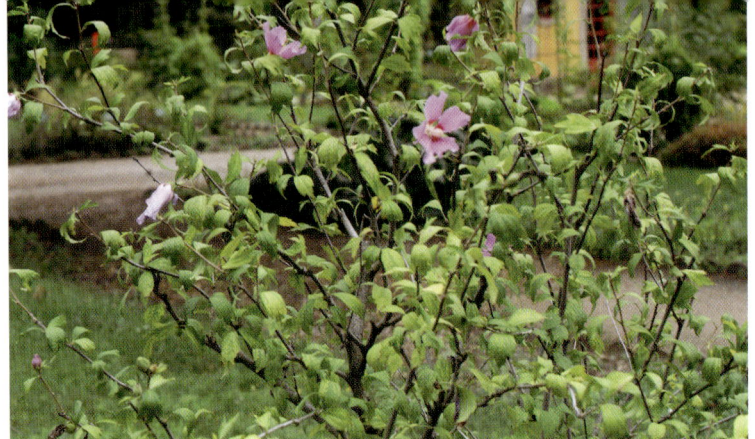
▲ 무궁화 나무모양(프랑스)

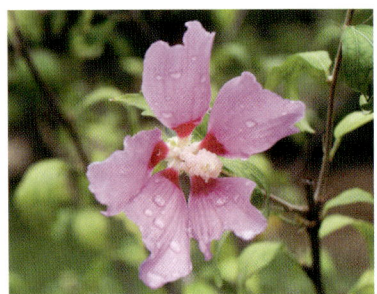
▲ 무궁화 꽃

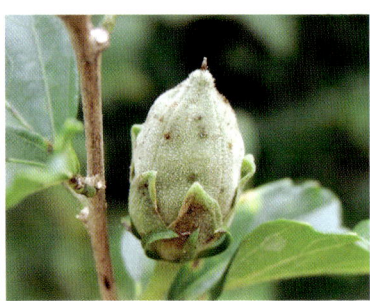
▲ 무궁화 열매

- 열을 내리고 습(濕)을 배출시킨다.

| 약용법 | 줄기껍질 및 뿌리껍질 적당량을 외용으로 사용한다. 내복할 경우에는 줄기껍질 및 뿌리껍질 3~9g을 물 800mL에 넣고 달여서 반으로 나누어 아침저녁으로 마신다.

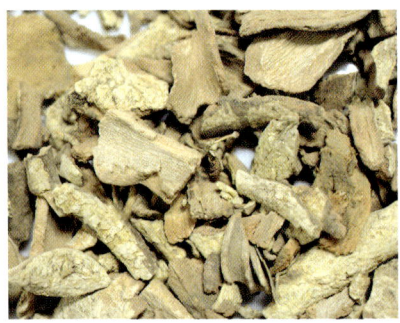
▲ 목근피(약재, 절편)

약초명: 물푸레나무

약재명: 진피 秦皮

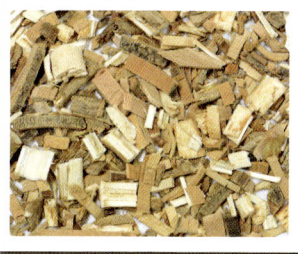

《동의보감》 탕액편에 기재된 조선시대의 한글 약초명

무프렛겁질

약초명 및 학명

물푸레나무, *Fraxinus rhynchophylla* Hance

과명

물푸레나무과

약용부위

줄기껍질 또는 가지껍질

| 약재의 조선시대 의서(醫書) 수재 |

진피는 《동의보감》 탕액편(湯液篇)의 나무부(部)와 《방약합편》의 교목(喬木, 줄기가 곧고 굵으며 높이 자라는 나무)편에 수재되어 있다.

| 《동의보감》 탕액편의 효능 |

진피(秦皮, 물푸레나무 껍질)의 성질은 차며[寒] 맛은 쓰고[苦] 독이 없다. 간열(肝熱)이 오래되어 두 눈이 벌겋게 부으면서 아픈 것과 바람을 쏘이면 눈물이 멎지 않는 데 주로 쓴다. 눈 속의 푸르거나 흰 예막을 없앤다. 눈을 씻으면 정기를 보하고 눈을 밝게 한다. 열이 나면서 설사하는 것, 자궁에서 분비물이 나오는 것, 소아의 열(熱)을 겸한 간질을 치료한다.

| 《동의보감》 탕액편의 원문 |

진피(秦皮) 무프렛겁질 : 性寒 味苦 無毒. 主肝中久熱 兩目赤 腫疼痛 風淚不止. 除目中青瞖 白膜 洗眼益精明目. 療熱痢 婦人帶下 小兒癇熱. ○ 處處有之

樹似檀. 葉細 皮有白點而不麤錯. 皮有白點
故俗呼爲白樳木. 二月八月採皮 陰乾. ○ 取
皮水漬 便碧色 書紙看靑色者 眞也.[本草]

| 식약처 공정서의 약초와 약재 |

- 약초·약재의 식약처 공정서 수재 : 진피는 우리나라 식품의약품안전처의 의약품 공정서인 《대한민국약전외한약(생약)규격집(KHP)》에 수재되어 있다.
- 약재의 분류 : 식물성 약재
- 약재의 라틴어 생약명 : Fraxini Cortex
- 약재의 기원 : 약재 진피는 물푸레나무 *Fraxinus rhynchophylla* Hance 또는 동속 근연식물(물푸레나무과 Oleaceae)의 줄기껍질 또는 가지껍질이다.
- 약재 저장법 : 밀폐용기(고형의 이물이 들어가는 것을 방지하고 내용의약품이 손실되지 않도록 보호할 수 있는 용기)

허준, 《원본 동의보감》, 743쪽, 남산당(2014)

| 약재의 효능 |

- 한방 효능군 분류 : 청열해독약(淸熱解毒藥)

한방 약미(藥味)와 약성(藥性)

- 한방 약미(藥味) : 맛은 쓰고 떫다.

  酸　**苦**　甘　辛　鹹　　澁　淡

- 한방 약성(藥性) : 성질은 차다.

  大寒　**寒**　微寒　凉　平　微溫　溫　熱　大熱

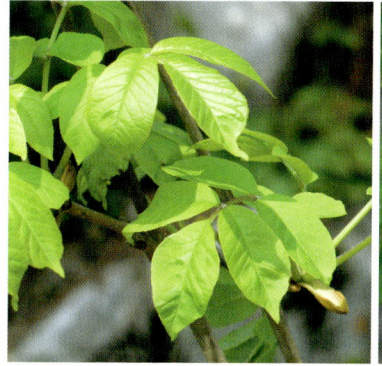
▲ 물푸레나무 어린잎

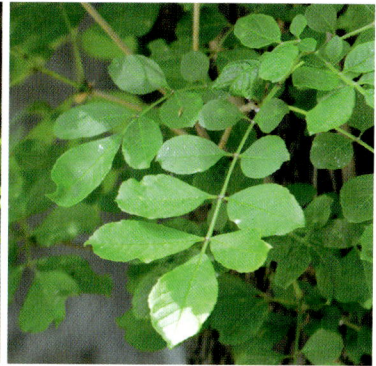
▲ 물푸레나무 잎

- **한방 작용부위(귀경, 歸經)** : 진피는 주로 간장, 담낭, 대장 질환에 영향을 미친다.
- **한방 효능**
  - 청열조습(清熱燥濕) : 열기를 식히고 습기를 말린다.
  - 수삽지리(收澁止痢) : 체액의 배출을 억제하고 이질을 멎게 한다.
  - 지대(止帶) : 냉을 멎게 한다.
  - 명목(明目) : 눈을 밝게 한다.
- **약효 해설**
  - 눈이 충혈되면서 붓고 아픈 증상에 사용한다.
  - 각막이 뿌옇게 흐려지고 시력 장애가 생기는 증상을 치료한다.
  - 세균성 이질, 장염, 적백대하에

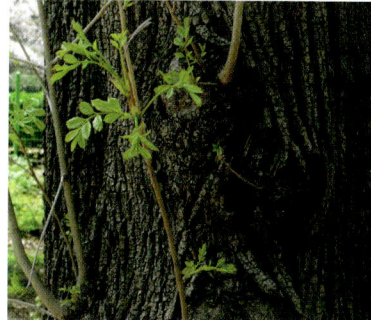
▲ 물푸레나무 나무껍질

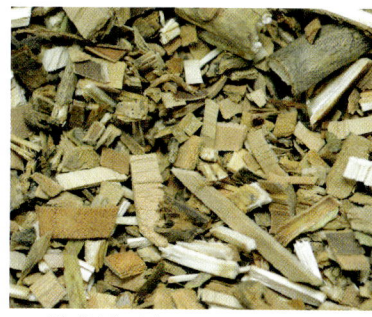
▲ 진피(약재, 절편)

유효하다.
- 만성 기관지염을 낫게 한다.

| **북한의 효능** | 청열조습약으로서 열을 내리우고 습을 없애며 간열을 내리우고 눈을 밝게 한다.

| **약용법** | 줄기껍질 또는 가지껍질 6~12g을 물 800mL에 넣고 달여서 반으로 나누어 아침저녁으로 마시거나 외용으로 적당량 사용한다.

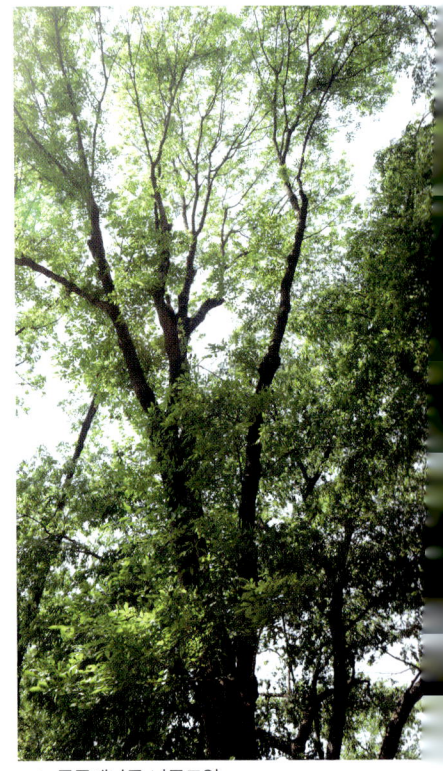

▲ 물푸레나무 나무모양

민들레 / 서양민들레

약재명: 포공영 蒲公英

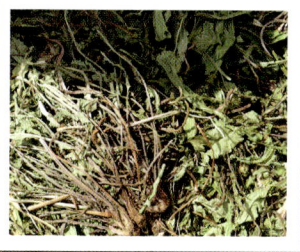

《동의보감》 탕액편에 기재된 조선시대의 한글 약초명

안즌방이, 므음드레

약초명 및 학명
민들레, *Taraxacum platycarpum* H. Dahlstedt
서양민들레, *Taraxacum officinale* Weber

과명
국화과

약용부위
전초

| 약재의 조선시대 의서(醫書) 수재 |

포공영은 《동의보감》 탕액편(湯液篇)의 풀부(部)와 《방약합편》의 습초(濕草)편에 수재되어 있다.

| 《동의보감》 탕액편의 효능 |

포공초(蒲公草, 민들레)의 성질은 보통이고[平] 맛은 달며[甘] 독이 없다. 부인의 젖에 옹종(癰腫)이 생긴 것을 없애준다.

| 《동의보감》 탕액편의 원문 |

포공초(蒲公草) 안즌방이 又名 므음드레 : 性平 味甘 無毒. 主婦人乳癰腫. ○ 處處有之. 葉如苦苣 三四月開黃花似菊 莖葉斷之 有白汁出 人皆啖之. 俗呼爲蒲公英.[本草] ○ 化熱毒 消惡腫 散結核 解食毒 散滯氣 有奇功. 可入陽明太陰經.[入門] ○ 一名地丁 治疗腫 最效.[入門]

| 식약처 공정서의 약초와 약재 |

● **약초·약재의 식약처 공정서 수재** : 포공영은 우리나라 식품의약품안전처의 의약품 공정서인 《대한민국약전외한약(생약)규격집(KHP)》에 수재되어 있다.

- **약재의 분류** : 식물성 약재
- **약재의 라틴어 생약명** : Taraxaci Herba
- **약재의 이명 또는 영명** : 황화지정(黃花地丁), Dandelion
- **약재의 기원** : 약재 포공영은 민들레 *Taraxacum platycarpum* H. Dahlstedt, 서양민들레 *Taraxacum officinale* Weber, 털민들레 *Taraxacum mongolicum* Handel-Mazzetti, 흰민들레 *Taraxacum coreanum* Nakai(국화과 Compositae)의 전초이다.
- **약재 저장법** : 밀폐용기(고형의 이물이 들어가는 것을 방지하고 내용의약품이 손실되지 않도록 보호할 수 있는 용기)

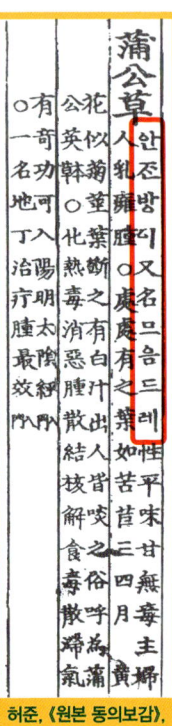

허준, 《원본 동의보감》, 736쪽, 남산당(2014)

| 약재의 효능 |

- **한방 효능군 분류** : 청열약(淸熱藥)-청열해독(淸熱解毒)
- **한방 작용부위(귀경, 歸經)** : 포공영은 주로 간장, 위장 질환에 영향을 미친다.
- **한방 효능**
  - 청열해독(淸熱解毒) : 열독(熱毒)을 해소한다.

한방 약미(藥味)와 약성(藥性)

- **한방 약미(藥味)** : 맛은 쓰고 달다.

| 酸 | 苦 | 甘 | 辛 | 鹹 | | 澁 | 淡 |

- **한방 약성(藥性)** : 성질은 차다.

| 大寒 | 寒 | 微寒 | 涼 | 平 | 微溫 | 溫 | 熱 | 大熱 |

- 소옹산결(消癰散結) : 종기를 가라앉히고 뭉친 것을 풀어준다.
- 이뇨통림(利尿通淋) : 소변을 잘 나오게 하고 배뇨 장애를 해소한다.

● 약효 해설

- 눈이 충혈되면서 붓고 아픈 증상에 유효하다.
- 목 안이 붓고 아픈 증상에 사용한다.
- 젖멍울을 낫게 한다.
- 위염, 장염, 간염, 담낭염을 치료한다.
- 감기 발열, 요로 감염의 치료에 쓰인다.

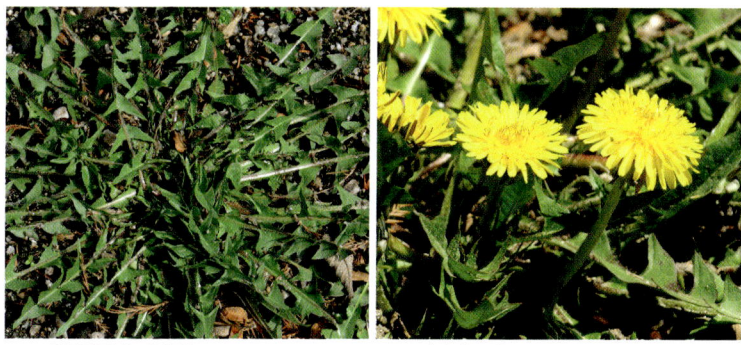

▲ 서양민들레 어린잎   ▲ 서양민들레 꽃

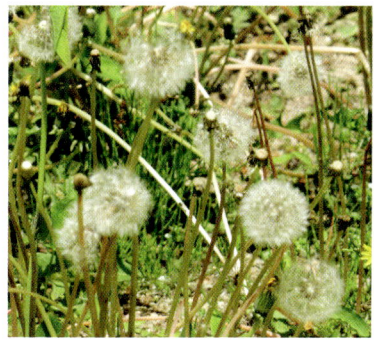

▲ 서양민들레 종자 결실

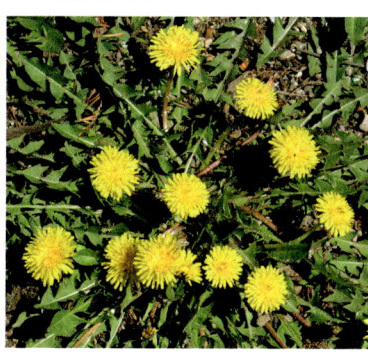

▲ 서양민들레 지상부

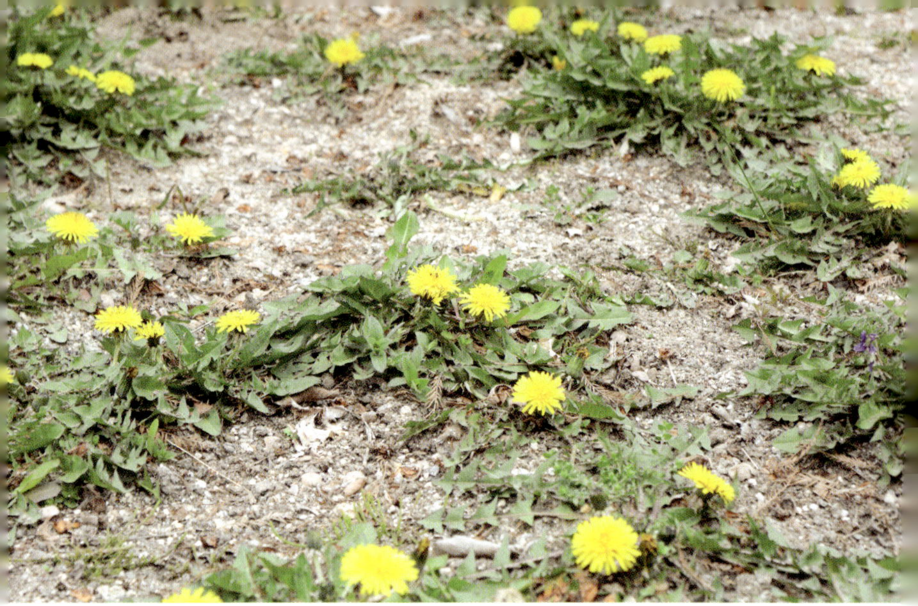

▲ 서양민들레 무리

| 북한의 효능 | 청열해독약으로서 열을 내리우고 독을 풀며 뭉친것을 흩어지게 한다.

| 약용법 | 전초 10~30g을 물 800mL에 넣고 달여서 반으로 나누어 아침저녁으로 마시며 60g까지 사용할 수 있다. 또는 가루로 만들어 복용한다. 외용할 때는 적당량을 짓찧어서 환부에 붙인다.

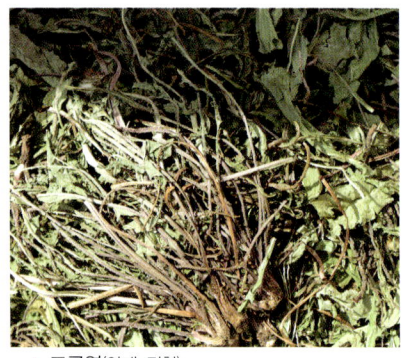

▲ 포공영(약재, 전형)

KHP[대한민국약전외한약(생약)규격집] **수재 약재**

| 약초명 | 밀 |

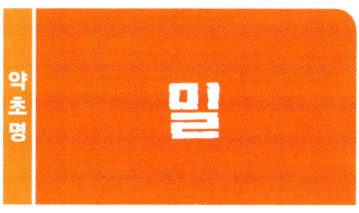

약재명

부소맥 浮小麥

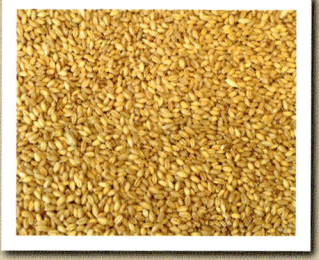

《동의보감》 탕액편에 기재된
조선시대의 한글 약초명

주근밀

약초명 및 학명

밀, *Triticum aestivum* Linné

과명

벼과

약용부위

불완전 성숙한 열매

| 약재의 조선시대 의서(醫書) 수재 |

부소맥은 《동의보감》 탕액편(湯液篇)의 곡식부(部)에 수재되어 있다.

| 《동의보감》 탕액편의 효능 |

부소맥(浮小麥, 밀쭉정이)은 심(心)을 보한다. 대추와 같이 달여서 먹으면 식은땀[盜汗]을 멎게 한다. [의감]

| 《동의보감》 탕액편의 원문 |

부소맥(浮小麥) 주근밀 : 養心 同大棗煎 止盜汗. [醫鑑] ○ 止盜汗. 治大小人骨蒸肌熱 婦人勞熱. 微炒用之. [入門]

| 식약처 공정서의 약초와 약재 |

● **약초·약재의 식약처 공정서 수재** : 부소맥은 우리나라 식품의약품안전처의 의약품 공정서인 《대한민국약전외한약(생약)규격집(KHP)》에 수재되어 있다.

● **약재의 분류** : 식물성 약재

● **약재의 라틴어 생약명** : Tritici Fructus Levis

● **약재의 기원** : 약재 부소맥은 밀 *Triticum aestivum* Linné(벼과

밀·부소맥 239

Gramineae)의 불완전 성숙한 열매로서 물에 뜨는 것이다.
- **약재 저장법** : 밀폐용기(고형의 이물이 들어가는 것을 방지하고 내용의약품이 손실되지 않도록 보호할 수 있는 용기)

| 약재의 효능 |

- **한방 효능군 분류** : 수삽약(收澁藥)
- **한방 작용부위(귀경, 歸經)** : 부소맥은 주로 심장 질환에 영향을 미친다.
- **한방 효능**
  - 제허열(除虛熱) : 허열(虛熱)을 없앤다.
  - 지한(止汗) : 땀을 멎게 한다.
- **약효 해설**
  - 심신이 허약하여 잠자는 사이에 저절로 식은 땀이 나는 증상을 치료한다.
  - 정신이 멀쩡하고 움직이지도 않았는데 저절로 땀이 나는 증상을 낫게 한다.
  - 음허(陰虛)로 열나는 증상에 유효하다.
  - 기관지염에 사용한다.

허준, 《원본 동의보감》, 684쪽, 남산당(2014)

한방 약미(藥味)와 약성(藥性)

- **한방 약미(藥味)** : 맛은 달다.

| 酸 | 苦 | 甘 | 辛 | 鹹 | 澁 | 淡 |

- **한방 약성(藥性)** : 성질은 서늘하다.

| 大寒 | 寒 | 微寒 | 凉 | 平 | 微溫 | 溫 | 熱 | 大熱 |

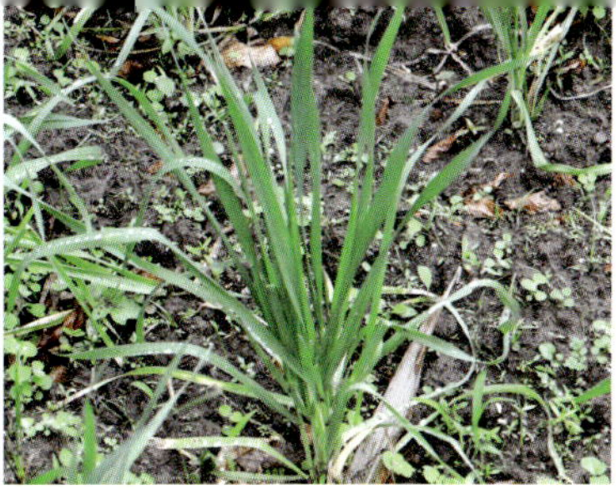

▲ 밀 싹

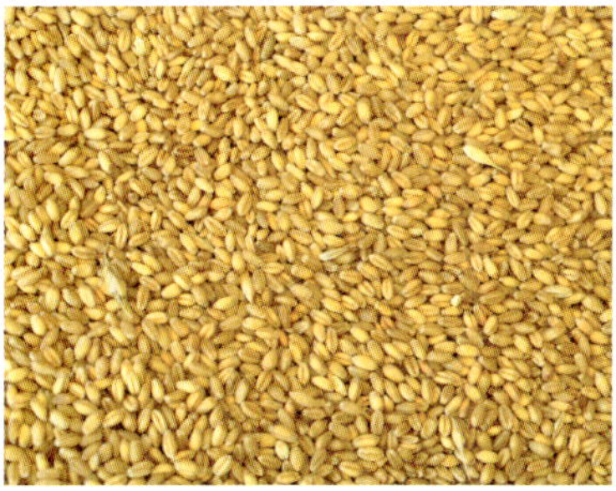

▲ 부소맥(약재, 전형)

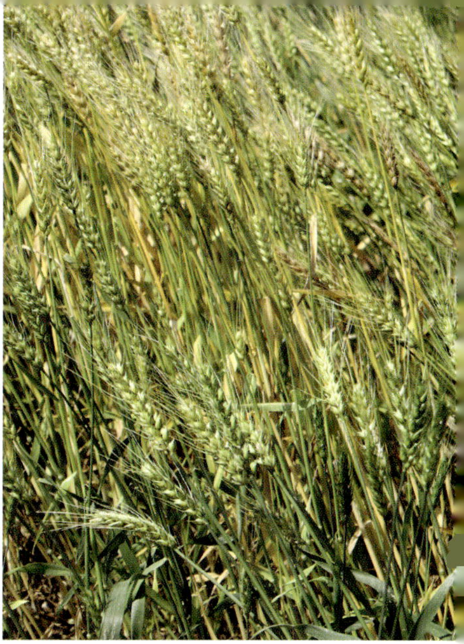

▲ 밀 재배밭

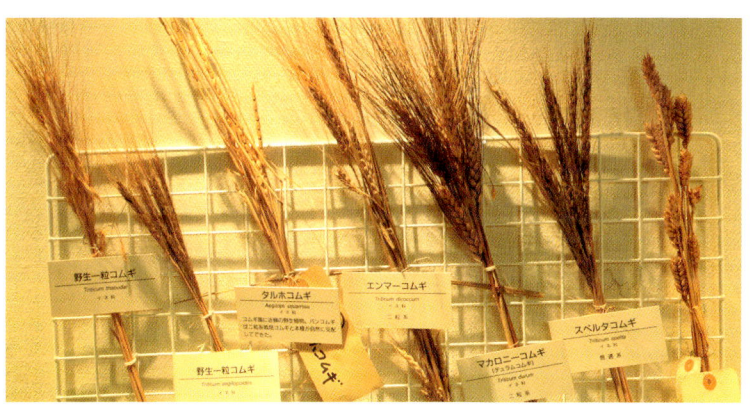
▲ 일본산 밀 종류(일본 오사카시립나가이식물원 전시품)

• 진정, 항이뇨 작용이 있다.

| **약용법** | 부소맥 15~30g을 물 800mL에 넣고 달여서 반으로 나누어 아침저녁으로 마신다.

약초명: **바디나물**

약재명: **전호 前胡**

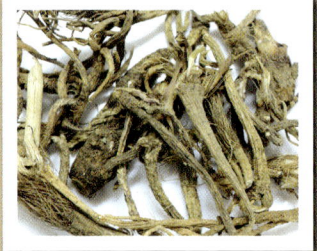

《동의보감》 탕액편에 기재된
조선시대의 한글 약초명

샤양칫불휘

약초명 및 학명

바디나물, *Angelica decursiva*
Franchet et Savatier
(=*Peucedanum decursivum* Maximowicz)

과명

산형과

약용부위

뿌리

| 약재의 조선시대 의서(醫書) 수재 |

전호는 《동의보감》 탕액편(湯液篇)의 풀부(部)와 《방약합편》의 산초(山草)편에 수재되어 있다.

|《동의보감》 탕액편의 효능 |

전호(前胡, 바디나물 뿌리)의 성질은 약간 차며[微寒] 맛은 달고[甘] 매우며[辛] 독이 없다. 몸과 마음이 허약하고 피로한 것을 치료하고 온갖 기운을 내린다. 가슴과 옆구리에 담(痰)이 있어 그득한 것, 속이 막힌 것, 명치에 기가 몰린 것을 낫게 한다. 담이 실한 것을 삭이고 기를 내려서 기침을 멈추게 한다. 식욕을 돋우고 소화를 잘 시킨다.

|《동의보감》 탕액편의 원문 |

전호(前胡) 샤양칫불휘 : 性微寒 味甘辛 無毒. 治一切勞 下一切氣 療痰滿胸脇 中痞 心腹結氣 去痰實 下氣止嗽 開胃下食. ○ 處處有之. 二月八月採根 暴乾 用之. [本草]

| 식약처 공정서의 약초와 약재 |

● 약초·약재의 식약처 공정서 수재 : 전

호는 우리나라 식품의약품안전처의 의약품 공정서인 《대한민국약전외한약(생약)규격집(KHP)》에 수재되어 있다.

- **약재의 분류** : 식물성 약재
- **약재의 라틴어 생약명** : Peucedani Radix(백화전호)
- **약재의 이명 또는 영명** : 전호(前胡)
- **약재의 기원** : 약재 전호는 백화전호(白花前胡) *Peucedanum praeruptorum* Dunn 또는 바디나물 *Angelica decursiva* Franchet et Savatier(=*Peucedanum decursivum* Maximowicz)(산형과 Umbelliferae)의 뿌리이다.
- **약재 저장법** : 밀폐용기(고형의 이물이 들어가는 것을 방지하고 내용의약품이 손실되지 않도록 보호할 수 있는 용기)

| 기원식물 해설 | 국가표준식물목록에는 *Anthriscus sylvestris* (L.) Hoffm.의 식물명을 '전호'로 추천하고 있으며 이는 공정서 한약의 전호와 다른 식물이다.

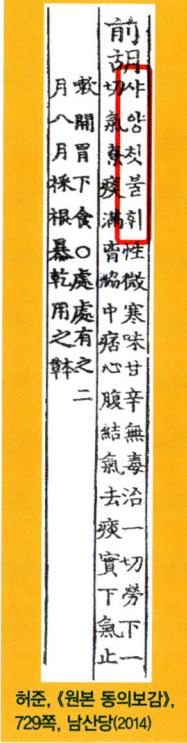

허준, 《원본 동의보감》, 729쪽, 남산당(2014)

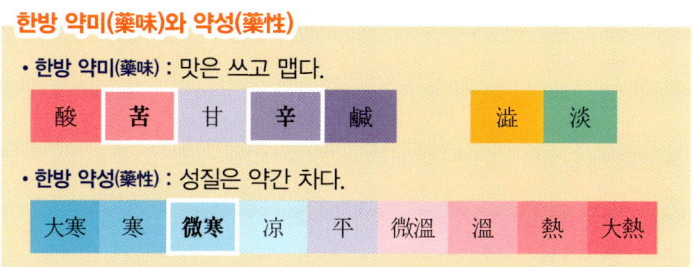

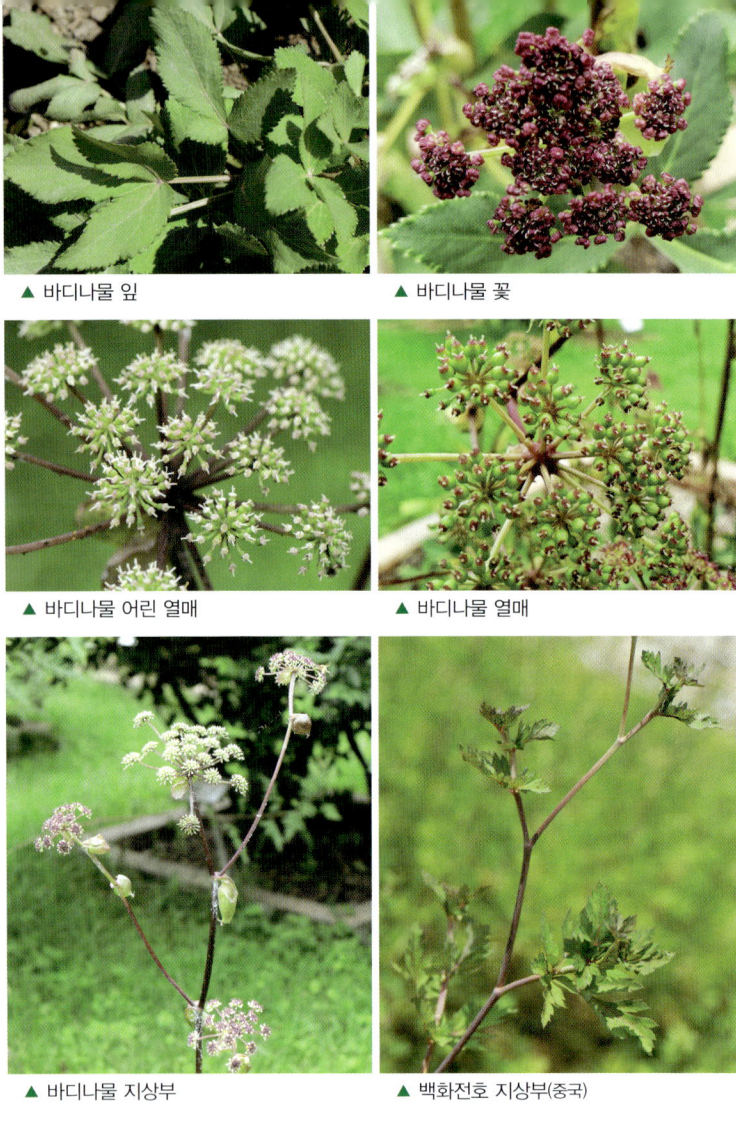

▲ 바디나물 잎 ▲ 바디나물 꽃

▲ 바디나물 어린 열매 ▲ 바디나물 열매

▲ 바디나물 지상부 ▲ 백화전호 지상부(중국)

| 약재의 효능 |

- 한방 효능군 분류 : 화담지해평천약(化痰止咳平喘藥)
- 한방 작용부위(귀경, 歸經) : 전호는 주로 폐 질환에 영향을 미친다.

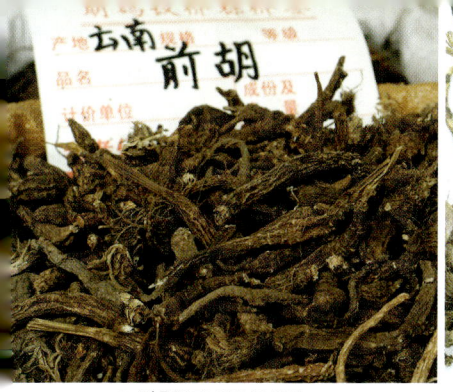
▲ 전호(약재, 시장 판매품)

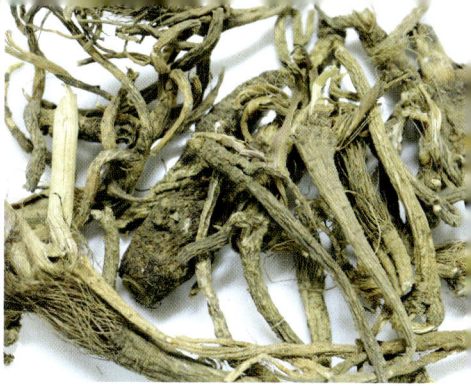
▲ 전호(백화전호, 약재, 전형)

● 한방 효능

- 강기화담(降氣化痰) : 치밀어 오른 기(氣)를 내리고 담(痰)을 녹인다.
- 산풍청열(散風淸熱) : 풍열(風熱)을 없앤다.

● 약효 해설

- 열독(熱毒)에 의한 기침을 제거한다.
- 가래가 많은 기침에 쓰인다.
- 해열, 진통 작용이 있다.

| 북한의 효능 | 감기, 기관지염, 류마치스, 머리아픔, 열성질병, 신경쇠약에 쓴다.

| 약용법 | 뿌리 3~10g을 물 800mL에 넣고 달여서 반으로 나누어 아침저녁으로 마신다.

비교 약초

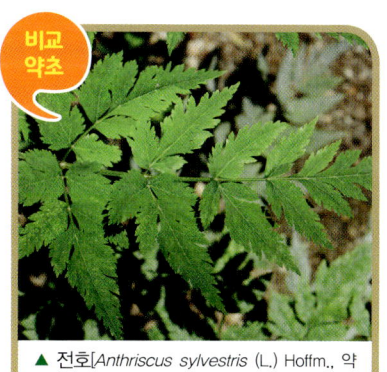
▲ 전호[*Anthriscus sylvestris* (L.) Hoffm., 약재로 쓰는 전호와 다른 약초] 잎

바디나물 · 전호

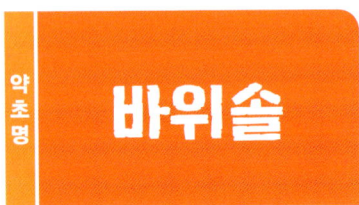

약초명: 바위솔

약재명: 와송 瓦松

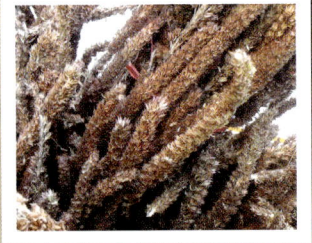

《동의보감》 탕액편에 기재된 조선시대의 한글 약초명

집우디기

약초명 및 학명

바위솔, *Orostachys japonicus* A. Berger

과명

돌나물과

약용부위

전초

| 약재의 조선시대 의서(醫書) 수재 |

와송은 《동의보감》 탕액편(湯液篇)의 풀부(部)에 수재되어 있다.

| 《동의보감》 탕액편의 효능 |

작엽하초(昨葉荷草, 바위솔)의 성질은 보통이고[平] 맛은 시며[酸] 독이 없다. 음식이 소화되지 않고 점액과 함께 나오는 설사병[水穀痢, 수곡리]과 대변에 피가 섞여 나오는 것을 낫게 한다. 오래된 기와지붕 위에서 자란다. 멀리서 바라보면 소나무와 비슷하기 때문에 일명 와송(瓦松)이라고도 한다. 음력 6월, 7월에 캐서 햇볕에 말린다.[본초]

| 《동의보감》 탕액편의 원문 |

작엽하초(昨葉荷草) 집우디기 : 性平 味酸 無毒. 主水穀血痢. ○ 生年久瓦屋上 遠望如松 故一名 瓦松. 六月七月採 日乾.[本草]

| 식약처 공정서의 약초와 약재 |

● **약초 · 약재의 식약처 공정서 수재** : 와송은 우리나라 식품의약품안전처의 의약품 공정서인 《대한민국약전외한약(생약)규격집

(KHP)》에 수재되어 있다.

- **약재의 분류** : 식물성 약재
- **약재의 라틴어 생약명** : Orostachys Herba
- **약재의 기원** : 약재 와송은 바위솔 *Orostachys japonicus* A. Berger 또는 기타 동속식물(돌나물과 Crassulaceae)의 전초이다.
- **약재 저장법** : 밀폐용기(고형의 이물이 들어가는 것을 방지하고 내용의약품이 손실되지 않도록 보호할 수 있는 용기)

| 약재의 효능 |

- **한방 작용부위(귀경, 歸經)** : 와송은 주로 간장, 폐 질환에 영향을 미친다.
- **한방 효능**
  - 양혈지혈(凉血止血) : 혈열(血熱)을 식히고 지혈한다.
  - 청열해독(淸熱解毒) : 열독(熱毒)을 해소한다.
  - 수습염창(收濕斂瘡) : 습기를 거두어들이고 상처를 아물게 한다.
- **약효 해설**
  - 간염, 폐렴, 말라리아를 치료한다.

허준, 《원본 동의보감》, 737쪽, 남산당(2014)

한방 약미(藥味)와 약성(藥性)

- **한방 약미(藥味)** : 맛은 시고 쓰다.

| 酸 | 苦 | 甘 | 辛 | 鹹 | | 澁 | 淡 |

- **한방 약성(藥性)** : 성질은 서늘하고 독이 있다.

| 大寒 | 寒 | 微寒 | 凉 | 平 | 微溫 | 溫 | 熱 | 大熱 |

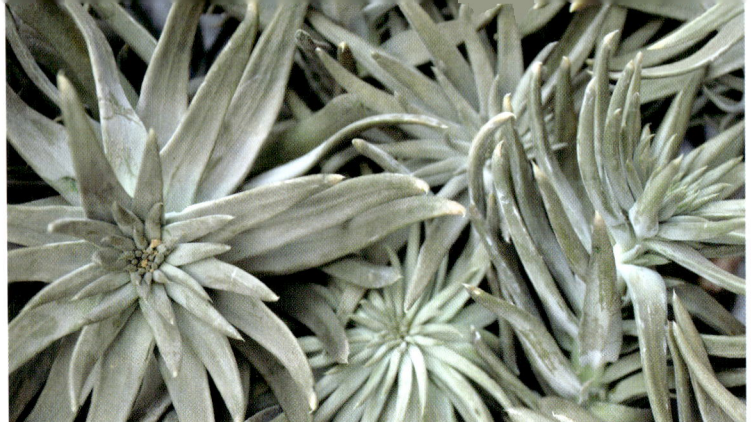

▲ 바위솔 싹

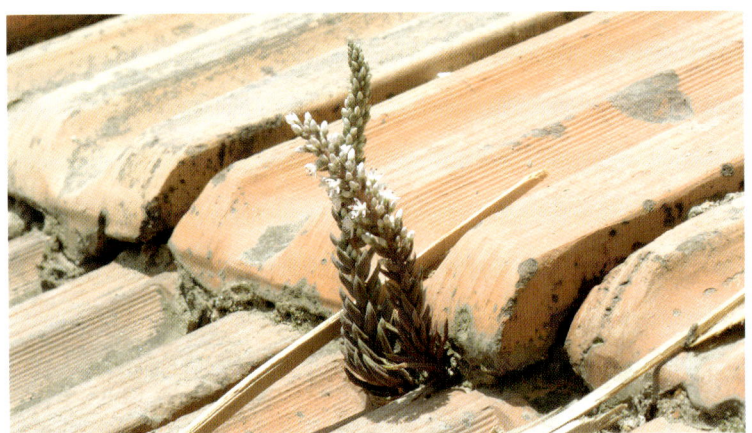

▲ 바위솔 꽃(중국 간쑤성)

- 월경불순을 낫게 한다.
- 소변이 우유와 같은 백탁(白濁) 증상에 효과가 있다.
- 코피, 토혈, 혈변(血便)에 유효하다.
- 치질, 습진, 화상에 외용(外用)한다.
- 간독성 보호[참고논문: 박종철 등. *J. of Ethnopharmacology*, 2005;102(3),313-318], 알코올 해독[참고논문: 박종철 등. *J. of Medicinal Food*, 2006;9(3),336-341] 의 약리작용이 있다.

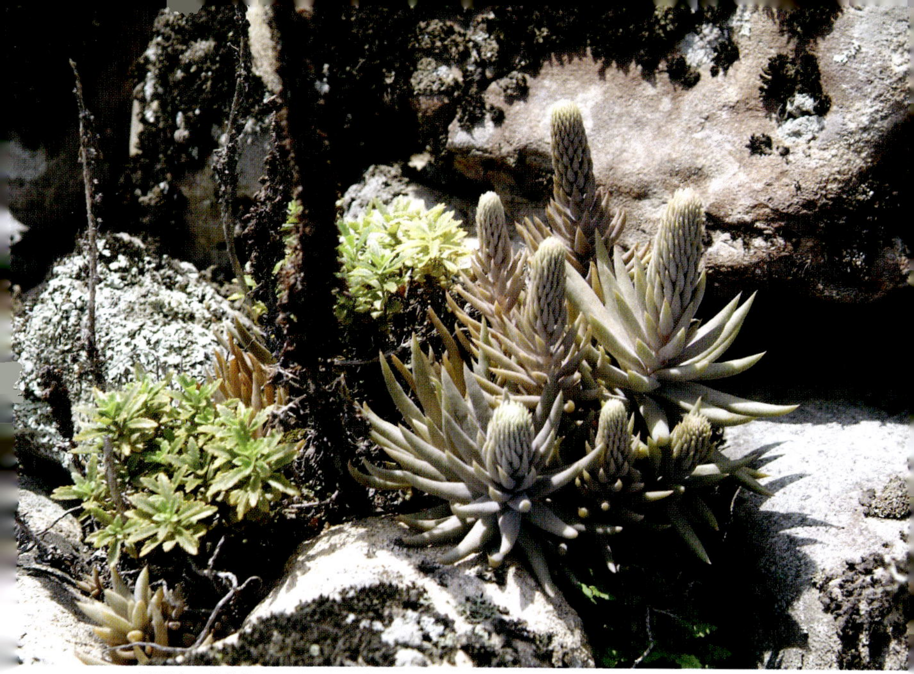

▲ 바위솔 지상부(중국 지린성 지안)

| **약용법** | 전초 5~15g을 물 800mL에 넣고 달여서 반으로 나누어 아침저녁으로 마시거나 또는 가루나 환(丸)으로 만들어 복용한다. 외용할 때는 적당량을 짓찧거나 가루 내어 환부에 붙인다.

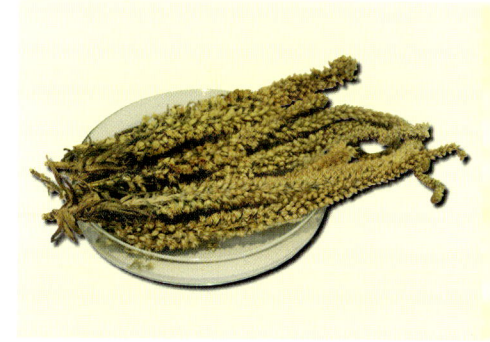

▲ 와송(약재, 전형)

약초명: 박새 참여로

약재명: 여로 藜蘆

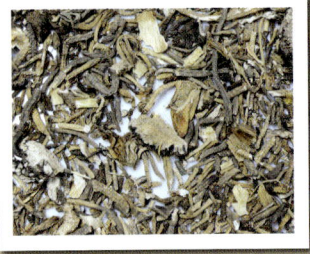

《동의보감》 탕액편에 기재된
조선시대의 한글 약초명

박새

약초명 및 학명
박새, *Veratrum oxysepalum* Turcz.
참여로, *Veratrum nigrum* Linné var. *ussuriense* Loes. fil.

과명
백합과

약용부위
뿌리줄기와 뿌리

| 약재의 조선시대 의서(醫書) 수재 |

여로는《동의보감》탕액편(湯液篇)의 풀부(部)와《방약합편》의 독초편에 수재되어 있다.

|《동의보감》 탕액편의 효능 |

여로(藜蘆, 박새 뿌리)의 성질은 차고[寒] 맛은 맵고[辛] 쓰며[苦] 독이 많다. 머리에 난 부스럼, 옴으로 가려운 것, 피부가 헐어 아프고 가려우며 벌겋게 부어 곪는 것, 버짐을 낫게 한다. 괴사한 조직[死肌]을 없애며 여러 가지 벌레를 죽이고 가슴의 풍담(風痰)을 토하게 한다.

|《동의보감》 탕액편의 원문 |

여로(藜蘆) 박새 : 性寒 味辛苦 有大毒. 主頭瘍 疥瘙 惡瘡癖. 去死肌 殺諸蟲 吐膈上風痰. ○ 生山中. 根似蔥而多毛 又如龍膽. 二月三月八月採根 陰乾. 一名 鹿蔥.[本草] ○ 糯米泔煮 曬乾 微炒用之.[本草]

| 식약처 공정서의 약초와 약재 |

● 약초 · 약재의 식약처 공정서 수재 : 여로는 우리나라 식품의약품안

전처의 의약품 공정서인 《대한민국약전외한약(생약)규격집(KHP)》에 수재되어 있다.

- 약재의 분류 : 식물성 약재
- 약재의 라틴어 생약명 : Veratri Rhizoma et Radix
- 약재의 이명 또는 영명 : 여로두(藜蘆頭)
- 약재의 기원 : 약재 여로는 참여로 *Veratrum nigrum* Linné var. *ussuriense* Loes. fil. 또는 박새 *Veratrum oxysepalum* Turcz.(백합과 Liliaceae)의 뿌리줄기와 뿌리이다.
- 약재 저장법 : 밀폐용기(고형의 이물이 들어가는 것을 방지하고 내용의약품이 손실되지 않도록 보호할 수 있는 용기)

| 약재의 효능 |

- 한방 작용부위(귀경, 歸經) : 여로는 주로 간장, 폐, 위장 질환에 영향을 미친다.
- 한방 효능
  - 용토풍담(涌吐風痰) : 풍증(風症)을 일으키는 담(痰)을 토해내게 한다.
  - 살충(殺蟲) : 기생충을 죽인다.

허준, 《원본 동의보감》, 733쪽, 남산당(2014)

한방 약미(藥味)와 약성(藥性)

- **한방 약미(藥味)** : 맛은 쓰고 맵다.

| 酸 | 苦 | 甘 | 辛 | 鹹 | | 澁 | 淡 |

- **한방 약성(藥性)** : 성질은 차고 독이 있다.

| 大寒 | 寒 | 微寒 | 凉 | 平 | 微溫 | 溫 | 熱 | 大熱 |

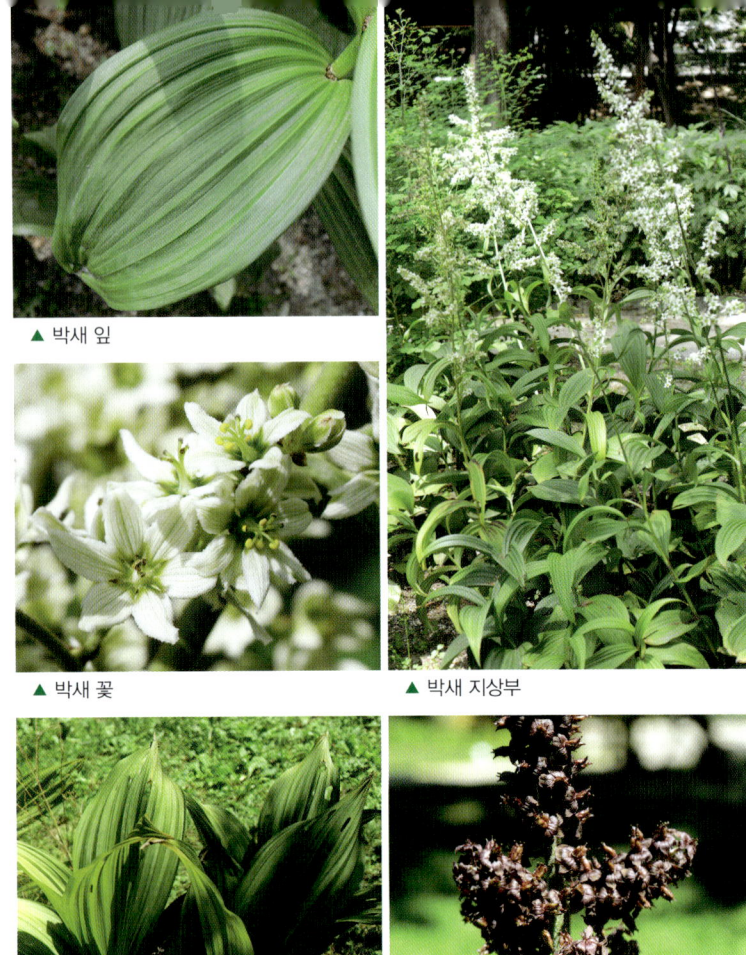

▲ 박새 잎

▲ 박새 꽃

▲ 박새 지상부

▲ 참여로 잎(오스트리아)

▲ 참여로 꽃(오스트리아)

● **약효 해설**

- 중풍으로 담(痰)이 뭉쳐 기(氣)가 막히는 병증에 사용한다.
- 오랫동안 낫지 않는 말라리아를 치료한다.
- 살충, 혈압강하 작용이 있다.

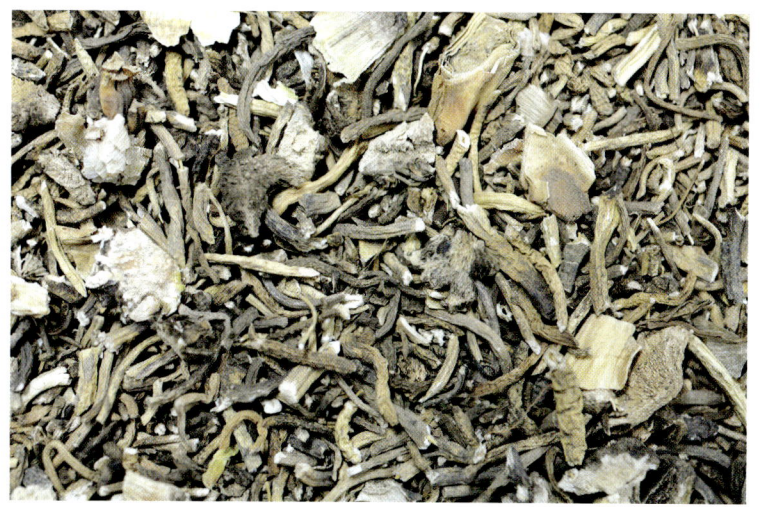

▲ 여로(약재, 절편)

- 감각마비, 복통, 서맥(徐脈, 느린 맥박), 심장 기능 이상과 같은 중독 증상이 나타날 수 있다.

| **북한의 효능** | 살충약으로서 먹으면 게우게 하고 외용약으로 쓰면 벌레를 죽인다.

| **약용법** | 뿌리줄기와 뿌리 0.3~0.6g을 가루 또는 환(丸)으로 만들어 복용하거나 외용으로 적당량 사용한다. 독성이 있으므로 사용에 주의한다.

| **주의사항** | 여로의 뿌리줄기와 뿌리는 독성이 있으므로 조심해야 한다.

KP(대한민국약전) 수재 약재

약초명

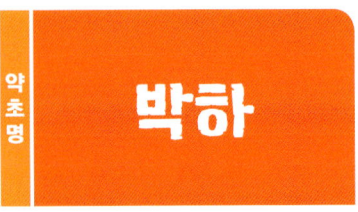
박하

약재명

박하 薛荷

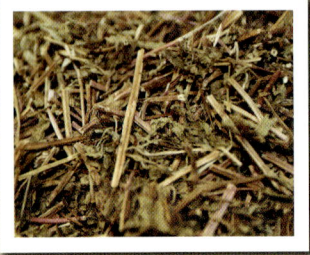

《동의보감》 탕액편에 기재된
조선시대의 한글 약초명

영싱이

약초명 및 학명

박하, *Mentha arvensis* Linné var. *piperascens* Malinvaud ex Holmes

과명

꿀풀과

약용부위

지상부

| 약재의 조선시대 의서(醫書) 수재 |

박하는 《동의보감》 탕액편(湯液篇)의 채소부(部)와 《방약합편》의 방초(芳草, 향기가 좋은 풀)편에 수재되어 있다.

|《동의보감》 탕액편의 효능 |

박하(薛荷)는 성질이 따뜻하고[溫](보통이다[平]고도 한다) 맛이 매우면서[辛] 쓰며[苦] 독이 없다. 여러 약들을 영위(榮衛)로 끌고 가서 땀을 내고 독을 내보낼 수 있어 상한두통(傷寒頭痛)을 치료한다. 중풍(中風), 적풍(賊風), 두풍(頭風)도 치료한다. 관절을 잘 통하게 하고 몹시 피로한 것을 풀리게 한다.

|《동의보감》 탕액편의 원문 |

박하(薛荷) 영싱이 : 性溫 [一云平] 味辛苦 無毒. 能引諸藥入榮衛 發毒汗 療傷寒頭痛. 治中風賊風頭風. 通利關節 大解勞乏. ○ 圃中種蒔 可生啖 亦宜作菹. 夏秋採莖葉 暴乾用. [本草] ○ 性味辛涼. 最淸頭目 治骨蒸. 入手太陰・手厥陰經 上行之藥

也.[湯液] ○ 猫食薄荷則醉.[食物]

| **식약처 공정서의 약초와 약재** |

- **약초·약재의 식약처 공정서 수재** : 박하는 우리나라 식품의약품안전처의 의약품 공정서인 《대한민국약전(KP)》에 수재되어 있다.
- **약재의 분류** : 식물성 약재
- **약재의 라틴어 생약명** : Menthae Herba
- **약재의 기원** : 약재 박하는 박하 *Mentha arvensis* Linné var. *piperascens* Malinvaud ex Holmes(꿀풀과 Labiatae)의 지상부이다.
- **약재 저장법** : 밀폐용기(고형의 이물이 들어가는 것을 방지하고 내용의약품이 손실되지 않도록 보호할 수 있는 용기)

| **약재의 효능** |

- **한방 효능군 분류** : 해표약(解表藥)-발산풍열(發散風熱)
- **한방 작용부위(귀경, 歸經)** : 박하는 주로 폐, 간장 질환에 영향을 미친다.

薄荷 영성이 發毒汗 性温 大解暴勞 療傷寒 平云味辛苦無毒 能引諸藥入榮衛 又治中風賊風 頭痛 通利關節 亦能清頭目 作茶生食並可 主傷風頭腦風 通關節 止霍亂 宿食不消 下氣 煮汁服亦去憤氣 發毒汗 破血止痢 療陰陽毒 傷寒頭痛 猫食薄荷則醉 薜之藥 莖葉 夏秋採 陰乾用 入手太陰手厥陰經也

허준, 《원본 동의보감》, 718쪽, 남산당(2014)

한방 약미(藥味)와 약성(藥性)

- **한방 약미(藥味)** : 맛은 맵다.

| 酸 | 苦 | 甘 | 辛 | 鹹 | | 澁 | 淡 |

- **한방 약성(藥性)** : 성질은 서늘하다.

| 大寒 | 寒 | 微寒 | 凉 | 平 | 微溫 | 溫 | 熱 | 大熱 |

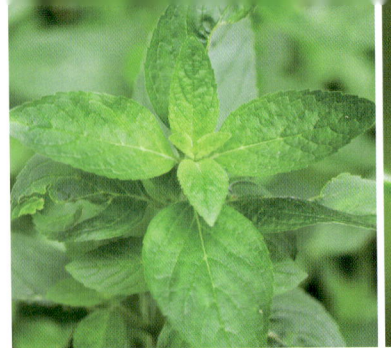
▲ 박하 잎

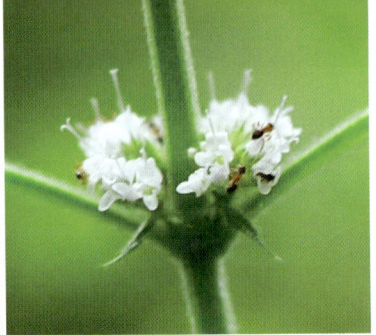
▲ 박하 꽃

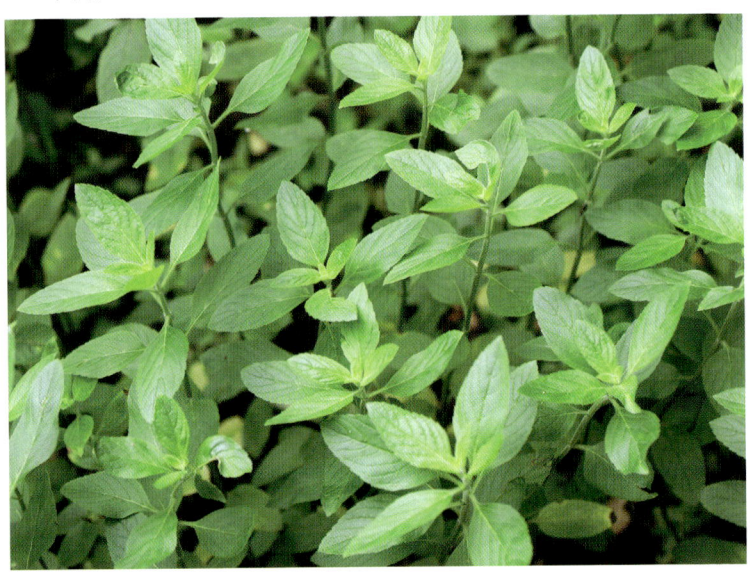
▲ 박하 재배지

- **한방 효능**
  - 소산풍열(消散風熱) : 풍열(風熱)을 해소한다.
  - 청리두목(清利頭目) : 머리와 눈의 발열을 해소한다.
- **약효 해설**
  - 머리와 눈을 맑게 해준다.
  - 목 안이 붓고 아픈 증상에 도움이 된다.

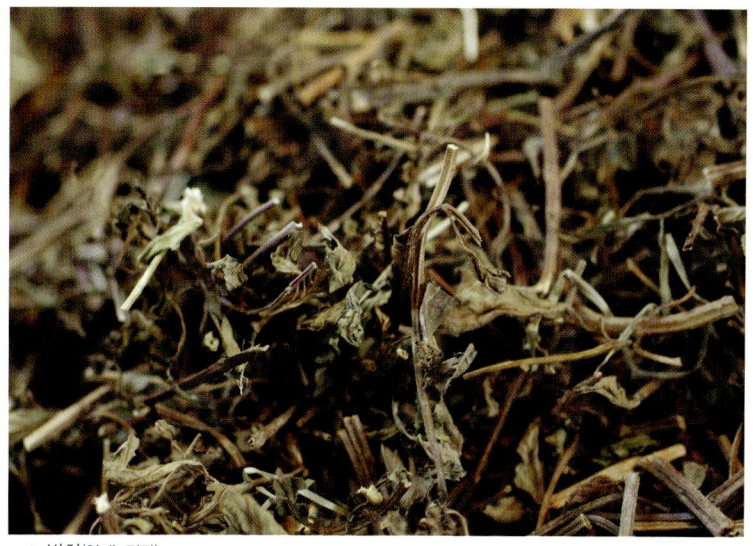

▲ 박하(약재, 절단)

- 인후(咽喉)를 편하게 한다.
- 열나고 기침하는 증상의 초기에 사용한다.
- 눈 충혈 제거에 좋다.

| **북한의 효능** | 풍열표증약으로서 풍열을 없애고 아픔을 멈추며 발진을 약하게 하고 간기를 잘 통하게 한다.

| **약용법** | 지상부 3~6g을 물 800mL에 넣고 달여서 아침저녁으로 마신다. 오래 끓이지 않는다. 가루 또는 환(丸)으로 만들어 복용하거나 외용으로 적당량 사용한다.

반하 半夏

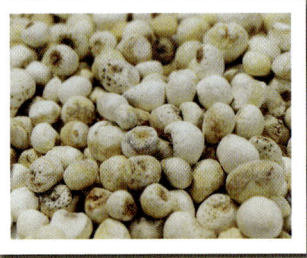

《동의보감》 탕액편에 기재된 조선시대의 한글 약초명

쯰믈웃

약초명 및 학명
반하, *Pinellia ternata* Breitenbach

과명
천남성과

약용부위
덩이줄기로서 주피를 완전히 제거한 것

| 약재의 조선시대 의서(醫書) 수재 |

반하는 《동의보감》 탕액편(湯液篇)의 풀부(部)와 《방약합편》의 독초편에 수재되어 있다.

|《동의보감》 탕액편의 효능 |

반하(半夏, 끼무릇)의 성질은 보통이고[平](생것은 약간 차고[微寒] 익히면 따뜻하다[溫]) 맛은 매우며[辛] 독이 있다. 추위로 인하여 추웠다 열이 났다 하는 것을 낫게 한다. 명치에 담열(痰熱)이 가득한 것과 기침하고 숨이 찬 것을 낫게 하며 가래침을 없앤다. 식욕을 돋우고 비(脾)를 튼튼하게 한다. 토하는 것을 멎게 하며 가슴속의 가래나 침을 없앤다. 또 말라리아를 치료하고 유산시킨다.

|《동의보감》 탕액편의 원문 |

반하(半夏) 쯰믈웃 : 性平[生微寒熟溫] 味辛 有毒. 主傷寒寒熱. 消心腹痰熱滿結 咳嗽上氣 消痰涎. 開胃健脾 止嘔吐 去胸中痰涎 療瘧 墮胎. ○ 處處有之 生田野中. 五月八月採根 暴乾.

以圓白陳久者 爲勝.[本草] ○ 湯浸切片 淋洗七遍 去涎盡 以生薑汁浸一宿 焙乾用.[本草] ○ 入足陽明·太陰·少陽經. 臘月泡洗 置露天氷過 又泡共七次 留久極妙.[入門] ○ 三消及血虛者 乾咽痛者 腸燥大便難者 汗多者 皆勿用.[丹心]

| 식약처 공정서의 약초와 약재 |

- **약초·약재의 식약처 공정서 수재** : 반하는 우리나라 식품의약품안전처의 의약품 공정서인 《대한민국약전(KP)》에 수재되어 있다.
- **약재의 분류** : 식물성 약재
- **약재의 라틴어 생약명** : Pinelliae Tuber
- **약재의 이명 또는 영명** : Pinellia Tuber
- **약재의 기원** : 약재 반하는 반하 *Pinellia ternata* Breitenbach(천남성과 Araceae)의 덩이줄기로서 주피를 완전히 제거한 것이다.
- **약재 저장법** : 밀폐용기(고형의 이물이 들어가는 것을 방지하고 내용의약품이 손실되지 않도록 보호할 수 있는 용기)

허준, 《원본 동의보감》, 733쪽, 남산당(2014)

한방 약미(藥味)와 약성(藥性)

- **한방 약미(藥味)** : 맛은 맵다.

| 酸 | 苦 | 甘 | **辛** | 鹹 | | 澁 | 淡 |

- **한방 약성(藥性)** : 성질은 따뜻하고 독성이 있다.

| 大寒 | 寒 | 微寒 | 凉 | 平 | 微溫 | **溫** | 熱 | 大熱 |

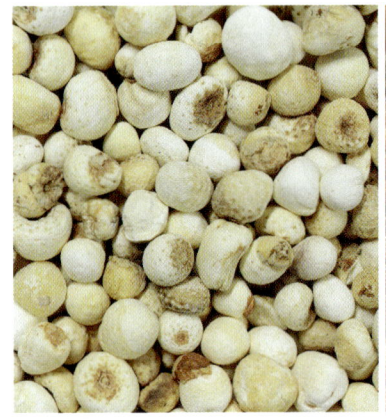
▲ 반하(약재, 전형)

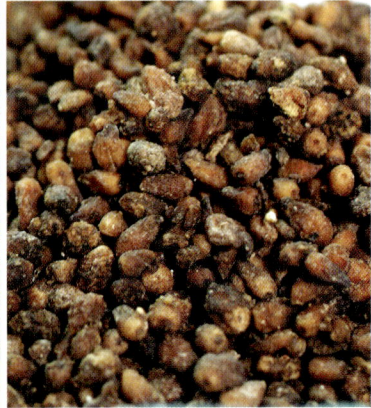
▲ 반하(수치 약재, 시장 판매품)

| 약재의 효능 |

- **한방 효능군 분류** : 거담약(祛痰藥)-온화한담(溫化寒痰)
- **한방 작용부위(귀경, 歸經)** : 반하는 주로 비장, 위장, 폐 질환에 영향을 미친다.
- **한방 효능**
  - 조습화담(燥濕化痰) : 습기를 말리고 가래를 없앤다.
  - 강역지구(降逆止嘔) : 기(氣)가 거슬러 오르는 것을 내리고 구토를 멎게 한다.
  - 소비산결(消痞散結) : 관절이 아프고 저린 비증(痞症)을 해소하고 뭉친 것을 풀어준다.
- **약효 해설**
  - 가래가 많고 기침하며 숨이 찬 것을 낫게 한다.
  - 기가 치솟는 것을 내리게 하여 구토를 멎게 한다.
  - 어지럽고 머리가 아픈 증상을 치료한다.
  - 진정 작용이 있다.

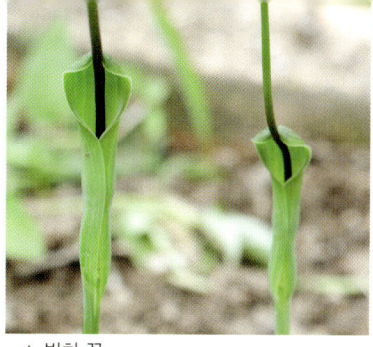
▲ 반하 꽃

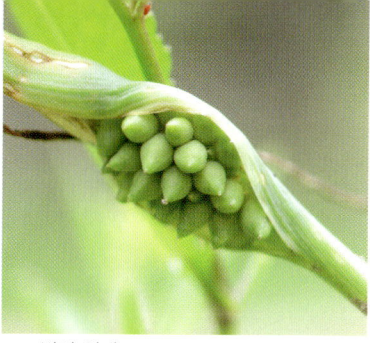
▲ 반하 열매

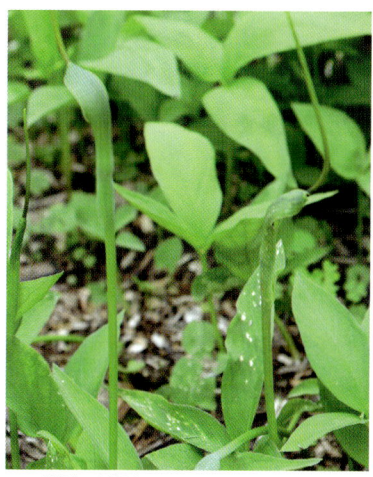
▲ 반하 지상부

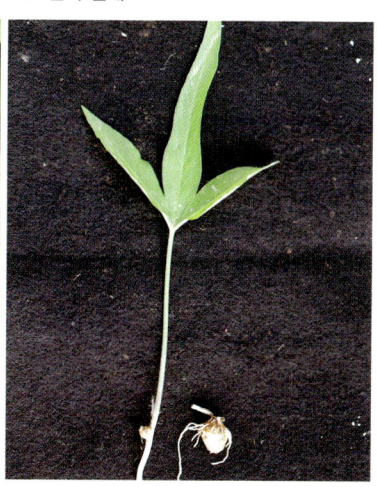
▲ 반하 전초(채취품)

- 아린 맛 성분인 homogenstisic acid가 있다.
- 자극이 심하므로 수치(修治)하여 사용하여야 한다.

| 북한의 효능 | 습을 없애고 가래를 삭이며 게우기를 멈추고 입맛을 돋구며 비를 보하고 옹종을 낫게 한다.

| 수치(修治) | 한방이론에 근거하여 약재를 가공 처리함으로써 약재 본래의 성질을 변화시키는 제약 기술의 일종으로, 포제(炮製)라고도 한다.

- 생반하(生半夏) : 이물질을 제거하고 작은 부스러기는 체로 쳐서 가려낸다.
- 법반하(法半夏) : 반하를 크고 작은 것으로 나누어 햇볕을 피하고 냉수에 축여 둔다. 10일 정도 담가서 흰 거품이 나오면 백반을 넣고 물을 매일 갈아준다. 아린 맛이 나지 않으면 꺼내어 햇볕에 약간 말린다. 별도로 감초 달인 액을 준비하여 여기에 반하를 넣고 매일 저어 혼합한다. 반하 중심부의 흰색이 없어지고 고루 스며들어 황색으로 되면 꺼내어 그늘에서 말린다. 함량 비율은 반하 1000g : 백반 20g : 감초 160g이다.
- 강반하(薑半夏) : 정선된 반하를 위의 방법으로 처리한 다음 백반(白礬)과 생강편(生薑片)을 넣어 액이 충분히 스며들도록 쪄서 음건한다. 함량 비율은 반하 1000g : 생강 250g : 백반 13g이다.
- 청반하(淸半夏) : 정선된 반하를 위의 방법에 따라 처리한 후 백반수(白礬水)를 넣어 찐 후 통풍이 잘되는 곳에서 건조한다.

|약용법| 수치(修治)한 덩이줄기 3~9g을 물 800mL에 넣고 달여서 반으로 나누어 아침저녁으로 마신다.

|주의사항| 반하의 덩이줄기는 독성이 있으므로 수치(修治)한 후 사용해야 한다. 임신부에게는 쓰지 않는다.

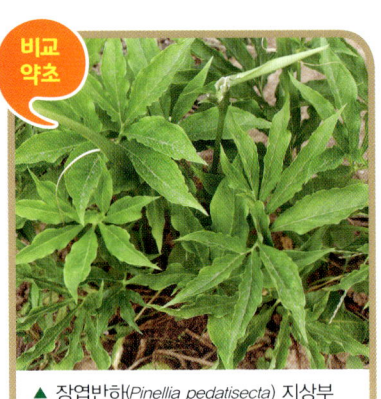

비교 약초

▲ 장엽반하(*Pinellia pedatisecta*) 지상부

약초명: 밤나무

약재명: 건율 乾栗

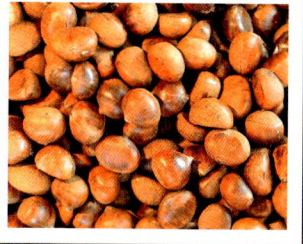

《동의보감》 탕액편에 기재된 조선시대의 한글 약초명

밤

약초명 및 학명
밤나무, *Castanea crenata* Siebold et Zuccarini

과명
참나무과

약용부위
씨껍질을 벗긴 씨

| 약재의 조선시대 의서(醫書) 수재 |

건율은 《동의보감》 탕액편(湯液篇)의 과일부(部)와 《방약합편》의 오과(五果, 다섯 가지 과일)편에 수재되어 있다.

|《동의보감》 탕액편의 효능 |

율자(栗子, 밤)의 성질은 따뜻하고[溫] 맛은 시며[酸] 독이 없다. 기운을 돕고 위와 대소장[腸胃]을 튼튼하게 하며 신장의 기운[腎氣]을 돕고 배고프지 않게 한다.

|《동의보감》 탕액편의 원문 |

율자(栗子) 밤 : 性溫 味鹹 無毒. 益氣 厚腸胃 補腎氣 令人耐飢. ○ 處處有之 九月採. ○ 果中 栗最有益. 欲乾莫如暴. 欲生收 莫如潤沙中藏 至春末夏初 向如初採摘. ○ 生栗 可於熱灰中 煨令汁出 食之良. 不得通熟. 熟則壅氣 生則發氣 故火煨 殺其木氣耳. ○ 有一種栗[피덕늘] 頂圓末尖 謂之旋栗 但形差小耳. [本草]

| 식약처 공정서의 약초와 약재 |

● 약초·약재의 식약처 공정서 수재 : 건

율은 우리나라 식품의약품안전처의 의약품 공정서인 《대한민국약전외한약(생약)규격집(KHP)》에 수재되어 있다.

- 약재의 분류 : 식물성 약재
- 약재의 라틴어 생약명 : Castaneae Semen
- 약재의 이명 또는 영명 : 율자(栗子)
- 약재의 기원 : 약재 건율은 밤나무 *Castanea crenata* Siebold et Zuccarini(참나무과 Fagaceae)의 씨껍질을 벗긴 씨이다.
- 약재 저장법 : 밀폐용기(고형의 이물이 들어가는 것을 방지하고 내용의약품이 손실되지 않도록 보호할 수 있는 용기)

| 약재의 효능 |

- 한방 작용부위(귀경, 歸經) : 건율은 주로 비장, 신장 질환에 영향을 미친다.
- 한방 효능
  - 익기건비(益氣建脾) : 원기를 보충하고 비(脾)를 건강하게 한다.
  - 보신강근(補腎强筋) : 신(腎)을 보하고 근육을 튼튼하게 한다.

허준, 《원본 동의보감》, 710쪽, 남산당(2014)

한방 약미(藥味)와 약성(藥性)

- **한방 약미(藥味)** : 맛은 달고 약간 짜다.

  酸　苦　**甘**　辛　**鹹**　　澁　淡

- **한방 약성(藥性)** : 성질은 보통이다.

  大寒　寒　微寒　凉　**平**　微溫　溫　熱　大熱

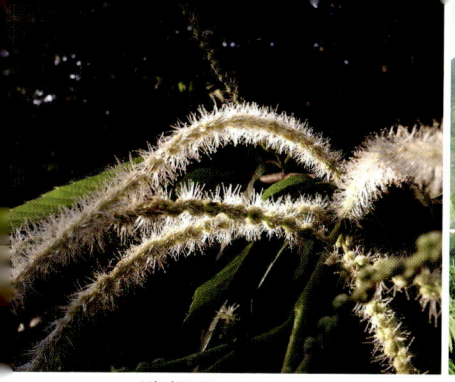
▲ 밤나무 꽃

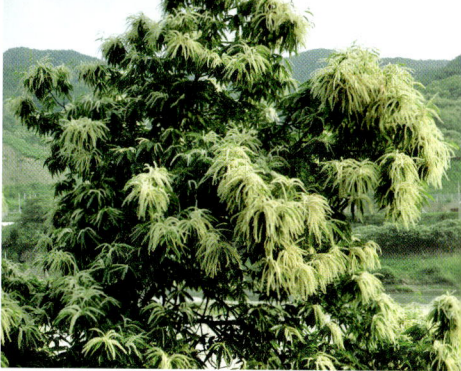
▲ 밤나무 나무모양

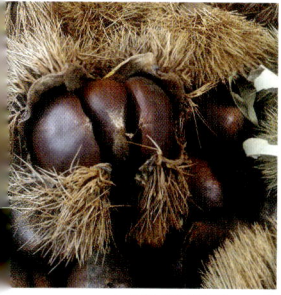
▲ 밤나무 열매

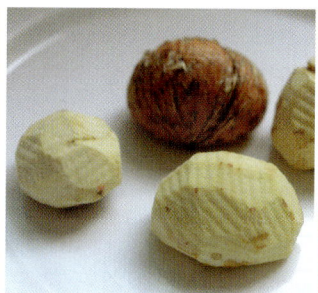
▲ 건율(약재, 전형)

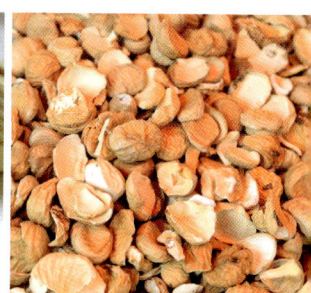
▲ 건율(절편, 시장 판매품)

- 활혈소종(活血消腫) : 혈액순환을 촉진하고 종기를 가라앉힌다.
- 지혈(止血) : 출혈을 멎게 한다.

● 약효 해설

- 다리와 무릎이 시큰거리고 힘이 없어지는 증상에 쓰인다.
- 힘줄과 뼈가 부러져 붓고 아픈 증상에 유효하다.
- 음식물이 들어가면 토하는 병증에 사용한다.
- 토혈, 코피, 혈변(血便)을 멎게 한다.

| 북한의 효능 | 보기약으로서 기를 보하고 비위를 보하며 신을 보한다.

| 약용법 | 씨껍질을 벗긴 씨를 그대로 또는 삶아 익혀서 먹는다.

KP(대한민국약전) 수재 약재

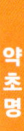

약초명
방풍

약재명
방풍 防風

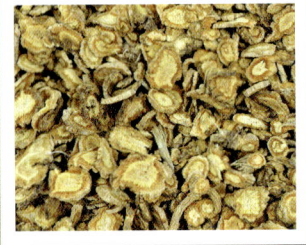

《동의보감》 탕액편에 기재된
조선시대의 한글 약초명

병풍ᄂ·물불휘

약초명 및 학명

방풍(防風), *Saposhnikovia divaricata* Schischkin

과명

산형과

약용부위

뿌리

| 약재의 조선시대 의서(醫書) 수재 |

방풍은 《동의보감》 탕액편(湯液篇)의 풀부(部)와 《방약합편》의 산초(山草)편에 수재되어 있다.

|《동의보감》 탕액편의 효능 |

방풍(防風)의 성질은 따뜻하며[溫] 맛이 달고[甘] 매우며[辛] 독이 없다. 36가지 풍증을 치료하며 오장(五藏)을 좋게 하고 맥풍(脈風)을 몰아내며 어지럼증, 통풍(痛風), 눈이 충혈되고 눈물이 나는 것, 온몸의 관절이 아프고 저린 것을 치료한다. 식은땀을 멈추고 마음과 정신을 안정시킨다.

|《동의보감》 탕액편의 원문 |

방풍(防風) 병풍ᄂ·물불휘 : 性溫 味甘辛 無毒. 治三十六般風 通利五藏關脈 風頭眩 痛風 赤眼 出淚 周身骨節疼痺. 止盜汗 安神 定志. ○ 生山野中 隨處有之. 二月十月採根 暴乾. 惟實而脂潤 頭節堅如蚯蚓頭者 爲好. 去蘆及叉頭叉尾者. 叉頭令人發狂 叉尾發痼疾.[本草] ○ 足

266

陽明·足太陰之行經藥也. 足太陽本經藥也. 治風通用 頭去身半以上風邪 梢去身半以下風邪.[湯液] ○ 除上焦風邪之仙藥也.[入門]

| 식약처 공정서의 약초와 약재 |

- **약초·약재의 식약처 공정서 수재** : 방풍은 우리나라 식품의약품안전처의 의약품 공정서인《대한민국약전(KP)》에 수재되어 있다.
- **약재의 분류** : 식물성 약재
- **약재의 라틴어 생약명** : Saposhnikoviae Radix
- **약재의 이명 또는 영명** : Saposhnikovia Root
- **약재의 기원** : 약재 방풍은 방풍(防風) *Saposhnikovia divaricata* Schischkin(산형과 Umbelliferae)의 뿌리이다.
- **약재 저장법** : 밀폐용기(고형의 이물이 들어가는 것을 방지하고 내용의약품이 손실되지 않도록 보호할 수 있는 용기)

허준, 《원본 동의보감》, 724쪽, 남산당(2014)

| 약재의 효능 |

- **한방 효능군 분류** : 해표약(解表藥)-발산풍한(發散風寒)

한방 약미(藥味)와 약성(藥性)

- **한방 약미(藥味)** : 맛은 달고 맵다.

| 酸 | 苦 | 甘 | 辛 | 鹹 | 澁 | 淡 |

- **한방 약성(藥性)** : 성질은 약간 따뜻하다.

| 大寒 | 寒 | 微寒 | 凉 | 平 | 微溫 | 溫 | 熱 | 大熱 |

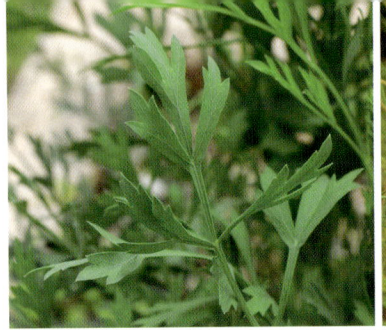

▲ 방풍 잎   ▲ 방풍 열매

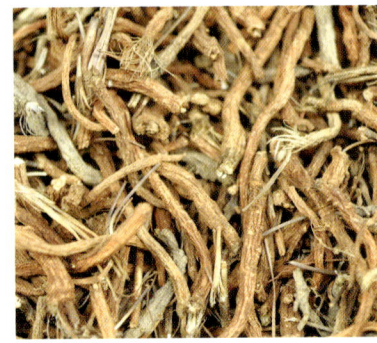

▲ 방풍(약재, 전형)   ▲ 방풍(약재, 절편)

- **한방 작용부위(귀경, 歸經)** : 방풍은 주로 방광, 간장, 비장 질환에 영향을 미친다.
- **한방 효능**
  - 거풍해표(祛風解表) : 체표에 머물러 있는 풍사(風邪)를 제거한다.
  - 성습지통(胜濕止痛) : 축축하고 습한 기운을 없애고 통증을 멎게 한다.
  - 지경(止痙) : 경련을 멎게 한다.
- **약효 해설**
  - 팔다리를 잘 쓰지 못하고 마비되며 아픈 증상에 사용한다.
  - 관절이 시리고 아픈 증상을 낫게 한다.

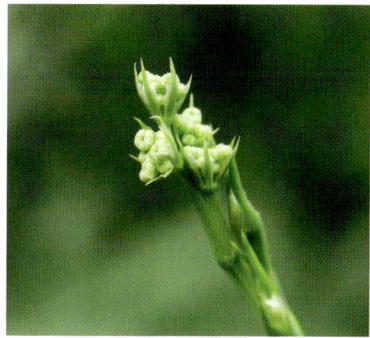

▲ 방풍 꽃봉오리

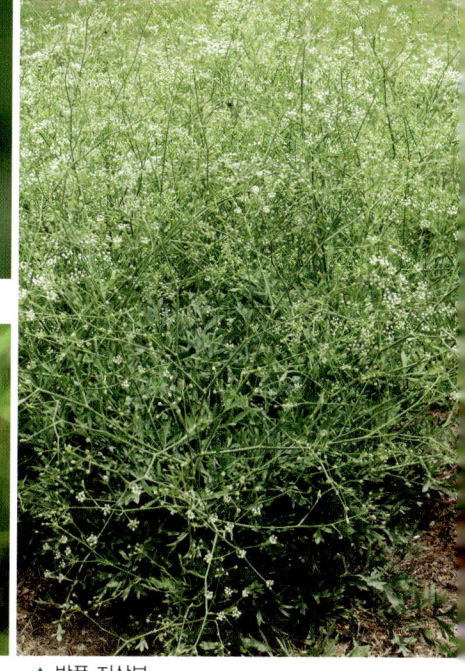

▲ 방풍 꽃 ▲ 방풍 지상부

- 목이 뻣뻣한 증상, 사지경련을 치료한다.
- 해열, 진통, 소염 작용이 있다.

| **북한의 효능** | 풍한표증약으로서 풍한을 없애고 풍습을 없애며 아픔을 멈춘다.

| **약용법** | 뿌리 5~10g을 물 800mL에 넣고 달여서 반으로 나누어 아침저녁으로 마신다.

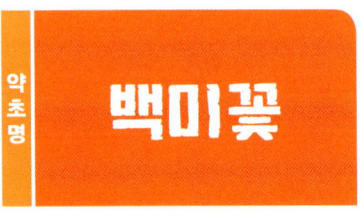

약초명: 백미꽃

약재명

백미 白薇

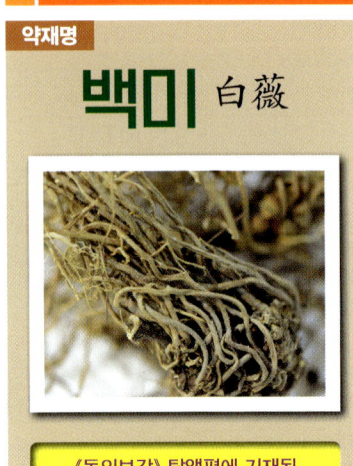

《동의보감》 탕액편에 기재된
조선시대의 한글 약초명

아마존

약초명 및 학명

백미꽃, *Cynanchum atratum* Bunge

과명

박주가리과

약용부위

뿌리 및 뿌리줄기

| 약재의 조선시대 의서(醫書) 수재 |

백미는 《동의보감》 탕액편(湯液篇)의 풀부(部)와 《방약합편》의 산초(山草)편에 수재되어 있다.

|《동의보감》 탕액편의 효능 |

백미(白薇, 백미꽃의 뿌리)의 성질은 보통이고[平](차다[寒]고도 한다) 맛은 쓰고[苦] 짜며[鹹] 독이 없다. 온갖 사기와 헛것에 들린 것, 갑자기 잠들며 사람을 알아보지 못하는 것, 미친 짓을 하는 것, 추웠다 열이 났다 하는 말라리아[溫瘧, 온학]를 낫게 한다.

|《동의보감》 탕액편의 원문 |

백미(白薇) 아마존 : 性平[一云寒] 味苦鹹 無毒. 治百邪鬼魅 忽忽睡不知人 狂惑邪氣 寒熱溫瘧. ○ 生原野 莖葉俱青 頗類柳葉 根黃白色 類牛膝而短小. 三月三日採根 陰乾 米泔浸去鬚蒸用.[本草]

| 식약처 공정서의 약초와 약재 |

● 약초·약재의 식약처 공정서 수재 : 백미는 우리나라 식품의약품안전처의 의약품 공정서인 《대한민

국약전외한약(생약)규격집(KHP)》에 수재되어 있다.

- **약재의 분류** : 식물성 약재
- **약재의 라틴어 생약명** : Cynanchi Atrati Radix et Rhizoma
- **약재의 기원** : 약재 백미는 백미꽃 *Cynanchum atratum* Bunge 또는 만생백미(蔓生白薇) *Cynanchum versicolor* Bge.(박주가리과 Asclepiadaceae)의 뿌리 및 뿌리줄기이다.
- **약재 저장법** : 밀폐용기(고형의 이물이 들어가는 것을 방지하고 내용의약품이 손실되지 않도록 보호할 수 있는 용기)

| 약재의 효능 |

- **한방 효능군 분류** : 청열약(淸熱藥)-청허열(淸虛熱)
- **한방 작용부위(귀경, 歸經)** : 백미는 주로 위장, 간장, 신장 질환에 영향을 미친다.
- **한방 효능**
  - 청열양혈(淸熱凉血) : 열기로 인한 혈열(血熱)을 식힌다.

허준, 《원본 동의보감》, 729쪽, 남산당(2014)

한방 약미(藥味)와 약성(藥性)

- **한방 약미(藥味)** : 맛은 쓰고 짜다.

| 酸 | **苦** | 甘 | 辛 | **鹹** | | 澁 | 淡 |

- **한방 약성(藥性)** : 성질은 차다.

| 大寒 | **寒** | 微寒 | 凉 | 平 | 微溫 | 溫 | 熱 | 大熱 |

- 이뇨통림(利尿通淋) : 소변을 잘 나오게 하고 배뇨 장애를 해소한다.
- 해독요창(解毒療瘡) : 해독하고 상처를 낫게 한다.

● **약효 해설**
- 소변볼 때 아프거나 시원하게 나가지 않는 병증을 치료한다.
- 몸이 허약하여 기침과 미열이 나며 식은땀이 흐르고 뼛속이 달아오르는 증상을 낫게 한다.

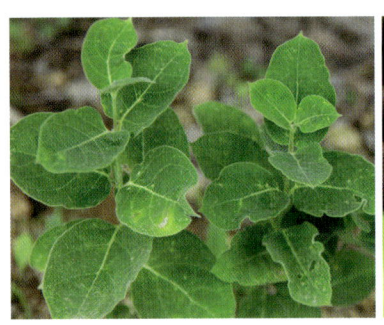

▲ 백미꽃 잎   ▲ 백미꽃 꽃

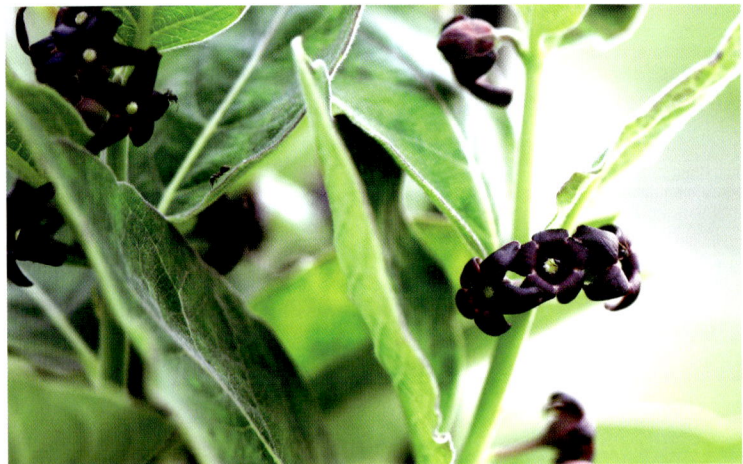

▲ 백미꽃 지상부

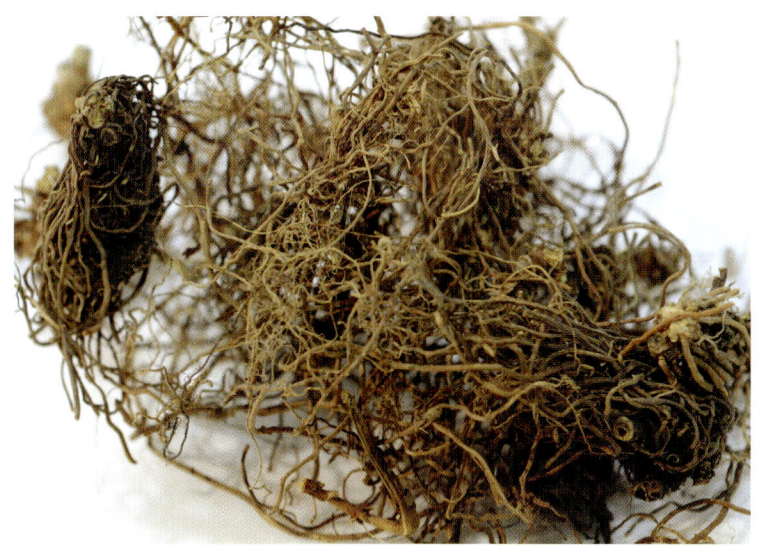

▲ 백미(약재, 전형)

- 뇌졸중 환자의 사지 부종에 쓴다.
- 음허(陰虛)로 인한 발열(發熱)에 효과가 있다.

| **북한의 효능** | 청열량혈약으로서 열을 내리우고 혈열을 없애며 음을 보하고 가슴이 답답한 증상을 낫게 한다.

| **약용법** | 뿌리 및 뿌리줄기 5~10g을 물 800mL에 넣고 달여서 반으로 나누어 아침저녁으로 마신다.

백부자

약재명
백부자 白附子

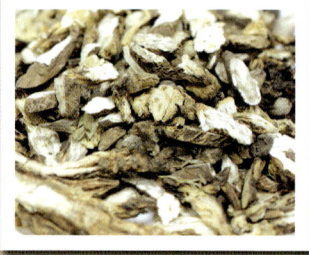

《동의보감》 탕액편에 기재된 조선시대의 한글 약초명

흰바곳

약초명 및 학명
백부자, *Aconitum koreanum* Raymond

과명
미나리아재비과

약용부위
덩이뿌리

| 약재의 조선시대 의서(醫書) 수재 |

백부자는 《동의보감》 탕액편(湯液篇)의 풀부(部)와 《방약합편》의 독초편에 수재되어 있다.

| 《동의보감》 탕액편의 효능 |

백부자(白附子)의 성질은 따뜻하고[溫] 맛은 달며[甘] 맵고[辛] 독이 조금 있다. 중풍으로 말을 못하는 것, 모든 냉(冷)과 풍기(風氣)를 낫게 한다. 가슴앓이[心痛]를 멎게 하고 음낭 밑이 축축한 것을 없앤다. 얼굴의 모든 병을 치료하고 흉터를 없앤다.

| 《동의보감》 탕액편의 원문 |

백부자(白附子) 흰바곳 : 性溫 味甘辛 有小毒. 主中風失音 一切冷風氣. 止心痛 除陰囊下濕 療面上百病 去瘢痕. ○ 色白 苗似黑附子. 三月採根 暴乾. 入藥炮用. [本草] ○ 本經云 生新羅 卽我國所産 今在處有之. [俗方]

| 식약처 공정서의 약초와 약재 |

● **약초·약재의 식약처 공정서 수재** : 백부자는 우리나라 식품의약품안전처의 의약품 공정서인 《대한

민국약전외한약(생약)규격집(KHP)》에 수재되어 있다.

- 약재의 분류 : 식물성 약재
- 약재의 라틴어 생약명 : Aconiti Koreani Tuber
- 약재의 이명 또는 영명 : 관백부(關白附)
- 약재의 기원 : 약재 백부자는 백부자 *Aconitum koreanum* Raymond(미나리아재비과 Ranunculaceae)의 덩이뿌리이다.
- 약재 저장법 : 밀폐용기(고형의 이물이 들어가는 것을 방지하고 내용의약품이 손실되지 않도록 보호할 수 있는 용기)

| 약재의 효능 |

- 한방 작용부위(귀경, 歸經) : 백부자는 주로 위장, 간장 질환에 영향을 미친다.
- 한방 효능
  - 거풍담(祛風痰) : 풍증과 관련된 담(痰)을 제거한다.
  - 정경간(定驚癎) : 놀라서 간질이 난 것을 안정시킨다.
  - 산한지통(散寒止痛) : 한사(寒邪)를 없애고 통증을 멎게 한다.

허준, 《원본 동의보감》, 736쪽, 남산당(2014)

한방 약미(藥味)와 약성(藥性)

- **한방 약미(藥味)** : 맛은 달고 맵다.

| 酸 | 苦 | 甘 | 辛 | 鹹 | 澁 | 淡 |

- **한방 약성(藥性)** : 성질은 뜨겁고 독이 있다.

| 大寒 | 寒 | 微寒 | 凉 | 平 | 微溫 | 溫 | **熱** | 大熱 |

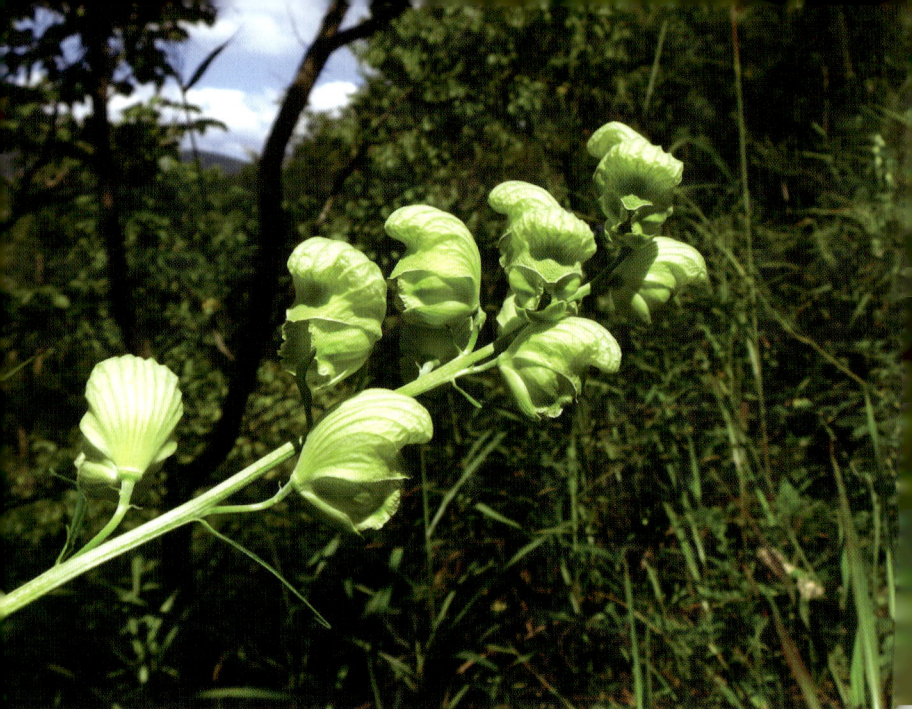

▲ 백부자 꽃

● **약효 해설**
- 안면신경 마비에 유효하다.
- 팔다리를 잘 쓰지 못하고 마비되며 아픈 증상을 낫게 한다.
- 풍담(風痰)이 몰려서 생기는 어지럼증을 치료한다.

| **북한의 효능** | 화담약으로서 풍담과 습을 없애며 경련을 멈춘다.

| **수치(修治)** | 한방이론에 근거하여 약재를 가공 처리함으로써 약재 본래의 성질을 변화시키는 제약 기술의 일종으로, 포제(炮製)라고도 한다.

- 생백부자(生白附子)를 물에 담가 하루 2~3회 물을 갈아주고 5~7일 후에 건진다. 그 다음 두부와 함께 약 30분간 삶은 후

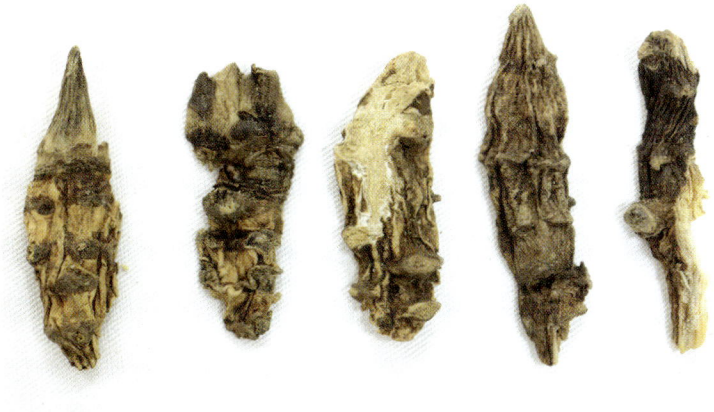

▲ 백부자(약재, 절편)

두부를 버리고 음건한다. 적당히 건조되었을 때 잘게 썰어서 햇볕에 말린다. 함량 비율은 백부자 50kg : 두부 1.25kg이다.

| **약용법** | 수치(修治)한 덩이뿌리 1.5~6g을 물 800mL에 넣고 달여서 반으로 나누어 아침저녁으로 마시거나 외용으로 적당량 사용한다. 독성이 있으므로 사용할 때 유의해야 한다.

| **주의사항** | 백부자의 덩이뿌리는 독성이 있으므로 수치(修治)한 후 사용해야 한다. 임신부는 사용을 삼간다.

KP(대한민국약전) 수재 약재

약초명: 백선

약재명: 백선피 白鮮皮

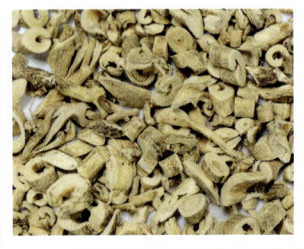

《동의보감》 탕액편에 기재된 조선시대의 한글 약초명

검홧불휘

약초명 및 학명

백선, *Dictamnus dasycarpus* Turczaninow

과명

운향과

약용부위

뿌리껍질

| 약재의 조선시대 의서(醫書) 수재 |

백선피는 《동의보감》 탕액편(湯液篇)의 풀부(部)와 《방약합편》의 산초(山草)편에 수재되어 있다.

| 《동의보감》 탕액편의 효능 |

백선(白鮮, 백선 뿌리)의 성질은 차고[寒] 맛은 쓰고[苦] 짜며[鹹] 독이 없다. 모든 열독풍(熱毒風), 악풍(惡風), 풍창(風瘡), 개선으로 붉게 짓무른 것, 눈썹과 머리카락이 빠지는 것, 피부가 당기는 것을 낫게 한다. 열황(熱黃), 주황(酒黃), 급황(急黃), 곡황(穀黃), 노황(勞黃)을 푼다. 모든 풍비(風痺)로 근육과 뼈가 약해져서 굽혔다 폈다 하지 못하는 것을 낫게 한다.

| 《동의보감》 탕액편의 원문 |

백선(白鮮) 검홧불휘 : 性寒 味苦鹹 無毒. 治一切熱毒風 惡風 風瘡 疥癬赤爛 眉髮脫 皮肌急. 解熱黃 酒黃 急黃 穀黃 勞黃. 主一切風痺 筋骨弱乏 不可屈伸. ○ 生原野 處處有之. 以其氣似羊羶 故俗呼爲白羊鮮. 四五月

採根 陰乾.[本草]

| 식약처 공정서의 약초와 약재 |

- **약초·약재의 식약처 공정서 수재** : 백선피는 우리나라 식품의약품안전처의 의약품 공정서인 《대한민국약전(KP)》에 수재되어 있다.
- **약재의 분류** : 식물성 약재
- **약재의 라틴어 생약명** : Dictamni Radicis Cortex
- **약재의 이명 또는 영명** : Dictamnus Root Bark
- **약재의 기원** : 약재 백선피는 백선 *Dictamnus dasycarpus* Turczaninow(운향과 Rutaceae)의 뿌리껍질이다.
- **약재 저장법** : 밀폐용기(고형의 이물이 들어가는 것을 방지하고 내용의약품이 손실되지 않도록 보호할 수 있는 용기)

| 약재의 효능 |

- **한방 효능군 분류** : 청열약(淸熱藥)-청열조습(淸熱燥濕)
- **한방 작용부위(귀경, 歸經)** : 백선피는 주로 비장, 위장, 방광 질환에 영향을 미친다.

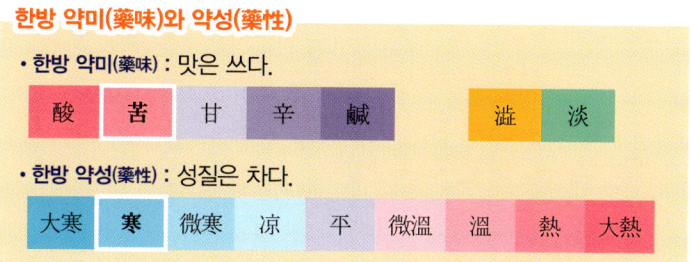

허준, 《원본 동의보감》, 729쪽, 남산당(2014)

한방 약미(藥味)와 약성(藥性)

- **한방 약미(藥味)** : 맛은 쓰다.

| 酸 | 苦 | 甘 | 辛 | 鹹 | 澁 | 淡 |

- **한방 약성(藥性)** : 성질은 차다.

| 大寒 | 寒 | 微寒 | 凉 | 平 | 微溫 | 溫 | 熱 | 大熱 |

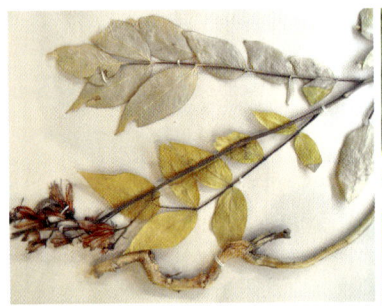

▲ 백선 표본(중국 류판산생태박물관 전시품)

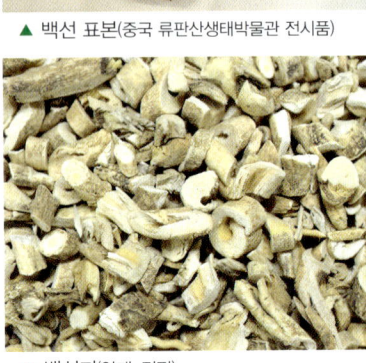

▲ 백선피(약재, 절편)

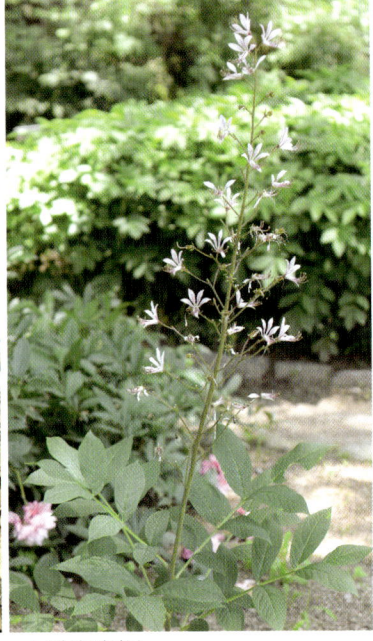

▲ 백선 지상부

● 한방 효능

- 청열조습(淸熱燥濕) : 열기를 식히고 습기를 말린다.
- 거풍해독(祛風解毒) : 풍(風)을 제거하고 독성을 풀어준다.

● 약효 해설

- 팔다리를 잘 쓰지 못하고 마비되며 아픈 증상을 낫게 한다.
- 얼굴과 몸에 발진(發疹)이 나타나는 증상에 유효하다.
- 황달을 치료한다.
- 병원성 진균의 성장을 억제한다.
- 백반증(白斑症, 피부의 한 부분에 흰색 반점이 생기는 병) 치유 작용이 있다.

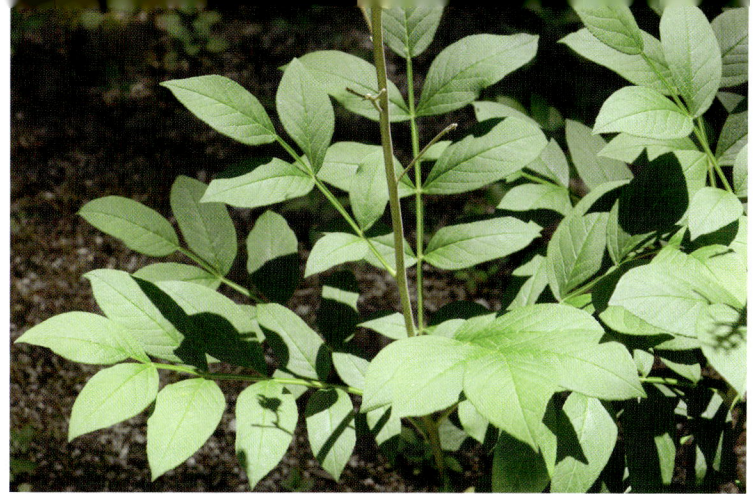

▲ 백선 잎

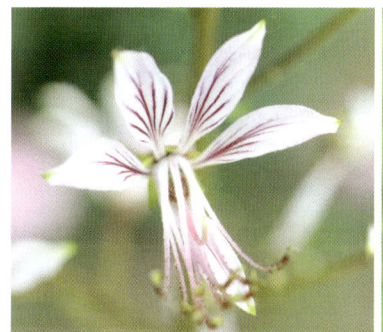

▲ 백선 꽃

▲ 백선 열매

| **북한의 효능** | 거풍습약으로서 풍습을 없애고 열을 내리우며 독을 푼다.

| **약용법** | 뿌리껍질 5~10g을 물 800mL에 넣고 달여서 반으로 나누어 아침저녁으로 마신다.

약초명: 벌사상자, 사상자

약재명
사상자 蛇床子

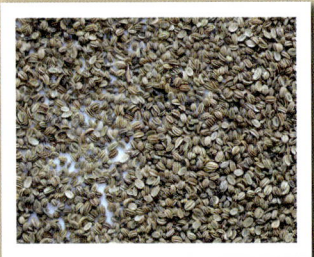

《동의보감》 탕액편에 기재된 조선시대의 한글 약초명

븨얌도랏삐

약초명 및 학명
벌사상자, *Cnidium monieri* (L.) Cusson
사상자, *Torilis japonica* De Candolle

과명
산형과

약용부위
열매

약재의 조선시대 의서(醫書) 수재

사상자는《동의보감》탕액편(湯液篇)의 풀부(部)와《방약합편》의 방초(芳草, 향기가 좋은 풀)편에 수재되어 있다.

《동의보감》 탕액편의 효능

사상자(蛇床子)의 성질은 보통이고[平](따뜻하다[溫]고도 한다) 맛은 쓰며[苦] 맵고[辛] 달며[甘] 독이 없다(독이 조금 있다고도 한다). 부인의 음부가 붓고 아픈 것, 남자의 음경이 잘 발기되지 않는 것, 사타구니가 축축하고 가려운 데 쓴다. 속을 따뜻하게 하고 기운을 내린다. 자궁을 덥게 하고 양기를 세게 한다. 남녀의 생식기를 씻으면 풍랭(風冷)을 없앤다. 성욕을 세게 하며 허리가 아픈 것, 사타구니에 땀이 나는 것, 습선(濕癬)을 치료한다. 소변을 줄이며 적백대하를 낫게 한다.

《동의보감》 탕액편의 원문

사상자(蛇床子) 븨얌도랏삐 : 性平[一云溫] 味苦辛甘 無毒[一云小毒]. 主婦人陰中腫痛 男子

陰痿濕痒. 溫中下氣. 令婦人子藏熱 男子
陰强. 浴男女陰 去風冷. 大益陽事. 腰痛
陰汗濕癬 縮小便 療赤白帶下. ○ 處處有
之 似小葉芎藭 花白 子如黍粒黃白 至輕
虛. 生下濕地 五月採實 陰乾.[本草] ○ 凡
入丸散 微炒 按去皮殼 取淨仁用之. 若作
湯洗病 則生使.[入門]

|식약처 공정서의 약초와 약재|

- **약초 · 약재의 식약처 공정서 수재** : 사상자는 우리나라 식품의약품안전처의 의약품 공정서인 《대한민국약전외한약(생약)규격집(KHP)》에 수재되어 있다.
- **약재의 분류** : 식물성 약재
- **약재의 라틴어 생약명** : Cnidi Fructus
- **약재의 이명 또는 영명** : 사미(蛇米)
- **약재의 기원** : 약재 사상자는 벌사상자 *Cnidium monieri* (L). Cusson 또는 사상자 *Torilis japonica* De Candolle(산형과 Umbelliferae)의 열매이다.

허준, 《원본 동의보감》, 725쪽, 남산당(2014)

한방 약미(藥味)와 약성(藥性)

- **한방 약미(藥味)** : 맛은 쓰고 맵다.

| 酸 | 苦 | 甘 | 辛 | 鹹 | 澁 | 淡 |

- **한방 약성(藥性)** : 성질은 따뜻하고 독이 약간 있다.

| 大寒 | 寒 | 微寒 | 凉 | 平 | 微溫 | 溫 | 熱 | 大熱 |

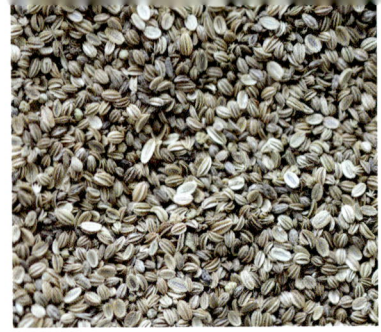
▲ 벌사상자 열매(약재, 전형)

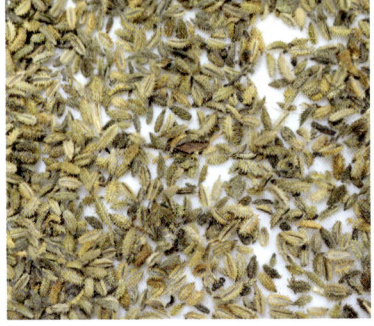
▲ 사상자 열매(약재, 전형)

- **약재 저장법** : 밀폐용기(고형의 이물이 들어가는 것을 방지하고 내용의약품이 손실되지 않도록 보호할 수 있는 용기)

| 약재의 효능 |

- **한방 효능군 분류** : 보허약(補虛藥)

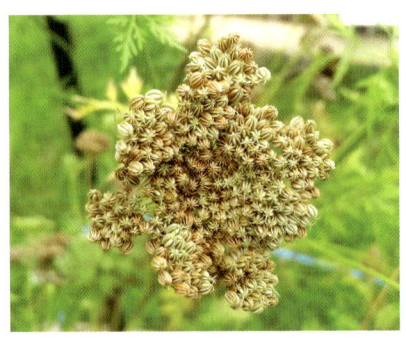
▲ 벌사상자 열매

- **한방 작용부위(귀경, 歸經)** : 사상자는 주로 신장 질환에 영향을 미친다.
- **한방 효능**
  - 조습거풍(燥濕祛風) : 습기를 말리고 풍(風)을 없앤다.
  - 살충지양(殺蟲止痒) : 기생충을 죽이고 가려움증을 멎게 한다.
  - 온신장양(溫腎壯陽) : 신양(腎陽)을 보충한다.
- **약효 해설**
  - 발기부전을 치료한다.
  - 양기(陽氣)를 강건하게 하는 효능이 있다.
  - 자궁에서 분비물이 나오는 것과 음부 소양증을 치료한다.
  - 자궁이 차서 임신하지 못하는 증상에 활용한다.

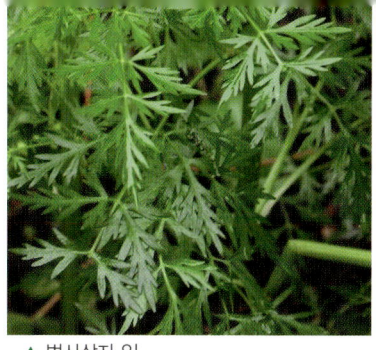
▲ 벌사상자 잎

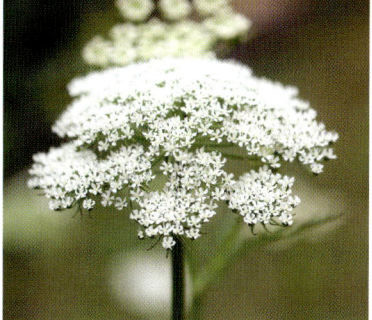
▲ 벌사상자 꽃

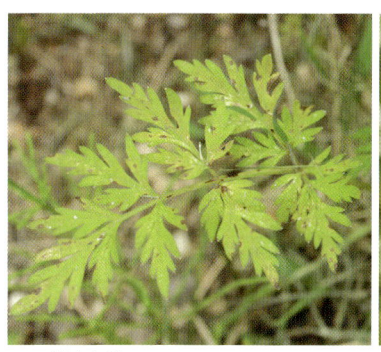
▲ 사상자 잎

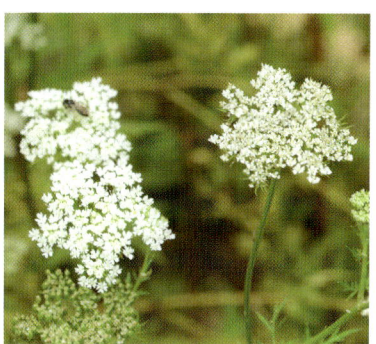
▲ 사상자 꽃

- 몸과 팔다리가 무겁고 부으며 피부 감각이 둔해지고 관절이 아픈 증상을 치료한다.
- 살충 작용이 있다.

| **북한의 효능** | 외용약으로서 신을 보하고 풍한습을 없애며 벌레를 죽인다.

| **약용법** | 열매 3~10g을 물 800mL에 넣고 달여서 반으로 나누어 아침저녁으로 마신다.

범부채

약재명
사간 射干

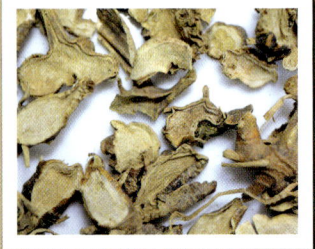

《동의보감》 탕액편에 기재된 조선시대의 한글 약초명

범부체

약초명 및 학명
범부채, *Belamcanda chinensis* Leman.

과명
붓꽃과

약용부위
뿌리줄기

| 약재의 조선시대 의서(醫書) 수재 |

사간은 《동의보감》 탕액편(湯液篇)의 풀부(部)와 《방약합편》의 독초편에 수재되어 있다.

| 《동의보감》 탕액편의 효능 |

사간(射干, 범부채)의 성질은 보통이고[平] 맛은 쓰며[苦] 독이 조금 있다. 목 안이 벌겋게 붓고 아프며 막힌 감이 있는 것, 목 안이 아픈 것, 물이나 미음을 넘기지 못하는 것을 낫게 한다. 오랜 어혈이 심비(心脾)에 있어서 기침하고 침 뱉는 것, 말할 때 입 냄새가 나는 것을 낫게 한다. 뭉친 담을 없애고 멍울을 삭인다.

| 《동의보감》 탕액편의 원문 |

사간(射干) 범부체 : 性平 味苦 有小毒. 主喉痺咽痛 水漿不入. 療老血在心脾間咳唾 言語氣臭 除積痰 消結核. ○ 處處有之. 葉狹長橫張 疏如翅羽狀 故一名烏扇. 根多鬚 皮黃黑 肉黃赤. 三月九月採根 日乾 泔浸用之. [本草]

| 식약처 공정서의 약초와 약재 |

- **약초·약재의 식약처 공정서 수재** : 사간은 우리나라 식품의약품안전처의 의약품 공정서인 《대한민국약전외한약(생약)규격집(KHP)》에 수재되어 있다.
- **약재의 분류** : 식물성 약재
- **약재의 라틴어 생약명** : Belamcandae Rhizoma
- **약재의 이명 또는 영명** : 자호접(紫蝴蝶)
- **약재의 기원** : 약재 사간은 범부채 *Belamcanda chinensis* Leman.(붓꽃과 Iridaceae)의 뿌리줄기이다.
- **약재 저장법** : 밀폐용기(고형의 이물이 들어가는 것을 방지하고 내용의약품이 손실되지 않도록 보호할 수 있는 용기)

허준, 《원본 동의보감》, 733쪽, 남산당(2014)

| 약재의 효능 |

- **한방 효능군 분류** : 청열약(淸熱藥)-청열해독(淸熱解毒)
- **한방 작용부위(귀경, 歸經)** : 사간은 주로 폐 질환에 영향을 미친다.

한방 약미(藥味)와 약성(藥性)

- **한방 약미(藥味)** : 맛은 쓰다.

| 酸 | 苦 | 甘 | 辛 | 鹹 | 澁 | 淡 |

- **한방 약성(藥性)** : 성질은 차다.

| 大寒 | 寒 | 微寒 | 凉 | 平 | 微溫 | 溫 | 熱 | 大熱 |

● 한방 효능

- 청열해독(淸熱解毒) : 열독(熱毒)을 해소한다.
- 소담(消痰) : 담(痰)을 삭인다.
- 이인(利咽) : 목구멍을 편안하게 한다.

● 약효 해설

- 목이 붓고 아픈 병증을 치료한다.
- 기침할 때 숨은 가쁘나 가래 끓는 소리가 없는 증상을 낫게 한다.
- 가래[痰]나 침이 가슴에 몰려 있는 증상을 풀어준다.
- 혈압강하의 약리작용이 있다.

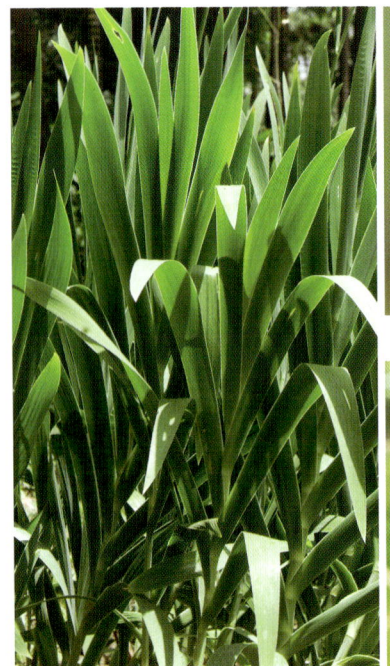

▲ 범부채 잎

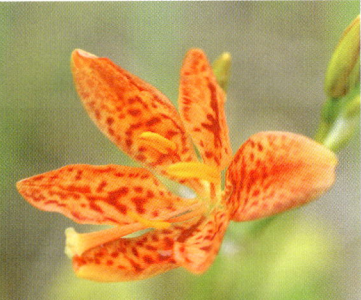

▲ 범부채 꽃

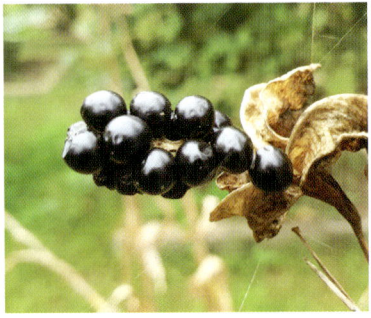

▲ 범부채 열매

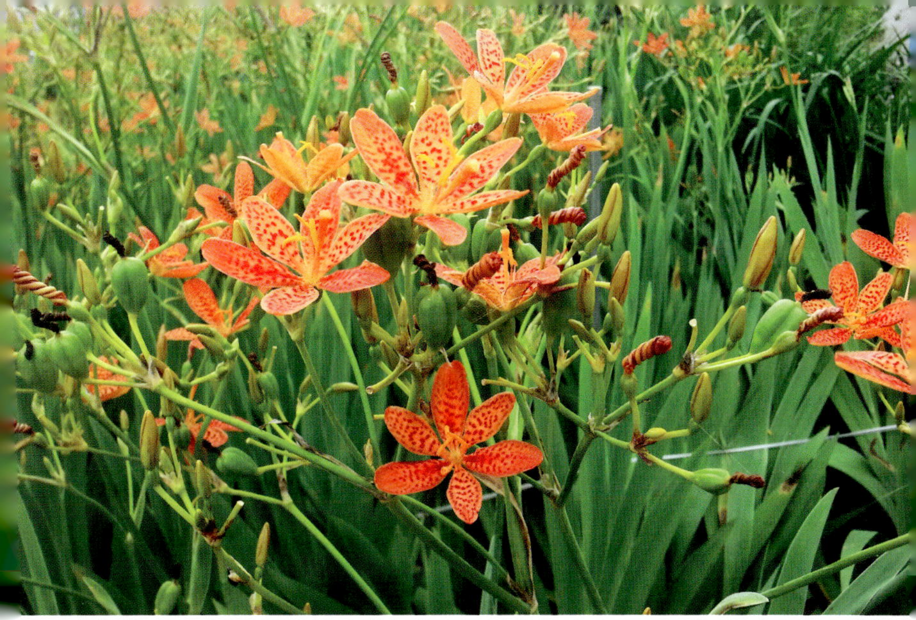

▲ 범부채 지상부

| 북한의 효능 | 청열해독약으로서 열을 내리우고 독을 풀며 가래를 삭이고 어혈을 없앤다.

| 약용법 | 뿌리줄기 3~10g을 물 800mL에 넣고 달여서 반으로 나누어 아침 저녁으로 마신다.

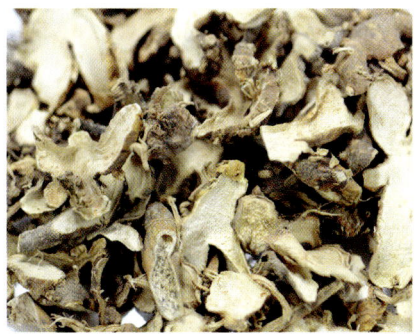

▲ 사간(약재, 절편)

| 주의사항 | 임신부는 복용을 피하거나 삼간다.

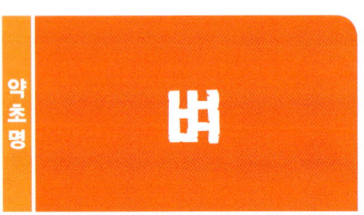

약초명

갱미 粳米

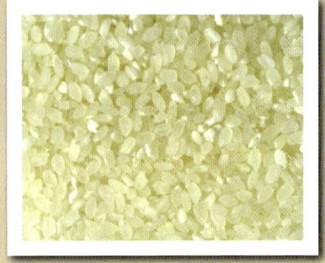

《동의보감》 탕액편에 기재된
조선시대의 한글 약초명

됴흔니뿔

약초명 및 학명

벼, *Oryza sativa* Linné

과명

벼과

약용부위

열매껍질을 벗긴 씨

| 약재의 조선시대 의서(醫書) 수재 |

갱미는 《동의보감》 탕액편(湯液篇)의 곡식부(部)와 《방약합편》의 마맥도(麻麥稻, 삼, 보리, 벼류)편에 수재되어 있다.

| 《동의보감》 탕액편의 효능 |

갱미(粳米, 멥쌀)의 성질은 보통이고[平] 맛이 달면서[甘] 쓰고[苦] 독이 없다. 위기(胃氣)를 고르게 하고 살찌게 한다. 속을 따뜻하게 하고[溫中] 이질을 멎게 한다. 기(氣)를 보하고 답답한 것을 없앤다.[본초]

| 《동의보감》 탕액편의 원문 |

갱미(粳米) 됴흔니뿔 : 性平 味甘苦 無毒. 平胃氣 長肌肉 溫中止痢 益氣除煩.[本草] ○ 粳 硬也 堅硬於糯米也. 入手太陰·少陰經. 氣精皆從米變化而生 故字皆從米.[入門] ○ 作飯及粥食之. 稍生則不益脾 過熟則佳.[本草] ○ 白晩米爲第一 早熟米不及也.[本草] ○ 卽晩米也 霜後收者佳.[日用]

| 식약처 공정서의 약초와 약재 |

- **약초 · 약재의 식약처 공정서 수재** : 갱미는 우리나라 식품의약품안전처의 의약품 공정서인 《대한민국약전외한약(생약)규격집(KHP)》에 수재되어 있다.
- **약재의 분류** : 식물성 약재
- **약재의 라틴어 생약명** : Oryzae Semen
- **약재의 이명 또는 영명** : 경미(硬米)
- **약재의 기원** : 약재 갱미는 벼 *Oryza sativa* Linné(벼과 Gramineae)의 열매껍질을 벗긴 씨이다.
- **약재 저장법** : 밀폐용기(고형의 이물이 들어가는 것을 방지하고 내용의약품이 손실되지 않도록 보호할 수 있는 용기)

| 약재의 효능 |

- **한방 작용부위(귀경, 歸經)** : 갱미는 주로 비장, 위장, 폐 질환에 영향을 미친다.
- **한방 효능**
  - 보기건비(補氣健脾) : 기(氣)를 보하고 비(脾)를 건강하게 한다.

허준, 《원본 동의보감》, 683쪽, 남산당(2014)

한방 약미(藥味)와 약성(藥性)

- **한방 약미(藥味)** : 맛은 달다.

| 酸 | 苦 | **甘** | 辛 | 鹹 | 澁 | 淡 |

- **한방 약성(藥性)** : 성질은 보통이다.

| 大寒 | 寒 | 微寒 | 凉 | **平** | 微溫 | 溫 | 熱 | 大熱 |

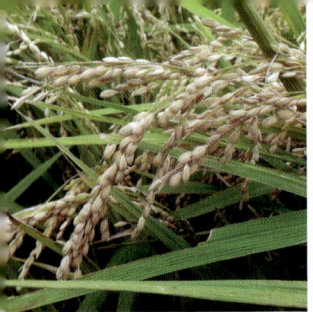
▲ 벼 열매

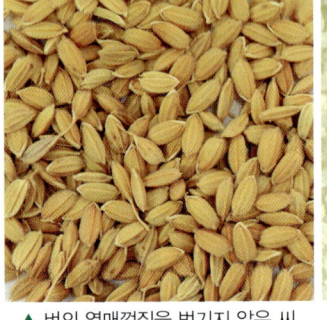
▲ 벼의 열매껍질을 벗기지 않은 씨

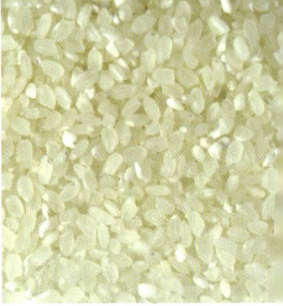
▲ 갱미

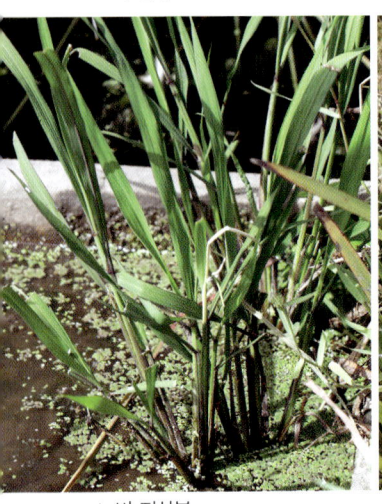
▲ 벼 지상부

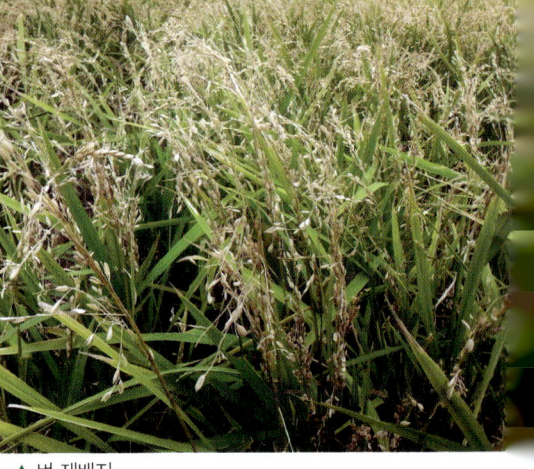
▲ 벼 재배지

- 제번갈(除煩渴) : 마음이 답답하고 갈증이 나는 것을 없앤다.
- 지사리(止瀉痢) : 설사와 이질을 멎게 한다.

● 약효 해설

- 위의 활동을 도와 식욕을 돋운다.
- 몸이 피곤하여 움직이기 싫고 힘이 없는 증상을 치료한다.
- 목이 마르고 가슴이 답답한 증상에 유효하다.

| 약용법 | 씨 9~30g을 물 800mL에 넣고 달여서 반으로 나누어 아침저녁으로 마시거나 물을 넣어 갈아서 죽으로 만들어 먹는다.

약초명

벼

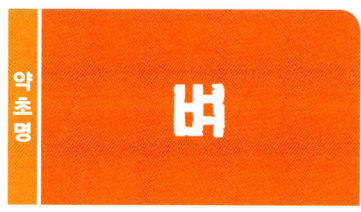

약재명

교이 膠飴

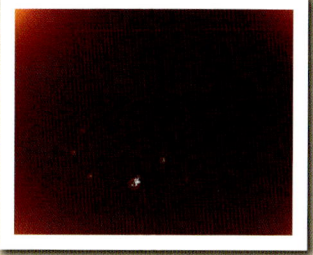

《동의보감》 탕액편에 기재된 조선시대의 한글 약초명

흑팅, 거믄엿

약초명 및 학명

벼, *Oryza sativa* Linné

과명

벼과

약용부위

씨를 맥아가루로 당화시켜 농축한 것

| 약재의 조선시대 의서(醫書) 수재 |

교이는 《동의보감》 탕액편(湯液篇)의 곡식부(部)와 《방약합편》의 조양(造釀, 술, 간장, 식초류)편에 수재되어 있다.

|《동의보감》 탕액편의 효능 |

이당(飴糖)의 성질은 따뜻하고[溫] 맛이 달다[甘]. 주로 허약한 것을 보하며 기력을 돕는다. 오장(五藏)을 적셔주며[潤五藏] 담(痰)을 삭이고 기침을 멎게 한다.[본초]

|《동의보감》 탕액편의 원문 |

이당(飴糖) 흑팅 又云 거믄엿 : 性溫 味甘. 主補虛乏 益氣力 潤五藏 消痰止嗽.[本草] ○ 飴糖 又云膠飴 是濕糖如厚蜜者.[本草] ○ 以其色紫 凝如琥珀色 謂之膠飴. 色白而凝強者 謂之餳糖 不入藥.[湯液] ○ 飴卽軟糖也. 建中湯用之 入脾.[湯液] ○ 飴屬土 成於火 大發濕中之熱 多食動脾風.[丹心] ○ 諸米皆可作 惟以糯米作者 入藥.[本草]

| 식약처 공정서의 약초와 약재 |

- **약초·약재의 식약처 공정서 수재** : 교이는 우리나라 식품의약품안전처의 의약품 공정서인 《대한민국약전외한약(생약)규격집(KHP)》에 수재되어 있다.
- **약재의 분류** : 식물성 약재
- **약재의 라틴어 생약명** : Oryzae Gluten
- **약재의 이명 또는 영명** : 이당(飴糖)
- **약재의 기원** : 약재 교이는 벼 *Oryza sativa* Linné 또는 찰벼 *Oryza sativa* Linné var. *glutinosa* Matsumura(벼과 Gramineae)의 씨를 맥아가루로 당화시켜 농축한 것이다.
- **약재 저장법** : 밀폐용기(고형의 이물이 들어가는 것을 방지하고 내용의약품이 손실되지 않도록 보호할 수 있는 용기)

허준, 《원본 동의보감》, 686쪽, 남산당(2014)

| 약재의 효능 |

- **한방 효능군 분류** : 보익약(補益藥)-보음(補陰)
- **한방 작용부위(귀경, 歸經)** : 교이는 주로 비장, 위장, 폐 질환에 영향을 미친다.

한방 약미(藥味)와 약성(藥性)

- **한방 약미(藥味)** : 맛은 달다.

| 酸 | 苦 | 甘 | 辛 | 鹹 | | 澁 | 淡 |

- **한방 약성(藥性)** : 성질은 따뜻하다.

| 大寒 | 寒 | 微寒 | 凉 | 平 | 微溫 | 溫 | 熱 | 大熱 |

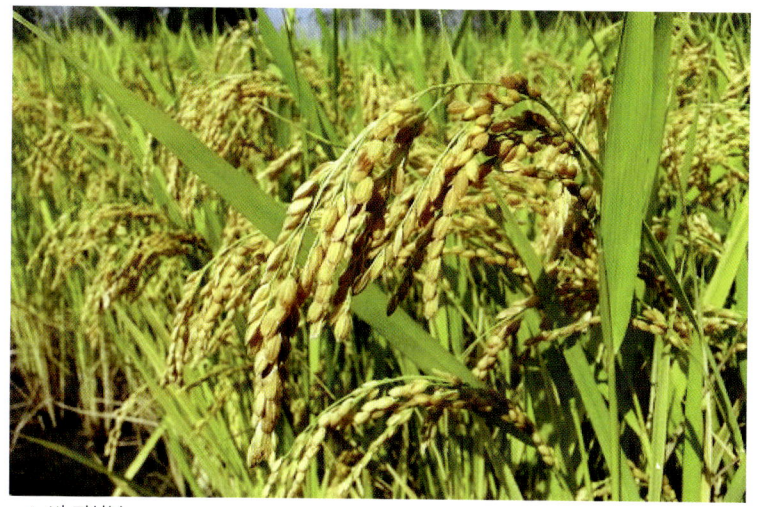

▲ 벼 지상부

● **한방 효능**

- 완중(緩中) : 배 속을 편안하게 한다.
- 보허(補虛) : 허(虛)한 것을 보한다.
- 생진(生津) : 진액 생성을 촉진한다.
- 윤조(潤燥) : 건조한 것을 촉촉하게 한다.

● **약효 해설**

- 폐의 진액(津液) 부족으로 생긴 기침에 쓰인다.
- 복통, 인후통에 사용한다.
- 구갈, 변비를 치료한다.

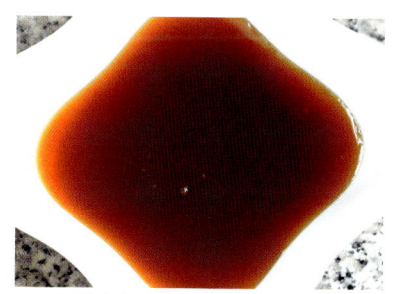

▲ 교이(약재)

약초명: 보리

약재명: 맥아 麥芽

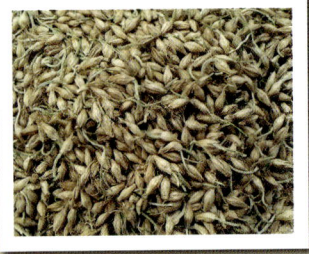

《동의보감》 탕액편에 기재된 조선시대의 한글 약초명

보리뿔

약초명 및 학명
보리, *Hordeum vulgare* Linné var. *hexastichon* Aschers

과명
벼과

약용부위
잘 익은 열매를 발아시켜 말린 것

| 약재의 조선시대 의서(醫書) 수재 |

맥아는 《동의보감》 탕액편(湯液篇)의 곡식부(部)와 《방약합편》의 조양(造釀, 술, 간장, 식초류)편에 수재되어 있다.

| 《동의보감》 탕액편의 효능 |

대맥(大麥, 보리)은 성질이 따뜻하며[溫](약간 차다[微寒]고도 한다) 맛이 짜고[鹹] 독이 없다. 기를 보하여 중초를 조화시킨다[益氣調中]. 설사를 멎게 하여 허한 것을 보한다. 오장(五藏)을 튼튼하게 한다. 오래 먹으면 살찌고 건강해지며 윤기가 흐르게 된다.[본초]

| 《동의보감》 탕액편의 원문 |

대맥(大麥) 보리뿔 : 性溫[一云微寒] 味鹹 無毒. 益氣調中 止泄補虛 實五藏. 久食令人肥健 滑澤.[本草] ○ 令人多熱 爲五穀長.[本草] ○ 久食頭髮不白 不動風氣. 暴食稍似脚弱 爲下氣故也. 熟則益人 帶生則冷 損人.[本草] ○ 大麥同小麥 以秋種者爲良. 春種者氣不足 故力

劣.[本草] ○ 和鍼砂·沒石子 染鬚甚黑.[入門]

| 식약처 공정서의 약초와 약재 |

- 약초·약재의 식약처 공정서 수재 : 맥아는 우리나라 식품의약품안전처의 의약품 공정서인 《대한민국약전외한약(생약)규격집(KHP)》에 수재되어 있다.
- 약재의 분류 : 식물성 약재
- 약재의 라틴어 생약명 : Hordei Fructus Germinatus
- 약재의 이명 또는 영명 : 곡맥(谷麥)
- 약재의 기원 : 약재 맥아는 보리 *Hordeum vulgare* Linné var. *hexastichon* Aschers(벼과 Gramineae)의 잘 익은 열매를 발아시켜 싹이 0.5cm 정도 자랐을 때 햇볕이나 60℃ 이하에서 말린 것이다.
- 약재 저장법 : 밀폐용기(고형의 이물이 들어가는 것을 방지하고 내용의약품이 손실되지 않도록 보호할 수 있는 용기)

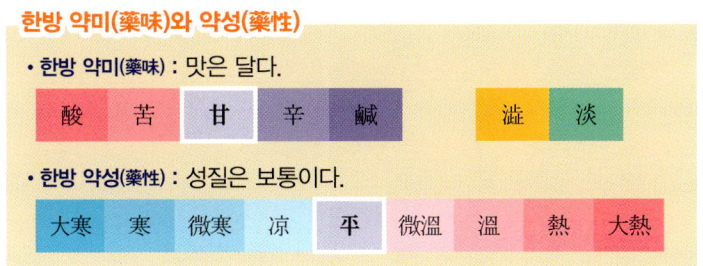

허준, 《원본 동의보감》, 684쪽, 남산당(2014)

| 약재의 효능 |

- 한방 효능군 분류 : 소식약(消食藥)
- 한방 작용부위(귀경, 歸經) : 맥아는 주로 비장, 위장 질환에 영향을

한방 약미(藥味)와 약성(藥性)

- 한방 약미(藥味) : 맛은 달다.

| 酸 | 苦 | 甘 | 辛 | 鹹 | 澁 | 淡 |

- 한방 약성(藥性) : 성질은 보통이다.

| 大寒 | 寒 | 微寒 | 凉 | 平 | 微溫 | 溫 | 熱 | 大熱 |

보리·맥아

미친다.

- **한방 효능**
  - 행기소식(行氣消食) : 기운을 잘 소통시키고 음식을 소화시킨다.
  - 건비개위(健脾開胃) : 비(脾)의 기능을 강하게 하고 위 활동을 도와 식욕을 돋운다.
  - 회유소창(回乳消脹) : 젖 분비를 억제하고 유방 부종을 가라앉힌다.

- **약효 해설**
  - 기를 잘 돌게 하고 음식을 소화시킨다.
  - 복부가 부르고 그득하며 통증이 있는 증상을 치료한다.

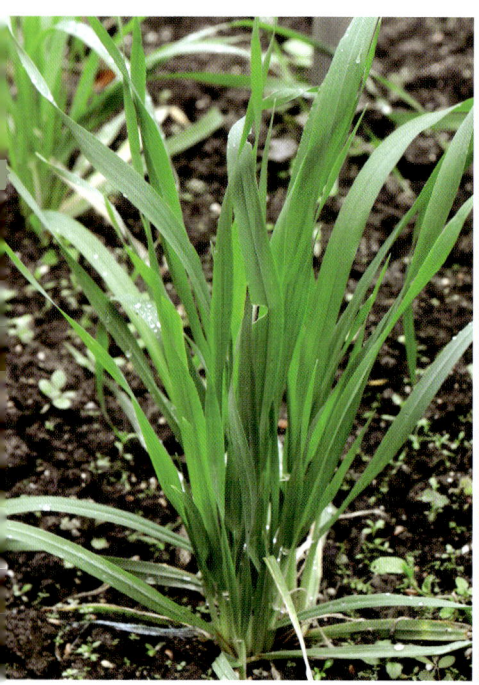

▲ 보리 어린잎

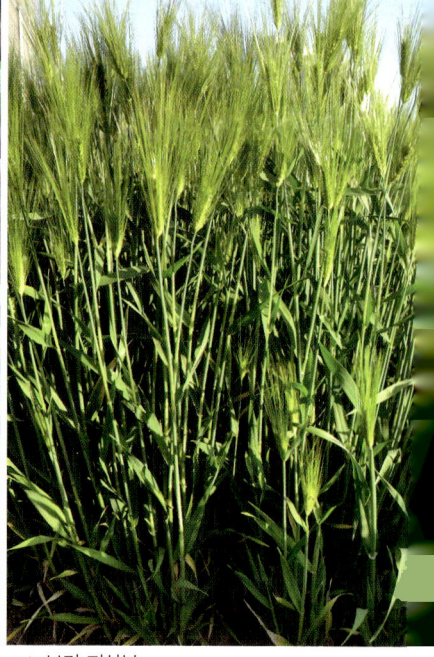

▲ 보리 지상부

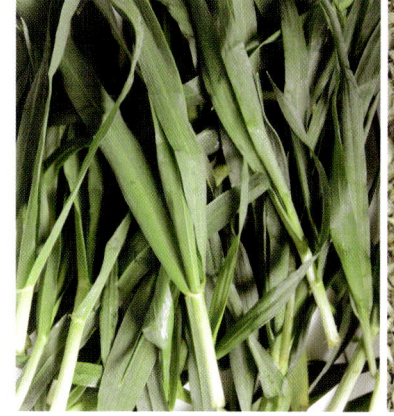
▲ 보리 순(채취품)

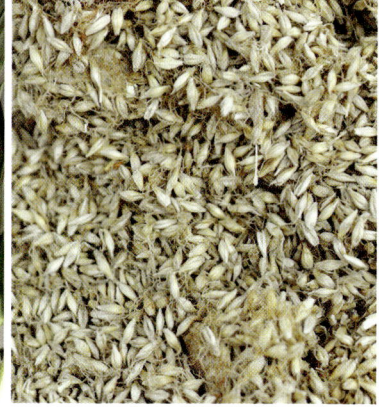
▲ 맥아(약재, 전형)

- 산후에 젖의 분비가 잘되지 않고 맺혀 쌓여 있는 증상을 낫게 한다.
- 유방이 부풀어 오르고 아픈 병증에 유효하다.
- 황달에 사용한다.

| **북한의 효능** | 소화약으로서 비위를 덥혀주고 입맛을 돋구며 소화를 돕는다.

| **약용법** | 맥아 10~15g을 물 800mL에 넣고 달여서 반으로 나누어 아침저녁으로 마신다.

약초명: 복분자딸기

약재명
복분자 覆盆子

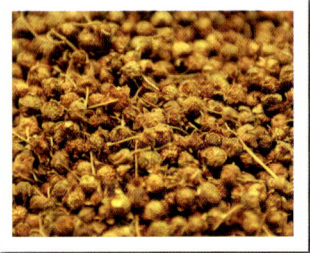

《동의보감》 탕액편에 기재된 조선시대의 한글 약초명

나모딸기

약초명 및 학명
복분자딸기, *Rubus coreanus* Miquel

과명
장미과

약용부위
채 익지 않은 열매

| 약재의 조선시대 의서(醫書) 수재 |

복분자는 《동의보감》 탕액편(湯液篇)의 과일부(部)와 《방약합편》의 산과(山果)편에 수재되어 있다.

|《동의보감》 탕액편의 효능 |

복분자(覆盆子, 복분자딸기)의 성질은 보통이며[平](약간 뜨겁다[微熱]고도 한다) 맛은 달고[甘] 시며[酸] 독이 없다. 남자의 경우 신정(腎精)이 고갈된 것과 여자의 경우 임신되지 않는 것을 치료한다. 남자의 음위(陰痿)에 주로 써서 성기를 단단하면서 커지게 한다. 간을 보해서 눈을 밝게 하고 기를 도와 몸을 가볍게 한다. 머리카락이 희어지지 않게 한다.

|《동의보감》 탕액편의 원문 |

복분자(覆盆子) 나모딸기 : 性平 [一云微熱] 味甘酸 無毒. 療男子腎精虛竭 女人無子. 主丈夫陰痿 能令堅長. 補肝明目 益氣輕身 令髮不白. ○ 五月採 處處有之. 收時 五六分熟 便可採 烈日中暴乾. 用時 去皮蔕 酒蒸用

之. ○ 益腎精 止小便利 當覆其尿器 故如此 取名.[本草]

| 식약처 공정서의 약초와 약재 |

- **약초·약재의 식약처 공정서 수재** : 복분자는 우리나라 식품의약품안전처의 의약품 공정서인 《대한민국약전(KP)》에 수재되어 있다.
- **약재의 분류** : 식물성 약재
- **약재의 라틴어 생약명** : Rubi Fructus
- **약재의 이명 또는 영명** : Rubus Fruit
- **약재의 기원** : 약재 복분자는 복분자딸기 *Rubus coreanus* Miquel(장미과 Rosaceae)의 채 익지 않은 열매이다.
- **약재 저장법** : 밀폐용기(고형의 이물이 들어가는 것을 방지하고 내용의약품이 손실되지 않도록 보호할 수 있는 용기)

허준, 《원본 동의보감》, 711쪽, 남산당(2014)

| 약재의 효능 |

- **한방 효능군 분류** : 이수삼습약(利水滲濕藥)
- **한방 작용부위(귀경, 歸經)** : 복분자는 주로 간장, 신장 질환에 영향을 미친다.

한방 약미(藥味)와 약성(藥性)

- **한방 약미(藥味)** : 맛은 시고 달다.

  | 酸 | 苦 | 甘 | 辛 | 鹹 | 澁 | 淡 |

- **한방 약성(藥性)** : 성질은 따뜻하다.

  | 大寒 | 寒 | 微寒 | 凉 | 平 | 微溫 | **溫** | 熱 | 大熱 |

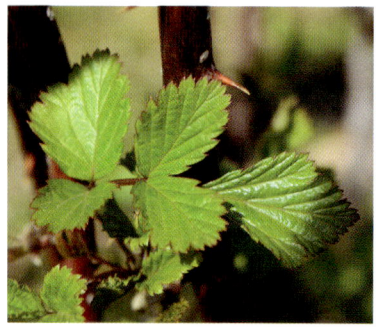
▲ 복분자딸기 잎과 가시

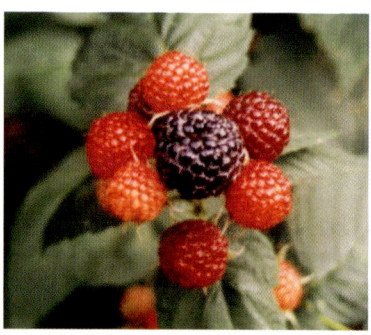
▲ 복분자딸기 열매

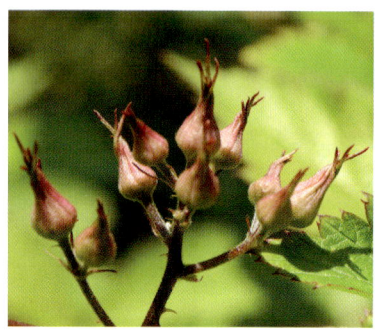
▲ 복분자딸기 꽃봉오리

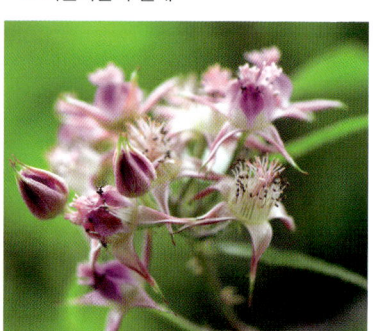
▲ 복분자딸기 꽃

- 한방 효능
  - 보신고정(補腎固精) : 신(腎)을 보하고 정액이 새어나가지 않게 한다.
  - 평간명목(平肝明目) : 간의 기운을 평안하게 하고 눈을 밝게 한다.
- 약효 해설
  - 발기부전과 조루 증상을 치료한다.
  - 무의식중에 정액이 나오는 증상을 낫게 한다.
  - 빈뇨, 유뇨(遺尿)에 유효하다.

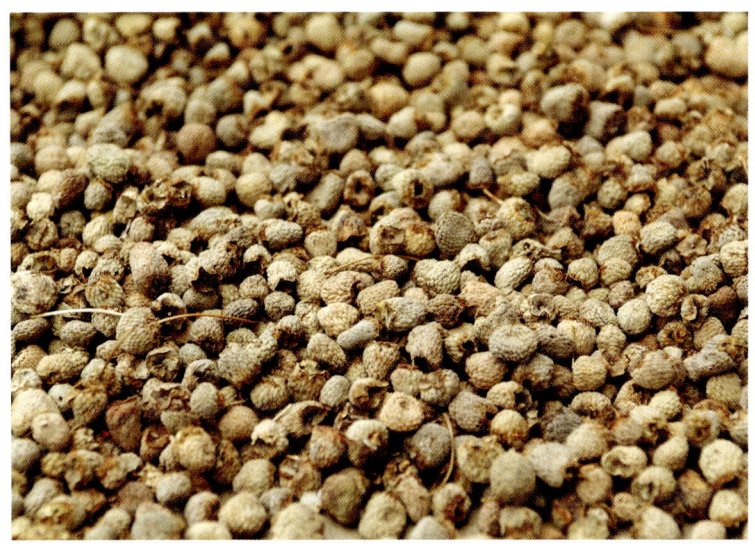

▲ 복분자(약재, 전형)

- 눈을 밝게 한다.
- 간신(肝腎) 기능을 돕는다.

| 북한의 효능 | 보양약으로서 간신을 보하고 정을 보하며 눈을 밝게 하고 오줌량을 줄인다.

| 약용법 | 열매 6~12g을 물 800mL에 넣고 달여서 반으로 나누어 아침저녁으로 마신다.

약초명: 복숭아나무

약재명
도인 桃仁

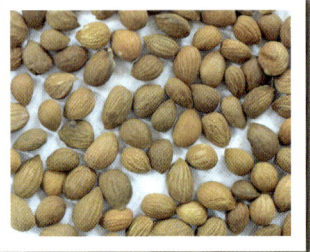

《동의보감》 탕액편에 기재된 조선시대의 한글 약초명

복송화찌

약초명 및 학명
복숭아나무, *Prunus persica* Batsch

과명
장미과

약용부위
잘 익은 씨

| 약재의 조선시대 의서(醫書) 수재 |

도인은 《동의보감》 탕액편(湯液篇)의 과일부(部)와 《방약합편》의 오과(五果, 다섯 가지 과일)편에 수재되어 있다.

| 《동의보감》 탕액편의 효능 |

도핵인(桃核仁, 복숭아 씨)의 성질은 보통이며[平](따뜻하다[溫]고도 한다) 맛이 달고[甘] 쓰며[苦] 독이 없다. 어혈과 월경이 막힌 것을 치료한다. 배 속에 생긴 덩어리를 깨뜨리고 월경을 통하게 한다. 심장, 명치 부위의 통증을 멎게 하고 삼충(三蟲)을 죽인다.

| 《동의보감》 탕액편의 원문 |

도핵인(桃核仁) 복송화찌 : 性平 [一云溫] 味苦甘 無毒. 主瘀血 血閉. 破癥瘕 通月水 止心痛 殺三蟲. ○ 處處有之 七月採核 破之取仁 陰乾. [本草] ○ 破滯血 生新血 逐瘀活血 有功. [醫鑑] ○ 肝者血之海 血受邪則肝氣燥. 經曰 肝苦急 急食甘以緩之. 桃仁味苦甘辛 散血 緩肝也. [綱目] ○ 入手足厥陰經 湯浸 去雙

仁及皮尖 硏如泥用.[湯液]

| 식약처 공정서의 약초와 약재 |

- 약초·약재의 식약처 공정서 수재 : 도인은 우리나라 식품의약품안전처의 의약품 공정서인《대한민국약전(KP)》에 수재되어 있다.
- 약재의 분류 : 식물성 약재
- 약재의 라틴어 생약명 : Persicae Semen
- 약재의 이명 또는 영명 : Peach Kernel
- 약재의 기원 : 약재 도인은 복숭아나무 *Prunus persica* Batsch 또는 산복사 *Prunus davidiana* Franchet(장미과 Rosaceae)의 잘 익은 씨이다.
- 약재 저장법 : 밀폐용기(고형의 이물이 들어가는 것을 방지하고 내용의약품이 손실되지 않도록 보호할 수 있는 용기)

허준, 《원본 동의보감》, 712쪽, 남산당(2014)

| 약재의 효능 |

- 한방 작용부위(귀경, 歸經) : 도인은 주로 심장, 간장, 대장 질환에 영향을 미친다.

한방 약미(藥味)와 약성(藥性)

- 한방 약미(藥味) : 맛은 쓰고 달다.

| 酸 | 苦 | 甘 | 辛 | 鹹 | 澁 | 淡 |

- 한방 약성(藥性) : 성질은 보통이다.

| 大寒 | 寒 | 微寒 | 涼 | 平 | 微溫 | 溫 | 熱 | 大熱 |

복숭아나무·도인 305

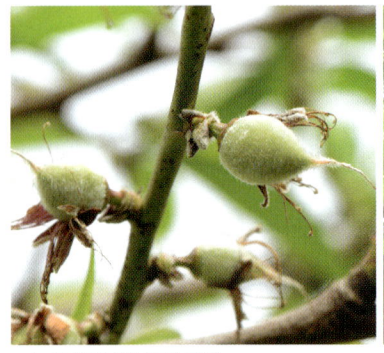
▲ 복숭아나무 어린 열매

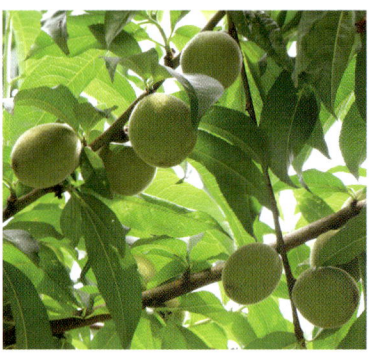
▲ 복숭아나무 열매

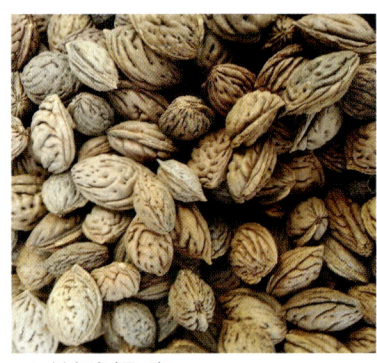
▲ 복숭아나무 씨

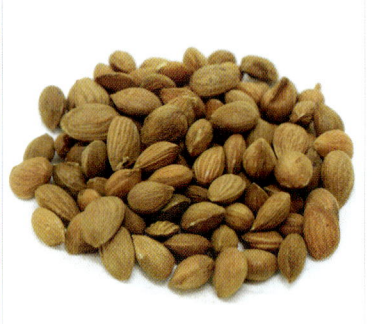
▲ 도인(약재, 전형)

● 한방 효능
- 활혈거어(活血祛瘀) : 혈액순환을 촉진하고 어혈을 없앤다.
- 윤장통변(潤腸通便) : 대변이 잘 나오게 한다.
- 지해평천(止咳平喘) : 기침과 천식을 멎게 한다.

● 약효 해설
- 혈액순환을 촉진하고 어혈을 제거한다.
- 기침할 때 숨은 가쁘나 가래 끓는 소리가 없는 증상에 사용한다.

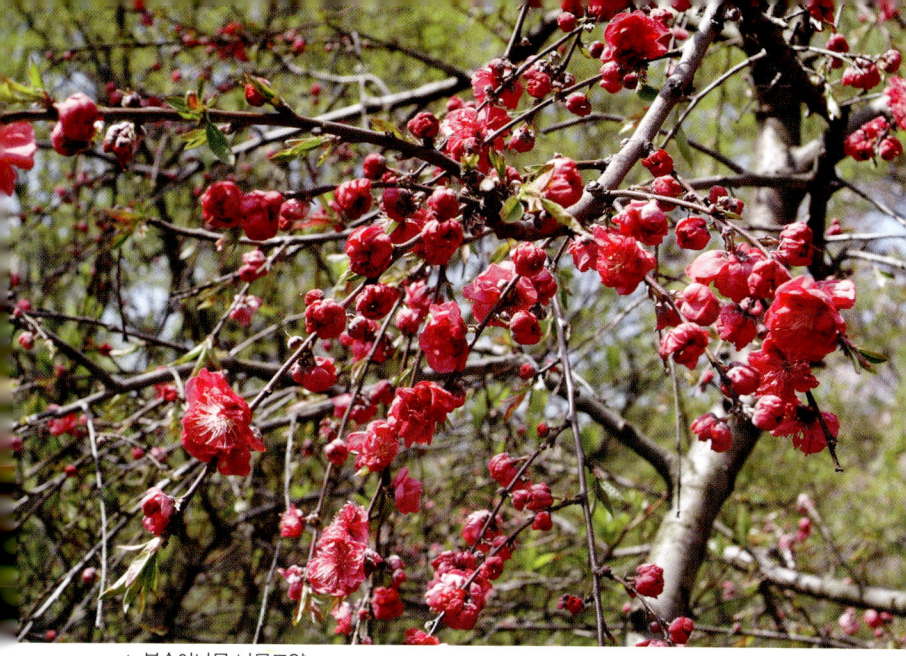

▲ 복숭아나무 나무모양

- 장(腸)의 진액이 부족하여 대변을 보기 어려운 증상을 낫게 한다.
- 무월경 치료에 도움이 된다.

| **약용법** | 씨 5~10g을 물 800mL에 넣고 달여서 반으로 나누어 아침저녁으로 마신다.

| **주의사항** | 임신부에게는 쓰지 않는다.

약초명

부들

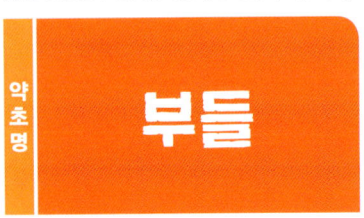

약재명

포황 蒲黃

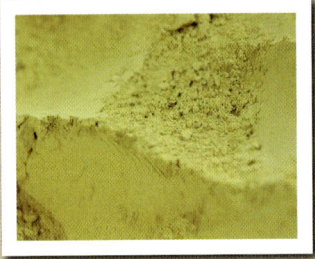

《동의보감》 탕액편에 기재된
조선시대의 한글 약초명

부들쏫ᄀᆞᄅᆞ

약초명 및 학명
부들, *Typha orientalis* Presl

과명
부들과

약용부위
꽃가루

| 약재의 조선시대 의서(醫書) 수재 |

포황은 《동의보감》 탕액편(湯液篇)의 풀부(部)와 《방약합편》의 수초(水草)편에 수재되어 있다.

|《동의보감》 탕액편의 효능 |

포황(蒲黃, 부들 꽃가루)의 성질은 보통이고[平] 맛이 달며[甘] 독이 없다. 몸에 있는 9개의 구멍에서 피가 나오는 것을 멎게 하고 어혈을 없앤다. 대변에 피가 섞여 나오는 것, 여성의 부정기 자궁출혈, 자궁에서 분비물이 나오는 것, 아침통[兒枕急痛], 하혈(下血), 유산을 치료한다.

|《동의보감》 탕액편의 원문 |

포황(蒲黃) 부들쏫ᄀᆞᄅᆞ : 性平 味甘 無毒. 止九竅出血 消瘀血. 主血痢及婦人崩漏帶下 及兒枕急痛 下血墮胎. ○ 生水澤中 處處有之. 卽蒲槌中黃粉也. 伺其有 便拂取之. ○ 要破血消腫 卽生使. 要補血止血 卽炒用. 其下篩後有赤滓 名爲萼 炒用 甚澁腸 止瀉血及血痢. [本草]

| 식약처 공정서의 약초와 약재 |

- 약초·약재의 식약처 공정서 수재 : 포황은 우리나라 식품의약품안전처의 의약품 공정서인 《대한민국약전외한약(생약)규격집(KHP)》에 수재되어 있다.
- 약재의 분류 : 식물성 약재
- 약재의 라틴어 생약명 : Typhae Pollen
- 약재의 이명 또는 영명 : 향포(香蒲)
- 약재의 기원 : 약재 포황은 부들 *Typha orientalis* Presl 또는 기타 동속식물(부들과 Typhaceae)의 꽃가루이다.
- 약재 저장법 : 밀폐용기(고형의 이물이 들어가는 것을 방지하고 내용의약품이 손실되지 않도록 보호할 수 있는 용기)

허준, 《원본 동의보감》, 724쪽, 남산당(2014)

| 약재의 효능 |

- 한방 효능군 분류 : 지혈약(止血藥)
- 한방 작용부위(귀경, 歸經) : 포황은 주로 간장, 심포(心包) 질환에 영향을 미친다.

한방 약미(藥味)와 약성(藥性)

- **한방 약미(藥味)** : 맛은 달다.

| 酸 | 苦 | **甘** | 辛 | 鹹 | 澁 | 淡 |

- **한방 약성(藥性)** : 성질은 보통이다.

| 大寒 | 寒 | 微寒 | 涼 | **平** | 微溫 | 溫 | 熱 | 大熱 |

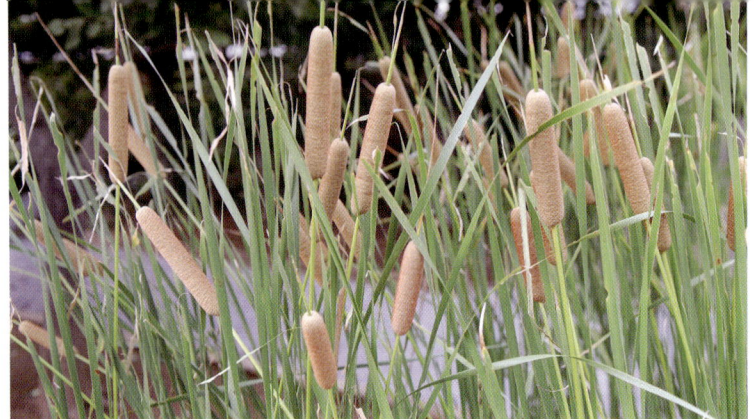

▲ 애기부들(*Typha angustata*) 지상부

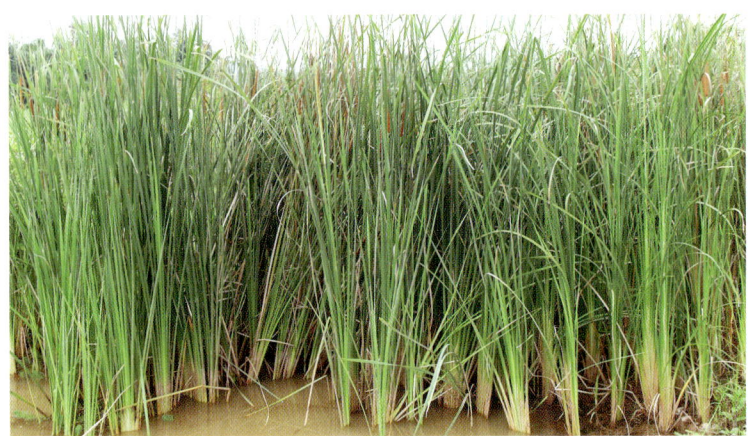

▲ 애기부들(*Typha angustata*) 재배지

- **한방 효능**
  - 지혈(止血) : 출혈을 멎게 한다.
  - 화어(化瘀) : 어혈을 없앤다.
  - 통림(通淋) : 배뇨 장애를 해소한다.
- **약효 해설**
  - 소변을 볼 때 껄끄럽고 아프면서 피가 섞여 나오는 증상에 유효하다.

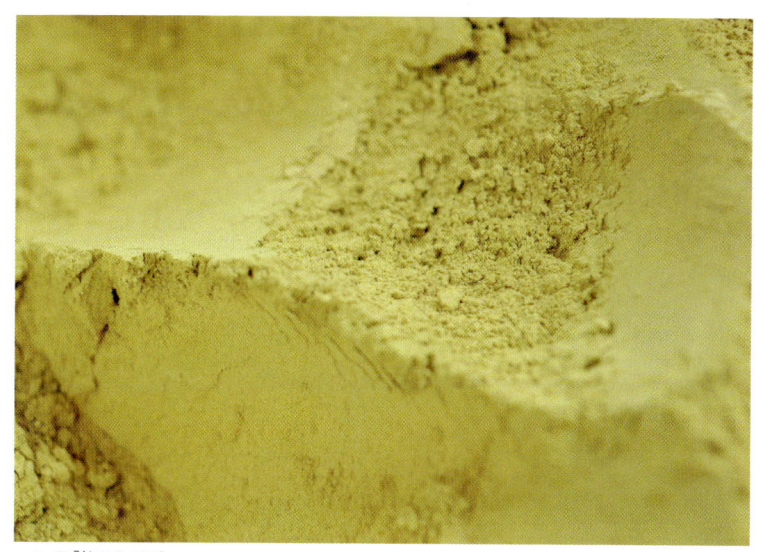
▲ 포황(약재, 가루)

- 여성의 부정기 자궁출혈을 멎게 한다.
- 토혈, 각혈, 외상출혈에 활용한다.
- 외상으로 붓고 통증이 생기는 증상을 치료한다.

| **북한의 효능** | 피멎이약으로서 출혈을 멈추고 어혈을 없애며 오줌을 잘 나가게 한다.

| **약용법** | 꽃가루 9~15g을 거즈에 넣고 물 800mL로 달여서 반으로 나누어 아침저녁으로 마시거나 또는 가루나 환(丸)으로 복용한다. 외용할 때는 적당량의 가루를 환부에 붙인다.

| **주의사항** | 임신부는 복용을 삼간다.

부처손

약재명

권백 卷柏

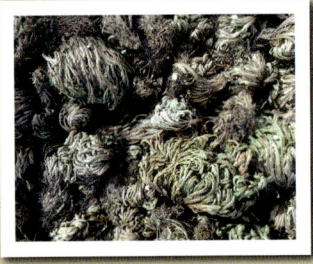

《동의보감》 탕액편에 기재된 조선시대의 한글 약초명

부텨손

약초명 및 학명
부처손, *Selaginella tamariscina* Spring

과명
부처손과

약용부위
전초

| 약재의 조선시대 의서(醫書) 수재 |

권백은 《동의보감》 탕액편(湯液篇)의 풀부(部)와 《방약합편》의 태초(苔草, 이끼)편에 수재되어 있다.

|《동의보감》 탕액편의 효능 |

권백(卷栢, 부처손)의 성질은 따뜻하고[溫] 보통이며[平](약간 차다[微寒]고도 한다) 맛은 맵고[辛] 달며[甘] 독이 없다. 여자의 음부 속이 추웠다 더웠다 하면서 아픈 것, 월경이 없으면서 임신하지 못하는 것, 월경이 통하지 않는 것을 치료한다. 온갖 헛것에 들린 것[百邪鬼魅]을 없애며 마음을 진정시킨다. 헛것에 들려 우는 것과 탈항증(脫肛證), 팔다리가 늘어지고 힘이 없어 걷지 못하는 병증을 치료한다. 신[水藏]을 덥게[煖] 한다. 생것을 쓰면 어혈을 깨뜨리고 볶아 쓰면 지혈한다.

|《동의보감》 탕액편의 원문 |

권백(卷栢) 부텨손 : 性溫平 [一云微寒] 味辛甘 無毒. 主女子陰中寒熱痛 血閉絶子. 治月經不

通 去百邪鬼魅 鎭心. 治邪啼泣 療脫肛痿躄.
煖水藏. 生用破血 灸用止血. ○ 生山中 叢生
石上. 苗似柏葉而細碎 拳屈如雞足 靑黃色
無花子. 五月七月採 陰乾. 去下近石有沙土
處 用之. [本草]

| 식약처 공정서의 약초와 약재 |

- **약초·약재의 식약처 공정서 수재** : 권백은 우리나라 식품의약품안전처의 의약품 공정서인 《대한민국약전외한약(생약)규격집(KHP)》에 수재되어 있다.
- **약재의 분류** : 식물성 약재
- **약재의 라틴어 생약명** : Selaginellae Herba
- **약재의 기원** : 약재 권백은 부처손 *Selaginella tamariscina* Spring 또는 점상권백(墊狀卷柏) *Selaginella pulvinata* Maxim.(부처손과 Selaginellaceae)의 전초이다.
- **약재 저장법** : 밀폐용기(고형의 이물이 들어가는 것을 방지하고 내용의약품이 손실되지 않도록 보호할 수 있는 용기)

허준, 《원본 동의보감》, 723쪽, 남산당(2014)

한방 약미(藥味)와 약성(藥性)

- **한방 약미(藥味)** : 맛은 맵다.

| 酸 | 苦 | 甘 | 辛 | 鹹 | | 澁 | 淡 |

- **한방 약성(藥性)** : 성질은 보통이다.

| 大寒 | 寒 | 微寒 | 凉 | 平 | 微溫 | 溫 | 熱 | 大熱 |

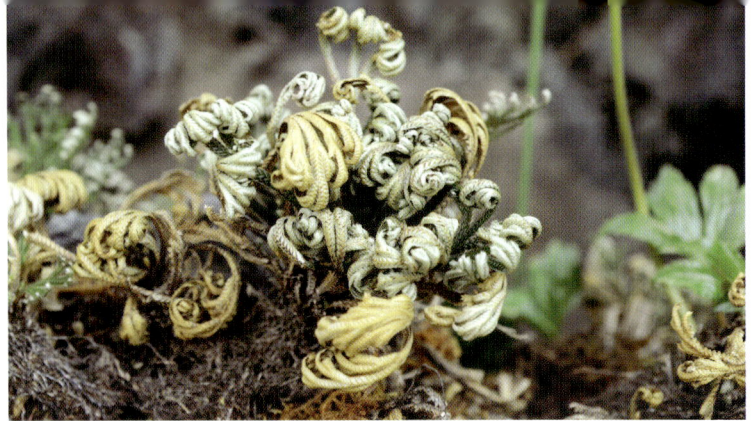
▲ 부처손 지상부

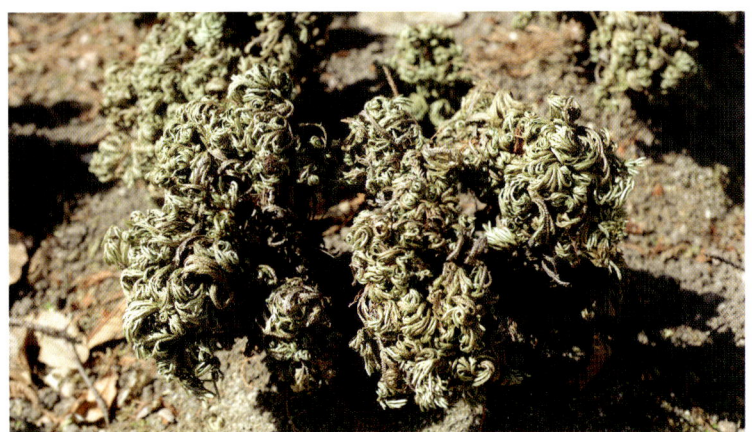
▲ 부처손(*Selaginella involvens*) 지상부

| 약재의 효능 |

- 한방 효능군 분류 : 지혈약(止血藥)
- 한방 작용부위(귀경, 歸經) : 권백은 주로 간장, 심장 질환에 영향을 미친다.
- 한방 효능
  - 활혈통경(活血通經) : 혈액순환을 촉진하여 월경이 잘 나오게 한다.

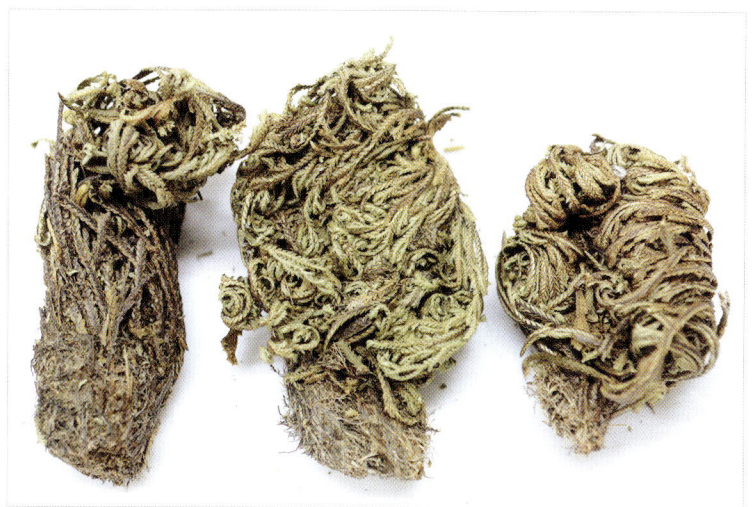

▲ 권백(약재, 전형)

● 약효 해설

- 혈액순환을 촉진하며 경맥의 흐름을 원활하게 한다.
- 여성의 부정기 자궁출혈과 무월경에 사용한다.
- 타박상, 천식을 치료한다.
- 토혈(吐血), 혈변(血便)을 멎게 한다.

| **약용법** | 전초 5~10g을 물 800mL에 넣고 달여서 반으로 나누어 아침저녁으로 마신다.

비교 약초

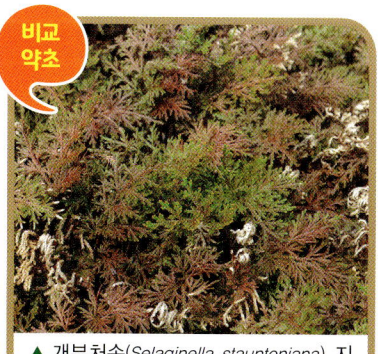

▲ 개부처손(*Selaginella stauntoniana*) 지상부

KP(대한민국약전) 수재 약재

약초명: 붉나무

약재명: 오배자 五倍子

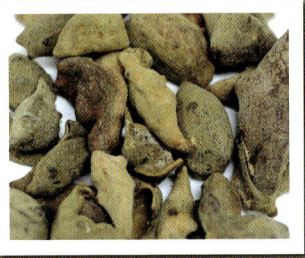

《동의보감》 탕액편에 기재된 조선시대의 한글 약초명

붉나모여름

동물명 및 학명
오배자면충, *Schlechtendalia chinensis* Bell

과명
면충과

숙주식물의 식물명, 학명 및 과명
붉나무, *Rhus javanica* Linné(옻나무과)

약용부위
숙주식물의 잎 위에 기생하여 만든 벌레집

| 약재의 조선시대 의서(醫書) 수재 |

오배자는《동의보감》탕액편(湯液篇)의 나무부(部)와《방약합편》의 난충(卵蟲, 난류와 충류)편에 수재되어 있다.

|《동의보감》탕액편의 효능 |

오배자(五倍子, 붉나무 잎에 오배자면충이 기생하여 만든 벌레집)의 성질은 보통이며[平] 맛은 쓰고[苦] 시며[酸] 독이 없다. 이뿌리가 드러나는 것, 감닉창을 낫게 한다. 폐에 풍독(風毒)이 있어 피부병[瘡癬, 창선]이 생기고 가려우며 고름이 나오는 것을 치료한다. 다섯 가지 치질[五痔]로 계속 하혈(下血)하는 것, 소아의 얼굴과 코의 감창(疳瘡), 어른의 입안이 헌 것을 낫게 한다.

|《동의보감》탕액편의 원문 |

오배자(五倍子) 붉나모여름 : 性平 味苦酸 無毒. 主齒宣疳䘌 肺藏風毒 作皮膚瘡癬 瘙痒膿水 五痔下血不止 小兒面鼻疳瘡 大人口瘡. ○ 處處有之 生膚木葉上. 七月結實無花. 其實生青熟

黃. 大者如拳 內多蟲. 九月採子 暴乾 一名百蟲倉 一名蚊蛤. [本草] ○ 剝去內蟲 湯洗生用 入丸藥略炒. [入門]

| 식약처 공정서의 약초와 약재 |

- **약초·약재의 식약처 공정서 수재** : 오배자는 우리나라 식품의약품안전처의 의약품 공정서인 《대한민국약전(KP)》에 수재되어 있다.
- **약재의 분류** : 동물성 약재
- **약재의 라틴어 생약명** : Galla Rhois
- **약재의 이명 또는 영명** : Rhus Galls
- **약재의 기원** : 약재 오배자는 붉나무 *Rhus javanica* Linné, 청부양(靑麩楊) *Rhus potaninii* Maximowicz 또는 홍부양(紅麩楊) *Rhus punjabensis* Stew. var. *sinica* Rehder et Wilson(옻나무과 Anacardiaceae)의 잎 위에 주로 오배자면충 *Schlechtendalia chinensis* Bell(면충과 Pemphigidae)이 기생하여 만든 벌레집이다. 외형에 따라 두배(肚倍)와 각배(角倍)로 나뉜다.

허준, 《원본 동의보감》, 744쪽, 남산당(2014)

한방 약미(藥味)와 약성(藥性)

- **한방 약미(藥味)** : 맛은 시고 떫다.

  酸　苦　甘　辛　鹹　　澁　淡

- **한방 약성(藥性)** : 성질은 차다.

  大寒　寒　微寒　涼　平　微溫　溫　熱　大熱

- **약재 저장법** : 밀폐용기(고형의 이물이 들어가는 것을 방지하고 내용의 약품이 손실되지 않도록 보호할 수 있는 용기)

| 약재의 효능 |

- **한방 효능군 분류** : 수렴약(收斂藥)
- **한방 작용부위(귀경, 歸經)** : 오배자는 주로 폐, 대장, 신장 질환에 영향을 미친다.
- **한방 효능**
  - 염폐강화(斂肺降火) : 폐(肺)의 기운을 수렴시키고 발열을 내린다.
  - 삽장지사(澁腸止瀉) : 장을 튼튼히 하여 설사를 멎게 한다.
  - 염한(斂汗) : 땀 배출을 억제한다.
  - 지혈(止血) : 출혈을 멎게 한다.
  - 수습염창(收濕斂瘡) : 습기를 거두어들이고 상처를 아물게 한다.

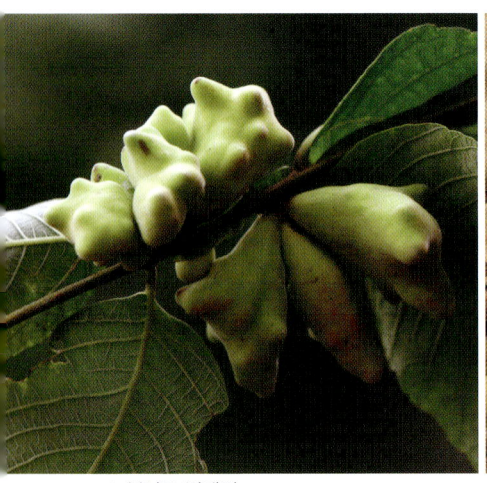

▲ 붉나무 벌레집

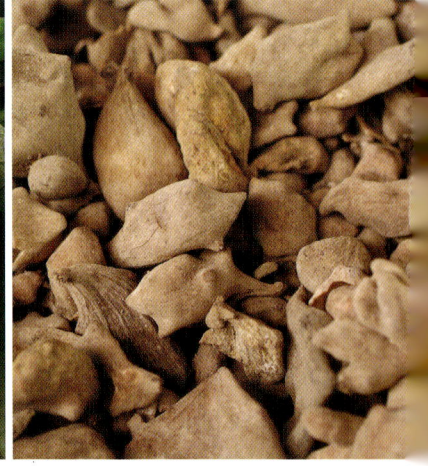

▲ 오배자(약재, 전형)

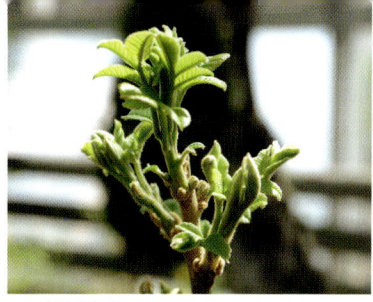
▲ 붉나무 싹

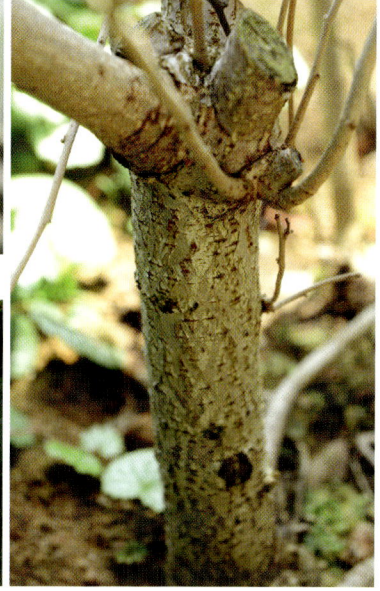

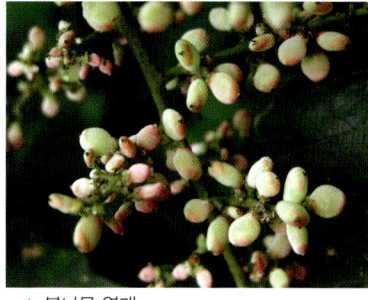
▲ 붉나무 열매

▲ 붉나무 나무껍질

● 약효 해설

- 몸이 허약하여 잠자는 사이에 또는 깨어 있는 상태에서 저절로 땀이 나는 증상을 낫게 한다.
- 무의식중에 정액이 몸 밖으로 나오는 증상에 유효하다.
- 폐허(肺虛)에 의해 오래된 기침에 쓰인다.
- 탈항(脫肛), 혈변(血便), 코피를 치료한다.
- 수렴지사 작용이 있다.
- 만성설사와 만성이질에 사용한다.

| 북한의 효능 | 설사와 출혈을 멈추고 땀을 멈추며 헌데를 아물게 한다.

| 약용법 | 오배자 3~6g을 물 800mL에 넣고 달여서 반으로 나누어 아침저녁으로 마시거나 외용으로 적당량 사용한다.

비자나무

약재명
비자 榧子

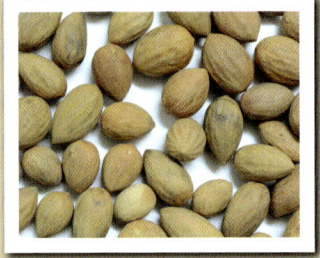

《동의보감》 탕액편에 기재된 조선시대의 한글 약초명

비즈

약초명 및 학명
비자나무, *Torreya nucifera* Siebold et Zuccarini

과명
주목과

약용부위
씨

| 약재의 조선시대 의서(醫書) 수재 |

비자는 《동의보감》 탕액편(湯液篇)의 과일부(部)와 《방약합편》의 이과(夷果)편에 수재되어 있다.

|《동의보감》 탕액편의 효능 |

비자(榧子)의 성질은 보통이고[平] 맛이 달며[甘] 독이 없다. 다섯 가지 치질[五痔]에 주로 쓴다. 삼충(三蟲)과 귀주(鬼疰)를 없애고 음식을 소화시킨다. 옥비(玉榧)라고도 하는데 원주민들은 적과(赤果)라고 부른다. 껍질을 벗기고 씨를 먹는다.[일용]

|《동의보감》 탕액편의 원문 |

비자(榧子) 비즈 : 性平 味甘 無毒. 主五痔. 去三蟲鬼疰 消穀. 一名玉榧 土人呼爲赤果. 去皮取中仁食之.[日用] ○ 患寸白蟲 日食七枚 七日 其蟲皆化爲水.[入門] ○ 榧 文木也. 作板甚有文彩. 我國惟出濟州.[俗方]

| 식약처 공정서의 약초와 약재 |

● 약초 · 약재의 식약처 공정서 수재 : 비자는 우리나라 식품의약품안전처의 의약품 공정서인 《대한

민국약전외한약(생약)규격집(KHP)》에 수재되어 있다.

- 약재의 분류 : 식물성 약재
- 약재의 라틴어 생약명 : Torreyae Semen
- 약재의 이명 또는 영명 : 옥비(玉榧)
- 약재의 기원 : 약재 비자는 비자나무 *Torreya nuncifera* Siebold et Zuccarini 또는 비(榧) *Torreya grandis* Fort.(주목과 Taxaceae)의 씨이다.
- 약재 저장법 : 밀폐용기(고형의 이물이 들어가는 것을 방지하고 내용의약품이 손실되지 않도록 보호할 수 있는 용기)

| 약재의 효능 |

- 한방 작용부위(귀경, 歸經) : 비자는 주로 폐, 위장, 대장 질환에 영향을 미친다.
- 한방 효능
  - 살충소적(殺蟲消積) : 기생충을 죽이고 배가 더부룩하거나 아픈 병증인 적취를 가라앉힌다.
  - 윤폐지해(潤肺止咳) : 폐를 촉촉하게 하여 기침을 멎게 한다.

허준, 《원본 동의보감》, 714쪽, 남산당(2014)

한방 약미(藥味)와 약성(藥性)

- **한방 약미(藥味)** : 맛은 달다.

| 酸 | 苦 | 甘 | 辛 | 鹹 | 澁 | 淡 |

- **한방 약성(藥性)** : 성질은 보통이다.

| 大寒 | 寒 | 微寒 | 凉 | 平 | 微溫 | 溫 | 熱 | 大熱 |

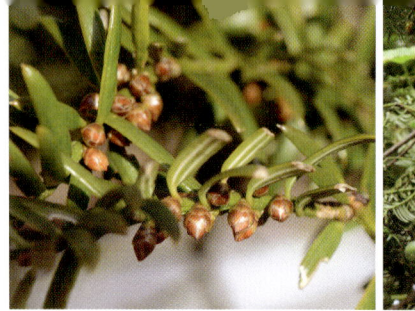
▲ 비자나무 꽃봉오리(제주특별자치도)

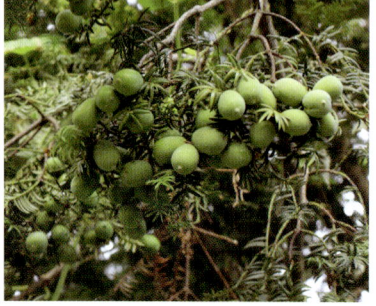
▲ 비자나무 열매(제주특별자치도)

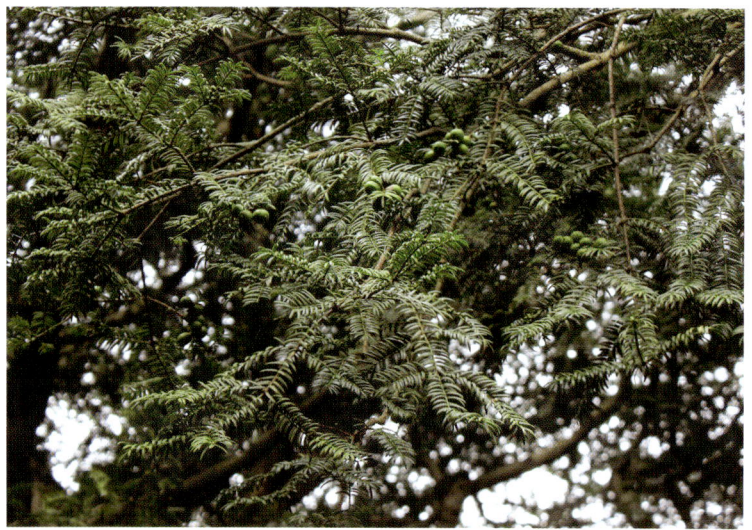
▲ 비자나무 나무모양(제주특별자치도)

- 윤조통변(潤燥通便) : 건조한 것을 촉촉하게 하여 대변이 잘 나오게 한다.

● 약효 해설

- 구충 및 촌충 구제(驅除)에 사용한다.
- 폐의 기운을 원활하게 하여 기침을 멎게 한다.
- 변비 치료에 효과가 있으며 치질을 치료한다.

| 북한의 효능 | 구충약으로서 벌레를 죽이고 기침을 멈춘다.

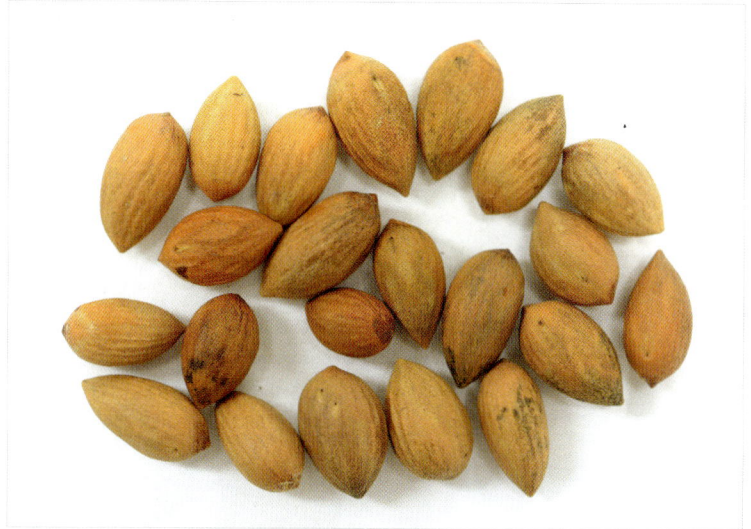

▲ 비자(약재, 전형)

| **약용법** | 씨 9~15g을 물 800mL에 넣고 달여서 반으로 나누어 아침저녁으로 마신다.

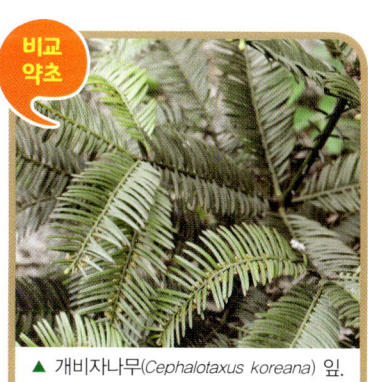

▲ 개비자나무(*Cephalotaxus koreana*) 잎. 개비자나무는 한반도 특산종이다.

▲ 개비자나무(*Cephalotaxus koreana*) 꽃

뻐꾹채 절굿대

누로 漏蘆

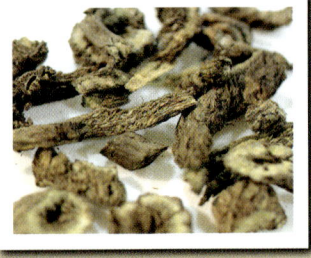

《동의보감》 탕액편에 기재된 조선시대의 한글 약초명

절국대

약초명 및 학명

뻐꾹채, *Rhaponticum uniflorum* (L.) DC.
절굿대, *Echinops setifer* Linné

과명

국화과

약용부위

뿌리

| 약재의 조선시대 의서(醫書) 수재 |

누로는 《동의보감》 탕액편(湯液篇)의 풀부(部)와 《방약합편》의 습초(濕草)편에 수재되어 있다.

|《동의보감》 탕액편의 효능 |

누로(漏蘆, 절굿대)의 성질은 차며[寒] 맛이 쓰고[苦] 짜며[鹹] 독이 없다. 열독풍(熱毒風)으로 피부가 헐어 아프고 벌겋게 부어 곪는 것을 낫게 한다. 피부가 가려운 것, 두드러기, 등에 나는 큰 종기[發背], 젖멍울[乳癰], 나력(瘰癧)을 치료한다. 고름을 내보내고 혈을 보하며 쇠붙이에 상한 데 붙여 지혈시킨다. 헌데와 옴을 낫게 한다.

|《동의보감》 탕액편의 원문 |

누로(漏蘆) 절국대 : 性寒 味苦 鹹 無毒. 治身上熱毒風生惡瘡 皮肌瘙痒癮疹 療發背乳癰瘰癧. 排膿 補血 付金瘡止血 治瘡疥. ○ 生山野. 莖若筋大 其子作房 類油麻而小 根黑色似蔓菁而細. 八月採根 陰乾.[本草] ○ 足陽明本經藥.[入門]

| 식약처 공정서의 약초와 약재 |

- **약초 · 약재의 식약처 공정서 수재** : 누로는 우리나라 식품의약품안전처의 의약품 공정서인 《대한민국약전외한약(생약)규격집(KHP)》에 수재되어 있다.
- **약재의 분류** : 식물성 약재
- **약재의 라틴어 생약명** : Rhapontici Radix
- **약재의 기원** : 약재 누로는 뻐꾹채 *Rhaponticum uniflorum* (L.) DC., 절굿대 *Echinops setifer* Linné 또는 큰절굿대 *Echinops latifolius* Tausch(국화과 Compositae)의 뿌리이다.
- **약재 저장법** : 밀폐용기(고형의 이물이 들어가는 것을 방지하고 내용의약품이 손실되지 않도록 보호할 수 있는 용기)

| 약재의 효능 |

- **한방 효능군 분류** : 청열약(淸熱藥)
- **한방 작용부위(귀경, 歸經)** : 누로는 주로 위장 질환에 영향을 미친다.
- **한방 효능**
  - 청열해독(淸熱解毒) : 열독(熱毒)을 해소한다.

허준, 《원본 동의보감》, 724쪽, 남산당(2014)

한방 약미(藥味)와 약성(藥性)

- **한방 약미(藥味)** : 맛은 쓰다.

| 酸 | **苦** | 甘 | 辛 | 鹹 | | 澁 | 淡 |

- **한방 약성(藥性)** : 성질은 차다.

| 大寒 | **寒** | 微寒 | 凉 | 平 | 微溫 | 溫 | 熱 | 大熱 |

뻐꾹채, 절굿대 · 누로

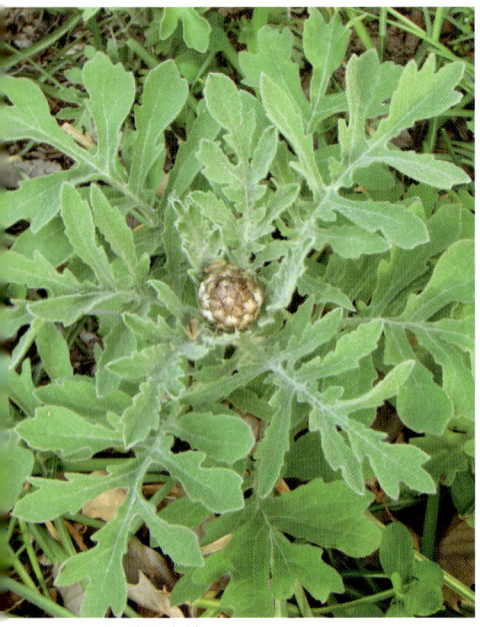
▲ 뻐꾹채 잎

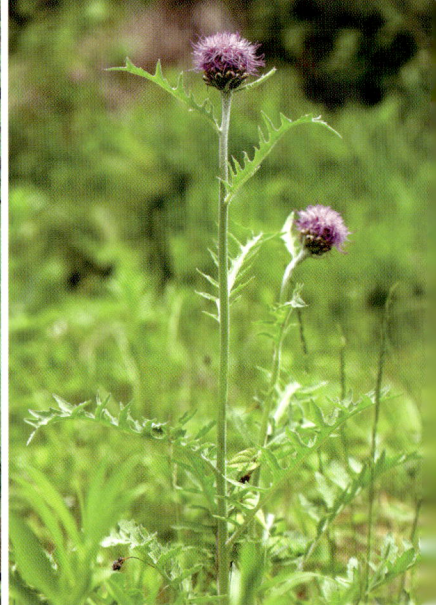
▲ 뻐꾹채 지상부

- 하유(下乳) : 젖이 잘 나오게 한다.
- 소옹(消癰) : 종기를 가라앉힌다.

● **약효 해설**

- 팔다리가 저리고 관절이 아프며 근육이 오그라드는 증상을 낫게 한다.
- 산모의 젖을 잘 나오게 한다.
- 유방이 붓고 통증이 있는 증상에 사용한다.
- 치질로 인한 출혈을 멎게 한다.

| **북한의 효능** | 청열해독약으로서 열을 내리우고 독을 풀며 고름을 빼내고 월경을 통하게 하며 젖이 잘 나게 한다.

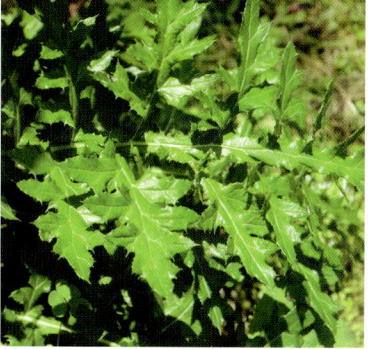

▲ 절굿대 잎

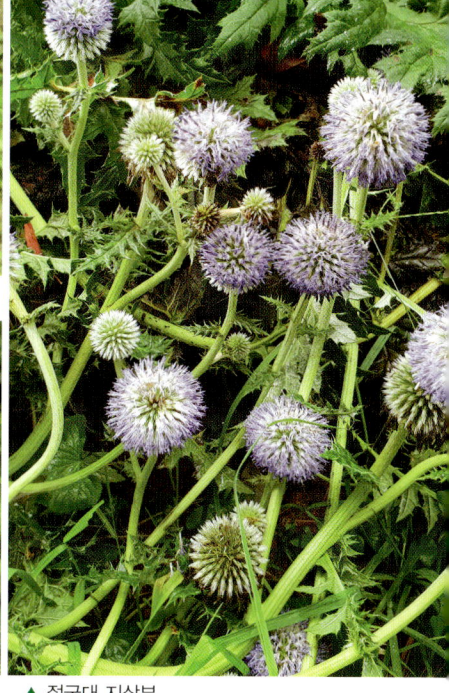

▲ 절굿대 지상부

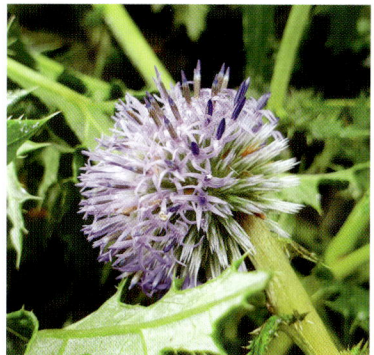

▲ 절굿대 꽃

| 약용법 | 뿌리 5~9g을 물 800mL에 넣고 달여서 반으로 나누어 아침저녁으로 마신다.

| 주의사항 | 임신부는 복용을 삼간다.

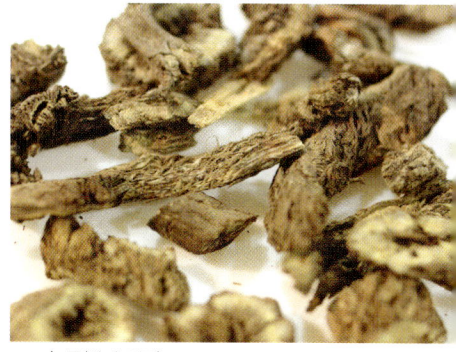

▲ 누로(약재, 절편)

약초명: 뽕나무

약재명: 상백피 桑白皮

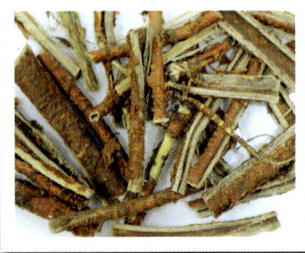

《동의보감》 탕액편에 기재된 조선시대의 한글 약초명

쏭나모불휘겁질

약초명 및 학명
뽕나무, *Morus alba* Linné

과명
뽕나무과

약용부위
뿌리껍질로서 주피를 제거한 것

| 약재의 조선시대 의서(醫書) 수재 |

상백피는 《동의보감》 탕액편(湯液篇)의 나무부(部)와 《방약합편》의 관목(灌木)편에 수재되어 있다.

|《동의보감》 탕액편의 효능 |

상근백피(桑根白皮, 뽕나무 뿌리껍질)는 폐기(肺氣)로 숨이 차고 가슴이 그득한 것, 수기(水氣)로 부종이 생긴 것을 낫게 한다. 담(痰)을 삭이고 갈증을 멎게 한다. 폐 속의 수기(水氣)를 없애며 소변을 잘 나오게 한다. 기침과 피가 섞인 침을 뱉는 것을 낫게 하며 대소장을 잘 통하게 한다. 배 속의 벌레를 죽이고 쇠붙이에 다친 상처를 아물게 한다.

|《동의보감》 탕액편의 원문 |

상근백피(桑根白皮) 쏭나모불휘겁질 : 治肺氣喘滿 水氣浮腫. 消痰止渴 去肺中水氣 利水道. 治咳嗽唾血 利大小腸 殺腹藏蟲. 又可縫金瘡. ○ 採無時 出土者殺人. 初採 以銅刀刮去上麤皮 取其裏白暴乾. 東行根 益

佳.[本草] ○ 入手太陰經 瀉肺氣之有餘. 利水生用 咳嗽蜜蒸或炒用.[入門]

| 식약처 공정서의 약초와 약재 |

- **약초·약재의 식약처 공정서 수재** : 상백피는 우리나라 식품의약품안전처의 의약품 공정서인 《대한민국약전(KP)》에 수재되어 있다.
- **약재의 분류** : 식물성 약재
- **약재의 라틴어 생약명** : Mori Radicis Cortex
- **약재의 이명 또는 영명** : Mulberry Root Bark
- **약재의 기원** : 약재 상백피는 뽕나무 *Morus alba* Linné(뽕나무과 Moraceae)의 뿌리껍질로서 주피를 제거한 것이다.
- **약재 저장법** : 밀폐용기(고형의 이물이 들어가는 것을 방지하고 내용의약품이 손실되지 않도록 보호할 수 있는 용기)

허준, 《원본 동의보감》, 740쪽, 남산당(2014)

| 약재의 효능 |

- **한방 효능군 분류** : 거담약(祛痰藥)-지해평천(止咳平喘)
- **한방 작용부위(귀경, 歸經)** : 상백피는 주로 폐 질환에 영향을 미친다.

한방 약미(藥味)와 약성(藥性)

- **한방 약미(藥味)** : 맛은 달다.

  酸　苦　**甘**　辛　鹹　　澁　淡

- **한방 약성(藥性)** : 성질은 차다.

  大寒　**寒**　微寒　涼　平　微溫　溫　熱　大熱

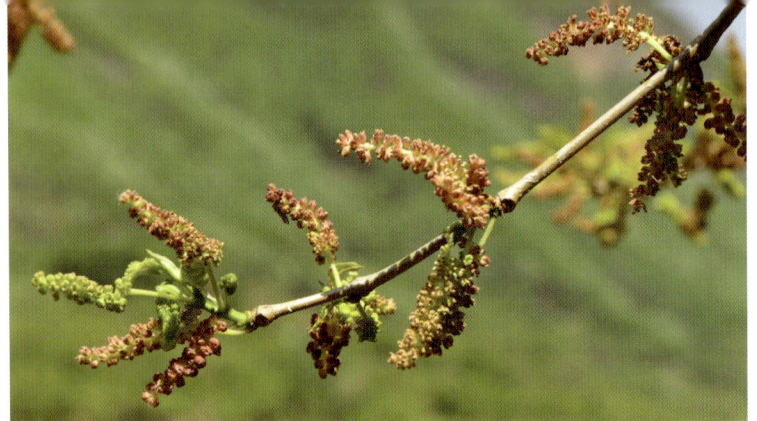

▲ 뽕나무 꽃

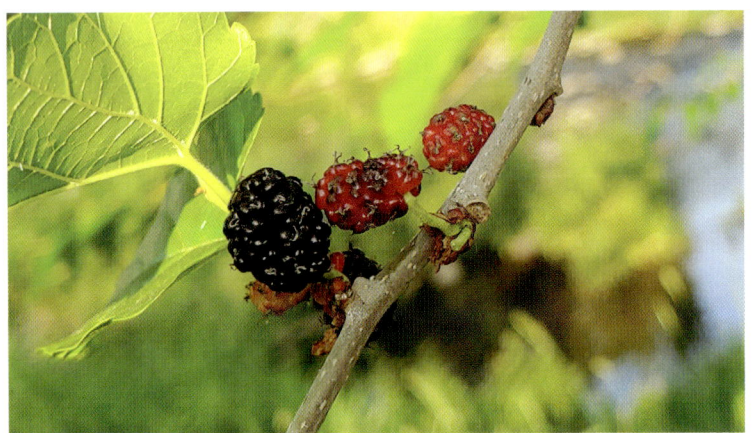

▲ 뽕나무 열매

- 한방 효능
  - 사폐평천(瀉肺平喘) : 폐의 열을 떨어뜨려 천식을 편안하게 한다.
  - 이수소종(利水消腫) : 소변을 잘 나오게 하고 부종을 가라앉힌다.
- 약효 해설
  - 폐의 열을 내려 기침과 천식을 치료한다.

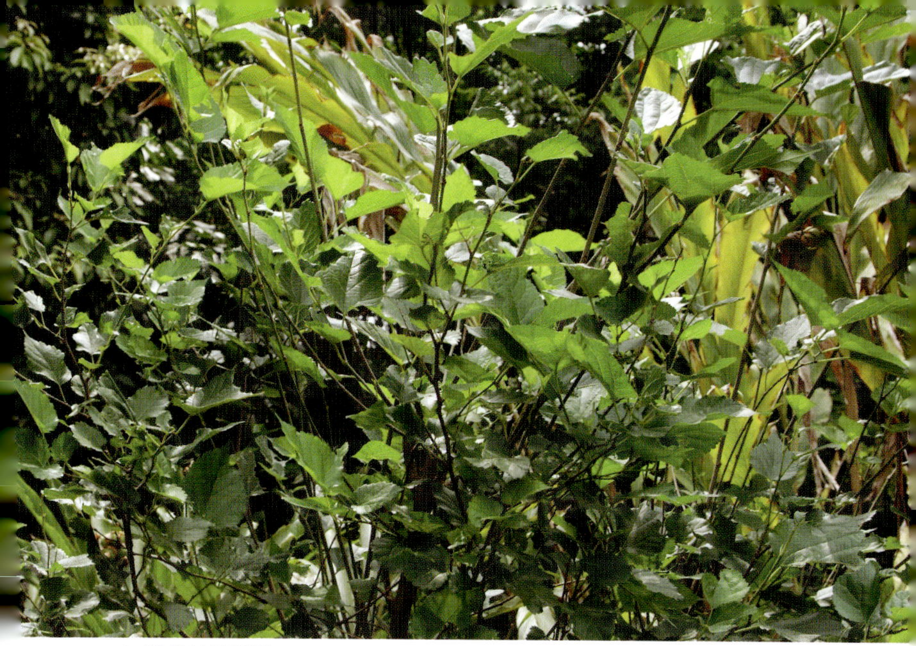

▲ 뽕나무 나무모양

- 이뇨 작용으로 부종을 가라앉힌다.
- 혈당, 혈압강하의 약리작용이 있다.

|북한의 효능| 진해평천약으로서 폐열을 내리우고 기침을 멈추며 숨찬 증상을 낫게 하고 오줌이 잘 나가게 한다.

|약용법| 뿌리껍질 6~12g을 물 800mL에 넣고 달여서 반으로 나누어 아침저녁으로 마신다.

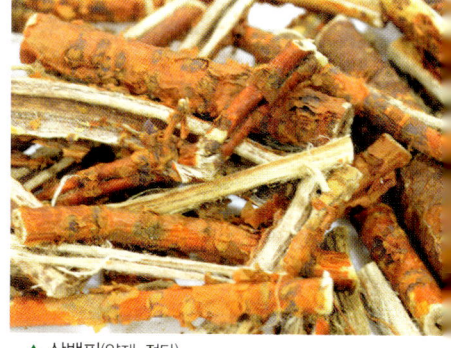

▲ 상백피(약재, 절단)

약초명: 사철쑥

약재명

인진호 茵蔯蒿

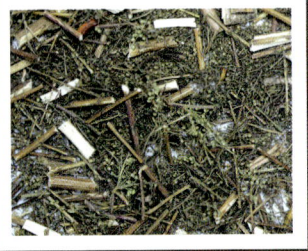

《동의보감》 탕액편에 기재된 조선시대의 한글 약초명

더위자기

약초명 및 학명
사철쑥, *Artemisia capillaris* Thunberg

과명
국화과

약용부위
지상부

| 약재의 조선시대 의서(醫書) 수재 |

인진호는 《동의보감》 탕액편(湯液篇)의 풀부(部)와 《방약합편》의 습초(濕草)편에 수재되어 있다.

| 《동의보감》 탕액편의 효능 |

인진호(茵蔯蒿, 사철쑥)의 성질은 약간 차고[微寒](서늘하다[凉]고도 한다) 맛은 쓰고[苦] 매우며[辛] 독이 없다(독이 조금 있다고도 한다). 열이 뭉쳐 생긴 황달(黃疸)로 온몸이 노랗게 되고 소변이 잘 나오지 않는 것을 낫게 한다. 유행병으로 열이 몹시 나면서 발광[狂]하는 것, 머리가 아픈 것과 말라리아[瘴瘧, 장학]를 낫게 한다.

| 《동의보감》 탕액편의 원문 |

인진호(茵蔯蒿) 더위자기 : 性微寒[一云凉] 味苦辛 無毒[一云小毒]. 主熱結黃疸 通身發黃 小便不利. 治天行時疾 熱狂 頭痛 及瘴瘧. ○ 處處有之. 似蓬蒿而葉緊細 無花實 秋後葉枯 莖幹經冬不死 更因舊苗而生 故名茵蔯蒿. 五月七月採莖葉 陰乾 勿

令犯火.[本草] ○ 入足太陽經. 去根土 細剉用.[入門]

| 식약처 공정서의 약초와 약재 |

- 약초·약재의 식약처 공정서 수재 : 인진호는 우리나라 식품의약품안전처의 의약품 공정서인 《대한민국약전외한약(생약)규격집(KHP)》에 수재되어 있다.
- 약재의 분류 : 식물성 약재
- 약재의 라틴어 생약명 : Artemisiae Capillaris Herba
- 약재의 이명 또는 영명 : 인진(茵蔯)
- 약재의 기원 : 약재 인진호는 사철쑥 *Artemisia capillaris* Thunberg(국화과 Compositae)의 지상부이다. 봄에 채취한 것을 '면인진(綿茵蔯)'이라 하고, 가을에 채취한 것을 '인진호(茵蔯蒿)'라 한다.
- 약재 저장법 : 밀폐용기(고형의 이물이 들어가는 것을 방지하고 내용의약품이 손실되지 않도록 보호할 수 있는 용기)

허준, 《원본 동의보감》, 726쪽, 남산당(2014)

한방 약미(藥味)와 약성(藥性)

- 한방 약미(藥味) : 맛은 쓰고 맵다.

| 酸 | 苦 | 甘 | 辛 | 鹹 | | 澁 | 淡 |

- 한방 약성(藥性) : 성질은 약간 차다.

| 大寒 | 寒 | 微寒 | 凉 | 平 | 微溫 | 溫 | 熱 | 大熱 |

| 약재의 효능 |

- 한방 효능군 분류 : 이수삼습약(利水滲濕藥)
- 한방 작용부위(귀경, 歸經) : 인진호는 주로 비장, 위장, 간장, 담낭 질환에 영향을 미친다.
- 한방 효능
  - 청리습열(淸利濕熱) : 열기를 식히면서 소변을 잘 나오게 하여 습을 동시에 빼낸다. 즉 습열(濕熱)을 배출시킨다.
  - 이담퇴황(利膽退黃) : 담즙 분비를 촉진하여 황달을 가라앉힌다.
- 약효 해설
  - 황달, 전염성 간염, 담낭염에 사용한다.
  - 이담(利膽), 간세포 보호 작용이 있다.
  - 소변이 잘 나오지 않는 증상을 치료한다.

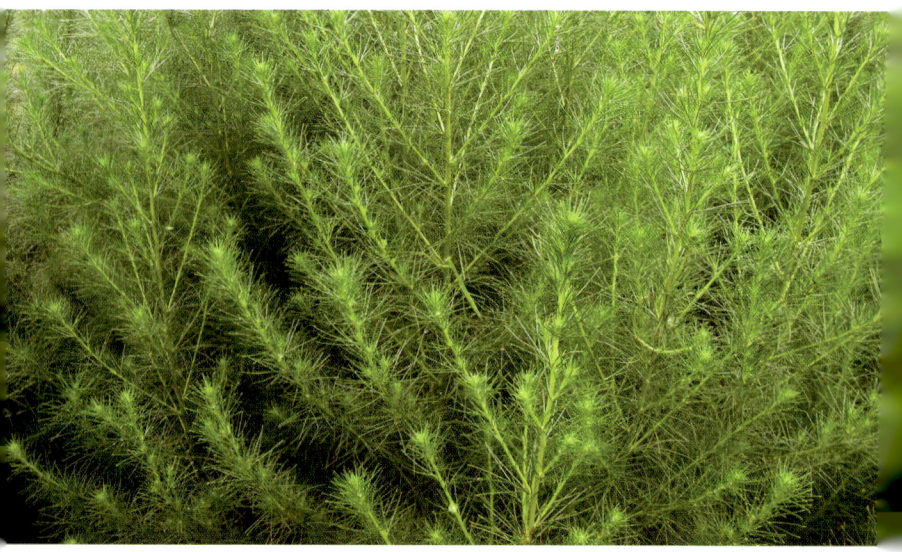

▲ 사철쑥 지상부

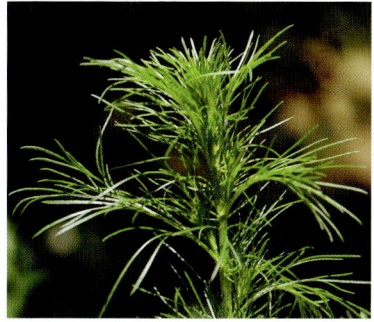
▲ 사철쑥 잎

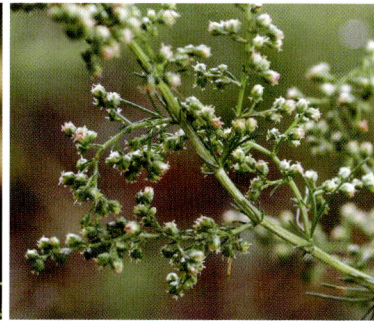
▲ 사철쑥 꽃

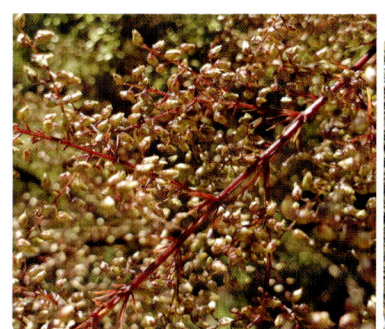
▲ 사철쑥 열매

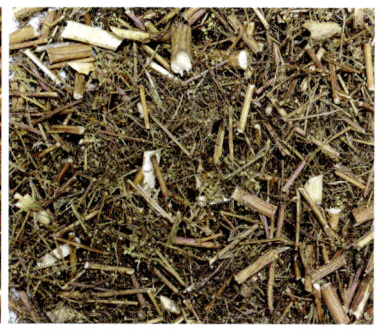
▲ 인진호(약재, 절단)

| 북한의 효능 | 간염, 담낭염에 쓴다.

| 약용법 | 지상부 6~15g을 물 800mL에 넣고 달여서 반으로 나누어 아침저녁으로 마시거나 외용으로 적당량 사용한다.

비교 약초

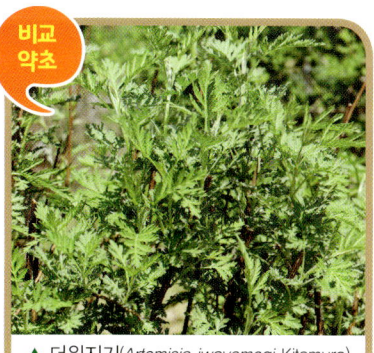
▲ 더위지기(*Artemisia iwayomogi* Kitamura) 지상부

산사나무

약재명
산사 山楂

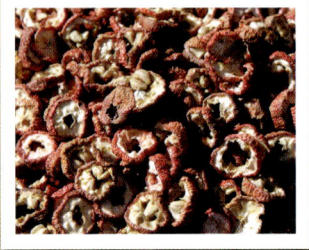

《동의보감》 탕액편에 기재된
조선시대의 한글 약초명

아가외

약초명 및 학명
산사나무, *Crataegus pinnatifida* Bunge

과명
장미과

약용부위
잘 익은 열매

| 약재의 조선시대 의서(醫書) 수재 |

산사는 《동의보감》 탕액편(湯液篇)의 과일부(部)와 《방약합편》의 산과(山果)편에 수재되어 있다.

|《동의보감》 탕액편의 효능 |

산사자(山楂子, 산사나무의 열매)는 식적(食積)과 오랜 체기를 풀어주고 기가 맺힌 것을 잘 돌아가게 한다. 적괴(積塊), 담괴(痰塊), 혈액이 체내에서 정체해 응고된 덩어리를 없앤다. 비(脾)를 튼튼하게 하며 가슴을 시원하게 한다[開膈, 개격]. 이질을 치료하며 종기를 빨리 삭게 한다.

|《동의보감》 탕액편의 원문 |

산사자(山楂子) 아가외 : 消食積 化宿滯 行結氣 消積塊痰塊 血塊 健脾開膈 療痢疾 兼催瘡痛. ○ 一名棠毬子 山中處處皆有之. 生靑熟紅 其半熟而酸澁者入藥 陳久者良. 水洗蒸軟 去核曬乾用. [入門]

| 식약처 공정서의 약초와 약재 |

● 약초·약재의 식약처 공정서 수재 : 산사는 우리나라 식품의약품안전

처의 의약품 공정서인 《대한민국약전(KP)》에 수재되어 있다.

- 약재의 분류 : 식물성 약재
- 약재의 라틴어 생약명 : Crataegi Fructus
- 약재의 이명 또는 영명 : Hawthorn Fruit
- 약재의 기원 : 약재 산사는 산사나무 *Crataegus pinnatifida* Bunge 및 그 변종(장미과 Rosaceae)의 잘 익은 열매이다.
- 약재 저장법 : 밀폐용기(고형의 이물이 들어가는 것을 방지하고 내용의약품이 손실되지 않도록 보호할 수 있는 용기)

| 약재의 효능 |

- 한방 효능군 분류 : 소도약(消導藥)
- 한방 작용부위(귀경, 歸經) : 산사는 주로 비장, 위장, 간장 질환에 영향을 미친다.
- 한방 효능
  - 소식건비(消食健脾) : 소화를 촉진하고 비(脾)를 건강하게 한다.
  - 행기산어(行氣散瘀) : 기운을 잘 소통시키고 어혈을 없앤다.

허준, 《원본 동의보감》, 714쪽, 남산당(2014)

한방 약미(藥味)와 약성(藥性)

- 한방 약미(藥味) : 맛은 시고 달다.

| 酸 | 苦 | 甘 | 辛 | 鹹 | 澁 | 淡 |

- 한방 약성(藥性) : 성질은 약간 따뜻하다.

| 大寒 | 寒 | 微寒 | 凉 | 平 | 微溫 | 溫 | 熱 | 大熱 |

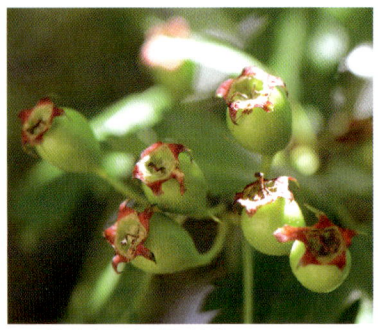
▲ 산사나무 덜 익은 열매

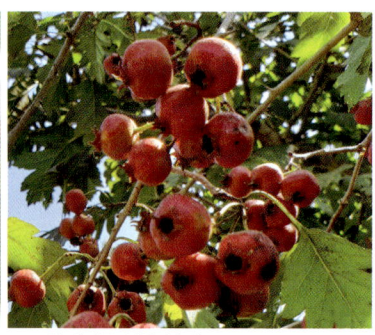
▲ 산사나무 익은 열매

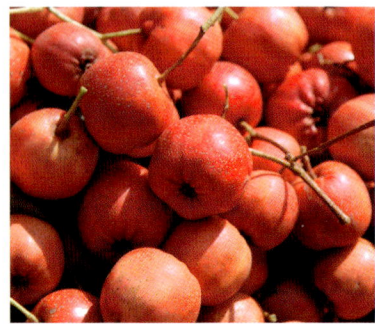
▲ 산사나무 열매(채취품)

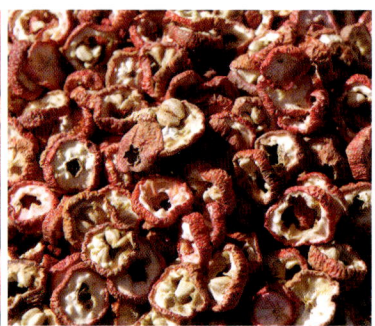
▲ 산사(약재, 절편)

- 화탁강지(化濁降脂) : 혈중지질을 낮추어 혈액을 맑게 한다.

● 약효 해설

- 배가 몹시 불러 오면서 속이 그득한 감을 주는 증상을 치료한다.
- 가슴과 배에 바늘로 찌르는 듯한 통증을 없애준다.
- 설사하며 복통이 있는 증상을 낫게 한다.
- 소화불량에 쓰인다.
- 설사, 요통(腰痛) 치료에 유효하다.
- 고지혈증에 사용한다.

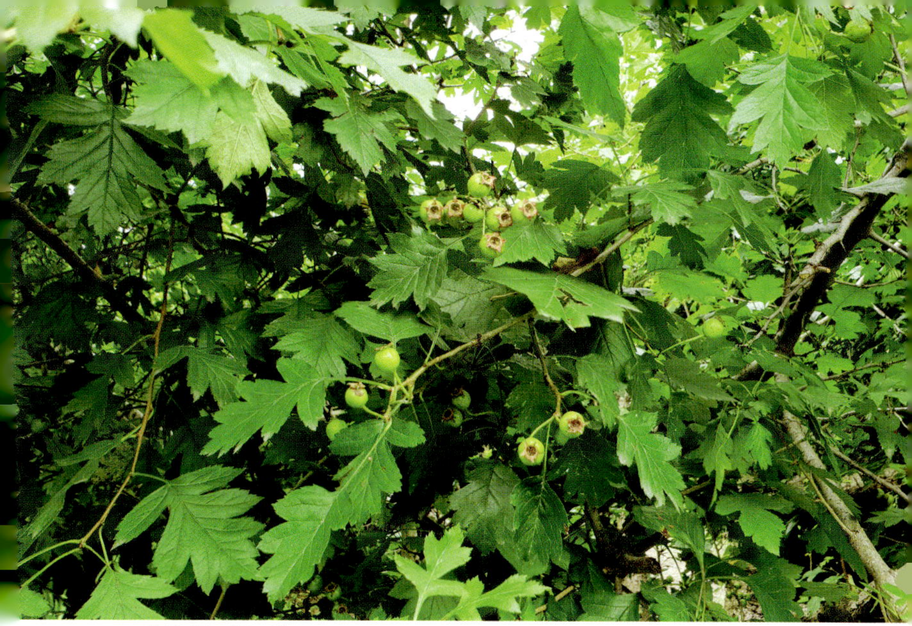

▲ 산사나무 나무모양

| 북한의 효능 | 소화약으로서 소화를 돕고 기혈을 잘 통하게 하며 비를 건전하게 하고 입맛을 돋구며 리질을 낫게 한다.

| 약용법 | 열매 9~12g을 물 800mL에 넣고 달여서 반으로 나누어 아침저녁으로 마신다.

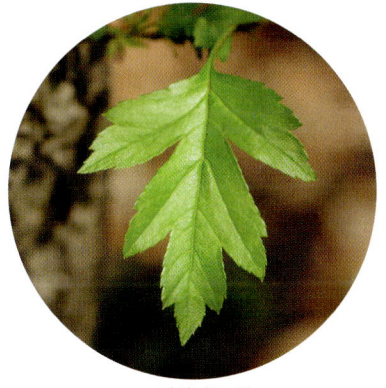

▲ 산사나무 잎

약초명: 산조

약재명: 산조인 酸棗仁

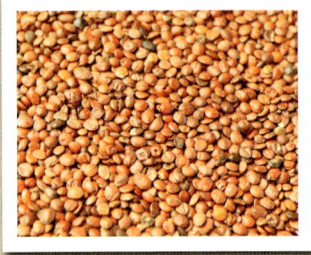

《동의보감》 탕액편에 기재된 조선시대의 한글 약초명

묏대쵸ᄡᅵ

약초명 및 학명

산조(酸棗), *Ziziphus jujuba* Miller var. *spinosa* Hu ex H. F. Chou

과명

갈매나무과

약용부위

잘 익은 씨

약재의 조선시대 의서(醫書) 수재

산조인은 《동의보감》 탕액편(湯液篇)의 나무부(部)와 《방약합편》의 관목(灌木)편에 수재되어 있다.

《동의보감》 탕액편의 효능

산조인(酸棗仁, 멧대추나무 씨)의 성질은 보통이며[平] 맛이 달고[甘] 독이 없다. 마음이 답답하여 잠을 자지 못하는 것, 배꼽의 위아래가 아픈 것, 피가 섞인 설사, 식은땀을 낫게 한다. 또한 간기(肝氣)를 보하며 근육과 뼈를 튼튼하게 하고 몸을 살찌게 한다. 또 근육과 뼈의 풍증[筋骨風]에 쓴다.

《동의보감》 탕액편의 원문

산조인(酸棗仁) 묏대쵸ᄡᅵ : 性平 味甘 無毒. 主煩心不得眠 臍上下痛 血泄 虛汗. 益肝氣 堅筋骨 令人肥健. 又主筋骨風. ○ 生山中 狀如大棗樹 而不至高大. 其實極小 八月採實 取核. [本草] ○ 血不歸脾 而睡臥不寧者 宜用此 大補心脾 則血歸脾而五藏

安和 睡臥自安矣. 凡使破核取仁 睡多則生
用 不得睡則炒熟 再蒸半日 去皮尖硏用.[入
門]

| 식약처 공정서의 약초와 약재 |

- **약초·약재의 식약처 공정서 수재** : 산조인은 우리나라 식품의약품안전처의 의약품 공정서인 《대한민국약전(KP)》에 수재되어 있다.
- **약재의 분류** : 식물성 약재
- **약재의 라틴어 생약명** : Zizyphi Semen
- **약재의 이명 또는 영명** : Zizyphus Seed
- **약재의 기원** : 약재 산조인은 산조(酸棗) *Zizyphus jujuba* Miller var. *spinosa* Hu ex H. F. Chou(갈매나무과 Rhamnaceae)의 잘 익은 씨이다.
- **약재 저장법** : 밀폐용기(고형의 이물이 들어가는 것을 방지하고 내용의약품이 손실되지 않도록 보호할 수 있는 용기)

허준, 《원본 동의보감》, 739쪽, 남산당(2014)

| 약재의 효능 |

- **한방 효능군 분류** : 안신약(安神藥)-양심안신(養心安神)

한방 약미(藥味)와 약성(藥性)

- **한방 약미(藥味)** : 맛은 시고 달다.

| 酸 | 苦 | 甘 | 辛 | 鹹 | 澁 | 淡 |

- **한방 약성(藥性)** : 성질은 보통이다.

| 大寒 | 寒 | 微寒 | 凉 | 平 | 微溫 | 溫 | 熱 | 大熱 |

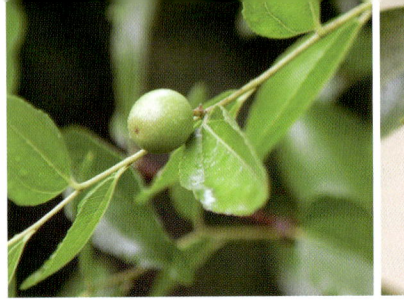
▲ 산조 덜 익은 열매와 잎

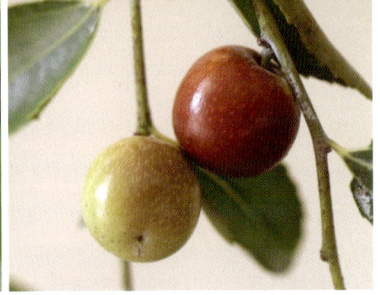
▲ 산조 익은 열매

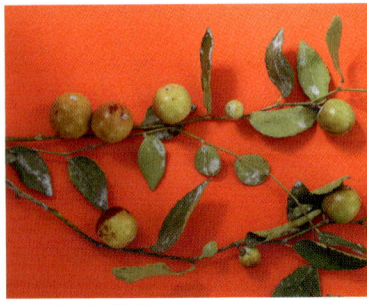
▲ 산조 열매(채취품)

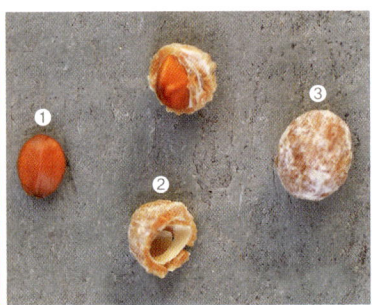
❶ 산조 핵 ❷ 산조 씨껍질 ❸ 산조 씨

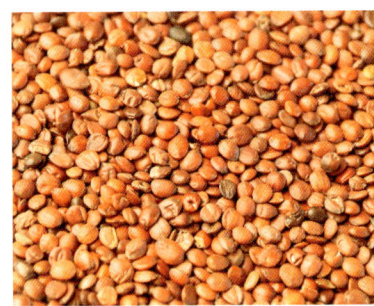
▲ 산조인(약재, 전형)

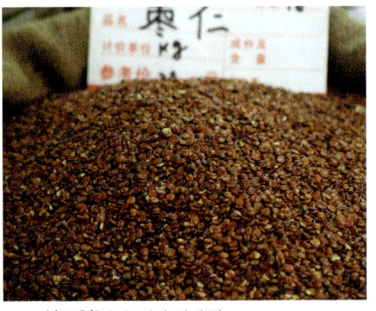
▲ 산조인(약재, 시장 판매품)

- **한방 작용부위(귀경, 歸經)** : 산조인은 주로 간장, 담낭, 심장 질환에 영향을 미친다.
- **한방 효능**
  - 양심보간(養心補肝) : 심(心)과 간(肝)을 보양한다.
  - 영심안신(寧心安神) : 마음을 편안하게 하고 정신을 안정시킨다.

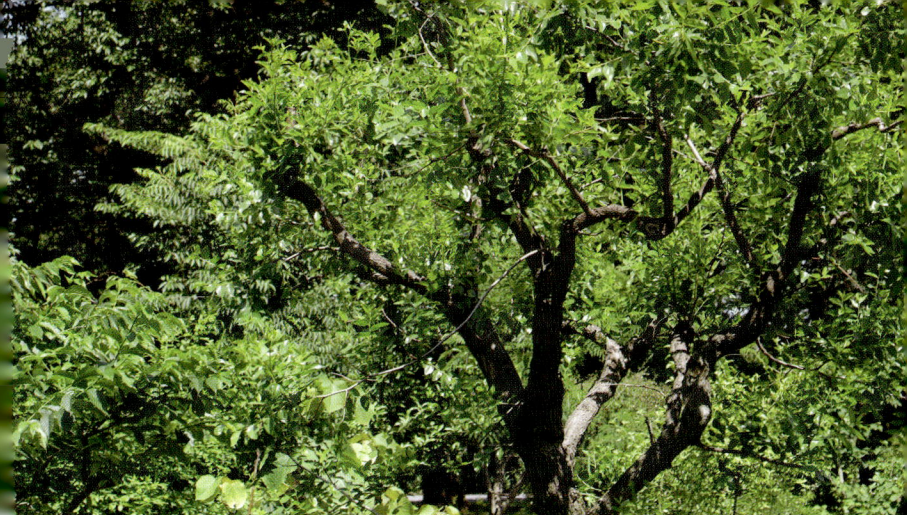

▲ 산조 나무모양

- 염한(斂汗) : 땀 배출을 억제한다.
- 생진(生津) : 진액 생성을 촉진한다.

● 약효 해설

- 마음을 안정시키고 진정시킨다.
- 가슴이 답답하고 불안해서 편안히 자지 못하는 증상을 낫게 한다.
- 놀라서 가슴이 두근거리고 꿈이 많아서 숙면을 취하지 못하는 증상을 치료한다.
- 체질이 약해 땀이 정상 때보다 많이 나는 증상에 쓰인다.
- 가슴이 답답하고 열이 나며 복이 마르는 증상을 없애준다.

| 북한의 효능 | 진정약으로서 심과 간담을 보하고 정신을 진정시키며 땀을 멈추고 가슴답답증을 낫게 한다.

| 약용법 | 씨 10~15g을 물 800mL에 넣고 달여서 반으로 나누어 아침저녁으로 마신다.

약초명: 산초나무 초피나무 화초

약재명
산초 山椒

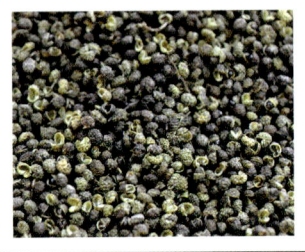

《동의보감》 탕액편에 기재된 조선시대의 한글 약초명

쵸피나모여름

약초명 및 학명
산초나무, *Zanthoxylum schinifolium* Siebold et Zuccarini
초피나무, *Zanthoxylum piperitum* De Candolle
화초(花椒), *Zanthoxylum bungeanum* Maximowicz

과명
운향과

약용부위
잘 익은 열매껍질

| 약재의 조선시대 의서(醫書) 수재 |

산초는 《동의보감》 탕액편(湯液篇)의 나무부(部)와 《방약합편》의 향목(香木, 향나무)편에 수재되어 있다.

|《동의보감》 탕액편의 효능 |

촉초(蜀椒, 산초나무, 초피나무 열매)의 성질은 뜨겁고[熱] 맛은 맵고[辛] 독이 있다(독이 조금 있다고도 한다). 속을 따뜻하게 한다. 피부의 죽은 살[死肌]을 없애며 한습비통(寒濕痺痛)에 주로 쓴다. 육부에 있는 한랭기운을 없애며 귀주(鬼疰), 고독(蠱毒)을 낫게 한다. 벌레와 물고기의 독을 푼다. 치통을 없애고 성기능을 높이며 음낭에서 땀이 나는 것을 멈추게 한다. 허리와 무릎을 따뜻하게 하며 소변을 자주 보는 것을 줄이고 기를 내린다.

|《동의보감》 탕액편의 원문 |

촉초(蜀椒) 쵸피나모여름 : 性熱 味辛 有毒 [一云小毒]. 溫中. 主 皮膚死肌 寒濕痺痛. 除六府寒冷 鬼疰蠱毒 殺蟲魚毒. 除齒痛

壯陽 止陰汗 煖腰膝 縮小便 下氣. ○
在處有之. 樹高四五尺 似茱萸而小 有
鍼刺. 葉堅而滑. 四月結子無花 但生於
葉間 如小豆顆而圓 皮紫赤色. 八月採
實 陰乾 一名川椒 一名巴椒 一名漢椒.
○ 蜀椒皮肉厚 腹裏白 氣味濃烈. 凡使
須去目及閉口者 勿用 合口者殺人. 微
火熬之 令汗出 乃有勢力 春之取紅末
用.[本草] ○ 酒拌濕蒸 入瓮陰乾 勿見
風.[入門]

| 식약처 공정서의 약초와 약재 |

- 약초·약재의 식약처 공정서 수재 : 산초는 우리나라 식품의약품안전처의 의약품 공정서인 《대한민국약전(KP)》에 수재되어 있다.
- 약재의 분류 : 식물성 약재
- 약재의 라틴어 생약명 : Zanthoxyli Pericarpium
- 약재의 이명 또는 영명 : Zanthoxylum Peel

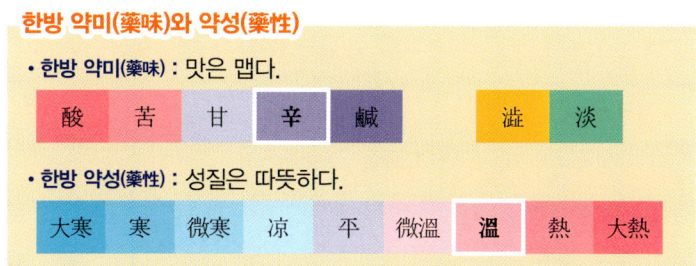

허준, 《원본 동의보감》, 743쪽, 남산당(2014)

한방 약미(藥味)와 약성(藥性)

- 한방 약미(藥味) : 맛은 맵다.

| 酸 | 苦 | 甘 | 辛 | 鹹 | | 澁 | 淡 |

- 한방 약성(藥性) : 성질은 따뜻하다.

| 大寒 | 寒 | 微寒 | 凉 | 平 | 微溫 | 溫 | 熱 | 大熱 |

산초나무, 초피나무, 화초・산초

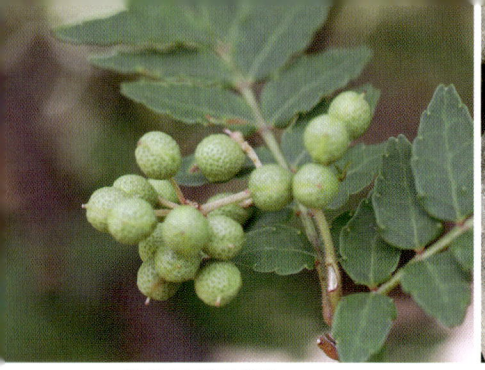
▲ 초피나무 잎과 열매

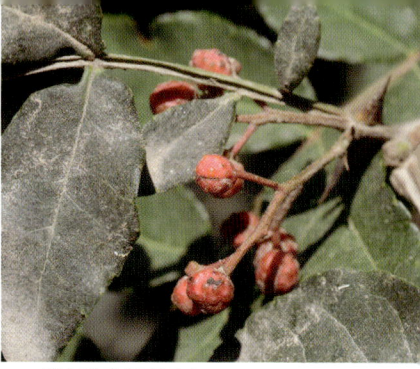
▲ 화초 잎과 열매(중국)

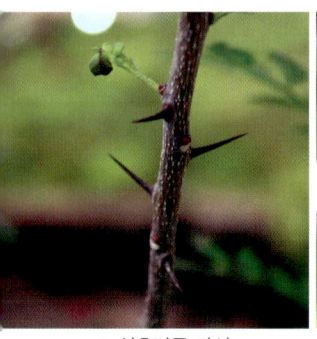
▲ 산초나무 가시

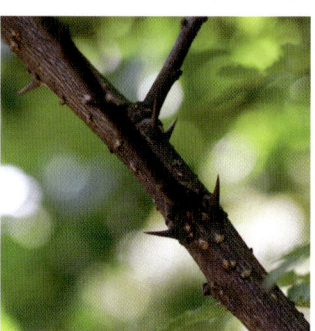
▲ 초피나무 가시

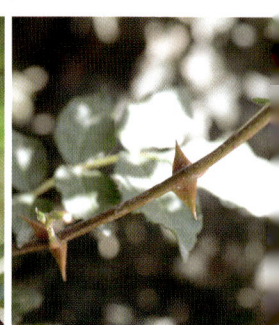
▲ 화초 가시(중국)

- **약재의 기원** : 약재 산초는 초피나무 *Zanthoxylum piperitum* De Candolle, 산초나무 *Zanthoxylum schinifolium* Siebold et Zuccarini 또는 화초(花椒) *Zanthoxylum bungeanum* Maximowicz(운향과 Rutaceae)의 잘 익은 열매껍질이다.
- **약재 저장법** : 밀폐용기(고형의 이물이 들어가는 것을 방지하고 내용의 약품이 손실되지 않도록 보호할 수 있는 용기)

| **약재의 효능** |

- **한방 효능군 분류** : 온리약(溫裏藥)
- **한방 작용부위(귀경, 歸經)** : 산초는 주로 비장, 위장, 신장 질환에 영향을 미친다.

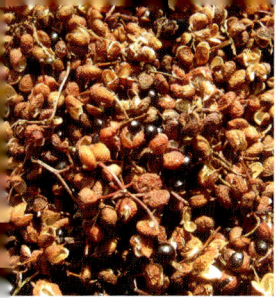 ▲ 산초(약재, 전형)
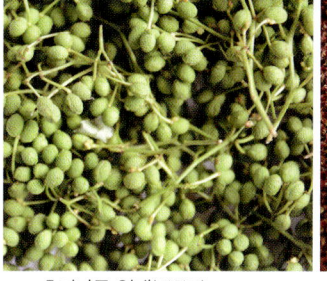 ▲ 초피나무 열매(채취품)
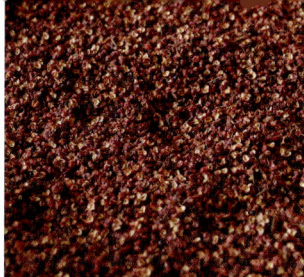 ▲ 화초 열매(채취품)

● **한방 효능**
- 온중지통(溫中止痛) : 배 속을 따뜻하게 하고 통증을 멎게 한다.
- 살충지양(殺蟲止痒) : 기생충을 죽이고 가려움증을 멎게 한다.

● **약효 해설**
- 건위(健胃), 식욕증진 효능이 있다.
- 복부가 차고 아픈 증상을 낫게 한다.
- 구토, 설사를 일으킬 때 쓴다.
- 회충 구제(驅除)의 약효가 있다.
- 여성의 외음부 가려움증에 외용(外用)한다.
- 초피나무 잎과 잎에서 분리한 페놀성 성분은 간보호 작용이 있다.[참고논문: 박종철 등. Bioscience, Biotechnology and Biochemistry, 2003;67(5), 945-950]

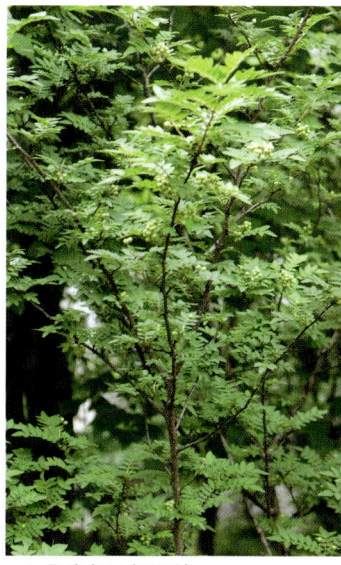 ▲ 초피나무 나무모양

| **북한의 효능** | 거한약으로서 비위를 덥혀주고 한습을 없애며 아픔을 멈추고 양기를 보하며 회충을 죽인다.

| **약용법** | 열매껍질 3~6g을 물 800mL에 넣고 달여서 반으로 나누어 아침저녁으로 마신다.

KP(대한민국약전) 수재 약재

약초명: 살구나무

약재명

행인 杏仁

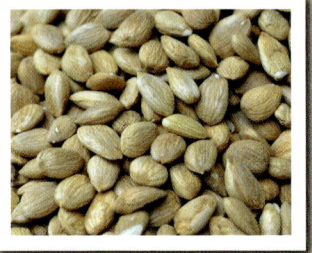

《동의보감》 탕액편에 기재된
조선시대의 한글 약초명

솔고삐

약초명 및 학명

살구나무, *Prunus armeniaca* Linné var. *ansu* Maximowicz

과명

장미과

약용부위

잘 익은 씨

| 약재의 조선시대 의서(醫書) 수재 |

행인은 《동의보감》 탕액편(湯液篇)의 과일부(部)와 《방약합편》의 오과(五果, 다섯 가지 과일)편에 수재되어 있다.

|《동의보감》 탕액편의 효능 |

행핵인(杏核仁, 살구 씨)의 성질은 따뜻하며[溫] 맛이 달고[甘] 쓰며[苦] 독이 있다(독이 조금 있다고도 한다). 기침을 하면서 기운이 치밀어 올라 숨이 차는 증상을 낫게 한다. 폐기(肺氣)로 숨이 가쁜 것[喘促, 천촉]을 치료한다. 땀을 약간 나가게 하며 개의 독[狗毒]을 푼다.

|《동의보감》 탕액편의 원문 |

행핵인(杏核仁) 솔고삐 : 性溫 味甘苦 有毒 [一云小毒]. 主咳逆上氣. 療肺氣喘促 解肌出汗 殺狗毒. ○ 處處有之 山杏不堪入藥 須家園種者. 五月採. ○ 入手太陰經. 破核取仁 湯浸去皮尖及雙仁 麩炒令黃色用之. ○ 雙仁者殺人 可以毒狗. 凡桃杏雙仁殺人者 其花本五出 若六出

必雙仁. 草木花皆五出 惟山梔 雪花六出 此殆陰陽之理. 今桃杏雙仁有毒者 失其常也.[入門] ○ 生熟喫俱得 惟半生半熟殺人.[本草] ○ 病人有火有汗 童尿浸三日用.[入門]

| 식약처 공정서의 약초와 약재 |

- **약초·약재의 식약처 공정서 수재** : 행인은 우리나라 식품의약품안전처의 의약품 공정서인 《대한민국약전(KP)》에 수재되어 있다.
- **약재의 분류** : 식물성 약재
- **약재의 라틴어 생약명** : Armeniacae Semen
- **약재의 이명 또는 영명** : Apricot Kernel
- **약재의 기원** : 약재 행인은 살구나무 *Prunus armeniaca* Linné var. *ansu* Maximowicz, 개살구나무 *Prunus mandshurica* Koehne var. *glabra* Nakai, 시베리아살구 *Prunus sibirica* Linné 또는 아르메니아살구 *Prunus armeniaca* Linné(장미과 Rosaceae)의 잘 익은 씨이다.

허준, 《원본 동의보감》, 713쪽, 남산당(2014)

한방 약미(藥味)와 약성(藥性)

- **한방 약미(藥味)** : 맛은 쓰다.

  酸 **苦** 甘 辛 鹹   澁 淡

- **한방 약성(藥性)** : 성질은 약간 따뜻하며 독이 약간 있다.

  大寒 寒 微寒 凉 平 **微溫** 溫 熱 大熱

살구나무 • 행인 349

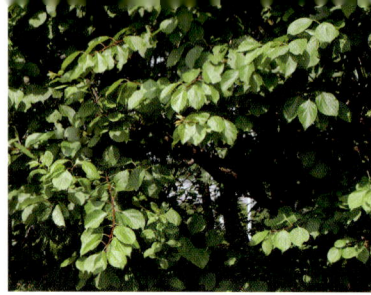
▲ 살구나무 잎

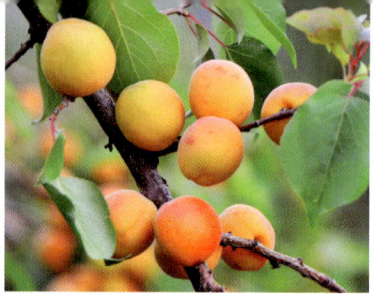
▲ 살구나무 열매

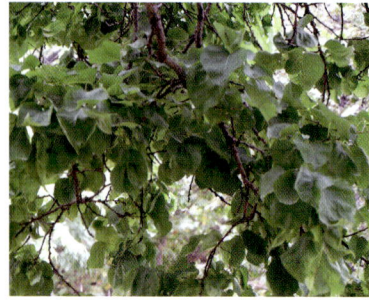
▲ 아르메니아살구 잎(프랑스)

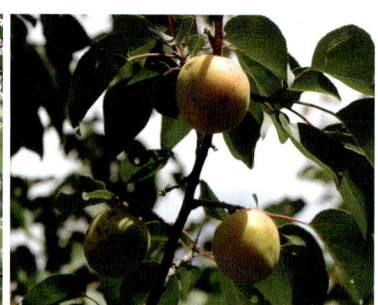
▲ 아르메니아살구 열매(중국)

- **약재 저장법** : 밀폐용기(고형의 이물이 들어가는 것을 방지하고 내용의 약품이 손실되지 않도록 보호할 수 있는 용기)

| 약재의 효능 |

- **한방 작용부위(귀경, 歸經)** : 행인은 주로 폐, 대장 질환에 영향을 미친다.
- **한방 효능**
  - 강기화담(降氣化痰) : 치밀어 오른 기(氣)를 내리고 담(痰)을 녹인다.
  - 지해평천(止咳平喘) : 기침과 천식을 멎게 한다.
  - 윤장통변(潤腸通便) : 대변이 잘 나오게 한다.
- **약효 해설**
  - 기침할 때 숨은 가쁘나 가래 끓는 소리가 없는 증상에 쓰인다.

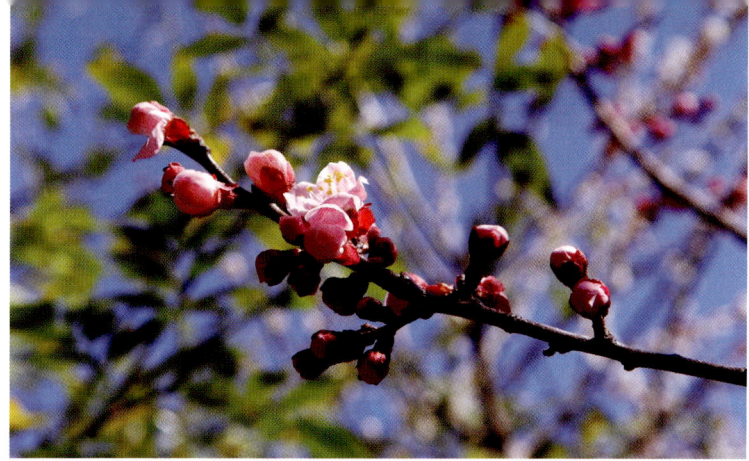

▲ 살구나무 꽃

- 가슴이 더부룩하면서 가래가 많은 증상에 유효하다.
- 대장의 진액이 줄어들어 대변이 굳어진 증상을 치료한다.
- 거담, 진해 작용이 있다.
- 행인의 청산배당체 성분인 amygdalin이 미량의 청산을 생성하면서 진해 작용을 나타낸다.

| **북한의 효능** | 진해평천약으로서 기침을 멈추고 숨찬 증상을 낮게 하며 대변을 무르게 한다.

| **약용법** | 씨 3~10g을 물 800mL에 넣고 달여서 반으로 나누어 아침저녁으로 마시거나 또는 가루나 환(丸)으로 만들어 복용한다. 외용할 때는 적당량을 짓찧어서 환부에 붙인다.

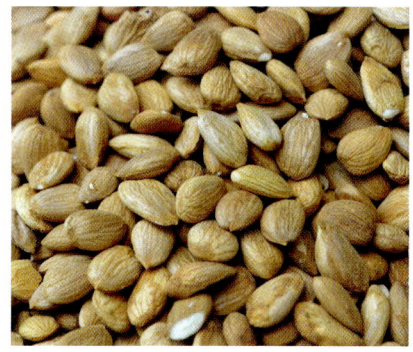

▲ 행인(약재, 전형, 키르기스스탄)

약초명

삼

약재명

마인 麻仁

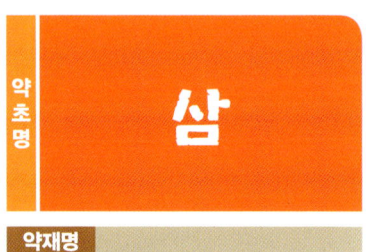

《동의보감》 탕액편에 기재된
조선시대의 한글 약초명

삼삐, 열삐

약초명 및 학명

삼, *Cannabis sativa* Linné

과명

뽕나무과

약용부위

씨

| 약재의 조선시대 의서(醫書) 수재 |

마인은 《동의보감》 탕액편(湯液篇)의 곡식부(部)와 《방약합편》의 마맥도(麻麥稻, 삼, 보리, 벼류)편에 수재되어 있다.

|《동의보감》 탕액편의 효능 |

마자(麻子, 삼씨)의 성질은 보통이고[平](차다[寒]고도 한다) 맛이 달며[甘] 독이 없다. 몸과 마음이 허약하고 피로한 것을 보한다. 오장(五藏)을 적시며 풍기(風氣)를 소통시킨다. 대장의 풍열(風熱)로 대변이 뭉친 것을 치료한다. 소변을 잘 나오게 하고 열로 생긴 임증[熱淋, 열림]을 치료하며 대소변을 잘 나오게 한다. 정기(精氣)를 새어 나가게 하고 양기(陽氣)를 위축시키니 많이 먹으면 안 된다. [본초]

|《동의보감》 탕액편의 원문 |

마자(麻子) 삼삐或云열삐 : 性平[一云寒] 味甘 無毒. 補虛勞 潤五藏 疏風氣. 治大腸風熱結澁 利小便 療熱淋 通利大小便. 不宜多食 滑精氣 痿陽氣. [本

草] ◯ 早春種爲春麻子 小而有毒. 晚春種爲秋麻子 入藥佳.[本草] ◯ 入足太陰·手陽明經.[入門] ◯ 汗多·胃熱·便難三者 皆燥濕而亡津液. 仲景以麻仁潤足太陰之燥 乃通腸也.[湯液] ◯ 麻仁極難去殼. 水浸經三兩日 令殼破 暴乾 新瓦上接取仁用. 一云 帛包浸沸湯中 湯冷出之 垂井中一夜 勿令着水. 次日 日中取出 暴乾 就瓦上接去殼 簸揚取仁 粒粒皆完.[本草]

허준, 《원본 동의보감》, 682쪽, 남산당(2014)

| 식약처 공정서의 약초와 약재 |

- **약초·약재의 식약처 공정서 수재** : 마인은 우리나라 식품의약품안전처의 의약품 공정서인 《대한민국약전외한약(생약)규격집(KHP)》에 수재되어 있다.
- **약재의 분류** : 식물성 약재
- **약재의 라틴어 생약명** : Cannabis Semen
- **약재의 이명 또는 영명** : 화마인(火麻仁)
- **약재의 기원** : 약재 마인은 삼 *Cannabis sativa* Linné(뽕나무과

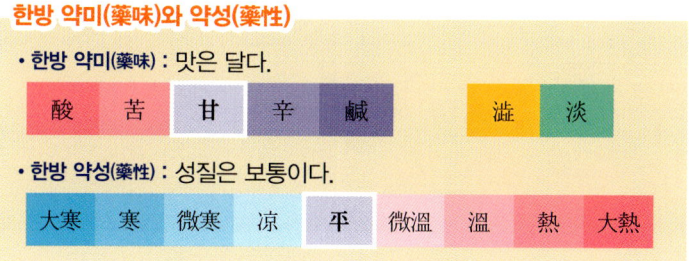

한방 약미(藥味)와 약성(藥性)

- **한방 약미(藥味)** : 맛은 달다.

| 酸 | 苦 | 甘 | 辛 | 鹹 | 澁 | 淡 |

- **한방 약성(藥性)** : 성질은 보통이다.

| 大寒 | 寒 | 微寒 | 凉 | 平 | 微溫 | 溫 | 熱 | 大熱 |

삼·마인 353

Moraceae)의 씨이다.
- 약재 저장법 : 밀폐용기(고형의 이물이 들어가는 것을 방지하고 내용의 약품이 손실되지 않도록 보호할 수 있는 용기)

| **약재의 효능** |

- 한방 효능군 분류 : 사하약(瀉下藥)-윤하(潤下)
- 한방 작용부위(귀경, 歸經) : 마인은 주로 비장, 위장, 대장 질환에 영향을 미친다.
- 한방 효능
  - 윤장통변(潤腸通便) : 대변이 잘 나오게 한다.

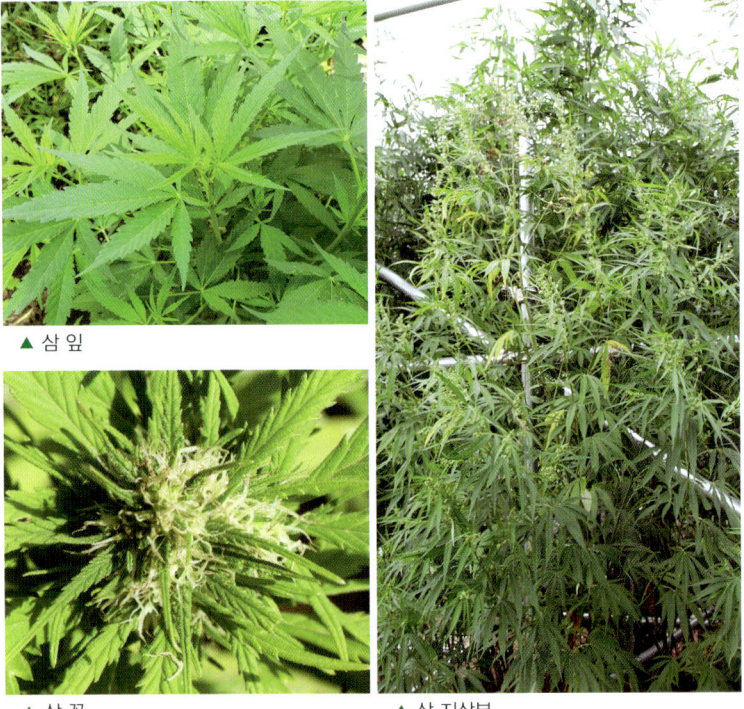

▲ 삼 잎

▲ 삼 꽃   ▲ 삼 지상부

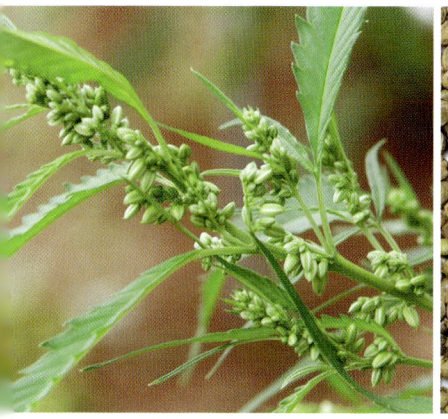 ▲ 삼 열매
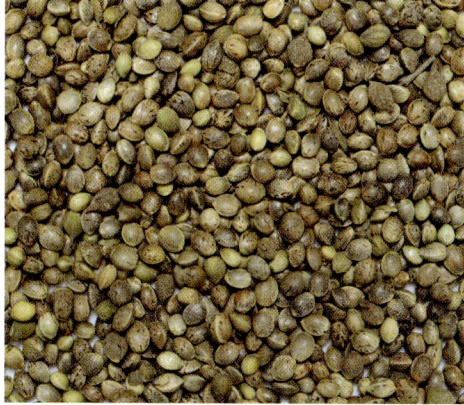 ▲ 마인(약재, 전형)

● 약효 해설
- 변비에 유효하다.
- 월경불순을 치료한다.
- '대마(大麻)'로 불리는 꽃, 이삭, 잎은 환각 작용이 있어 법으로 엄격하게 관리하고 있다.

|북한의 효능| 설사약으로서 대변을 잘 누게 하고 젖이 잘 나오게 한다.

|약용법| 씨 10~15g을 물 800mL에 넣고 달여서 반으로 나누어 아침저녁으로 마시거나 또는 가루나 환(丸)으로 만들어 복용한다.

KP(대한민국약전) 수재 약재

약초명: 삼지구엽초

약재명: 음양곽 淫羊藿

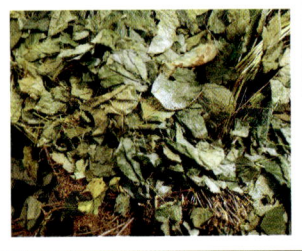

《동의보감》 탕액편에 기재된 조선시대의 한글 약초명

삼지구엽플

약초명 및 학명

삼지구엽초, *Epimedium koreanum* Nakai

과명

매자나무과

약용부위

지상부

| 약재의 조선시대 의서(醫書) 수재 |

음양곽은 《동의보감》 탕액편(湯液篇)의 풀부(部)와 《방약합편》의 산초(山草)편에 수재되어 있다.

|《동의보감》 탕액편의 효능 |

음양곽(淫羊藿, 삼지구엽초)의 성질은 따뜻하고[溫](보통이다[平]고도 한다) 독이 없다. 모든 풍랭증(風冷證)과 몸과 마음이 허약하고 피로한 것을 낫게 하며 허리와 무릎에 힘을 더하여 준다. 남자의 양기(陽氣)가 다하여 발기가 안 되는 것, 여자의 음기가 다하여 아이를 낳지 못하는 데 쓴다. 노인의 정신이 혼미한 것, 중년의 건망증을 치료한다. 발기부전과 음경 속이 아픈 것을 치료한다. 기력을 도와주고 근육과 뼈를 튼튼하게 한다. 남자가 오래 먹으면 자식을 낳게 할 수 있다. 나력(瘰癧)을 없애고 음부가 헐었을 때 이것을 달인 물로 씻으면 벌레가 나온다.

|《동의보감》 탕액편의 원문 |

음양곽(淫羊藿) 삼지구엽플 : 性

溫[一云平] 味辛[一云甘] 無毒. 主一切冷風勞氣. 補腰膝 丈夫絶陽不起 女人絶陰無子 老人昏耄 中年健忘. 治陰痿 莖中痛 益氣力 堅筋骨 丈夫久服令有子. 消瘰癧 下部有瘡 洗出蟲. ○ 一名仙靈脾 俗號爲三枝九葉草 生山野. 葉似杏 葉上有子 莖如粟稈. 五月採葉曬乾 生處不聞水聲者 良. 又云 得酒良. ○ 服此令人好爲陰陽. 羊一日百遍合 盖食此草所致 故名淫羊藿. 酒洗細剉焙用.[本草]

| 식약처 공정서의 약초와 약재 |

- **약초 · 약재의 식약처 공정서 수재**: 음양곽은 우리나라 식품의약품안전처의 의약품 공정서인 《대한민국약전(KP)》에 수재되어 있다.

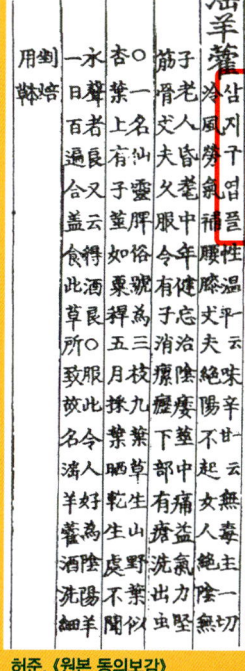

허준, 《원본 동의보감》, 728쪽, 남산당(2014)

- **약재의 분류**: 식물성 약재
- **약재의 라틴어 생약명**: Epimedii Herba
- **약재의 이명 또는 영명**: Epimedium Herb
- **약재의 기원**: 약재 음양곽은 삼지구엽초 *Epimedium koreanum*

한방 약미(藥味)와 약성(藥性)

- **한방 약미(藥味)**: 맛은 달고 맵다.

| 酸 | 苦 | 甘 | 辛 | 鹹 | | 澁 | 淡 |

- **한방 약성(藥性)**: 성질은 따뜻하다.

| 大寒 | 寒 | 微寒 | 凉 | 平 | 微溫 | 溫 | 熱 | 大熱 |

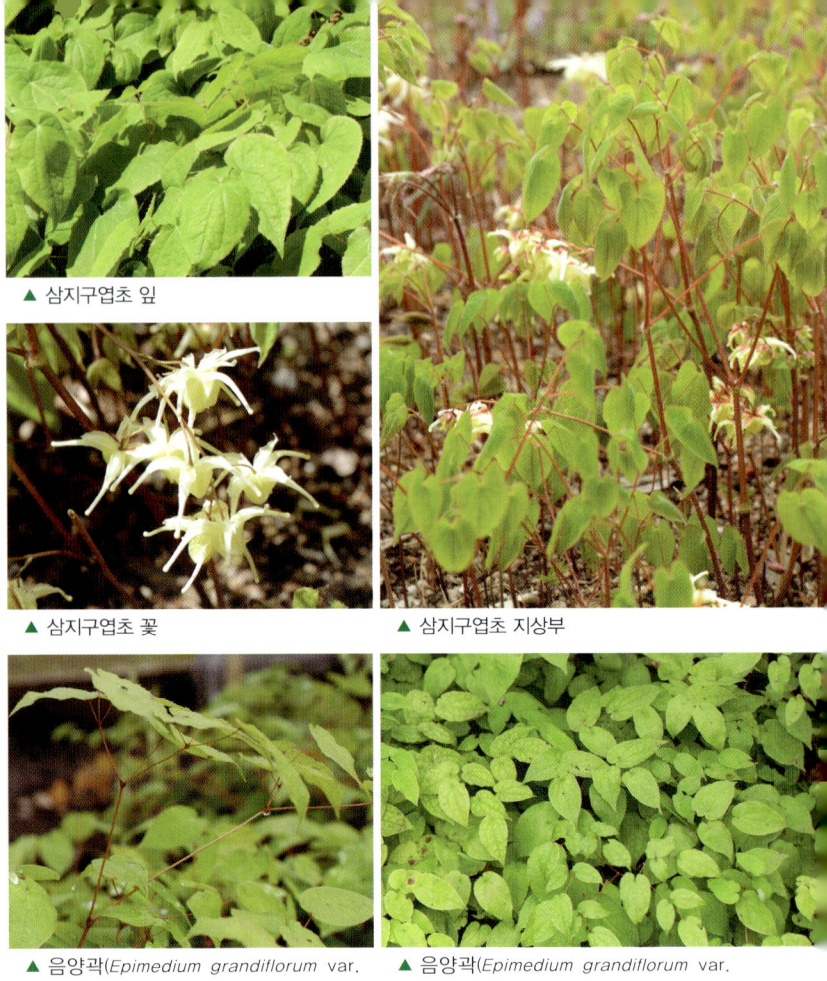

▲ 삼지구엽초 잎

▲ 삼지구엽초 꽃

▲ 삼지구엽초 지상부

▲ 음양곽(*Epimedium grandiflorum* var. *thunbergianum*) 잎과 줄기

▲ 음양곽(*Epimedium grandiflorum* var. *thunbergianum*) 지상부

Nakai, 음양곽(淫羊藿) *Epimedium brevicornum* Maximowicz, 유모음양곽(柔毛淫羊藿) *Epimedium pubescens* Maximowicz, 무산음양곽(巫山淫羊藿) *Epimedium wushanense* T. S. Ying 또는 전엽음양곽(箭葉淫羊藿) *Epimedium sagittatum* Maximowicz(매자나무과 Berberidaceae)의 지상부이다.

- 약재 저장법 : 밀폐용기(고형의 이물이 들어가는 것을 방지하고 내용의 약품이 손실되지 않도록 보호할 수 있는 용기)

| 약재의 효능 |

- 한방 효능군 분류 : 보익약(補益藥)-조양(助陽)
- 한방 작용부위(귀경, 歸經) : 음양곽은 주로 간장, 신장 질환에 영향을 미친다.
- 한방 효능
  - 보신양(補腎陽) : 신(腎)의 양기(陽氣)를 보한다.
  - 강근골(強筋骨) : 근육과 뼈를 튼튼하게 한다.
  - 거풍습(祛風濕) : 풍사(風邪)와 습사(濕邪)를 없앤다.
- 약효 해설
  - 발기부전과 무의식중에 정액이 몸 밖으로 나오는 증상에 사용한다.

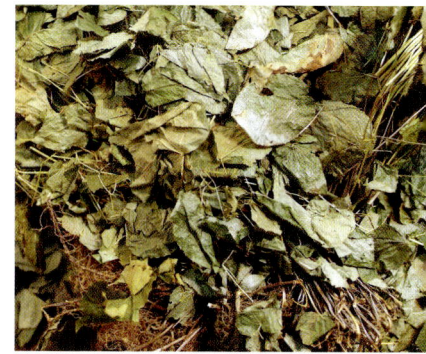

▲ 음양곽(약재, 전형)

  - 근육과 뼈를 강하고 튼튼하게 한다.
  - 반신불수 치료에 도움이 된다.
  - 팔다리를 잘 쓰지 못하고 마비되며 아픈 증상을 낫게 한다.

| 북한의 효능 | 보양약으로서 신양을 보하고 정기를 도우며 힘줄과 뼈를 든든하게 하고 풍습을 없앤다.

| 약용법 | 지상부 3~9g을 물 800mL에 넣고 달여서 반으로 나누어 아침저녁으로 마신다. 또는 술로 담그거나 가루나 환(丸)으로 만들어 복용한다. 외용할 때는 적당량을 사용한다.

약초명: 삽주

약재명: 백출 白朮

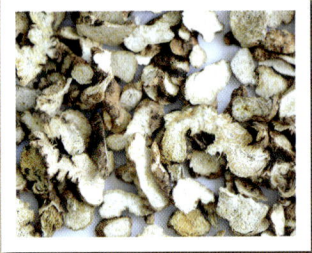

《동의보감》 탕액편에 기재된 조선시대의 한글 약초명

삽듓불휘

약초명 및 학명
삽주, *Atractylodes japonica* Koidzumi

과명
국화과

약용부위
뿌리줄기로서 그대로 또는 주피를 제거한 것

| 약재의 조선시대 의서(醫書) 수재 |

백출은 《동의보감》 탕액편(湯液篇)의 풀부(部)와 《방약합편》의 산초(山草)편에 수재되어 있다.

| 《동의보감》 탕액편의 효능 |

백출(白朮, 삽주, 백출의 뿌리줄기)의 성질은 따뜻하고[溫] 맛이 쓰며[苦] 달고[甘] 독이 없다. 비위(脾胃)를 튼튼하게 하고 설사를 멎게 하며 습을 없앤다. 소화시키고 땀을 멎게 한다. 명치가 당기면서 그득한 것을 낫게 한다. 곽란(霍亂)으로 토하고 설사하는 것이 멎지 않는 것을 치료한다. 허리와 배꼽 사이의 혈을 잘 돌게 하며 위(胃)가 허랭(虛冷)하여 생긴 이질을 낫게 한다.

| 《동의보감》 탕액편의 원문 |

백출(白朮) 삽듓불휘 : 性溫 味苦甘 無毒. 健脾强胃 止瀉除濕 消食止汗 除心下急滿 及霍亂吐瀉不止 利腰臍間血 療胃虛冷痢. ○ 生山中 處處有之. 其形麤促 色微褐. 氣味微辛苦而不烈. 一名乞力伽 此白朮也. [本草]

○ 本草無蒼白之名 近世多用白朮. 治皮膚間風 止汗消痰 補胃和中 利腰臍間血 通水道. 上而皮毛 中而心胃 下而腰臍. 在氣主氣 在血主血.[湯液] ○ 入手太陽·少陰·足陽明·太陰四經 緩脾生津 去濕止渴. 米泔浸半日 去蘆 取色白不油者用之.[入門] ○ 瀉胃火 生用 補胃虛 黃土同炒.[入門]

| 식약처 공정서의 약초와 약재 |

- **약초·약재의 식약처 공정서 수재** : 백출은 우리나라 식품의약품안전처의 의약품 공정서인《대한민국약전(KP)》에 수재되어 있다.
- **약재의 분류** : 식물성 약재
- **약재의 라틴어 생약명** : Atractylodis Rhizoma Alba
- **약재의 이명 또는 영명** : Atractylodes Rhizome White
- **약재의 기원** : 약재 백출은 삽주 *Atractylodes japonica* Koidzumi 또는 백출(白朮) *Atractylodes macrocephala* Koidzumi(국화과 Compositae)의 뿌리줄

허준,《원본 동의보감》, 721쪽, 남산당(2014)

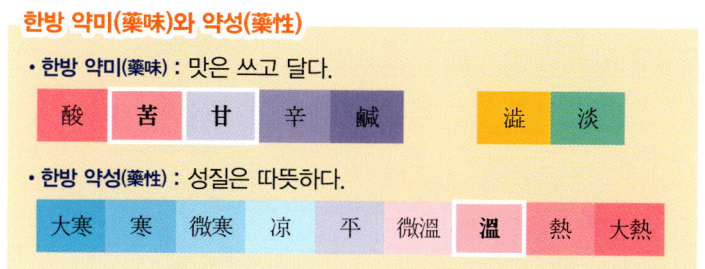

한방 약미(藥味)와 약성(藥性)

- **한방 약미(藥味)** : 맛은 쓰고 달다.

| 酸 | **苦** | **甘** | 辛 | 鹹 | 澁 | 淡 |

- **한방 약성(藥性)** : 성질은 따뜻하다.

| 大寒 | 寒 | 微寒 | 凉 | 平 | 微溫 | **溫** | 熱 | 大熱 |

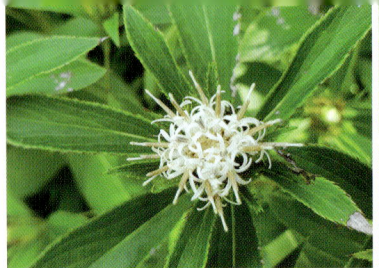
▲ 삽주 꽃과 잎

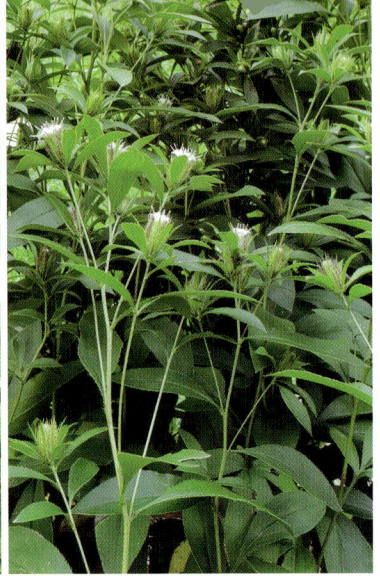
▲ 삽주 지상부

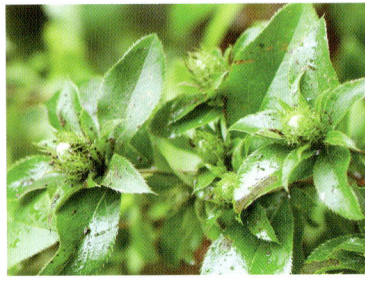
▲ 삽주 열매

기로서 그대로 또는 주피를 제거한 것이다.
- 약재 저장법 : 밀폐용기(고형의 이물이 들어가는 것을 방지하고 내용의 약품이 손실되지 않도록 보호할 수 있는 용기)

| 약재의 효능 |

- 한방 효능군 분류 : 보익약(補益藥)-보기(補氣)
- 한방 작용부위(귀경, 歸經) : 백출은 주로 비장, 위장 질환에 영향을 미친다.
- 한방 효능

〈백출(白朮, *Atractylodes macrocephala* Koidzumi)〉

- 건비익기(健脾益氣) : 비(脾)를 건강하게 하여 원기를 회복시킨다.
- 조습이수(燥濕利水) : 습기를 말리고 소변을 잘 나오게 한다.
- 지한(止汗) : 땀을 멎게 한다.

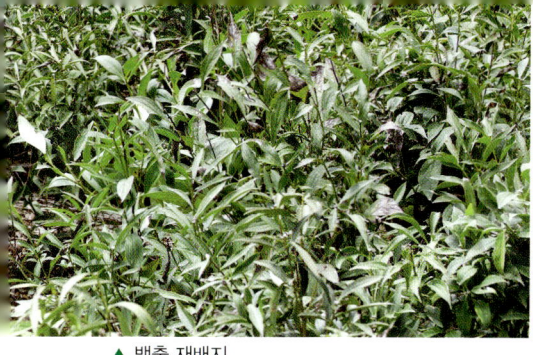
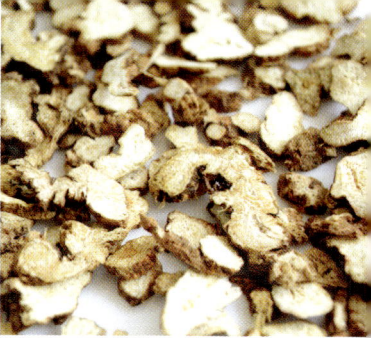

▲ 백출 재배지   ▲ 백출(약재, 절편)

- 안태(安胎) : 태아를 안정시킨다.

〈삽주(*Atractylodes japonica* Koidzumi)〉

- 조습건비(燥濕健脾) : 습기를 말리고 비(脾)를 건강하게 한다.
- 거풍산한(祛風散寒) : 풍증(風症)을 제거하고 한사(寒邪)를 흩어지게 한다.
- 명목(明目) : 눈을 밝게 한다.

● 약효 해설

- 약해진 비(脾)의 기능을 강하게 하여 원기를 돕는다.
- 움직이지도 않았는데 저절로 땀이 나는 병증을 낫게 한다.
- 담음(痰飮)으로 인해 어지럽고 두근거리는 증상을 없애준다.
- 몸이 붓는 증상을 치료한다.
- 임신부와 태아를 안정시키는 작용이 있다.
- 황달 치료에 도움이 된다.
- 이뇨, 진정 작용이 있다.

| 북한의 효능 | 보기약으로서 비기를 보하고 습을 없애며 가래를 삭이고 오줌을 잘 나가게 하며 땀을 멈추고 태아를 안정시킨다.

| 약용법 | 뿌리줄기 6~12g을 물 800mL에 넣고 달여서 반으로 나누어 아침저녁으로 마신다.

약초명: 상산

약재명
상산 常山

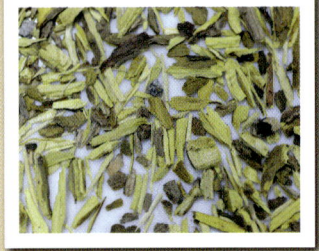

《동의보감》 탕액편에 기재된
조선시대의 한글 약초명

조팝나못불휘

약초명 및 학명
상산(常山), *Dichroa febrifuga* Lour.

과명
범의귀과

약용부위
뿌리

| 약재의 조선시대 의서(醫書) 수재 |

상산은 《동의보감》 탕액편(湯液篇)의 풀부(部)와 《방약합편》의 독초편에 수재되어 있다.

| 《동의보감》 탕액편의 효능 |

상산(常山)의 성질은 차고[寒] 맛은 쓰고[苦] 매우며[辛] 독이 있다. 여러 가지 말라리아를 낫게 하고 침과 가래를 토하게 하며 추웠다 열이 났다 하는 것을 치료한다.

| 《동의보감》 탕액편의 원문 |

상산(常山) 조팝나못불휘 : 性寒 味苦辛 有毒. 治諸瘧 吐痰涎 去寒熱. ○ 處處有之 卽蜀漆根也. 八月採根 陰乾. 細實黃者 呼爲 雞骨常山 最勝.[本草] ○ 性暴悍 善驅逐 能傷眞氣 不可多用 令人大吐.[丹心] ○ 生用令人 大吐 酒浸一宿 蒸熟或炒 或醋浸煮熟 則善化痰而不吐.[入門]

| 식약처 공정서의 약초와 약재 |

● **약초·약재의 식약처 공정서 수재** : 상산은 우리나라 식품의약품안전처의 의약품 공정서인 《대한민

국약전외한약(생약)규격집(KHP)》에 수재되어 있다.

- **약재의 분류** : 식물성 약재
- **약재의 라틴어 생약명** : Dichroae Radix
- **약재의 이명 또는 영명** : 촉칠, 황상산(黃常山)
- **약재의 기원** : 약재 상산은 상산(常山) *Dichroa febrifuga* Lour.(범의귀과 Saxifragaceae)의 뿌리이다.
- **약재 저장법** : 밀폐용기(고형의 이물이 들어가는 것을 방지하고 내용의약품이 손실되지 않도록 보호할 수 있는 용기)

| 약재의 효능 |

- **한방 작용부위(귀경, 歸經)** : 상산은 주로 폐, 간장, 심장 질환에 영향을 미친다.
- **한방 효능**
  - 용토담연(涌吐痰涎) : 가래와 침을 토해내게 한다.
  - 절학(截瘧) : 말라리아[瘧疾]를 억제한다.

허준, 《원본 동의보감》, 733쪽, 남산당(2014)

한방 약미(藥味)와 약성(藥性)

- **한방 약미(藥味)** : 맛은 쓰고 맵다.

| 酸 | 苦 | 甘 | 辛 | 鹹 | 澁 | 淡 |

- **한방 약성(藥性)** : 성질은 차고 독이 있다.

| 大寒 | 寒 | 微寒 | 凉 | 平 | 微溫 | 溫 | 熱 | 大熱 |

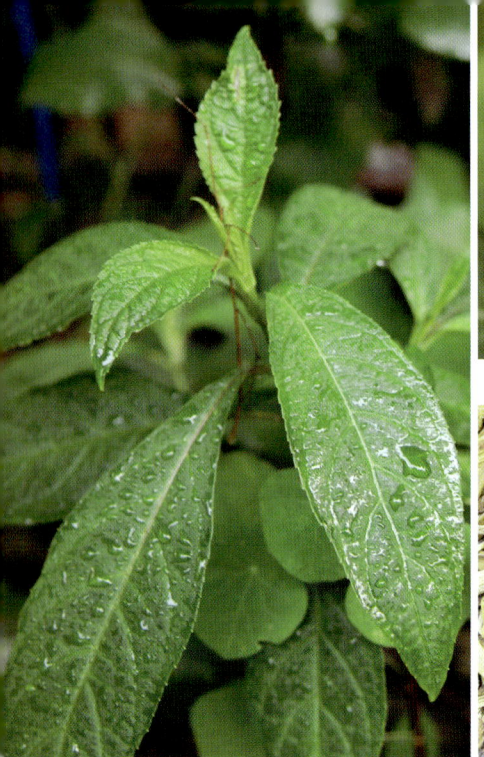
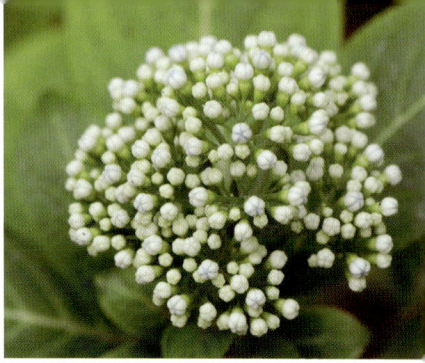

▲ 상산 꽃봉오리

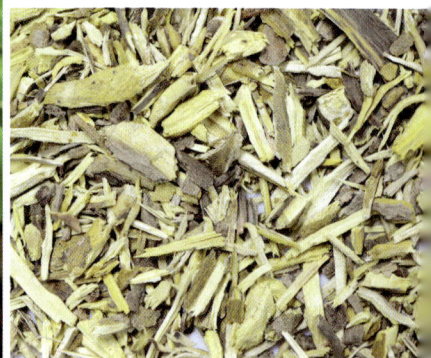

▲ 상산(약재, 절편)

▲ 상산 잎

● 약효 해설
- 가래를 제거한다.
- 말라리아를 예방한다.
- 해열 작용이 있다.

| **약용법** | 뿌리 5~9g을 물 800mL에 넣고 달여서 반으로 나누어 아침저녁으로 마신다.

생강 生薑

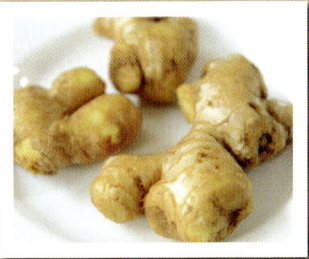

《동의보감》 탕액편에 기재된 조선시대의 한글 약초명

싱강

약초명 및 학명
생강, *Zingiber officinale* Roscoe

과명
생강과

약용부위
신선한 뿌리줄기

약재의 조선시대 의서(醫書) 수재

생강은 《동의보감》 탕액편(湯液篇)의 채소부(部)와 《방약합편》의 훈신채(葷辛菜, 매운맛이 나는 채소)편에 수재되어 있다.

《동의보감》 탕액편의 효능

생강(生薑)은 성질이 약간 따뜻하고[微溫] 맛이 매우며[辛] 독이 없다. 오장(五藏)에 들어가며 담(痰)을 삭이고 기를 내린다. 구토를 멎게 하며 풍한습기(風寒濕氣)를 제거한다. 딸꾹질하며 기운이 치미는 것과 숨이 차고 기침하는 것을 치료한다.

《동의보감》 탕액편의 원문

생강(生薑) 싱강 : 性微溫 味辛 無毒. 歸五藏 去痰下氣 止嘔吐 除風寒濕氣. 療咳逆上氣喘嗽. ○ 性溫而皮寒 須熱卽去皮 要冷卽留皮.[本草] ○ 能制半夏·南星·厚朴之毒. 止嘔吐反胃之聖藥也.[湯液] ○ 古云 不徹薑食. 言可常啖. 但勿過多爾 夜間勿食. 又云 八九月多食薑 至春 患眼損壽 減筋力.[本草]

○ 我國惟全州多産焉.[俗方]

| 식약처 공정서의 약초와 약재 |

- **약초·약재의 식약처 공정서 수재**: 생강은 우리나라 식품의약품안전처의 의약품 공정서인 《대한민국약전외한약(생약)규격집(KHP)》에 수재되어 있다.
- **약재의 분류**: 식물성 약재
- **약재의 라틴어 생약명**: Zingiberis Rhizoma Recens
- **약재의 이명 또는 영명**: Raw Ginger
- **약재의 기원**: 약재 생강은 생강 *Zingiber officinale* Roscoe(생강과 Zingiberaceae)의 신선한 뿌리줄기이다.
- **약재 저장법**: 밀폐용기(고형의 이물이 들어가는 것을 방지하고 내용의약품이 손실되지 않도록 보호할 수 있는 용기)

허준, 《원본 동의보감》, 714쪽, 남산당(2014)

| 약재의 효능 |

- **한방 작용부위(귀경, 歸經)**: 생강은 주로 폐, 비장, 위장 질환에 영향을 미친다.

한방 약미(藥味)와 약성(藥性)

- **한방 약미(藥味)**: 맛은 맵다.

  | 酸 | 苦 | 甘 | 辛 | 鹹 | | 澁 | 淡 |

- **한방 약성(藥性)**: 성질은 약간 따뜻하다.

  | 大寒 | 寒 | 微寒 | 凉 | 平 | 微溫 | 溫 | 熱 | 大熱 |

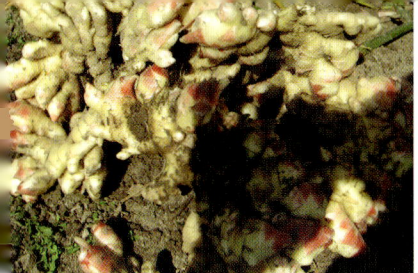
▲ 생강 뿌리줄기(채취품)

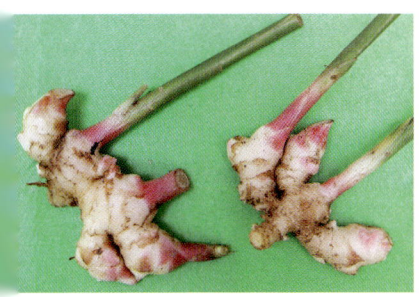
▲ 생강 뿌리줄기(인도네시아)

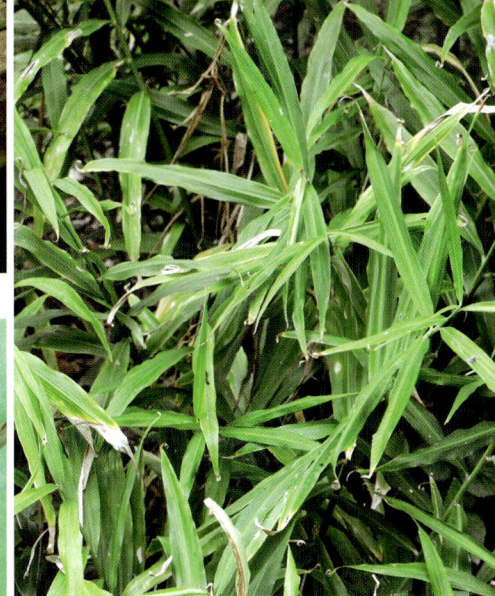
▲ 생강 지상부

● 한방 효능
- 해표산한(解表散寒) : 땀을 내어 체표에 있는 사기(邪氣)를 내보내고 추위를 없앤다.
- 온중지구(溫中止嘔) : 배 속을 따뜻하게 하고 구토를 멎게 한다.
- 화담지해(化痰止咳) : 가래를 녹이고 기침을 멎게 한다.

● 약효 해설
- 소화가 안되고 구토가 일어날 때 사용한다.
- 한담(寒痰)이 폐(肺)에 침범하여 기침하는 병증에 유효하다.

| 약용법 | 뿌리줄기 3~10g을 물 800mL에 넣고 달여서 반으로 나누어 아침저녁으로 마신다.

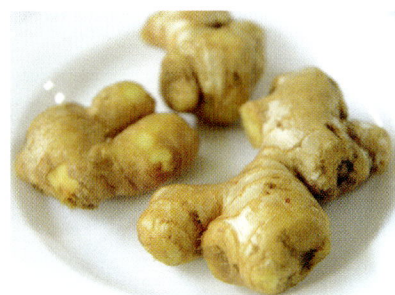
▲ 생강(약재, 전형)

약초명: 석류나무

약재명: 석류 石榴

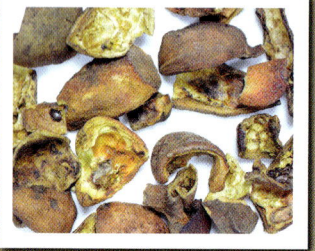

《동의보감》 탕액편에 기재된 조선시대의 한글 약초명

셕뉴

약초명 및 학명
석류나무, *Punica granatum* Linné

과명
석류나무과

약용부위
열매

| 약재의 조선시대 의서(醫書) 수재 |

석류는 《동의보감》 탕액편(湯液篇)의 나무부(部)와 《방약합편》의 산과(山果)편에 수재되어 있다.

|《동의보감》 탕액편의 효능 |

석류(石榴)의 성질은 따뜻하며[溫] 맛이 달고[甘] 시며[酸] 독이 없다. 목 안이 마르는 것과 갈증을 치료한다. 폐(肺)를 손상시키니 많이 먹지 말아야 한다.

|《동의보감》 탕액편의 원문 |

석류(石榴) 셕뉴 : 性溫 味甘酸 無毒. 主咽燥渴. 損人肺 不可多食. ○ 生南方 八九月採實. 有甘酸二種 甘者可食 酸者入藥. 多食損齒. ○ 石榴 道家謂之三尸酒 云三尸得此果則醉也. [本草]

| 식약처 공정서의 약초와 약재 |

- **약초·약재의 식약처 공정서 수재** : 석류는 우리나라 식품의약품안전처의 의약품 공정서인 《대한민국약전외한약(생약)규격집(KHP)》에 수재되어 있다.
- **약재의 분류** : 식물성 약재
- **약재의 라틴어 생약명** : Granati

Fructus

- **약재의 기원** : 약재 석류는 석류나무 *Punica granatum* Linné(석류나무과 Punicaceae)의 열매이다.
- **약재 저장법** : 밀폐용기(고형의 이물이 들어가는 것을 방지하고 내용의약품이 손실되지 않도록 보호할 수 있는 용기)

| 기원식물 해설 | KHP는 한약 석류피를 '석류나무의 줄기, 가지 및 뿌리의 껍질'로 규정하지만 중국약전은 석류피를 '석류나무의 열매 껍질'로 정의하고 있다.

| 약재의 효능 |

- 한방 효능
  - 지갈(止渴) : 갈증을 멎게 한다.
  - 삽장(澁腸) : 설사를 멎게 한다.
  - 지혈(止血) : 출혈을 멎게 한다.
- 약효 해설
  - 부정기 자궁출혈, 자궁에서 분비물이 나오는 증상을 치료한다.
  - 오랜 설사를 멎게 한다.

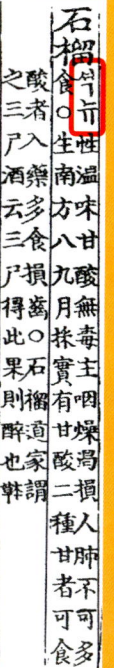

허준, 《원본 동의보감》, 713쪽, 남산당(2014)

한방 약미(藥味)와 약성(藥性)

- **한방 약미(藥味)** : 맛은 시다.

| 酸 | 苦 | 甘 | 辛 | 鹹 | 澁 | 淡 |

- **한방 약성(藥性)** : 성질은 따뜻하다.

| 大寒 | 寒 | 微寒 | 凉 | 平 | 微溫 | **溫** | 熱 | 大熱 |

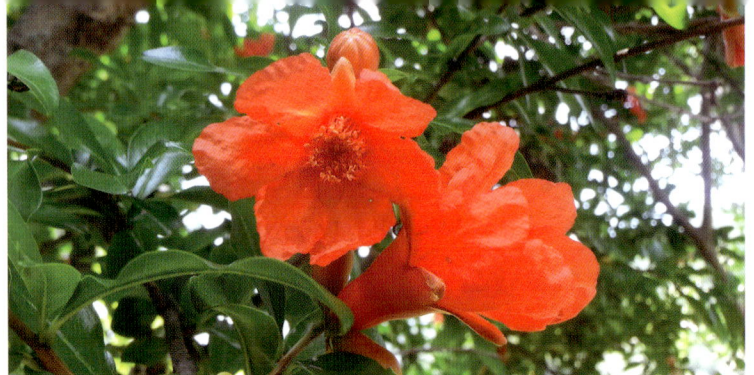

▲ 석류나무 꽃

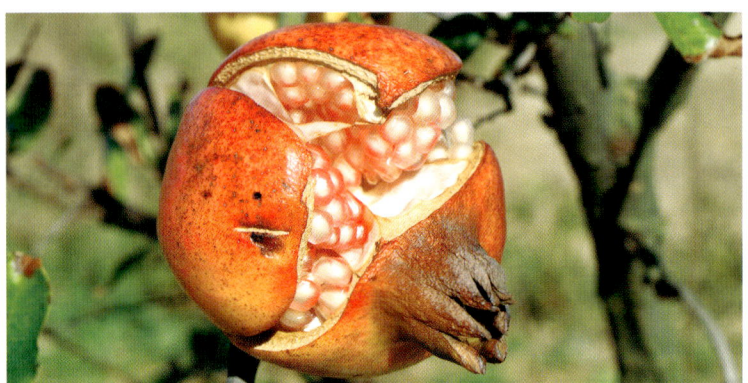

▲ 석류나무 열매

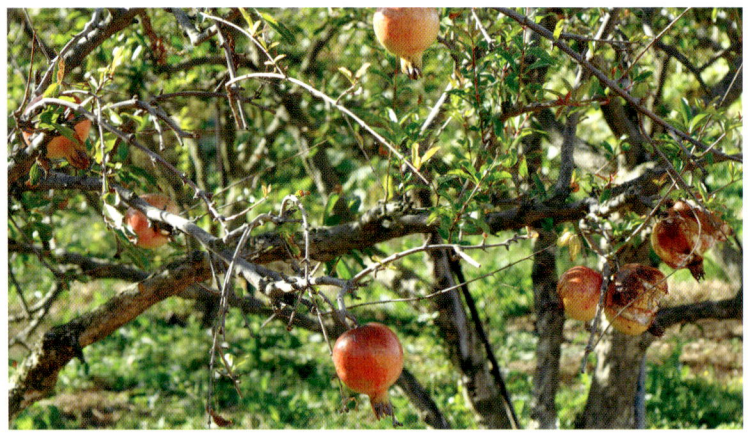

▲ 석류나무 가지와 열매

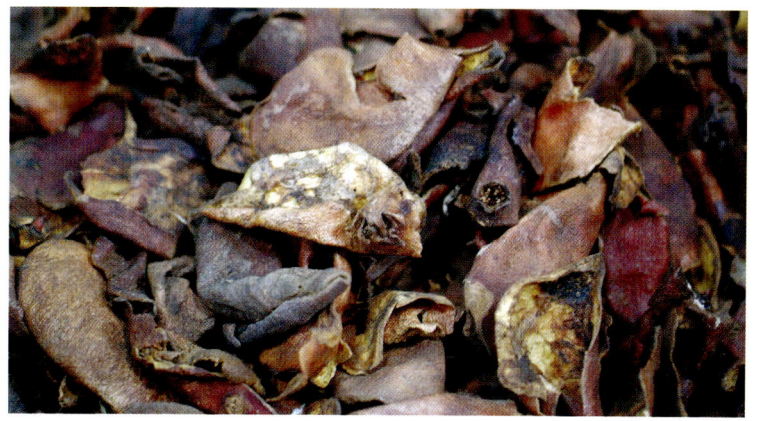

▲ 석류나무 열매껍질(약재, 시장 판매품). 중국에서는 열매껍질을 석류피라고 부른다.

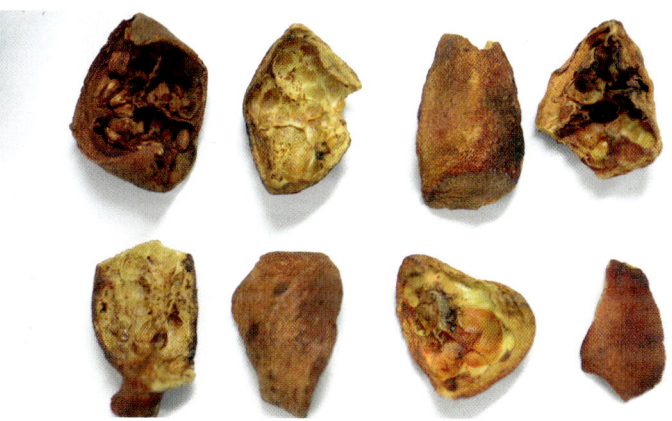

▲ 석류(약재, 절단)

- 진액(津液)을 생기게 하고 갈증을 없애는 효능이 있다.
- 살충 효능이 있다.

| **약용법** | 열매 6~9g을 물 800mL에 넣고 달여서 반으로 나누어 아침저녁으로 마신다.

석창포

약재명
석창포 石菖蒲

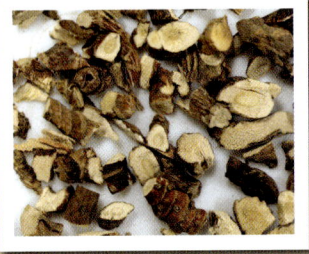

《동의보감》 탕액편에 기재된
조선시대의 한글 약초명

셕챵포

약초명 및 학명
석창포, *Acorus gramineus* Solander

과명
천남성과

약용부위
뿌리줄기

| 약재의 조선시대 의서(醫書) 수재 |

석창포는 《동의보감》 탕액편(湯液篇)의 풀부(部)와 《방약합편》의 수초(水草)편에 수재되어 있다.

| 《동의보감》 탕액편의 효능 |

창포(菖蒲, 석창포)의 성질은 따뜻하고[溫](보통이다[平]고도 한다) 맛이 매우며[辛] 독이 없다. 심의 구멍[心孔]을 열어주고 오장(五藏)을 보하며 몸에 있는 9개의 구멍을 잘 통하게 한다. 눈과 귀를 밝게 하며 목청을 좋게 한다. 풍습(風濕)으로 감각이 둔해진 것을 치료하며 배 속의 벌레를 죽인다. 이와 벼룩을 없애며 건망증을 치료한다. 지혜롭게 하고[長智] 명치가 아픈 것을 낫게 한다.

| 《동의보감》 탕액편의 원문 |

창포(菖蒲) 셕챵포 : 性溫[一云平] 味辛 無毒. 主開心孔 補五藏 通九竅 明耳目 出音聲. 治風濕瘻痺 殺腹藏蟲 辟蚤虱 療多忘 長智 止心腹痛. ○ 生山中石澗沙磧上. 其葉中心有脊 狀如劍刃. 一寸九節者 亦有一寸

十二節者. 五月十二月採根 陰乾.
今以五月五日採 露根不可用. ◯
初採虛軟 暴乾方堅實. 折之中心
色微赤 嚼之辛香少澤. ◯ 生下濕
地. 大根者 名曰菖陽 止主風濕. 又
有泥菖夏菖 相似 幷辟蚤蝨 不堪入
藥. 又有水菖 生水澤中. 葉亦相似
但中心無脊. [本草] ◯ 蓀無劒脊
如韭葉者 是也. 菖蒲有脊 一如劒
刃. [丹心]

식약처 공정서의 약초와 약재

- **약초·약재의 식약처 공정서 수재** : 석창포는 우리나라 식품의약품안전처의 의약품 공정서인 《대한민국약전외한약(생약)규격집(KHP)》에 수재되어 있다.
- **약재의 분류** : 식물성 약재
- **약재의 라틴어 생약명** : Acori Graminei Rhizoma

허준, 《원본 동의보감》, 720쪽, 남산당(2014)

한방 약미(藥味)와 약성(藥性)

- **한방 약미(藥味)** : 맛은 쓰고 맵다.

| 酸 | **苦** | 甘 | **辛** | 鹹 | 澁 | 淡 |

- **한방 약성(藥性)** : 성질은 따뜻하다.

| 大寒 | 寒 | 微寒 | 凉 | 平 | 微溫 | **溫** | 熱 | 大熱 |

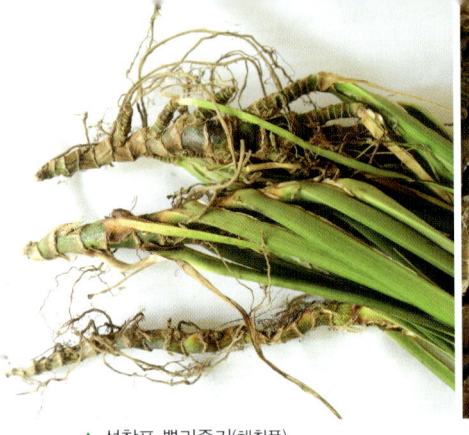
▲ 석창포 뿌리줄기(채취품)

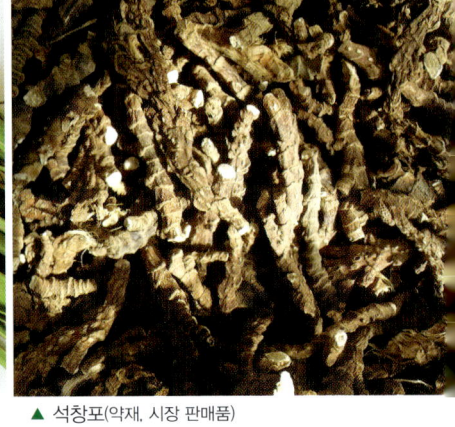
▲ 석창포(약재, 시장 판매품)

- **약재의 기원** : 약재 석창포는 석창포 *Acorus gramineus* Solander(천남성과 Araceae)의 뿌리줄기이다.
- **약재 저장법** : 밀폐용기(고형의 이물이 들어가는 것을 방지하고 내용의 약품이 손실되지 않도록 보호할 수 있는 용기)

| 약재의 효능 |

- **한방 효능군 분류** : 개규약(開竅藥)
- **한방 작용부위(귀경, 歸經)** : 석창포는 주로 심장, 위장 질환에 영향을 미친다.
- **한방 효능**
  - 개규활담(開竅豁痰) : 담음(痰飮)을 제거하여 정신을 맑게 한다.
  - 성신익지(醒神益智) : 정신을 차리게 하고 인지기능을 개선한다.
  - 화습개위(化濕開胃) : 습기를 없애고 위장 기능을 정상화한다.
- **약효 해설**
  - 정신이 혼미하거나 정신을 잃고 아픈 증상에 쓰인다.
  - 건망증과 숙면을 이루지 못하는 증상에 유효하다.
  - 이명(耳鳴)과 소리를 잘 듣지 못하는 증상에 사용한다.
  - 위통, 복통을 치료한다.

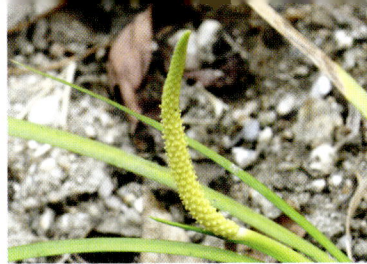
▲ 석창포 꽃

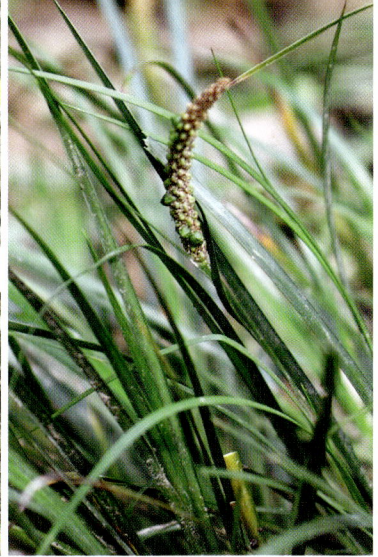
▲ 석창포 열매

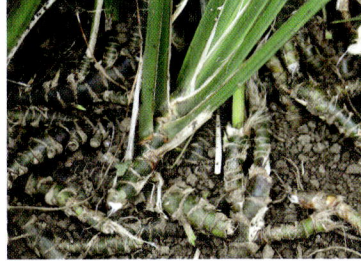
▲ 석창포 뿌리줄기와 잎(제주특별자치도)

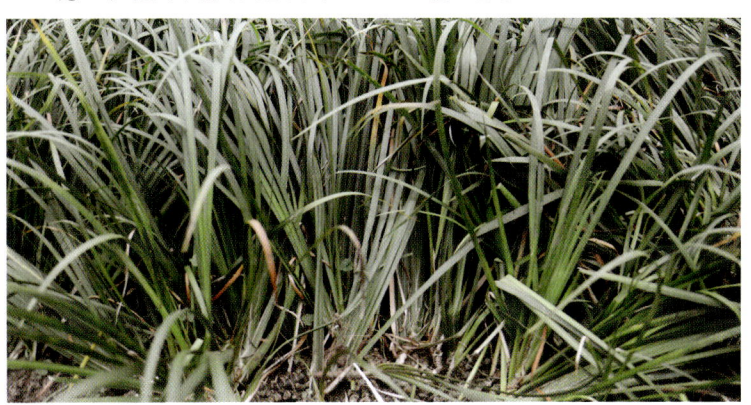
▲ 석창포 지상부(제주특별자치도)

| **북한의 효능** | 개규약으로서 심규를 열고 피를 잘 돌게 하며 가래를 삭이고 풍습을 없애며 입맛을 돋구고 독을 푼다.

| **약용법** | 뿌리줄기 3~10g을 물 800mL에 넣고 달여서 반으로 나누어 아침저녁으로 마신다.

약초명: 소목

약재명
소목 蘇木

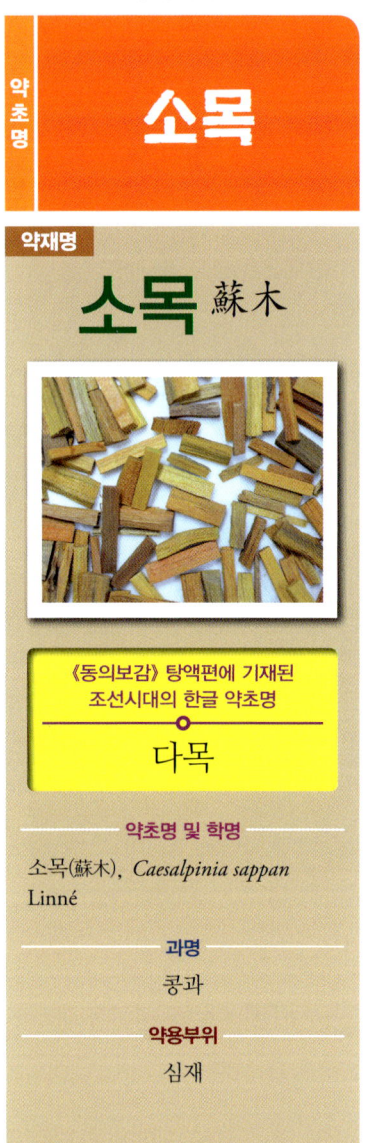

《동의보감》 탕액편에 기재된 조선시대의 한글 약초명

다목

약초명 및 학명
소목(蘇木), *Caesalpinia sappan* Linné

과명
콩과

약용부위
심재

| 약재의 조선시대 의서(醫書) 수재 |

소목은 《동의보감》 탕액편(湯液篇)의 나무부(部)와 《방약합편》의 교목(喬木, 줄기가 곧고 굵으며 높이 자라는 나무)편에 수재되어 있다.

| 《동의보감》 탕액편의 효능 |

소방목(蘇方木, 소목)의 성질은 보통이며[平](차다[寒]고도 한다) 맛은 달고[甘] 짜며[鹹] 독이 없다. 부인의 혈기통(血氣痛)으로 명치가 아픈 것, 산후에 어혈로 붓고 답답하면서 죽을 지경인 것, 여자가 피를 많이 흘려 이를 악물고 말을 하지 못하는 것을 치료한다. 옹종(癰腫)과 넘어지거나 다쳐서 생긴 어혈을 풀어준다. 고름을 빼내며 통증을 멎게 하고 어혈을 잘 깨뜨린다.

| 《동의보감》 탕액편의 원문 |

소방목(蘇方木) 다목 : 性平[一云寒] 味甘鹹 無毒. 治婦人血氣心腹痛 及産後血脹悶欲死 女子血噤失音. 消癰腫 撲損瘀血 排膿止痛 能破血. ○ 一名蘇木 今

人用染色者.[本草] ○ 酒煮 去皮節用.[入門]

| 식약처 공정서의 약초와 약재 |

- 약초·약재의 식약처 공정서 수재 : 소목은 우리나라 식품의약품안전처의 의약품 공정서인《대한민국약전(KP)》에 수재되어 있다.
- 약재의 분류 : 식물성 약재
- 약재의 라틴어 생약명 : Sappan Lignum
- 약재의 이명 또는 영명 : Sappan Wood
- 약재의 기원 : 약재 소목은 소목(蘇木) *Caesalpinia sappan* Linné(콩과 Leguminosae)의 심재이다.
- 약재 저장법 : 밀폐용기(고형의 이물이 들어가는 것을 방지하고 내용의약품이 손실되지 않도록 보호할 수 있는 용기)

| 약재의 효능 |

- 한방 효능군 분류 : 이혈약(理血藥)-활혈거어(活血祛瘀)
- 한방 작용부위(귀경, 歸經) : 소목은 주로 심장, 간장, 비장 질환에 영향을 미친다.

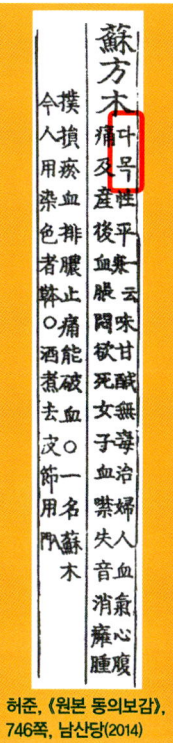

허준, 《원본 동의보감》, 746쪽, 남산당(2014)

한방 약미(藥味)와 약성(藥性)

- 한방 약미(藥味) : 맛은 달고 짜다.

| 酸 | 苦 | 甘 | 辛 | 鹹 | | 澁 | 淡 |

- 한방 약성(藥性) : 성질은 보통이다.

| 大寒 | 寒 | 微寒 | 凉 | 平 | 微溫 | 溫 | 熱 | 大熱 |

- **한방 효능**
  - 활혈거어(活血祛瘀) : 혈액순환을 촉진하고 어혈을 없앤다.
  - 소종지통(消腫止痛) : 종기를 가라앉히고 통증을 멎게 한다.
- **약효 해설**
  - 산후(産後)에 머리가 아찔하고 어지러운 증상에 쓰인다.
  - 산후 어혈에 의한 창만동통에 사용한다.
  - 가슴과 배가 찌르듯 아픈 증상을 낫게 한다.
  - 이질, 파상풍(破傷風, 근육의 경련성 마비와 동통을 동반한 근육수축을 일으키는 감염성 질환)을 치료한다.
  - 천식에 유효하다.

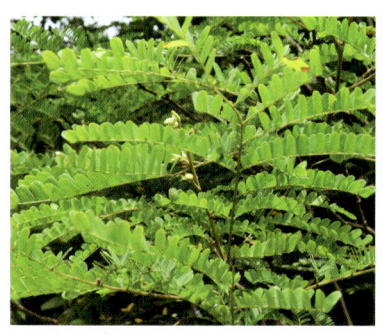
▲ 소목 잎

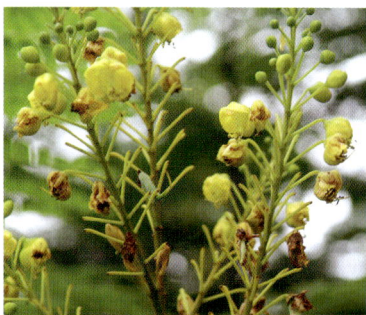
▲ 소목 열매

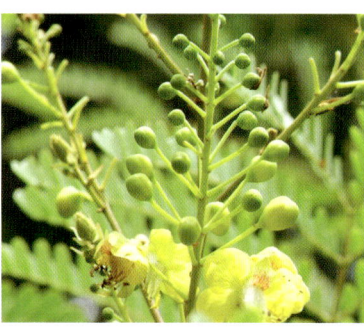
▲ 소목 꽃봉오리

▲ 소목 꽃

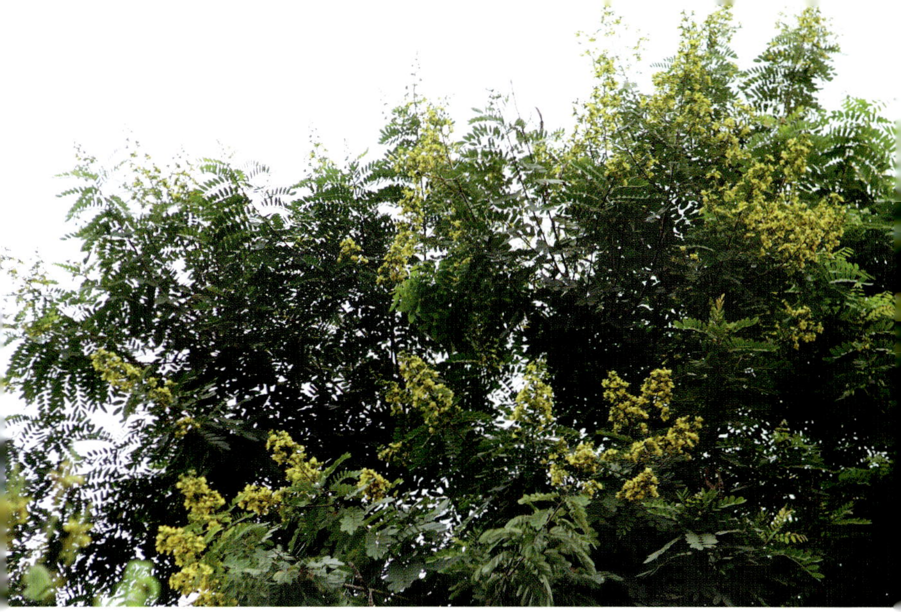

▲ 소목 나무모양

| 북한의 효능 | 행혈약으로서 피를 잘 돌게 하고 어혈을 없애며 아픔을 멈춘다.

| 약용법 | 심재 3~9g을 물 800mL에 넣고 달여서 반으로 나누어 아침저녁으로 마신다.

| 주의사항 | 임신부에게는 쓰지 않는다.

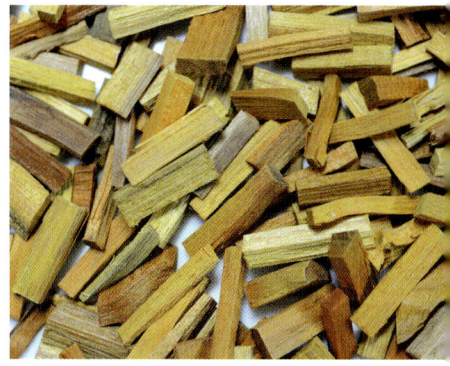

▲ 소목(약재, 절편)

소진교 마화진교

약재명
진교 秦艽

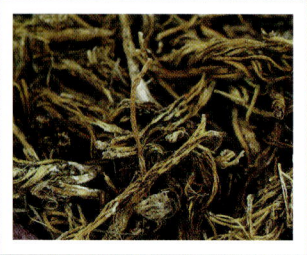

《동의보감》 탕액편에 기재된
조선시대의 한글 약초명

망초불휘

약초명 및 학명
소진교(小秦艽), *Gentiana dahurica* Fisch.
마화진교(麻花秦艽), *Gentiana straminea* Maxim.

과명
용담과

약용부위
뿌리

| 약재의 조선시대 의서(醫書) 수재 |

진교는 《동의보감》 탕액편(湯液篇)의 풀부(部)와 《방약합편》의 산초(山草)편에 수재되어 있다.

| 《동의보감》 탕액편의 효능 |

진교(秦艽)의 성질은 보통이며[平] 약간 따뜻하고[微溫](서늘하다[冷]고도 한다) 맛은 쓰고[苦] 매우며[辛] 독이 없다. 풍한습(風寒濕)으로 뼈마디가 아프고 손발이 저린 증상에 주로 쓴다. 갓 생긴 것이든 오래된 것이든 상관없이 풍병[風]으로 전신이 당기고 사지관절이 아픈 것을 낫게 한다. 주황(酒黃), 황달(黃疸), 몸이 허약하여 뼛속이 후끈후끈 달아오르는 증상을 치료하고 대소변을 잘 나오게 한다.

| 《동의보감》 탕액편의 원문 |

진교(秦艽) 망초불휘 : 性平 微溫 [一云冷] 味苦辛 無毒. 主風寒濕痺. 療風無問久新 通身攣急 肢節痛. 療酒黃 黃疸 骨蒸 利大小便. ○ 一名秦瓜 生山中. 根土黃色而相交糾 長一尺以來.

葉青如蒿苣葉. 六月開花 紫色似葛花 當月結子. 二月八月採根 暴乾. 須用新好羅文者 佳.[本草] ○ 手陽明經藥也. 治腸風瀉血 去陽明經風濕. 水洗去土用之.[湯液]

| 식약처 공정서의 약초와 약재 |

- **약초·약재의 식약처 공정서 수재**: 진교는 우리나라 식품의약품안전처의 의약품 공정서인 《대한민국약전외한약(생약)규격집(KHP)》에 수재되어 있다.
- **약재의 분류**: 식물성 약재
- **약재의 라틴어 생약명**: Gentianae Macrophyllae Radix
- **약재의 기원**: 약재 진교는 큰잎용담 *Gentiana macrophylla* Pallas, 마화진교(麻花秦艽) *Gentiana straminea* Maxim., 조경진교(粗莖秦艽) *Gentiana crassicaulis* Duthie ex Burk 또는 소진교(小秦艽) *Gentiana dahurica* Fisch.(용담과 Gentianaceae)의 뿌리이다.

허준, 《원본 동의보감》, 728쪽, 남산당(2014)

한방 약미(藥味)와 약성(藥性)

- **한방 약미(藥味)**: 맛은 쓰고 맵다.

| 酸 | 苦 | 甘 | 辛 | 鹹 | 澁 | 淡 |

- **한방 약성(藥性)**: 성질은 보통이다.

| 大寒 | 寒 | 微寒 | 凉 | 平 | 微溫 | 溫 | 熱 | 大熱 |

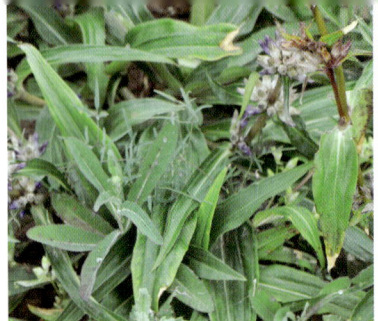
▲ 소진교 잎(중국)

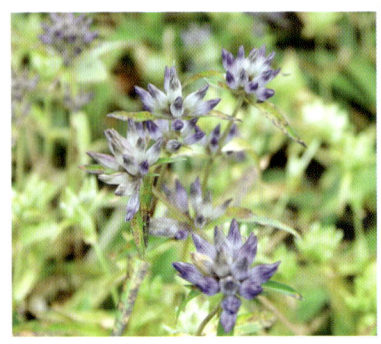
▲ 소진교 꽃(중국)

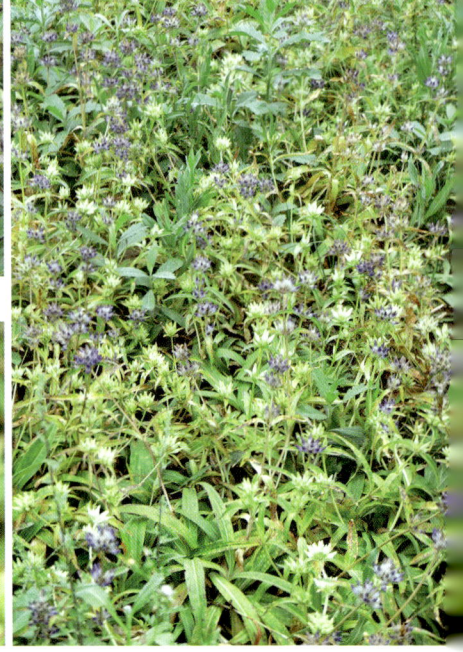
▲ 소진교 재배지(중국)

- **약재 저장법** : 밀폐용기(고형의 이물이 들어가는 것을 방지하고 내용의 약품이 손실되지 않도록 보호할 수 있는 용기)

| 약재의 효능 |

- **한방 효능군 분류** : 거풍습약(祛風濕藥)
- **한방 작용부위(귀경, 歸經)** : 진교는 주로 간장, 위장, 담낭 질환에 영향을 미친다.
- **한방 효능**
  - 거풍습(祛風濕) : 풍사(風邪)와 습사(濕邪)를 없앤다.
  - 청습열(淸濕熱) : 습(濕)과 열(熱)이 결합된 나쁜 기운을 없앤다.
  - 지비통(止痺痛) : 저리고 아픈 것을 멎게 한다.
  - 퇴허열(退虛熱) : 허열을 없앤다.

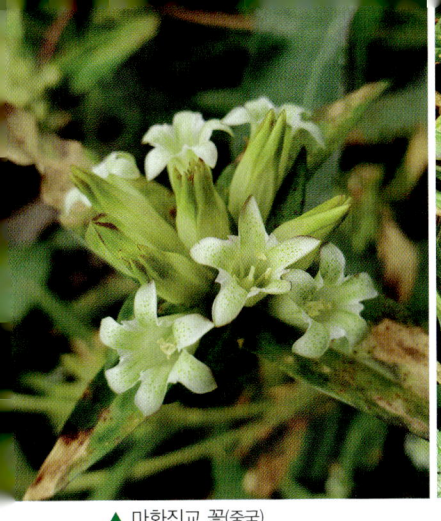

▲ 마화진교 꽃(중국)

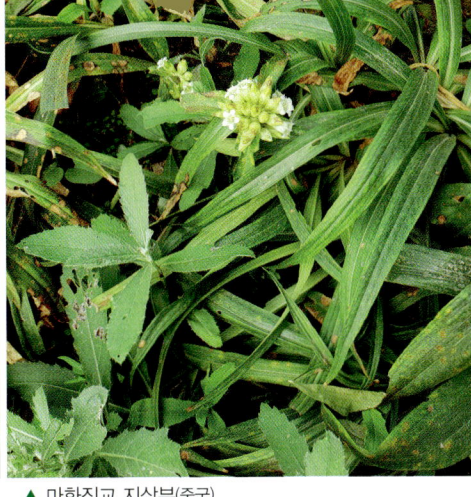

▲ 마화진교 지상부(중국)

● 약효 해설

- 팔다리를 잘 쓰지 못하고 마비되며 아픈 증상에 쓰인다.
- 뼈마디가 시리고 아픈 병증에 사용한다.
- 반신불수 치료에 도움이 된다.
- 황달에 유효하다.
- 해열, 진통, 이뇨 작용이 있다.

| **약용법** | 뿌리 3~10g을 물 800mL에 넣고 달여서 반으로 나누어 아침저녁으로 마신다.

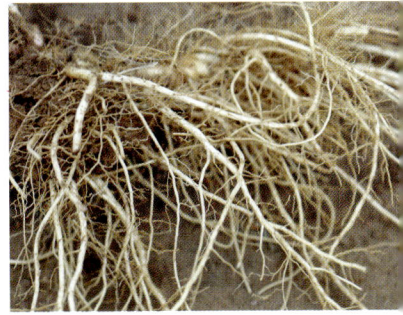

▲ 소진교 뿌리(채취품)

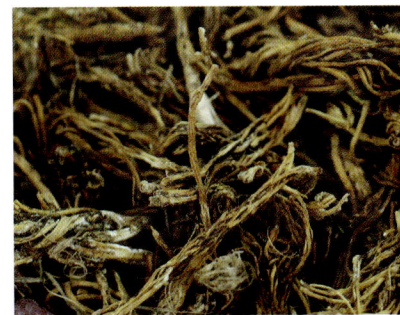

▲ 진교(약재, 전형)

약초명
속새

약재명
목적 木賊

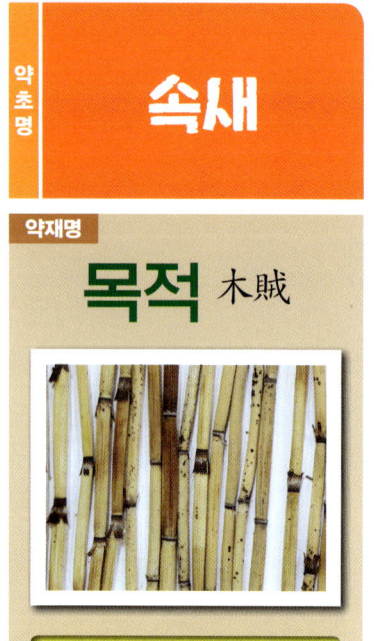

《동의보감》 탕액편에 기재된
조선시대의 한글 약초명

속새

약초명 및 학명
속새, *Equisetum hyemale* Linné

과명
속새과

약용부위
지상부

| 약재의 조선시대 의서(醫書) 수재 |

목적은 《동의보감》 탕액편(湯液篇)의 풀부(部)와 《방약합편》의 습초(濕草)편에 수재되어 있다.

|《동의보감》 탕액편의 효능 |

목적(木賊, 속새)의 성질은 보통이고[平] 맛은 달며[甘] 약간 쓰고[微苦] 독이 없다. 간담(肝膽)을 보하고 눈을 밝게 하며 예막(瞖膜)을 없앤다. 장풍(腸風)으로 하혈(下血)하는 것, 대변에 피가 섞여 나오는 것을 멎게 한다. 그리고 풍사를 제거하며 월경이 멎지 않는 것, 부정기 자궁출혈, 적백대하를 낫게 한다.

|《동의보감》 탕액편의 원문 |

목적(木賊) 속새 : 性平 味甘微苦 無毒. 益肝膽 明目 退瞖膜. 療腸風下血 止血痢 去風. 主月水不斷 崩中赤白. ○ 處處有之. 去節用 眼藥多用. 童便浸一宿 曬乾用.[本草] ○ 此物發汗至易. 去節剉 以水濕潤 火上烘用.[丹心]

| 식약처 공정서의 약초와 약재 |

- **약초 · 약재의 식약처 공정서 수재** : 목적은 우리나라 식품의약품안전처의 의약품 공정서인 《대한민국약전외한약(생약)규격집(KHP)》에 수재되어 있다.
- **약재의 분류** : 식물성 약재
- **약재의 라틴어 생약명** : Equiseti Herba
- **약재의 기원** : 약재 목적은 속새 *Equisetum hyemale* Linné(속새과 Equisetaceae)의 지상부이다.
- **약재 저장법** : 밀폐용기(고형의 이물이 들어가는 것을 방지하고 내용의약품이 손실되지 않도록 보호할 수 있는 용기)

| 약재의 효능 |

- **한방 효능군 분류** : 해표약(解表藥)-발산풍열(發散風熱)
- **한방 작용부위(귀경, 歸經)** : 목적은 주로 폐, 간장 질환에 영향을 미친다.
- **한방 효능**
  - 소산풍열(消散風熱) : 풍열(風熱)을 해소한다.

허준, 《원본 동의보감》, 736쪽, 남산당(2014)

한방 약미(藥味)와 약성(藥性)

- **한방 약미(藥味)** : 맛은 쓰고 달다.

| 酸 | **苦** | **甘** | 辛 | 鹹 | | 澁 | 淡 |

- **한방 약성(藥性)** : 성질은 보통이다.

| 大寒 | 寒 | 微寒 | 凉 | **平** | 微溫 | 溫 | 熱 | 大熱 |

속새 · 목적 387

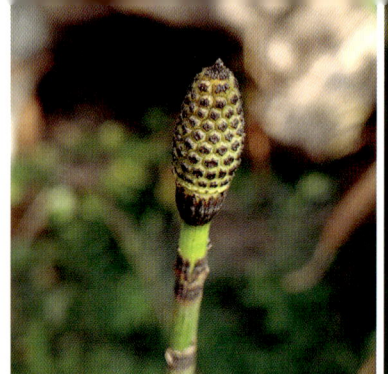
▲ 속새 생식경

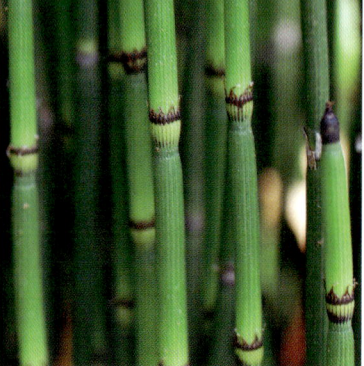
▲ 속새 줄기

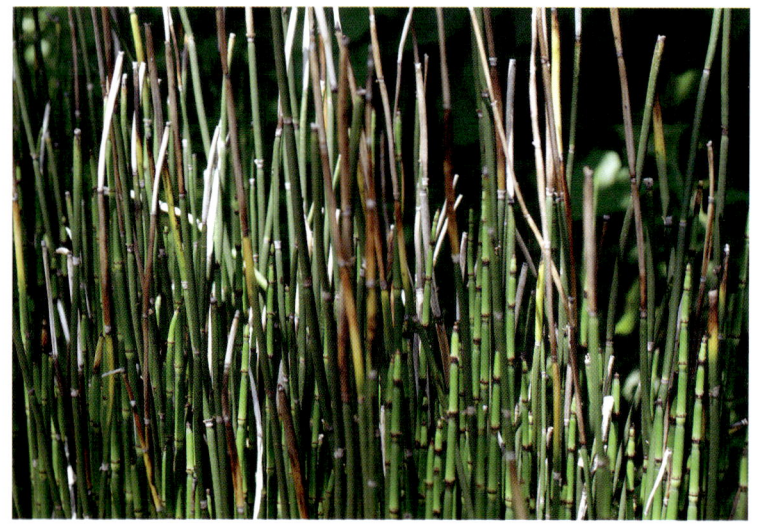
▲ 속새 지상부

- 명목퇴예(明目退翳) : 눈을 밝게 하고 눈에 막이 낀 듯 가려서 잘 보이지 않는 것을 제거한다.

● **약효 해설**

- 각막이 뿌옇게 흐려지는 시력 장애에 유효하다.
- 인후통에 효과가 있다.
- 탈항(脫肛)을 치료한다.

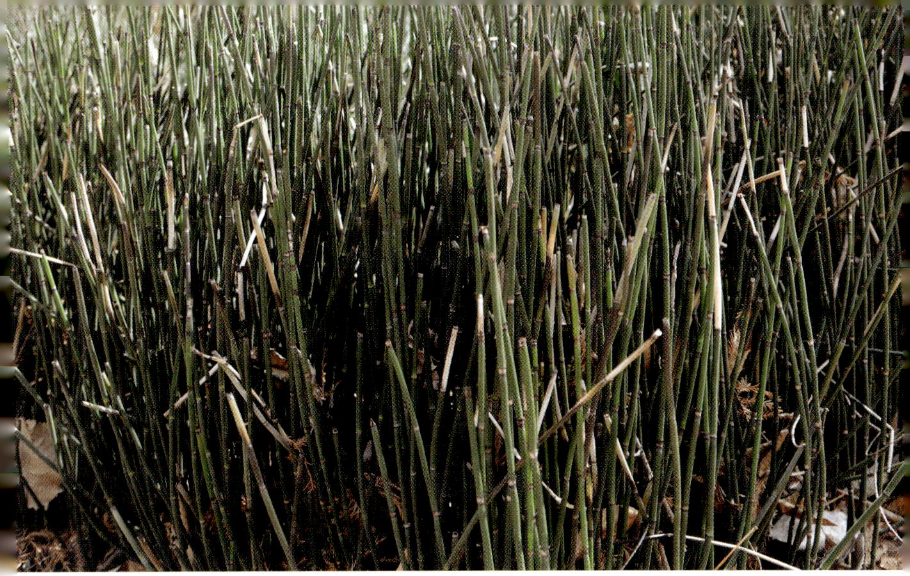

▲ 속새 재배지

| **북한의 효능** | 풍열표증약으로서 땀을 내고 간담을 보하며 눈을 밝게 하고 예막을 없애며 출혈을 멈춘다.

| **약용법** | 지상부 3~9g을 물 800mL에 넣고 달여서 반으로 나누어 아침저녁으로 마신다.

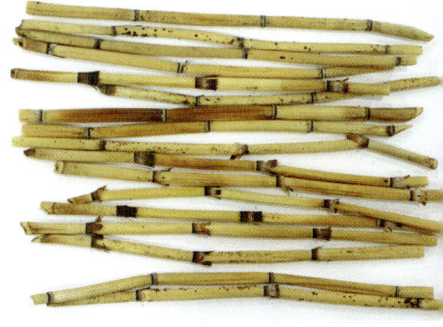

▲ 목적(약재, 전형)

약초명: 속썩은풀

약재명: 황금 黃芩

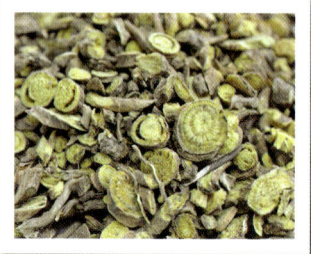

《동의보감》 탕액편에 기재된 조선시대의 한글 약초명

속서근플

약초명 및 학명
속썩은풀, *Scutellaria baicalensis* Georgi

과명
꿀풀과

약용부위
뿌리로서 그대로 또는 주피를 제거한 것

약재의 조선시대 의서(醫書) 수재

황금은 《동의보감》 탕액편(湯液篇)의 풀부(部)와 《방약합편》의 산초(山草)편에 수재되어 있다.

《동의보감》 탕액편의 효능

황금(黃芩, 속썩은풀)의 성질은 차고[寒] 맛은 쓰며[苦] 독이 없다. 열독(熱毒), 몸이 허약하여 뼛속이 후끈후끈 달아오르는 것, 추웠다 열이 났다 하는 것을 치료하고 열로 나는 갈증을 푼다. 황달(黃疸), 이질, 설사, 담열(痰熱), 위열(胃熱)을 치료하고 소장을 잘 통하게 한다. 젖멍울[乳癰, 유옹], 등에 종기가 난 것, 피부가 헐어 아프고 가려우며 벌겋게 부어 곪는 것, 유행성 열병[天行熱疾]을 낫게 한다.

《동의보감》 탕액편의 원문

황금(黃芩) 속서근플 : 性寒 味苦 無毒. 治熱毒骨蒸 寒熱往來 解熱渴. 療黃疸 腸澼泄痢 痰熱 胃熱 利小腸. 治乳癰 發背 惡瘡 及天行熱疾. ○ 生原野 陰處有之. 三月三日 [一云二月八月] 採

根 暴乾. 其腹中皆爛 故一名腐腸. 惟取深色 堅實者 爲好. 圓者名子芩 破者名宿芩.[本草] ○ 中枯而飄 故能瀉肺中之火 消痰利氣 入手太陰經. 細實而堅者 治下部 瀉大腸火 入水而沈. 入藥 酒炒上行 便炒下行 尋常生用.[入門]

| 식약처 공정서의 약초와 약재 |

- **약초·약재의 식약처 공정서 수재** : 황금은 우리나라 식품의약품안전처의 의약품 공정서인 《대한민국약전(KP)》에 수재되어 있다.
- **약재의 분류** : 식물성 약재
- **약재의 라틴어 생약명** : Scutellariae Radix
- **약재의 이명 또는 영명** : Scutellaria Root
- **약재의 기원** : 약재 황금은 속썩은풀 *Scutellaria baicalensis* Georgi(꿀풀과 Labiatae)의 뿌리로서 그대로 또는 주피를 제거한 것이다.
- **약재 저장법** : 밀폐용기(고형의 이물이 들어가는 것을 방지하고 내용의약품이 손실되지 않도록 보호할 수 있는 용기)

허준, 《원본 동의보감》, 728쪽, 남산당(2014)

한방 약미(藥味)와 약성(藥性)

- **한방 약미(藥味)** : 맛은 쓰다.

| 酸 | **苦** | 甘 | 辛 | 鹹 | | 澁 | 淡 |

- **한방 약성(藥性)** : 성질은 차다.

| 大寒 | **寒** | 微寒 | 凉 | 平 | 微溫 | 溫 | 熱 | 大熱 |

속썩은풀·황금 **391**

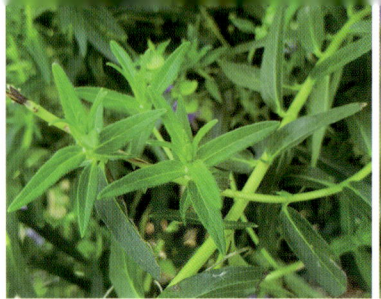
▲ 속썩은풀 잎

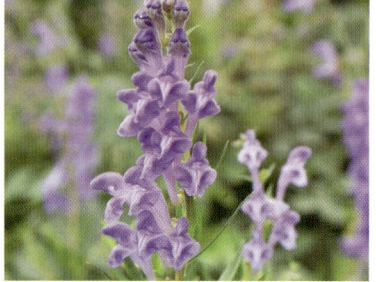
▲ 속썩은풀 꽃

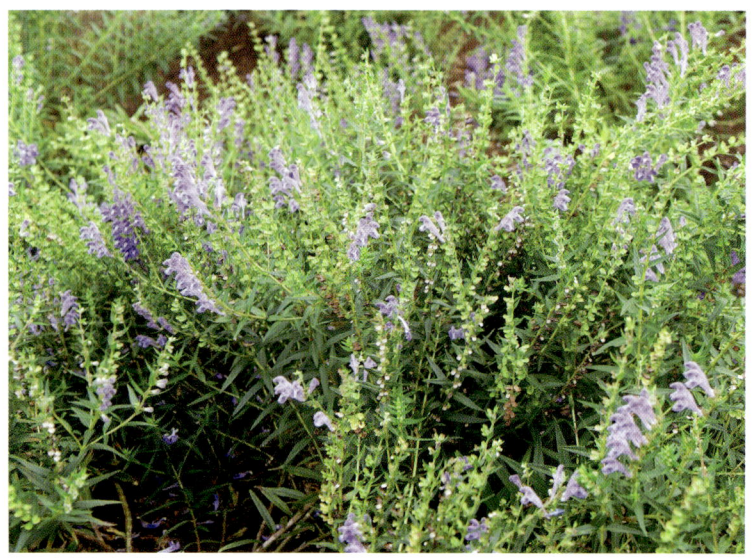
▲ 속썩은풀 지상부

| 약재의 효능 |

- 한방 효능군 분류 : 청열약(淸熱藥)-청열조습(淸熱燥濕)
- 한방 작용부위(귀경, 歸經) : 황금은 주로 폐, 담낭, 비장, 대장, 소장 질환에 영향을 미친다.
- 한방 효능
  - 청열조습(淸熱燥濕) : 열기를 식히고 습기를 말린다.
  - 사화해독(瀉火解毒) : 화독(火毒)을 없앤다.

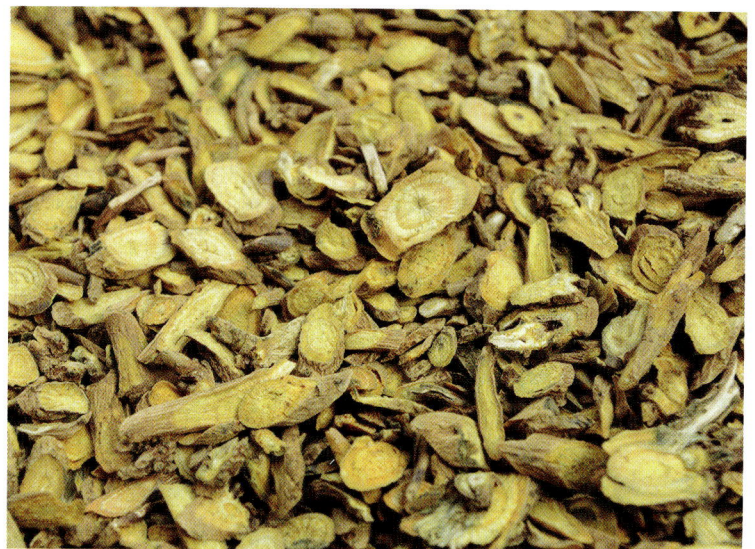

▲ 황금(약재, 절편)

- 지혈(止血) : 출혈을 멎게 한다.
- 안태(安胎) : 태아를 안정시킨다.

● 약효 해설

- 심한 열로 인해 가슴이 답답하고 갈증이 나는 증상을 치료한다.
- 폐열로 기침이 나는 증상을 제거한다.
- 황달, 설사에 유효하다.
- 임신부와 태아를 안정시킨다.

| 북한의 효능 | 청열조습약으로서 폐열을 내리우고 습을 없애며 태아를 안정시킨다.

| 약용법 | 뿌리 3~10g을 물 800mL에 넣고 달여서 반으로 나누어 아침저녁으로 마신다.

KP(대한민국약전) 수재 약재

약초명

쇠무릎

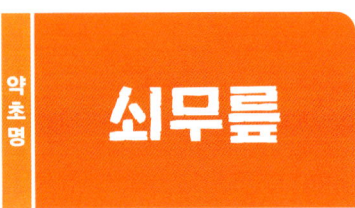

약재명

우슬 牛膝

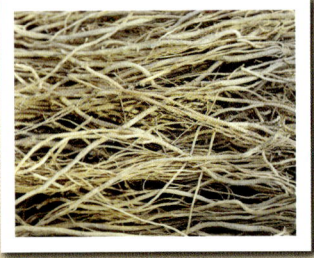

《동의보감》 탕액편에 기재된
조선시대의 한글 약초명

쇠무룹디기

약초명 및 학명

쇠무릎, *Achyranthes japonica* Nakai

과명

비름과

약용부위

뿌리

| 약재의 조선시대 의서(醫書) 수재 |

우슬은 《동의보감》 탕액편(湯液篇)의 풀부(部)와 《방약합편》의 습초(濕草)편에 수재되어 있다.

| 《동의보감》 탕액편의 효능 |

우슬(牛膝, 쇠무릎)의 성질은 보통이고[平] 맛은 쓰며[苦] 시고[酸] 독이 없다. 주로 차고 습한 기운으로 팔다리의 근육이 약해져 마음대로 움직이지 못하는 것을 낫게 한다. 뼈마디가 아프고 손발이 저린 것, 무릎이 아파 구부렸다 폈다 하지 못하는 것을 치료한다. 남자의 음소(陰消)증과 노인이 소변을 참지 못하는 데 주로 쓴다. 골수를 채우고 음기(陰氣)를 좋게 하며 머리카락이 희어지지 않게 한다. 발기부전과 허리, 등뼈가 아픈 것을 낫게 한다. 유산시키고 월경을 통하게 한다.

| 《동의보감》 탕액편의 원문 |

우슬(牛膝) 쇠무룹디기 : 性平 味苦酸 無毒. 主寒濕痿痺 膝痛 不可屈伸 男子陰消 老人失尿.

塡骨髓 利陰氣 止髮白 起陰痿 療腰脊痛 墮胎 通月經. ○ 處處有之 有節如鶴膝 又如牛膝狀 以此名之. 一名百倍 以長大而柔潤者佳. 二月八月十月採根 陰乾.[本草] ○ 助十二經脈 活血生血之劑也. 引諸藥 下行于腰腿 酒洗用之.[入門]

| 식약처 공정서의 약초와 약재 |

- **약초·약재의 식약처 공정서 수재** : 우슬은 우리나라 식품의약품안전처의 의약품 공정서인 《대한민국약전(KP)》에 수재되어 있다.
- **약재의 분류** : 식물성 약재
- **약재의 라틴어 생약명** : Achyranthis Radix
- **약재의 이명 또는 영명** : Achyranthes Root
- **약재의 기원** : 약재 우슬은 쇠무릎 *Achyranthes japonica* Nakai 또는 우슬(牛膝) *Achyranthes bidentata* Blume(비름과 Amaranthaceae)의 뿌리이다.

허준, 《원본 동의보감》, 721쪽, 남산당(2014)

- **약재 저장법** : 밀폐용기(고형의 이물이 들어가는 것을 방지하고 내용의 약품이 손실되지 않도록 보호할 수 있는 용기)

한방 약미(藥味)와 약성(藥性)

- **한방 약미(藥味)** : 맛은 시고 쓰며 달다.

| 酸 | 苦 | 甘 | 辛 | 鹹 | 澁 | 淡 |

- **한방 약성(藥性)** : 성질은 보통이다.

| 大寒 | 寒 | 微寒 | 凉 | 平 | 微溫 | 溫 | 熱 | 大熱 |

쇠무릎·우슬

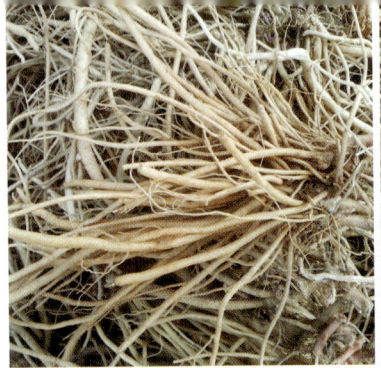
▲ 우슬 뿌리(채취품, 전형)

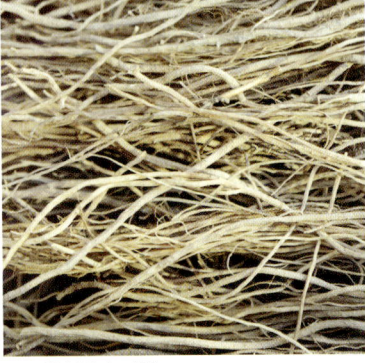
▲ 우슬(약재, 전형)

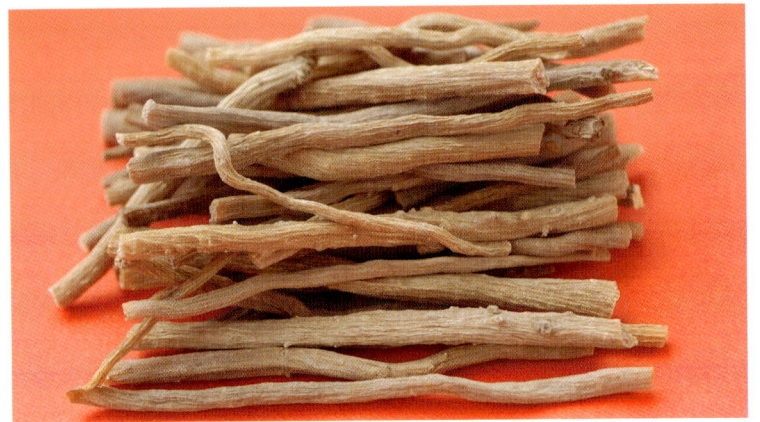
▲ 우슬(약재, 전형). 중국 허난성의 4대 회약(懷藥)의 하나인 회우슬이다.

| 기원식물 해설 | 중국 허난(河南)성의 4대 회약(懷藥)은 회산약(懷山藥), 회지황(懷地黃), 회우슬(懷牛膝), 회국화(懷菊花)이다.

| 약재의 효능 |

- 한방 효능군 분류 : 활혈거어약(活血祛瘀藥)
- 한방 작용부위(귀경, 歸經) : 우슬은 주로 간장, 신장 질환에 영향을 미친다.
- 한방 효능
  - 축어통경(逐瘀通經) : 어혈을 제거하여 월경이 잘 나오게 한다.

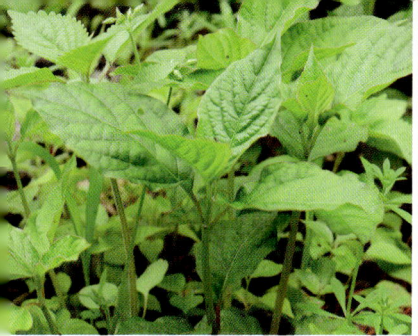
▲ 쇠무릎 잎

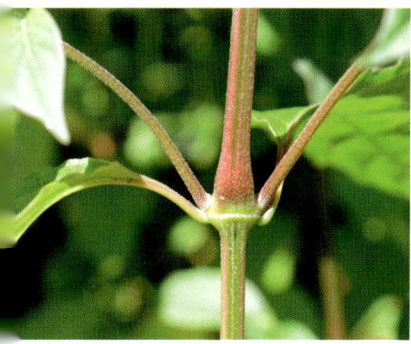
▲ 쇠무릎 줄기

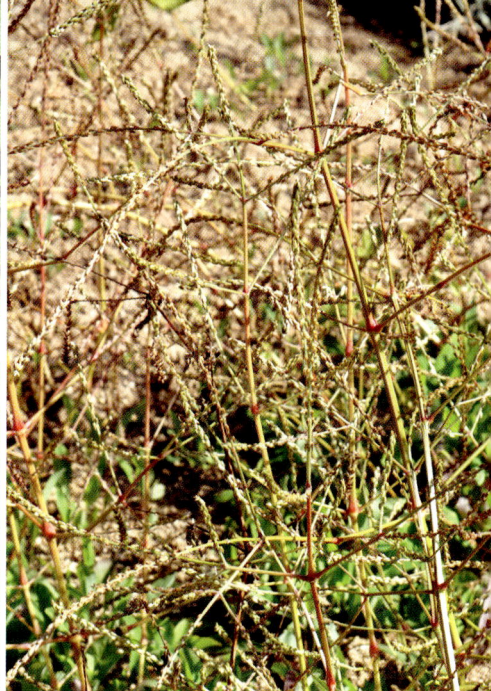
▲ 쇠무릎 지상부

- 보간신(補肝腎) : 간(肝)과 신(腎)을 보한다.
- 강근골(强筋骨) : 근육과 뼈를 튼튼하게 한다.
- 이뇨통림(利尿通淋) : 소변을 잘 나오게 하고 배뇨 장애를 해소한다.
- 인혈하행(引血下行) : 위로 치솟아 오르는 혈액을 끌어당겨 아래로 내려가게 한다.

● 약효 해설

- 근육과 뼈를 강하고 튼튼하게 한다.
- 허리와 무릎 부위가 시큰거리고 아픈 병증에 사용한다.
- 소변볼 때 아프거나 시원하게 나가지 않는 병증을 낫게 한다.
- 산후 어혈에 의한 부종을 치료한다.

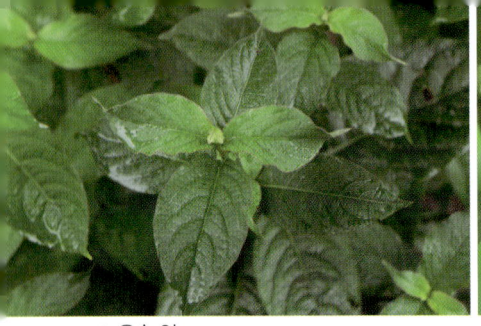

▲ 우슬 잎

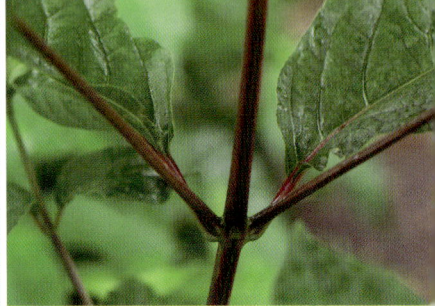

▲ 우슬 줄기

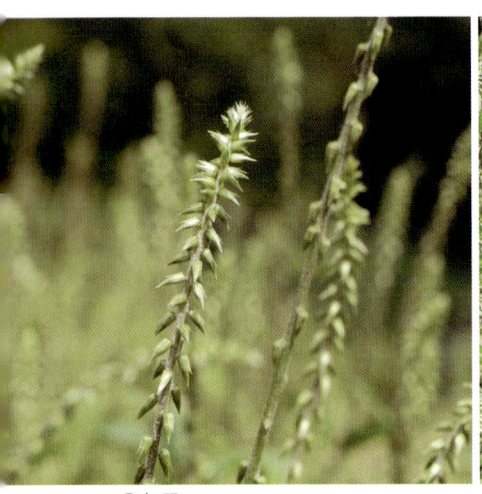

▲ 우슬 꽃

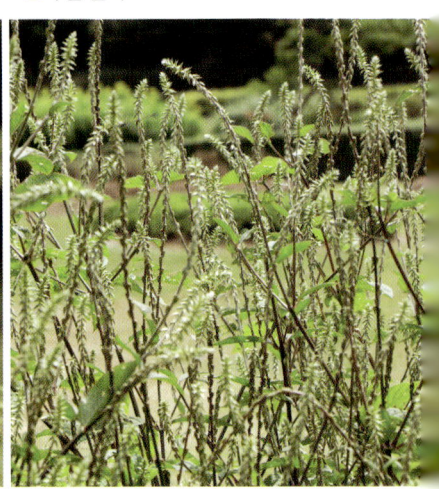

▲ 우슬 지상부

- 두통, 치통, 어지럼증 치료에 효과가 있다.

| **북한의 효능** | 행혈약으로서 피순환을 돕고 어혈을 없애며 월경을 정상화하고 관절운동을 순조롭게 하며 오줌을 잘 나가게 한다. 술에 불구어 찐것은 간신을 보한다.

| **약용법** | 뿌리 5~12g을 물 800mL에 넣고 달여서 반으로 나누어 아침저녁으로 마신다.

| **주의사항** | 임신부는 사용에 주의한다.

쇠비름

약재명
마치현 馬齒莧

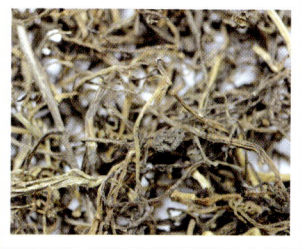

《동의보감》 탕액편에 기재된 조선시대의 한글 약초명

쇠비름

약초명 및 학명
쇠비름, *Portulaca oleracea* Linné

과명
쇠비름과

약용부위
전초로서 그대로 또는 쪄서 말린 것

| 약재의 조선시대 의서(醫書) 수재 |

마치현은 《동의보감》 탕액편(湯液篇)의 채소부(部)와 《방약합편》의 유활채(柔滑菜, 부드럽고 매끈한 채소)편에 수재되어 있다.

|《동의보감》 탕액편의 효능 |

마치현(馬齒莧, 쇠비름)은 성질이 차고[寒] 맛이 시며[酸] 독이 없다. 온갖 부은 것 그리고 피부가 헐어 아프고 가려우며 곪는 것에 주로 쓴다. 대소변을 잘 나오게 하고 배 속에 생긴 덩어리를 깨뜨린다. 쇠붙이에 상하여 속에 생긴 누공[漏]을 치료한다. 갈증을 멎게 하며 여러 벌레를 죽인다.

|《동의보감》 탕액편의 원문 |

마치현(馬齒莧) 쇠비름 : 性寒 味酸 無毒. 主諸腫惡瘡. 利大小便 破癥結. 療金瘡內漏 止渴 殺諸蟲. ○ 處處有之. 有二種 葉大者不堪用 葉小者節葉間有水銀者入藥. 性至難燥 當以槐木槌碎之 向日東作架 曬三兩日卽乾. 入藥去莖節 只取葉用. ○ 雖

名莧 與人莧都不相似 又名五行草 以其葉
青莖赤花黃根白子黑也.[本草] ○ 葉形如
馬齒 故以名之.[入門]

| 식약처 공정서의 약초와 약재 |

- **약초·약재의 식약처 공정서 수재** : 마치현은 우리나라 식품의약품안전처의 의약품 공정서인 《대한민국약전외한약(생약)규격집(KHP)》에 수재되어 있다.
- **약재의 분류** : 식물성 약재
- **약재의 라틴어 생약명** : Portulacae Herba
- **약재의 기원** : 약재 마치현은 쇠비름 *Portulaca oleracea* Linné(쇠비름과 Portulacaceae)의 전초로서 그대로 또는 쪄서 말린 것이다.
- **약재 저장법** : 밀폐용기(고형의 이물이 들어가는 것을 방지하고 내용의약품이 손실되지 않도록 보호할 수 있는 용기)

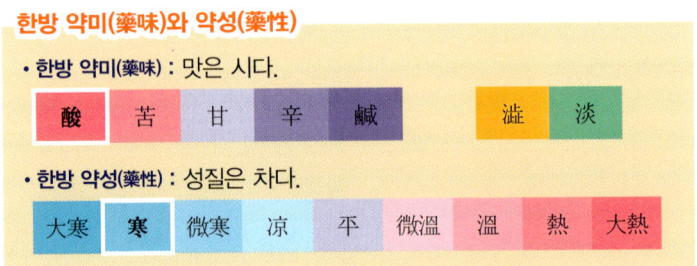
허준, 《원본 동의보감》, 715쪽, 남산당(2014)

| 약재의 효능 |

- **한방 효능군 분류** : 청열약(淸熱藥)-청열해독약(淸熱解毒藥)
- **한방 작용부위(귀경, 歸經)** : 마치현은 주로 간장, 대장 질환에 영향

한방 약미(藥味)와 약성(藥性)

- **한방 약미(藥味)** : 맛은 시다.

| 酸 | 苦 | 甘 | 辛 | 鹹 | | 澁 | 淡 |

- **한방 약성(藥性)** : 성질은 차다.

| 大寒 | 寒 | 微寒 | 涼 | 平 | 微溫 | 溫 | 熱 | 大熱 |

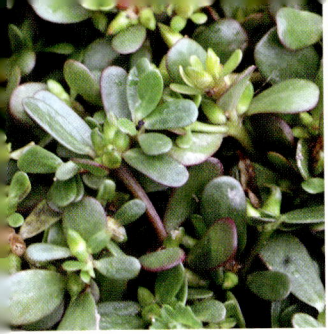
▲ 쇠비름 잎

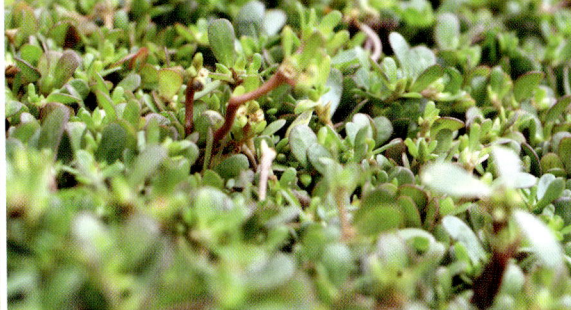
▲ 쇠비름 무리

을 미친다.

- **한방 효능**
  - 청열해독(淸熱解毒) : 열독(熱毒)을 해소한다.
  - 양혈지혈(凉血止血) : 혈열(血熱)을 식히고 지혈한다.
  - 지리(止痢) : 이질(痢疾)을 멎게 한다.

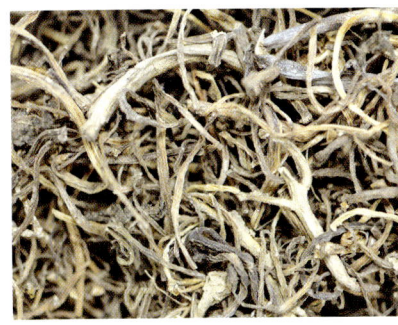
▲ 마치현(약재, 전형)

- **약효 해설**
  - 열을 내리고 해독한다.
  - 부정기 자궁출혈과 자궁에서 분비물이 나오는 증상을 치료한다.
  - 더위로 발진이 생기며 피 섞인 대변을 보는 증상을 낫게 한다.
  - 습진, 피부 질환에 유효하다.

| **북한의 효능** | 청열해독약으로서 열을 내리우고 독을 풀며 어혈을 없애고 오줌을 잘 나가게 하며 벌레를 죽인다.

| **약용법** | 전초 9~15g을 물 800mL에 넣고 달여서 반으로 나누어 아침저녁으로 마신다.

| **주의사항** | 임신부와 고혈압 환자에게는 쓰지 않는다.

쇠비름 • 마치현 401

약초명: **수세미오이**

약재명: **사과락** 絲瓜絡

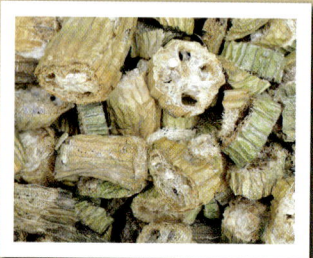

《동의보감》 탕액편에 기재된
조선시대의 한글 약초명

수세외

약초명 및 학명
수세미오이, *Luffa cylindrica* Roemer

과명
박과

약용부위
열매 중 섬유질의 망상조직

약재의 조선시대 의서(醫書) 수재

사과락은 《동의보감》 탕액편(湯液篇)의 채소부(部)와 《방약합편》의 만초(蔓草, 덩굴풀)편에 수재되어 있다.

《동의보감》 탕액편의 효능

사과(絲瓜)의 성질은 서늘하며[冷] 독을 푼다. 피부가 헐어 아프고 가려우며 벌겋게 부어 곪는 것을 낫게 한다. 마마[痘疹], 유방의 깊은 곳이 곪는 것, 정창(丁瘡), 다리에 종기가 생긴 것을 치료한다.

《동의보감》 탕액편의 원문

사과(絲瓜) 수세외 : 性冷. 解毒 治一切惡瘡 小兒痘疹 幷乳疽丁瘡脚癰. ○ 霜後 取老絲瓜 連皮根子全者 燒存性爲末 蜜湯調下二三錢 則腫消毒散 不致內攻.[入門] ○ 一名天蘿 一名天絡絲. 葉名虞刺葉.[正傳] ○ 嫩者煮熟 薑醋食之. 枯者去皮及子 用瓤滌器.[食物] ○ 自中原得子移種 形如胡瓜 極長大.[俗方]

| **식약처 공정서의 약초와 약재** |

- **약초·약재의 식약처 공정서 수재** : 사과락은 우리나라 식품의약품안전처의 의약품 공정서인 《대한민국약전외한약(생약)규격집(KHP)》에 수재되어 있다.
- **약재의 분류** : 식물성 약재
- **약재의 라틴어 생약명** : Luffae Fructus Retinervus
- **약재의 이명 또는 영명** : 사과(絲瓜)
- **약재의 기원** : 약재 사과락은 수세미오이 *Luffa cylindrica* Roemer(박과 Cucurbitaceae)의 열매 중 섬유질의 망상조직이다.
- **약재 저장법** : 밀폐용기(고형의 이물이 들어가는 것을 방지하고 내용의약품이 손실되지 않도록 보호할 수 있는 용기)

| **기원식물 해설** | KHP에서 기원식물 수세미오이의 학명이 '*Luffa cylindrica* Roemer'로 되어 있는데, 누락된 기본명 명명자를 포함해 올바르게 표기하면 '*Luffa cylindrica* (L.) M.Roem.'이다. 명명자 Max Joseph Roemer의 표준 약칭은 M.Roem.이다. [참고논문: 박종철, 최고야. 한약정보연구회지, 2016;4(2):9-35]

허준, 《원본 동의보감》, 716쪽, 남산당(2014)

한방 약미(藥味)와 약성(藥性)

- **한방 약미(藥味)** : 맛은 달다.

| 酸 | 苦 | 甘 | 辛 | 鹹 | 澁 | 淡 |

- **한방 약성(藥性)** : 성질은 보통이다.

| 大寒 | 寒 | 微寒 | 凉 | 平 | 微溫 | 溫 | 熱 | 大熱 |

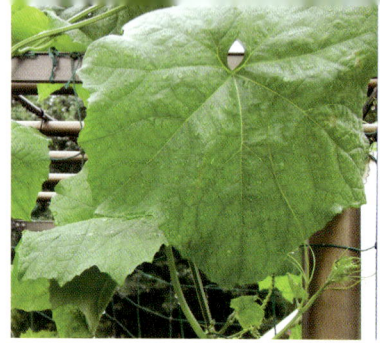
▲ 수세미오이 잎

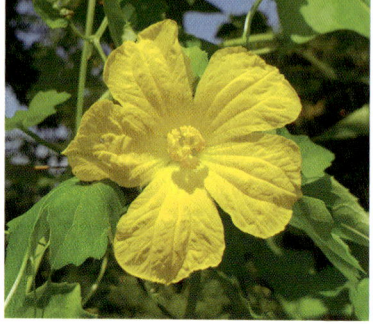
▲ 수세미오이 꽃

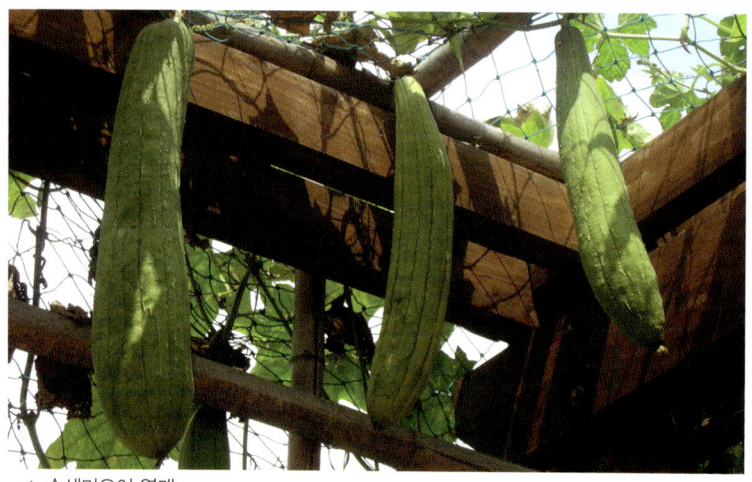
▲ 수세미오이 열매

| 약재의 효능 |

- 한방 작용부위(귀경, 歸經) : 사과락은 주로 폐, 위장, 간장 질환에 영향을 미친다.
- 한방 효능
  - 거풍(祛風) : 풍(風)을 제거한다.
  - 통락(通絡) : 경락을 잘 통하게 한다.
  - 활혈(活血) : 혈액순환을 촉진한다.
  - 하유(下乳) : 젖을 잘 나오게 한다.

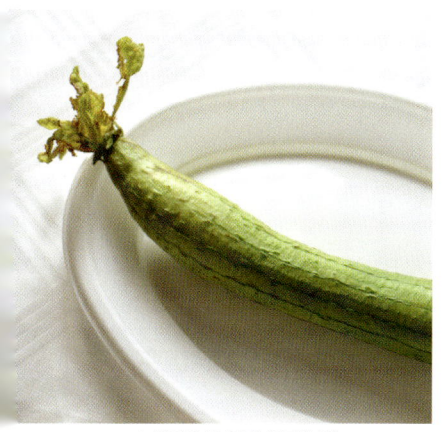
▲ 수세미오이 어린 열매(식용)

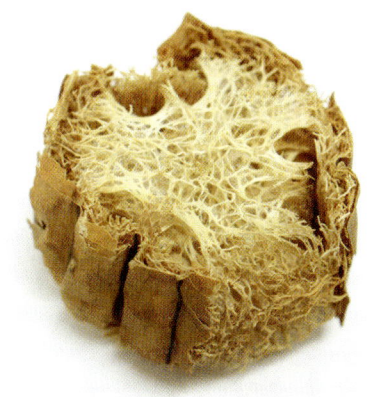
▲ 사과락(약재, 절단)

● 약효 해설

- 경락을 잘 통하게 하여 사지마비, 동통을 치료한다.
- 산모의 젖이 잘 나오게 한다.
- 유방이 붓고 통증이 있는 증상에 사용한다.
- 혈액순환을 촉진한다.

| **약용법** | 사과락 5~12g을 물 800mL에 넣고 달여서 반으로 나누어 아침저녁으로 마신다.

KP(대한민국약전) 수재 약재

약초명: 순비기나무

약재명
만형자 蔓荊子

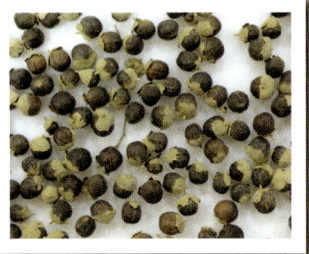

《동의보감》 탕액편에 기재된 조선시대의 한글 약초명

승법실

약초명 및 학명
순비기나무, *Vitex rotundifolia* Linné fil.

과명
마편초과

약용부위
잘 익은 열매

| 약재의 조선시대 의서(醫書) 수재 |

만형자는 《동의보감》 탕액편(湯液篇)의 나무부(部)와 《방약합편》의 관목(灌木)편에 수재되어 있다.

| 《동의보감》 탕액편의 효능 |

만형실(蔓荊實, 순비기나무 열매)의 성질은 약간 차며[微寒](보통이다[平]고도 한다) 맛이 쓰고[苦] 맵고[辛] 독이 없다. 풍(風)으로 머리가 아프며 뇌에서 소리가 나는 것, 눈물이 나는 것을 낫게 한다. 눈을 밝게 하고 치아를 튼튼히 한다. 몸에 있는 9개의 구멍을 잘 통하게 하고 수염과 머리카락을 잘 자라게 한다. 습한 기운으로 인해 뼈마디가 저리고 쑤시는 것, 경련이 일어나는 것을 치료한다. 백충(白蟲), 장충(長蟲)을 없앤다.

| 《동의보감》 탕액편의 원문 |

만형실(蔓荊實) 승법실 : 性微寒 [一云平] 味苦辛 無毒. 主風頭痛 腦鳴 淚出. 明目堅齒 利九竅 長髭髮. 治濕痺拘攣 去白蟲長

蟲. ○ 蔓生 莖高四五尺. 對節生枝 葉如杏葉. 至秋結實 如梧子許而輕虛. 八九月採.[本草] ○ 太陽經藥. 酒蒸曬 搗碎用.[入門]

| 식약처 공정서의 약초와 약재 |

- **약초·약재의 식약처 공정서 수재**: 만형자는 우리나라 식품의약품안전처의 의약품 공정서인 《대한민국약전(KP)》에 수재되어 있다.
- **약재의 분류**: 식물성 약재
- **약재의 라틴어 생약명**: Viticis Fructus
- **약재의 이명 또는 영명**: Vitex Fruit
- **약재의 기원**: 약재 만형자는 순비기나무 *Vitex rotundifolia* Linné fil. 또는 만형(蔓荊) *Vitex trifolia* Linné(마편초과 Verbenaceae)의 잘 익은 열매이다.
- **약재 저장법**: 밀폐용기(고형의 이물이 들어가는 것을 방지하고 내용의약품이 손실되지 않도록 보호할 수 있는 용기)

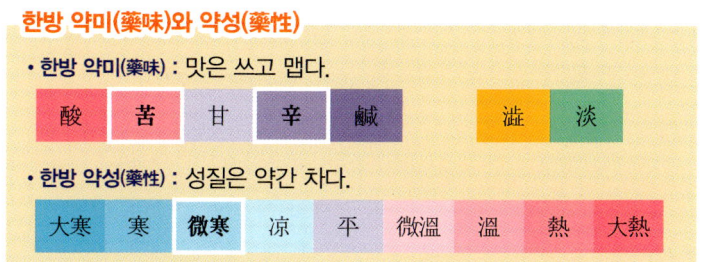
허준, 《원본 동의보감》, 740쪽, 남산당(2014)

| 약재의 효능 |

- **한방 효능군 분류**: 신량해표약(辛涼解表藥)

한방 약미(藥味)와 약성(藥性)

- **한방 약미(藥味)**: 맛은 쓰고 맵다.

| 酸 | 苦 | 甘 | 辛 | 鹹 | 澁 | 淡 |

- **한방 약성(藥性)**: 성질은 약간 차다.

| 大寒 | 寒 | 微寒 | 涼 | 平 | 微溫 | 溫 | 熱 | 大熱 |

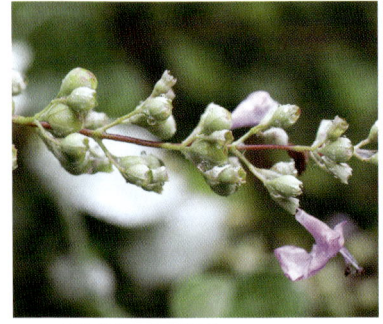
▲ 순비기나무 꽃봉오리

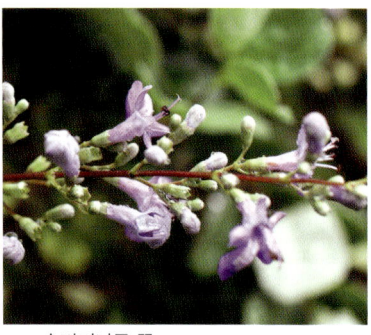
▲ 순비기나무 꽃

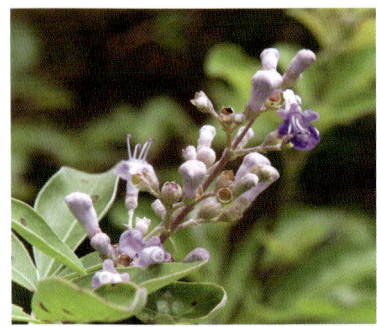
▲ 만형(삼잎만형자) 꽃

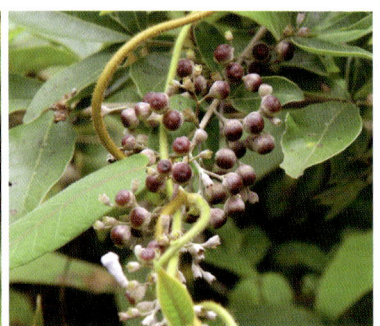
▲ 만형(삼잎만형자) 열매

- 한방 작용부위(귀경, 歸經) : 만형자는 주로 방광, 간장, 위장 질환에 영향을 미친다.
- 한방 효능
  - 소산풍열(消散風熱) : 풍열(風熱)을 해소한다.
  - 청리두목(淸利頭目) : 머리와 눈의 발열을 해소한다.
- 약효 해설
  - 눈이 충혈되고 눈물을 많이 흘리는 증상을 치료한다.
  - 눈이 어둡고 잘 보이지 않는 증상의 치료에 좋다.
  - 머리가 어지럽고 눈앞이 아찔한 증상에 활용된다.

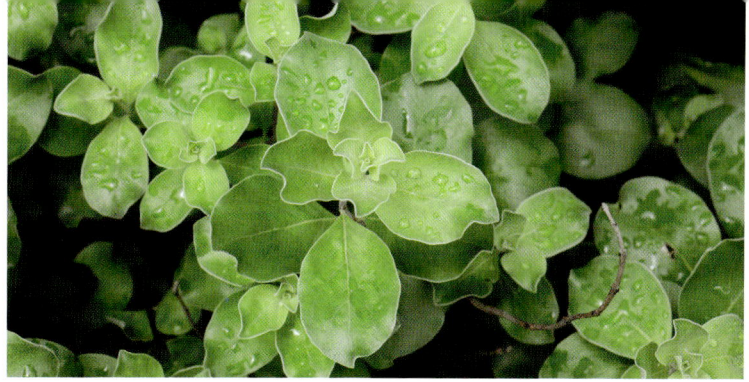
▲ 순비기나무 잎

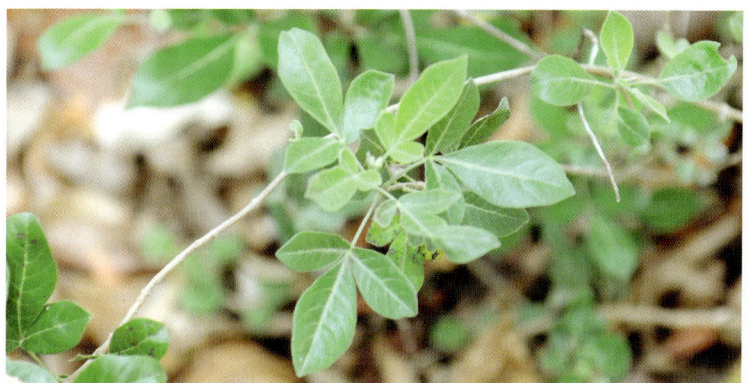
▲ 만형(삼잎만형자) 잎. 순비기나무의 잎보다 좁다.

- 잇몸이 붓고 아픈 증상을 낫게 한다.
- 편두통, 치통을 멎게 한다.

| **북한의 효능** | 풍열표증약으로서 풍열을 없애고 눈을 밝게 한다.

| **약용법** | 열매 5~10g을 물 800mL에 넣고 달여서 반으로 나누어 아침저녁으로 마신다.

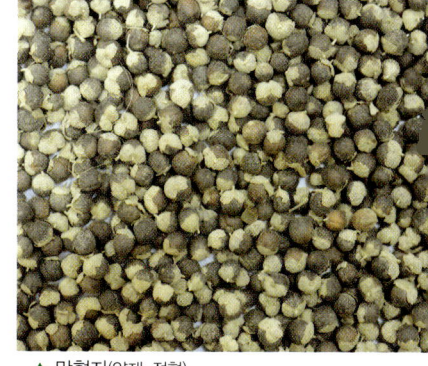
▲ 만형자(약재, 전형)

약초명: 술패랭이꽃, 패랭이꽃

약재명: 구맥 瞿麥

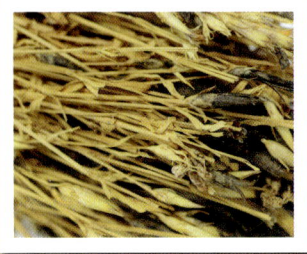

《동의보감》 탕액편에 기재된 조선시대의 한글 약초명

셕듁화

약초명 및 학명

술패랭이꽃, *Dianthus superbus* var. *longicalycinus* Williams
패랭이꽃, *Dianthus chinensis* Linné

과명
석죽과

약용부위
지상부

| 약재의 조선시대 의서(醫書) 수재 |

구맥은 《동의보감》 탕액편(湯液篇)의 풀부(部)와 《방약합편》의 습초(濕草)편에 수재되어 있다.

| 《동의보감》 탕액편의 효능 |

구맥(瞿麥, 패랭이꽃)의 성질은 차며[寒] 맛은 쓰고[苦] 매우며[辛] (달다[甘]고도 한다) 독이 없다. 소변이 잘 나오지 않는 것과 구토가 멎지 않는 것이 동시에 나타나는 증상을 낫게 한다. 소변이 잘 나오지 않거나 적게 자주 보는 것에 쓴다. 가시 박힌 것을 나오게 하고 옹종(癰腫)을 삭인다. 눈을 밝게 하며 예막[瞖]을 없애고 유산시킨다. 심경(心經)을 통하게 하며 소장(小腸)을 순조롭게 하는 데 매우 좋다.

| 《동의보감》 탕액편의 원문 |

구맥(瞿麥) 셕듁화 : 性寒 味苦 辛 [一云甘] 無毒. 主關格諸癃結 小便不通 出刺 決癰腫 明目 去瞖 破胎墮子. 通心經 利小腸 爲最要. ○ 一名石竹 處處有之. 立秋後 合子葉收採 陰乾. 子頗

似麥 故名瞿麥.[本草] ○ 不用莖葉 只用實
殼.[入門] ○ 主關格諸癃 利小便不通 逐膀胱
邪熱 爲君主之劑.[湯液]

| 식약처 공정서의 약초와 약재 |

- **약초·약재의 식약처 공정서 수재** : 구맥은 우리나라 식품의약품안전처의 의약품 공정서인 《대한민국약전외한약(생약)규격집(KHP)》에 수재되어 있다.
- **약재의 분류** : 식물성 약재
- **약재의 라틴어 생약명** : Dianthi Herba
- **약재의 기원** : 약재 구맥은 술패랭이꽃 *Dianthus superbus* var. *longicalycinus* Williams 또는 패랭이꽃 *Dianthus chinensis* Linné(석죽과 Caryophyllaceae)의 지상부이다.
- **약재 저장법** : 밀폐용기(고형의 이물이 들어가는 것을 방지하고 내용의약품이 손실되지 않도록 보호할 수 있는 용기)

허준, 《원본 동의보감》, 727쪽, 남산당(2014)

| 약재의 효능 |

- **한방 효능군 분류** : 이수삼습약(利水滲濕藥)

한방 약미(藥味)와 약성(藥性)

- **한방 약미(藥味)** : 맛은 쓰다.

| 酸 | **苦** | 甘 | 辛 | 鹹 | 澁 | 淡 |

- **한방 약성(藥性)** : 성질은 차다.

| 大寒 | **寒** | 微寒 | 凉 | 平 | 微溫 | 溫 | 熱 | 大熱 |

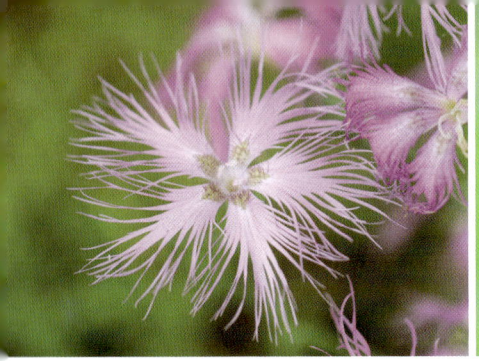
▲ 술패랭이꽃 꽃

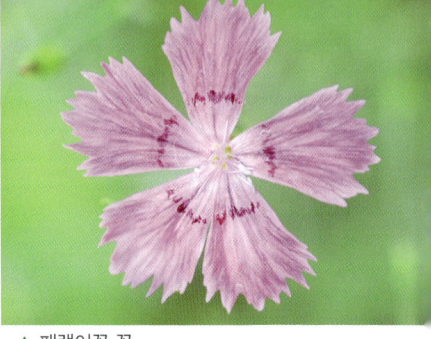
▲ 패랭이꽃 꽃

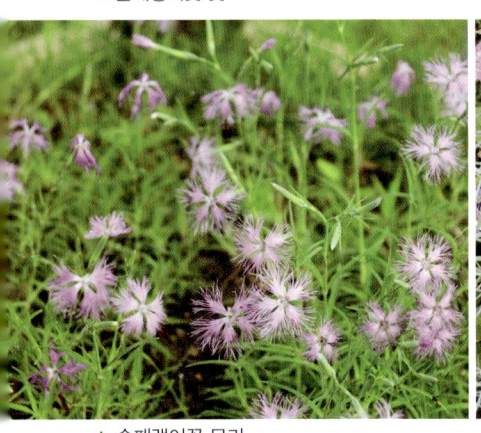
▲ 술패랭이꽃 무리

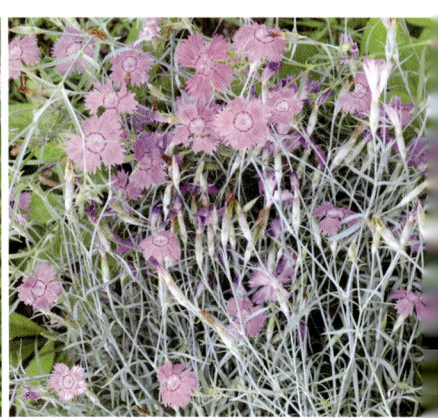
▲ 패랭이꽃 무리

- **한방 작용부위(귀경, 歸經)** : 구맥은 주로 심장, 소장 질환에 영향을 미친다.
- **한방 효능**
  - 이뇨통림(利尿通淋) : 소변을 잘 나오게 하고 배뇨 장애를 해소한다.
  - 활혈통경(活血通經) : 혈액순환을 촉진하여 월경이 잘 나오게 한다.
- **약효 해설**
  - 소변을 시원하게 나가게 한다.

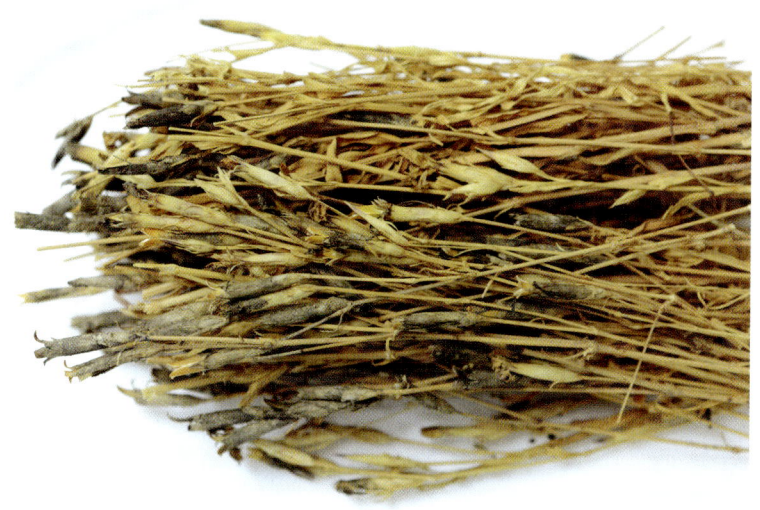

▲ 구맥(약재, 전형)

- 소변에 피가 섞여 나오는 임증에 사용한다.
- 임증의 하나로 소변이 잘 나오지 않으면서 아프고 결석이 섞여 나오는 병증에 쓰인다.
- 신염, 수종(水腫), 무월경 증상을 치료한다.
- 눈이 충혈되고 막 같은 것이 생기는 장애를 낫게 한다.

| 북한의 효능 | 오줌내기약으로서 열을 내리우고 오줌을 잘 나가게 하며 피순환을 도와 월경을 통하게 한다.

| 약용법 | 지상부 9~15g을 물 800mL에 넣고 달여서 반으로 나누어 아침저녁으로 마신다.

| 주의사항 | 임신부에게는 쓰지 않는다.

약초명: 승마, 촛대승마

약재명: 승마 升麻

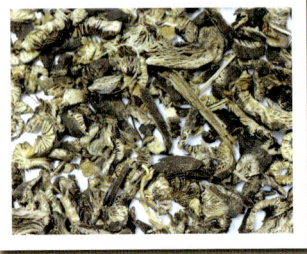

《동의보감》 탕액편에 기재된 조선시대의 한글 약초명

씌뎔가릿불휘

약초명 및 학명
승마, *Cimicifuga heracleifolia* Komarov
촛대승마, *Cimicifuga simplex* Wormskjord

과명
미나리아재비과

약용부위
뿌리줄기

| 약재의 조선시대 의서(醫書) 수재 |

승마는《동의보감》탕액편(湯液篇)의 풀부(部)와《방약합편》의 산초(山草)편에 수재되어 있다.

|《동의보감》 탕액편의 효능 |

승마(升麻)의 성질은 보통이고 [平](약간 차다[微寒]고도 한다) 맛이 달며[甘] 쓰고[苦] 독이 없다. 모든 독을 풀어주고 온갖 헛것에 들린 것을 없앤다. 급성 전염병과 장기(瘴氣)를 물리친다. 고독(蠱毒)과 풍으로 붓는 것[風腫], 여러 가지 독으로 목 안이 아픈 것, 입안이 헌 것을 치료한다.[본초]

|《동의보감》 탕액편의 원문 |

승마(升麻) 씌뎔가릿불휘 : 性平 [一云微寒] 味甘苦 無毒. 主解百毒 殺百精老物 辟瘟疫瘴氣. 療蠱毒 治風腫諸毒 喉痛口瘡. [本草] ○ 生山野中 其葉如麻 故名爲升麻. 二月八月採根 暴乾 刮去黑皮幷腐爛者用. 細削如雞骨 色靑綠者佳. 本治手足陽明風邪 兼治手足太陰肌肉

間熱.[入門] ○ 陽明本經藥也. 亦主手陽明太陰經. 若元氣不足者用此 於陰中升陽氣上行 不可缺也.[丹心] ○ 陽氣下陷者宜用. 若發散生用 補中酒炒 止汗蜜炒.[入門]

| 식약처 공정서의 약초와 약재 |

- **약초·약재의 식약처 공정서 수재** : 승마는 우리나라 식품의약품안전처의 의약품 공정서인 《대한민국약전(KP)》에 수재되어 있다.
- **약재의 분류** : 식물성 약재
- **약재의 라틴어 생약명** : Cimicifugae Rhizoma
- **약재의 이명 또는 영명** : Cimicifuga Rhizome
- **약재의 기원** : 약재 승마는 승마 *Cimicifuga heracleifolia* Komarov, 촛대승마 *Cimicifuga simplex* Wormskjord, 눈빛승마 *Cimicifuga dahurica* Maximowicz 또는 황새승마 *Cimicifuga foetida* Linné(미나리아재비과 Ranunculaceae)의 뿌리줄기이다.

허준, 《원본 동의보감》, 722쪽, 남산당(2014)

한방 약미(藥味)와 약성(藥性)

- **한방 약미(藥味)** : 맛은 약간 달고 맵다.

| 酸 | 苦 | 甘 | 辛 | 鹹 | | 澁 | 淡 |

- **한방 약성(藥性)** : 성질은 약간 차다.

| 大寒 | 寒 | 微寒 | 凉 | 平 | 微溫 | 溫 | 熱 | 大熱 |

- **약재 저장법** : 밀폐용기(고형의 이물이 들어가는 것을 방지하고 내용의 약품이 손실되지 않도록 보호할 수 있는 용기)

| 약재의 효능 |

- **한방 효능군 분류** : 신량해표약(辛凉解表藥)

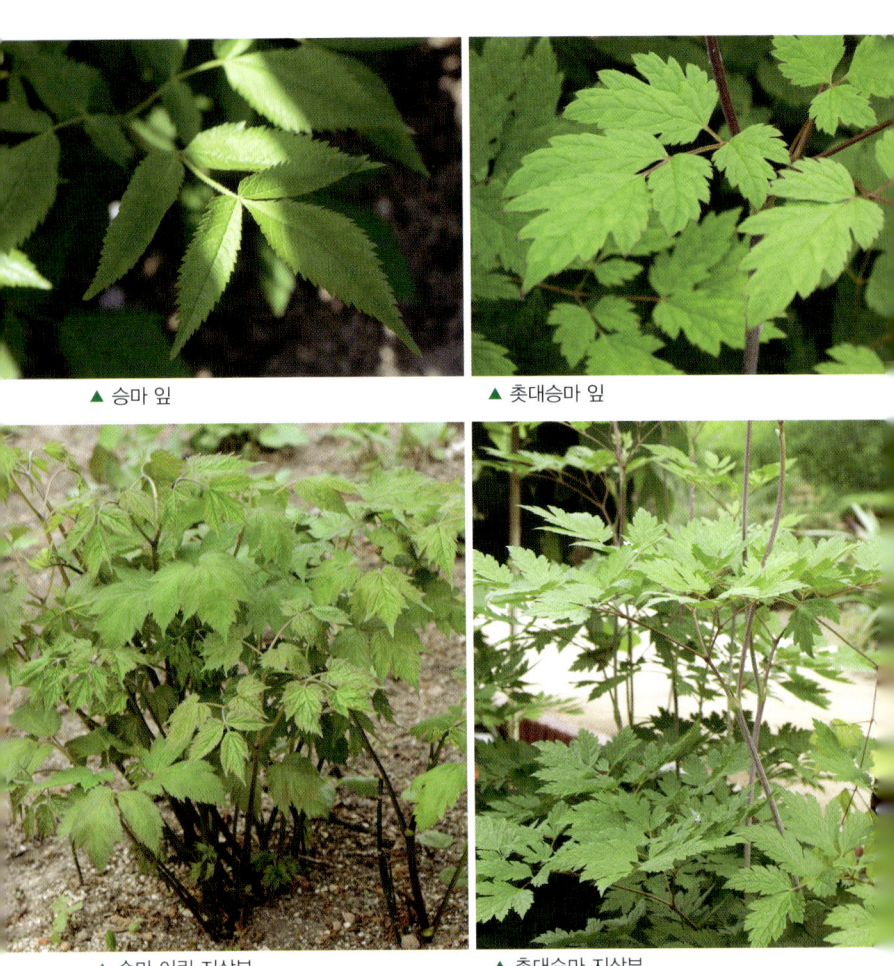

▲ 승마 잎

▲ 촛대승마 잎

▲ 승마 어린 지상부

▲ 촛대승마 지상부

- **한방 작용부위(귀경, 歸經)** : 승마는 주로 폐, 비장, 위장, 대장 질환에 영향을 미친다.
- **한방 효능**
  - 발표투진(發表透疹) : 땀을 내어 체표에 있는 사기(邪氣)를 없애고 발진을 촉진한다.
  - 청열해독(淸熱解毒) : 열독(熱毒)을 해소한다.
  - 승거양기(升擧陽氣) : 양기(陽氣)를 끌어 올린다.
- **약효 해설**
  - 입안이 허는 병증에 쓰인다.
  - 목 안이 붓고 아픈 증상을 낫게 한다.
  - 두통, 치통에 유효하다.
  - 만성설사, 만성이질, 탈항(脫肛)을 치료한다.
  - 급성 전염병에 사용한다.

| **북한의 효능** | 풍열표증약으로서 풍열을 없애고 발진을 약하게 하며 기를 끌어 올리고 독을 푼다.

| **약용법** | 뿌리줄기 3~10g을 물 800mL에 넣고 달여서 반으로 나누어 아침저녁으로 마신다.

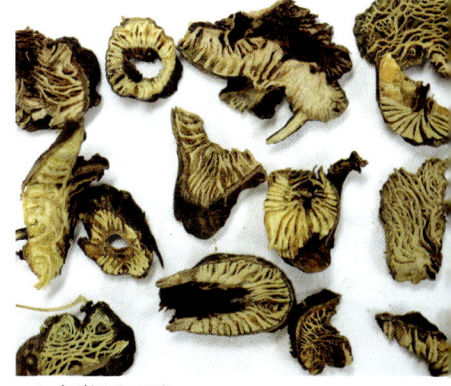

▲ 승마(약재, 절편)

약초명: 시호

약재명
시호 柴胡

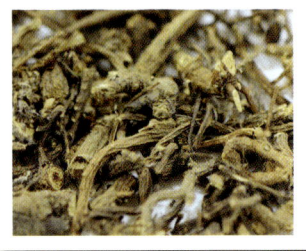

《동의보감》 탕액편에 기재된 조선시대의 한글 약초명

묏미나리

약초명 및 학명

시호, *Bupleurum falcatum* Linné

과명

산형과

약용부위

뿌리

| 약재의 조선시대 의서(醫書) 수재 |

시호는 《동의보감》 탕액편(湯液篇)의 풀부(部)와 《방약합편》의 산초(山草)편에 수재되어 있다.

| 《동의보감》 탕액편의 효능 |

시호(柴胡)의 성질은 약간 차고 [微寒](보통이다[平]고도 한다) 맛은 약간 쓰며[微苦](달다[甘]고도 한다) 독이 없다. 주로 상한(傷寒)에 추웠다 열이 났다 하는 것, 유행성 질병으로 안팎의 열이 풀리지 않을 때에 주로 쓴다. 관절이 아픈 것을 치료한다. 몸과 마음이 허약하고 피로한 것과 추웠다 더웠다 하는 것을 낫게 한다. 몸살로 열이 있는 것과 이른 새벽에 나는 조열(潮熱)을 없앤다. 간화(肝火)를 잘 내리고 추웠다 더웠다 하는 말라리아와 가슴, 옆구리가 그득하면서 아픈 것을 낫게 한다.

| 《동의보감》 탕액편의 원문 |

시호(柴胡) 묏미나리 : 性微寒[一云平] 味微苦[一云甘] 無毒. 主傷寒寒熱往來 天行時疾 內外

熱不解. 治熱勞 骨節煩疼. 除虛勞
寒熱 解肌熱 早晨潮熱 能瀉肝火
除寒熱往來瘧疾 及胸脇痛滿. ○
處處有之 二月生苗. 甚香 莖靑紫
葉如竹葉 亦似麥門冬葉而短. 七
月開黃花. 二月八月採根 暴乾. [本
草] ○ 足少陽·厥陰行經藥也. 能
引淸氣而行陽道 又能引胃氣上行
升騰而行春令 是也. [湯液] ○ 如
鼠尾獨窠而長者 好 莖長軟皮黃赤
者 佳. 忌犯銅鐵. 外感生用 內傷升
氣酒炒 有咳汗者 蜜水炒 瀉肝膽火
者 以猪膽汁拌炒 去蘆用. [入門]

| 식약처 공정서의 약초와 약재 |

- 약초·약재의 식약처 공정서 수재 : 시호
  는 우리나라 식품의약품안전처의
  의약품 공정서인 《대한민국약전
  (KP)》에 수재되어 있다.
- 약재의 분류 : 식물성 약재

허준, 《원본 동의보감》, 721쪽,
남산당(2014)

한방 약미(藥味)와 약성(藥性)

- 한방 약미(藥味) : 맛은 시고 쓰다.

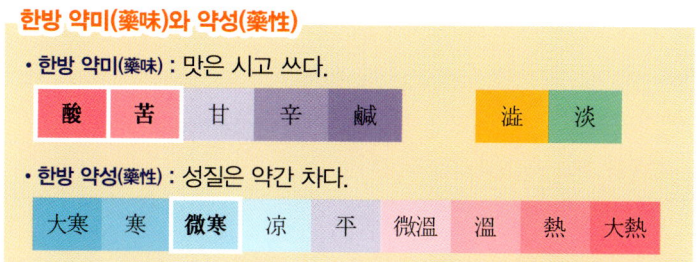

- 한방 약성(藥性) : 성질은 약간 차다.

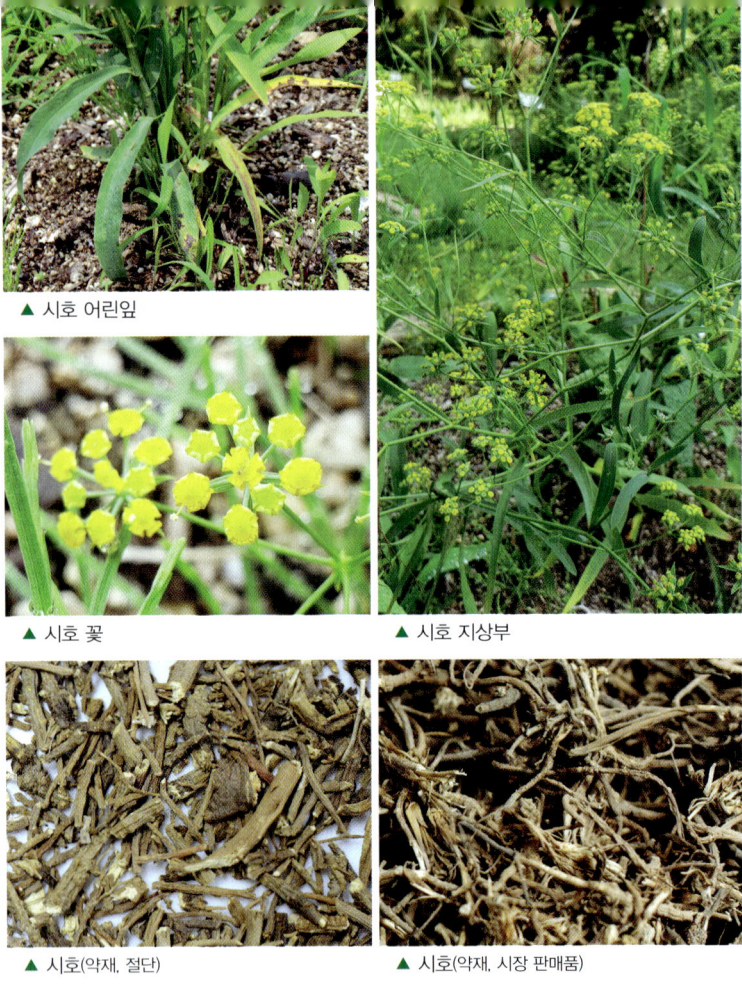

▲ 시호 어린잎

▲ 시호 꽃

▲ 시호 지상부

▲ 시호(약재, 절단)

▲ 시호(약재, 시장 판매품)

- **약재의 라틴어 생약명** : Bupleuri Radix
- **약재의 이명 또는 영명** : Bupleurum Root
- **약재의 기원** : 약재 시호는 시호 *Bupleurum falcatum* Linné 또는 그 변종(산형과 Umbelliferae)의 뿌리이다.
- **약재 저장법** : 밀폐용기(고형의 이물이 들어가는 것을 방지하고 내용의 약품이 손실되지 않도록 보호할 수 있는 용기)

| 약재의 효능 |

- 한방 작용부위(귀경, 歸經) : 시호는 주로 간장, 담낭, 폐 질환에 영향을 미친다.
- 한방 효능
  - 소산퇴열(疏散退熱) : 발산(發散)하는 방법으로 열(熱)을 내린다.
  - 소간해울(疏肝解鬱) : 간기(肝氣)가 뭉친 것을 해소한다.
  - 승거양기(升擧陽氣) : 양기(陽氣)를 끌어 올린다.
- 약효 해설
  - 비교적 높은 열과 말라리아 치료에 사용한다.
  - 두통, 현기증에 쓰인다.
  - 월경불순, 위(胃)하수, 자궁하수를 치료한다.
  - 간세포 보호의 약리작용이 있다.

| 약용법 | 뿌리 3~9g을 물 800mL에 넣고 달여서 반으로 나누어 아침저녁으로 마신다.

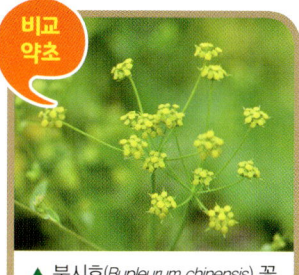

▲ 북시호(*Bupleurum chinensis*) 꽃

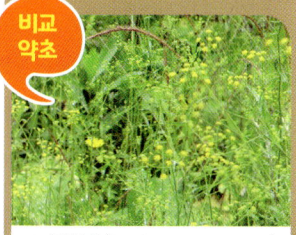

▲ 북시호(*Bupleurum chinensis*) 지상부

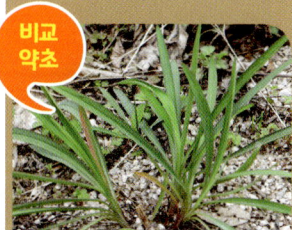

▲ 삼도시호(三島柴胡, *Bupleurum stenophyllum*) 어린잎

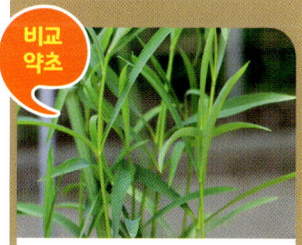

▲ 삼도시호(三島柴胡, *Bupleurum stenophyllum*) 지상부

약초명: **아욱**

약재명

동규자 冬葵子

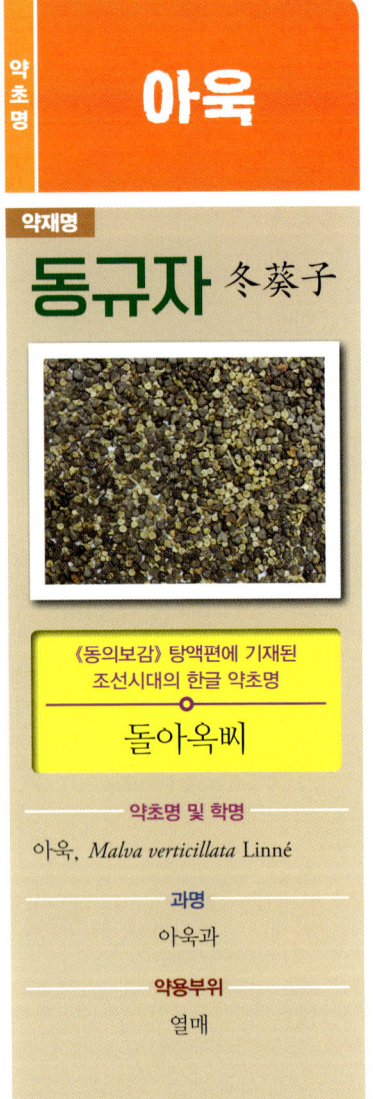

《동의보감》 탕액편에 기재된
조선시대의 한글 약초명

돌아옥삐

약초명 및 학명
아욱, *Malva verticillata* Linné

과명
아욱과

약용부위
열매

| 약재의 조선시대 의서(醫書) 수재 |

동규자는 《동의보감》 탕액편(湯液篇)의 채소부(部)와 《방약합편》의 유활채(柔滑菜, 부드럽고 매끈한 채소)편에 수재되어 있다.

| 《동의보감》 탕액편의 효능 |

동규자(冬葵子, 아욱 씨)는 성질이 차고[寒] 맛이 달며[甘] 독이 없다. 다섯 가지 임병[五淋]을 치료하여 소변을 잘 나오게 한다. 오장육부의 한기(寒氣)와 열기(熱氣)가 번갈아 일어나는 병 그리고 부인이 젖이 막혀 잘 나오지 않는 것을 치료한다.

| 《동의보감》 탕액편의 원문 |

동규자(冬葵子) 돌아옥삐 : 性寒 [一云冷] 味甘 無毒. 治五淋 利小便. 除五藏六府寒熱 婦人乳難內閉. ○ 秋種葵 覆養經冬 至春作子 謂之冬葵 多入藥用. 性至滑利 能下石. 春葵子亦滑 然不堪藥用. ○ 霜後葵不可食 動痰吐水. ○ 子微炒碎用. [本草]

| 식약처 공정서의 약초와 약재 |

- **약초·약재의 식약처 공정서 수재** : 동규자는 우리나라 식품의약품안전처의 의약품 공정서인 《대한민국약전외한약(생약)규격집(KHP)》에 수재되어 있다.
- **약재의 분류** : 식물성 약재
- **약재의 라틴어 생약명** : Malvae Semen
- **약재의 이명 또는 영명** : 활규자(滑葵子)
- **약재의 기원** : 약재 동규자는 아욱 *Malva verticillata* Linné(아욱과 Malvaceae)의 열매이다.
- **약재 저장법** : 밀폐용기(고형의 이물이 들어가는 것을 방지하고 내용의약품이 손실되지 않도록 보호할 수 있는 용기)

| 약재의 효능 |

- **한방 효능군 분류** : 이수삼습약(利水滲濕藥)
- **한방 효능**
  - 청열이뇨(淸熱利尿) : 열기를 식히고 소변이 잘 나오게 한다.
  - 소종(消腫) : 종기를 가라앉힌다.

허준, 《원본 동의보감》, 714쪽, 남산당(2014)

한방 약미(藥味)와 약성(藥性)

- **한방 약미(藥味)** : 맛은 달고 떫다.

| 酸 | 苦 | 甘 | 辛 | 鹹 | 澁 | 淡 |

- **한방 약성(藥性)** : 성질은 서늘하다.

| 大寒 | 寒 | 微寒 | 凉 | 平 | 微溫 | 溫 | 熱 | 大熱 |

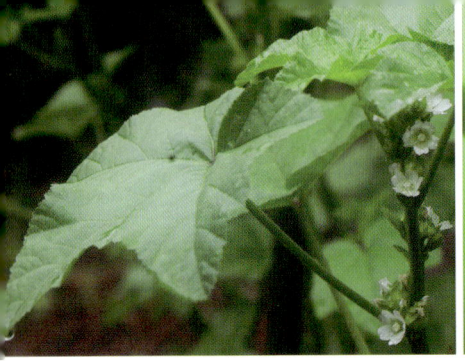
▲ 아욱 잎

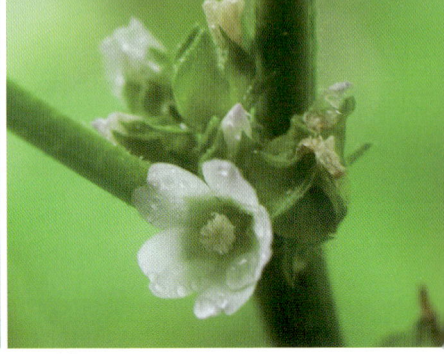
▲ 아욱 꽃

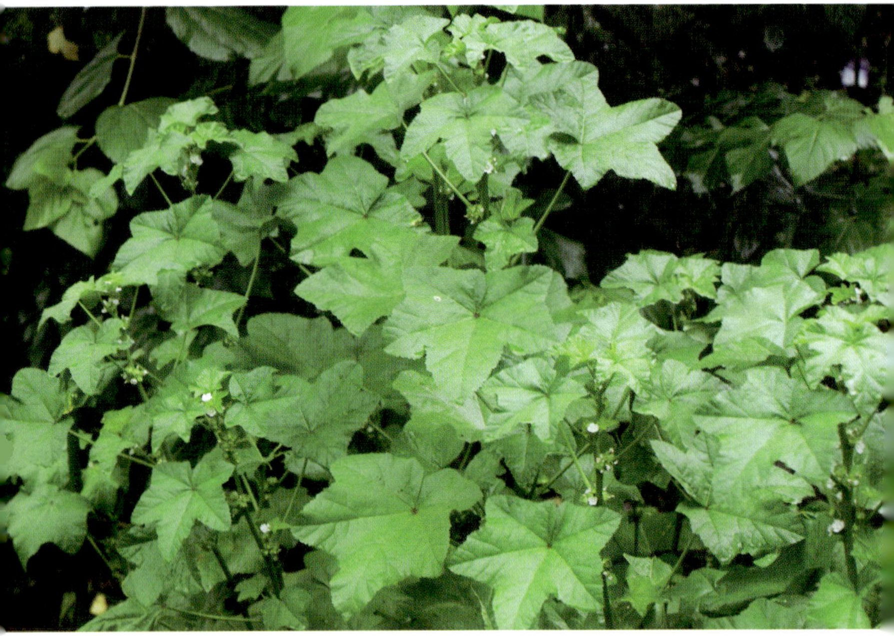

▲ 아욱 지상부

● 약효 해설

- 이뇨 작용이 있고 변비 치료에 도움이 된다.
- 임산부의 젖이 나오지 않는 증상을 치료한다.
- 유방이 붓고 아픈 증상을 치료한다.

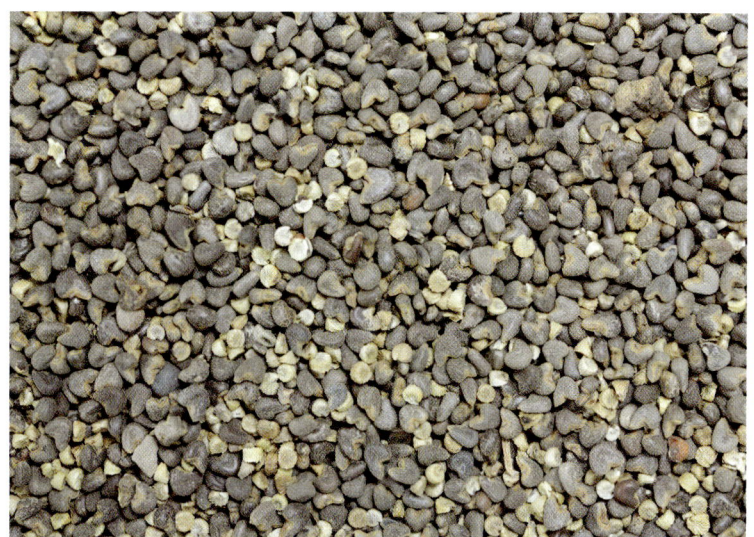

▲ 동규자(약재, 전형)

| 북한의 효능 | 오줌내기약으로서 오줌을 잘 나가게 하고 대변을 잘 누게 하며 젖이 잘 나오게 한다.

| 약용법 | 열매 4~12g을 물 800mL에 넣고 달여서 반으로 나누어 아침저녁으로 마신다.

약초명: 안식향나무

약재명: 안식향 安息香

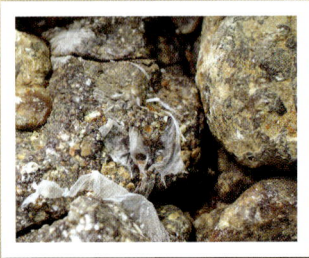

《동의보감》 탕액편에 기재된 조선시대의 한글 약초명

붉나모진

약초명 및 학명
안식향나무, *Styrax benzoin* Dryander

과명
때죽나무과

약용부위
수지(樹脂, 식물체로부터의 분비물 또는 상처로부터의 유출물)

| 약재의 조선시대 의서(醫書) 수재 |

안식향은 《동의보감》 탕액편(湯液篇)의 나무부(部)와 《방약합편》의 향목(香木, 향나무)편에 수재되어 있다.

| 《동의보감》 탕액편의 효능 |

안식향(安息香, 안식향나무 또는 백화수의 수지)의 성질은 보통이며[平] 맛은 맵고[辛] 쓰며[苦] 독이 없다. 명치의 악기(惡氣)와 귀주(鬼疰)에 주로 쓴다. 나쁜 기운, 헛것에 들려 귀태(鬼胎)가 된 것을 치료한다. 고독(蠱毒), 급성 전염병[瘟疫, 온역]을 물리치며 신기통(腎氣痛), 구토하고 설사하는 것을 낫게 한다. 부인의 월경이 중단된 것, 산후 출혈이 심하여 정신이 흐리고 혼미해지는 증상을 치료한다.

| 《동의보감》 탕액편의 원문 |

안식향(安息香) 붉나모진 : 性平 味辛苦 無毒. 主心腹惡氣鬼疰. 治邪氣 魍魎 鬼胎 辟蠱毒 瘟疫 療腎氣 霍亂 治婦人血噤 産後血暈. ○ 生南海. 刻其樹皮 其膠

如飴 六七月堅凝 乃取之. 似松脂 黃黑色 爲塊 新者亦柔軟. 燒之通神 辟衆惡.[本草] ○ 我國出濟州 如膏油者 名水安息香 作塊者 名乾安息香. 忠淸道亦有之.[俗方]

| 식약처 공정서의 약초와 약재 |

- **약초 · 약재의 식약처 공정서 수재** : 안식향은 우리나라 식품의약품안전처의 의약품 공정서인 《대한민국약전(KP)》에 수재되어 있다.
- **약재의 분류** : 식물성 약재
- **약재의 라틴어 생약명** : Benzoinum
- **약재의 이명 또는 영명** : Benzoin
- **약재의 기원** : 약재 안식향은 안식향나무 *Styrax benzoin* Dryander 또는 백화수(白花樹) *Styrax tonkinensis* Craib ex Hart.(때죽나무과 Styracaceae)에서 얻은 수지이다.
- **약재 저장법** : 밀폐용기(고형의 이물이 들어가는 것을 방지하고 내용의 약품이 손실되지 않도록 보호할 수 있는 용기)

허준, 《원본 동의보감》, 744쪽, 남산당(2014)

한방 약미(藥味)와 약성(藥性)

- **한방 약미(藥味)** : 맛은 쓰고 맵다.

| 酸 | 苦 | 甘 | 辛 | 鹹 | | 澁 | 淡 |

- **한방 약성(藥性)** : 성질은 보통이다.

| 大寒 | 寒 | 微寒 | 凉 | 平 | 微溫 | 溫 | 熱 | 大熱 |

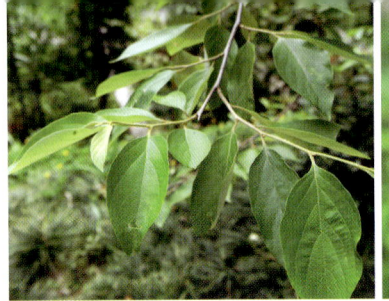

▲ 안식향나무 잎　　　　▲ 안식향나무 나무껍질

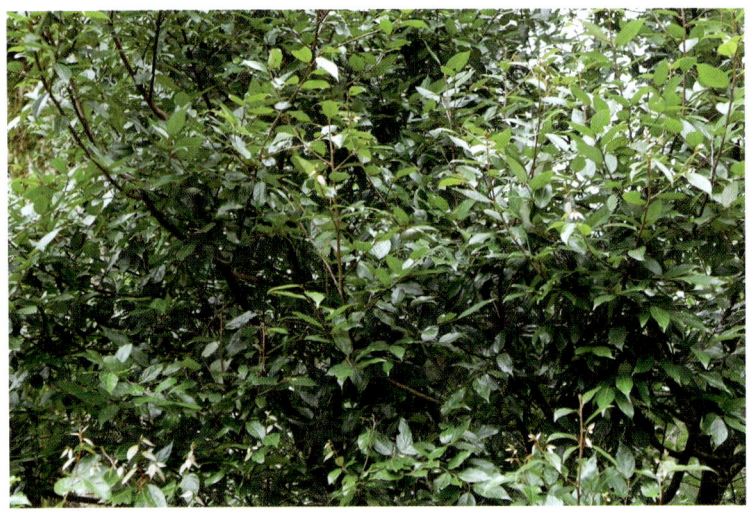

▲ 안식향나무 나무모양

| 약재의 효능 |

- 한방 작용부위(귀경, 歸經) : 안식향은 주로 심장, 비장 질환에 영향을 미친다.
- 한방 효능
  - 개규성신(開竅醒神) : 감각기관의 기능을 정상화하고 정신을 차리게 한다.
  - 행기활혈(行氣活血) : 기운과 혈액을 잘 소통시킨다.
  - 지통(止痛) : 통증을 멎게 한다.

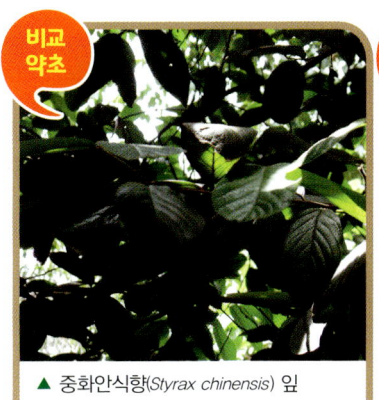

▲ 중화안식향(*Styrax chinensis*) 잎 　　▲ 회엽안식향(*Styrax calvescens*) 잎

● 약효 해설

- 뇌혈관 장애로 인한 기억 상실, 의지력 약화를 치료한다.
- 가슴과 배의 통증을 없앤다.
- 갑작스레 졸도하여 정신이 혼몽할 때 유효하다.
- 산후(産後)에 정신이 흐리고 혼미해지는 증상에 사용한다.

| 약용법 | 안식향 0.3~1.5g을 갈거나 환(丸)으로 만들어 복용한다.

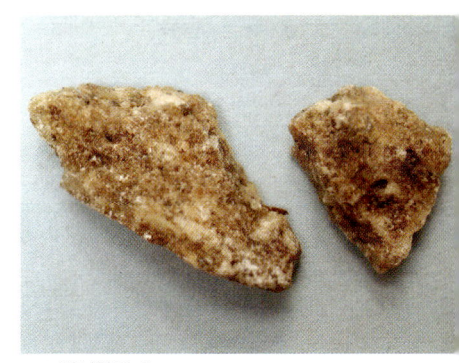

▲ 안식향(약재)

약초명: 약난초

약재명: 산자고 山慈姑

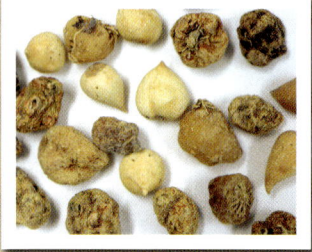

《동의보감》 탕액편에 기재된 조선시대의 한글 약초명

가치무릇

약초명 및 학명
약난초, *Cremastra appendiculata* (D. Don) Makino

과명
난초과

약용부위
헛비늘줄기

| 약재의 조선시대 의서(醫書) 수재 |

산자고는 《동의보감》 탕액편(湯液篇)의 풀부(部)와 《방약합편》의 산초(山草)편에 수재되어 있다.

| 《동의보감》 탕액편의 효능 |

산자고(山茨菰, 약난초)는 독이 조금 있다. 옹종(癰腫), 피부의 헌데에 구멍이 뚫어져서 고름이 흐르고 냄새가 나면서 오랫동안 낫지 않는 것을 낫게 한다. 나력(瘰癧), 멍울[結核]이 진 것을 치료하고 얼굴의 기미를 없앤다.

| 《동의보감》 탕액편의 원문 |

산자고(山茨菰) 가치무릇 : 有小毒 主癰腫 瘡瘻 瘰癧 結核 去面上䵟䵳. ○ 葉如車前 根如茨菰 生山中濕地. [本草] ○ 俗名金燈籠 花似燈籠 色白 上有黑點 故以爲名. 外用醋磨付之. 亦入丸散. [入門] ○ 葉似韭 花似燈籠 結子三稜. 二月長苗 三月開花. 四月苗枯 卽掘地採根 遲則腐爛. 其根上有毛包裹 人不可識 可於有苗時記其地 至秋冬採之 刮去皮 焙乾. [活人]

| 식약처 공정서의 약초와 약재 |

- **약초·약재의 식약처 공정서 수재** : 산자고는 우리나라 식품의약품안전처의 의약품 공정서인 《대한민국약전외한약(생약)규격집(KHP)》에 수재되어 있다.
- **약재의 분류** : 식물성 약재
- **약재의 라틴어 생약명** : Cremastrae Tuber
- **약재의 이명 또는 영명** : 모자고(毛慈姑)
- **약재의 기원** : 약재 산자고는 약난초 *Cremastra appendiculata* (D. Don) Makino, 독산란(獨蒜蘭) *Pleione bulbocodioides* Rolfe 또는 운남독산란(雲南獨蒜蘭) *Pleione yunnanensis* Rolfe(난초과 Orchidaceae)의 헛비늘줄기이다.
- **약재 저장법** : 밀폐용기(고형의 이물이 들어가는 것을 방지하고 내용의약품이 손실되지 않도록 보호할 수 있는 용기)

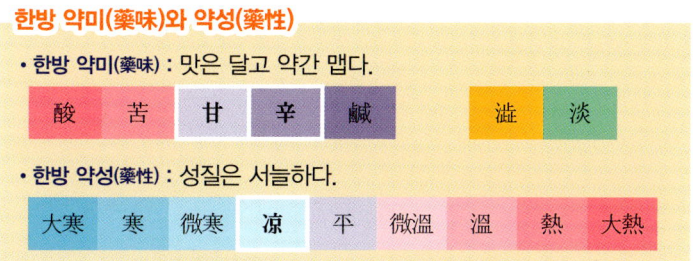

허준, 《원본 동의보감》, 737쪽, 남산당(2014)

| 약재의 효능 |

- **한방 작용부위(귀경, 歸經)** : 산자고는 주로 간장, 비장 질환에 영향을 미친다.

한방 약미(藥味)와 약성(藥性)

- **한방 약미(藥味)** : 맛은 달고 약간 맵다.

| 酸 | 苦 | 甘 | 辛 | 鹹 | | 澁 | 淡 |

- **한방 약성(藥性)** : 성질은 서늘하다.

| 大寒 | 寒 | 微寒 | 凉 | 平 | 微溫 | 溫 | 熱 | 大熱 |

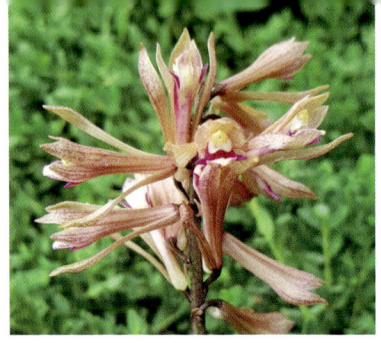

▲ 약난초 꽃

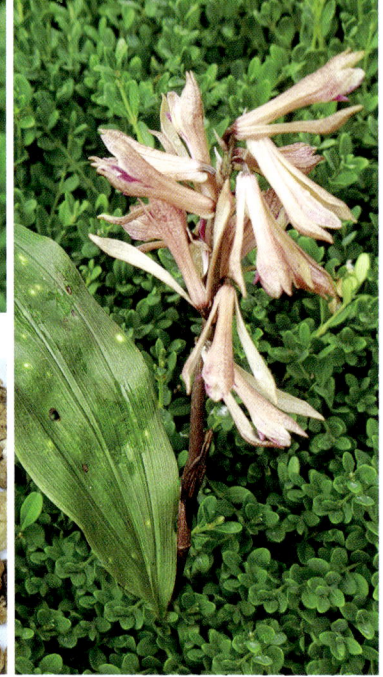

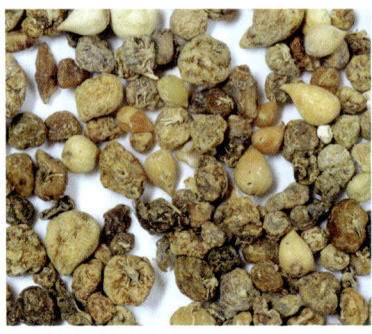

▲ 산자고(약재, 절편)

▲ 약난초 지상부

- 한방 효능
  - 청열해독(淸熱解毒) : 열독(熱毒)을 해소한다.
  - 화담산결(化痰散結) : 가래를 녹이고 뭉친 것을 풀어준다.
- 약효 해설
  - 목이 붓고 통증이 있으면서 막힌 느낌이 있어 답답한 증상을 낫게 한다.
  - 종기를 없애준다.
  - 담(痰)을 삭이고 해독 효능이 있다.
  - 광견병을 치료한다.

| **약용법** | 헛비늘줄기 3~9g을 물 800mL에 넣고 달여서 반으로 나누어 아침저녁으로 마신다.

약초명: 약모밀

약재명
어성초 魚腥草

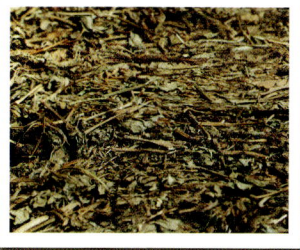

《동의보감》 탕액편에 기재된
조선시대의 한글 약초명

멸

약초명 및 학명

약모밀, *Houttuynia cordata* Thunberg

과명

삼백초과

약용부위

지상부

| 약재의 조선시대 의서(醫書) 수재 |

어성초는 《동의보감》 탕액편(湯液篇)의 채소부(部)에 수재되어 있다.

| 《동의보감》 탕액편의 효능 |

즙채(蕺菜, 약모밀)는 성질이 약간 따뜻하고[微溫] 맛이 매우며[辛] 독이 있다. 집게벌레[蠼螋, 구수]의 소변에 의해 생긴 헌데에 주로 쓴다.

| 《동의보감》 탕액편의 원문 |

즙채(蕺菜) 멸 : 性微溫 味辛 有毒. 主蠼螋尿瘡. ○ 處處有之 生山中及田野間. 人好生食 然久食損陽氣. [本草]

| 식약처 공정서의 약초와 약재 |

- 약초·약재의 식약처 공정서 수재 : 어성초는 우리나라 식품의약품안전처의 의약품 공정서인 《대한민국약전외한약(생약)규격집(KHP)》에 수재되어 있다.
- 약재의 분류 : 식물성 약재
- 약재의 라틴어 생약명 : Houttuyniae Herba
- 약재의 이명 또는 영명 : 즙채(蕺菜),

중약(重藥), 십약(十藥)
- **약재의 기원** : 약재 어성초는 약모밀 *Houttuynia cordata* Thunberg(삼백초과 Saururaceae)의 지상부이다.
- **약재 저장법** : 밀폐용기(고형의 이물이 들어가는 것을 방지하고 내용의약품이 손실되지 않도록 보호할 수 있는 용기)

| 약재의 효능 |

- **한방 효능군 분류** : 청열약(淸熱藥)-청열해독(淸熱解毒)
- **한방 작용부위(귀경, 歸經)** : 어성초는 주로 폐 질환에 영향을 미친다.
- **한방 효능**
  - 청열해독(淸熱解毒) : 열독(熱毒)을 해소한다.
  - 소옹배농(消癰排膿) : 종기를 가라앉히고 고름을 배출시킨다.
  - 이뇨통림(利尿通淋) : 소변을 잘 나오게 하고 배뇨 장애를 해소한다.
- **약효 해설**
  - 기관지염, 폐렴, 폐농양을 치료한다.

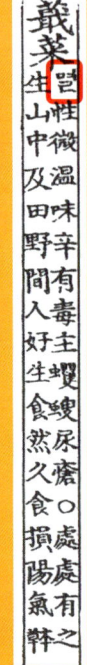

허준, 《원본 동의보감》, 719쪽, 남산당(2014)

한방 약미(藥味)와 약성(藥性)

- **한방 약미(藥味)** : 맛은 맵다.

| 酸 | 苦 | 甘 | **辛** | 鹹 | | 澁 | 淡 |

- **한방 약성(藥性)** : 성질은 약간 차다.

| 大寒 | 寒 | **微寒** | 凉 | 平 | 微溫 | 溫 | 熱 | 大熱 |

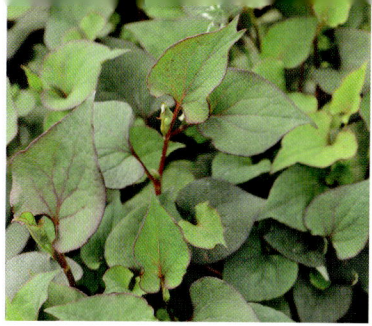
▲ 약모밀 잎

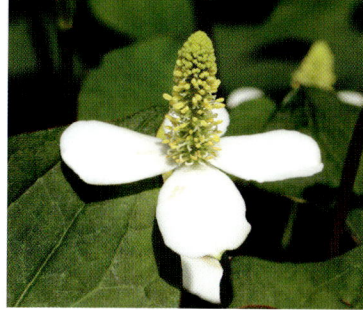
▲ 약모밀 꽃

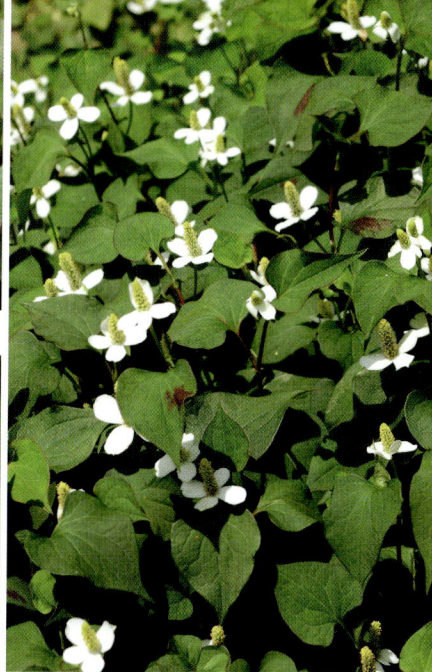
▲ 약모밀 재배지

- 담열(痰熱)로 인해서 숨이 가쁘고 기침이 나오는 증상에 사용한다.
- 습진 치료에 도움이 된다.
- 소변볼 때 아프거나 시원하게 나가지 않는 병증을 제거한다.

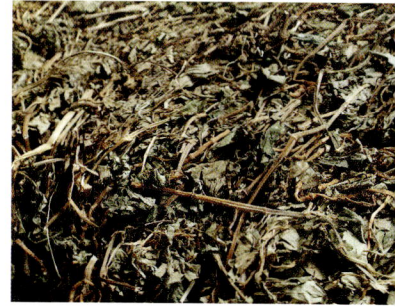
▲ 어성초(약재, 시장 판매품)

| **약용법** | 지상부 15~25g을 물 800mL에 넣고 달여서 반으로 나누어 아침저녁으로 마신다. 오래 달이지 않으며 신선한 재료는 30~50g을 사용한다. 외용할 때는 적당량을 짓찧어서 환부에 붙인다.

KP(대한민국약전) 수재 약재

약용대황 장엽대황 탕구트대황

약초명

약재명

대황 大黃

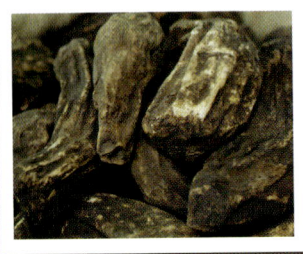

《동의보감》 탕액편에 기재된 조선시대의 한글 약초명

쟝군플

약초명 및 학명

약용대황(藥用大黃), *Rheum officinale* Baillon
장엽대황(掌葉大黃), *Rheum palmatum* Linné
탕구트대황, *Rheum tanguticum* Maximowicz ex Balf.

과명

마디풀과

약용부위

뿌리 및 뿌리줄기로서 주피를 제거한 것

| 약재의 조선시대 의서(醫書) 수재 |

대황은 《동의보감》 탕액편(湯液篇)의 풀부(部)와 《방약합편》의 독초편에 수재되어 있다.

|《동의보감》 탕액편의 효능 |

대황(大黃)의 성질은 매우 차고 [大寒] 맛은 쓰며[苦] 독이 없다 (독이 있다고도 한다). 어혈과 월경이 막힌 것을 나가게 하며 배 속에 생긴 덩어리를 깨뜨리고 대소장을 잘 통하게 한다. 온장(溫瘴)과 열병을 낫게 하고 큰 종기, 피부에 얇게 생긴 헌데, 독성이 있는 종기를 치료하는 데 주된 역할을 하여 장군(將軍)이라고 부른다.

|《동의보감》 탕액편의 원문 |

대황(大黃) 쟝군플 : 性大寒 味苦 無毒 [一云有毒]. 主下瘀血 血閉 破癥瘕積聚 通利大小腸 除溫瘴熱疾 療癰疽瘡癤毒腫 號爲將軍. ○ 在處有之. 二月八月 採根 去黑皮 火乾 錦紋者佳. [本草] ○ 湯滌實熱 推陳致新 謂如戡定禍亂 以致太平 所以有將軍

之名.[湯液] ○ 入手足陽明經 酒浸入太陽 酒洗入陽明 餘經不用酒. 盖酒浸良久 稍薄其味 而借酒力上升至高之分 酒洗亦不至峻下. 故承氣湯俱用酒浸 惟小承氣生用 或麪裹煨熟 或酒浸蒸熟 量虛實用.[入門] ○ 酒炒上達頭頂 酒洗中至胃脘 生用則下行.[回春]

| 식약처 공정서의 약초와 약재 |

- **약초·약재의 식약처 공정서 수재** : 대황은 우리나라 식품의약품안전처의 의약품 공정서인 《대한민국약전(KP)》에 수재되어 있다.
- **약재의 분류** : 식물성 약재
- **약재의 라틴어 생약명** : Rhei Radix et Rhizoma
- **약재의 이명 또는 영명** : Rhubarb
- **약재의 기원** : 약재 대황은 장엽대황(掌葉大黃) *Rheum palmatum* Linné, 탕구트대황 *Rheum tanguticum* Maximowicz ex Balf. 또는 약용대황(藥

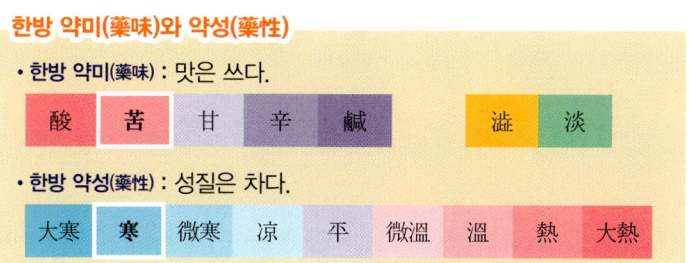

허준, 《원본 동의보감》, 733쪽, 남산당(2014)

한방 약미(藥味)와 약성(藥性)

- **한방 약미(藥味)** : 맛은 쓰다.

| 酸 | 苦 | 甘 | 辛 | 鹹 | 澁 | 淡 |

- **한방 약성(藥性)** : 성질은 차다.

| 大寒 | 寒 | 微寒 | 凉 | 平 | 微溫 | 溫 | 熱 | 大熱 |

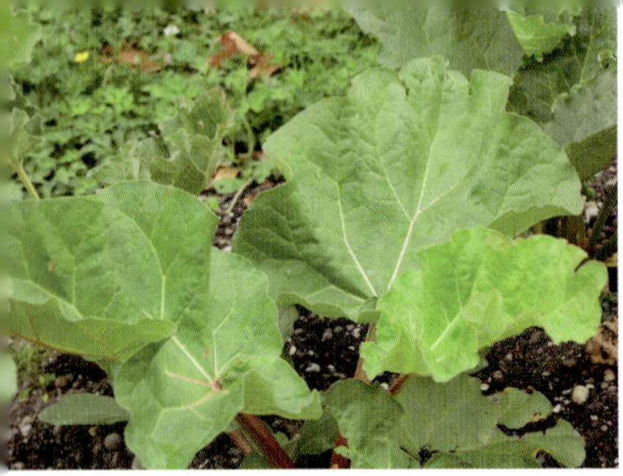

▲ 약용대황 잎

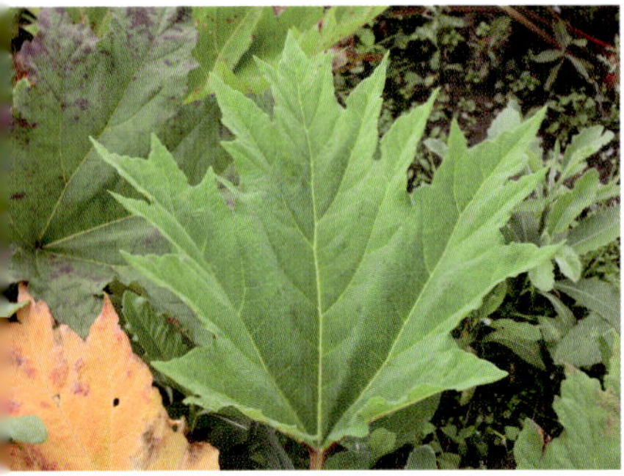

▲ 장엽대황 잎

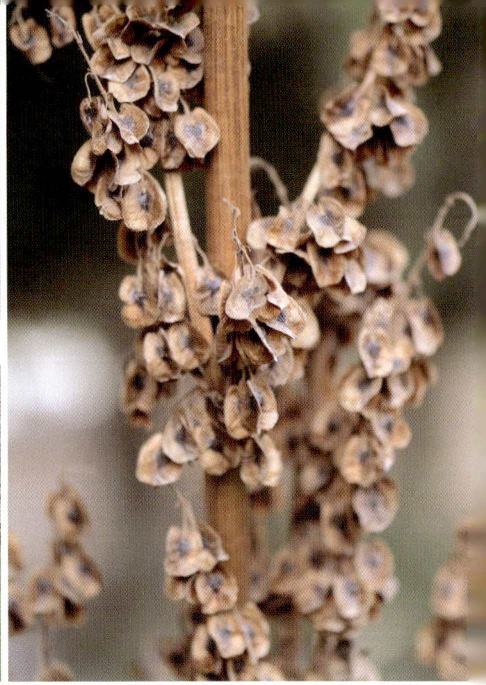

▲ 장엽대황 열매

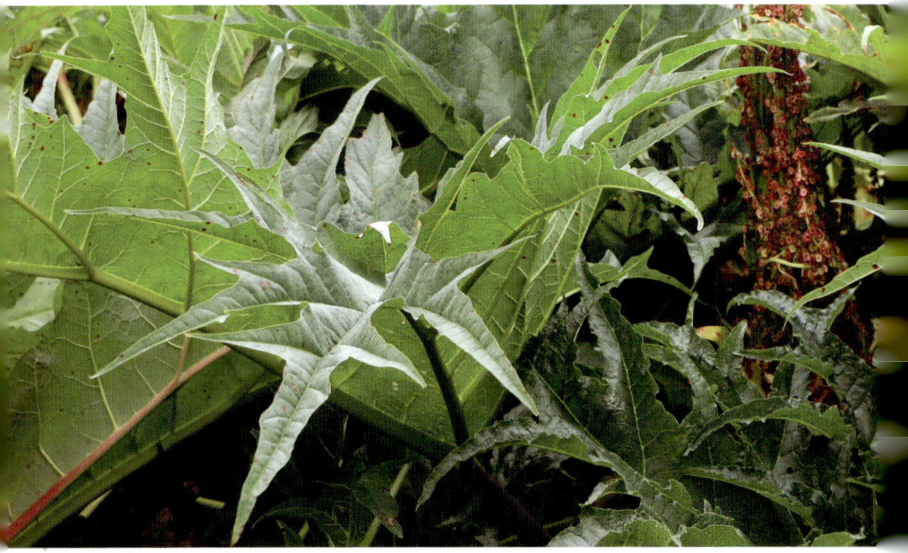

▲ 탕구트대황 잎

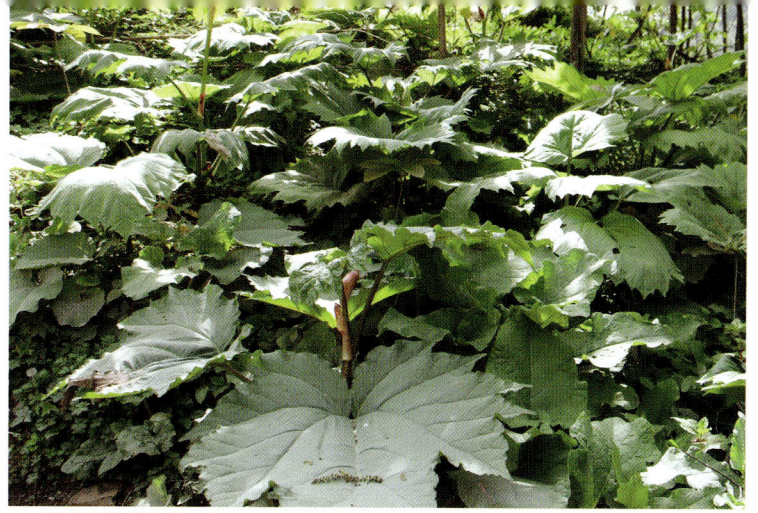

▲ 장엽대황 재배지(중국)

用大黃) *Rheum officinale* Baillon(마디풀과 Polygonaceae)의 뿌리 및 뿌리줄기로서 주피를 제거한 것이다.

- 약재 저장법 : 밀폐용기(고형의 이물이 들어가는 것을 방지하고 내용의 약품이 손실되지 않도록 보호할 수 있는 용기)

| 약재의 효능 |

- 한방 효능군 분류 : 사약(瀉藥)
- 한방 작용부위(귀경, 歸經) : 대황은 주로 비장, 위장, 대장, 간장, 심포(心包) 질환에 영향을 미친다.
- 한방 효능
  - 사하공적(瀉下攻積) : 설사시켜서 배 속에 덩어리가 생겨 아픈 병증인 적취(積聚)를 없앤다.
  - 청열사화(淸熱瀉火) : 열기를 식히고 화기(火氣)를 배출시킨다.
  - 양혈해독(凉血解毒) : 혈열(血熱)을 식히고 해독한다.
  - 축어통경(逐瘀通經) : 어혈을 제거하여 월경이 잘 나오게 한다.
  - 이습퇴황(利濕退黃) : 습기를 배출하고 황달을 가라앉힌다.

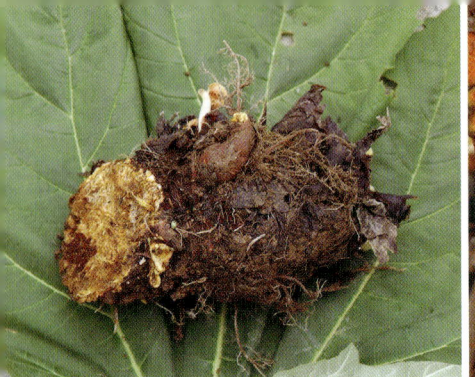
▲ 장엽대황 뿌리줄기(채취품, 전형)

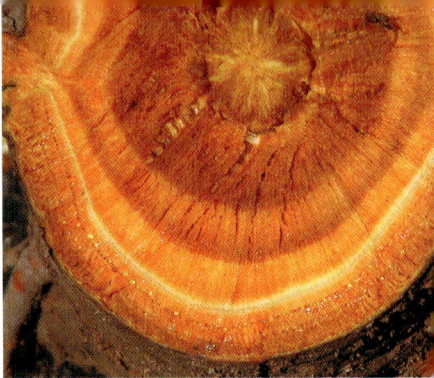
▲ 탕구트대황 뿌리줄기(채취품, 절단면)

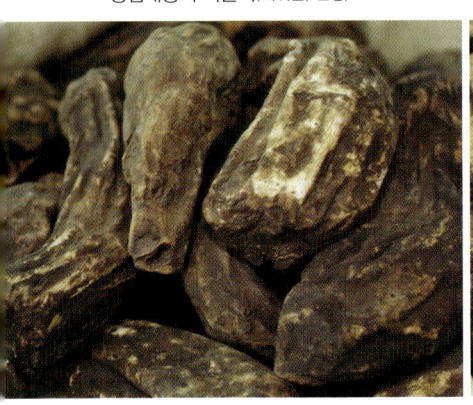
▲ 대황(약재, 전형)

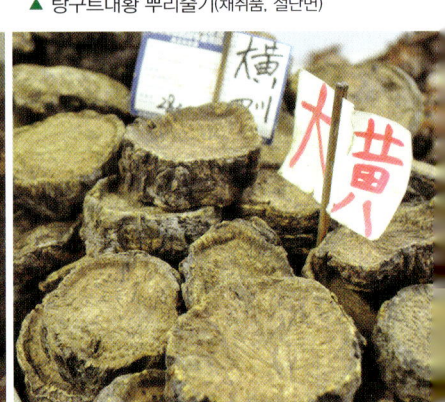
▲ 대황(약재, 시장 판매품)

● 약효 해설

- 적체되어 변비가 있는 증상에 사용한다.
- 황달이 있으면서 소변이 붉게 짙어진 증상을 치료한다.
- 장(腸)에 종기가 생겨서 발생하는 복통을 낫게 한다.
- 눈이 붉어지고 목구멍이 붓는 병증 치료에 도움이 된다.
- 산후 어혈, 타박상에 사용한다.
- 몸이 붓는 증상에 유효하다.
- 코피, 토혈, 각혈에 활용한다.
- 세균성 하리, 급성 복막염에 쓰인다.

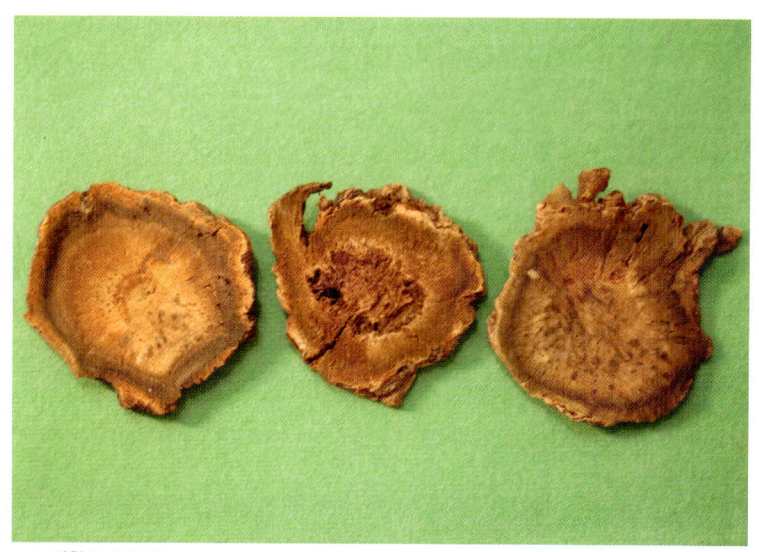

▲ 대황(약재, 절편)

| **북한의 효능** | 설사약으로서 설사를 일으키고 열을 내리우며 어혈을 없애고 월경을 정상화한다.

| **약용법** | 뿌리 및 뿌리줄기 3~15g을 물 800mL에 넣고 달여서 반으로 나누어 아침저녁으로 마신다. 사하(瀉下)의 용도로 사용할 경우에는 오래 달이지 않는다. 외용할 때는 적당량을 가루 내어 환부에 바른다.

| **주의사항** | 임신부 및 월경기, 수유기에는 사용을 삼간다.

약초명: 엉겅퀴

약재명: 대계 大薊

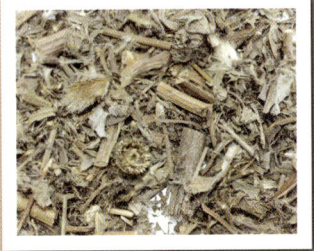

《동의보감》 탕액편에 기재된 조선시대의 한글 약초명

항가시

약초명 및 학명

엉겅퀴, *Cirsium japonicum* DC. var. *ussuriense* (Regel) Kitamura

과명

국화과

약용부위

전초

| 약재의 조선시대 의서(醫書) 수재 |

대계는 《동의보감》 탕액편(湯液篇)의 풀부(部)와 《방약합편》의 습초(濕草)편에 수재되어 있다.

| 《동의보감》 탕액편의 효능 |

대계(大薊, 엉겅퀴)의 성질은 보통이고[平] 맛은 쓰며[苦] 독이 없다. 어혈을 치료하고 토혈(吐血), 코피를 멎게 한다. 옹종(癰腫), 옴과 버짐을 낫게 한다. 여자의 자궁에서 분비물이 나오는 것을 치료한다. 정(精)을 보태주며 혈을 보한다.

| 《동의보감》 탕액편의 원문 |

대계(大薊) 항가시 : 性平 味苦 無毒. 治瘀血 止吐衄血 療癰腫 疥癬. 主女子赤白帶. 養精保血. ○ 處處有之. 五月採苗葉 九月採根 陰乾.[本草] ○ 地丁 卽大薊也. 黃花者 名黃花地丁 紫花者 名紫花地丁 幷主癰腫.[正傳]

| 식약처 공정서의 약초와 약재 |

● 약초·약재의 식약처 공정서 수재 : 대계는 우리나라 식품의약품안전

처의 의약품 공정서인 《대한민국약전외한약(생약)규격집(KHP)》에 수재되어 있다.

- 약재의 분류 : 식물성 약재
- 약재의 라틴어 생약명 : Cirsii Herba
- 약재의 기원 : 약재 대계는 엉겅퀴 *Cirsium japonicum* DC. var. *ussuriense* (Regel) Kitamura 또는 기타 동속 근연식물(국화과 Compositae)의 전초이다.
- 약재 저장법 : 밀폐용기(고형의 이물이 들어가는 것을 방지하고 내용의약품이 손실되지 않도록 보호할 수 있는 용기)

| 약재의 효능 |

- 한방 효능군 분류 : 이혈약(理血藥)-지혈(止血)
- 한방 작용부위(귀경, 歸經) : 대계는 주로 심장, 간장 질환에 영향을 미친다.
- 한방 효능
  - 양혈지혈(凉血止血) : 혈열(血熱)을 식히고 지혈한다.
  - 행어소종(行瘀消腫) : 어혈을 없애고 종기를 가라앉힌다.

허준, 《원본 동의보감》, 730쪽, 남산당(2014)

한방 약미(藥味)와 약성(藥性)

- **한방 약미(藥味)** : 맛은 쓰고 달다.

| 酸 | **苦** | **甘** | 辛 | 鹹 | | 澁 | 淡 |

- **한방 약성(藥性)** : 성질은 서늘하다.

| 大寒 | 寒 | 微寒 | **凉** | 平 | 微溫 | 溫 | 熱 | 大熱 |

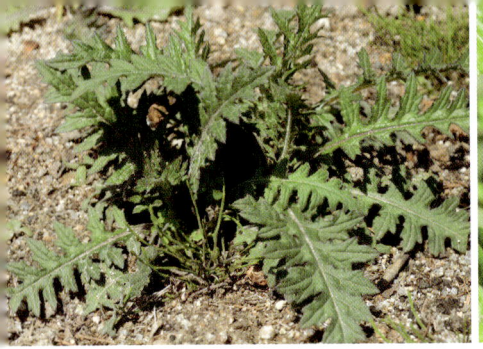
▲ 엉겅퀴 어린잎

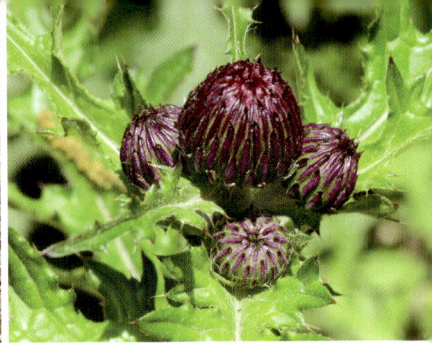
▲ 엉겅퀴(*Cirsium japonicum* var. *maackii*) 꽃봉오리

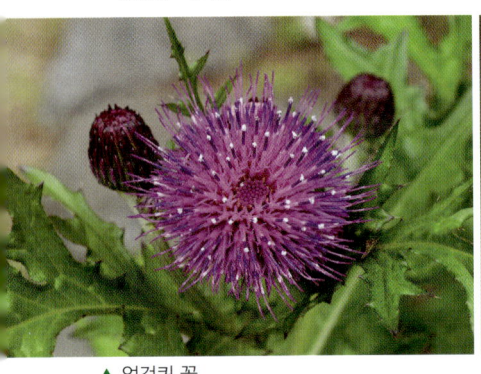
▲ 엉겅퀴 꽃

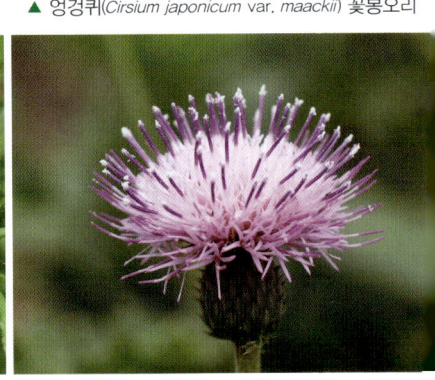
▲ 엉겅퀴(*Cirsium japonicum*) 꽃

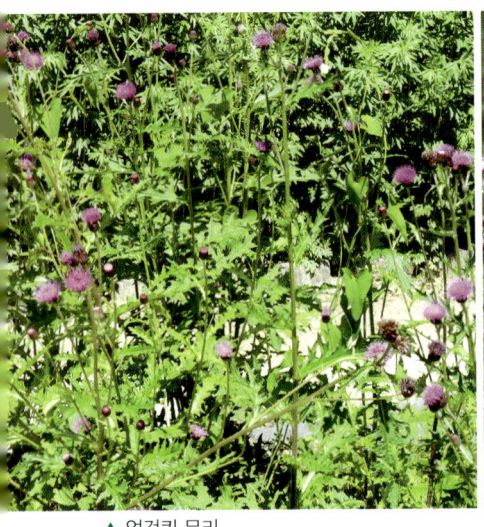
▲ 엉겅퀴 무리

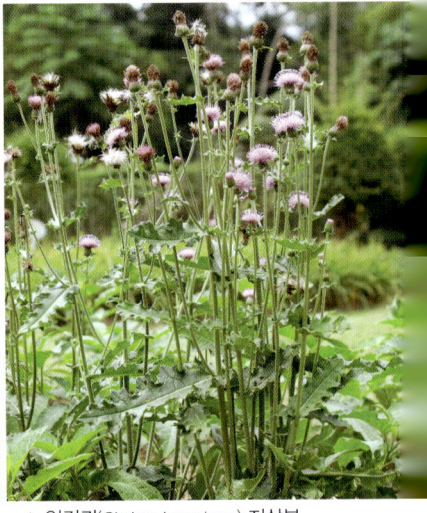
▲ 엉겅퀴(*Cirsium japonicum*) 지상부

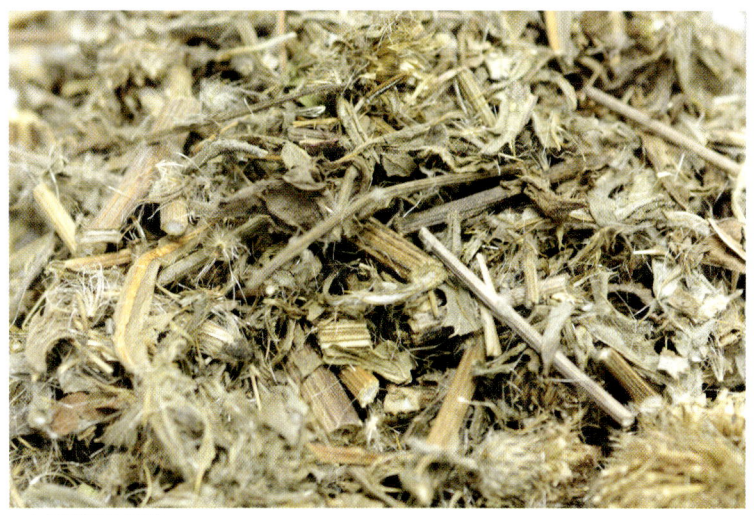

▲ 대계(약재, 절단)

● 약효 해설

- 간염, 신염 치료에 효과가 있다.
- 부정기 자궁출혈에 쓰인다.
- 토혈, 각혈, 코피, 혈변(血便), 혈뇨(血尿), 외상출혈을 멎게 한다.
- 피부 질환에서 붓고 아픈 것을 낫게 한다.
- 알코올에 의한 간독성으로부터 간세포를 보호한다.

| 북한의 효능 | 피멎이약으로서 혈열을 없애고 출혈을 멈추며 어혈을 없애고 옹종을 낫게 한다.

| 약용법 | 전초 5~10g을 물 800mL에 넣고 달여서 반으로 나누어 아침저녁으로 마신다. 신선한 재료는 30~60g을 사용한다. 외용할 때는 적당량을 짓찧어서 환부에 붙인다.

약초명: 연꽃

약재명: 연자육 蓮子肉

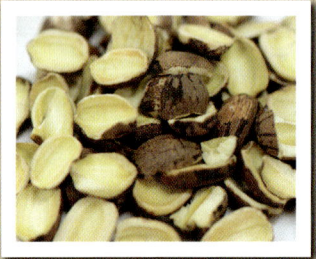

《동의보감》 탕액편에 기재된 조선시대의 한글 약초명

년밤

약초명 및 학명
연꽃, *Nelumbo nucifera* Gaertner

과명
수련과

약용부위
잘 익은 씨로서 그대로 또는 연심을 제거한 것

| 약재의 조선시대 의서(醫書) 수재 |

연자육은 《동의보감》 탕액편(湯液篇)의 과일부(部)와 《방약합편》의 수과(水果)편에 수재되어 있다.

| 《동의보감》 탕액편의 효능 |

연실(蓮實, 연밥)의 성질은 보통이고[平] 차며[寒] 맛이 달고[甘] 독이 없다. 기력을 도와[養氣力] 온갖 병을 없애고 오장(五藏)을 보한다. 갈증과 이질[痢]을 멎게 하고 정신을 좋게 하며 마음을 안정시킨다. 많이 먹으면 기분이 좋아진다.[본초]

| 《동의보감》 탕액편의 원문 |

연실(蓮實) 년밤 : 性平寒 味甘無毒. 養氣力 除百疾 補五藏 止渴 止痢 益神安心. 多食令人喜.[本草] ○ 補十二經氣血.[入門] ○ 一名水芝丹 一名瑞蓮 亦謂之藕實. 其皮黑而沈水者 謂之石蓮. 入水必沈 惟煎鹽鹵能浮之. 處處有之 生池澤中. 八月九月 取堅黑者. 用生則脹人腹中 蒸食之良.[本草] ○ 其葉爲

荷 其莖爲茄 其本爲蔤. 其花未發爲菡
萏 已發爲芙蓉 其實爲蓮 其根爲藕 其
中爲的 的中有青長二分爲薏 味苦者是
也. 芙蕖 其總名也.[本草] ○ 凡用 白
蓮爲佳.[日用]

| 식약처 공정서의 약초와 약재 |

- **약초·약재의 식약처 공정서 수재** : 연자육은 우리나라 식품의약품안전처의 의약품 공정서인 《대한민국약전(KP)》에 수재되어 있다.
- **약재의 분류** : 식물성 약재
- **약재의 라틴어 생약명** : Nelumbinis Semen
- **약재의 이명 또는 영명** : 연육(蓮肉), Nelumbo Seed
- **약재의 기원** : 약재 연자육은 연꽃 *Nelumbo nucifera* Gaertner(수련과 Nymphaeaceae)의 잘 익은 씨로서 그대로 또는 연심을 제거한 것이다.
- **약재 저장법** : 밀폐용기(고형의 이물이 들어가는 것을 방지하고 내용의

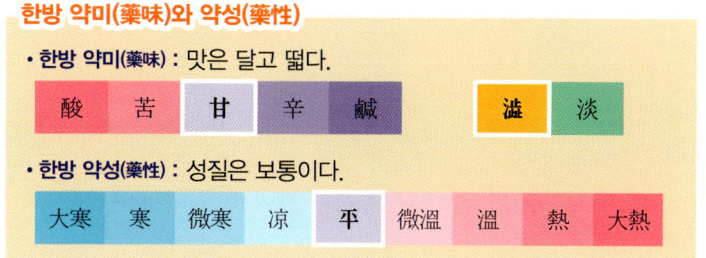

허준, 《원본 동의보감》, 709쪽, 남산당(2014)

한방 약미(藥味)와 약성(藥性)

- **한방 약미(藥味)** : 맛은 달고 떫다.

  | 酸 | 苦 | 甘 | 辛 | 鹹 | 澁 | 淡 |

- **한방 약성(藥性)** : 성질은 보통이다.

  | 大寒 | 寒 | 微寒 | 凉 | 平 | 微溫 | 溫 | 熱 | 大熱 |

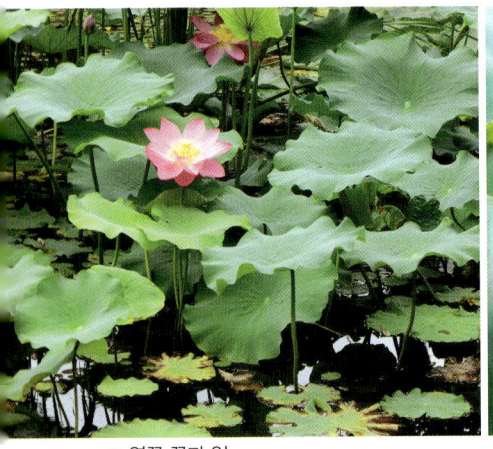
▲ 연꽃 꽃과 잎

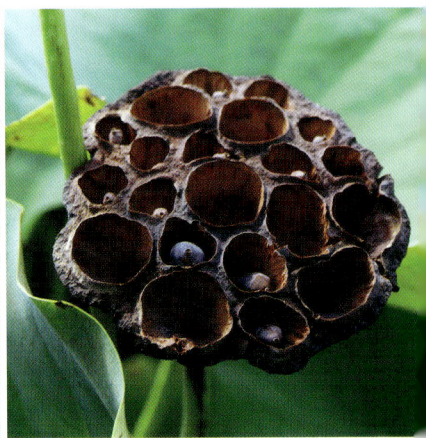
▲ 연꽃 열매

약품이 손실되지 않도록 보호할 수 있는 용기)

| 약재의 효능 |

- 한방 효능군 분류 : 수삽약(收澁藥)
- 한방 작용부위(귀경, 歸經) : 연자육은 주로 비장, 신장, 심장 질환에 영향을 미친다.
- 한방 효능
  - 보비지사(補脾止瀉) : 비(脾)를 보하고 설사를 멎게 한다.
  - 지대(止帶) : 냉을 멎게 한다.
  - 익신삽정(益腎澁精) : 신기(腎氣)를 보충하고 정액 배출을 억제한다.
  - 양심안신(養心安神) : 심(心)을 보양하고 정신을 안정시킨다.
- 약효 해설
  - 가슴이 두근거리면서 불안해하며 잠이 오지 않는 증상에 유효하다.

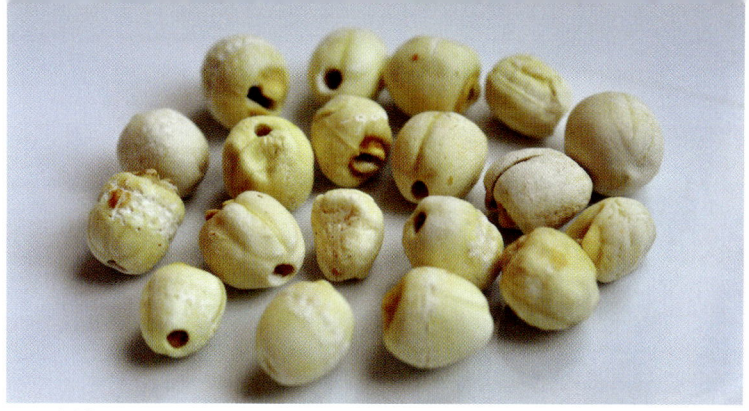

▲ 연자육(거피한 약재)

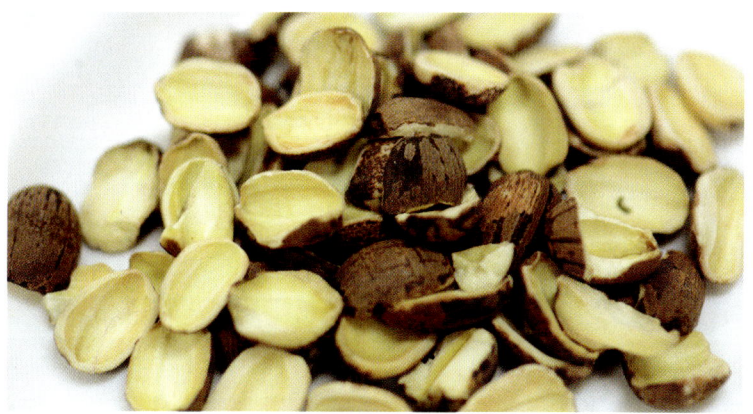

▲ 연자육(약재, 절단)

- 무의식중에 정액이 몸 밖으로 나오는 증상을 치료한다.
- 마음을 안정시키고 진정시킨다.
- 자궁출혈과 자궁에서 분비물이 나오는 증상에 사용한다.

| **북한의 효능** | 보기약으로서 비를 보하고 설사를 멈추며 신을 보하고 유정을 낫게 하며 심을 보하고 정신을 진정시킨다.

| **약용법** | 씨 6~15g을 물 800mL에 넣고 달여서 반으로 나누어 아침저녁으로 마신다.

KP(대한민국약전) 수재 약재

약초명: 오갈피나무

약재명

오가피 五加皮

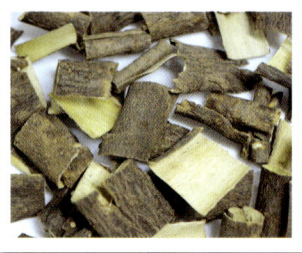

《동의보감》 탕액편에 기재된
조선시대의 한글 약초명

짯둘흡

약초명 및 학명

오갈피나무, *Acanthopanax sessiliflorum* Seeman

과명

두릅나무과

약용부위

뿌리껍질 및 줄기껍질

| 약재의 조선시대 의서(醫書) 수재 |

오가피는 《동의보감》 탕액편(湯液篇)의 나무부(部)와 《방약합편》의 관목(灌木)편에 수재되어 있다.

| 《동의보감》 탕액편의 효능 |

오가피(五加皮)의 성질은 따뜻하며[溫](약간 차다[微寒]고도 한다) 맛은 맵고[辛] 쓰며[苦] 독이 없다. 오로칠상(五勞七傷)을 보하며 기운을 돕고 정수를 보충한다. 근육과 뼈를 튼튼히 하고 의지를 강하게 한다. 남자의 발기부전과 여자의 음부 가려움증을 낫게 한다. 허리와 등뼈가 아픈 것, 두 다리가 아프고 저린 것, 관절이 당기는 것, 다리에 힘이 없어 늘어진 것을 낫게 한다. 소아가 3살이 되어도 걷지 못할 때에 오가피를 먹이면 걸을 수 있다.

| 《동의보감》 탕액편의 원문 |

오가피(五加皮) 짯둘흡 : 性溫 [一云微寒] 味辛苦 無毒. 補五勞七傷 益氣添精 堅筋骨 强志

意. 男子陰痿 女子陰痒 療腰脊痛 兩脚疼痺 骨節攣急 痿躄 小兒三歲不能行 服此便行走. ○ 生山野 樹生小叢 莖間有刺. 五葉生枝端 如桃花 有香氣. 三四月開白花 結細靑子 至六月漸黑色. 根若荊根 皮黃黑 肉白骨硬. 五月七月採莖 十月採根 陰乾.[本草] ○ 上應五車星精而生 故葉五出者佳. 延年不老 仙經藥也.[入門]

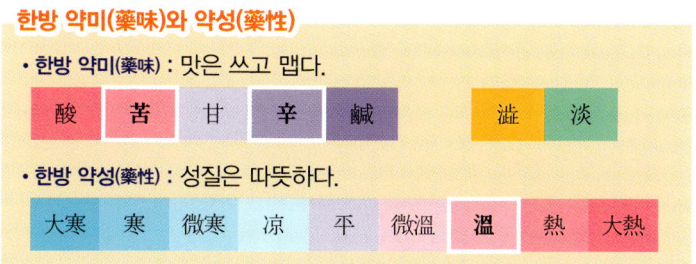

허준, 《원본 동의보감》, 740쪽, 남산당(2014)

| 식약처 공정서의 약초와 약재 |

- **약초·약재의 식약처 공정서 수재** : 오가피는 우리나라 식품의약품안전처의 의약품 공정서인 《대한민국약전(KP)》에 수재되어 있다.
- **약재의 분류** : 식물성 약재
- **약재의 라틴어 생약명** : Acanthopanacis Cortex
- **약재의 이명 또는 영명** : Acanthopanax Root Bark
- **약재의 기원** : 약재 오가피는 오갈피나무 *Acanthopanax sessiliflorum* Seeman 또는 기타 동속식물(두릅나무과 Araliaceae)의 뿌리껍질 및 줄기껍질이다.

한방 약미(藥味)와 약성(藥性)

- **한방 약미(藥味)** : 맛은 쓰고 맵다.

| 酸 | 苦 | 甘 | 辛 | 鹹 | 澁 | 淡 |

- **한방 약성(藥性)** : 성질은 따뜻하다.

| 大寒 | 寒 | 微寒 | 凉 | 平 | 微溫 | 溫 | 熱 | 大熱 |

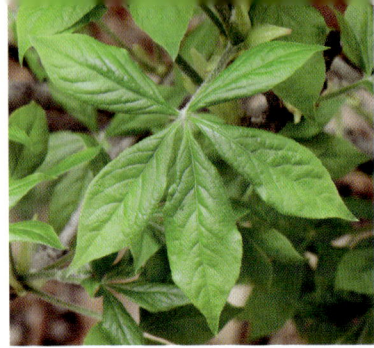

▲ 오갈피나무 잎

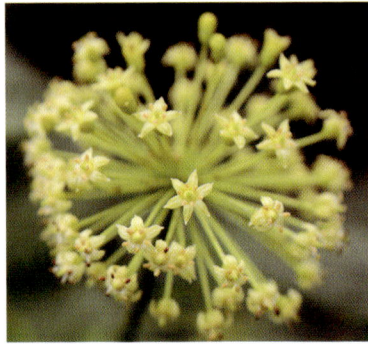

▲ 오갈피나무 꽃

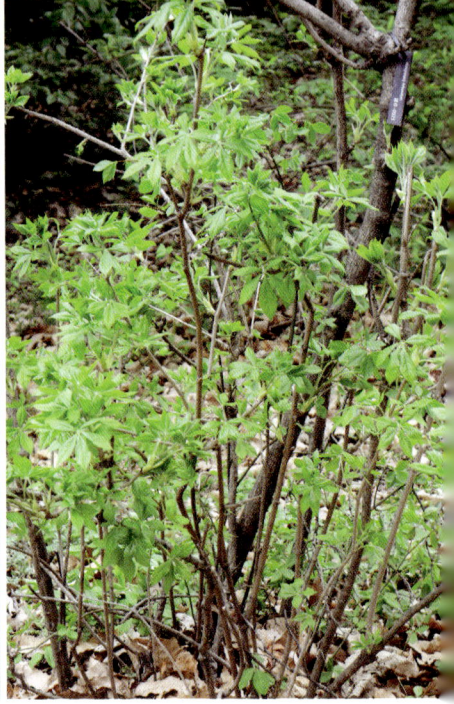

▲ 오갈피나무 나무모양

- **약재 저장법** : 밀폐용기(고형의 이물이 들어가는 것을 방지하고 내용의 약품이 손실되지 않도록 보호할 수 있는 용기)

| 약재의 효능 |

- **한방 작용부위(귀경, 歸經)** : 오가피는 주로 간장, 신장 질환에 영향을 미친다.
- **한방 효능**
  - 거풍제습(祛風除濕) : 팔다리를 잘 쓰지 못하고 마비되며 아픈 증상을 치료한다.
  - 보익간신(補益肝腎) : 간(肝)과 신(腎)을 보한다.
  - 강근장골(强筋壯骨) : 근육과 뼈를 튼튼하게 한다.

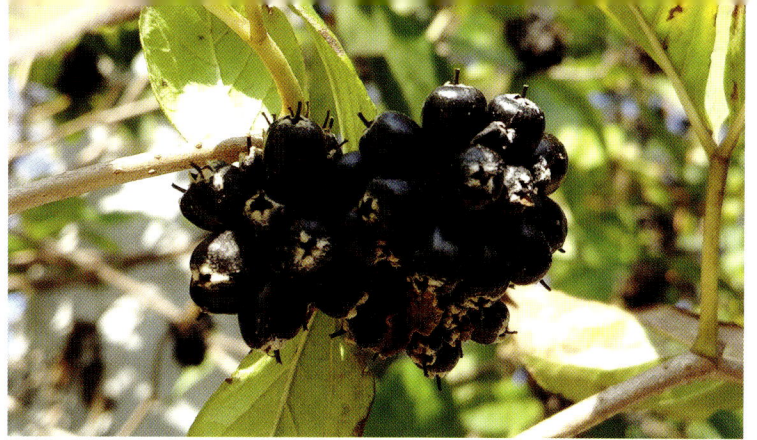
▲ 오갈피나무 열매

- 이수소종(利水消腫) : 소변을 잘 나오게 하고 부종을 가라앉힌다.

● **약효 해설**

- 팔다리를 잘 쓰지 못하고 마비되며 아픈 증상에 유효하다.
- 근골(筋骨)이 저리고 힘이 없는 증상을 치료한다.
- 발기부전, 요통(腰痛) 치료에 쓰인다.
- 몸이 붓는 증상에 사용한다.
- 강장, 강심 작용이 있다.

| **북한의 효능** | 거풍습약으로서 풍습을 없애고 기와 정을 보하며 힘줄과 뼈를 든든하게 한다.

| **약용법** | 뿌리껍질 및 줄기껍질 5~10g을 물 800mL에 넣고 달여서 반으로 나누어 아침저녁으로 마신다.

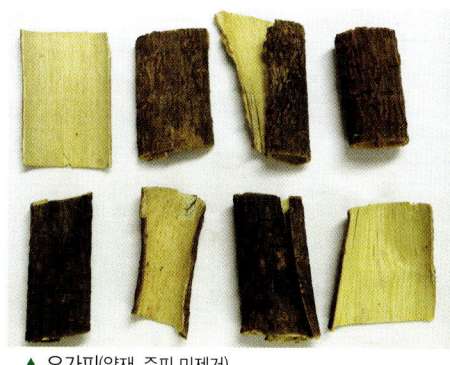
▲ 오가피(약재, 주피 미제거)

약초명

오미자

약재명

오미자 五味子

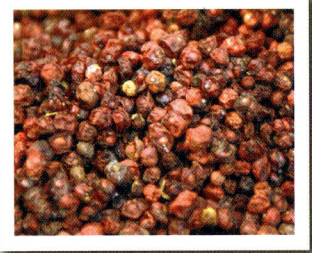

《동의보감》 탕액편에 기재된
조선시대의 한글 약초명

오미ᄌᆞ

약초명 및 학명

오미자, *Schisandra chinensis* Baillon

과명

오미자과

약용부위

잘 익은 열매

| 약재의 조선시대 의서(醫書) 수재 |

오미자는 《동의보감》 탕액편(湯液篇)의 풀부(部)와 《방약합편》의 만초(蔓草, 덩굴풀)편에 수재되어 있다.

|《동의보감》 탕액편의 효능 |

오미자(五味子)의 성질은 따뜻하고[溫] 맛이 시며[酸](약간 쓰다[微苦]고도 한다) 독이 없다. 허로(虛勞)로 몹시 야윈 것을 보하고 눈을 밝게 한다. 신[水藏]을 덥히고 양기를 세게 하며 남자의 정을 보하고 음경을 커지게 한다. 소갈(消渴)증을 멎게 하고 가슴이 답답하면서 열나는 증상을 없앤다. 술독을 풀고 기침이 나면서 숨이 찬 것을 치료한다.

|《동의보감》 탕액편의 원문 |

오미자(五味子) 오미ᄌᆞ : 性溫 味酸 [一云微苦] 無毒. 補虛勞 羸瘦 明目 煖水藏 強陰 益男子精 生陰中肌 止消渴 除煩熱 解酒毒 治咳嗽上氣. ○ 生深山中. 莖赤色蔓生 葉如杏葉 花黃白. 子如豌豆許大 叢生莖頭 生

靑熟紅紫. 味甘者佳. 八月採子 日乾.
○ 皮肉甘酸 核中辛苦 都有鹹味 此則 五味具也. 故名爲五味子. 入藥 生暴不 去子.[本草] ○ 孫眞人云 夏月常服五 味子 以補五藏之氣. 在上則滋源 在下 則補腎 故入手太陰・足少陰也.[湯液]
○ 我國生咸鏡道平安道 最佳.[俗方]

| 식약처 공정서의 약초와 약재 |

- **약초・약재의 식약처 공정서 수재** : 오미자는 우리나라 식품의약품안전처의 의약품 공정서인 《대한민국약전(KP)》에 수재되어 있다.
- **약재의 분류** : 식물성 약재
- **약재의 라틴어 생약명** : Schisandrae Fructus
- **약재의 이명 또는 영명** : Schisandra Fruit
- **약재의 기원** : 약재 오미자는 오미자 *Schisandra chinensis* Baillon(오미자과 Schisandraceae)의 잘 익은 열매이다.
- **약재 저장법** : 밀폐용기(고형의 이물이 들어가는 것을 방지하고 내용의

허준, 《원본 동의보감》, 725쪽, 남산당(2014)

한방 약미(藥味)와 약성(藥性)

- **한방 약미(藥味)** : 맛은 시고 달다.

| 酸 | 苦 | 甘 | 辛 | 鹹 | 澁 | 淡 |

- **한방 약성(藥性)** : 성질은 따뜻하다.

| 大寒 | 寒 | 微寒 | 凉 | 平 | 微溫 | 溫 | 熱 | 大熱 |

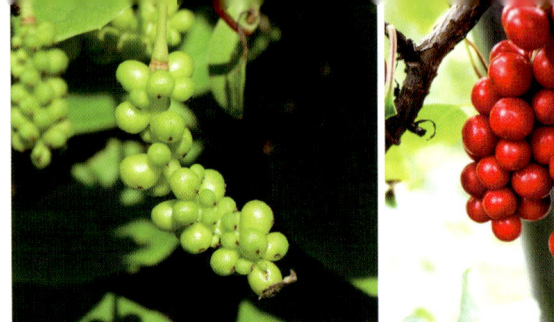
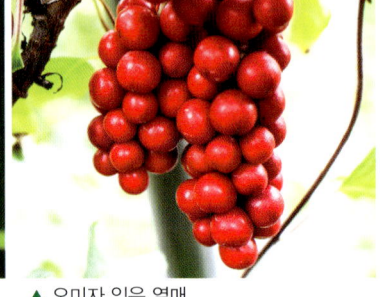

▲ 오미자 덜 익은 열매　　　　▲ 오미자 익은 열매

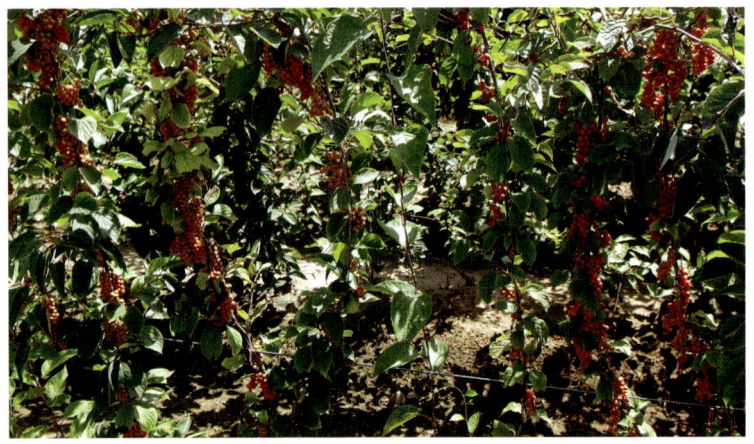

▲ 오미자 나무모양

약품이 손실되지 않도록 보호할 수 있는 용기)

| **기원식물 해설** | 중국약전에는 '흔히 오미자를 북오미자[北五味子, *Schisandra chinensis* (Turcz.) Baill.], 화중오미자(華中五味子, *Schisandra sphenanthera* Rehd. et Wils.)를 남오미자(南五味子)라고 부른다'고 소개한다.

| **약재의 효능** |
- 한방 작용부위(귀경, 歸經) : 오미자는 주로 폐, 심장, 신장 질환에 영향을 미친다.

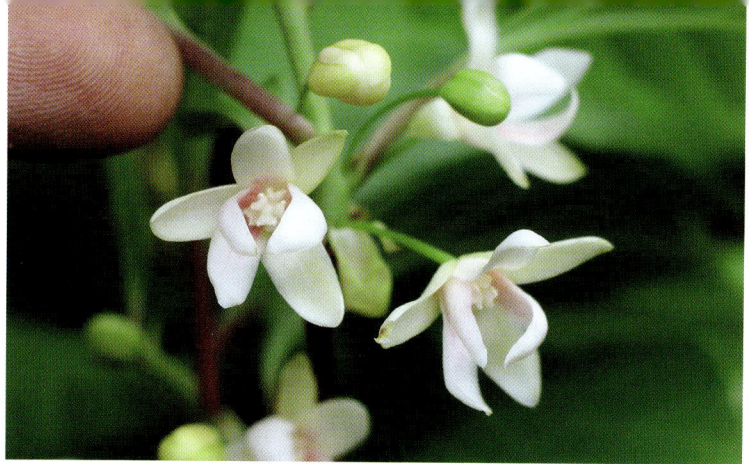
▲ 오미자 꽃

● 한방 효능
- 수렴고삽(收斂固澁) : 체액의 배출·배설을 억제한다.
- 익기생진(益氣生津) : 원기를 보충하고 진액 생성을 촉진한다.
- 보신영심(補腎寧心) : 신(腎)을 보하고 정신을 안정시킨다.

● 약효 해설
- 오래된 기침, 설사, 이질을 치료한다.
- 마음을 안정시키고 진정시킨다.
- 가슴이 두근거리면서 불안하고 잠을 못 자는 증상을 낫게 한다.
- 몸이 허약하여 잠자는 사이에 또는 깨어 있는 상태에서 저절로 땀이 나는 증상에 사용한다.
- 무의식중에 정액이 몸 밖으로 나오는 증상의 치료에 효과가 있다.
- 소변이 저절로 나오면서 배뇨 횟수가 잦은 증상에 쓰인다.

| 북한의 효능 | 보기약으로서 기를 보하고 폐를 보하며 기침을 멈추고 신과 정을 보하며 진액을 생겨나게 하고 땀을 멈추며 삽정하고 눈을 밝게 한다.

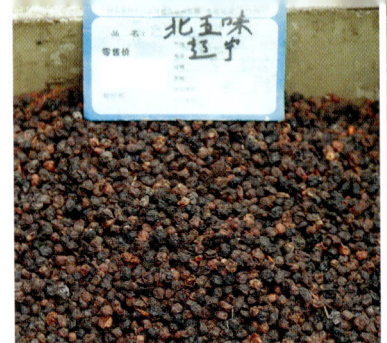
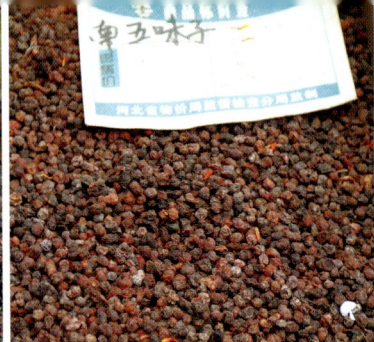

▲ 오미자(북오미자와 남오미자, 약재, 시장 판매품). 중국에서는 오미자를 북오미자(北五味子, *Schisandra chinensis* (Turcz.) Baill.], 화중오미자(華中五味子, *Schisandra sphenanthera* Rehd. et Wils.)를 남오미자(南五味子)라 부른다.

| **약용법** | 열매 2~6g을 물 800mL에 넣고 달여서 반으로 나누어 아침저녁으로 마신다.

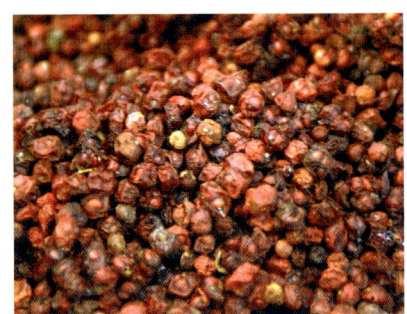

▲ 오미자(약재, 전형)

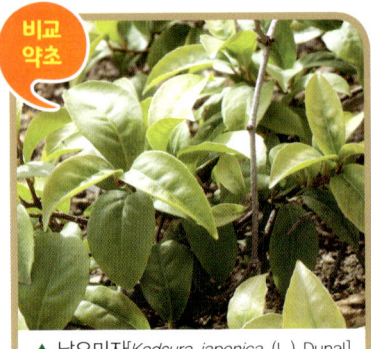

▲ 남오미자[*Kadsura japonica* (L.) Dunal] 지상부(프랑스)

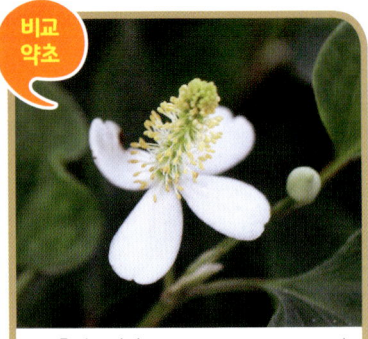

▲ 흥산오미자(*Schisandra incarnata* Stapf) 꽃(중국)

오이풀 장엽지유

약초명

지유 地楡

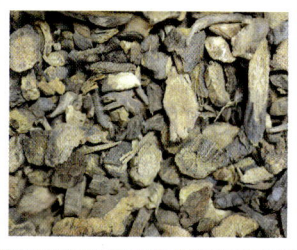

《동의보감》 탕액편에 기재된 조선시대의 한글 약초명

외느믈불휘

약초명 및 학명

오이풀, *Sanguisorba officinalis* Linné
장엽지유(長葉地楡), *Sanguisorba officinalis* Linné var. *longifolia* (Bert.) Yü et Li

과명

장미과

약용부위

뿌리

| 약재의 조선시대 의서(醫書) 수재 |

지유는 《동의보감》 탕액편(湯液篇)의 풀부(部)와 《방약합편》의 산초(山草)편에 수재되어 있다.

|《동의보감》 탕액편의 효능 |

지유(地楡, 오이풀 뿌리)의 성질은 약간 차고[微寒](보통이다[平]고도 한다) 맛은 쓰고[苦] 달며[甘] 시고[酸] 독이 없다. 부인의 칠상(七傷), 자궁에서 분비물이 나오는 것, 산후에 어혈로 아픈 것을 낫게 한다. 대변에 피가 섞여 나오는 것을 멎게 하고 고름을 빼내며[排膿] 쇠붙이에 다친 것을 낫게 한다.

|《동의보감》 탕액편의 원문 |

지유(地楡) 외느믈불휘 : 性微寒[一云平] 味苦甘酸 無毒. 主婦人七傷帶下病 及産後瘀痛. 止血痢 排膿 療金瘡. ○ 生山野. 葉似楡而長. 花子紫黑色如豉 故一名玉豉. 根外黑裏紅. 二月八月採根 暴乾.[本草] ○ 性沈寒 入下焦 治熱血痢 去下焦之血 腸風及瀉痢 下血須用之. 陽

中微陰 治下部血.[湯液]

| 식약처 공정서의 약초와 약재 |

- 약초·약재의 식약처 공정서 수재 : 지유는 우리나라 식품의약품안전처의 의약품 공정서인 《대한민국약전외한약(생약)규격집(KHP)》에 수재되어 있다.
- 약재의 분류 : 식물성 약재
- 약재의 라틴어 생약명 : Sanguisorbae Radix
- 약재의 이명 또는 영명 : 옥시(玉豉)
- 약재의 기원 : 약재 지유는 오이풀 *Sanguisorba officinalis* Linné 또는 장엽지유(長葉地楡) *Sanguisorba officinalis* Linné var. *longifolia* (Bert.) Yü et Li(장미과 Rosaceae)의 뿌리이다.
- 약재 저장법 : 밀폐용기(고형의 이물이 들어가는 것을 방지하고 내용의약품이 손실되지 않도록 보호할 수 있는 용기)

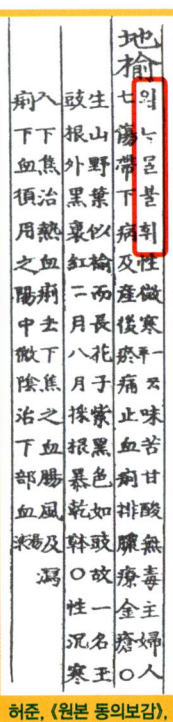

허준, 《원본 동의보감》, 730쪽, 남산당(2014)

| 약재의 효능 |

- 한방 효능군 분류 : 이혈약(理血藥)-지혈(止血)
- 한방 작용부위(귀경, 歸經) : 지유는 주로 간장, 대장 질환에 영향을

한방 약미(藥味)와 약성(藥性)

- 한방 약미(藥味) : 맛은 시고 쓰며 떫다.

  | 酸 | 苦 | 甘 | 辛 | 鹹 | | 澁 | 淡 |

- 한방 약성(藥性) : 성질은 약간 차다.

  | 大寒 | 寒 | 微寒 | 凉 | 平 | 微溫 | 溫 | 熱 | 大熱 |

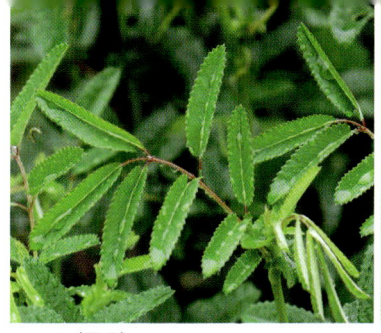
▲ 오이풀 잎

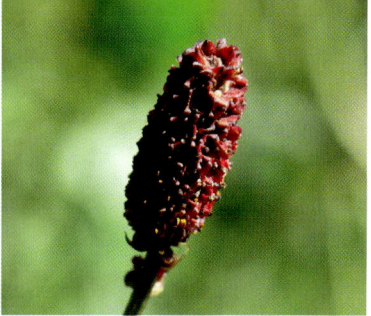
▲ 오이풀 꽃

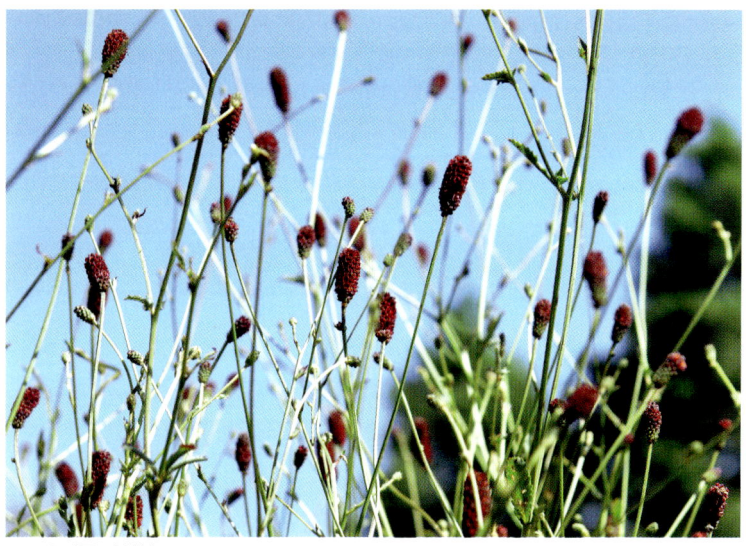
▲ 오이풀 지상부

미친다.

● 한방 효능

- 양혈지혈(凉血止血) : 혈열(血熱)을 식히고 지혈한다.
- 해독염창(解毒斂瘡) : 해독하고 상처를 아물게 한다.

● 약효 해설

- 치질 출혈, 혈변(血便), 하혈, 각혈을 치료한다.
- 여성의 부정기 자궁출혈을 멎게 한다.

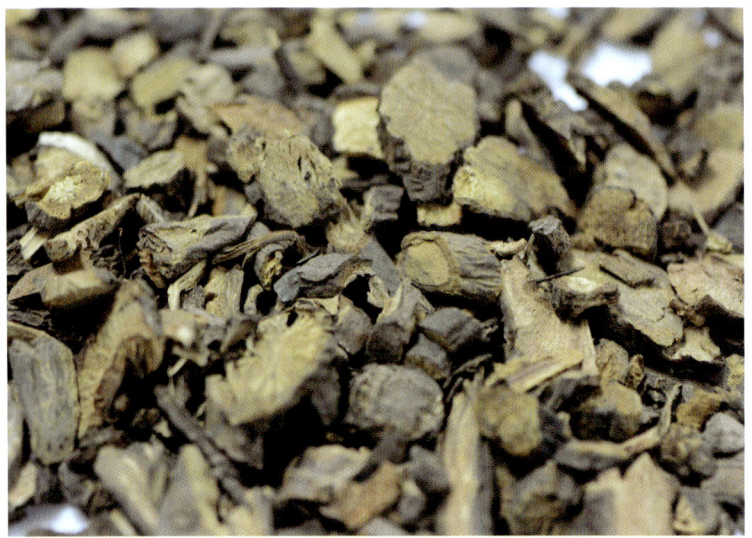

▲ 지유(약재, 절편)

- 습진, 피부염에 유효하다.
- 수렴 작용이 있다.

| **북한의 효능** | 설사멎이약으로서 설사를 멈추고 출혈을 멈춘다.

| **약용법** | 뿌리 9~15g을 물 800mL에 넣고 달여서 반으로 나누어 아침저녁으로 마신다. 외용할 때는 가루 내어 환부에 붙인다.

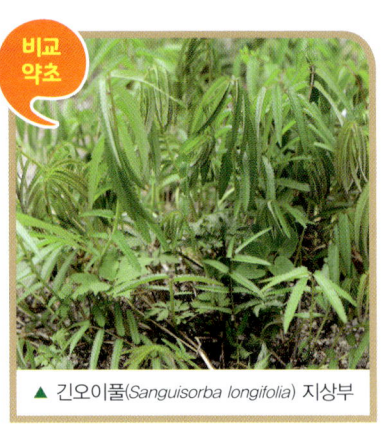

비교 약초

▲ 긴오이풀(*Sanguisorba longifolia*) 지상부

옻나무

약재명
건칠 乾漆

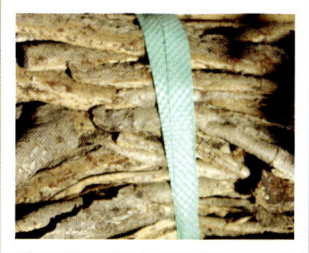

《동의보감》 탕액편에 기재된 조선시대의 한글 약초명

므른옷

약초명 및 학명

옻나무, *Rhus verniciflua* Stokes

과명

옻나무과

약용부위

줄기에 상처를 입혀 흘러나온 수액(樹液)을 건조한 덩어리

| 약재의 조선시대 의서(醫書) 수재 |

건칠은 《동의보감》 탕액편(湯液篇)의 나무부(部)와 《방약합편》의 교목(喬木, 줄기가 곧고 굵으며 높이 자라는 나무)편에 수재되어 있다.

| 《동의보감》 탕액편의 효능 |

건칠(乾漆, 마른 옻)의 성질은 따뜻하고[溫] 맛이 매우며[辛] 독이 있다. 어혈을 없앤다. 월경이 중단된 것, 아랫배가 아프고 흰 점액이 나오는 것을 낫게 한다. 소장을 잘 통하게 하고 회충을 없애며 배 속에 있는 덩어리를 깨뜨린다. 출혈이 심하여 정신이 흐리고 혼미하여지는 증상을 멎게 한다. 삼충(三蟲)을 죽이고 전시노채(傳尸勞瘵)에도 쓴다.

| 《동의보감》 탕액편의 원문 |

건칠(乾漆) 므른옷 : 性溫 味辛 有毒. 消瘀血. 主女人經脈不通 及疝瘕. 利小腸 去蛔蟲 破堅積 止血暈 殺三蟲 治傳尸勞. ○ 漆桶中自然有乾者 狀如蜂房 孔孔隔 堅若鐵石者 爲佳. 入藥須擣

碎 炒令烟出 不爾 損人腸胃. 素畏漆者 勿服.[本草] ○ 性畏漆者 入雞子淸和藥內用.[正傳]

| 식약처 공정서의 약초와 약재 |

- **약초·약재의 식약처 공정서 수재**: 건칠은 우리나라 식품의약품안전처의 의약품 공정서인 《대한민국약전외한약(생약)규격집(KHP)》에 수재되어 있다.
- **약재의 분류**: 식물성 약재
- **약재의 라틴어 생약명**: Lacca Rhois Exsiccata
- **약재의 이명 또는 영명**: 칠(漆)
- **약재의 기원**: 약재 건칠은 옻나무 *Rhus verniciflua* Stokes(옻나무과 Anacardiaceae)의 줄기에 상처를 입혀 흘러나온 수액(樹液)을 건조한 덩어리이다.
- **약재 저장법**: 밀폐용기(고형의 이물이 들어가는 것을 방지하고 내용의약품이 손실되지 않도록 보호할 수 있는 용기)

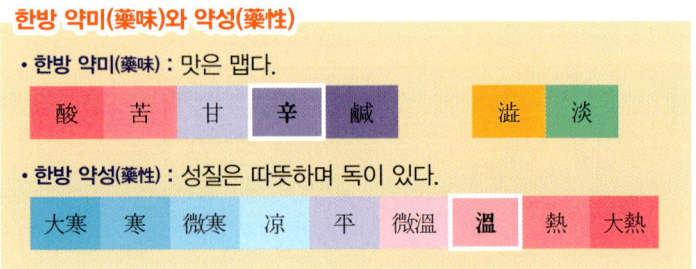
허준, 《원본 동의보감》, 739쪽, 남산당(2014)

| 약재의 효능 |

- **한방 작용부위(귀경, 歸經)**: 건칠은 주로 간장, 비장 질환에 영향을 미친다.

한방 약미(藥味)와 약성(藥性)

- **한방 약미(藥味)**: 맛은 맵다.

| 酸 | 苦 | 甘 | 辛 | 鹹 | | 澁 | 淡 |

- **한방 약성(藥性)**: 성질은 따뜻하며 독이 있다.

| 大寒 | 寒 | 微寒 | 凉 | 平 | 微溫 | 溫 | 熱 | 大熱 |

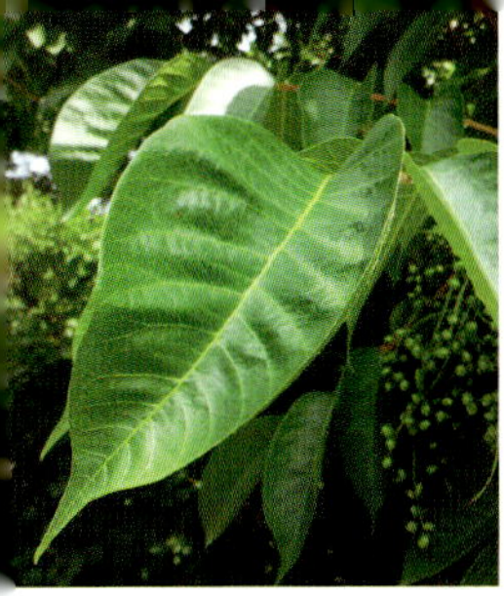

▲ 옻나무 잎 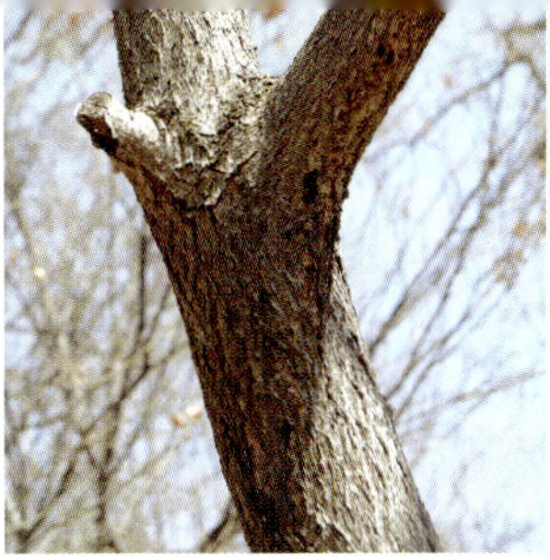　　▲ 옻나무 나무껍질

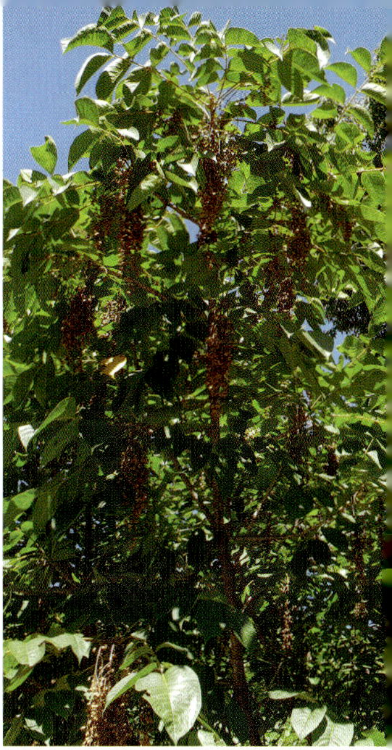

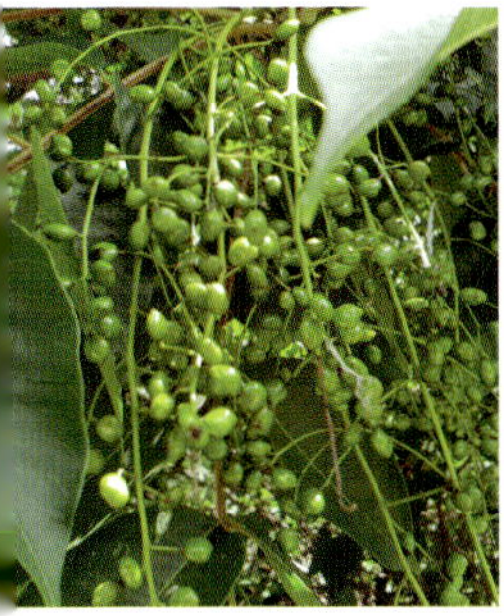

▲ 옻나무 덜 익은 열매 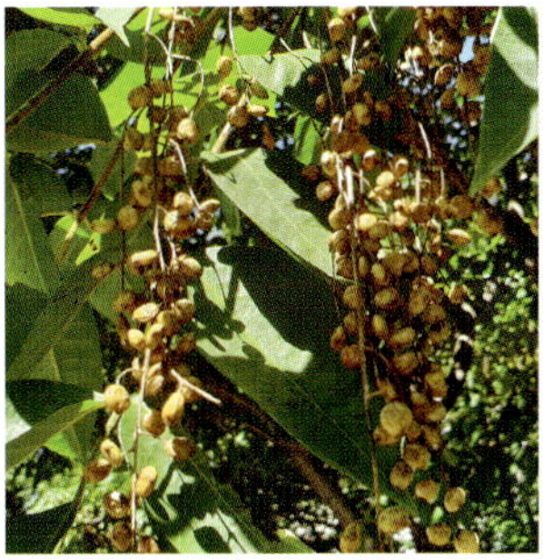　　▲ 옻나무 익은 열매　　▲ 옻나무 나무모양

● **한방 효능**

- 파어통경(破瘀通經) : 어혈을 깨뜨려 월경이 잘 나오게 한다.
- 소적살충(消積殺蟲) : 배 속에 덩어리가 생겨 아픈 증상을 가라앉히고 벌레를 죽인다.

● **약효 해설**

- 배가 더부룩하거나 아픈 병증을 낫게 한다.
- 여성의 무월경, 어혈을 치료한다.

| **약용법** | 건조한 덩어리 2~4.5g을 가루나 환(丸)으로 만들어 복용한다. 외용할 때는 건칠을 태워 환부에 그 연기를 쐰다.

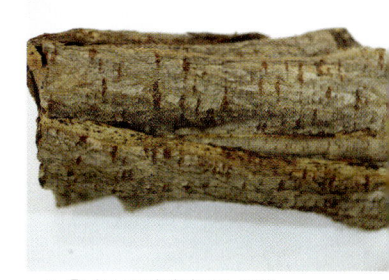

▲ 옻나무 줄기껍질(약재, 전형)

왕느릅나무

유백피 (榆白皮)

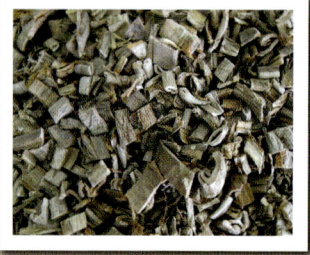

《동의보감》 탕액편에 기재된 조선시대의 한글 약초명

느릅나모겁질

약초명 및 학명
왕느릅나무, *Ulmus macrocarpa* Hance

과명
느릅나무과

약용부위
주피를 제거한 나무껍질

| 약재의 조선시대 의서(醫書) 수재 |

유백피는 《동의보감》 탕액편(湯液篇)의 나무부(部)와 《방약합편》의 교목(喬木, 줄기가 곧고 굵으며 높이 자라는 나무)편에 수재되어 있다.

| 《동의보감》 탕액편의 효능 |

유피(榆皮, 느릅나무 껍질)의 성질은 보통이고[平] 맛이 달며[甘] 독이 없다. 성질이 미끌미끌하여 대소변이 나오지 않는 데 주로 쓰인다. 소변을 잘 나오게 하고 위와 대소장[腸胃]의 나쁜 열 기운을 없애며 부은 것을 가라앉힌다. 오림(五淋)을 잘 통하게 하고 불면증, 코 고는 것[齁, 후]을 치료한다.

| 《동의보감》 탕액편의 원문 |

유피(榆皮) 느릅나모겁질 : 性平 味甘 無毒. 性滑利 主大小便不通 利水道. 除腸胃邪熱 消浮腫 利五淋 治不眠 療齁. ○ 生山中 處處有之. 二月採皮取白 暴乾 三月採實 作醬食 甚香美. [本草]

| 식약처 공정서의 약초와 약재 |

- **약초·약재의 식약처 공정서 수재** : 유백피는 우리나라 식품의약품안전처의 의약품 공정서인 《대한민국약전외한약(생약)규격집(KHP)》에 수재되어 있다.
- **약재의 분류** : 식물성 약재
- **약재의 라틴어 생약명** : Ulmi Cortex
- **약재의 기원** : 약재 유백피는 왕느릅나무 *Ulmus macrocarpa* Hance(느릅나무과 Ulmaceae)의 주피를 제거한 수피이다.
- **약재 저장법** : 밀폐용기(고형의 이물이 들어가는 것을 방지하고 내용의약품이 손실되지 않도록 보호할 수 있는 용기)

| 약재의 효능 |

- **한방 작용부위(귀경, 歸經)** : 유백피는 주로 폐, 비장, 방광 질환에 영향을 미친다.
- **한방 효능**
  - 이수통림(利水通淋) : 소변을 잘 나오게 하고 배뇨 장애를 해소한다.

허준, 《원본 동의보감》, 739쪽, 남산당(2014)

한방 약미(藥味)와 약성(藥性)

- **한방 약미(藥味)** : 맛은 달다.

| 酸 | 苦 | 甘 | 辛 | 鹹 | | 澁 | 淡 |

- **한방 약성(藥性)** : 성질은 약간 차다.

| 大寒 | 寒 | 微寒 | 凉 | 平 | 微溫 | 溫 | 熱 | 大熱 |

- 거담(祛痰) : 담(痰)을 제거한다.
- 소종해독(消腫解毒) : 종기를 가라앉히고 해독한다.

● **약효 해설**

- 잠이 잘 오지 않는 증상에 사용한다.
- 소변이 잘 나오지 않는 병증에 유효하다.

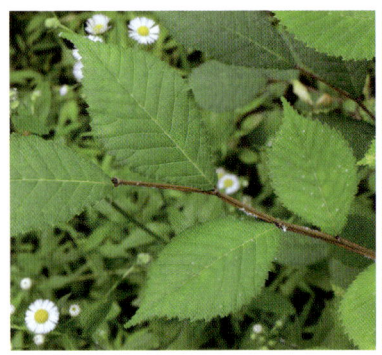

▲ 왕느릅나무 잎　　▲ 왕느릅나무 줄기

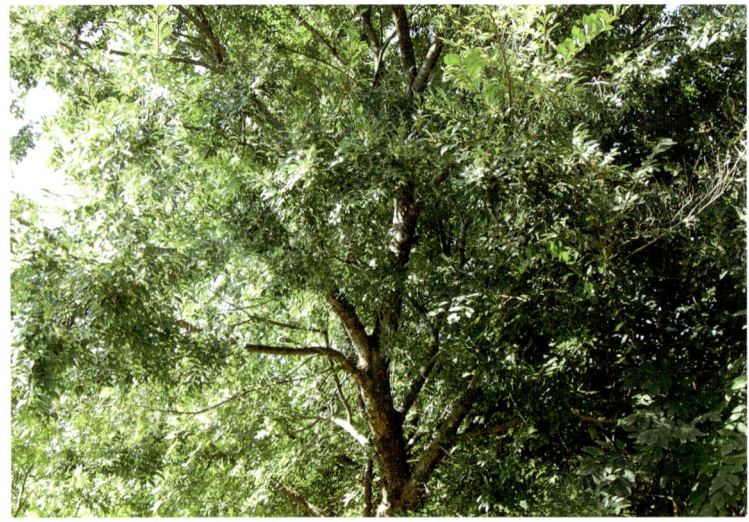

▲ 왕느릅나무 나무모양

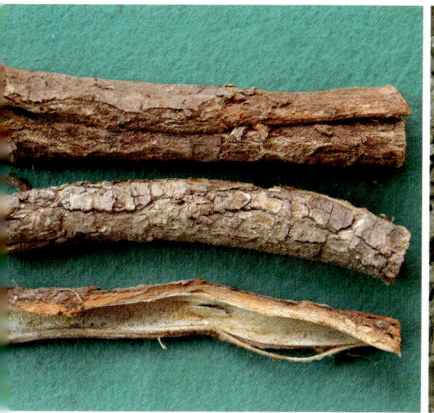
▲ 유백피(약재, 전형)

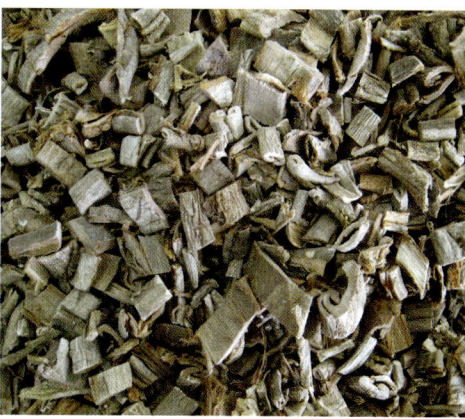
▲ 유백피(약재, 절편)

- 몸이 붓는 증상을 치료한다.
- 가래가 많은 기침을 낮게 한다.
- 피부가 빨갛게 부어오르는 피부 질환에 쓰인다.

| 북한의 효능 | 오줌내기약으로서 오줌이 잘 나가게 하고 부은것을 내리우며 대변을 무르게 하고 위장의 열을 없앤다.

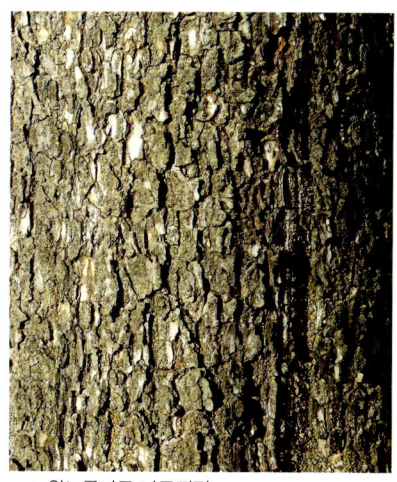
▲ 왕느릅나무 나무껍질

| 약용법 | 나무껍질 9~15g을 물 800mL에 넣고 달여서 반으로 나누어 아침저녁으로 마시거나 또는 가루로 만들어 복용한다. 외용할 때는 적당량을 짓찧거나 또는 가루 내어 환부에 붙인다.

약초명

용담

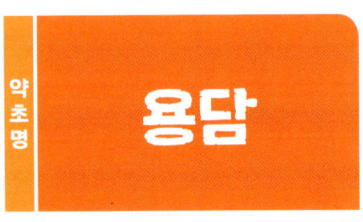

약재명

용담 龍膽

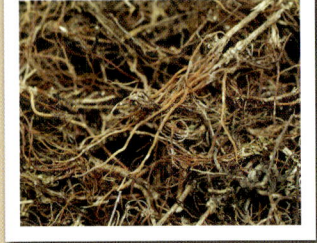

《동의보감》 탕액편에 기재된
조선시대의 한글 약초명

과남플

약초명 및 학명

용담, *Gentiana scabra* Bunge

과명

용담과

약용부위

뿌리 및 뿌리줄기

| 약재의 조선시대 의서(醫書) 수재 |

용담은 《동의보감》 탕액편(湯液篇)의 풀부(部)와 《방약합편》의 산초(山草)편에 수재되어 있다.

|《동의보감》 탕액편의 효능 |

용담(龍膽)의 성질은 매우 차고 [大寒] 맛이 쓰며[苦] 독이 없다. 위(胃) 속에 있는 열과 유행하는 급성 전염병, 열성 설사[熱泄], 이질을 치료한다. 간(肝)과 담(痰)의 기를 더해주고 놀라서 가슴이 두근거리는 것을 멎게 한다. 뼛속이 화끈거리며 사지(四肢)가 풀리거나 몹시 기운이 없는 것을 치료한다. 장(腸) 속의 작은 충을 제거하며 눈을 밝게 한다.

|《동의보감》 탕액편의 원문 |

용담(龍膽) 과남플 : 性大寒 味苦 無毒. 除胃中伏熱 時氣溫熱 熱泄下痢. 益肝膽氣 止驚惕 除骨熱 去腸中小蟲 明目. ○ 根黃白色 下抽根十餘本 類牛膝. 味苦如膽 故俗呼爲草龍膽. 二月 八月 十一月 十二月 採根 陰乾. 採得後 以銅刀切去髭土了 甘草

湯中浸一宿 暴乾用. 勿空腹餌之 令人尿不禁.[本草] ○ 治下焦濕熱 明目涼肝.[醫鑑] ○ 治眼疾 必用之藥也. 酒浸則上行. 虛人酒炒黑用之.[湯液]

| 식약처 공정서의 약초와 약재 |

- **약초·약재의 식약처 공정서 수재** : 용담은 우리나라 식품의약품안전처의 의약품 공정서인 《대한민국약전(KP)》에 수재되어 있다.
- **약재의 분류** : 식물성 약재
- **약재의 라틴어 생약명** : Gentianae Scabrae Radix et Rhizoma
- **약재의 이명 또는 영명** : 초용담(草龍膽), Gentian Root and Rhizome
- **약재의 기원** : 약재 용담은 용담 *Gentiana scabra* Bunge, 과남풀 *Gentiana triflora* Pallas 또는 조엽용담(條葉龍膽) *Gentiana manshurica* Kitagawa(용담과 Gentianaceae)의 뿌리 및 뿌리줄기이다.
- **약재 저장법** : 밀폐용기(고형의 이물이 들어가는 것을 방지하고 내용의

허준, 《원본 동의보감》, 722쪽, 남산당(2014)

한방 약미(藥味)와 약성(藥性)

- **한방 약미(藥味)** : 맛은 쓰다.

| 酸 | 苦 | 甘 | 辛 | 鹹 | 澁 | 淡 |

- **한방 약성(藥性)** : 성질은 차다.

| 大寒 | 寒 | 微寒 | 涼 | 平 | 微溫 | 溫 | 熱 | 大熱 |

용담·용담 471

약품이 손실되지 않도록 보호할 수 있는 용기)

| **약재의 효능** |

- 한방 효능군 분류 : 청열약(淸熱藥)
- 한방 작용부위(귀경, 歸經) : 용담은 주로 간장, 담낭 질환에 영향을 미친다.
- 한방 효능
  - 청열조습(淸熱燥濕) : 열기를 식히고 습기를 말린다.
  - 사간담화(瀉肝膽火) : 간과 담의 열을 떨어뜨린다.
- 약효 해설
  - 음낭이 붓거나 음부가 가려운 증상을 치료한다.

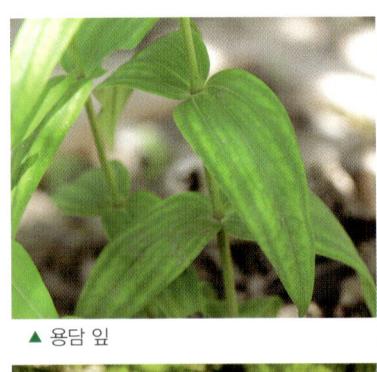

▲ 용담 잎

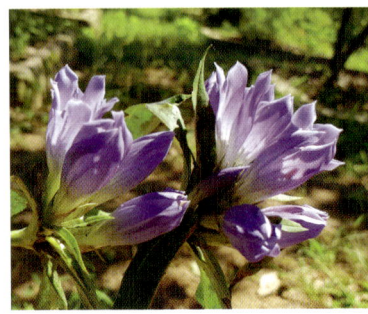

▲ 용담 꽃

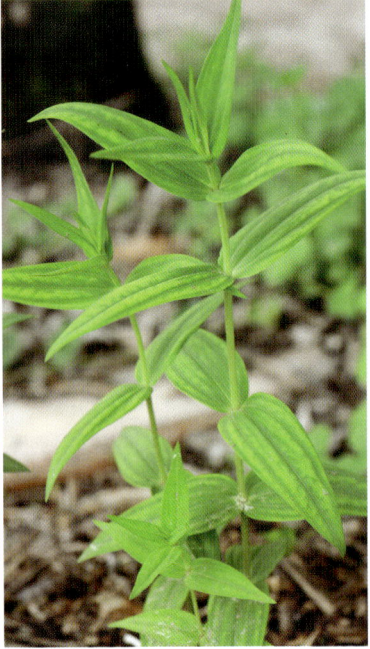

▲ 용담 지상부

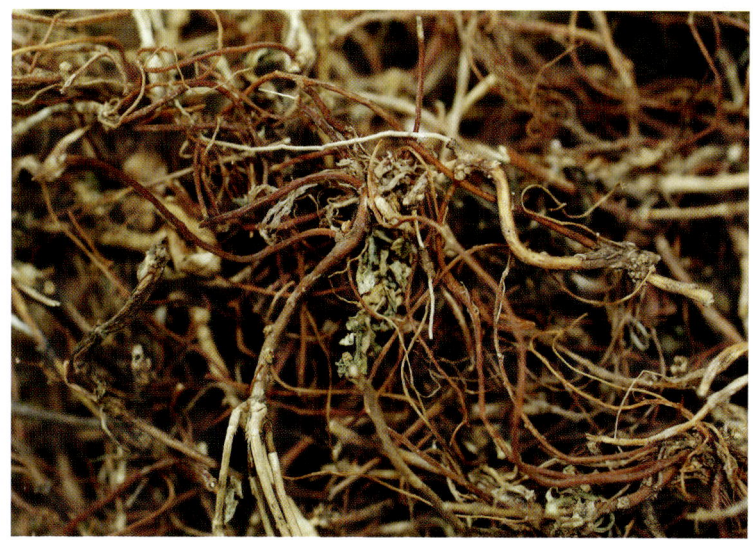

▲ 용담(약재, 전형)

- 자궁에서 분비물이 나오는 증상에 유효하다.
- 황달, 습진 치료에 효과가 있다.
- 두통, 인후통에 사용한다.

| 북한의 효능 | 청열조습약으로서 간, 담의 열을 내리우고 하초의 습열을 없애며 위열도 내리운다.

| 약용법 | 뿌리 및 뿌리줄기 3~6g을 물 800mL에 넣고 달여서 반으로 나누어 아침저녁으로 마신다.

약초명: 우엉

약재명
우방자 牛蒡子

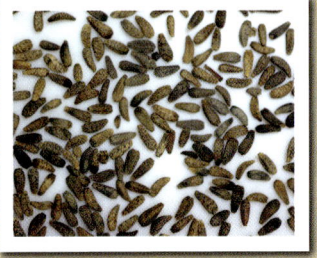

《동의보감》 탕액편에 기재된
조선시대의 한글 약초명

우웡삐

약초명 및 학명

우엉, *Arctium lappa* Linné

과명

국화과

약용부위

잘 익은 열매

| 약재의 조선시대 의서(醫書) 수재 |

우방자는《동의보감》탕액편(湯液篇)의 풀부(部)와《방약합편》의 습초(濕草)편에 수재되어 있다.

|《동의보감》탕액편의 효능 |

악실(惡實, 우엉 씨)의 성질은 보통이고[平](따뜻하다[溫]고도 한다) 맛은 매우며[辛](달다[甘]고도 한다) 독이 없다. 눈을 밝게 하고 풍(風)에 상한 것을 낫게 한다.[본초]

|《동의보감》탕액편의 원문 |

악실(惡實) 우웡삐 : 性平[一云溫] 味辛[一云甘] 無毒. 主明目 除風傷.[本草] ○ 治風毒腫 利咽膈 潤肺散氣 療風熱癮疹瘡瘍.[湯液] ○ 卽牛蒡子也. 處處有之 外殼多刺 鼠過之則綴惹不可脫 故亦名鼠粘子.[本草] ○ 微炒 搗碎用.[入門] ○ 一名大力子.[正傳]

| 식약처 공정서의 약초와 약재 |

● **약초·약재의 식약처 공정서 수재** : 우방자는 우리나라 식품의약품안전처의 의약품 공정서인《대한

민국약전(KP)》에 수재되어 있다.

- 약재의 분류 : 식물성 약재
- 약재의 라틴어 생약명 : Arctii Fructus
- 약재의 이명 또는 영명 : Arctium Fruit
- 약재의 기원 : 약재 우방자는 우엉 *Arctium lappa* Linné(국화과 Compositae)의 잘 익은 열매이다.
- 약재 저장법 : 밀폐용기(고형의 이물이 들어가는 것을 방지하고 내용의약품이 손실되지 않도록 보호할 수 있는 용기)

| 약재의 효능 |

- 한방 효능군 분류 : 신량해표약(辛凉解表藥)
- 한방 작용부위(귀경, 歸經) : 우방자는 주로 폐, 위장 질환에 영향을 미친다.
- 한방 효능
  - 소산풍열(消散風熱) : 풍열(風熱)을 해소한다.
  - 선폐투진(宣肺透疹) : 폐의 기능을 정상화하고 발진을 잘 돋게 한다.
  - 해독이인(解毒利咽) : 해독하고 목구멍을 편안하게 한다.

허준, 《원본 동의보감》, 729쪽, 남산당(2014)

한방 약미(藥味)와 약성(藥性)

- **한방 약미(藥味)** : 맛은 쓰고 맵다.

| 酸 | **苦** | 甘 | **辛** | 鹹 | 澁 | 淡 |

- **한방 약성(藥性)** : 성질은 차다.

| 大寒 | **寒** | 微寒 | 凉 | 平 | 微溫 | 溫 | 熱 | 大熱 |

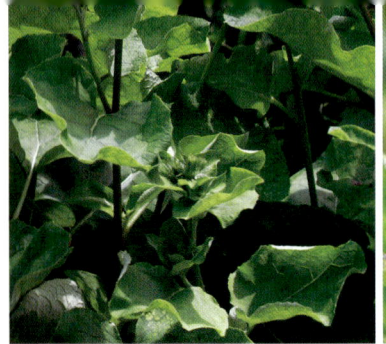
▲ 우엉 잎

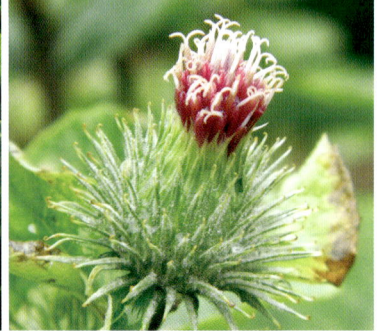
▲ 우엉 꽃

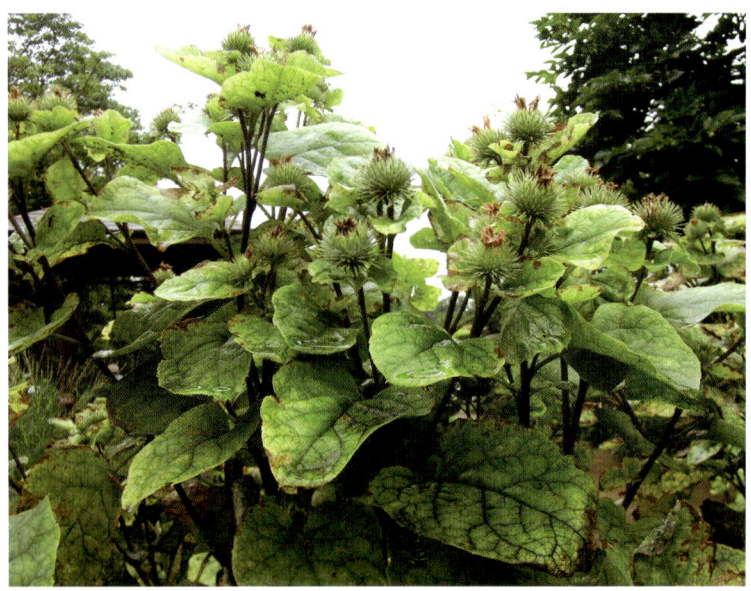
▲ 우엉 지상부

● **약효 해설**

- 목이 붓고 아픈 증상을 치료한다.
- 가래가 많은 기침 증상에 유효하다.

| **북한의 효능** | 풍열표증약으로서 풍열을 없애고 독을 풀며 발진을 순조롭게 한다.

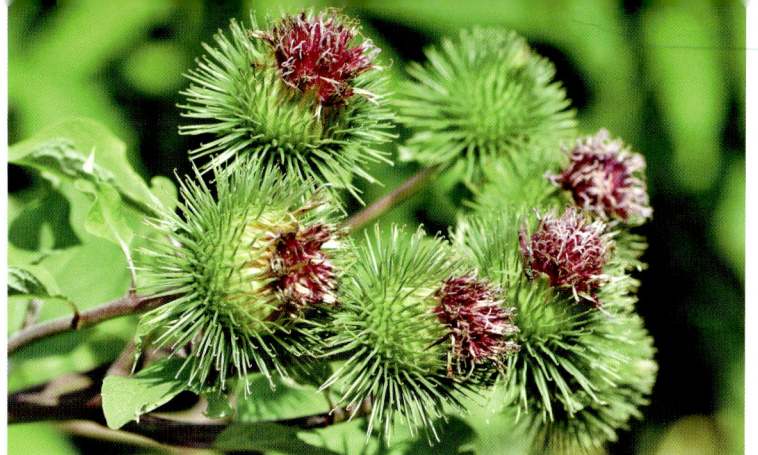
▲ 우엉 열매

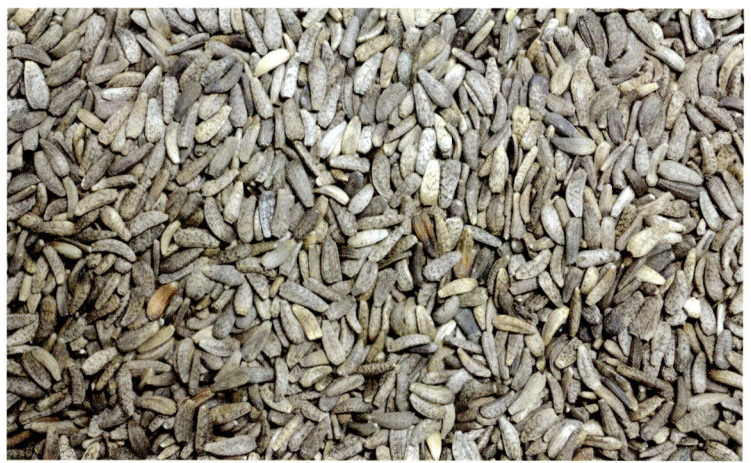
▲ 우방자(약재, 전형)

| **약용법** | 열매 6~12g을 물 800mL에 넣고 달여서 반으로 나누어 아침저녁으로 마신다.

KP(대한민국약전) 수재 약재

약초명

원지

약재명

원지 遠志

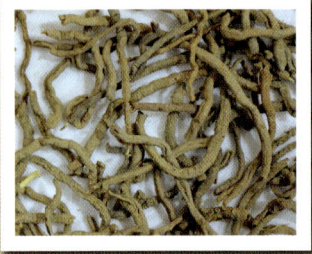

《동의보감》 탕액편에 기재된
조선시대의 한글 약초명

아기플불휘

약초명 및 학명

원지, *Polygala tenuifolia* Willdenow

과명

원지과

약용부위

뿌리

| 약재의 조선시대 의서(醫書) 수재 |

원지는 《동의보감》 탕액편(湯液篇)의 풀부(部)와 《방약합편》의 산초(山草)편에 수재되어 있다.

| 《동의보감》 탕액편의 효능 |

원지(遠志)의 성질은 따뜻하고[溫] 맛이 쓰며[苦] 독이 없다. 지혜를 돕고 귀와 눈을 밝게 하며 건망증을 없애고 의지를 강하게 한다. 심기(心氣)를 안정시키고 놀라서 가슴이 두근거리는 것을 멎게 한다. 건망증을 치료하고 정신을 안정시킬 뿐 아니라 정신을 흐리지 않게 한다[療健忘, 安魂魄, 令人不迷惑].

| 《동의보감》 탕액편의 원문 |

원지(遠志) 아기플불휘 : 性溫 味苦 無毒. 益智慧 令耳目聰明 不忘 强志 定心氣 止驚悸 療健忘 安魂魄 令人不迷惑. ○ 生山中. 葉如麻黃而青 根黃色. 四月 九月採根葉 暴乾.[本草] ○ 先用甘草水煮過 去骨 以薑汁拌炒用.[得效]

| 식약처 공정서의 약초와 약재 |

- **약초·약재의 식약처 공정서 수재** : 원지는 우리나라 식품의약품안전처의 의약품 공정서인 《대한민국약전(KP)》에 수재되어 있다.
- **약재의 분류** : 식물성 약재
- **약재의 라틴어 생약명** : Polygalae Radix
- **약재의 이명 또는 영명** : Polygala Root
- **약재의 기원** : 약재 원지는 원지 *Polygala tenuifolia* Willdenow(원지과 Polygalaceae)의 뿌리이다.
- **약재 저장법** : 밀폐용기(고형의 이물이 들어가는 것을 방지하고 내용의약품이 손실되지 않도록 보호할 수 있는 용기)

허준, 《원본 동의보감》, 722쪽, 남산당(2014)

| 약재의 효능 |

- **한방 작용부위(귀경, 歸經)** : 원지는 주로 심장, 신장, 폐 질환에 영향을 미친다.
- **한방 효능**
  - 안신익지(安神益智) : 정신을 안정시키고 인지기능을 개선한다.

한방 약미(藥味)와 약성(藥性)

- **한방 약미(藥味)** : 맛은 쓰고 맵다.

| 酸 | 苦 | 甘 | 辛 | 鹹 | | 澁 | 淡 |

- **한방 약성(藥性)** : 성질은 따뜻하다.

| 大寒 | 寒 | 微寒 | 凉 | 平 | 微溫 | 溫 | 熱 | 大熱 |

- 교통심신(交通心腎) : 심(心)과 신(腎)의 기운이 잘 통하게 한다.
- 거담(祛痰) : 담(痰)을 제거한다.
- 소종(消腫) : 종기를 가라앉힌다.

● **약효 해설**
- 마음을 안정시킨다.

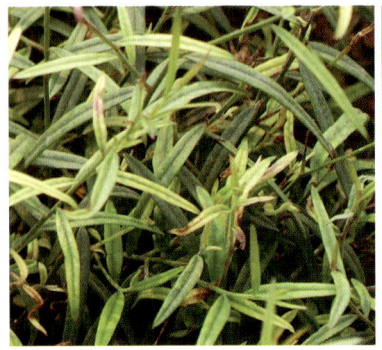

▲ 원지 잎

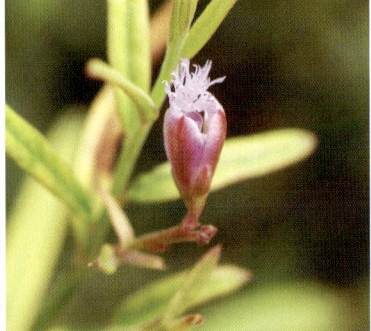

▲ 원지 꽃

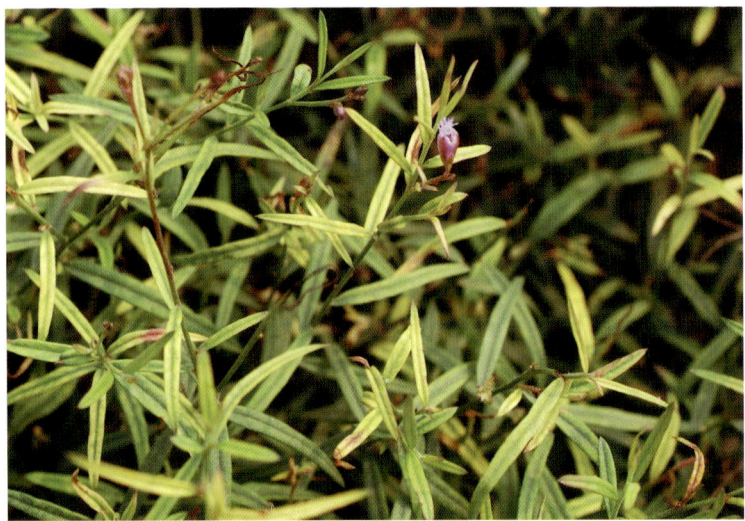

▲ 원지 지상부

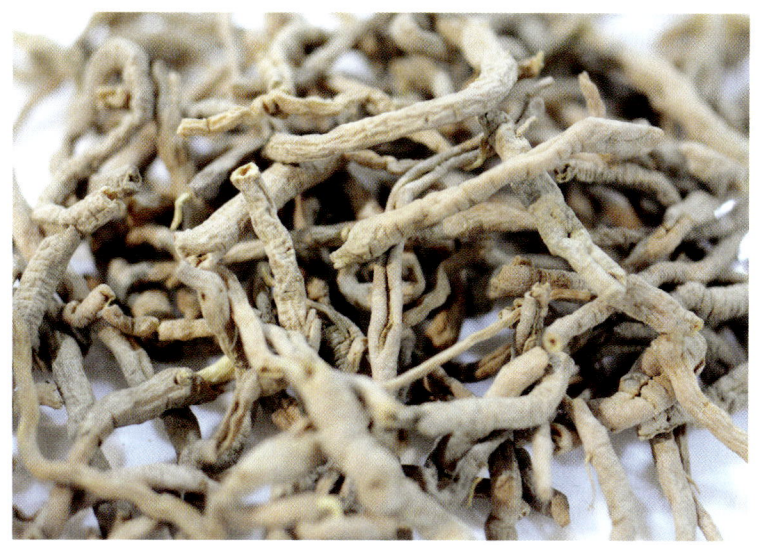

▲ 원지(약재, 전형)

- 건망증, 무의식중에 정액이 몸 밖으로 나오는 증상을 낫게 한다.
- 가래, 기침을 없애고 종기를 제거한다.
- 유방이 팽창하면서 아픈 증상에 사용한다.

| **북한의 효능** | 정신을 진정시키고 가래를 삭인다.

| **약용법** | 뿌리 3~10g을 물 800mL에 넣고 달여서 반으로 나누어 아침저녁으로 마신다.

약초명: 원추리

약재명: 훤초근 萱草根

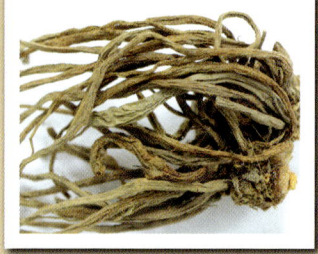

《동의보감》 탕액편에 기재된 조선시대의 한글 약초명

원추리, 넙ㄴ물

약초명 및 학명
원추리, *Hemerocallis fulva* Linné

과명
백합과

약용부위
뿌리 및 뿌리줄기

| 약재의 조선시대 의서(醫書) 수재 |

훤초근은 《동의보감》 탕액편(湯液篇)의 풀부(部)에 수재되어 있다.

|《동의보감》 탕액편의 효능 |

훤초근(萱草根, 원추리 뿌리)의 성질은 서늘하고[凉] 맛은 달며[甘] 독이 없다. 소변이 붉으면서 잘 나오지 않는 것과 답답하고 열나는 데 주로 쓴다. 사림(沙淋)을 치료하고 몸이 붓는 것을 내린다. 술 중독으로 인한 황달[酒疸]을 낫게 한다.

|《동의보감》 탕액편의 원문 |

훤초근(萱草根) 원추리 又名 넙ㄴ 물 : 性涼 味甘 無毒. 主小便赤澁 身體煩熱. 治沙淋 下水氣 療酒疸. ○ 人家種之 多採其嫩苗煮食. 又取花跗作菹 云利胸膈甚佳. 一名鹿葱. 花名宜男 孕婦佩之生男. ○ 養生論云 萱草忘憂 此也. [本草]

| 식약처 공정서의 약초와 약재 |

- **약초·약재의 식약처 공정서 수재**: 훤초근은 우리나라 식품의약품안전처의 의약품 공정서인 《대한

민국약전외한약(생약)규격집(KHP)》에 수재되어 있다.

- **약재의 분류** : 식물성 약재
- **약재의 라틴어 생약명** : Hemerocallidis Radix et Rhizoma
- **약재의 이명 또는 영명** : 황화채근(黃花菜根)
- **약재의 기원** : 약재 훤초근은 원추리 *Hemerocallis fulva* Linné(백합과 Liliaceae)의 뿌리 및 뿌리줄기이다.
- **약재 저장법** : 밀폐용기(고형의 이물이 들어가는 것을 방지하고 내용의약품이 손실되지 않도록 보호할 수 있는 용기)

| 약재의 효능 |

- **한방 작용부위(귀경, 歸經)** : 훤초근은 주로 비장, 간장, 방광 질환에 영향을 미친다.
- **한방 효능**
  - 청열이습(淸熱利濕) : 열기를 식히고 습기를 배출시킨다.
  - 양혈지혈(凉血止血) : 혈열(血熱)을 식히고 지혈한다.

허준, 《원본 동의보감》, 737쪽, 남산당(2014)

한방 약미(藥味)와 약성(藥性)

- **한방 약미(藥味)** : 맛은 달다.

| 酸 | 苦 | **甘** | 辛 | 鹹 | | 澁 | 淡 |

- **한방 약성(藥性)** : 성질은 서늘하며 독이 있다.

| 大寒 | 寒 | 微寒 | **凉** | 平 | 微溫 | 溫 | 熱 | 大熱 |

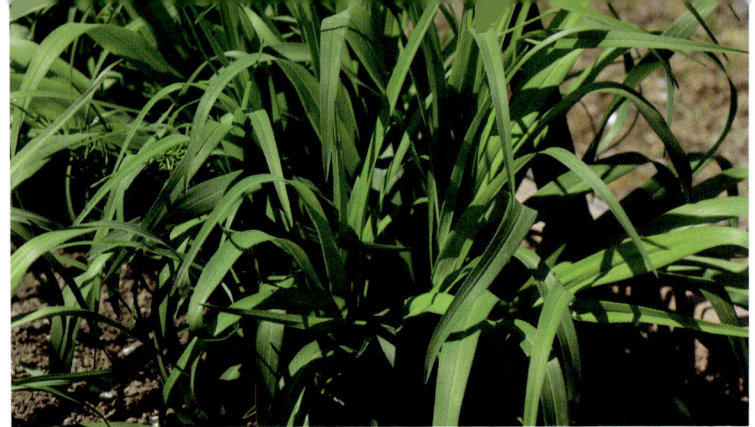

▲ 원추리 잎

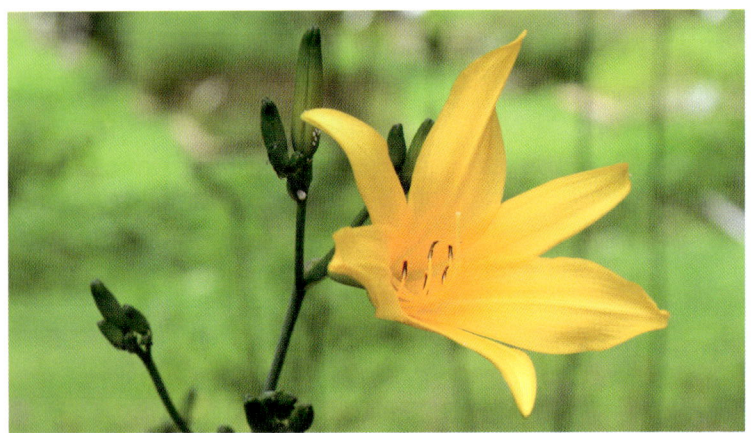

▲ 원추리 꽃

- 해독소종(解毒消腫) : 해독하고 종기를 가라앉힌다.

● **약효 해설**

- 몸이 붓는 증상과 배뇨 곤란에 효과가 있다.
- 출산한 뒤에도 젖이 잘 나오지 않는 병증에 유효하다.
- 여성의 부정기 자궁출혈과 자궁에서 분비물이 나오는 증상에 사용한다.
- 황달, 코피, 혈변(血便)에 쓰인다.

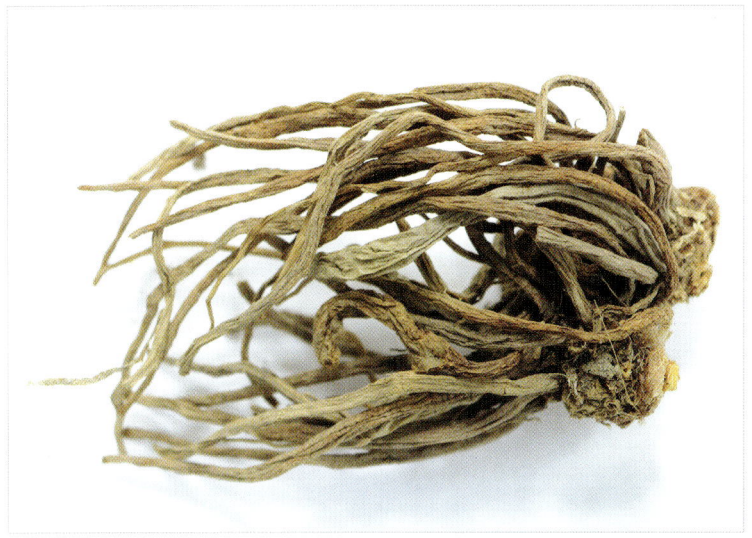

▲ 훤초근(약재, 전형)

| 북한의 효능 | 오줌내기약으로서 오줌을 잘 누게 하고 혈분의 열을 없앤다.

| 약용법 | 뿌리 및 뿌리줄기 6~9g을 물 800mL에 넣고 달여서 반으로 나누어 아침저녁으로 마신다. 외용할 때는 적당량을 짓찧어서 환부에 붙인다.

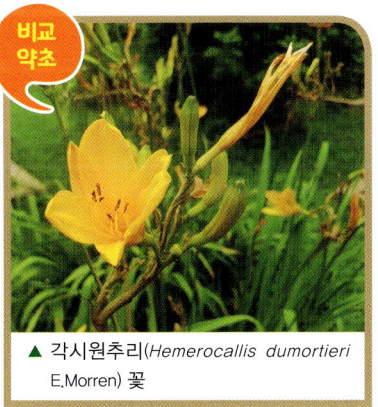

비교 약초

▲ 각시원추리(*Hemerocallis dumortieri* E.Morren) 꽃

약초명: 율무

약재명
의이인 薏苡仁

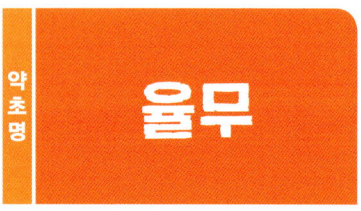

《동의보감》 탕액편에 기재된 조선시대의 한글 약초명

율미ᄡᆞᆯ

약초명 및 학명
율무, *Coix lacryma-jobi* Linné var. *ma-yuen* Stapf

과명
벼과

약용부위
잘 익은 씨로서 씨껍질을 제거한 것

| 약재의 조선시대 의서(醫書) 수재 |

의이인은 《동의보감》 탕액편(湯液篇)의 곡식부(部)와 《방약합편》의 직속(稷粟, 기장과 조류)편에 수재되어 있다.

| 《동의보감》 탕액편의 효능 |

의이인(薏苡仁, 율무)은 성질이 약간 차고[微寒](보통이다[平]고도 한다) 맛이 달며[甘] 독이 없다. 폐열(肺熱)로 진액이 소모되어 기침하고 숨차는 것을 낫게 한다. 폐기(肺氣)로 인해 생기는 피고름을 토하고 기침하는 데 주로 쓴다. 또 팔다리를 잘 쓰지 못하고 마비되며 아픈 것과 근맥(筋脈)이 당기는 것을 낫게 한다. 다리에 힘이 없고 점차 다리의 피부가 마르고 살이 여위며 마비감이 있고 저린 것을 치료한다. 다리와 무릎이 붓고 잘 걷지 못하는 증상에 사용한다.[본초]

| 《동의보감》 탕액편의 원문 |

의이인(薏苡仁) 율미ᄡᆞᆯ : 性微寒[一云平] 味甘 無毒. 主肺痿肺氣吐膿血咳嗽. 又主風濕痺 筋

脈攣急 乾濕脚氣.[本草] ○ 輕身 勝瘴氣.[史記] ○ 久服 令人能食. 性緩不妨 須倍他藥用. 咬之粘牙者眞.[入門] ○ 此物力勢和緩 須倍用 卽見效.[丹心] ○ 取實 蒸令氣餾 暴於日中使乾 磨之或按之則得仁矣.[本草]

| 식약처 공정서의 약초와 약재 |

- **약초 · 약재의 식약처 공정서 수재** : 의이인은 우리나라 식품의약품안전처의 의약품 공정서인 《대한민국약전(KP)》에 수재되어 있다.
- **약재의 분류** : 식물성 약재
- **약재의 라틴어 생약명** : Coicis Semen
- **약재의 이명 또는 영명** : Coix Seed
- **약재의 기원** : 약재 의이인은 율무 *Coix lacryma-jobi* Linné var. *ma-yuen* Stapf(벼과 Gramineae)의 잘 익은 씨로서 씨껍질을 제거한 것이다.
- **약재 저장법** : 밀폐용기(고형의 이물이 들어가는 것을 방지하고 내용의약품이 손실되지 않도록 보호할 수 있는 용기)

허준, 《원본 동의보감》, 684쪽, 남산당(2014)

한방 약미(藥味)와 약성(藥性)

- **한방 약미(藥味)** : 맛은 달고 싱겁다.

| 酸 | 苦 | **甘** | 辛 | 鹹 | | 澁 | **淡** |

- **한방 약성(藥性)** : 성질은 서늘하다.

| 大寒 | 寒 | 微寒 | **凉** | 平 | 微溫 | 溫 | 熱 | 大熱 |

율무 · 의이인

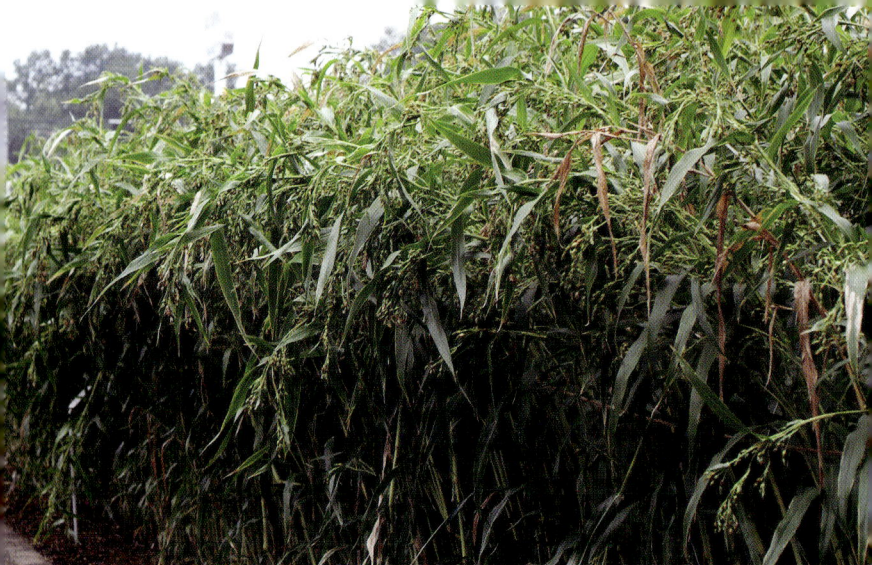

▲ 율무 재배지

| 약재의 효능 |

- 한방 효능군 분류 : 이수삼습약(利水滲濕藥)
- 한방 작용부위(귀경, 歸經) : 의이인은 주로 비장, 위장, 폐 질환에 영향을 미친다.
- 한방 효능
  - 이수삼습(利水滲濕) : 소변을 잘 나오게 하여 습기를 배출한다.
  - 건비지사(健脾止瀉) : 비(脾)를 건강하게 하여 설사를 멎게 한다.
  - 제비(除痺) : 관절이 아프고 저린 감이 있는 비증(痺證)을 없앤다.
  - 해독산결(解毒散結) : 해독하고 뭉친 것을 풀어준다.
- 약효 해설
  - 소변이 잘 나오지 않거나 몸이 붓는 증상을 치료한다.
  - 각기, 설사에 유효하다.
  - 배농(排膿), 소염, 자양 작용이 있다.

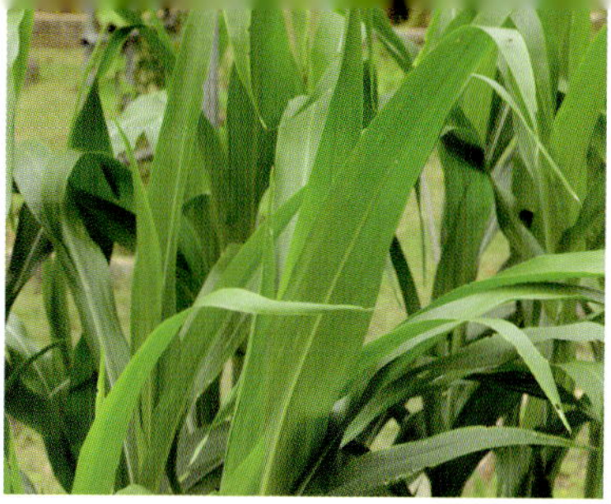

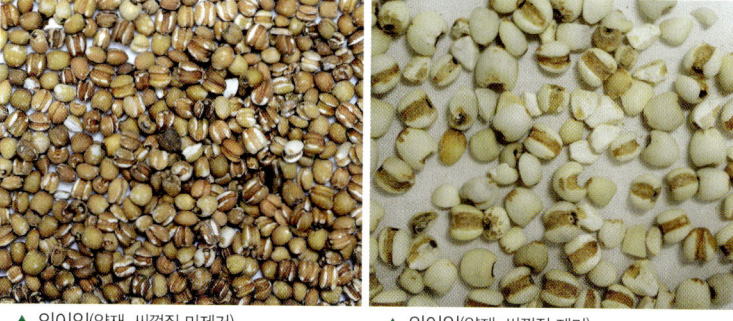

▲ 율무 잎

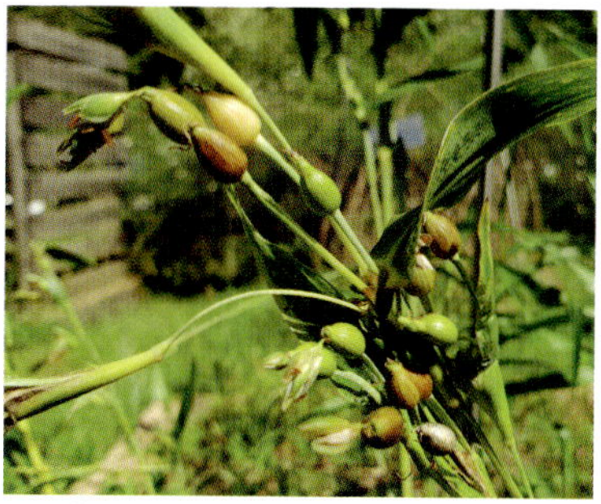

▲ 율무 열매

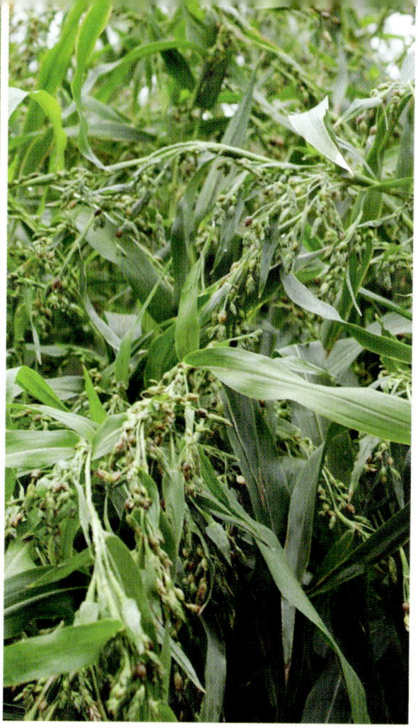

▲ 율무 지상부

▲ 의이인(약재, 씨껍질 미제거)

▲ 의이인(약재, 씨껍질 제거)

| 북한의 효능 | 오줌내기약으로서 비위와 폐를 보하고 오줌을 잘 나가게 하며 열을 내리우고 고름을 빼낸다.

| 약용법 | 씨 9~30g을 물 800mL에 넣고 달여서 반으로 나누어 아침저녁으로 마신다.

약초명: 으름덩굴

약재명: 목통 木通

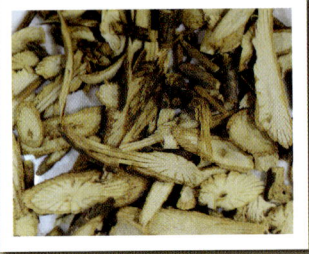

《동의보감》 탕액편에 기재된 조선시대의 한글 약초명

으ᄒ름너출

약초명 및 학명
으름덩굴, *Akebia quinata* Decaisne

과명
으름덩굴과

약용부위
줄기로서 주피를 제거한 것

| 약재의 조선시대 의서(醫書) 수재 |

목통은 《동의보감》 탕액편(湯液篇)의 풀부(部)와 《방약합편》의 만초(蔓草, 덩굴풀)편에 수재되어 있다.

| 《동의보감》 탕액편의 효능 |

통초(通草, 통탈목, 으름덩굴)의 성질은 보통이고[平](약간 차다[微寒]고도 한다) 맛은 맵고[辛] 달며[甘] 독이 없다. 다섯 가지 임병[五淋]을 낫게 하고 소변을 잘 나오게 한다. 소변이 잘 나오지 않는 것과 구토가 멎지 않는 것이 동시에 나타나는 증상을 낫게 한다. 몸이 붓는 것을 낫게 하며 가슴이 답답하면서 열나는 증상을 없앤다. 몸에 있는 9개의 구멍을 잘 통하게 한다. 목소리를 잘 나오게 하고 비달(脾疸)로 잠을 많이 자는 것을 낫게 한다. 유산시키고 삼충(三蟲)도 죽인다. 통초는 곧 목통이다. 줄기 가운데가 비어 있고 판이 있는데, 가볍고 희며 귀엽다. 껍질과 마디를 제거하고 생것으로 쓴다. 십이경맥을 통하게 하기 때문에 통초(通

草)라고 한다.[입문]

|《동의보감》 탕액편의 원문 |

통초(通草) 으흐름너출 : 性平 [一云微寒] 味辛甘 無毒. 治五淋 利小便 開關格. 治水腫 除煩熱 通利九竅 出音聲. 療脾疸常欲眠 墮胎 去三蟲. ○ 生山中 作藤蔓 大如指. 每節有二三枝 枝頭出五葉 結實如小木瓜 核黑瓤白 食之甘美. 謂之鷰覆子. 正月二月採枝 陰乾. ○ 莖有細孔 兩頭皆通 含一頭吹之 則氣出彼頭者 良. [本草] ○ 通草卽木通也. 心空有瓣 輕白可愛. 去皮節生用. 通行十二經 故名爲通草. [入門] ○ 木通 性平味甘而淡. 主小便不利. 導小腸熱 通經利竅. [湯液] ○ 木通通草 乃一物也. 處處有之. 江原道出一種藤 名爲木通 色黃味苦 瀉濕熱 通水道 有效. 治瘡亦效 別是一物也. 或云 名爲木防

허준,《원본 동의보감》, 727쪽, 남산당(2014)

한방 약미(藥味)와 약성(藥性)

• **한방 약미(藥味)** : 맛은 쓰다.

| 酸 | 苦 | 甘 | 辛 | 鹹 | | 澁 | 淡 |

• **한방 약성(藥性)** : 성질은 차다.

| 大寒 | 寒 | 微寒 | 凉 | 平 | 微溫 | 溫 | 熱 | 大熱 |

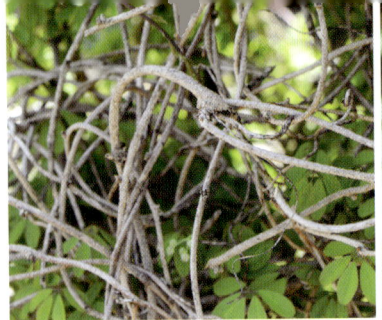
▲ 으름덩굴 줄기

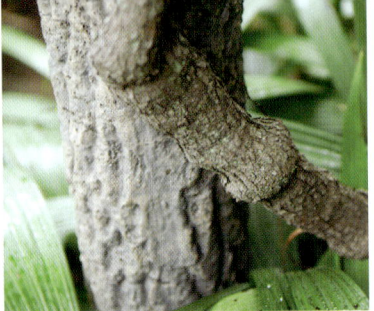
▲ 으름덩굴 나무껍질

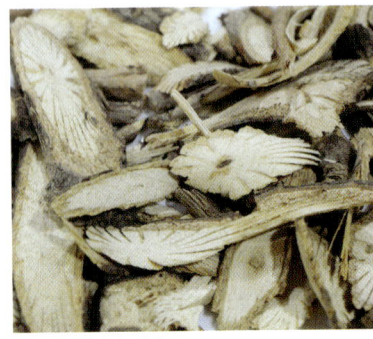
▲ 목통(약재, 절편)

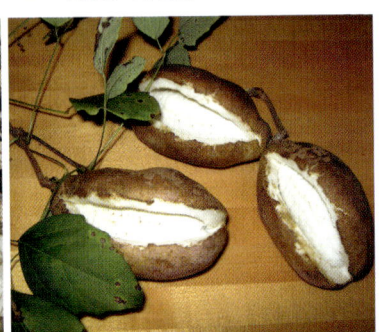
▲ 으름덩굴 열매(채취품)

己 瀉濕爲最.[俗方]

| 식약처 공정서의 약초와 약재 |

- **약초·약재의 식약처 공정서 수재** : 목통은 우리나라 식품의약품안전처의 의약품 공정서인 《대한민국약전(KP)》에 수재되어 있다.
- **약재의 분류** : 식물성 약재
- **약재의 라틴어 생약명** : Akebiae Caulis
- **약재의 이명 또는 영명** : Akebia Stem
- **약재의 기원** : 약재 목통은 으름덩굴 *Akebia quinata* Decaisne(으름덩굴과 Lardizabalaceae)의 줄기로서 주피를 제거한 것이다.
- **약재 저장법** : 밀폐용기(고형의 이물이 들어가는 것을 방지하고 내용의 약품이 손실되지 않도록 보호할 수 있는 용기)

| **약재의 효능** |

- 한방 효능군 분류 : 이수삼습약(利水滲濕藥)
- 한방 작용부위(귀경, 歸經) : 목통은 주로 심장, 소장, 방광 질환에 영향을 미친다.
- 한방 효능
  - 이뇨통림(利尿通淋) : 소변을 잘 나오게 하고 배뇨 장애를 해소한다.
  - 청심제번(淸心除煩) : 심열(心熱)을 식히고 마음이 답답한 것을 없앤다.

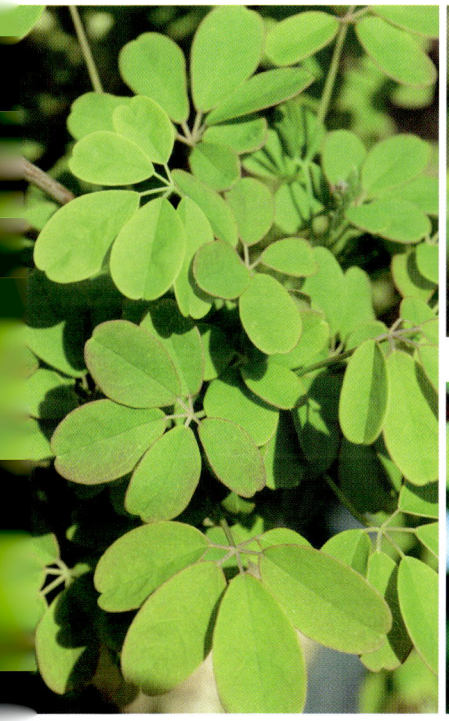

▲ 으름덩굴 잎

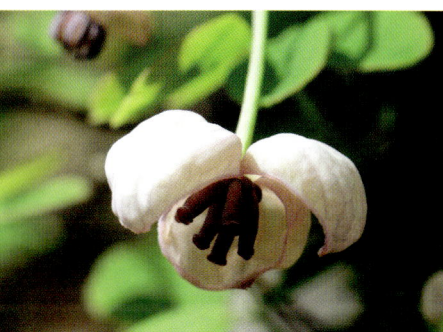

▲ 으름덩굴 암꽃

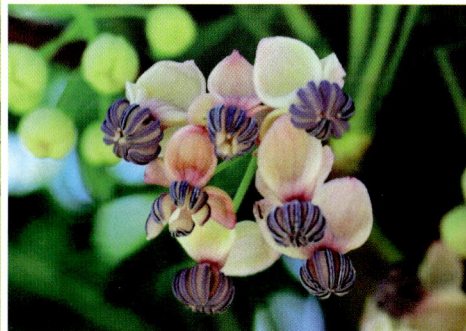

▲ 으름덩굴 수꽃

- 통경하유(通經下乳) : 경락을 잘 통하게 하여 젖을 잘 나오게 한다.

● 약효 해설

- 가슴이 답답하면서 열감을 느끼는 증상을 치료한다.
- 목구멍이 쑤시고 아픈 증상을 낫게 한다.
- 입안과 혀가 허는 증상에 유효하다.
- 팔다리를 잘 쓰지 못하고 마비되며 아픈 증상에 사용한다.
- 산후 유즙 분비가 미흡할 때 쓰인다.
- 열을 내리고 소변을 잘 보게 한다.

|북한의 효능| 오줌내기약으로서 열을 내리우고 오줌을 잘 나가게 하며 월경을 정상화하고 젖이 잘 나오게 한다.

|약용법| 줄기 3~6g을 물 800mL에 넣고 달여서 반으로 나누어 아침저녁으로 마시거나 또는 가루나 환(丸)으로 만들어 복용한다.

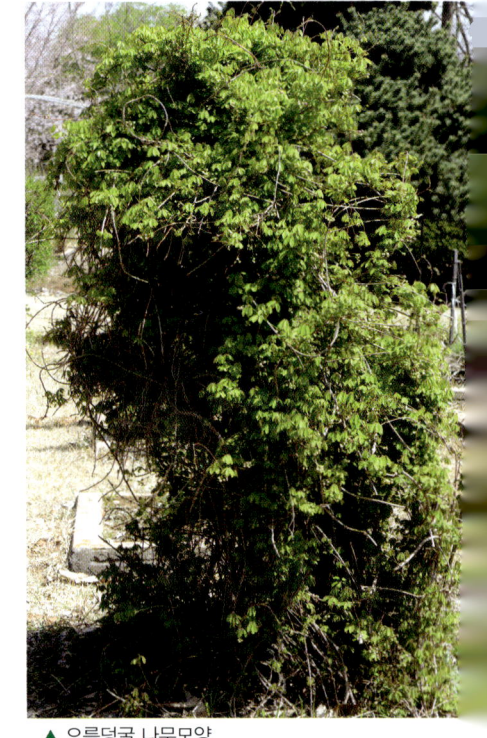

▲ 으름덩굴 나무모양

약초명: 으아리

약재명: 위령선 威靈仙

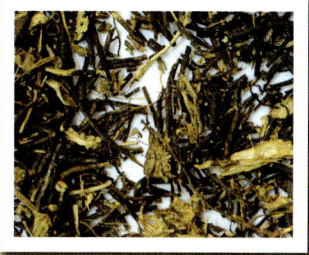

《동의보감》 탕액편에 기재된 조선시대의 한글 약초명

술위ᄂᆞ믈불휘

약초명 및 학명
으아리, *Clematis mandshurica* Ruprecht

과명
미나리아재비과

약용부위
뿌리 및 뿌리줄기

| 약재의 조선시대 의서(醫書) 수재 |

위령선은 《동의보감》 탕액편(湯液篇)의 풀부(部)와 《방약합편》의 만초(蔓草, 덩굴풀)편에 수재되어 있다.

|《동의보감》 탕액편의 효능 |

위령선(威靈仙, 으아리 뿌리)은 여러 가지 풍을 없앤다. 오장(五藏)을 잘 통하게 하고 배 속이 차가워서 막힌 것을 낫게 한다. 가슴에 있는 담수(痰水), 배 속에 생긴 덩어리, 옆구리 부위에 생긴 덩어리를 치료한다. 방광에 고인 고름과 나쁜 물[惡水], 허리와 무릎이 시리고 아픈 것을 낫게 한다. 오래 먹으면 급성 전염병[瘟疫, 온역]과 말라리아에 걸리지 않는다.

|《동의보감》 탕액편의 원문 |

위령선(威靈仙) 술위ᄂᆞ믈불휘 : 主諸風 宣通五藏 去腹內冷滯 心膈痰水 癥瘕痃癖 膀胱宿膿惡水 腰膝冷痛. 久服無瘟疫瘧. ○ 生山野. 九月末至十二月採 陰乾 餘月不堪採. 鐵脚者佳. 又云

不聞水聲者良.[本草] ○ 治痛之要藥也. 聞 流水聲響 則其性好走 故取不聞水聲者. 仙靈 脾亦然. 酒洗 焙乾用.[丹心]

| 식약처 공정서의 약초와 약재 |

- **약초 · 약재의 식약처 공정서 수재** : 위령선은 우리 나라 식품의약품안전처의 의약품 공정서인 《대한민국약전외한약(생약)규격집(KHP)》에 수재되어 있다.
- **약재의 분류** : 식물성 약재
- **약재의 라틴어 생약명** : Clematidis Radix
- **약재의 이명 또는 영명** : 철선련(鐵線連)
- **약재의 기원** : 약재 위령선은 으아리 *Clematis mandshurica* Ruprecht, 가는잎사위질빵 *Clematis hexapetala* Pallas 또는 위령선(威靈 仙) *Clematis chinensis* Osbeck(미나리아재비과 Ranunculaceae)의 뿌리 및 뿌리줄기이다.
- **약재 저장법** : 밀폐용기(고형의 이물이 들어가는 것을 방지하고 내용의약품이 손실되지 않도록 보호할 수 있는 용기)

허준, 《원본 동의보감》, 734쪽, 남산당(2014)

한방 약미(藥味)와 약성(藥性)

- **한방 약미(藥味)** : 맛은 맵고 짜다.

| 酸 | 苦 | 甘 | 辛 | 鹹 | | 澁 | 淡 |

- **한방 약성(藥性)** : 성질은 따뜻하다.

| 大寒 | 寒 | 微寒 | 凉 | 平 | 微溫 | 溫 | 熱 | 大熱 |

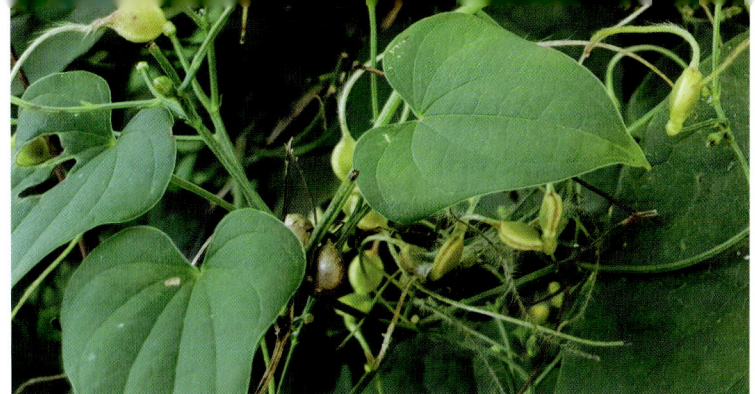
▲ 으아리 잎

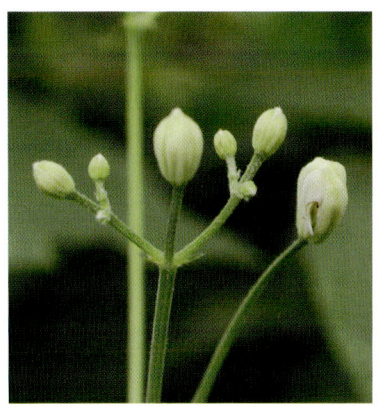
▲ 으아리 꽃봉오리

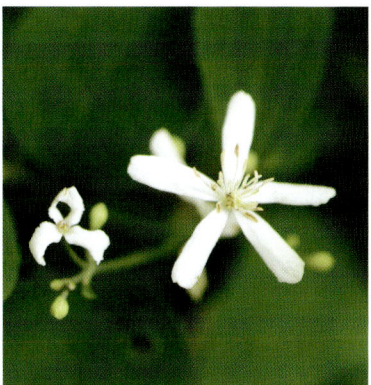
▲ 으아리 꽃

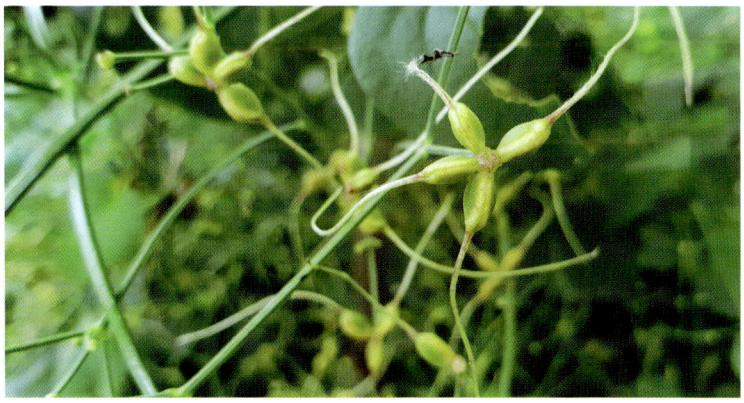
▲ 으아리 열매

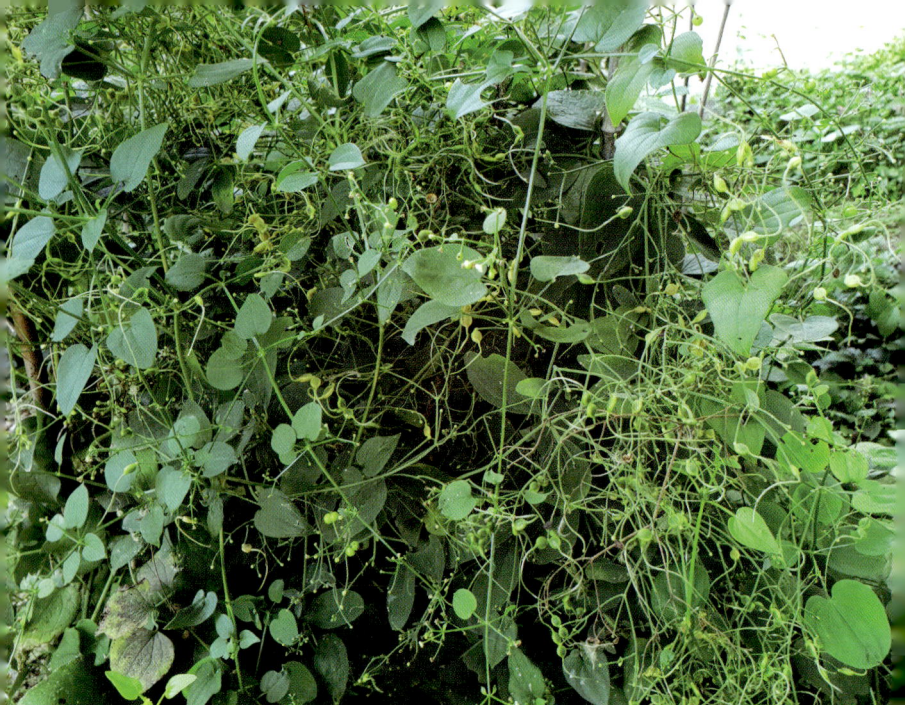

▲ 으아리 지상부

| 약재의 효능 |

- 한방 효능군 분류 : 거풍습약(祛風濕藥)
- 한방 작용부위(귀경, 歸經) : 위령선은 주로 방광 질환에 영향을 미친다.
- 한방 효능
  - 거풍습(祛風濕) : 풍사(風邪)와 습사(濕邪)를 없앤다.
  - 통경락(通經絡) : 경락을 잘 통하게 한다.
- 약효 해설
  - 관절을 구부리고 펴는 것이 어려운 증상을 치료한다.
  - 팔다리를 잘 쓰지 못하고 마비되며 아픈 증상을 낫게 한다.
  - 편도염, 각기병에 유효하다.

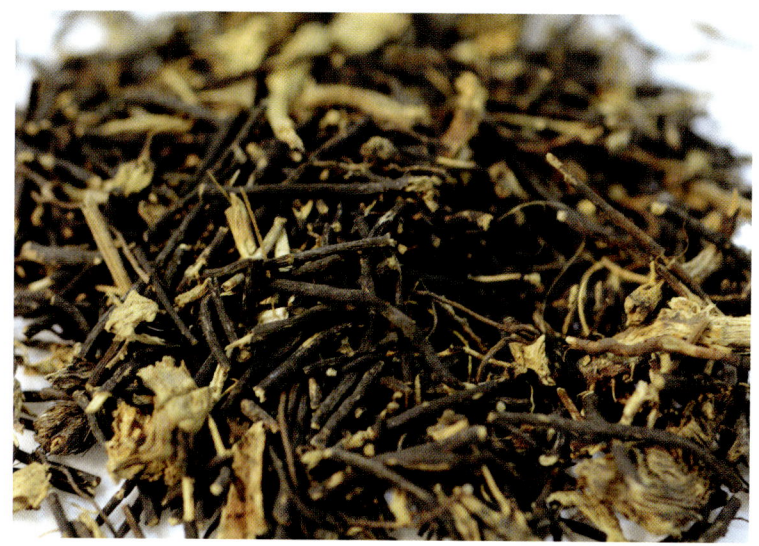

▲ 위령선(약재, 절단)

| **북한의 효능** | 거풍습약으로서 풍습을 없애고 가래를 삭이며 기를 잘 돌아가게 하고 아픔을 멈추며 오줌을 잘 나가게 한다.

| **약용법** | 뿌리 및 뿌리줄기 6~10g을 물 800mL에 넣고 달여서 반으로 나누어 아침 저녁으로 마신다.

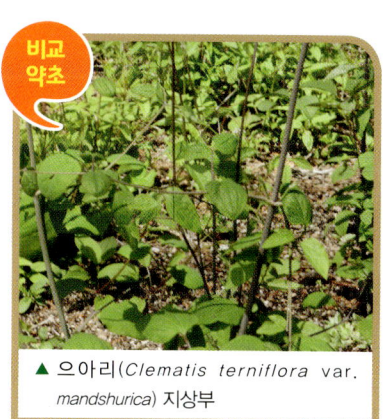

비교 약초

▲ 으아리(*Clematis terniflora* var. *mandshurica*) 지상부

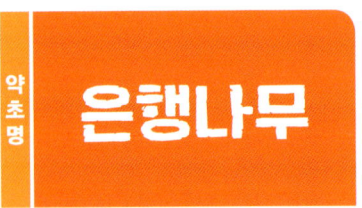

약초명 은행나무

약재명 백과 白果

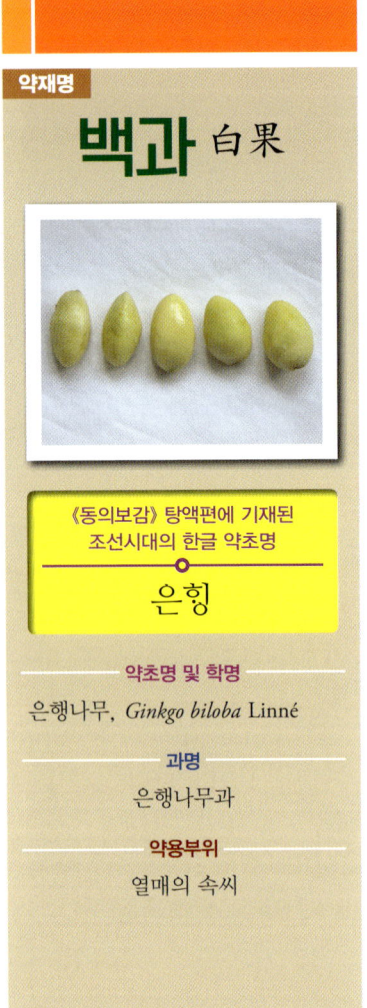

《동의보감》 탕액편에 기재된 조선시대의 한글 약초명

은힝

약초명 및 학명
은행나무, *Ginkgo biloba* Linné

과명
은행나무과

약용부위
열매의 속씨

| 약재의 조선시대 의서(醫書) 수재 |

백과는 《동의보감》 탕액편(湯液篇)의 과일부(部)와 《방약합편》의 산과(山果)편에 수재되어 있다.

| 《동의보감》 탕액편의 효능 |

은행(銀杏)의 성질은 차고[寒] 맛이 달며[甘] 독이 있다. 폐(肺)와 위(胃)의 탁한 기를 맑게 하며 천식과 기침을 멎게 한다.[입문]

| 《동의보감》 탕액편의 원문 |

은행(銀杏) 은힝 : 性寒 味甘 有毒. 淸肺胃濁氣 定喘止咳.[入門] ○ 一名白果 以葉似鴨脚 故又名鴨脚樹. 其樹甚高大 子如杏子 故名爲銀杏. 熟則色黃 剝去上肉 取子 煮食或煨熟食. 生則戟人喉 小兒食之發驚.[日用]

| 식약처 공정서의 약초와 약재 |

● 약초·약재의 식약처 공정서 수재 : 백과는 우리나라 식품의약품안전처의 의약품 공정서인 《대한민국약전외한약(생약)규격집(KHP)》에 수재되어 있다.

● 약재의 분류 : 식물성 약재

● 약재의 라틴어 생약명 : Ginkgonis

Semen
- **약재의 이명 또는 영명** : 은행(銀杏)
- **약재의 기원** : 약재 백과는 은행나무 *Ginkgo biloba* Linné(은행나무과 Ginkgoaceae) 열매의 속씨이다.
- **약재 저장법** : 밀폐용기(고형의 이물이 들어가는 것을 방지하고 내용의약품이 손실되지 않도록 보호할 수 있는 용기)

| 약재의 효능 |

- **한방 효능군 분류** : 화담지해평천약(化痰止咳平喘藥)
- **한방 작용부위(귀경, 歸經)** : 백과는 주로 폐, 신장 질환에 영향을 미친다.
- **한방 효능**
  - 염폐정천(斂肺定喘) : 폐(肺)의 기운을 수렴시켜 천식을 안정시킨다.
  - 지대축뇨(止帶縮尿) : 냉을 멎게 하고 소변이 너무 잦을 때 하초의 기운을 공고히 하여 이를 다스린다.
- **약효 해설**
  - 폐(肺)의 기운을 수렴하여 기침과 가래를 멎게 한다.

허준, 《원본 동의보감》, 714쪽, 남산당(2014)

한방 약미(藥味)와 약성(藥性)

- **한방 약미(藥味)** : 맛은 쓰고 달며 떫다.

| 酸 | **苦** | **甘** | 辛 | 鹹 | **澁** | 淡 |

- **한방 약성(藥性)** : 성질은 보통이며 독이 있다.

| 大寒 | 寒 | 微寒 | 凉 | **平** | 微溫 | 溫 | 熱 | 大熱 |

- 가래가 많고 숨이 차며 기침하는 증상을 낫게 한다.
- 무의식중에 정액이 나오는 증상을 치료한다.
- 소변 횟수가 매우 잦은 증상에 사용한다.

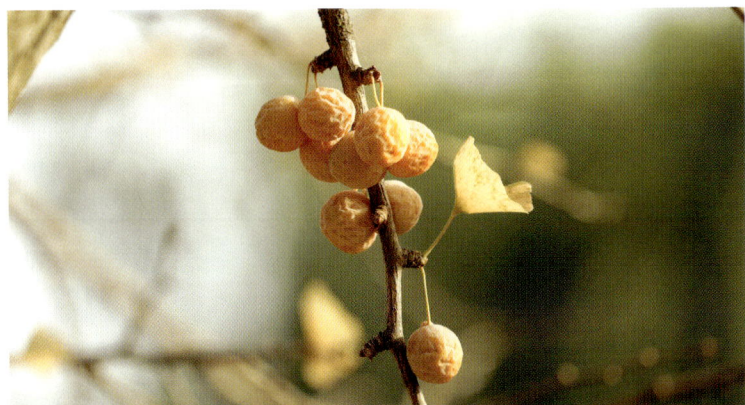
▲ 은행나무 열매

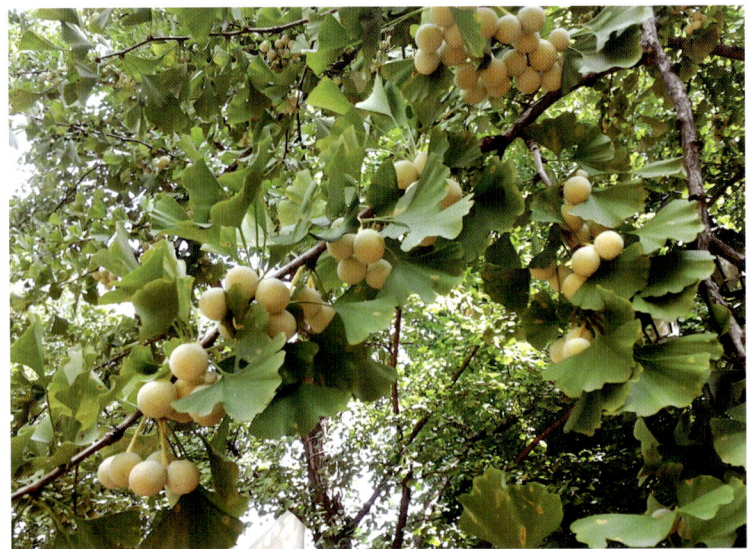
▲ 은행나무 열매와 잎

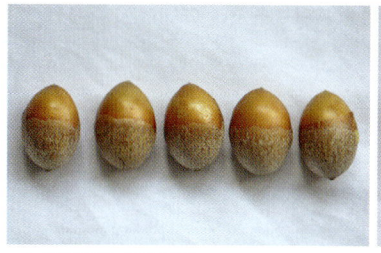
▲ 백과(약재, 종피 부착)

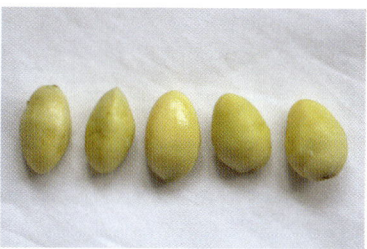
▲ 백과(약재, 속씨)

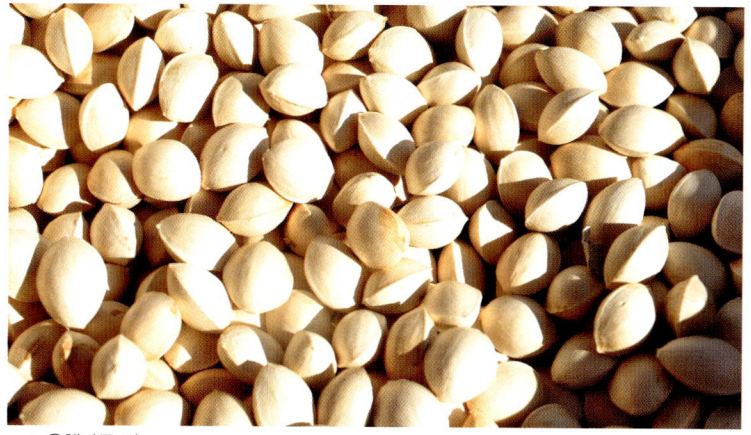
▲ 은행나무 씨

| **북한의 효능** | 진해평천약으로서 가래를 삭이고 기침을 멈추며 숨찬 증상을 낫게 한다.

| **약용법** | 열매의 속씨 5~10g을 물 800mL에 넣고 달여서 반으로 나누어 아침저녁으로 마신다.

의성개나리

약재명
연교 連翹

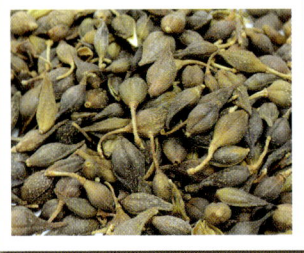

《동의보감》 탕액편에 기재된 조선시대의 한글 약초명

어어리나모여름

약초명 및 학명

의성개나리, *Forsythia viridissima* Lindley

과명

물푸레나무과

약용부위

열매

| 약재의 조선시대 의서(醫書) 수재 |

연교는 《동의보감》 탕액편(湯液篇)의 풀부(部)와 《방약합편》의 습초(濕草)편에 수재되어 있다.

| 《동의보감》 탕액편의 효능 |

연교(連翹, 의성개나리 열매)의 성질은 보통이고[平] 맛은 쓰며[苦] 독이 없다. 나력(瘰癧), 옹종(癰腫), 피부가 헐어 아프고 가려우며 벌겋게 부어 곪는 것을 치료한다. 영류(癭瘤), 열이 뭉친 것[結熱], 고독(蠱毒)에 주로 쓴다. 고름을 빼내고 피부에 얇게 생긴 헌데를 낫게 하며 통증을 멎게 한다. 오림(五淋)과 소변이 나오지 않는 것을 치료하고 심(心)에 열이 있는 것을 없앤다.

| 《동의보감》 탕액편의 원문 |

연교(連翹) 어어리나모여름 : 性平 味苦 無毒. 主瘰癧 癰腫 惡瘡 癭瘤 結熱 蠱毒. 排膿 治瘡癤 止痛. 療五淋 小便不通 除心家客熱. ○ 葉似水蘇 莖赤色 高三四尺 花黃可愛. 秋結實作房 剖之中解 纔乾便落 不着莖. 在處有

之 但樹老乃有子 故難得. 其實片片相比 如翹 故以爲名.[本草] ○ 手足少陽·陽明經藥也. 入手少陰經. 去瓤用之. 瘡瘻癰腫 不可缺也.[入門]

| **식약처 공정서의 약초와 약재** |

- **약초·약재의 식약처 공정서 수재**: 연교는 우리나라 식품의약품안전처의 의약품 공정서인 《대한민국약전(KP)》에 수재되어 있다.
- **약재의 분류**: 식물성 약재
- **약재의 라틴어 생약명**: Forsythiae Fructus
- **약재의 이명 또는 영명**: Forsythia Fruit
- **약재의 기원**: 약재 연교는 의성개나리 *Forsythia viridissima* Lindley 또는 연교(連翹) *Forsythia suspensa* Vahl(물푸레나무과 Oleaceae)의 열매이다. 열매가 막 익기 시작하여 녹색빛이 남아 있을 때 채취하여 쪄서 말린 것을 청교(靑翹)라 하고, 완전히 익었을 때 채취하여 말린 것을 노교(老翹)라 한다.

허준, 《원본 동의보감》, 736쪽, 남산당(2014)

한방 약미(藥味)와 약성(藥性)

- **한방 약미(藥味)**: 맛은 쓰다.

| 酸 | **苦** | 甘 | 辛 | 鹹 | 澁 | 淡 |

- **한방 약성(藥性)**: 성질은 약간 차다.

| 大寒 | 寒 | **微寒** | 凉 | 平 | 微溫 | 溫 | 熱 | 大熱 |

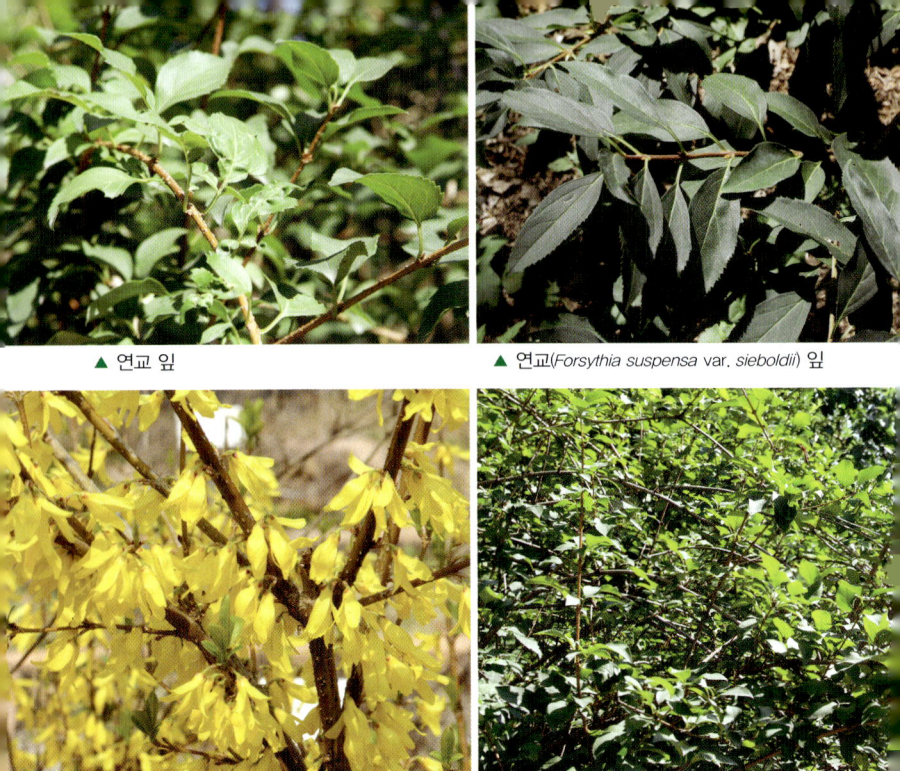

▲ 연교 잎   ▲ 연교(*Forsythia suspensa* var. *sieboldii*) 잎

▲ 의성개나리 나무모양   ▲ 연교 나무모양

- **약재 저장법** : 밀폐용기(고형의 이물이 들어가는 것을 방지하고 내용의 약품이 손실되지 않도록 보호할 수 있는 용기)

| 약재의 효능 |

- **한방 효능군 분류** : 청열약(淸熱藥)-청열해독(淸熱解毒)
- **한방 작용부위(귀경, 歸經)** : 연교는 주로 폐, 심장, 소장 질환에 영향을 미친다.

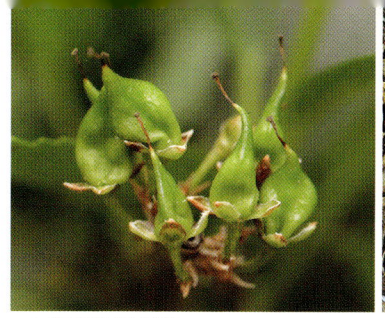
▲ 의성개나리 열매

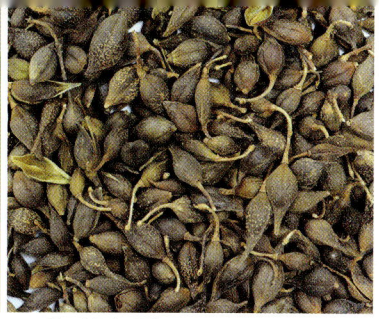
▲ 연교(약재, 전형)

● 한방 효능

- 청열해독(淸熱解毒) : 열독(熱毒)을 해소한다.
- 소종산결(消腫散結) : 종기를 가라앉히고 뭉친 것을 풀어준다.
- 소산풍열(消散風熱) : 풍열(風熱)을 해소한다.

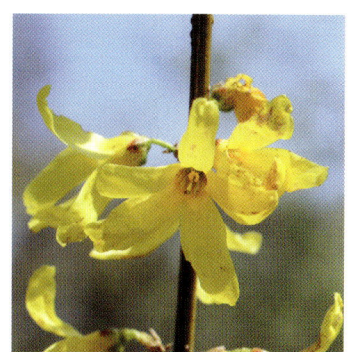
▲ 의성개나리 꽃

● 약효 해설

- 열을 내리고 해독한다.
- 정신이 혼미하거나 정신을 잃는 증상을 치료한다.
- 높은 신열(身熱)로 인해 가슴에 열감이 있고 갈증이 나는 증상을 낫게 한다.
- 염증성 질환, 피부병에 사용한다.
- 이뇨, 소염, 배농(排膿) 작용이 있다.

| 북한의 효능 | 청열해독약으로서 열을 내리우고 독을 풀며 부종을 내리우고 고름을 뺀다.

| 약용법 | 열매 6~15g을 물 800mL에 넣고 달여서 반으로 나누어 아침저녁으로 마신다.

이스라지

약재명
욱리인 郁李仁

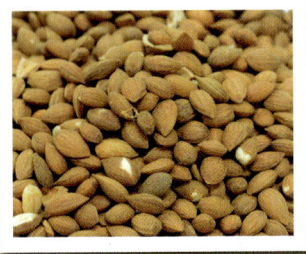

《동의보감》 탕액편에 기재된 조선시대의 한글 약초명

묏이스랏삐, 산미즈

약초명 및 학명
이스라지, *Prunus japonica* Thunb.

과명
장미과

약용부위
씨

| 약재의 조선시대 의서(醫書) 수재 |

욱리인은 《동의보감》 탕액편(湯液篇)의 나무부(部)와 《방약합편》의 관목(灌木)편에 수재되어 있다.

|《동의보감》 탕액편의 효능 |

욱리인(郁李仁, 이스라지 씨)의 성질은 보통이며[平] 맛은 쓰고[苦] 매우며[辛] 독이 없다. 전신이 붓는 데 주로 쓴다. 소변을 잘 나오게 한다. 장(腸)에 기가 맺힌 것을 낫게 한다. 소변이 잘 나오지 않는 것, 구토가 멎지 않는 것이 동시에 나타나는 것을 치료한다. 방광을 잘 통하게 하며 오장(五藏)이 갑자기 아픈 것을 치료한다. 허리와 다리의 차가운 고름을 빠지게 하고 숙식(宿食)을 소화시키며 기를 내린다.

|《동의보감》 탕액편의 원문 |

욱리인(郁李仁) 묏이스랏삐 又名 산미즈 : 性平 味苦辛 無毒. 主通身浮腫 利小便. 治腸中結氣 關格不通 通泄膀胱 五藏急痛 宣腰脚冷膿 消宿食下氣. ○ 處處

有之. 枝條花葉皆若李 惟子小若櫻桃. 赤色而味甘酸微澁 核隨子熟. 六月採實幷根用 一名車下李.[本草] ○ 去殼 湯浸 去皮尖雙仁 蜜水浸一宿 硏用.[入門] ○ 一名千金藤 破血潤燥.[正傳]

| 식약처 공정서의 약초와 약재 |

- **약초·약재의 식약처 공정서 수재**: 욱리인은 우리나라 식품의약품안전처의 의약품 공정서인 《대한민국약전외한약(생약)규격집(KHP)》에 수재되어 있다.
- **약재의 분류**: 식물성 약재
- **약재의 라틴어 생약명**: Pruni Japonicae Semen
- **약재의 기원**: 약재 욱리인은 이스라지 *Prunus japonica* Thunb. 또는 양이스라지나무 *Prunus humilis* Bunge(장미과 Rosaceae)의 씨이다.
- **약재 저장법**: 밀폐용기(고형의 이물이 들어가는 것을 방지하고 내용의약품이 손실되지 않도록 보호할 수 있는 용기)

허준, 《원본 동의보감》, 745쪽, 남산당(2014)

한방 약미(藥味)와 약성(藥性)

- **한방 약미(藥味)**: 맛은 쓰고 달며 맵다.

| 酸 | 苦 | 甘 | 辛 | 鹹 | | 澁 | 淡 |

- **한방 약성(藥性)**: 성질은 보통이다.

| 大寒 | 寒 | 微寒 | 凉 | 平 | 微溫 | 溫 | 熱 | 大熱 |

이스라지 • 욱리인

| **약재의 효능** |

- 한방 작용부위(귀경, 歸經) : 욱리인은 주로 비장, 대장, 소장 질환에 영향을 미친다.
- 한방 효능
  - 윤장통변(潤腸通便) : 대변이 잘 나오게 한다.

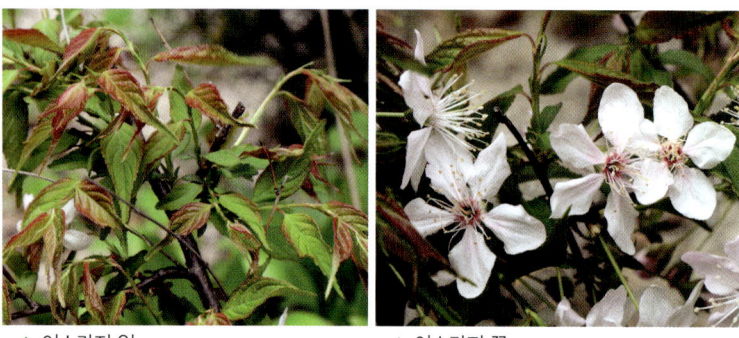

▲ 이스라지 잎   ▲ 이스라지 꽃

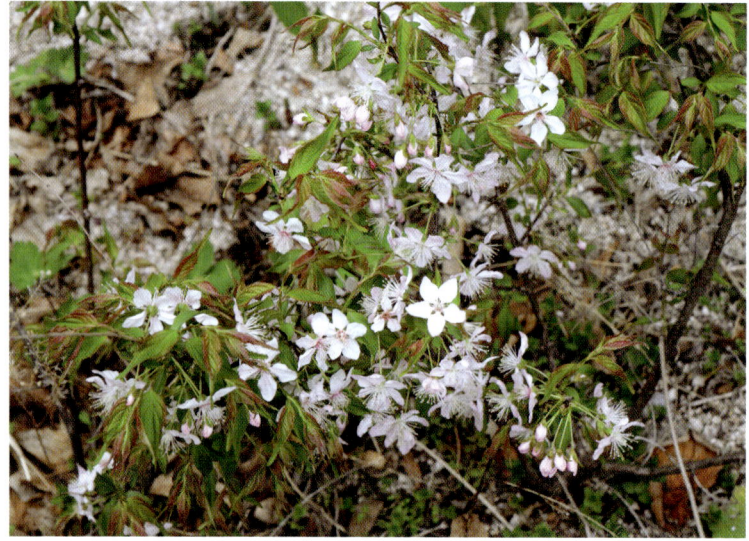

▲ 이스라지 지상부

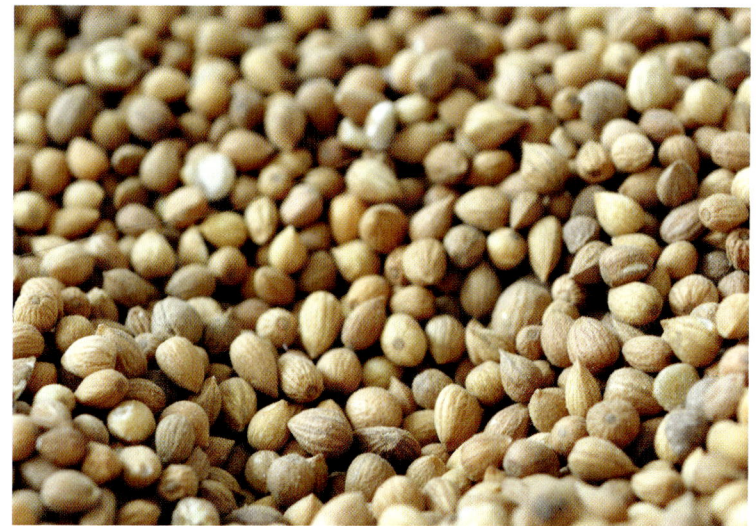

▲ 욱리인(약재, 전형)

- 하기이수(下氣利水) : 기운을 아래로 내려 소변이 잘 나오게 한다.

● 약효 해설

- 장(腸)을 부드럽게 하여 대변이 잘 나오게 한다.
- 음식이 소화되지 않고 오랫동안 적체되는 증상에 유효하다.
- 소변이 잘 나오지 않거나 몸이 붓는 증상을 치료한다.

| 북한의 효능 | 설사약으로서 대변을 잘 누게 하고 오줌을 잘 나가게 한다.

| 약용법 | 씨 6~10g을 물 800mL에 넣고 달여서 반으로 나누어 아침저녁으로 마신다.

| 주의사항 | 임신부는 사용을 삼간다.

약초명: **익모초**

약재명: **충위자** 茺蔚子

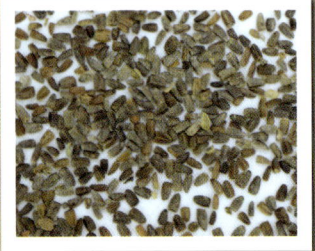

《동의보감》 탕액편에 기재된
조선시대의 한글 약초명

암눈비얏씨

약초명 및 학명
익모초, *Leonurus japonicus* Houtt.

과명
꿀풀과

약용부위
씨

약재의 조선시대 의서(醫書) 수재

충위자는 《동의보감》 탕액편(湯液篇)의 풀부(部)와 《방약합편》의 습초(濕草)편에 수재되어 있다.

《동의보감》 탕액편의 효능

충위자(茺蔚子, 충울자, 익모초 씨)의 성질은 약간 따뜻하며[微溫] (약간 차다[微寒]고도 한다) 맛이 맵고[辛] 달며[甘] 독이 없다. 주로 눈을 밝게 하고 정(精)을 보하며 부종을 없앤다.

《동의보감》 탕액편의 원문

충울자(茺蔚子) 암눈비얏씨 : 性微溫 [一云微寒] 味辛甘 無毒. 主明目 益精 除水氣. ○ 處處有之. 一名益母草 一名野天麻. 其葉類大麻 方莖 花紫色. 端午日採莖葉 陰乾 不見日及火 忌鐵器. 一云 葉似荏 方莖 花生節間 實如雞冠子黑色. 九月採. [本草]

식약처 공정서의 약초와 약재

● 약초·약재의 식약처 공정서 수재 : 충위자는 우리나라 식품의약품안전처의 의약품 공정서인 《대한

민국약전외한약(생약)규격집(KHP)》에 수재되어 있다.

- **약재의 분류** : 식물성 약재
- **약재의 라틴어 생약명** : Leonuri Semen
- **약재의 이명 또는 영명** : 익모초자(益母草子), Motherwort Seed
- **약재의 기원** : 약재 충위자는 익모초 *Leonurus japonicus* Houtt.(꿀풀과 Labiatae)의 씨이다.
- **약재 저장법** : 밀폐용기(고형의 이물이 들어가는 것을 방지하고 내용의약품이 손실되지 않도록 보호할 수 있는 용기)

| 약재의 효능 |

- **한방 효능군 분류** : 활혈거어약(活血祛瘀藥)
- **한방 작용부위(귀경, 歸經)** : 충위자는 주로 간장 질환에 영향을 미친다.
- **한방 효능**
  - 활혈조경(活血調經) : 혈액순환을 촉진하고 월경을 순조롭게 한다.
  - 청간명목(清肝明目) : 간열(肝熱)을 식히고 눈을 밝게 한다.

허준, 《원본 동의보감》, 721쪽, 남산당(2014)

한방 약미(藥味)와 약성(藥性)

- **한방 약미(藥味)** : 맛은 달고 맵다.

| 酸 | 苦 | 甘 | 辛 | 鹹 | 澁 | 淡 |

- **한방 약성(藥性)** : 성질은 약간 차고 독이 약간 있다.

| 大寒 | 寒 | 微寒 | 涼 | 平 | 微溫 | 溫 | 熱 | 大熱 |

● 약효 해설

- 현기증이 나고 머리가 어지러운 증상에 사용한다.
- 눈이 충혈되면서 붓고 아픈 증상에 유효하다.
- 눈에 막 같은 것이 생기는 장애를 치료한다.
- 월경불순, 산후 어혈통을 낫게 한다.

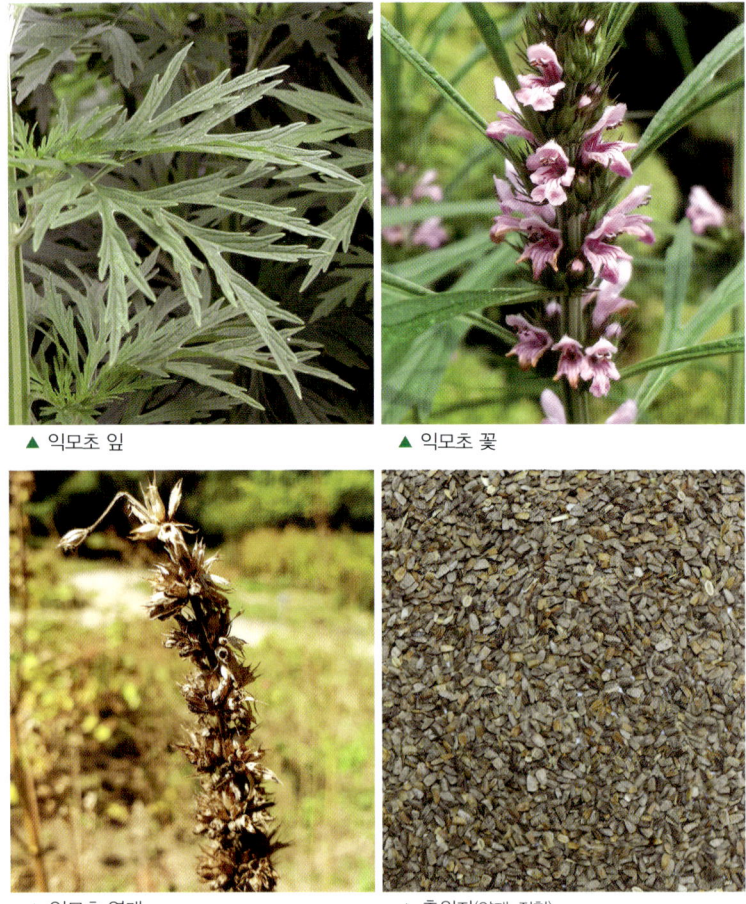

▲ 익모초 잎   ▲ 익모초 꽃

▲ 익모초 열매   ▲ 충위자(약재, 전형)

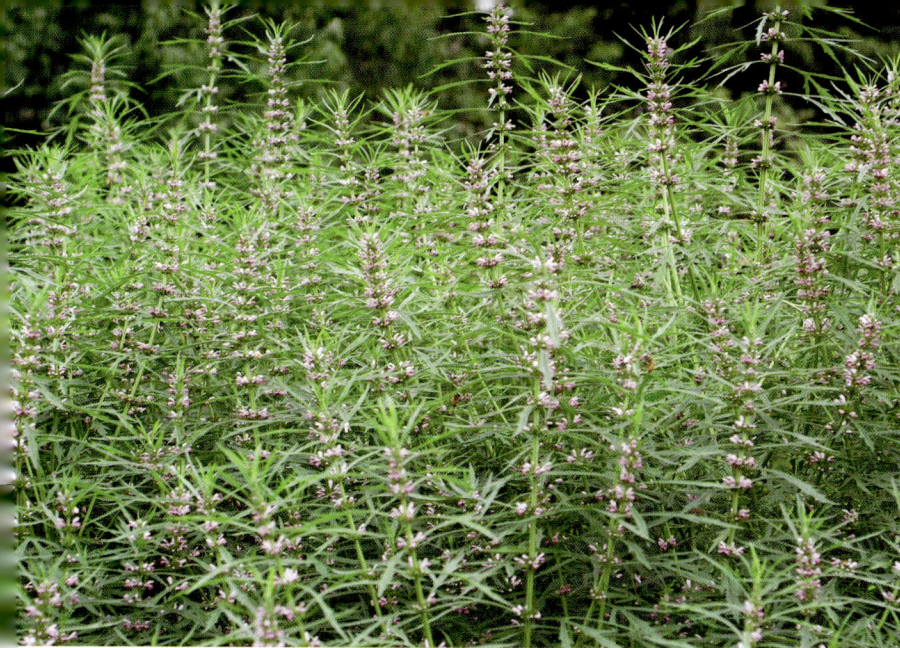

▲ 익모초 지상부

| **북한의 효능** | 행혈약으로서 피순환을 돕고 월경을 정상으로 하게 하며 정을 보하고 눈을 밝게 한다.

| **약용법** | 씨 6~9g을 물 800mL에 넣고 달여서 반으로 나누어 아침저녁으로 마시거나 또는 가루나 환(丸)으로 만들어 복용한다.

| **주의사항** | 동공이 확장된 경우에는 복용을 삼간다.

약초명: 인동덩굴

약재명: 인동 忍冬

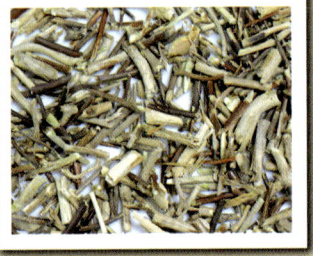

《동의보감》 탕액편에 기재된 조선시대의 한글 약초명

겨〮사리너출

약초명 및 학명
인동덩굴, *Lonicera japonica* Thunberg

과명
인동과

약용부위
잎 및 덩굴성 줄기

| 약재의 조선시대 의서(醫書) 수재 |

인동은 《동의보감》 탕액편(湯液篇)의 풀부(部)와 《방약합편》의 만초(蔓草, 덩굴풀)편에 수재되어 있다.

| 《동의보감》 탕액편의 효능 |

인동(忍冬, 인동)의 성질은 약간 차고[微寒] 맛이 달며[甘] 독이 없다. 추웠다 열이 나면서 몸이 붓는 것과 열독(熱毒), 대변에 피가 섞여 나오는 이질에 쓴다. 오시(五尸)를 치료한다.

| 《동의보감》 탕액편의 원문 |

인동(忍冬) 겨〮사리너출 : 性微寒 味甘 無毒. 主寒熱身腫 熱毒血痢. 療五尸. ○ 處處有之. 莖赤紫色 宿者有薄白皮膜 其嫩莖有毛. 花白蘂紫. 十二月採 陰乾.[本草] ○ 此草藤生蔓 繞古木上 其藤左纏附木 故名爲左纏藤. 凌冬不凋 故又名忍冬草. 花有黃白二色 故又名金銀花.[入門] ○ 一名老翁鬚草 一名鷺鷥藤 又名水楊藤. 其藤左纏 花五出而白 微香 體帶紅色 野生蔓

延.[直指] ○ 今人用此 以治癰疽熱
盛煩渴 及感寒發表 皆有功.[俗方]

| 식약처 공정서의 약초와 약재 |

- **약초·약재의 식약처 공정서 수재** : 인동은 우리나라 식품의약품안전처의 의약품 공정서인 《대한민국약전(KP)》에 수재되어 있다.
- **약재의 분류** : 식물성 약재
- **약재의 라틴어 생약명** : Lonicerae Folium et Caulis
- **약재의 이명 또는 영명** : Lonicera Leaf and Stem
- **약재의 기원** : 약재 인동은 인동덩굴 *Lonicera japonica* Thunberg(인동과 Caprifoliaceae)의 잎 및 덩굴성 줄기이다.
- **약재 저장법** : 밀폐용기(고형의 이물이 들어가는 것을 방지하고 내용의약품이 손실되지 않도록 보호할 수 있는 용기)

허준, 《원본 동의보감》, 725쪽, 남산당(2014)

한방 약미(藥味)와 약성(藥性)

- **한방 약미(藥味)** : 맛은 달다.

| 酸 | 苦 | **甘** | 辛 | 鹹 | | 澁 | 淡 |

- **한방 약성(藥性)** : 성질은 차다.

| 大寒 | **寒** | 微寒 | 涼 | 平 | 微溫 | 溫 | 熱 | 大熱 |

| **약재의 효능** |

- 한방 효능군 분류 : 청열약(淸熱藥)-청열해독약(淸熱解毒藥)
- 한방 작용부위(귀경, 歸經) : 인동은 주로 폐, 위장 질환에 영향을 미친다.
- 한방 효능
  - 청열해독(淸熱解毒) : 열독(熱毒)을 해소한다.

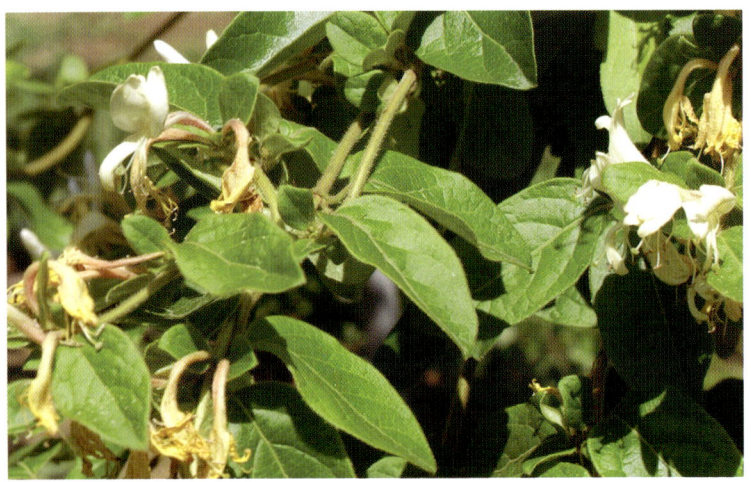

▲ 인동덩굴 줄기와 잎

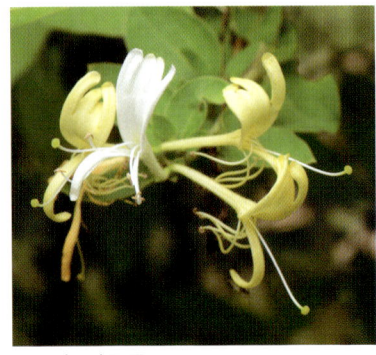

▲ 인동덩굴 꽃

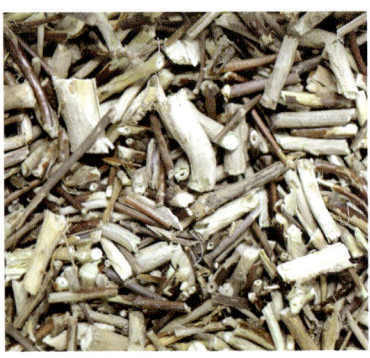

▲ 인동(약재, 절단)

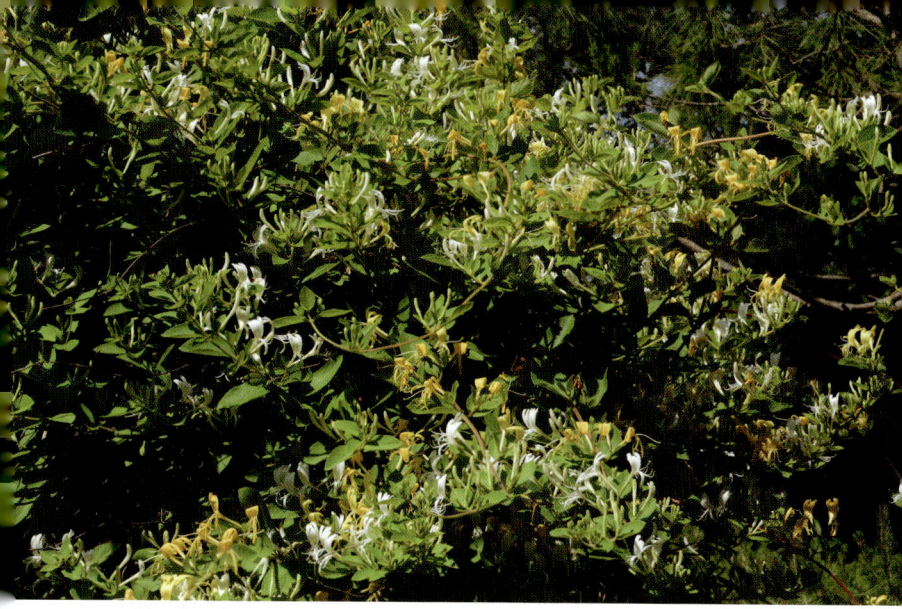

▲ 인동덩굴 나무모양

- 소풍통락(疏風通絡) : 풍사(風邪)를 흩어지게 하고 경락(經絡)을 소통시킨다.

● 약효 해설

- 고열이 날 때 유효하다.
- 팔다리를 잘 쓰지 못하고 마비되며 아픈 병증에 쓰인다.
- 전염성 간염 치료에 효과가 있다.

| 북한의 효능 | 청열해독약으로서 열을 내리우고 독을 풀며 경락을 통하게 한다.

| 약용법 | 잎 및 덩굴성 줄기 9~30g을 물 800mL에 넣고 달여서 반으로 나누어 아침저녁으로 마신다.

KP(대한민국약전) 수재 약재

약초명
인삼

약재명
인삼 人蔘

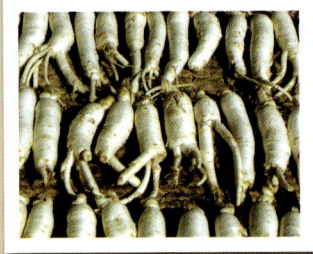

《동의보감》 탕액편에 기재된
조선시대의 한글 약초명

심

약초명 및 학명
인삼, *Panax ginseng* C. A. Meyer

과명
두릅나무과

약용부위
뿌리로서 그대로 또는 가는 뿌리와 코르크층을 제거한 것

| 약재의 조선시대 의서(醫書) 수재 |

인삼은 《동의보감》 탕액편(湯液篇)의 풀부(部)와 《방약합편》의 산초(山草)편에 수재되어 있다.

| 《동의보감》 탕액편의 효능 |

인삼(人蔘)의 성질은 약간 따뜻하고[微溫](따뜻하다[溫]고도 한다) 맛이 달며[甘](약간 쓰다[微苦]고도 한다) 독이 없다. 주로 오장(五藏)의 기(氣)가 부족한 데 쓴다. 정신을 안정시키고 눈을 밝게 한다. 심규[心]를 열어주고 지혜를 더한다[益智]. 몸과 마음이 허약하고 피로한 것을 치료한다. 곽란(霍亂)으로 구토하고 딸꾹질[嘔噦, 구해]하는 것을 멎게 한다. 폐열(肺熱)로 진액이 소모되어 기침하고 숨차는 것, 고름을 토하는 것을 치료하고 담(痰)을 삭인다.

| 《동의보감》 탕액편의 원문 |

인삼(人蔘) 심 : 性微溫[一云溫] 味甘[一云微苦] 無毒. 主五藏氣不足. 安精神 定魂魄 明目 開心益智 療虛損 止霍亂嘔噦 治肺痿吐膿 消痰. ○ 讚曰 三椏

五葉 背陽向陰 欲來求我 檟樹相尋. 一名神草 如人形者有神. ○ 此物多 生於深山中背陰 近檟漆樹下濕潤處. 中心生一莖 與桔梗相似. 三四月開花 秋後結子. 二月四月八月上旬 採根 竹刀刮 暴乾. ○ 此物易蛀 惟納器中密封口 可經年不壞. 和細辛密封 亦久不壞. ○ 用時 去其蘆頭 不去則吐人. [本草] ○ 人參動肺火 凡吐血久嗽 面黑氣實 血虛陰虛之人 勿用. 代以沙參 可也. [丹心] ○ 人參 苦微溫 補五藏之陽 沙參 苦微寒 補五藏之陰也. [丹心] ○ 夏月少使 發心瘧之患也. [本草] ○ 夏月多服 發心瘧. [丹心] ○ 入手太陰經. [湯液]

허준, 《원본 동의보감》, 720쪽, 남산당(2014)

| 식약처 공정서의 약초와 약재 |

● **약초·약재의 식약처 공정서 수재** : 인삼은 우리나라 식품의약품안전

한방 약미(藥味)와 약성(藥性)

- **한방 약미(藥味)** : 맛은 약간 쓰고 달다.

| 酸 | 苦 | 甘 | 辛 | 鹹 | | 澁 | 淡 |

- **한방 약성(藥性)** : 성질은 약간 따뜻하다.

| 大寒 | 寒 | 微寒 | 凉 | 平 | 微溫 | 溫 | 熱 | 大熱 |

처의 의약품 공정서인 《대한민국약전(KP)》에 수재되어 있다.
- **약재의 분류** : 식물성 약재
- **약재의 라틴어 생약명** : Ginseng Radix
- **약재의 이명 또는 영명** : Ginseng
- **약재의 기원** : 약재 인삼은 인삼 *Panax ginseng* C. A. Meyer(두릅나무과 Araliaceae)의 뿌리로서 그대로 또는 가는 뿌리와 코르크층을 제거한 것이다.
- **약재 저장법** : 밀폐용기(고형의 이물이 들어가는 것을 방지하고 내용의 약품이 손실되지 않도록 보호할 수 있는 용기)

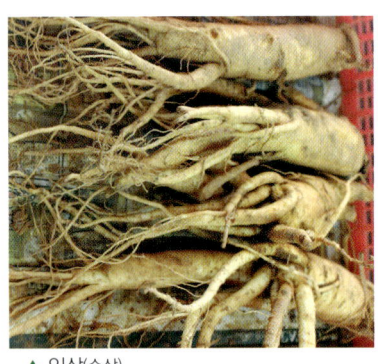
▲ 인삼(수삼)   ▲ 인삼(건삼)

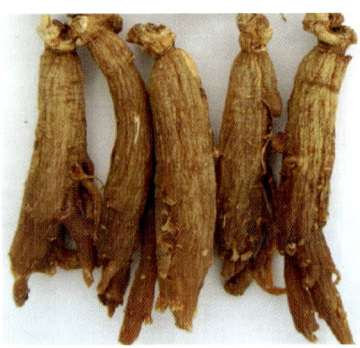
▲ 인삼(홍삼)

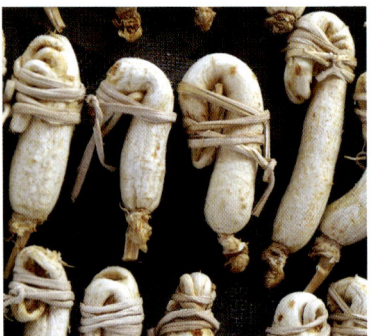
▲ 인삼(곡삼)

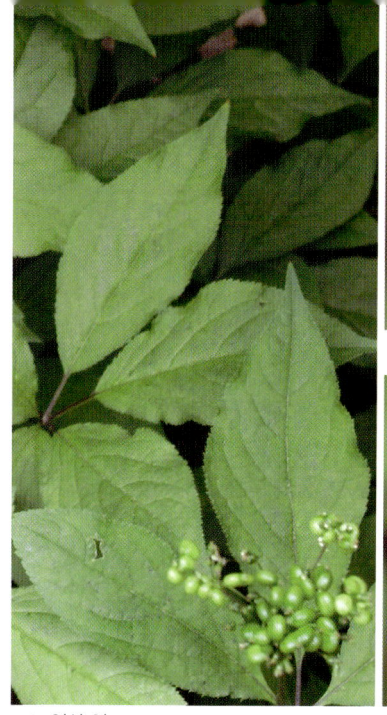
▲ 인삼 잎

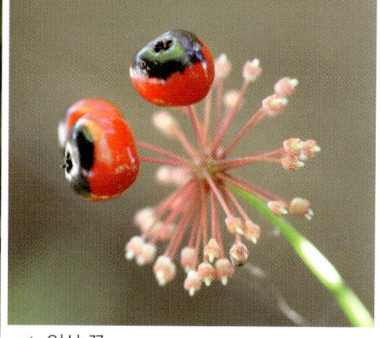
▲ 인삼 꽃

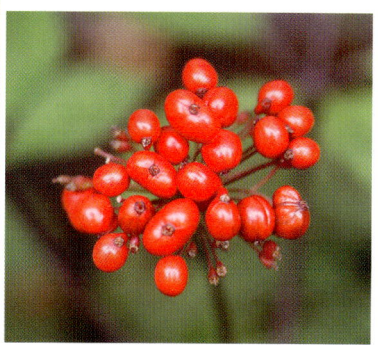
▲ 인삼 열매

| 약재의 효능 |

- 한방 효능군 분류 : 보익약(補益藥)-보기(補氣)
- 한방 작용부위(귀경, 歸經) : 인삼은 주로 비장, 폐, 심장, 신장 질환에 영향을 미친다.
- 한방 효능
  - 대보원기(大補元氣) : 인체의 원기를 크게 보한다.
  - 복맥고탈(復脈固脫) : 탈진되어 맥이 끊어질 듯한 것을 회복시킨다.
  - 보비익위(補脾益胃) : 비(脾)를 보하고 위(胃)의 기능을 더한다.
  - 생진양혈(生津凉血) : 진액 생성을 촉진하고 혈열(血熱)을 식힌다.

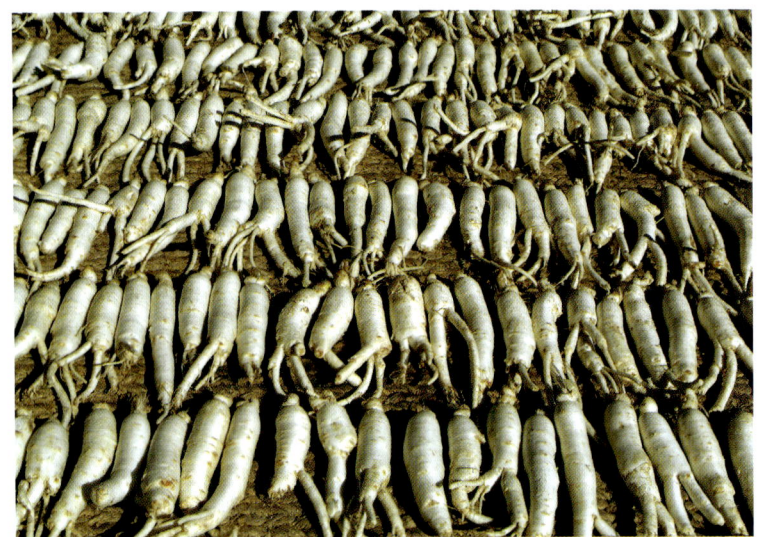
▲ 인삼 뿌리(채취품)

- 안신익지(安神益智) : 정신을 안정시키고 인지기능을 개선한다.
● 약효 해설
- 원기를 보충해주며 신체허약과 피로 증상에 유효하다.
- 마음을 안정시키며 건망증, 현기증을 치료한다.
- 빈뇨증, 자궁출혈에 사용한다.
- 자양강장, 면역증강 작용이 있다.

| 북한의 효능 | 보기약으로서 기를 보하고 진액이 생겨나게 하며 정신을 진정시키고 피를 보하며 눈을 밝게 한다.

| 약용법 | 뿌리 3~9g을 물 800mL에 넣고 달여서 반으로 나누어 아침저녁으로 마신다.

약초명: 잇꽃

약재명: 홍화 紅花

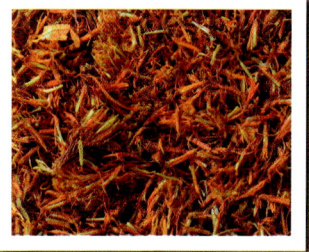

《동의보감》 탕액편에 기재된 조선시대의 한글 약초명

닛

약초명 및 학명
잇꽃, *Carthamus tinctorius* Linné

과명
국화과

약용부위
관상화

| 약재의 조선시대 의서(醫書) 수재 |

홍화는 《동의보감》 탕액편(湯液篇)의 풀부(部)와 《방약합편》의 습초(濕草)편에 수재되어 있다.

| 《동의보감》 탕액편의 효능 |

홍람화(紅藍花, 잇꽃)의 성질은 따뜻하고[溫] 맛은 매우며[辛] 독이 없다. 산후에 출혈이 심하여 정신이 흐리고 혼미해지는 증상을 낫게 한다. 배 속에 궂은 피[惡血]가 다 나가지 못하여 쥐어짜듯이 아픈 것, 태아가 배 속에서 죽은 것에 쓴다.

| 《동의보감》 탕액편의 원문 |

홍람화(紅藍花) 닛 : 性溫 味辛 無毒. 主産後血暈 腹内惡血不盡絞痛 胎死腹中. ○ 卽今紅花也. 以染眞紅 及作臙脂. 葉似藍 故有藍名. [本草] ○ 紅花入藥只二分 則入心養血 多用則破血. 又云 多用破血 少用養血. [丹心]

| 식약처 공정서의 약초와 약재 |

● 약초·약재의 식약처 공정서 수재 : 홍화는 우리나라 식품의약품안전

처의 의약품 공정서인 《대한민국약전(KP)》에 수재되어 있다.

- 약재의 분류 : 식물성 약재
- 약재의 라틴어 생약명 : Carthami Flos
- 약재의 이명 또는 영명 : Safflower
- 약재의 기원 : 약재 홍화는 잇꽃 *Carthamus tinctorius* Linné(국화과 Compositae)의 관상화이다.
- 약재 저장법 : 밀폐용기(고형의 이물이 들어가는 것을 방지하고 내용의약품이 손실되지 않도록 보호할 수 있는 용기)

| 약재의 효능 |

- 한방 효능군 분류 : 이혈약(理血藥)-활혈거어약(活血祛瘀藥)
- 한방 작용부위(귀경, 歸經) : 홍화는 주로 심장, 간장 질환에 영향을 미친다.
- 한방 효능
  - 활혈통경(活血通經) : 혈액순환을 촉진하여 월경이 잘 나오게 한다.

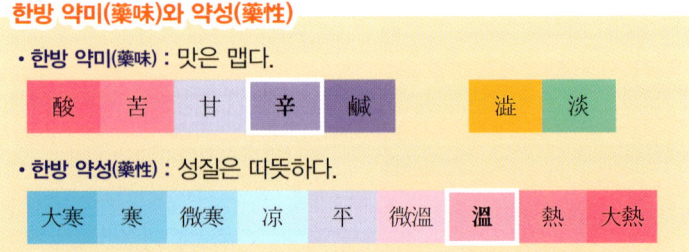

허준, 《원본 동의보감》, 731쪽, 남산당(2014)

한방 약미(藥味)와 약성(藥性)

- 한방 약미(藥味) : 맛은 맵다.

| 酸 | 苦 | 甘 | 辛 | 鹹 | 澁 | 淡 |

- 한방 약성(藥性) : 성질은 따뜻하다.

| 大寒 | 寒 | 微寒 | 凉 | 平 | 微溫 | 溫 | 熱 | 大熱 |

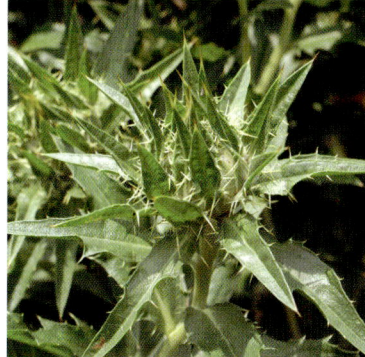

▲ 잇꽃 꽃봉오리

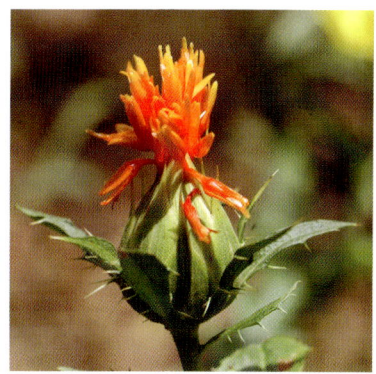

▲ 잇꽃 꽃

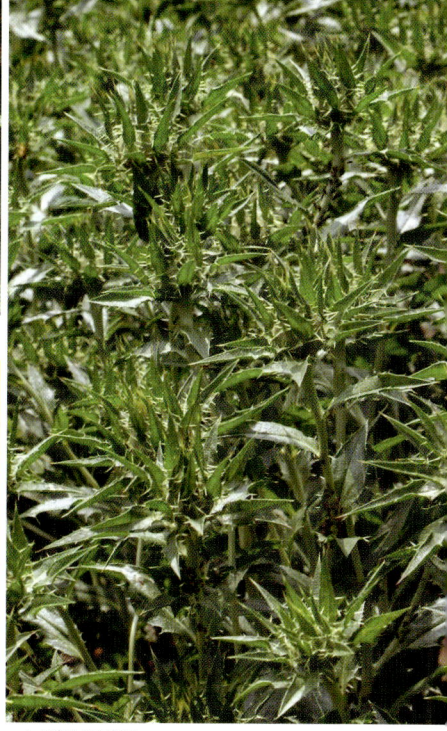

▲ 잇꽃 지상부

- 산어지통(散瘀止痛) : 어혈을 없애고 통증을 멎게 한다.
- **약효 해설**
  - 가슴이 막히는 듯하면서 아픈 증상에 유효하다.
  - 가슴과 양 옆구리의 찌르는 듯한 통증을 없앤다.
  - 타박상에 활용한다.
  - 갱년기 장애 등의 혈액순환 장애 치료에 사용한다.
  - 동맥경화의 예방 효과가 있다.

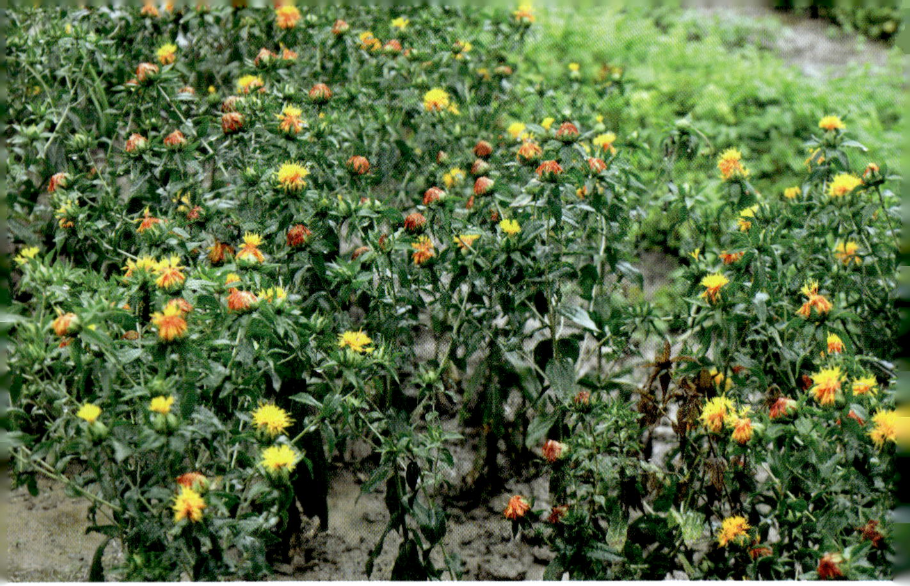

▲ 잇꽃 재배지

| 북한의 효능 | 행혈약으로서 피순환을 돕고 어혈을 없애며 월경을 정상화하고 적은량에서 피를 보한다.

| 약용법 | 관상화 3~10g을 물 800mL에 넣고 달여서 반으로 나누어 아침저녁으로 마신다. 양혈(養血, 피를 보양함)과 화혈(和血, 피의 운행을 조화롭게 함) 효능을 위해서는 적은 양의 홍화를 사용한다. 반면 활혈거어(活血祛瘀, 혈액순환을 촉진하여 어혈을 제거함)의 목적에는 많은 양의 홍화를 사용한다.

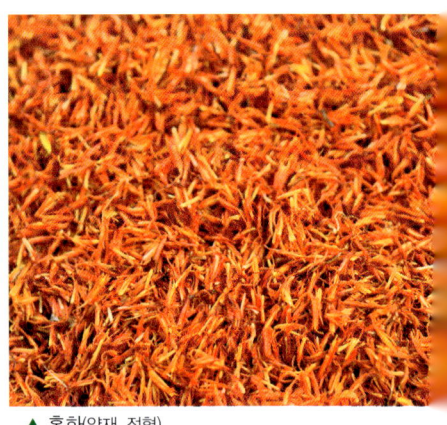

▲ 홍화(약재, 전형)

| 주의사항 | 임신부에게는 쓰지 않는다.

자귀나무

약재명
합환피 | 合歡皮

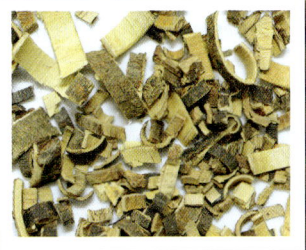

《동의보감》 탕액편에 기재된
조선시대의 한글 약초명

자괴나모겁질

약초명 및 학명
자귀나무, *Albizzia julibrissin* Durazzini

과명
콩과

약용부위
줄기껍질

| 약재의 조선시대 의서(醫書) 수재 |

합환피는 《동의보감》 탕액편(湯液篇)의 나무부(部)에 수재되어 있다.

|《동의보감》 탕액편의 효능 |

합환피(合歡皮, 자귀나무 껍질)의 성질은 보통이며[平] 맛은 달고[甘] 독이 없다. 주로 오장(五藏)을 편안하게 하고 마음을 안정시키며 근심을 없애고 즐겁게 한다.

|《동의보감》 탕액편의 원문 |

합환피(合歡皮) 자괴나모겁질
: 性平 味甘 無毒. 主安五藏 利心志 令人歡樂無憂. ○ 木似梧桐 枝甚柔弱 葉似皂莢槐等 極細而繁密 互相交結. 其葉至暮而合 故一名合昏. 五月花發黃白色 瓣上若絲茸然. 至秋而實作莢 子極薄細. 不拘時月 採皮及葉用. 又名夜合皮.[本草] ○ 主肺癰吐膿. 又殺蟲 續筋骨 消癰腫.[入門] ○ 養生論曰 合歡蠲忿 卽此也. 樹之階庭 使人不忿.[入門] ○ 榮花樹皮 卽夜合

花根也.[回春]

| 식약처 공정서의 약초와 약재 |

- **약초·약재의 식약처 공정서 수재** : 합환피는 우리나라 식품의약품안전처의 의약품 공정서인 《대한민국약전외한약(생약)규격집(KHP)》에 수재되어 있다.
- **약재의 분류** : 식물성 약재
- **약재의 라틴어 생약명** : Albizziae Cortex
- **약재의 이명 또는 별명** : 야합피(夜合皮)
- **약재의 기원** : 약재 합환피는 자귀나무 *Albizzia julibrissin* Durazzini(콩과 Leguminosae)의 줄기껍질이다.
- **약재 저장법** : 밀폐용기(고형의 이물이 들어가는 것을 방지하고 내용의약품이 손실되지 않도록 보호할 수 있는 용기)

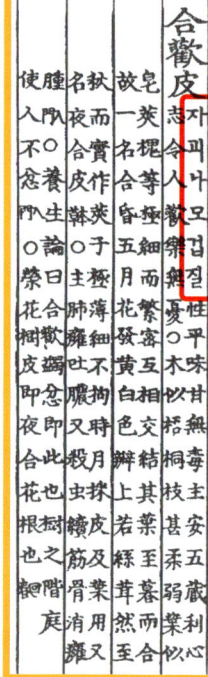

허준, 《원본 동의보감》, 744쪽, 남산당(2014)

| 약재의 효능 |

- **한방 효능군 분류** : 안신약(安神藥)-양심안신(養心安神)
- **한방 작용부위(귀경, 歸經)** : 합환피는 주로 심장, 간장, 폐 질환에 영

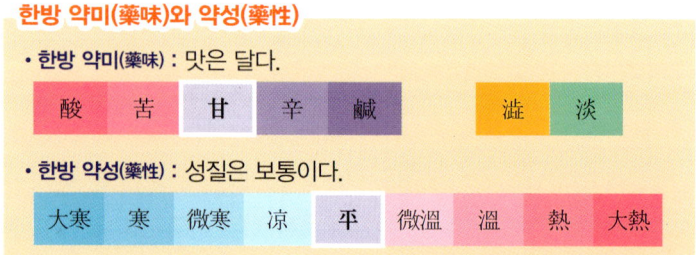

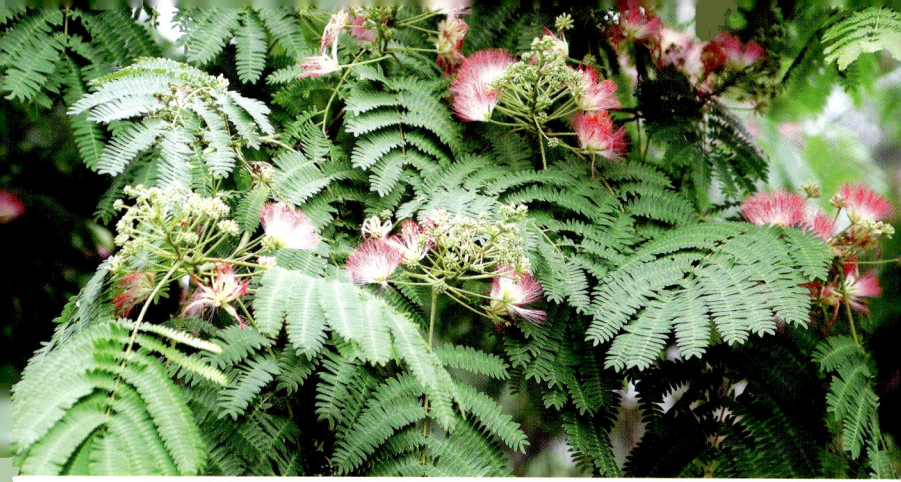

▲ 자귀나무 나무모양

향을 미친다.

- **한방 효능**
  - 해울안신(解鬱安神) : 기운이 울체된 것을 풀어주고 정신을 안정시킨다.
  - 활혈소종(活血消腫) : 혈액순환을 촉진하고 종기를 가라앉힌다.
- **약효 해설**
  - 심신불안, 불면증에 사용한다.
  - 타박상에 효과가 있다.

| **약용법** | 줄기껍질 6~12g을 물 800mL에 넣고 달여서 반으로 나누어 아침저녁으로 마신다. 외용할 때는 적당량을 가루 내어 환부에 붙인다.

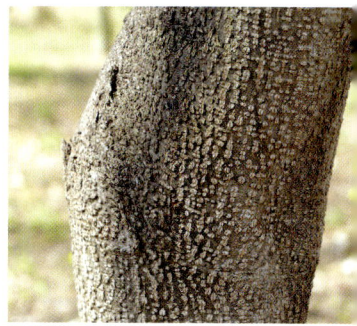

▲ 자귀나무 나무껍질

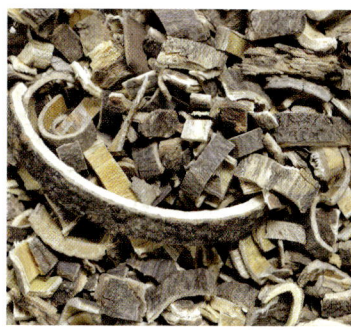

▲ 합환피(약재, 절편)

약초명: 자란

약재명

백급 白芨

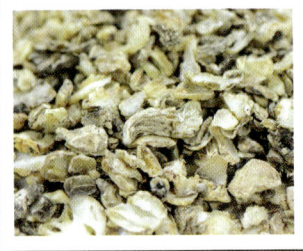

《동의보감》 탕액편에 기재된 조선시대의 한글 약초명

대왐플

약초명 및 학명

자란, *Bletilla striata* (Thunberg) Reichenbach fil.

과명

난초과

약용부위

덩이줄기

약재의 조선시대 의서(醫書) 수재

백급은 《동의보감》 탕액편(湯液篇)의 풀부(部)와 《방약합편》의 산초(山草)편에 수재되어 있다.

《동의보감》 탕액편의 효능

백급(白芨, 자란의 덩이줄기)의 성질은 보통이고[平](약간 차다[微寒]고도 한다) 맛은 쓰고[苦] 매우며[辛] 독이 없다. 옹종(癰腫), 피부가 헐어 아프고 가려우며 벌겋게 부어 곪는 것을 낫게 한다. 썩어 들어가는 부스럼, 등에 난 종기, 나력(瘰癧)을 치료한다. 치질[腸風], 항문 주위에 구멍이 생긴 병증, 칼이나 화살에 다친 것, 넘어져서 다친 것, 뜨거운 물이나 불에 덴 것을 낫게 한다.

《동의보감》 탕액편의 원문

백급(白芨) 대왐플 : 性平[一云微寒] 味苦辛 無毒 主癰腫 惡瘡 敗疽 發背瘰癧 腸風痔瘻 刀箭 撲損傷 湯火瘡. ○ 根似菱米 有三角 白色. 二月八月九月採根 暴乾.[本草] ○ 白斂·白芨 古今服餌方少用 多見於斂瘡方中

二物多相須而行. [入門]

| 식약처 공정서의 약초와 약재 |

- **약초 · 약재의 식약처 공정서 수재** : 백급은 우리나라 식품의약품안전처의 의약품 공정서인 《대한민국약전외한약(생약)규격집(KHP)》에 수재되어 있다.
- **약재의 분류** : 식물성 약재
- **약재의 라틴어 생약명** : Bletillae Rhizoma
- **약재의 기원** : 약재 백급은 자란 *Bletilla striata* (Thunberg) Reichenbach fil.(난초과 Orchidaceae)의 덩이줄기이다.
- **약재 저장법** : 밀폐용기(고형의 이물이 들어가는 것을 방지하고 내용의약품이 손실되지 않도록 보호할 수 있는 용기)

| 약재의 효능 |

- **한방 효능군 분류** : 지혈약(止血藥)
- **한방 작용부위(귀경, 歸經)** : 백급은 주로 폐, 간장, 위장 질환에 영향을 미친다.

허준, 《원본 동의보감》, 734쪽, 남산당(2014)

한방 약미(藥味)와 약성(藥性)

- **한방 약미(藥味)** : 맛이 쓰고 달며 떫다.

| 酸 | 苦 | 甘 | 辛 | 鹹 | | 澁 | 淡 |

- **한방 약성(藥性)** : 성질은 약간 차다.

| 大寒 | 寒 | 微寒 | 凉 | 平 | 微溫 | 溫 | 熱 | 大熱 |

자란 · 백급 533

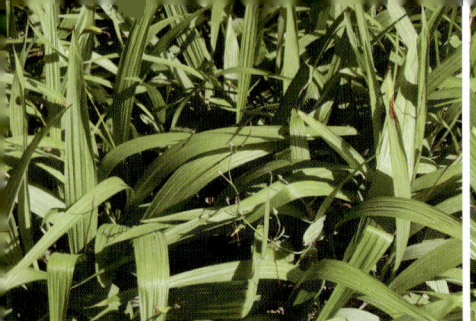

▲ 자란 잎

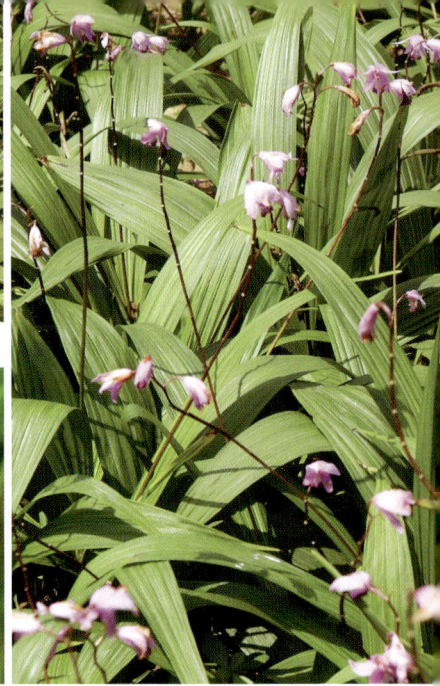

▲ 자란 지상부

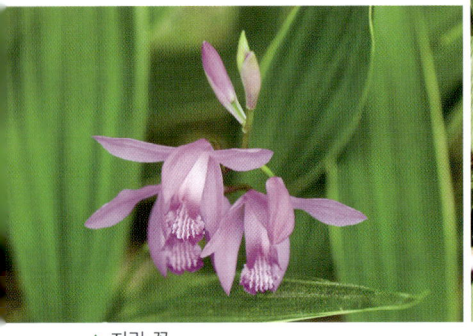

▲ 자란 꽃

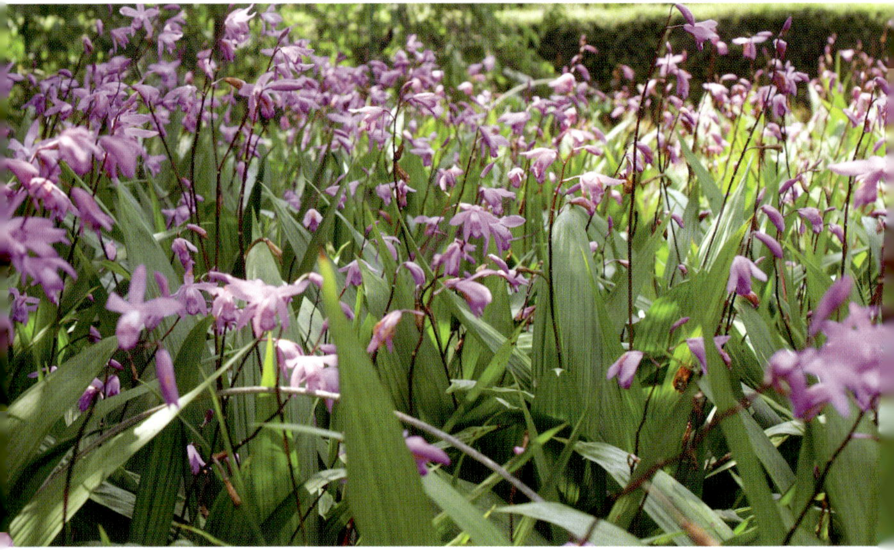

▲ 자란 무리

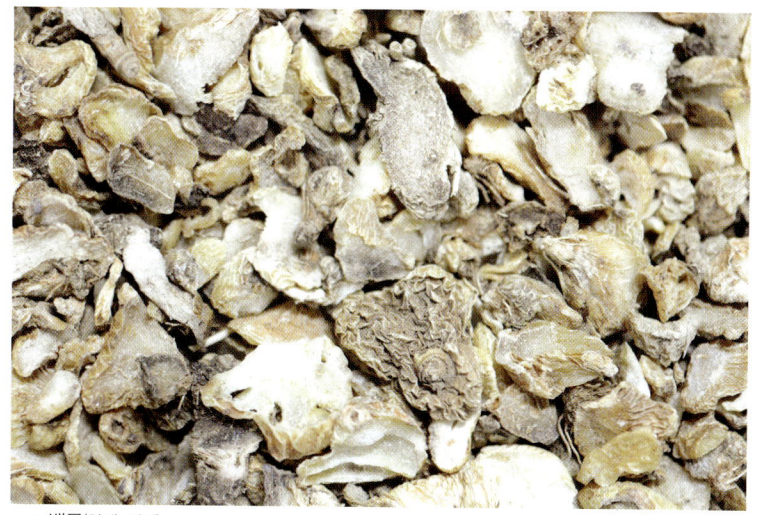

▲ 백급(약재, 절편)

● **한방 효능**

- 수렴지혈(收斂止血) : 상처를 아물게 하여 지혈한다.
- 소종생기(消腫生肌) : 종기를 가라앉히고 새살이 돋게 한다.

● **약효 해설**

- 새로운 피부 조직의 재생을 촉진시킨다.
- 각혈, 토혈, 혈변(血便), 외상출혈을 멎게 한다.
- 궤양으로 인한 동통을 치료한다.

| **북한의 효능** | 피멎이약으로서 폐를 보하고 출혈을 멈추며 어혈을 없애고 새살이 나게 하며 상처를 아물게 한다.

| **약용법** | 덩이줄기 3~10g을 물 800mL에 넣고 달여서 반으로 나누어 아침저녁으로 마시거나 또는 가루로 만들어 복용한다. 외용할 때는 가루 내어 환부에 바른다.

자리공 미국자리공

약재명

상륙 商陸

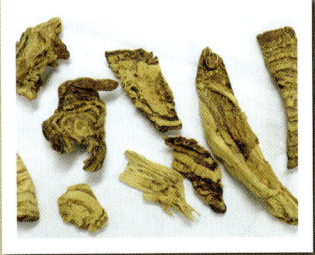

《동의보감》 탕액편에 기재된 조선시대의 한글 약초명

쟈리공불휘

약초명 및 학명

자리공, *Phytolacca esculenta* Houttuyn
미국자리공, *Phytolacca americana* Linne

과명

상륙과, 자리공과

약용부위

뿌리

약재의 조선시대 의서(醫書) 수재

상륙은 《동의보감》 탕액편(湯液篇)의 풀부(部)와 《방약합편》의 독초편에 수재되어 있다.

《동의보감》 탕액편의 효능

상륙(商陸, 자리공 뿌리)의 성질은 보통이고[平](서늘하다[冷]고도 한다) 맛은 맵고[辛] 시며[酸] 독이 많다. 열 가지 몸이 붓는 것, 목 안이 벌겋게 붓고 아프며 막힌 감이 있는 것을 치료한다. 고독(蠱毒)을 없애며 유산시키고 옹종(癰腫)을 치료한다. 헛것에 들린 것을 없앤다. 피부가 헐어 아프고 가려우며 벌겋게 부어 곪는 것에 붙이면 효과가 있다. 유산[墮胎, 타태]시키며 대소장을 잘 통하게 한다.

《동의보감》 탕액편의 원문

상륙(商陸) 쟈리공불휘 : 性平 [一云冷] 味辛酸 有大毒. 瀉十種水病 喉痺不通. 下蠱毒 墮胎 除癰腫 殺鬼精物 付惡瘡 墮胎 通利大小腸. ○ 在處有之. 有赤白二種. 白者入藥用 赤者甚有

毒 見鬼神 但貼腫外用. 若服則傷人 痢血
不已而死. ○ 一名章柳根 一名章陸 赤花
者根赤 白花者根白. 二月八月採根 暴乾.
如人形者有神.[本草] ○ 銅刀刮去皮薄切
水浸三日 取出和菜豆蒸半日 去豆曬乾或
焙乾.[入門]

| 식약처 공정서의 약초와 약재 |

- **약초·약재의 식약처 공정서 수재**: 상륙은 우리 나라 식품의약품안전처의 의약품 공정서인 《대한민국약전외한약(생약)규격집(KHP)》에 수재되어 있다.
- **약재의 분류**: 식물성 약재
- **약재의 라틴어 생약명**: Phytolaccae Radix
- **약재의 이명 또는 영명**: 장불로(長不老)
- **약재의 기원**: 약재 상륙은 자리공 *Phytolacca esculenta* Houttuyn 또는 미국자리공 *Phytolacca americana* Linne(상륙과, 자리공과 Phytolaccaceae)의 뿌리이다.
- **약재 저장법**: 밀폐용기(고형의 이물이 들어가는 것을 방지하고 내용의

허준, 《원본 동의보감》, 734쪽, 남산당(2014)

한방 약미(藥味)와 약성(藥性)

- **한방 약미(藥味)**: 맛은 쓰다.

| 酸 | **苦** | 甘 | 辛 | 鹹 | | 澁 | 淡 |

- **한방 약성(藥性)**: 성질은 차고 독이 있다.

| 大寒 | **寒** | 微寒 | 凉 | 平 | 微溫 | 溫 | 熱 | 大熱 |

자리공, 미국자리공 • 상륙 537

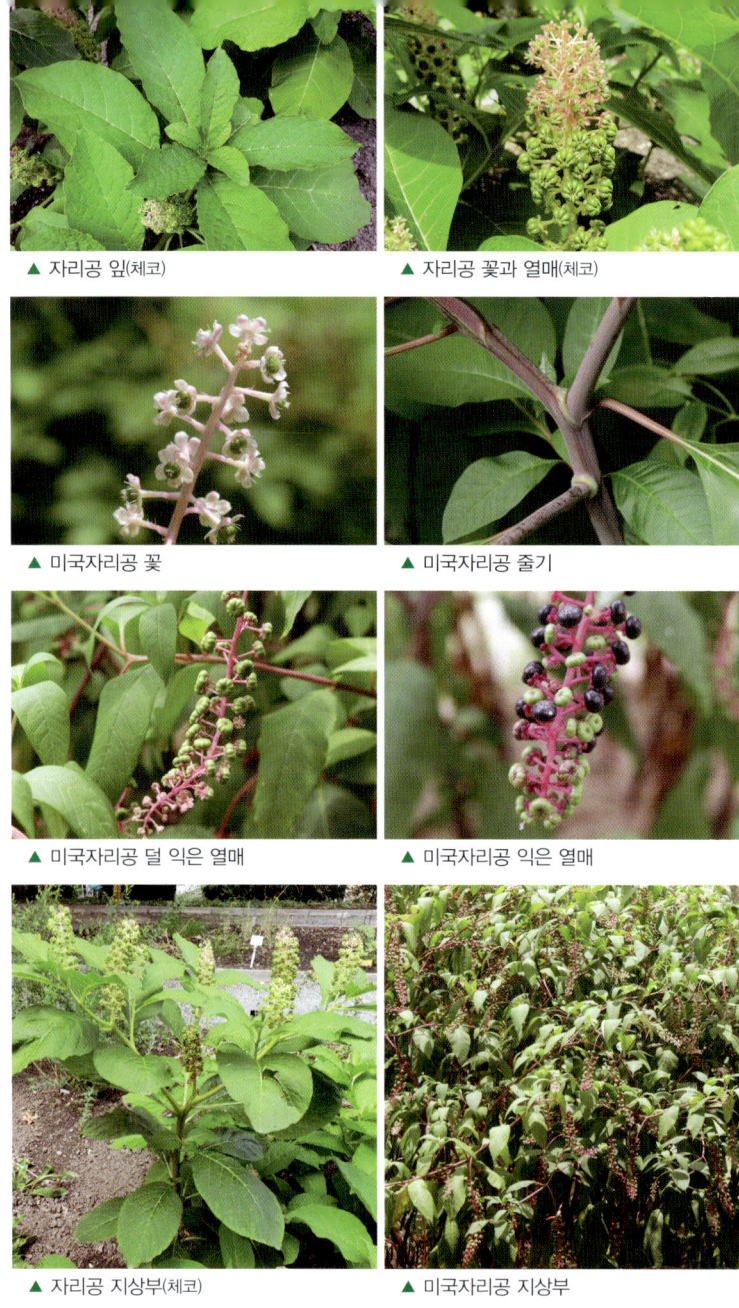

▲ 자리공 잎(체코)　　　　　▲ 자리공 꽃과 열매(체코)

▲ 미국자리공 꽃　　　　　▲ 미국자리공 줄기

▲ 미국자리공 덜 익은 열매　　　　　▲ 미국자리공 익은 열매

▲ 자리공 지상부(체코)　　　　　▲ 미국자리공 지상부

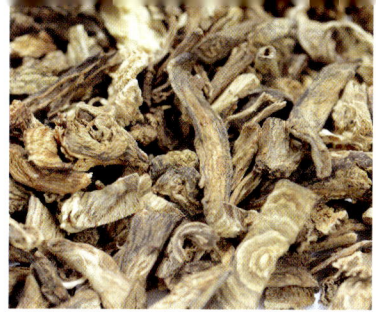
▲ 상륙(약재, 절편)

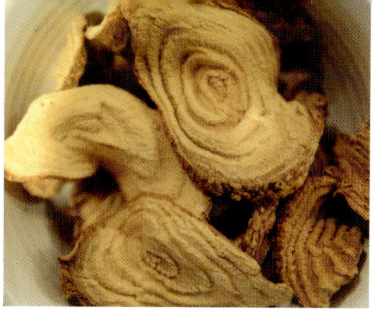
▲ 상륙(약재, 횡단면)

약품이 손실되지 않도록 보호할 수 있는 용기)

| **약재의 효능** |

- **한방 작용부위(귀경, 歸經)** : 상륙은 주로 폐, 비장, 신장, 대장 질환에 영향을 미친다.
- **한방 효능**
  - 축수소종(逐水消腫) : 물기를 배출시켜 부종을 가라앉힌다.
  - 통리이변(通利二便) : 대소변을 잘 나오게 한다.
  - 해독산결(解毒散結) : 해독하고 뭉친 것을 풀어준다.
- **약효 해설**
  - 이뇨 작용이 있으며 몸이 붓는 증상을 치료한다.
  - 목 안이 아픈 증상에 유효하다.
  - 대소변을 보지 못하는 증상에 쓰인다.
  - 독성이 있다.

| **북한의 효능** | 설사약으로서 센 설사를 일으키고 오줌을 잘 나가게 하며 부은것을 내리우고 독을 푼다.

| **약용법** | 뿌리 3~9g을 물 800mL에 넣고 달여서 반으로 나누어 아침저녁으로 마신다.

| **주의사항** | 임신부에게는 쓰지 않는다.

작약

약재명
작약 芍藥

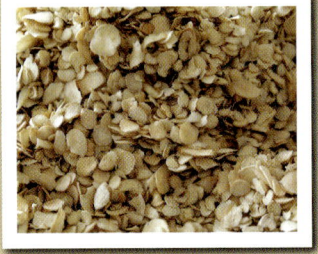

《동의보감》 탕액편에 기재된 조선시대의 한글 약초명

함박곳불휘

약초명 및 학명
작약, *Paeonia lactiflora* Pallas

과명
작약과

약용부위
뿌리

| 약재의 조선시대 의서(醫書) 수재 |

작약은 《동의보감》 탕액편(湯液篇)의 풀부(部)와 《방약합편》의 방초(芳草, 향기가 좋은 풀)편에 수재되어 있다.

|《동의보감》 탕액편의 효능 |

작약(芍藥)의 성질은 보통이고[平] 약간 차다[微寒]. 맛은 쓰고[苦] 시며[酸] 독이 조금 있다. 혈비(血痺)를 없애고 혈맥(血脈)을 잘 통하게 하며 속을 느긋하게 한다. 어혈을 깨뜨리며 옹종(癰腫)을 삭인다. 복통(腹痛)을 멈추고 어혈과 고름을 없앤다. 여자의 모든 병과 산전산후의 온갖 질환에 쓴다. 월경을 통하게 하고 치질[腸風, 장풍]로 피를 쏟는 것, 항문 주위에 구멍이 생긴 병증, 등에 나는 큰 종기[發背], 눈이 충혈되고 눈에 군살이 자라는[目赤努肉, 목적노육] 데 쓰며 눈을 밝게 한다.

|《동의보감》 탕액편의 원문 |

작약(芍藥) 함박곳불휘 : 性平 微寒 味苦酸 有小毒. 除血痺 通

順血脈 緩中 散惡血 消癰腫 止腹痛 消瘀血 能蝕膿. 主女人一切病并産前後諸疾. 通月水 療腸風瀉血 痔瘻 發背瘡疥 及目赤努肉 能明目. ○ 生山野 二月八月採根 暴乾. 宜用山谷自生者 不用人家糞壤者. 又云 須用花紅而單葉 山中者佳. ○ 一名解倉. 有兩種. 赤者利小便下氣 白者 止痛散血. 又云 白者補 赤者瀉.[本草] ○ 入手足太陰經. 又瀉肝 補脾胃. 酒浸行經 或酒炒或煨用.[入門] ○ 芍藥 酒浸炒 與白朮同用則能補脾 與川芎同用則瀉肝 與參朮同用則補氣. 治腹痛下痢者必炒 後重則不炒. 又云 收降之體 故能至血海 入於九地之下 得至足厥陰經也.[丹心]

| 식약처 공정서의 약초와 약재 |

● 약초·약재의 식약처 공정서 수재 : 작약은 우리나라 식품의약품안전

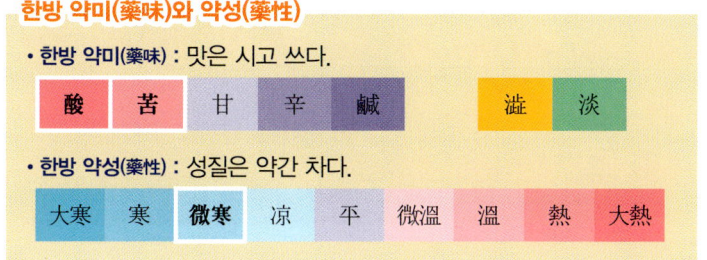

처의 의약품 공정서인 《대한민국약전(KP)》에 수재되어 있다.
- **약재의 분류** : 식물성 약재
- **약재의 라틴어 생약명** : Paeoniae Radix
- **약재의 이명 또는 영명** : Peony Root
- **약재의 기원** : 약재 작약은 작약 *Paeonia lactiflora* Pallas 또는 기타 동속 근연식물(작약과 Paeoniaceae)의 뿌리이다.
- **약재 저장법** : 밀폐용기(고형의 이물이 들어가는 것을 방지하고 내용의 약품이 손실되지 않도록 보호할 수 있는 용기)

| 약재의 효능 |

- **한방 효능군 분류** : 보익약(補益藥)-양혈(養血)

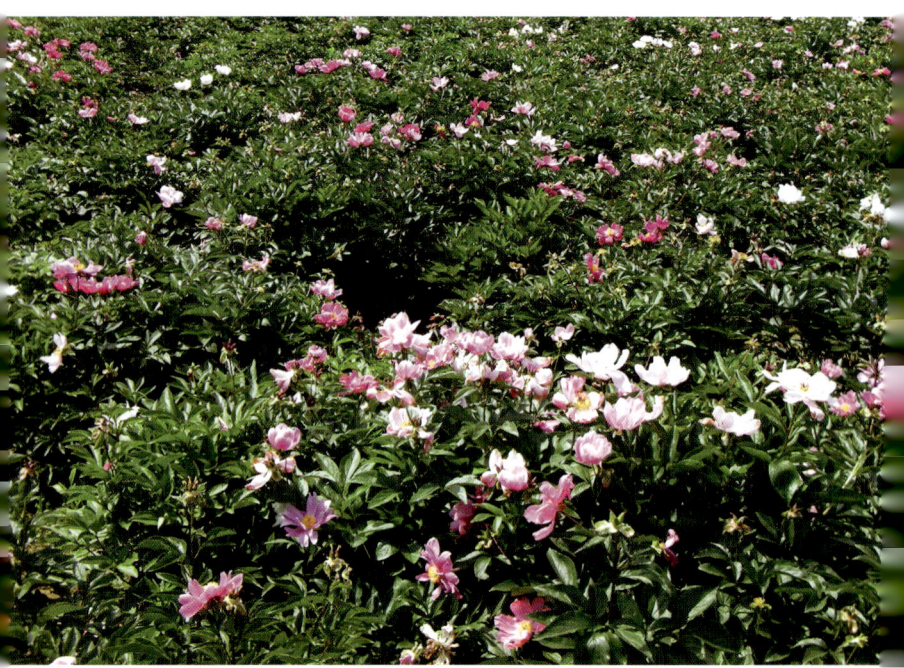

▲ 작약 재배지

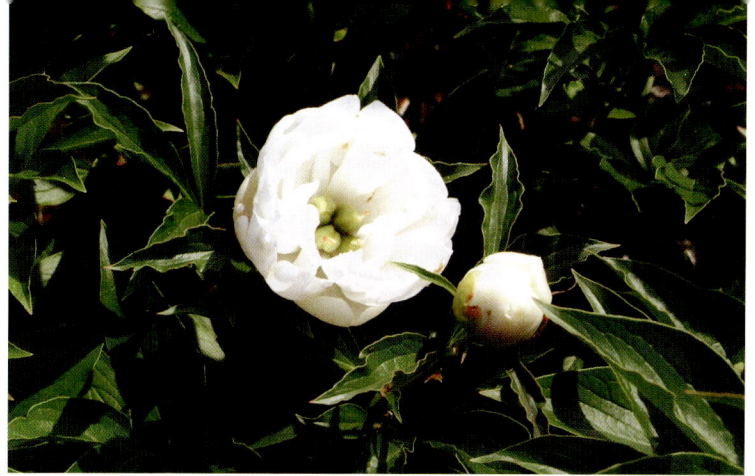

▲ 작약 꽃과 잎

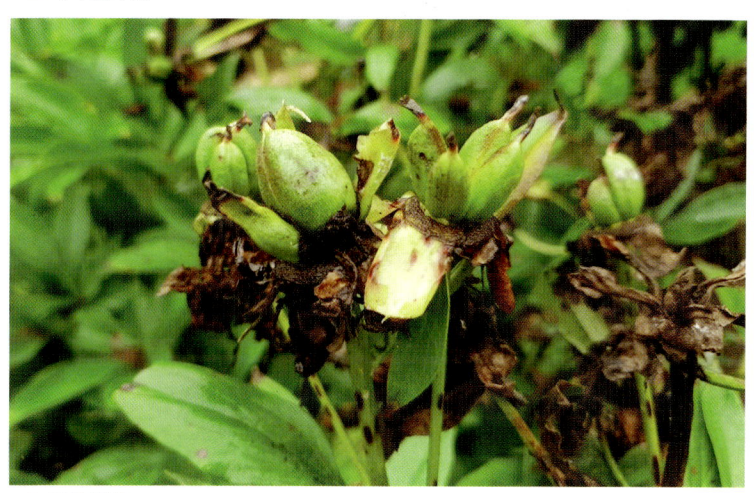

▲ 작약 열매

- **한방 작용부위(귀경, 歸經)** : 작약은 주로 간장, 비장 질환에 영향을 미친다.
- **한방 효능**
  - **양혈조경(凉血調經)** : 혈열(血熱)을 식히고 월경을 순조롭게 한다.

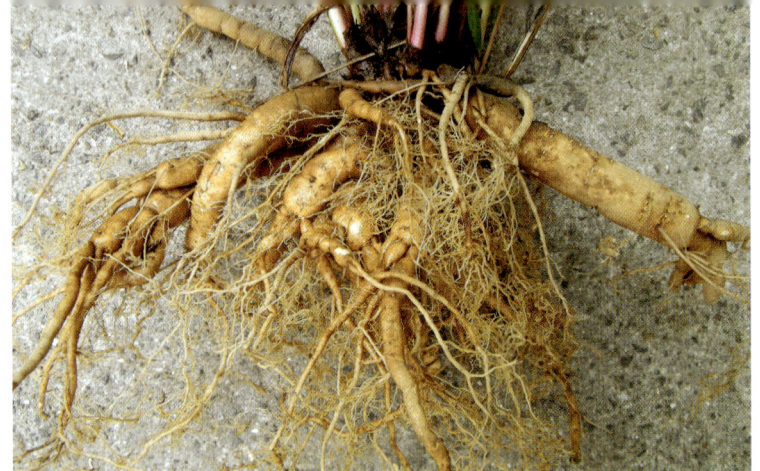

▲ 작약 뿌리(채취품)

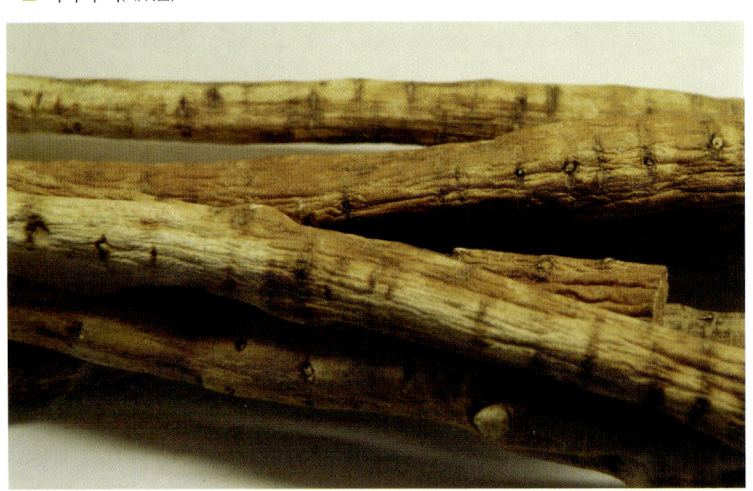

▲ 작약(약재, 전형)

- 염음지한(斂陰止汗) : 체액과 땀의 배출·배설을 억제한다.
- 유간지통(柔肝止痛) : 간(肝)을 부드럽게 하여 통증을 멎게 한다.
- 평억간양(平抑肝陽) : 간의 양기가 지나친 것을 억제한다.

● **약효 해설**

- 월경불순, 복통에 유효하다.

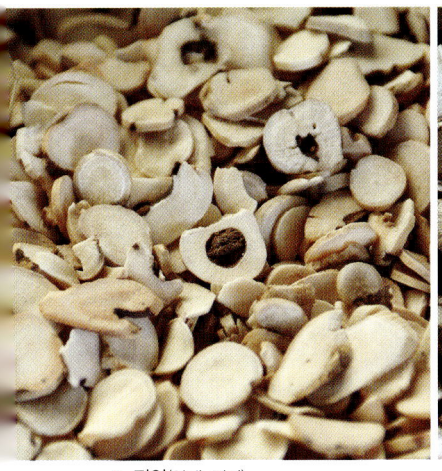
▲ 작약(약재, 절편)

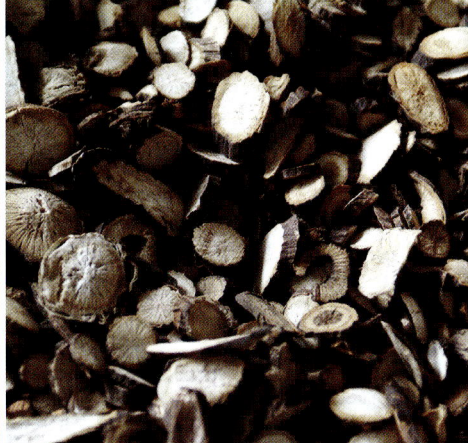
▲ 작약(약재, 시장 판매품)

- 부정기 자궁출혈, 자궁에서 분비물이 나오는 증상에 사용한다.
- 몸이 허약하여 잠자는 사이에 또는 깨어 있는 상태에서 저절로 땀이 많이 나는 증상을 치료한다.
- 정신이 아찔아찔하여 어지러운 증상을 낫게 한다.
- 진경, 진정, 혈소판응집 억제 작용이 있다.

| **북한의 효능** | 보혈약으로서 피를 보하고 땀을 멈추며 평간하고 아픔을 멈추며 오줌이 잘 나가게 한다.

| **약용법** | 뿌리 6~15g을 물 800mL에 넣고 달여서 반으로 나누어 아침저녁으로 마신다.

약초명: 잔대 사삼

약재명

사삼 沙參

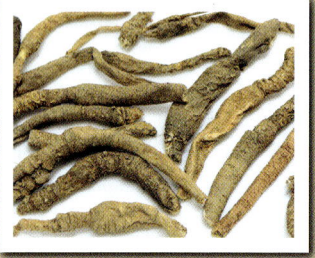

《동의보감》 탕액편에 기재된 조선시대의 한글 약초명

더덕

약초명 및 학명

잔대, *Adenophora triphylla* var. *japonica* Hara
사삼(沙蔘), *Adenophora stricta* Miq.

과명

초롱꽃과

약용부위

뿌리

| 약재의 조선시대 의서(醫書) 수재 |

사삼은 《동의보감》 탕액편(湯液篇)의 채소부(部)와 《방약합편》의 만초(蔓草, 덩굴풀)편에 수재되어 있다.

|《동의보감》 탕액편의 효능 |

사삼(沙參, 잔대)은 성질이 약간 차고[微寒] 맛이 쓰며[苦] 독이 없다. 비위(脾胃)를 보하고 폐기(肺氣)를 보충한다. 산기(疝氣)로 음경과 고환이 당기는 것을 치료한다. 고름을 빼내며 독성이 있는 종기를 삭인다. 오장(五藏)의 풍기(風氣)를 흩는다.

|《동의보감》 탕액편의 원문 |

사삼(沙參) 더덕 : 性微寒 味苦 無毒. 補中 益肺氣. 治疝氣下墜 排膿消腫毒 宣五藏風氣. ○ 處處皆有 生山中. 葉似枸杞 根白 實者佳. 採苗及根 作菜茹食之 良.[本草] ○ 二月八月採根 暴乾.[本草]

| 식약처 공정서의 약초와 약재 |

● **약초·약재의 식약처 공정서 수재** : 사삼은 우리나라 식품의약품안전

처의 의약품 공정서인 《대한민국약전외한약(생약)규격집(KHP)》에 수재되어 있다.

- **약재의 분류** : 식물성 약재
- **약재의 라틴어 생약명** : Adenophorae Radix
- **약재의 기원** : 약재 사삼은 잔대 *Adenophora triphylla* var. *japonica* Hara 또는 사삼(沙蔘) *Adenophora stricta* Miq.(초롱꽃과 Campanulaceae)의 뿌리이다.
- **약재 저장법** : 밀폐용기(고형의 이물이 들어가는 것을 방지하고 내용의약품이 손실되지 않도록 보호할 수 있는 용기)

| 약재의 효능 |

- **한방 효능군 분류** : 보익약(補益藥)-보음(補陰)
- **한방 작용부위(귀경, 歸經)** : 사삼은 주로 폐, 위장 질환에 영향을 미친다.
- **한방 효능**
  - 양음청폐(養陰淸肺) : 진액을 보충하고 폐열(肺熱)을 식힌다.
  - 익위생진(益胃生津) : 위기(胃氣)를 보충하고 진액 생성을 촉진한다.

허준, 《원본 동의보감》, 716쪽, 남산당(2014)

한방 약미(藥味)와 약성(藥性)

- **한방 약미(藥味)** : 맛은 달다.

| 酸 | 苦 | **甘** | 辛 | 鹹 | 澁 | 淡 |

- **한방 약성(藥性)** : 성질은 약간 차다.

| 大寒 | 寒 | **微寒** | 凉 | 平 | 微溫 | 溫 | 熱 | 大熱 |

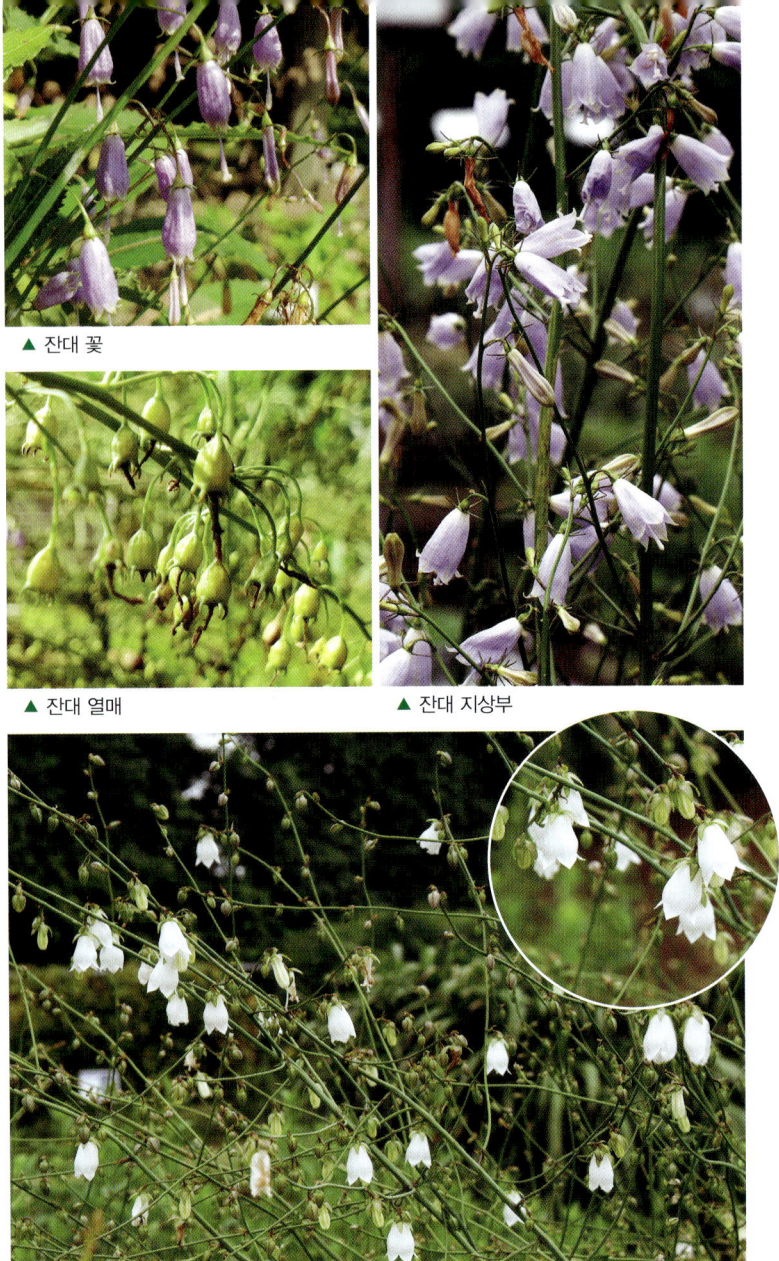

▲ 잔대 꽃

▲ 잔대 열매

▲ 잔대 지상부

▲ 사삼 꽃과 지상부

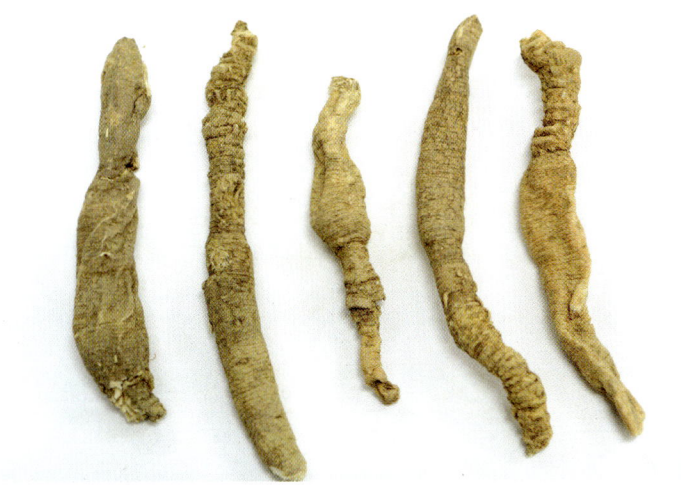

▲ 사삼(약재, 전형)

- 화담(化痰) : 가래를 녹인다.
- 익기(益氣) : 원기를 보충한다.

● 약효 해설

- 폐 기능 허약으로 마른기침이 나는 증상에 유효하다.
- 가래가 많이 나오면서 기침하는 병증에 좋다.
- 가슴이 답답하면서 열나고 입이 마르는 증상을 낫게 한다.
- 음식을 조금밖에 먹지 못하고 토하는 증상을 치료한다.

| 북한의 효능 | 보음약으로서 음을 보하고 열을 내리우며 폐를 눅여주어 기침을 멈추며 진액이 생겨나게 한다.

| 약용법 | 뿌리 9~15g을 물 800mL에 넣고 달여서 반으로 나누어 아침저녁으로 마신다.

잣나무

약재명
해송자 海松子

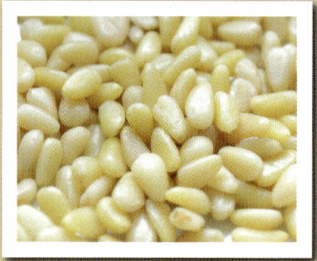

《동의보감》 탕액편에 기재된 조선시대의 한글 약초명

잣

약초명 및 학명
잣나무, *Pinus koraiensis* Siebold et Zuccarini

과명
소나무과

약용부위
씨

| 약재의 조선시대 의서(醫書) 수재 |

해송자는 《동의보감》 탕액편(湯液篇)의 과일부(部)와 《방약합편》의 이과(夷果)편에 수재되어 있다.

|《동의보감》 탕액편의 효능 |

해송자(海松子, 잣)의 성질은 조금 따뜻하고[小溫] 맛이 달며[甘] 독이 없다. 산후(産後)에 뼈마디에 바람이 들어오는 것 같고 시린 감이 있는 증상, 몸과 팔다리가 마비되고 감각과 동작이 자유롭지 못한 증상, 어지럼증을 치료한다. 피부를 윤기 있게 하고 오장(五藏)을 찔우며 야위고 기운이 없는 것을 보한다.[본초]

|《동의보감》 탕액편의 원문 |

해송자(海松子) 잣 : 性小溫 味甘 無毒. 主骨節風 及風痺頭眩. 潤皮膚 肥五藏 補虛羸少氣.[本草] ○ 處處有之 生深山中. 樹如松柏 實如瓜子 剝取子 去皮食之.[俗方]

| 식약처 공정서의 약초와 약재 |

● 약초 · 약재의 식약처 공정서 수재 : 해

송자는 우리나라 식품의약품안전처의 의약품 공정서인 《대한민국약전외한약(생약)규격집(KHP)》에 수재되어 있다.

- 약재의 분류 : 식물성 약재
- 약재의 라틴어 생약명 : Pini Koraiensis Semen
- 약재의 이명 또는 영명 : 송자인(松子仁)
- 약재의 기원 : 약재 해송자는 잣나무 *Pinus koraiensis* Siebold et Zuccarini(소나무과 Pinaceae)의 씨이다.
- 약재 저장법 : 밀폐용기(고형의 이물이 들어가는 것을 방지하고 내용의약품이 손실되지 않도록 보호할 수 있는 용기)

| 약재의 효능 |

- 한방 작용부위(귀경, 歸經) : 해송자는 주로 간장, 폐, 대장 질환에 영향을 미친다.
- 한방 효능
  - 윤조(潤燥) : 건조한 것을 촉촉하게 한다.
  - 양혈(凉血) : 혈열(血熱)을 식힌다.
  - 거풍(祛風) : 풍(風)을 제거한다.

허준, 《원본 동의보감》, 713쪽, 남산당(2014)

한방 약미(藥味)와 약성(藥性)

- **한방 약미(藥味)** : 맛은 달다.

| 酸 | 苦 | 甘 | 辛 | 鹹 | 澁 | 淡 |

- **한방 약성(藥性)** : 성질은 약간 따뜻하다.

| 大寒 | 寒 | 微寒 | 凉 | 平 | 微溫 | 溫 | 熱 | 大熱 |

잣나무 • 해송자

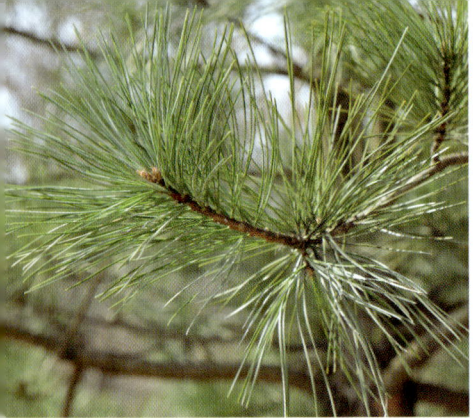

▲ 잣나무 잎

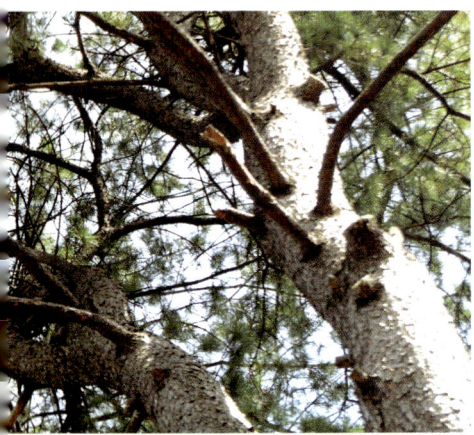

▲ 잣나무 나무껍질

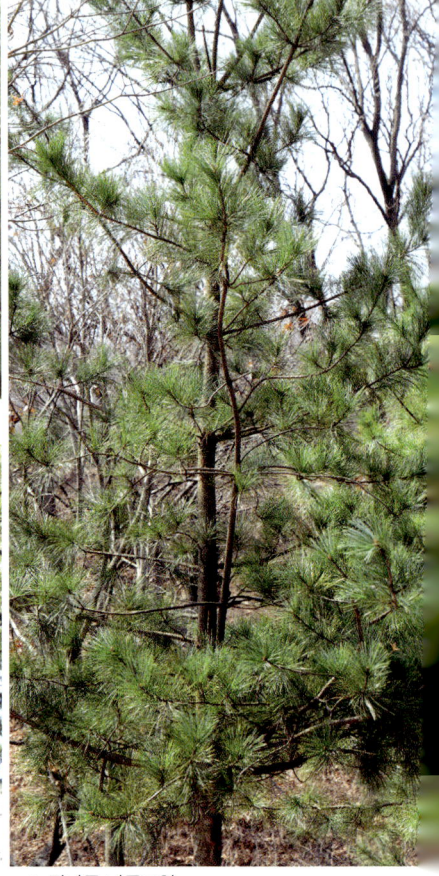

▲ 잣나무 나무모양

● **약효 해설**

- 산후(産後) 뼈마디에 바람이 들어오는 것 같고 시린 감이 있는 증상에 유효하다.
- 팔다리를 잘 쓰지 못하고 마비되며 아픈 증상에 효과가 있다.
- 폐가 건조하여 생기는 마른기침에 사용한다.
- 관절염, 변비, 토혈을 치료한다.
- 현기증 치료에 도움이 된다.

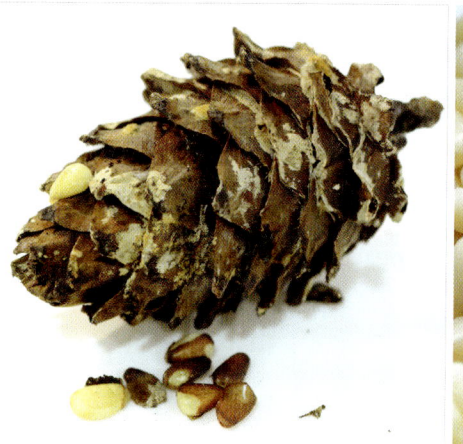 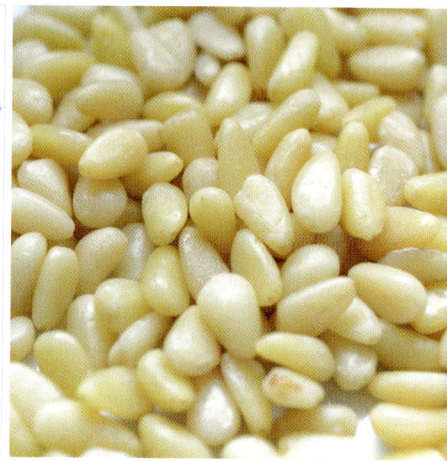

▲ 잣나무 열매와 해송자(종피가 있는 약재)   ▲ 해송자(약재, 전형)

| 북한의 효능 | 보기약으로서 기를 보하고 폐와 심을 보하며 풍을 없애고 대소변을 잘 나가게 한다.

| 약용법 | 씨 10~15g을 물 800mL에 넣고 달여서 반으로 나누어 아침저녁으로 마시거나 또는 환(丸)으로 만들어 복용한다.

장구채

왕불류행
王不留行

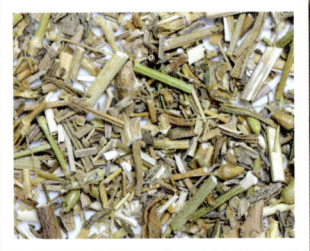

《동의보감》 탕액편에 기재된 조선시대의 한글 약초명

댱고재

약초명 및 학명

장구채, *Melandrium firmum* Rohrbach

과명

석죽과

약용부위

열매가 익었을 때의 지상부

| 약재의 조선시대 의서(醫書) 수재 |

왕불류행은 《동의보감》 탕액편(湯液篇)의 풀부(部)와 《방약합편》의 습초(濕草)편에 수재되어 있다.

|《동의보감》 탕액편의 효능 |

왕불류행(王不留行, 장구채)의 성질은 보통이며[平] 맛은 쓰고[苦] 달며[甘] 독이 없다. 쇠붙이에 상하여 피가 나는 것을 멎게 하고 아픈 것을 멈추며 가시 박힌 것을 나오게 한다. 코피, 큰 종기, 피부가 헐어 아프고 가려우며 벌겋게 부어 곪는 것을 낫게 한다. 풍독(風毒)을 없애고 혈맥(血脈)을 통하게 하며 월경이 고르지 못한 것과 난산(難産)을 치료한다.

|《동의보감》 탕액편의 원문 |

왕불류행(王不留行) 댱고재 : 性平 味苦甘 無毒. 主金瘡止血 逐痛 出刺. 治衄血癰疽惡瘡 祛風毒 通血脈 療婦人血經不勻 及難産. ○ 在處有之. 葉似菘藍 花紅白色 子殼似酸漿 實圓黑似

菘子如黍粟. 五月採苗莖 曬乾. 根莖花子
幷通用.[本草] ○ 一名剪金花 一名金盞銀
臺. 子治淋最有效.[資生]

| 식약처 공정서의 약초와 약재 |

- 약초·약재의 식약처 공정서 수재 : 왕불류행은 우리나라 식품의약품안전처의 의약품 공정서인《대한민국약전외한약(생약)규격집(KHP)》에 수재되어 있다.
- 약재의 분류 : 식물성 약재
- 약재의 라틴어 생약명 : Melandrii Herba
- 약재의 이명 또는 영명 : 불류행(不留行), 왕불류(王不留)
- 약재의 기원 : 약재 왕불류행은 장구채 *Melandrium firmum* Rohrbach(석죽과 Caryophyllaceae)의 열매가 익었을 때의 지상부이다.
- 약재 저장법 : 밀폐용기(고형의 이물이 들어가는 것을 방지하고 내용의약품이 손실되지 않도록 보호할 수 있는 용기)

허준, 《원본 동의보감》, 726쪽, 남산당(2014)

한방 약미(藥味)와 약성(藥性)

- 한방 약미(藥味) : 맛은 달고 싱겁다.

  酸　苦　**甘**　辛　鹹　　澁　**淡**

- 한방 약성(藥性) : 성질은 서늘하다.

  大寒　寒　微寒　**凉**　平　微溫　溫　熱　大熱

| 약재의 효능 |

● 한방 효능군 분류 : 이혈약(理血藥)-활혈거어(活血祛瘀)

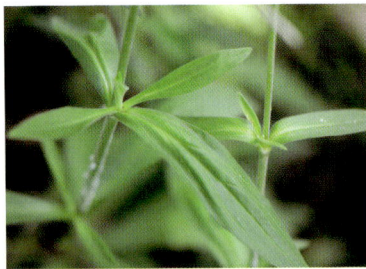

▲ 장구채 잎

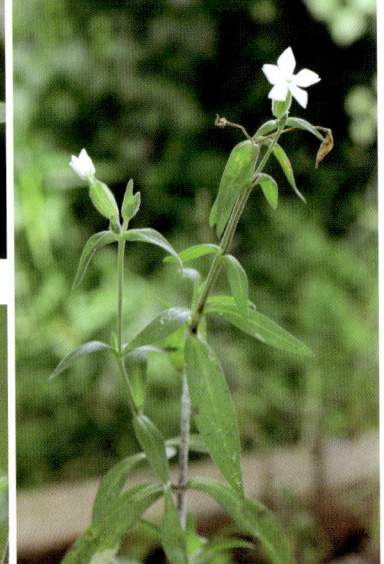

▲ 장구채 열매

▲ 장구채 지상부

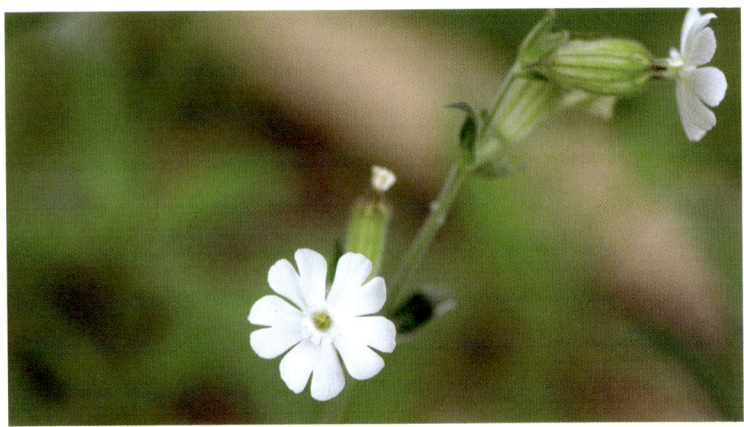

▲ 장구채 꽃

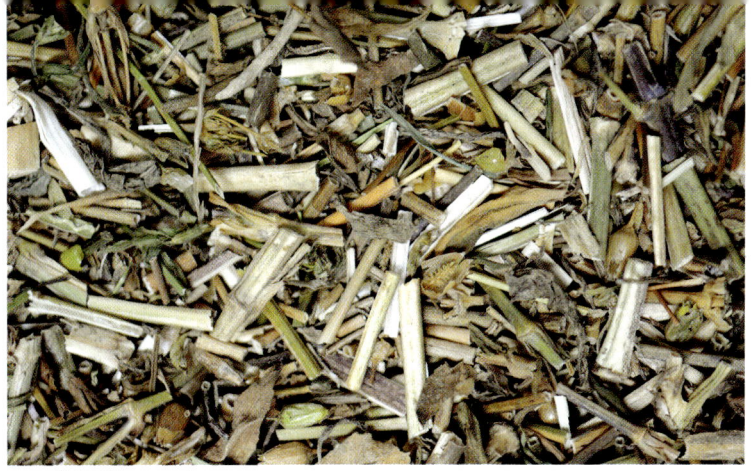

▲ 왕불류행(약재, 절단)

- **한방 작용부위(귀경, 歸經)** : 왕불류행은 주로 소장, 간장 질환에 영향을 미친다.
- **한방 효능**
  - 청열해독(淸熱解毒) : 열독(熱毒)을 해소한다.
  - 이뇨(利尿) : 소변을 잘 나오게 한다.
  - 조경(調經) : 월경을 순조롭게 한다.
- **약효 해설**
  - 목 안이 붓고 아픈 증상을 치료한다.
  - 소변량이 줄거나 잘 나오지 않는 병증에 유효하다.
  - 월경불순, 중이염을 낫게 한다.

| **북한의 효능** | 행혈약으로서 피순환을 도우며 월경을 정상화하며 젖을 잘 나게 한다.

| **약용법** | 지상부 6~12g을 물 800mL에 넣고 달여서 반으로 나누어 아침저녁으로 마신다.

| **주의사항** | 임신부에게는 쓰지 않는다.

정공등

약재명
정공등 丁公藤

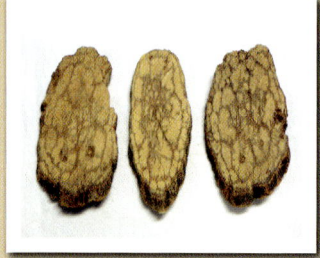

《동의보감》 탕액편에 기재된 조선시대의 한글 약초명

마가목

약초명 및 학명
정공등(丁公藤), *Erycibe obtusifolia* Bentham

과명
메꽃과

약용부위
덩굴성 줄기

| 약재의 조선시대 의서(醫書) 수재 |

정공등은 《동의보감》 탕액편(湯液篇)의 나무부(部)와 《방약합편》의 만초(蔓草, 덩굴풀)편에 수재되어 있다.

| 《동의보감》 탕액편의 효능 |

정공등(丁公藤, 정공등)의 성질은 따뜻하며[溫] 맛은 맵고[辛] 독이 없다. 풍증[風血]에 주로 쓴다. 늙어서 쇠약한 것을 보하며 발기를 돕고 허리와 다리를 튼튼하게 한다. 뼈마디가 아프고 손발이 저린 증상을 낫게 한다. 흰머리를 검게 하고 풍사를 몰아낸다.

| 《동의보감》 탕액편의 원문 |

정공등(丁公藤) 마가목 : 性溫 味辛 無毒. 主風血. 補衰老 起陽 強腰脚 除痺 變白 排風邪. ○ 一名南藤 莖如馬鞭 有節 紫褐色 葉如杏葉而尖. 採無時 漬酒服. [本草] ○ 解叔謙母病 禱神 遇異人 得服此藥 卽此也. [南史]

| 식약처 공정서의 약초와 약재 |

● 약초 · 약재의 식약처 공정서 수재 : 정

공등은 우리나라 식품의약품안전처의 의약품 공정서인 《대한민국약전외한약(생약)규격집(KHP)》에 수재되어 있다.

- 약재의 분류 : 식물성 약재
- 약재의 라틴어 생약명 : Erycibae Caulis
- 약재의 기원 : 약재 정공등은 정공등(丁公藤) *Erycibe obtusifolia* Bentham 또는 광엽정공등(光葉丁公藤) *Erycibe schmidtii* Craib(메꽃과 Convolvulaceae)의 덩굴성 줄기이다.
- 약재 저장법 : 밀폐용기(고형의 이물이 들어가는 것을 방지하고 내용의약품이 손실되지 않도록 보호할 수 있는 용기)

| 기원식물 해설 | 《동의보감》에서 한약 정공등의 한글 약초명이 '마가목'이지만 이는 국가표준식물목록에 수록된 '마가목(*Sorbus commixta* Hedl.)'과 다르다.

허준, 《원본 동의보감》, 746쪽, 남산당(2014)

| 약재의 효능 |

- 한방 작용부위(귀경, 歸經) : 정공등은 주로 간장, 비장, 위장 질환에 영향을 미친다.

한방 약미(藥味)와 약성(藥性)

- 한방 약미(藥味) : 맛은 맵다.

| 酸 | 苦 | 甘 | **辛** | 鹹 | | 澁 | 淡 |

- 한방 약성(藥性) : 성질은 따뜻하고 독이 약간 있다.

| 大寒 | 寒 | 微寒 | 凉 | 平 | 微溫 | **溫** | 熱 | 大熱 |

● 한방 효능

- 거풍제습(祛風除濕) : 팔다리를 잘 쓰지 못하고 마비되며 아픈 증상을 치료한다.
- 소종지통(消腫止痛) : 종기를 가라앉히고 통증을 멎게 한다.

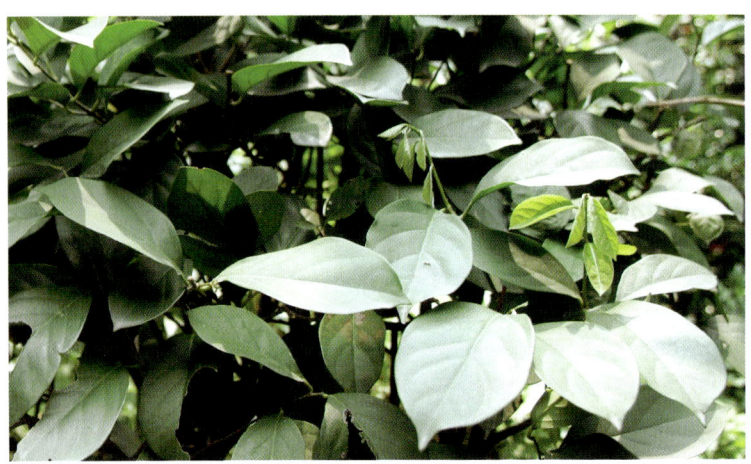
▲ 정공등 잎

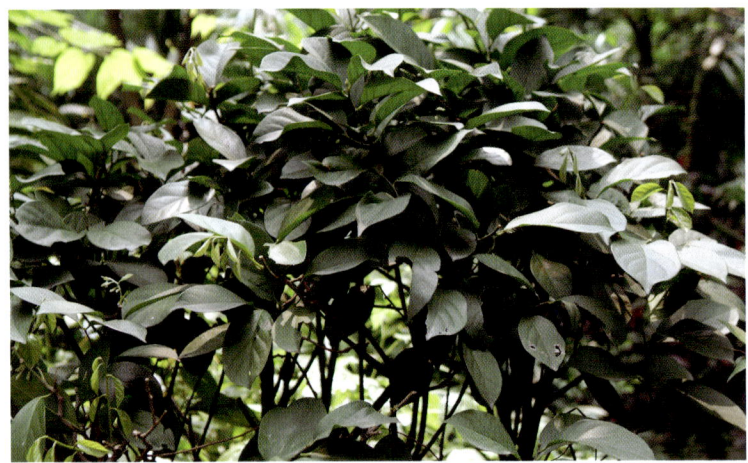
▲ 정공등 나무모양

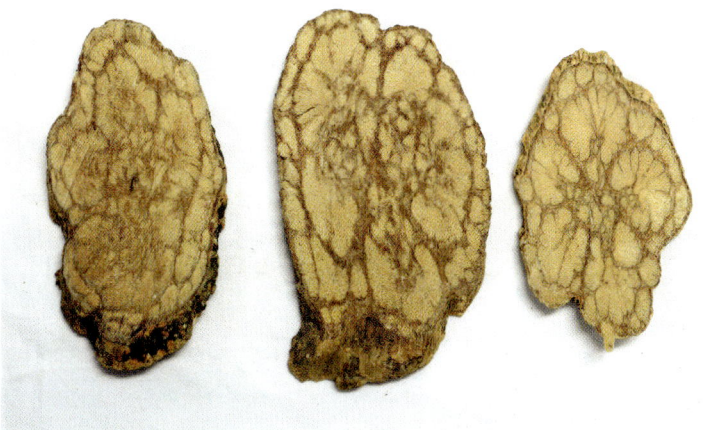

▲ 정공등(약재, 절편)

● 약효 해설

- 반신불수 치료에 쓰인다.
- 팔다리를 잘 쓰지 못하고 마비되며 아픈 증상을 치료한다.
- 외상으로 붓고 통증이 생기는 증상에 유효하다.

| 약용법 | 덩굴줄기 3~6g을 물 800mL에 넣고 달여서 반으로 나누어 아침저녁으로 마시거나 술에 담가 복용한다. 외용할 때는 적당량 사용한다.

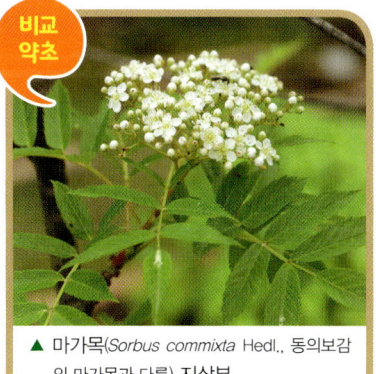

비교 약초

▲ 마가목(*Sorbus commixta* Hedl., 동의보감의 마가목과 다름) 지상부

조각자나무 주엽나무

약재명
조협 皂莢

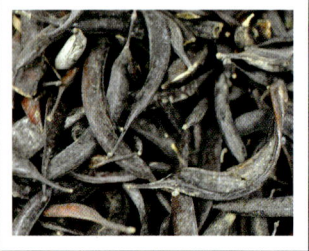

《동의보감》 탕액편에 기재된 조선시대의 한글 약초명

주엽나모여름

약초명 및 학명
조각자나무, *Gleditsia sinensis* Lamark
주엽나무, *Gleditsia japonica* Miquel

과명
콩과

약용부위
열매

| 약재의 조선시대 의서(醫書) 수재 |

조협은 《동의보감》 탕액편(湯液篇)의 나무부(部)와 《방약합편》의 교목(喬木, 줄기가 곧고 굵으며 높이 자라는 나무)편에 수재되어 있다.

|《동의보감》 탕액편의 효능 |

조협(皂莢, 주엽나무, 조각자나무 열매)의 성질은 따뜻하며[溫] 맛은 맵고[辛] 짜며[鹹] 독이 조금 있다. 관절을 잘 통하게 하고 두통[頭風]을 제거한다. 몸에 있는 9개의 구멍을 잘 통하게 하고 담연(痰涎)을 삭게 한다. 기침을 멎게 하고 배가 몹시 부르며 속이 그득한 감을 주는 증상을 치료한다. 배 속에 생긴 단단한 덩어리를 깨뜨리고 유산시킬 수 있다. 중풍으로 입을 악다무는 것을 낫게 하며 노채충(勞瘵蟲)을 죽인다.

|《동의보감》 탕액편의 원문 |

조협(皂莢) 주엽나모여름 : 性溫 味辛鹹 有小毒. 通關節 除頭風 利九竅 消痰涎 止咳嗽 療脹滿

破堅癥 能墮胎. 治中風口噤 殺勞蟲.
○ 在處有之 樹高枝間生大刺. 九月十月採莢 陰乾. ○ 有長皂莢·猪牙皂莢 二種. 今醫家作疏風氣丸散 多用長皂莢. 治齒及取積藥 多用猪牙皂莢. 大抵性味不相遠. ○ 不蛀而肥者佳 可爲沐湯 去垢甚妙.[本草] ○ 引入厥陰經藥也. 去皮及子 酥灸或蜜灸用.[入門] ○ 鐵碪以鍛金銀 雖千百年不壞 以槌皂莢則卽碎. 一名皂角.[丹心]

| 식약처 공정서의 약초와 약재 |

- 약초·약재의 식약처 공정서 수재 : 조협은 우리나라 식품의약품안전처의 의약품 공정서인 《대한민국약전외한약(생약)규격집(KHP)》에 수재되어 있다.
- 약재의 분류 : 식물성 약재
- 약재의 라틴어 생약명 : Gleditsiae Fructus
- 약재의 기원 : 약재 조협은 조각자나무 *Gleditsia sinensis* Lamark 또는 주엽나무 *Gleditsia japonica*

허준, 《원본 동의보감》, 745쪽, 남산당(2014)

한방 약미(藥味)와 약성(藥性)

- 한방 약미(藥味) : 맛은 맵고 짜다.

| 酸 | 苦 | 甘 | 辛 | 鹹 | | 澁 | 淡 |

- 한방 약성(藥性) : 성질은 따뜻하고 독이 있다.

| 大寒 | 寒 | 微寒 | 凉 | 平 | 微溫 | 溫 | 熱 | 大熱 |

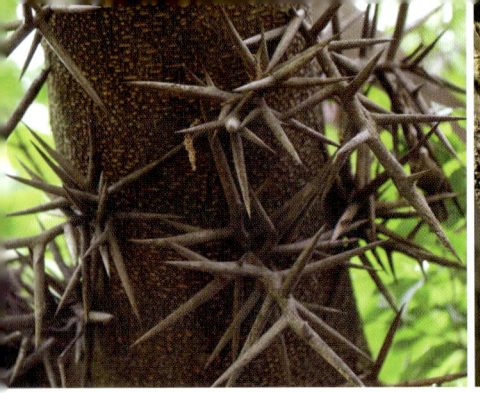
▲ 조각자나무 가시

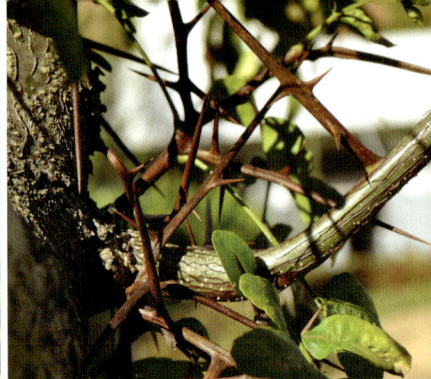
▲ 주엽나무 가시

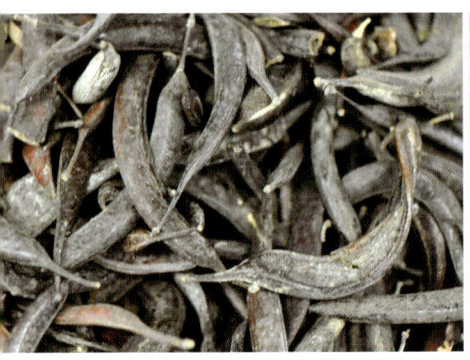
▲ 저아조(猪牙皂, 조각자나무의 발육되지 않은 열매)

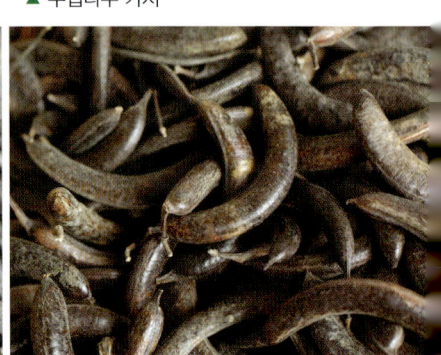
▲ 조협(약재, 전형)

Miquel(콩과 Leguminosae)의 열매이다.
- 약재 저장법 : 밀폐용기(고형의 이물이 들어가는 것을 방지하고 내용의 약품이 손실되지 않도록 보호할 수 있는 용기)

| 약재의 효능 |

- 한방 효능군 분류 : 화담지해평천약(化痰止咳平喘藥)
- 한방 작용부위(귀경, 歸經) : 조협은 주로 폐, 대장 질환에 영향을 미친다.
- 한방 효능
  - 거담개규(祛痰開竅) : 담(痰)을 제거하고 정신을 맑게 한다.

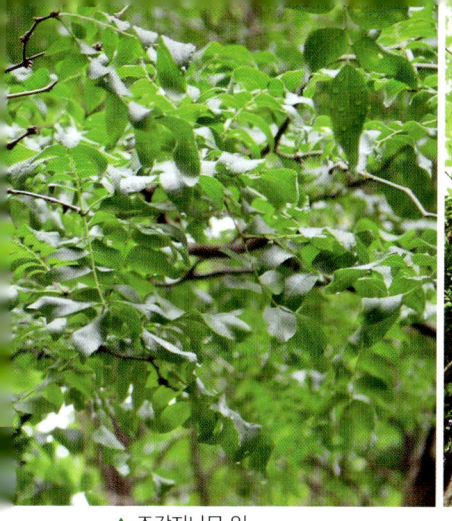 ▲ 조각자나무 잎
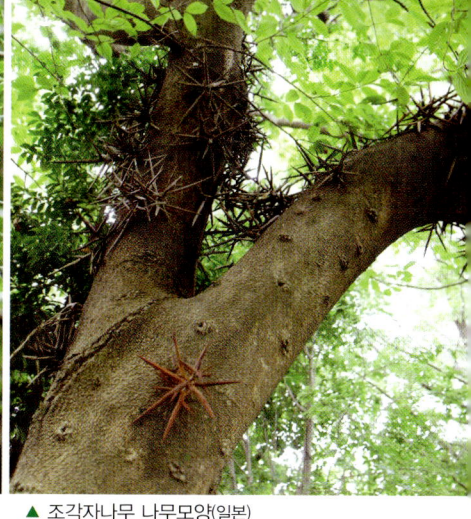 ▲ 조각자나무 나무모양(일본)

- 산결소종(散結消腫) : 뭉친 것을 풀고 종기를 가라앉힌다.

● 약효 해설
- 정신이 혼미한 병증에 사용한다.
- 중풍으로 인한 안면신경 마비에 유효하다.
- 목 안이 붓고 아프며 막힌 감이 있는 증상을 치료한다.
- 강한 거담, 살충 작용이 있다.
- 대소변을 잘 나오게 한다.

| 북한의 효능 | 화담약으로서 가래를 삭이고 기침을 멈추며 풍을 없앤다.

| 약용법 | 열매 1~3g을 물 800mL에 넣고 달여서 반으로 나누어 아침저녁으로 마시거나 또는 가루나 환(丸)으로 만들어 복용한다. 외용할 때는 적당량을 사용한다.

| 주의사항 | 임신부 및 각혈(咯血), 토혈(吐血)하는 환자는 복용을 피한다.

조릿대풀

약재명
담죽엽 淡竹葉

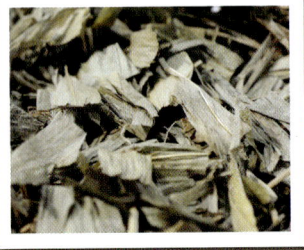

《동의보감》 탕액편에 기재된 조선시대의 한글 약초명

소옴댓닙

약초명 및 학명
조릿대풀, *Lophatherum gracile* Brongniart

과명
벼과

약용부위
꽃 피기 전의 지상부

| 약재의 조선시대 의서(醫書) 수재 |

담죽엽은 《동의보감》 탕액편(湯液篇)의 나무부(部)에 수재되어 있다.

| 《동의보감》 탕액편의 효능 |

담죽엽(淡竹葉, 조릿대풀)의 성질은 차며[寒] 맛은 달고[甘] 독이 없다. 담을 삭이고 열을 내린다. 중풍으로 목이 쉬어 말을 하지 못하는 것, 열이 몹시 나면서 머리가 아픈 것을 낫게 한다. 놀라서 가슴이 두근거리는 것과 급성 전염병[瘟疫, 온역]으로 몹시 답답한 것을 멎게 한다. 기침을 하면서 기운이 치밀어 올라 숨이 차는 증상을 치료한다. 임신부가 어지럼증이 나서 넘어지는 것, 소아가 놀랐을 때 발작하는 간질, 천조풍(天弔風)을 낫게 한다.[본초]

| 《동의보감》 탕액편의 원문 |

담죽엽(淡竹葉) 소옴댓닙 : 性寒 味甘 無毒. 消痰淸熱. 主中風失 音不語 壯熱頭痛. 止驚悸 溫疫 狂悶. 治咳逆上氣 孕婦眩暈倒

地 小兒驚癎天弔.[本草]

| 식약처 공정서의 약초와 약재 |

- **약초·약재의 식약처 공정서 수재** : 담죽엽은 우리나라 식품의약품안전처의 의약품 공정서인 《대한민국약전외한약(생약)규격집(KHP)》에 수재되어 있다.
- **약재의 분류** : 식물성 약재
- **약재의 라틴어 생약명** : Lophatheri Herba
- **약재의 기원** : 약재 담죽엽은 조릿대풀 *Lophatherum gracile* Brongniart(벼과 Gramineae)의 꽃 피기 전의 지상부이다.
- **약재 저장법** : 밀폐용기(고형의 이물이 들어가는 것을 방지하고 내용의약품이 손실되지 않도록 보호할 수 있는 용기)

| 약재의 효능 |

- **한방 효능군 분류** : 청열약(淸熱藥)-청열사화(淸熱瀉火)
- **한방 작용부위(귀경, 歸經)** : 담죽엽은 주로 심장, 위장, 소장 질환에 영향을 미친다.

淡竹葉
소음엣닙
失音不語 壯性
熱寒
頭味
痛甘
止無
驚毒
悸清
溫爽
痰清
狂主
悶中
治風
咳
地迎
小上
兒氣
驚孕
癎婦
天眩
弔暈
倒

허준, 《원본 동의보감》, 740쪽, 남산당(2014)

한방 약미(藥味)와 약성(藥性)

- **한방 약미(藥味)** : 맛은 달고 싱겁다.

| 酸 | 苦 | **甘** | 辛 | 鹹 | | 澁 | **淡** |

- **한방 약성(藥性)** : 성질은 차다.

| 大寒 | **寒** | 微寒 | 凉 | 平 | 微溫 | 溫 | 熱 | 大熱 |

조릿대풀·담죽엽

● 한방 효능

- 청열사화(淸熱瀉火) : 열기를 식히고 화기(火氣)를 배출시킨다.
- 제번지갈(除煩止渴) : 마음이 답답한 것을 없애고 갈증을 멎게 한다.
- 이뇨통림(利尿通淋) : 소변을 잘 나오게 하고 배뇨 장애를 해소한다.

● 약효 해설

- 잇몸이 붓고 아픈 병증을 낫게 한다.
- 입안과 혀가 허는 증세에 사용한다.
- 가슴이 답답한 증상과 갈증을 없애준다.
- 소변이 붉고 시원하지 못한 증상에 쓰인다.

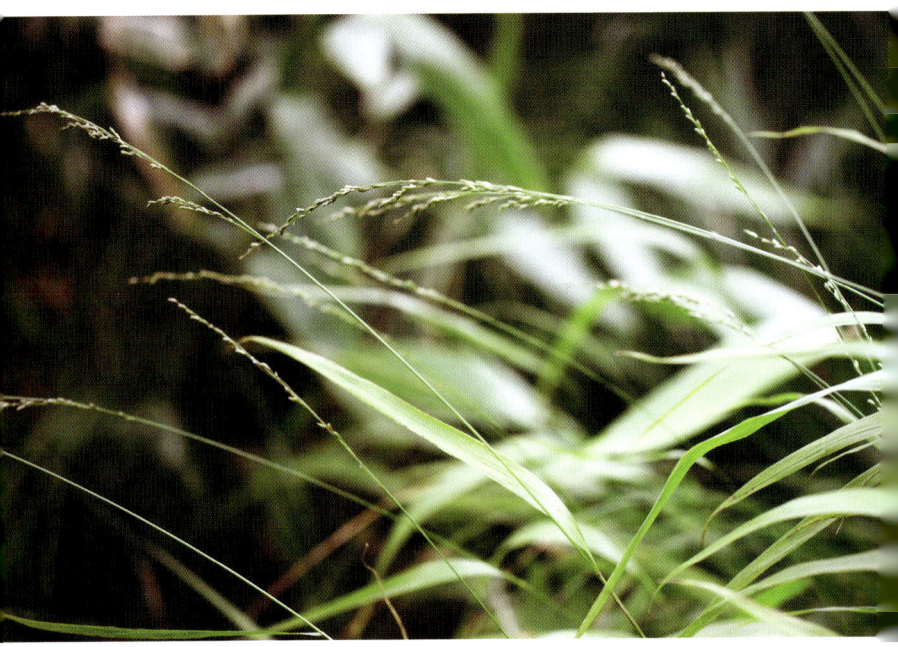

▲ 조릿대풀 지상부

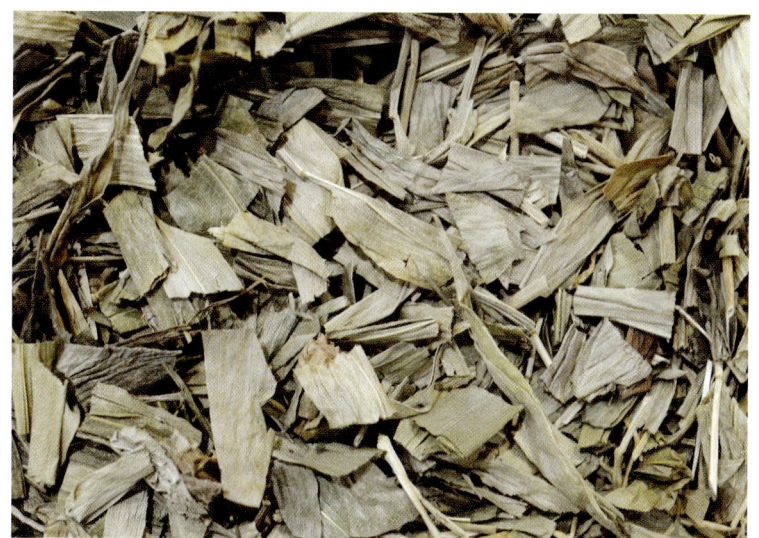

▲ 담죽엽(약재, 절단)

| **북한의 효능** | 청열사화약으로서 심열을 내리우고 오줌을 잘 나가게 한다.

| **약용법** | 지상부 6~10g을 물 800mL에 넣고 달여서 반으로 나누어 아침저녁으로 마신다.

약초명: 조뱅이

약재명: 소계 小薊

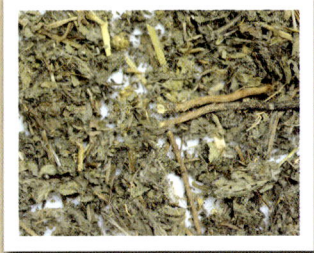

《동의보감》 탕액편에 기재된 조선시대의 한글 약초명

조방가시

약초명 및 학명
조뱅이, *Breea segeta* Kitamura

과명
국화과

약용부위
전초

| 약재의 조선시대 의서(醫書) 수재 |

소계는 《동의보감》 탕액편(湯液篇)의 풀부(部)와 《방약합편》의 습초편에 수재되어 있다.

| 《동의보감》 탕액편의 효능 |

소계(小薊, 조뱅이)의 성질은 서늘하고[凉] 독이 없다. 열독풍을 낫게 하고 오래된 어혈을 깨뜨린다. 갓 출혈된 것, 갑자기 하혈(下血)하는 것, 혈붕(血崩), 쇠붙이에 상하여 피가 나는 것을 멎게 한다. 거미, 뱀, 전갈의 독을 풀어준다.

| 《동의보감》 탕액편의 원문 |

소계(小薊) 조방가시 : 性凉 無毒. 治熱毒風 破宿血 止新血 暴下血 血崩 金瘡出血 療蜘蛛蛇蝎毒. ○ 大小薊 俱能破血 但小薊力微 不能消腫. ○ 大小薊 皆相似 但大薊高三四尺 葉皺 小薊高一尺許 葉不皺. 以此爲異 功力有殊. 大薊破血之外 亦療癰腫 小薊專主血疾. 一名刺薊. [本草]

| 식약처 공정서의 약초와 약재 |

- **약초·약재의 식약처 공정서 수재** : 소계는 우리나라 식품의약품안전처의 의약품 공정서인 《대한민국약전외한약(생약)규격집(KHP)》에 수재되어 있다.
- **약재의 분류** : 식물성 약재
- **약재의 라틴어 생약명** : Breeae Herba
- **약재의 기원** : 약재 소계는 조뱅이 *Breea segeta* Kitamura 또는 큰조뱅이 *Breea setosa* Kitamura(국화과 Compositae)의 전초이다.
- **약재 저장법** : 밀폐용기(고형의 이물이 들어가는 것을 방지하고 내용의약품이 손실되지 않도록 보호할 수 있는 용기)

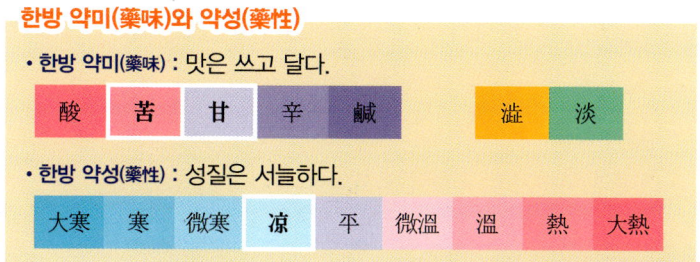

허준, 《원본 동의보감》, 730쪽, 남산당(2014)

| 약재의 효능 |

- **한방 효능군 분류** : 이혈약(理血藥)-지혈(止血)
- **한방 작용부위(귀경, 歸經)** : 소계는 주로 심장, 간장 질환에 영향을 미친다.
- **한방 효능**
  - 양혈지혈(凉血止血) : 혈열(血熱)을 식히고 지혈한다.

한방 약미(藥味)와 약성(藥性)

- **한방 약미(藥味)** : 맛은 쓰고 달다.

  | 酸 | **苦** | **甘** | 辛 | 鹹 | | 澁 | 淡 |

- **한방 약성(藥性)** : 성질은 서늘하다.

  | 大寒 | 寒 | 微寒 | **凉** | 平 | 微溫 | 溫 | 熱 | 大熱 |

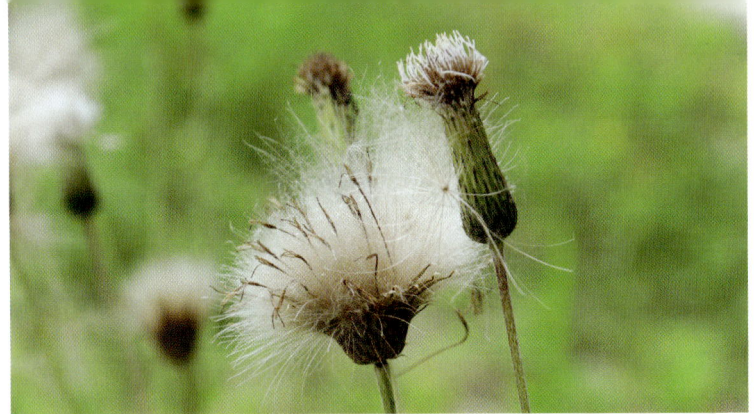

▲ 조뱅이 열매

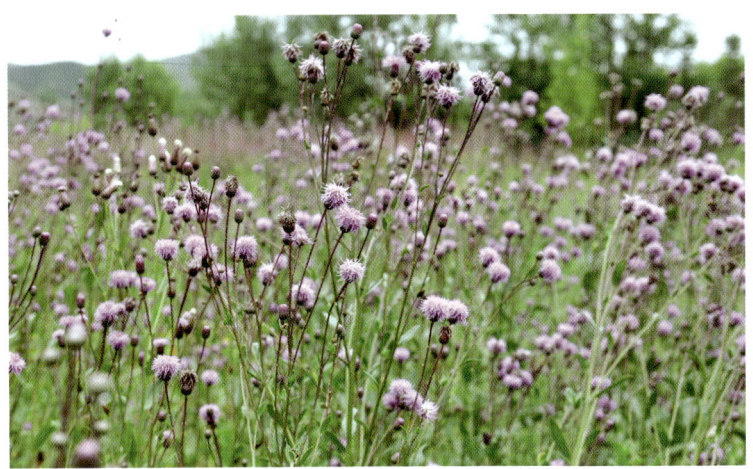

▲ 조뱅이 지상부

- 청열소종(淸熱消腫) : 열기를 식히고 종기를 가라앉힌다.

● **약효 해설**

- 혈뇨(血尿), 혈변(血便), 토혈, 코피, 외상출혈을 치료한다.
- 간염, 황달에 유효하다.
- 여성의 부정기 자궁출혈에 쓰인다.

| **북한의 효능** | 출혈을 멈추고 어혈을 없애며 독을 푼다.

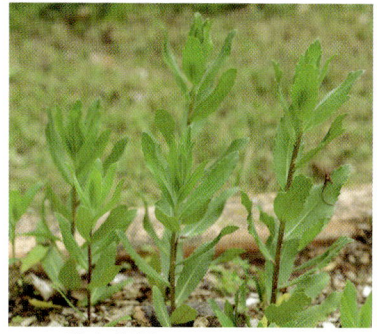
▲ 조뱅이 어린잎

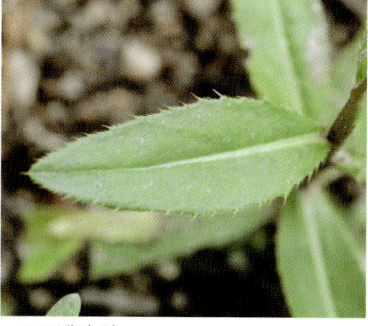
▲ 조뱅이 잎

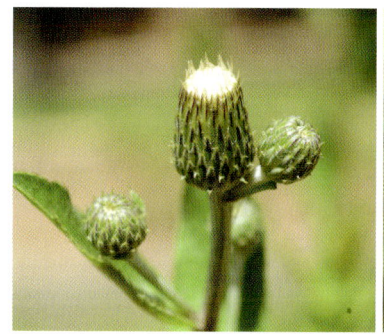
▲ 조뱅이 꽃봉오리

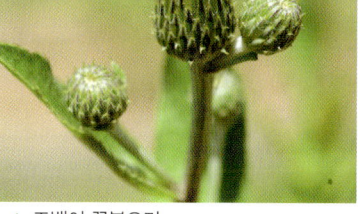
▲ 조뱅이 꽃

| **약용법** | 전초 5~12g을 물 800mL에 넣고 달여서 반으로 나누어 아침저녁으로 마신다.

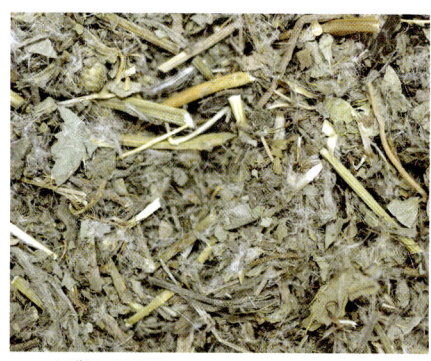
▲ 소계(약재, 절단)

지치 신강자초

약초명

약재명
자근 紫根

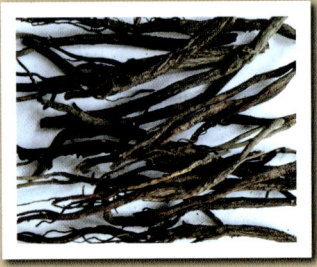

《동의보감》 탕액편에 기재된 조선시대의 한글 약초명

지최

약초명 및 학명

지치, *Lithospermum erythrorhizon* Siebold et Zuccarini
신강자초(新疆紫草), *Arnebia euchroma* Johnst.

과명

지치과

약용부위

뿌리

| 약재의 조선시대 의서(醫書) 수재 |

자근은 《동의보감》 탕액편(湯液篇)의 풀부(部)와 《방약합편》의 산초(山草)편에 수재되어 있다.

| 《동의보감》 탕액편의 효능 |

자초(紫草, 지치)는 성질이 차고 [寒](보통이다[平]고도 한다) 맛은 쓰며[苦](달다[甘]고도 한다) 독이 없다. 다섯 가지 황달[五疸]에 주로 쓴다. 소변을 잘 나오게 하고 배가 붓거나 불러 올라 그득한 것을 내린다. 피부가 헐어 아프고 가려우며 벌겋게 부어 곪는 것, 와창(癌瘡), 버짐[癬], 여드름[面皰, 면사], 소아의 홍역과 마마를 낫게 한다.

| 《동의보감》 탕액편의 원문 |

자초(紫草) 지최 : 性寒[一云平] 味苦[一云甘] 無毒. 主五疸. 通水道 腹腫脹滿. 療惡瘡 痂癬 面皶 及小兒痘瘡. ○ 生山野處處有之. 卽今染紫紫草也. 三月採根 陰乾 酒洗用.[本草] ○ 痘瘡 須用茸.[湯液]

| 식약처 공정서의 약초와 약재 |

- **약초·약재의 식약처 공정서 수재** : 자근은 우리나라 식품의약품안전처의 의약품 공정서인 《대한민국약전(KP)》에 수재되어 있다.
- **약재의 분류** : 식물성 약재
- **약재의 라틴어 생약명** : Lithospermi Radix
- **약재의 이명 또는 영명** : Lithospermum Root
- **약재의 기원** : 약재 자근은 지치 *Lithospermum erythrorhizon* Siebold et Zuccarini, 신강자초(新疆紫草) *Arnebia euchroma* Johnst. 또는 내몽자초(內蒙紫草) *Arnebia guttata* Bunge(지치과 Boraginaceae)의 뿌리이다.
- **약재 저장법** : 밀폐용기(고형의 이물이 들어가는 것을 방지하고 내용의약품이 손실되지 않도록 보호할 수 있는 용기)

허준, 《원본 동의보감》, 729쪽, 남산당(2014)

| 약재의 효능 |

- **한방 효능군 분류** : 청열양혈약(淸熱凉血藥)
- **한방 작용부위(귀경, 歸經)** : 자근은 주로 심장, 간장 질환에 영향을 미친다.

한방 약미(藥味)와 약성(藥性)

- **한방 약미(藥味)** : 맛은 달고 짜다.

| 酸 | 苦 | 甘 | 辛 | 鹹 | | 澁 | 淡 |

- **한방 약성(藥性)** : 성질은 차다.

| 大寒 | 寒 | 微寒 | 凉 | 平 | 微溫 | 溫 | 熱 | 大熱 |

지치, 신강자초 · 자근

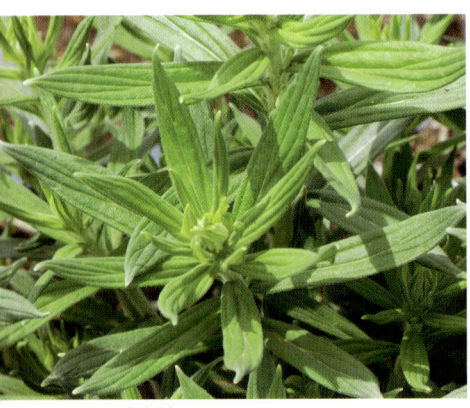
▲ 지치 잎

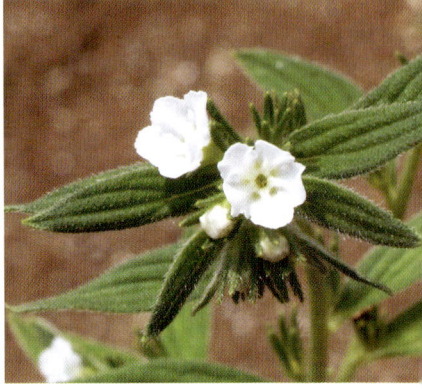
▲ 지치 꽃

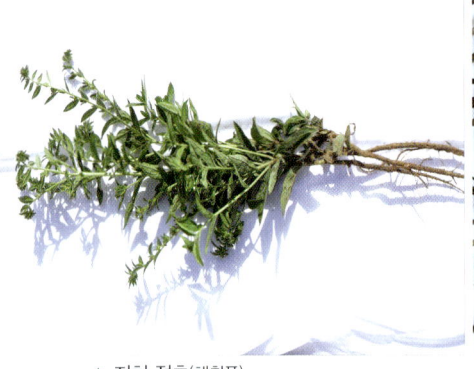
▲ 지치 전초(채취품)

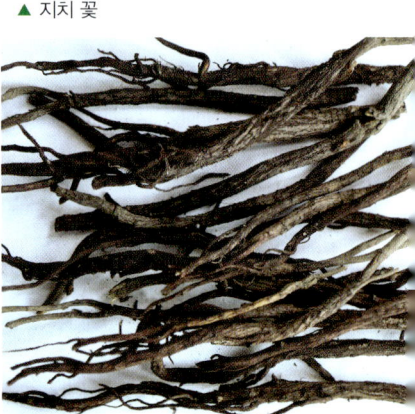
▲ 자근(약재, 전형)

- **한방 효능**
  - 청열양혈(淸熱凉血) : 열기로 인한 혈열(血熱)을 식힌다.
  - 활혈해독(活血解毒) : 혈액순환을 촉진하고 해독한다.
- **약효 해설**
  - 혈뇨(血尿), 토혈, 코피에 유효하다.
  - 습진, 화상, 피부가 빨갛게 부어오르는 질환을 치료한다.

|**북한의 효능**| 청열량혈약으로서 혈열을 없애고 독을 풀며 발진을 약하게 하고 피순환을 도우며 대소변이 잘 나가게 하고 새살이 살아나게 한다.

|**약용법**| 뿌리 5~10g을 물 800mL에 넣고 달여서 반으로 나누어 아침저녁으로 마시거나 외용으로 적당량 사용한다.

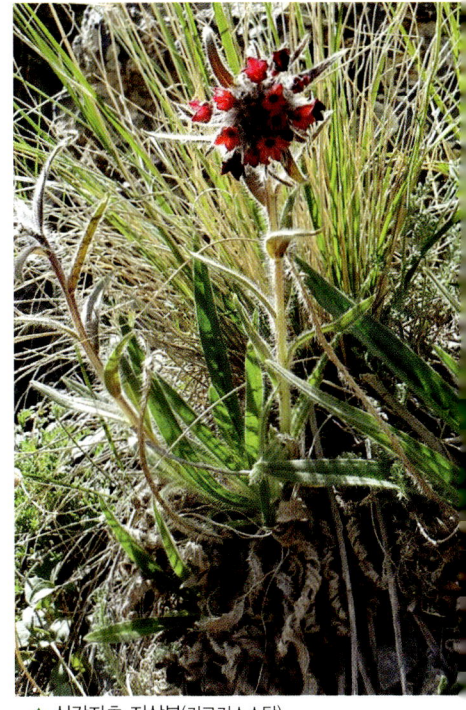
▲ 신강자초 지상부(키르기스스탄)

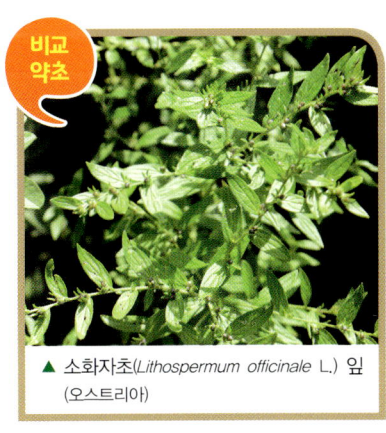
▲ 소화자초(*Lithospermum officinale* L.) 잎 (오스트리아)

진득찰 털진득찰

약재명
희렴 豨薟

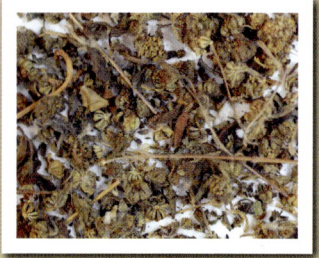

《동의보감》 탕액편에 기재된
조선시대의 한글 약초명

진득출

약초명 및 학명

진득찰, *Siegesbeckia glabrescens* Makino
털진득찰, *Siegesbeckia pubescens* Makino

과명

국화과

약용부위

지상부

| 약재의 조선시대 의서(醫書) 수재 |

희렴은 《동의보감》 탕액편(湯液篇)의 풀부(部)와 《방약합편》의 습초(濕草)편에 수재되어 있다.

| 《동의보감》 탕액편의 효능 |

희렴(豨薟, 진득찰, 털진득찰)의 성질은 차고[寒] 맛은 쓰며[苦] 독이 조금 있다. 열닉(熱䘌)으로 가슴 속이 답답한 데 주로 쓴다. 몸과 팔다리가 마비되고 감각과 동작이 자유롭지 못한 병증을 치료한다. 복용법은 《신농본초경》에 상세히 씌어 있다.

| 《동의보감》 탕액편의 원문 |

희렴(豨薟) 진득출 : 性寒 味苦 有小毒. 主熱䘌煩滿. 治風痺. 有服食法 詳見本經. ○ 處處有之. 一名火杴草. 氣如猪薟氣 經蒸暴則散. 五月五日 六月六日 九月九日採莖葉 暴乾. [本草]

| 식약처 공정서의 약초와 약재 |

● **약초·약재의 식약처 공정서 수재** : 희렴은 우리나라 식품의약품안전처의 의약품 공정서인 《대한민국약전외한약(생약)규격집

(KHP)》에 수재되어 있다.
- **약재의 분류** : 식물성 약재
- **약재의 라틴어 생약명** : Siegesbeckia Herba
- **약재의 이명 또는 영명** : 희첨
- **약재의 기원** : 약재 희렴은 털진득찰 *Siegesbeckia pubescens* Makino 또는 진득찰 *Siegesbeckia glabrescens* Makino(국화과 Compositae)의 지상부이다.
- **약재 저장법** : 밀폐용기(고형의 이물이 들어가는 것을 방지하고 내용의약품이 손실되지 않도록 보호할 수 있는 용기)

| 약재의 효능 |

- **한방 효능군 분류** : 거풍습약(祛風濕藥)
- **한방 작용부위(귀경, 歸經)** : 희렴은 주로 간장, 신장 질환에 영향을 미친다.
- **한방 효능**
  - 거풍습(祛風濕) : 풍사(風邪)와 습사(濕邪)를 없앤다.
  - 이관절(利關節) : 관절을 편안하게 한다.

허준, 《원본 동의보감》, 735쪽, 남산당(2014)

한방 약미(藥味)와 약성(藥性)

- **한방 약미(藥味)** : 맛은 쓰고 맵다.

| 酸 | **苦** | 甘 | **辛** | 鹹 | | 澁 | 淡 |

- **한방 약성(藥性)** : 성질은 차다.

| 大寒 | **寒** | 微寒 | 凉 | 平 | 微溫 | 溫 | 熱 | 大熱 |

진득찰, 털진득찰 • 희렴

- 해독(解毒) : 독성을 없앤다.

● **약효 해설**

- 팔다리를 잘 쓰지 못하고 마비되며 아픈 증상에 쓰인다.
- 사지마비를 치료한다.
- 허리와 무릎이 시큰거리고 힘이 없어지는 증상에 사용한다.
- 고혈압, 급성 간염, 어지럼증에 효과가 있다.

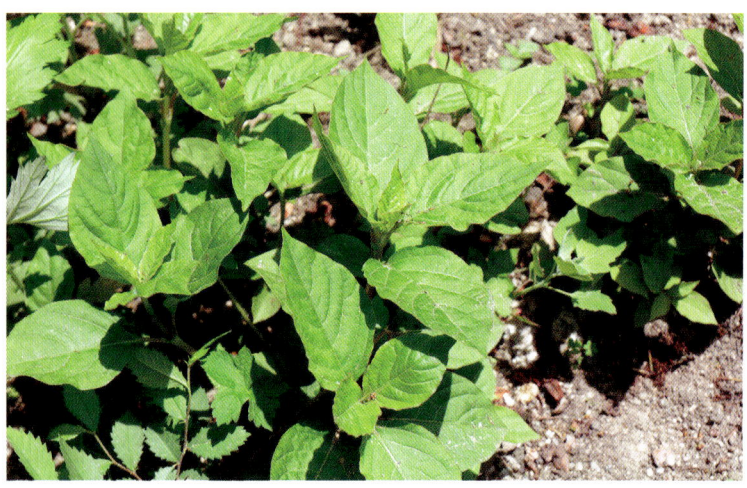

▲ 진득찰 어린잎

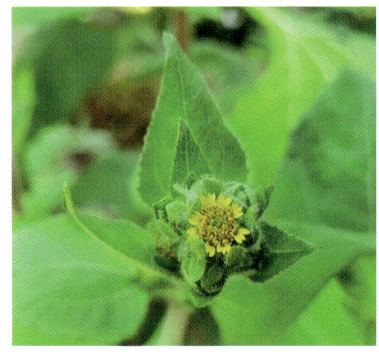

▲ 진득찰 어린 꽃

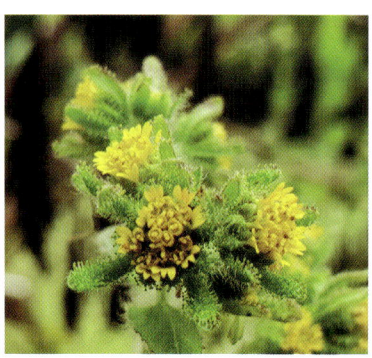

▲ 진득찰 꽃

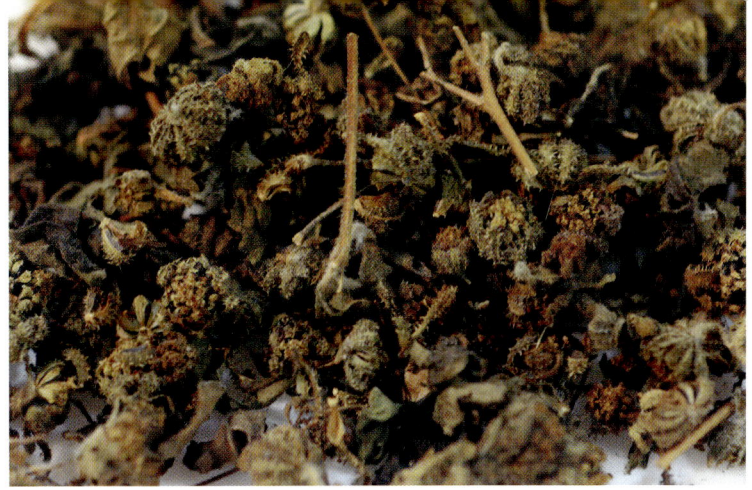
▲ 희렴(약재, 절단)

| 북한의 효능 | 거풍습약으로서 풍습을 없애고 경맥을 통하게 한다.

| 약용법 | 지상부 9~12g을 물 800mL에 넣고 달여서 반으로 나누어 아침저녁으로 마신다.

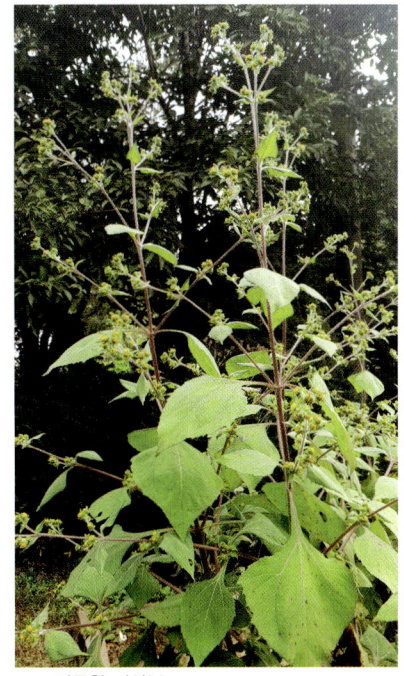
▲ 진득찰 지상부

진황정 층층갈고리둥굴레

약재명
황정 黃精

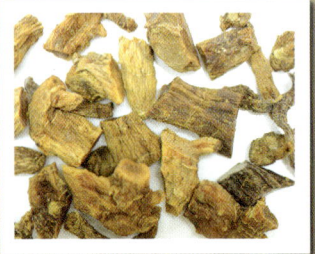

《동의보감》 탕액편에 기재된
조선시대의 한글 약초명

듁댓불휘

약초명 및 학명
진황정, *Polygonatum falcatum* A. Gray
층층갈고리둥굴레, *Polygonatum sibiricum* Redoute

과명
백합과

약용부위
뿌리줄기로서 찐 것

| 약재의 조선시대 의서(醫書) 수재 |

황정은 《동의보감》 탕액편(湯液篇)의 풀부(部)와 《방약합편》의 산초(山草)편에 수재되어 있다.

|《동의보감》 탕액편의 효능 |

황정(黃精, 층층갈고리둥굴레, 진황정의 뿌리줄기)의 성질은 보통이고[平] 맛이 달며[甘] 독이 없다. 중초를 보하고 기를 돕는다[補中益氣]. 오장(五臟)을 편안하게 하고 오로칠상(五勞七傷)도 보한다. 근육과 뼈를 튼튼하게 하고 비위(脾胃)를 보하며 심폐를 윤택하게 한다.

|《동의보감》 탕액편의 원문 |

황정(黃精) 듁댓불휘 : 性平 味甘 無毒. 主補中益氣 安五藏 補五勞七傷 助筋骨 益脾胃 潤心肺. ○ 一名仙人飯. 三月生苗 高一二尺 葉如竹葉而短 兩兩相對 莖梗柔脆 頗似桃枝 本黃末赤. 四月開細靑白花. 子白如黍 亦有無子者. 根如嫩生薑黃色. 二月八月採根 暴乾. 根葉花實 皆可餌服. ○ 其葉相對爲黃精 不

對爲偏精 功用劣. ◯ 其根雖燥 幷柔軟有 脂潤.[本草] ◯ 黃精 得太陽之精也. 入藥 生用. 若久久服餌 則採得 先用滾水 綽過 去苦味 乃九蒸九暴.[入門] ◯ 我國惟平安 道有之 平時上貢焉.[俗方]

| 식약처 공정서의 약초와 약재 |

- **약초·약재의 식약처 공정서 수재**: 황정은 우리나라 식품의약품안전처의 의약품 공정서인《대한민국약전(KP)》에 수재되어 있다.
- **약재의 분류**: 식물성 약재
- **약재의 라틴어 생약명**: Polygonati Rhizoma
- **약재의 이명 또는 영명**: Polygonatum Rhizome
- **약재의 기원**: 약재 황정은 층층갈고리둥굴레 *Polygonatum sibiricum* Redoute, 진황정 *Polygonatum falcatum* A. Gray, 전황정(滇黃精) *Polygonatum kingianum* Coll. et Hemsley 또는 다화황정(多花黃精) *Polygonatum cyrtonema* Hua(백합과 Liliaceae)의 뿌리줄기로서 찐 것이다.

허준, 《원본 동의보감》, 719쪽, 남산당(2014)

한방 약미(藥味)와 약성(藥性)

- **한방 약미(藥味)**: 맛은 달다.

  酸　苦　甘　辛　鹹　　澁　淡

- **한방 약성(藥性)**: 성질은 보통이다.

  大寒　寒　微寒　凉　平　微溫　溫　熱　大熱

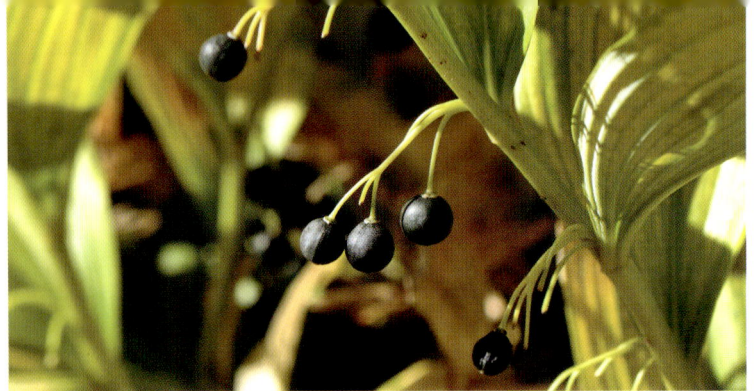
▲ 진황정 열매

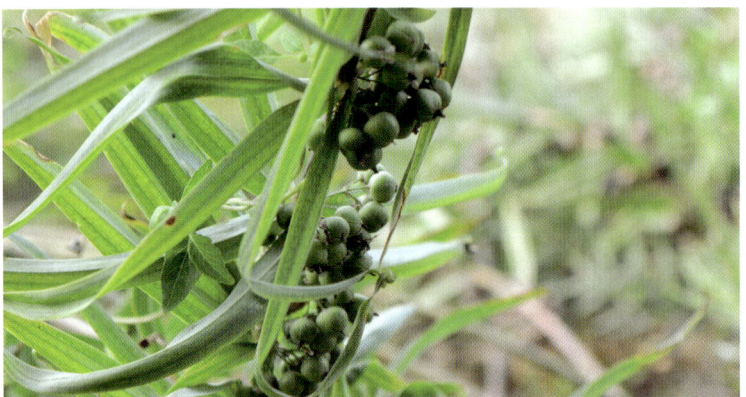
▲ 층층갈고리둥굴레 덜 익은 열매

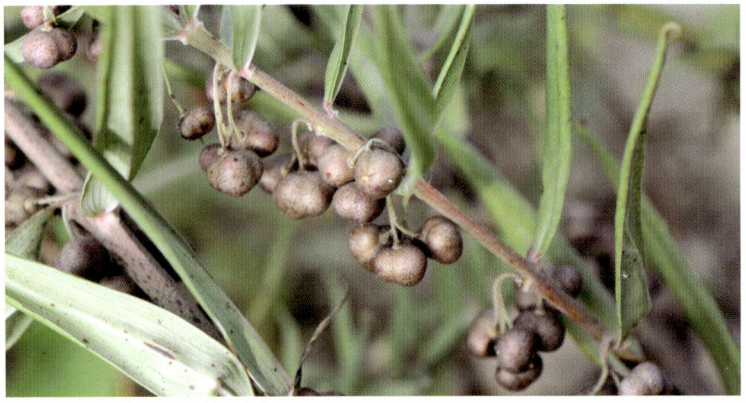
▲ 층층갈고리둥굴레 익은 열매

- **약재 저장법** : 밀폐용기(고형의 이물이 들어가는 것을 방지하고 내용의 약품이 손실되지 않도록 보호할 수 있는 용기)

| 약재의 효능 |

- **한방 효능군 분류** : 보익약(補益藥)-보음(補陰)

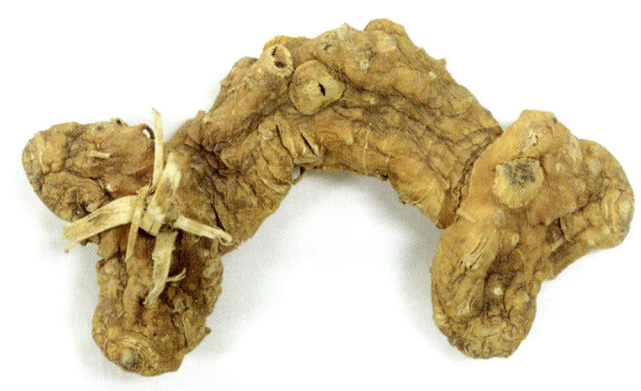

▲ 황정(약재, 전형)

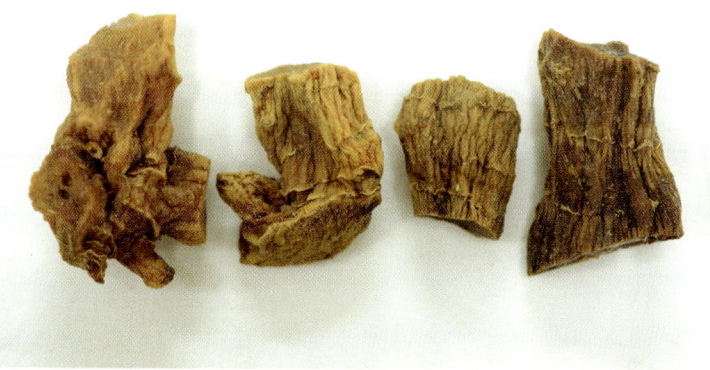

▲ 황정(약재, 절편)

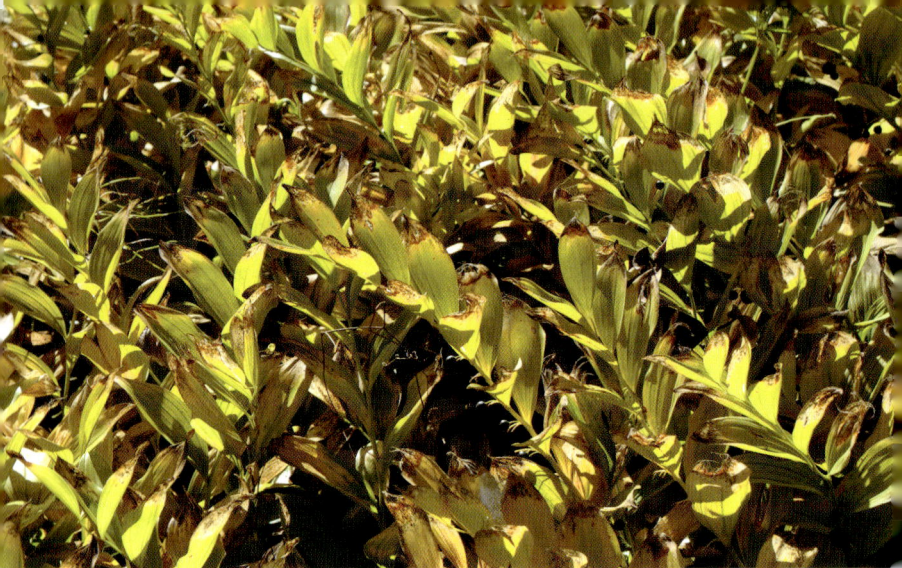

▲ 진황정 지상부

- **한방 작용부위(귀경, 歸經)** : 황정은 주로 비장, 폐, 신장 질환에 영향을 미친다.
- **한방 효능**
  - 보기양음(補氣養陰) : 기(氣)를 보하고 진액 생성을 촉진한다.
  - 건비(健脾) : 비(脾)를 건강하게 한다.
  - 윤폐(潤肺) : 폐를 촉촉하게 한다.
  - 익신(益腎) : 신기(腎氣)를 보충한다.
- **약효 해설**
  - 비위(脾胃)가 허약한 병증으로 몸이 허약하고 활력이 떨어지며 음식을 받아들이지 못하는 증상을 치료한다.
  - 나이는 많지 않으나 머리카락과 수염이 회백색으로 변하는 데 쓰인다.
  - 입이 마르고 음식을 덜 먹을 때 사용한다.
  - 폐가 손상되어 기침할 때 피가 나오는 증상에 유효하다.

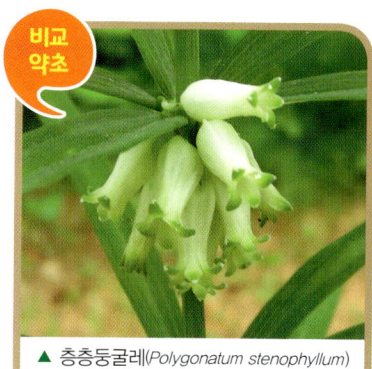

▲ 층층둥굴레(*Polygonatum stenophyllum*) 꽃

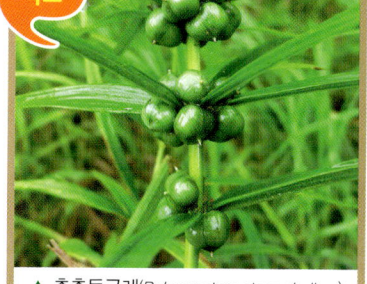

▲ 층층둥굴레(*Polygonatum stenophyllum*) 열매

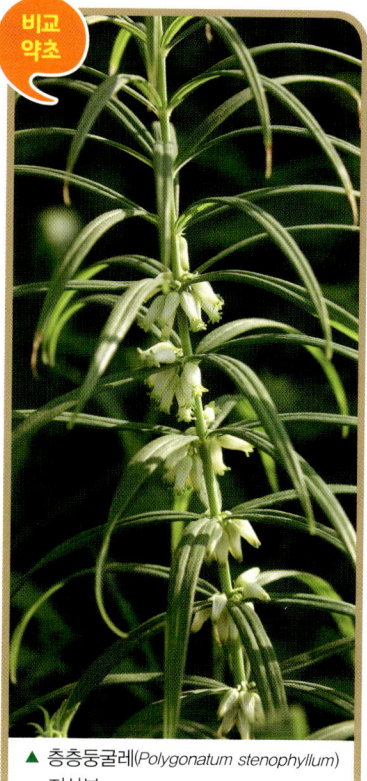

▲ 층층둥굴레(*Polygonatum stenophyllum*) 지상부

| **북한의 효능** | 보기약으로서 비기와 폐기를 보하고 기침을 멈추며 정과 수를 보한다.

| **약용법** | 뿌리줄기 9~15g을 물 800mL에 넣고 달여서 반으로 나누어 아침저녁으로 마신다.

약초명: 질경이 털질경이

약재명: 차전자 車前子

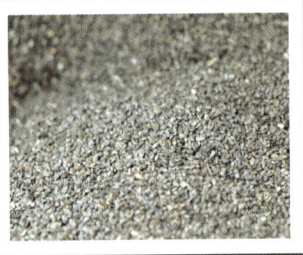

《동의보감》 탕액편에 기재된 조선시대의 한글 약초명

길경이삐 (뵈빵이삐)

약초명 및 학명

질경이, *Plantago asiatica* Linné
털질경이, *Plantago depressa* Willdenow

과명

질경이과

약용부위

잘 익은 씨

| 약재의 조선시대 의서(醫書) 수재 |

차전자는 《동의보감》 탕액편(湯液篇)의 풀부(部)와 《방약합편》의 습초(濕草)편에 수재되어 있다.

| 《동의보감》 탕액편의 효능 |

차전자(車前子, 질경이 씨)의 성질은 차며[寒](보통이다[平]고도 한다) 맛이 달고[甘] 짜며[鹹] 독이 없다. 주로 기륭(氣癃)에 쓰며 오림(五淋)을 통하게 한다. 소변을 잘 나오게 하며 소변이 찔끔찔끔 나오는 것을 통하게 한다. 눈을 밝게 하고 간의 풍열(風熱)과 풍독(風毒)이 눈을 쳐서 눈이 붉고 아픈 것, 장예(障瞖)를 치료한다.

| 《동의보감》 탕액편의 원문 |

차전자(車前子) 길경이삐 一名 뵈빵이삐 : 性寒 [一云平] 味甘鹹 無毒. 主氣癃 通五淋 利水道 通小便淋澁. 明目 能去肝中風熱 毒風衝眼 赤痛障瞖. ○ 卽芣苢也. 大葉長穗 好生道傍. 喜在牛跡中生 故曰車前也. 五月採苗 九十月採實 陰乾. [本草] ○ 略炒 搗碎用 用葉勿用子. [入門]

식약처 공정서의 약초와 약재

- **약초·약재의 식약처 공정서 수재** : 차전자는 우리 나라 식품의약품안전처의 의약품 공정서인 《대한민국약전(KP)》에 수재되어 있다.
- **약재의 분류** : 식물성 약재
- **약재의 라틴어 생약명** : Plantaginis Semen
- **약재의 이명 또는 영명** : Plantago Seed
- **약재의 기원** : 약재 차전자는 질경이 *Plantago asiatica* Linné 또는 털질경이 *Plantago depressa* Willdenow(질경이과 Plantaginaceae)의 잘 익은 씨이다.
- **약재 저장법** : 밀폐용기(고형의 이물이 들어가는 것을 방지하고 내용의약품이 손실되지 않도록 보호할 수 있는 용기)

약재의 효능

- **한방 효능군 분류** : 이수삼습약(利水滲濕藥)
- **한방 작용부위(귀경, 歸經)** : 차전자는 주로 간장, 신장, 폐, 소장 질환에 영향을 미친다.
- **한방 효능**
  - 청열이뇨통림(淸熱利尿通淋) : 열기를 식히고 배뇨 장애를 해

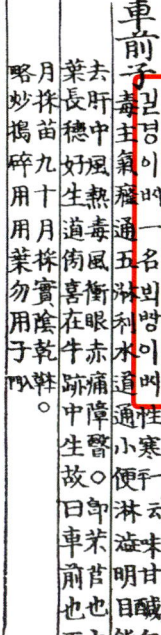

허준, 《원본 동의보감》, 722쪽, 남산당(2014)

한방 약미(藥味)와 약성(藥性)

- **한방 약미(藥味)** : 맛은 달다.

| 酸 | 苦 | 甘 | 辛 | 鹹 | | 澁 | 淡 |

- **한방 약성(藥性)** : 성질은 차다.

| 大寒 | 寒 | 微寒 | 凉 | 平 | 微溫 | 溫 | 熱 | 大熱 |

질경이, 털질경이 • 차전자

소하여 소변이 잘 나오게 한다.
- 삼습지사(滲濕止瀉) : 습기를 배출하고 설사를 멎게 한다.
- 명목(明目) : 눈을 밝게 한다.
- 거담(祛痰) : 담(痰)을 제거한다.

● 약효 해설
- 소변볼 때 아프거나 시원하게 나가지 않는 병증을 치료한다.
- 눈이 충혈되면서 붓고 아픈 증상에 유효하다.

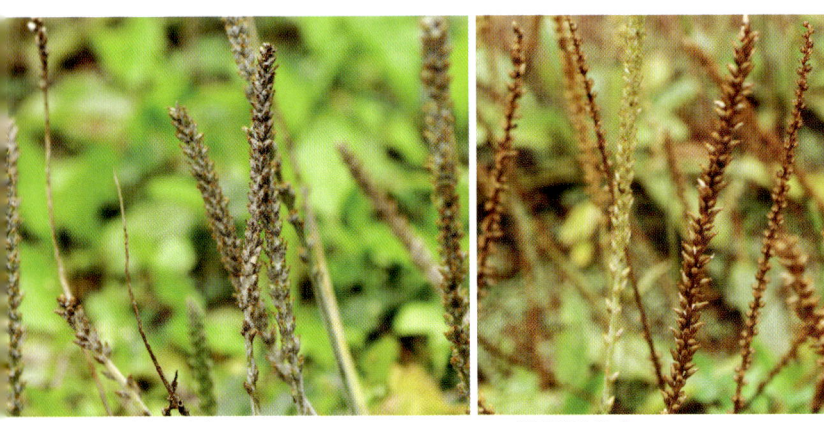

▲ 질경이 열매

▲ 털질경이 열매

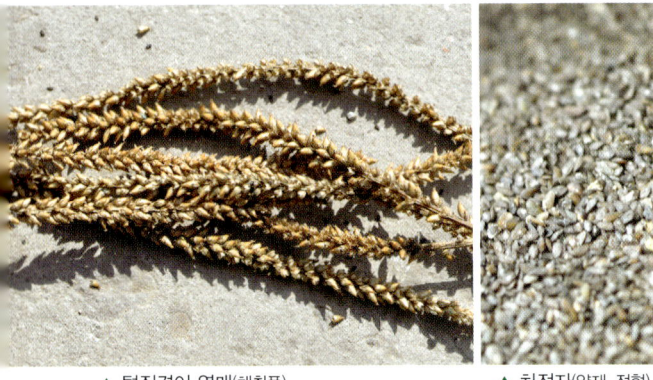

▲ 털질경이 열매(채취품)

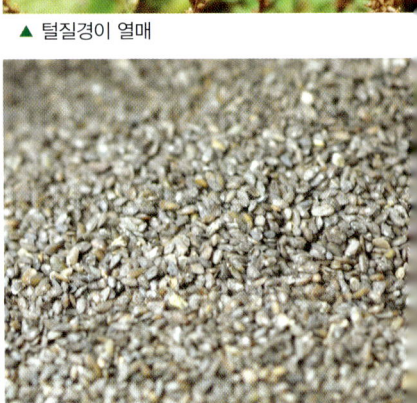

▲ 차전자(약재, 전형)

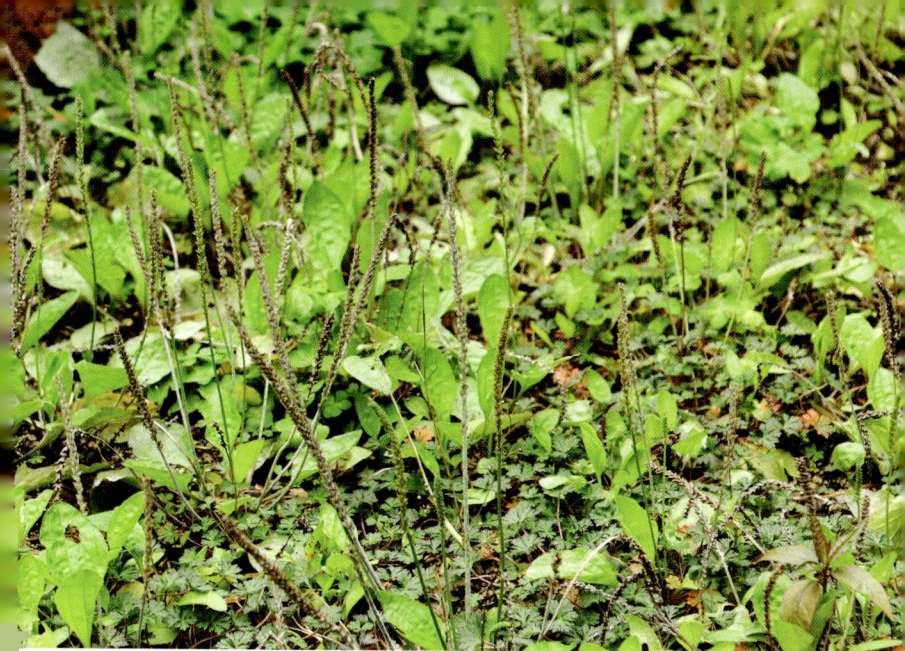

▲ 질경이 지상부

- 몸이 붓고 배가 몹시 불러 오면서 속이 그득한 증상에 유효하다.
- 가래가 많은 기침 제거에 효과가 있다.

| **북한의 효능** | 오줌내기약으로서 오줌을 잘 나가게 하고 열을 내리우며 정을 보하고 눈을 밝게 하며 기침을 멈춘다.

| **약용법** | 씨 9~15g을 거즈에 싸서 물 800mL에 넣고 달여서 반으로 나누어 아침저녁으로 마신다.

KP(대한민국약전) 수재 약재

약초명: 질경이택사

약재명
택사 澤瀉

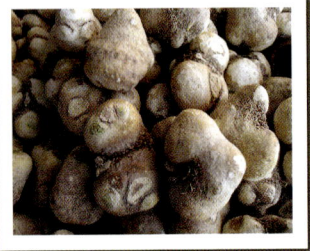

《동의보감》 탕액편에 기재된
조선시대의 한글 약초명

쇠귀ᄂ믈불휘

약초명 및 학명
질경이택사, *Alisma orientale* Juzepzuk

과명
택사과

약용부위
덩이줄기로서 잔뿌리 및 주피를 제거한 것

| 약재의 조선시대 의서(醫書) 수재 |

택사는 《동의보감》 탕액편(湯液篇)의 풀부(部)와 《방약합편》의 수초(水草)편에 수재되어 있다.

| 《동의보감》 탕액편의 효능 |

택사(澤瀉)의 성질은 차며[寒] 맛이 달고[甘] 짜며[鹹] 독이 없다. 방광에 몰린 소변을 잘 나오게 하며 오림(五淋)을 치료한다. 방광의 열을 없애며 소변과 소장을 잘 통하게 하고 소변이 찔끔찔끔 새는 것을 멎게 한다.

| 《동의보감》 탕액편의 원문 |

택사(澤瀉) 쇠귀ᄂ믈불휘 : 性寒 味甘鹹 無毒. 逐膀胱停水 治五淋 利膀胱熱 宣通水道 通小腸 止遺瀝. ○ 生水澤中 處處有之. 八九月採根 暴乾.[本草] ○ 入足太陽經·少陰經 除濕之聖藥也. 然能瀉腎 不可多服久服. 本經云 多服病人眼.[湯液] ○ 入藥 酒浸一宿 漉出 暴乾用. 仲景八味丸 酒蒸用之.[入門]

| 식약처 공정서의 약초와 약재 |

● 약초·약재의 식약처 공정서 수재 : 택

사는 우리나라 식품의약품안전처의 의약품 공정서인 《대한민국약전(KP)》에 수재되어 있다.

- 약재의 분류 : 식물성 약재
- 약재의 라틴어 생약명 : Alismatis Rhizoma
- 약재의 이명 또는 영명 : Alisma Rhizome
- 약재의 기원 : 약재 택사는 질경이택사 *Alisma orientale* Juzepzuk(택사과 Alismataceae)의 덩이줄기로서 잔뿌리 및 주피를 제거한 것이다.
- 약재 저장법 : 밀폐용기(고형의 이물이 들어가는 것을 방지하고 내용의약품이 손실되지 않도록 보호할 수 있는 용기)

| 약재의 효능 |

- 한방 작용부위(귀경, 歸經) : 택사는 주로 신장, 방광 질환에 영향을 미친다.
- 한방 효능
  - 이수삼습(利水滲濕) : 소변을 잘 나오게 하여 습기를 배출한다.
  - 설열(泄熱) : 열을 배출한다.

허준, 《원본 동의보감》, 722쪽, 남산당(2014)

한방 약미(藥味)와 약성(藥性)

- 한방 약미(藥味) : 맛은 달고 싱겁다.

酸	苦	甘	辛	鹹	澁	淡

- 한방 약성(藥性) : 성질은 차다.

大寒	寒	微寒	凉	平	微溫	溫	熱	大熱

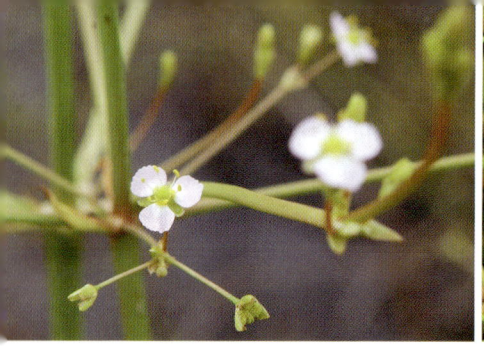
▲ 질경이택사 꽃

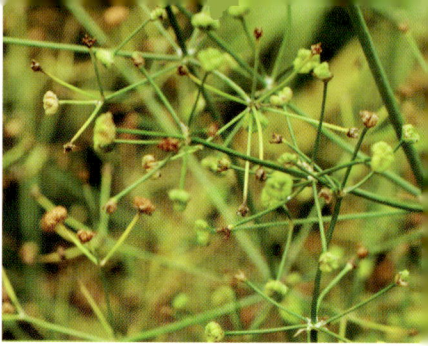
▲ 질경이택사 열매

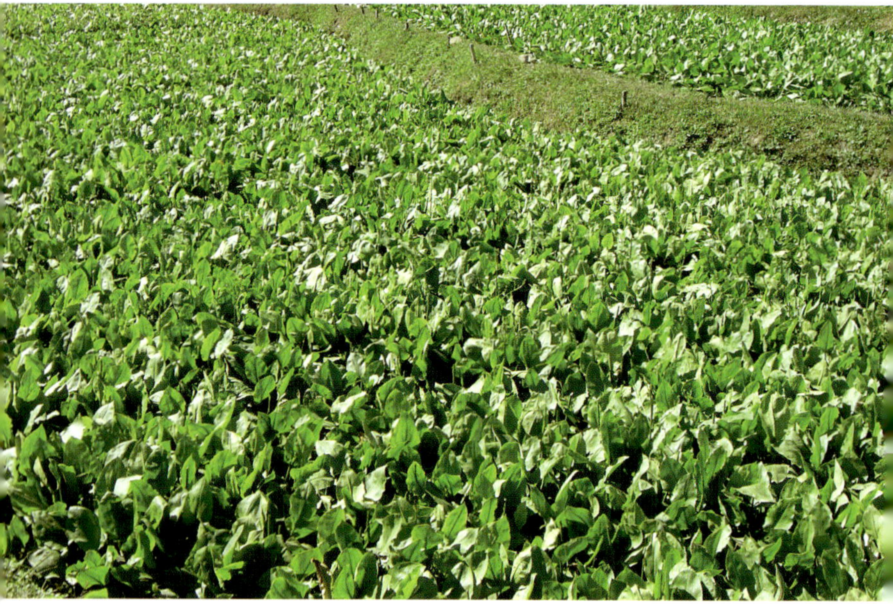

▲ 질경이택사 재배지

- 화탁강지(化濁降脂) : 혈중지질을 낮추어 혈액을 맑게 한다.
- 약효 해설
- 소변이 잘 나오지 않는 증상에 사용한다.
- 몸이 붓고 배가 몹시 불러 오면서 속이 그득한 증상에 효과가 있다.

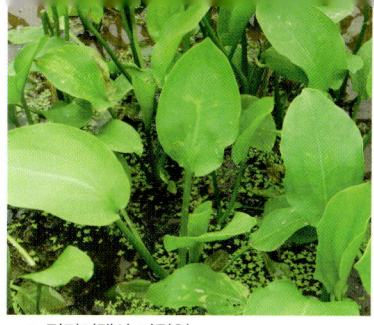
▲ 질경이택사 어린잎

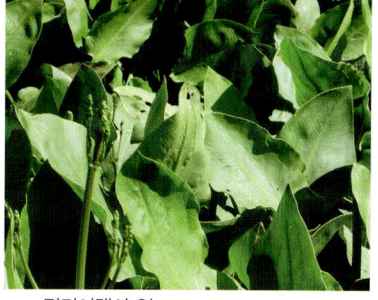
▲ 질경이택사 잎

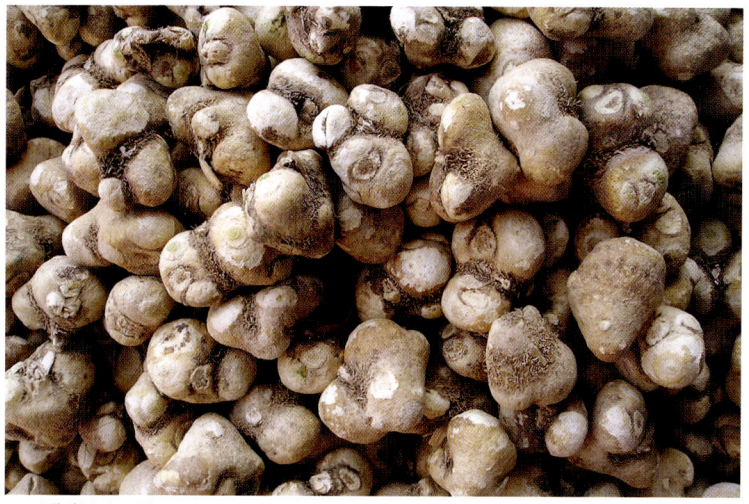
▲ 택사(약재, 전형)

- 담음(痰飮)으로 정신이 어지러운 증상을 치료한다.
- 고지혈증 치료에 도움이 된다.

| 북한의 효능 | 오줌내기약으로서 습열을 없애고 오줌을 잘 나가게 한다.

| 약용법 | 덩이줄기 6~10g을 물 800mL에 넣고 달여서 반으로 나누어 아침저녁으로 마신다.

약초명: **짚신나물**

약재명: **용아초** 龍牙草

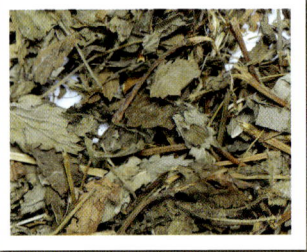

《동의보감》 탕액편에 기재된 조선시대의 한글 약초명

낭아초

약초명 및 학명
짚신나물, *Agrimonia pilosa* Ledebour

과명
장미과

약용부위
전초

| 약재의 조선시대 의서(醫書) 수재 |

용아초는 《동의보감》 탕액편(湯液篇)의 풀부(部)에 수재되어 있다.

|《동의보감》 탕액편의 효능 |

낭아(狼牙, 짚신나물)의 성질은 차고[寒] 맛은 쓰며[苦] 시고[酸] 독이 있다. 가려운 종기, 악성 창양[惡瘍], 치질을 낫게 한다. 촌백충 및 배 속의 모든 충을 죽인다.

|《동의보감》 탕액편의 원문 |

낭아(狼牙) 낭아초 : 性寒 味苦 酸 有毒. 主疥瘙惡瘍瘡痔 殺寸白蟲 及腹中一切蟲. ○ 苗似蛇莓而厚大 深綠色 根黑若獸之齒牙 故以名之. 一名牙子 二月八月採根 暴乾. 中濕腐爛生衣者殺人. [本草]

| 식약처 공정서의 약초와 약재 |

- 약초·약재의 식약처 공정서 수재 : 용아초는 우리나라 식품의약품안전처의 의약품 공정서인 《대한민국약전외한약(생약)규격집(KHP)》에 수재되어 있다.
- 약재의 분류 : 식물성 약재

- 약재의 라틴어 생약명 : Agrimoniae Herba
- 약재의 이명 또는 영명 : 선학초(仙鶴草)
- 약재의 기원 : 약재 용아초는 짚신나물 *Agrimonia pilosa* Ledebour 또는 기타 동속식물(장미과 Rosaceae)의 전초이다.
- 약재 저장법 : 밀폐용기(고형의 이물이 들어가는 것을 방지하고 내용의약품이 손실되지 않도록 보호할 수 있는 용기)

| 약재의 효능 |

- 한방 효능군 분류 : 이혈약(理血藥)-지혈(止血)
- 한방 작용부위(귀경, 歸經) : 용아초는 주로 심장, 간장 질환에 영향을 미친다.
- 한방 효능
  - 수렴지혈(收斂止血) : 상처를 아물게 하여 지혈한다.
  - 절학(截瘧) : 말라리아[瘧疾]를 억제한다.
  - 지리(止痢) : 이질(痢疾)을 멎게 한다.
  - 해독(解毒) : 독성을 없앤다.
  - 보허(補虛) : 허(虛)한 것을 보한다.

허준, 《원본 동의보감》, 734쪽, 남산당(2014)

한방 약미(藥味)와 약성(藥性)

- 한방 약미(藥味) : 맛은 쓰고 떫다.

| 酸 | **苦** | 甘 | 辛 | 鹹 | | **澁** | 淡 |

- 한방 약성(藥性) : 성질은 보통이다.

| 大寒 | 寒 | 微寒 | 凉 | **平** | 微溫 | 溫 | 熱 | 大熱 |

● **약효 해설**

- 혈뇨(血尿), 혈변(血便), 자궁출혈에 유효하다.
- 이질, 말라리아 치료에 도움이 된다.
- 자궁에서 나오는 분비물을 멎게 한다.

| **북한의 효능** | 피멎이약으로서 출혈을 멈추고 설사를 멈추며 독을 풀고 벌레를 죽인다.

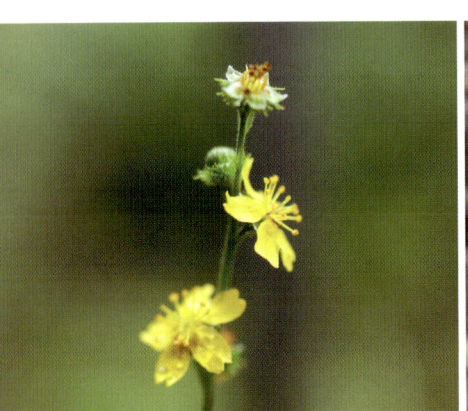
▲ 짚신나물 꽃

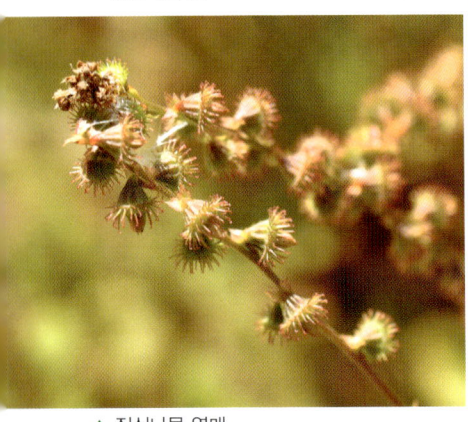
▲ 짚신나물 열매

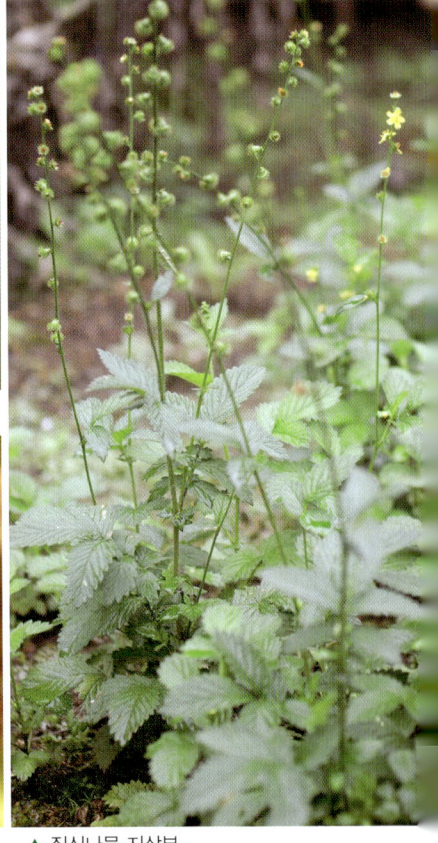
▲ 짚신나물 지상부

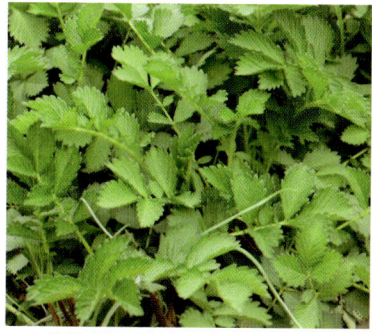
▲ 짚신나물 어린잎

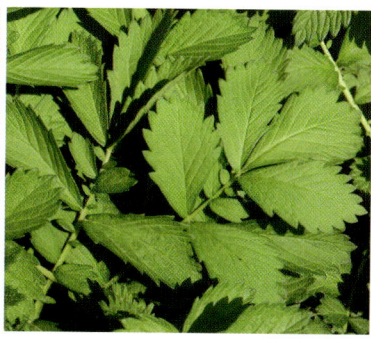
▲ 짚신나물 잎

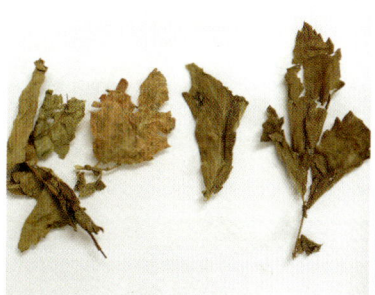
▲ 용아초(약재, 건조 잎)

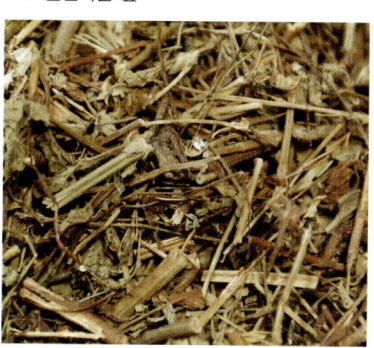
▲ 용아초(약재, 시장 판매품)

| 약용법 | 전초 6~12g을 물 800mL에 넣고 달여서 반으로 나누어 아침저녁으로 마시거나 외용으로 적당량 사용한다.

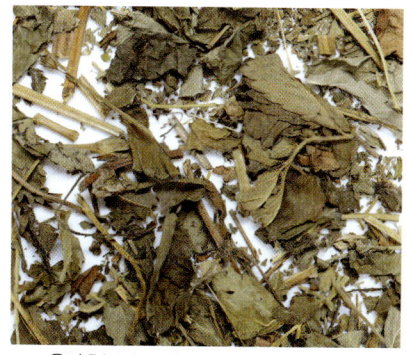
▲ 용아초(약재, 절단)

찔레꽃

약재명
영실 營實

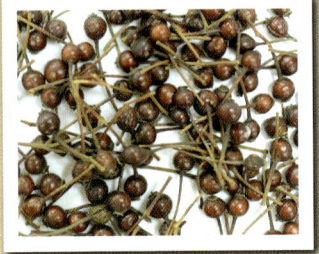

《동의보감》 탕액편에 기재된 조선시대의 한글 약초명

딜위여룸

약초명 및 학명
찔레꽃, *Rosa multiflora* Thunberg

과명
장미과

약용부위
열매

약재의 조선시대 의서(醫書) 수재

영실은 《동의보감》 탕액편(湯液篇)의 풀부(部)에 수재되어 있다.

《동의보감》 탕액편의 효능

영실(營實, 찔레꽃 열매)의 성질은 따뜻하고[溫](약간 차다[微寒]고도 한다) 맛이 시며[酸](쓰다[苦]고도 한다) 독이 없다. 옹저, 피부가 헐어 아프고 가려우며 벌겋게 부어 곪는 것을 낫게 한다. 패창(敗瘡), 여성 음부가 헌 것이 낫지 않는 것, 두창(頭瘡), 머리가 허옇게 빠지는 데[白禿瘡, 백독창]에 쓴다.

《동의보감》 탕액편의 원문

영실(營實) 딜위여룸 : 性溫[一云微寒] 味酸[一云苦] 無毒. 主癰疽惡瘡 敗瘡 陰蝕不瘳 頭瘡白禿. ○ 營實 卽野薔薇子也. 莖間多刺 蔓生 子若杜棠子 其花有五 葉八出六出. 或赤或白 處處有之 以白花者爲良.[本草] ○ 八九月採實 漿水拌蒸 曬乾用.[入門]

| 식약처 공정서의 약초와 약재 |

- **약초·약재의 식약처 공정서 수재** : 영실은 우리나라 식품의약품안전처의 의약품 공정서인 《대한민국약전외한약(생약)규격집(KHP)》에 수재되어 있다.
- **약재의 분류** : 식물성 약재
- **약재의 라틴어 생약명** : Rosae Multiflorae Fructus
- **약재의 이명 또는 영명** : 영실자(營實子)
- **약재의 기원** : 약재 영실은 찔레꽃 *Rosa multiflora* Thunberg(장미과 Rosaceae)의 열매이다.
- **약재 저장법** : 밀폐용기(고형의 이물이 들어가는 것을 방지하고 내용의약품이 손실되지 않도록 보호할 수 있는 용기)

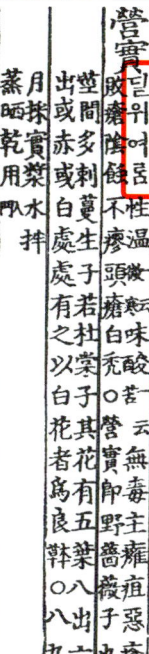

허준, 《원본 동의보감》, 724쪽, 남산당(2014)

| 약재의 효능 |

- **한방 작용부위(귀경, 歸經)** : 영실은 주로 간장, 신장, 위장 질환에 영향을 미친다.
- **한방 효능**
  - 청열해독(淸熱解毒) : 열독(熱毒)을 해소한다.
  - 거풍활혈(祛風活血) : 풍(風)으로 인해 정체된 혈행을 잘 통하게 한다.

한방 약미(藥味)와 약성(藥性)

- **한방 약미(藥味)** : 맛은 시다.

| 酸 | 苦 | 甘 | 辛 | 鹹 | | 澁 | 淡 |

- **한방 약성(藥性)** : 성질은 서늘하다.

| 大寒 | 寒 | 微寒 | 凉 | 平 | 微溫 | 溫 | 熱 | 大熱 |

찔레꽃·영실 **601**

- 이수소종(利水消腫) : 소변을 잘 나오게 하고 부종을 가라앉힌다.

● **약효 해설**
- 팔다리를 잘 쓰지 못하고 마비되며 아픈 증상을 치료한다.
- 관절 부위가 부드럽지 않은 증상을 낫게 한다.
- 월경불순, 몸이 붓는 증상에 유효하다.

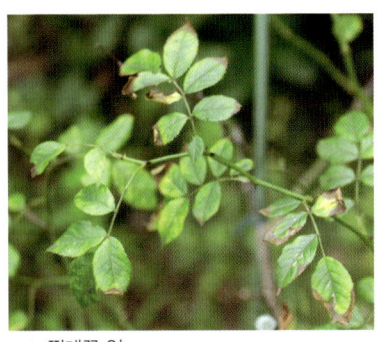

▲ 찔레꽃 잎

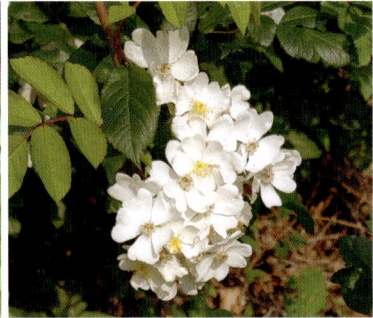

▲ 찔레꽃 꽃

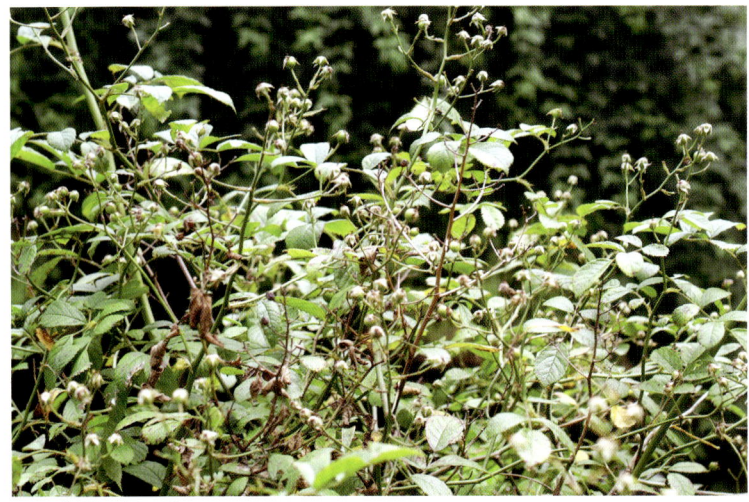

▲ 찔레꽃 나무모양

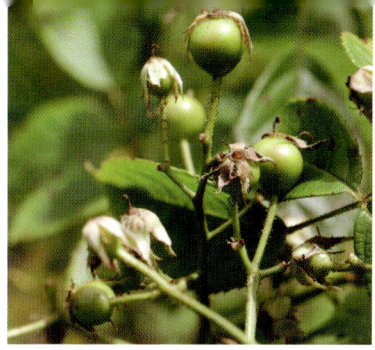
▲ 찔레꽃 덜 익은 열매

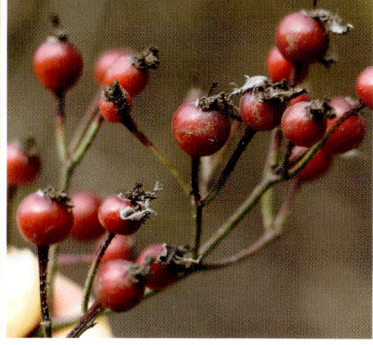
▲ 찔레꽃 익은 열매

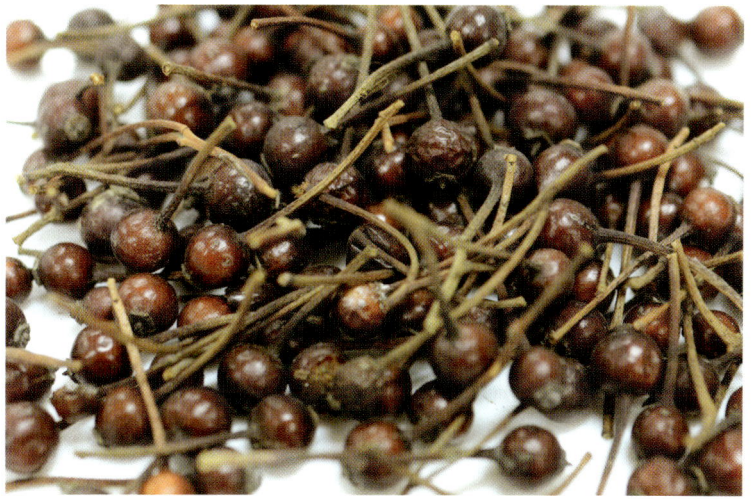
▲ 영실(약재, 전형)

| **북한의 효능** | 오줌내기약으로서 오줌을 잘 누게 하고 열을 내리우며 피를 잘 돌게 하고 독을 푼다.

| **약용법** | 열매 15~30g을 물 800mL에 넣고 달여서 반으로 나누어 아침저녁으로 마신다. 신선한 열매일 경우 사용량을 두 배로 한다. 외용할 때는 적당량을 짓찧어서 환부에 붙인다.

차즈기

약재명
자소엽 紫蘇葉

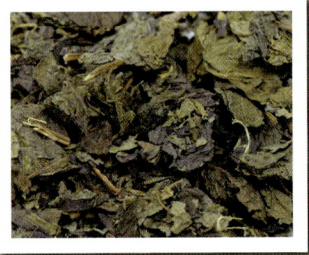

《동의보감》 탕액편에 기재된
조선시대의 한글 약초명

츠조기

약초명 및 학명

차즈기, *Perilla frutescens* Britton
var. *acuta* Kudo

과명

꿀풀과

약용부위

잎 및 끝가지

| 약재의 조선시대 의서(醫書) 수재 |

자소엽은 《동의보감》 탕액편(湯液篇)의 채소부(部)와 《방약합편》의 방초(芳草, 향기가 좋은 풀)편에 수재되어 있다.

|《동의보감》 탕액편의 효능 |

자소(紫蘇, 차즈기)는 성질이 따뜻하고[溫] 맛이 매우며[辛] 독이 없다. 배가 몹시 부르며 속이 그득한 감을 주는 증상을 치료한다. 음식이 체하여 구토하고 설사하는 것을 멎게 한다. 각기를 치료하고 대소장을 잘 통하게 한다. 온갖 냉기(冷氣)를 없애고 풍한으로 겉에 사기가 있는 것을 흩는다. 또 가슴에 있는 담(痰)과 기운을 내려가게 한다.

|《동의보감》 탕액편의 원문 |

자소(紫蘇) 츠조기 : 性溫 味辛 無毒. 治心腹脹滿 止霍亂. 療脚氣 通大小腸 除一切冷氣 散風寒表邪. 又能下胸膈痰氣. ○ 生園圃中. 葉下紫色皺 而氣甚香 可入藥. 其無紫色不香者 名曰野蘇 不堪用. 其背面皆紫者 尤

佳. 夏採莖葉 秋採實. ○ 葉可生食 與一切魚
肉作羹 良.[本草]

| 식약처 공정서의 약초와 약재 |

- 약초·약재의 식약처 공정서 수재 : 자소엽은 우리나라 식품의약품안전처의 의약품 공정서인 《대한민국약전(KP)》에 수재되어 있다.
- 약재의 분류 : 식물성 약재
- 약재의 라틴어 생약명 : Perillae Folium
- 약재의 이명 또는 영명 : Perilla Leaf
- 약재의 기원 : 약재 자소엽은 차즈기 *Perilla frutescens* Britton var. *acuta* Kudo 또는 주름소엽 *Perilla frutescens* Britton var. *crispa* Decaisne(꿀풀과 Labiatae)의 잎 및 끝가지이다.
- 약재 저장법 : 밀폐용기(고형의 이물이 들어가는 것을 방지하고 내용의약품이 손실되지 않도록 보호할 수 있는 용기)

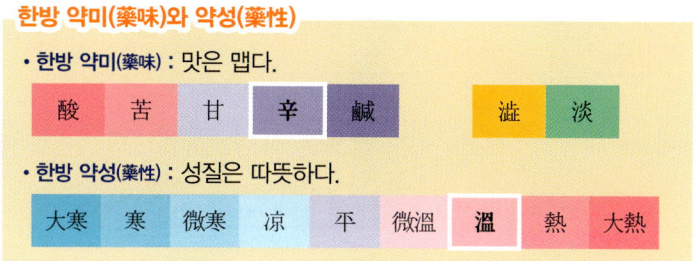

허준, 《원본 동의보감》, 717쪽, 남산당(2014)

| 약재의 효능 |

- 한방 효능군 분류 : 신온해표약(辛溫解表藥)
- 한방 작용부위(귀경, 歸經) : 자소엽은 주로 폐, 비장 질환에 영향을

한방 약미(藥味)와 약성(藥性)

- **한방 약미(藥味)** : 맛은 맵다.

| 酸 | 苦 | 甘 | 辛 | 鹹 | | 澁 | 淡 |

- **한방 약성(藥性)** : 성질은 따뜻하다.

| 大寒 | 寒 | 微寒 | 涼 | 平 | 微溫 | 溫 | 熱 | 大熱 |

미친다.

- **한방 효능**
  - 해표산한(解表散寒) : 땀을 내어 체표에 있는 사기(邪氣)를 내보내고 추위를 없앤다.
  - 행기화위(行氣和胃) : 기운을 잘 소통시키고 위장을 편안하게 한다.
- **약효 해설**
  - 오한, 열, 가래가 많은 기침에 유효하다.
  - 구취 방지, 식욕증진 작용이 있다.
  - 항균 작용이 있다.

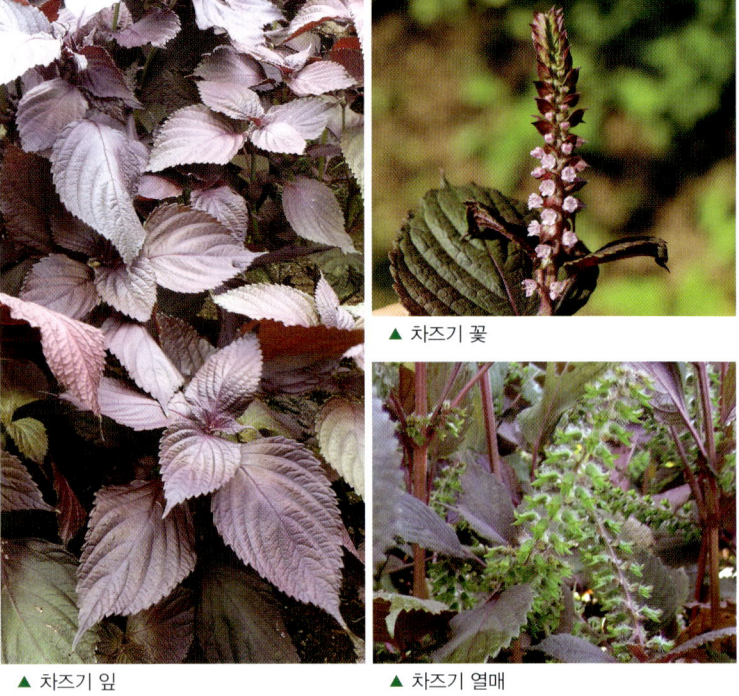

▲ 차즈기 잎

▲ 차즈기 꽃

▲ 차즈기 열매

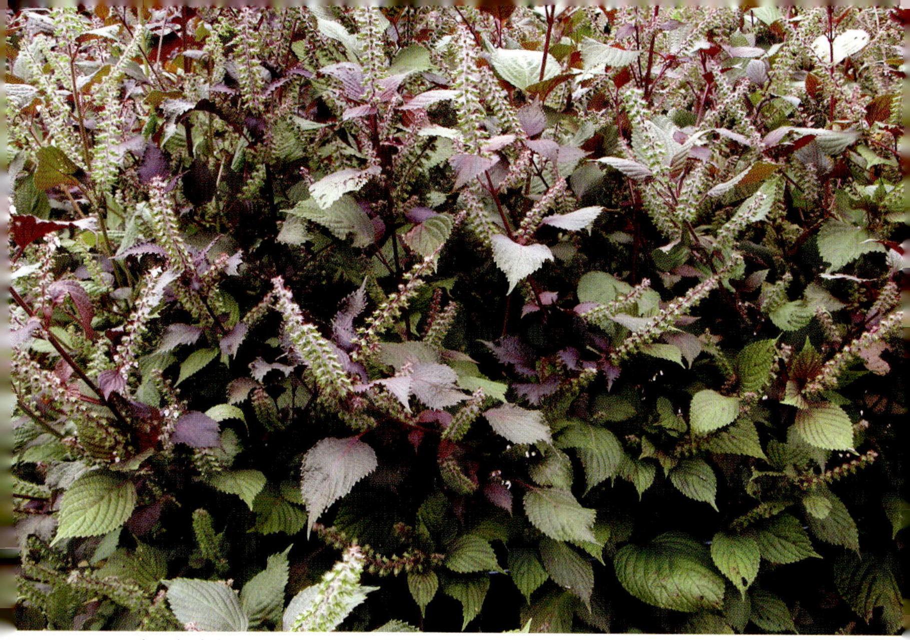

▲ 차즈기 지상부

| 북한의 효능 | 풍한표증약으로서 땀을 내고 비위의 기를 잘 통하게 하며 태아를 안정시키고 물고기독을 푼다.

| 약용법 | 잎 및 끝가지 5~10g을 물 800mL에 넣고 달여서 반으로 나누어 아침저녁으로 마신다.

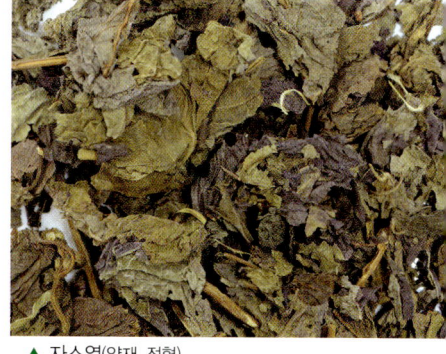

▲ 자소엽(약재, 전형)

참깨

약재명
흑지마 黑脂麻

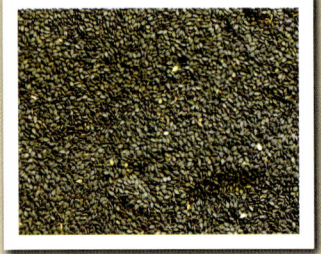

《동의보감》 탕액편에 기재된 조선시대의 한글 약초명

거믄춤빼

약초명 및 학명
참깨, *Sesamum indicum* Linné

과명
참깨과

약용부위
씨(검은색)

| 약재의 조선시대 의서(醫書) 수재 |

흑지마는《동의보감》탕액편(湯液篇)의 곡식부(部)와《방약합편》의 마맥도(麻麥稻, 삼, 보리, 벼류)편에 수재되어 있다.

|《동의보감》탕액편의 효능 |

호마(胡麻, 검은 참깨)는 성질이 보통이고[平] 맛은 달며[甘] 독이 없다. 기력(氣力)을 도와주고 살찌게 한다. 골수와 뇌를 충실하게 한다[塡髓腦]. 근육과 뼈를 튼튼하게 하며 오장을 윤택하게 한다[潤五藏].[본초]

백유마(白油麻, 흰 참깨)는 성질이 매우 차고[大寒] 독이 없다. 위와 대소장[腸胃]을 미끄럽게 하고 혈맥(血脈)을 통하게 한다. 풍기(風氣)를 잘 운행시키고 피부를 윤기 있게 한다.[본초]

|《동의보감》탕액편의 원문 |

호마(胡麻) 거믄춤빼 : 性平 味甘 無毒. 益氣力 長肌肉 塡髓腦 堅筋骨 潤五藏.[本草] ○ 補髓塡精 延年駐色.[醫鑑] ○ 患人虛而吸吸 加胡麻用之.[序例]

○ 一名巨勝 一名方莖 葉名青蘘. 本生胡中 形體類麻 故曰胡麻. 又 八穀之中最爲大勝 故名巨勝.[本草] ○ 服食則當九蒸九暴 熬搗 餌之. 其性與茯苓相宜 久服能辟 穀不飢.[本草] ○ 胡麻 巨勝 諸 家之說不一 止是今黑脂麻 更無 他義.[衍義] ○ 胡麻 卽胡地黑芝 麻耳. 湯淘去浮者 酒蒸半日 曬乾 春去麤皮 微炒用之.[入門]

백유마(白油麻) 흰춤깨: 性大寒 無毒. 滑腸胃 通血脈 行風氣 潤 肌膚.[本草] ○ 油麻有二種 白者 潤肺 黑者潤腎.[本草] ○ 白油麻 與胡麻一等 但以色言之. 今人止 謂之脂麻 生則寒 炒則熱.[本草]

허준, 《원본 동의보감》, 681쪽, 남산당(2014)

| 식약처 공정서의 약초와 약재 |

● 약초 · 약재의 식약처 공정서 수재 : 흑지마는 우리나라 식품의약품 안전처의 의약품 공정서인 《대한민국약전외한약(생약)규격집

한방 약미(藥味)와 약성(藥性)

- **한방 약미(藥味)** : 맛은 달다.

  | 酸 | 苦 | 甘 | 辛 | 鹹 | | 澁 | 淡 |

- **한방 약성(藥性)** : 성질은 보통이다.

  | 大寒 | 寒 | 微寒 | 凉 | 平 | 微溫 | 溫 | 熱 | 大熱 |

참깨 · 흑지마 609

(KHP)》에 수재되어 있다.

- 약재의 분류 : 식물성 약재
- 약재의 라틴어 생약명 : Sesami Semen Nigra
- 약재의 이명 또는 영명 : 흑호마(黑胡麻)
- 약재의 기원 : 약재 흑지마는 참깨 *Sesamum indicum* Linné(참깨과 Pedalidaceae)의 씨로 검은색을 쓴다.
- 약재 저장법 : 밀폐용기(고형의 이물이 들어가는 것을 방지하고 내용의 약품이 손실되지 않도록 보호할 수 있는 용기)

| 약재의 효능 |

- 한방 효능군 분류 : 보익약(補益藥)-보음(補陰)
- 한방 작용부위(귀경, 歸經) : 흑지마는 주로 간장, 신장, 대장 질환에 영향을 미친다.

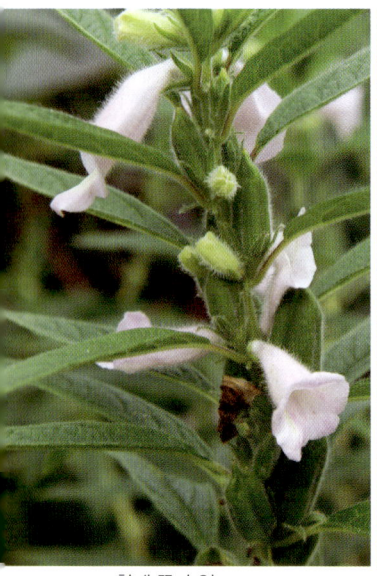
▲ 참깨 꽃과 잎

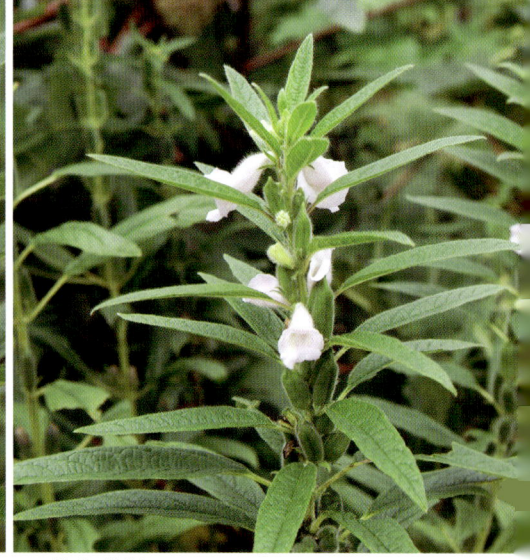
▲ 참깨 지상부

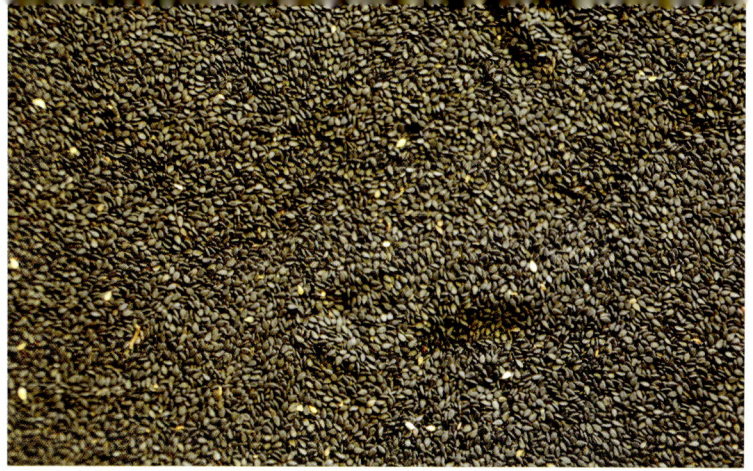
▲ 흑지마(약재. 전형)

● 한방 효능
- 보간신(補肝腎) : 간(肝)과 신(腎)을 보한다.
- 익정혈(益精血) : 정(精)과 혈(血)을 보충한다.
- 윤장조(潤腸燥) : 대변이 잘 나오게 한다.

● 약효 해설
- 머리가 어지럽고 눈앞에 뭔가 어른거리며 눈이 침침한 증상에 사용한다.
- 나이는 많지 않으나 머리카락과 수염이 회백색으로 변하는 증상에 유효하다.
- 반신불수와 병후 허약증을 치료한다.
- 귀울림과 소리를 듣지 못하는 증상에 쓰인다.
- 대장의 진액이 줄어들어 대변이 굳어진 증상을 낫게 한다.
- 고혈압, 동맥경화 예방에 효과가 있다.

| **약용법** | 씨 9~15g을 물 800mL에 넣고 달여서 반으로 나누어 아침저녁으로 마시거나 또는 가루나 환(丸)으로 만들어 복용한다. 외용할 때는 적당량을 사용한다.

약초명: 참나리, 큰솔나리

약재명: 백합 百合

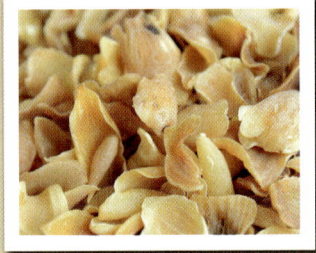

《동의보감》 탕액편에 기재된 조선시대의 한글 약초명

개나리불휘

약초명 및 학명
참나리, *Lilium lancifolium* Thunberg
큰솔나리, *Lilium pumilum* DC.

과명
백합과

약용부위
비늘줄기

| 약재의 조선시대 의서(醫書) 수재 |

백합은 《동의보감》 탕액편(湯液篇)의 풀부(部)와 《방약합편》의 방초(芳草, 향기가 좋은 풀)편에 수재되어 있다.

| 《동의보감》 탕액편의 효능 |

백합(百合)의 성질은 보통이고[平] 맛은 달며[甘] 독이 없다(독이 조금 있다고도 한다). 상한의 백합병(百合病)을 낫게 하고 대소변을 잘 나오게 한다. 모든 사기와 헛것에 들려[百邪鬼魅] 울고 미친 소리로 떠드는 것을 치료한다. 고독(蠱毒)을 죽이며 젖멍울[乳癰], 등에 나는 큰 종기[發背], 피부에 생기는 부스럼을 치료한다.

| 《동의보감》 탕액편의 원문 |

백합(百合) 개나리불휘 : 性平 味甘 無毒 [一云小毒]. 療傷寒百合病 利大小便. 治百邪鬼魅 啼泣狂叫. 殺蠱毒 治乳癰發背 及瘡腫. ○ 生山野 有二種. 一種細葉 花紅白色 一種葉大 莖長 根麤 花白色 宜入藥用. 又一種花黃有黑斑 細葉 葉間有黑

子 不堪入藥. ○ 根如胡蒜 數十瓣相累. 二月八月採根 暴乾. ○ 紅花者 名山丹 不甚良.[本草] ○ 其根 百片累合而生 亦滲利中之美藥. 花白者佳.[入門]

| 식약처 공정서의 약초와 약재 |

- **약초·약재의 식약처 공정서 수재** : 백합은 우리나라 식품의약품안전처의 의약품 공정서인 《대한민국약전외한약(생약)규격집(KHP)》에 수재되어 있다.
- **약재의 분류** : 식물성 약재
- **약재의 라틴어 생약명** : Lilii Bulbus
- **약재의 기원** : 약재 백합은 참나리 *Lilium lancifolium* Thunberg, 백합(百合) *Lilium brownii* var. *viridulun* Baker 또는 큰솔나리 *Lilium pumilum* DC.(백합과 Liliaceae)의 비늘줄기이다.
- **약재 저장법** : 밀폐용기(고형의 이물이 들어가는 것을 방지하고 내용의약품이 손실되지 않도록 보호할 수 있는 용기)

허준, 《원본 동의보감》, 728쪽, 남산당(2014)

한방 약미(藥味)와 약성(藥性)

- **한방 약미(藥味)** : 맛은 달다.

| 酸 | 苦 | 甘 | 辛 | 鹹 | | 澁 | 淡 |

- **한방 약성(藥性)** : 성질은 차다.

| 大寒 | 寒 | 微寒 | 凉 | 平 | 微溫 | 溫 | 熱 | 大熱 |

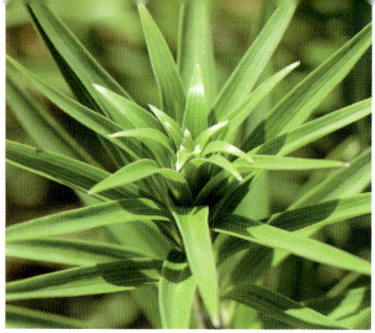
▲ 참나리 잎

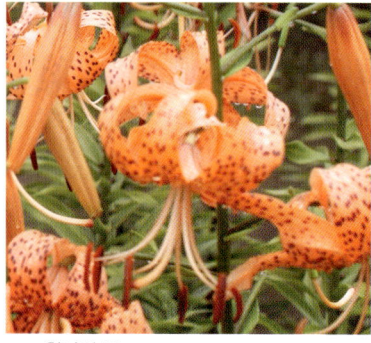
▲ 참나리 꽃

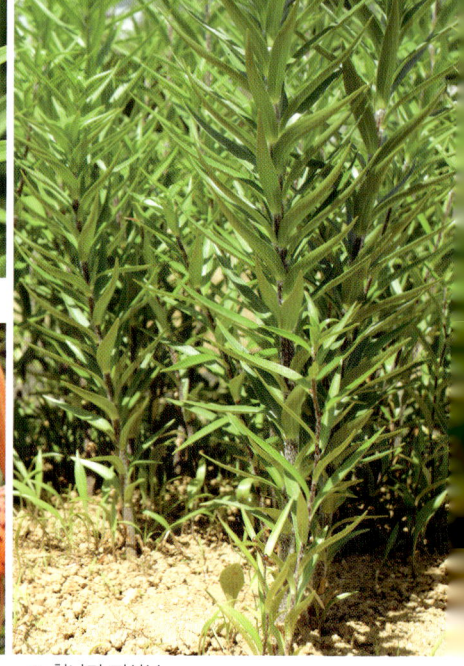
▲ 참나리 지상부

| 약재의 효능 |

- 한방 효능군 분류 : 보익약(補益藥)-보음(補陰)
- 한방 작용부위(귀경, 歸經) : 백합은 주로 심장, 폐 질환에 영향을 미친다.
- 한방 효능
  - 양음윤폐(養陰潤肺) : 진액을 보충하여 폐를 촉촉하게 한다.
  - 청심안신(淸心安神) : 심열(心熱)을 식히고 정신을 안정시킨다.
- 약효 해설
  - 정신을 안정시킨다.
  - 음허(陰虛)로 인한 오랜 기침을 치료한다.
  - 잠을 잘 자지 못하고 꿈을 많이 꾸는 증상에 유효하다.

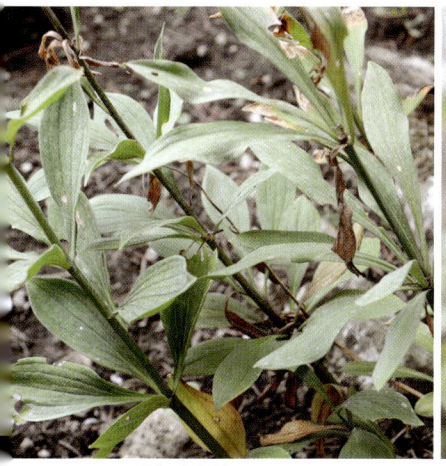
▲ 큰솔나리 잎

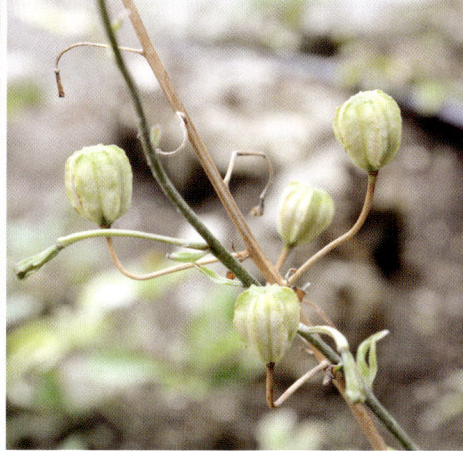
▲ 큰솔나리 열매

| 북한의 효능 | 보음약으로서 음을 보하고 열을 내리우며 정신을 진정시키고 폐를 눅여주어 기침을 멈추며 대소변이 잘 나가게 하고 부종을 내리운다.

| 약용법 | 비늘줄기 6~12g을 물 800mL에 넣고 달여서 반으로 나누어 아침저녁으로 마신다.

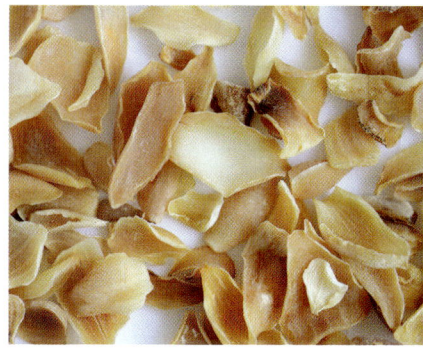
▲ 백합(약재, 절편)

참당귀

약재명
당귀 當歸

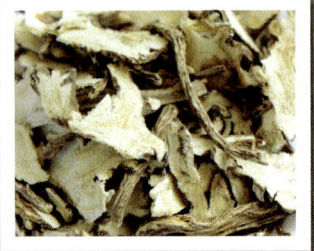

《동의보감》 탕액편에 기재된
조선시대의 한글 약초명

숭엄초불휘

약초명 및 학명
참당귀, *Angelica gigas* Nakai

과명
산형과

약용부위
뿌리

| 약재의 조선시대 의서(醫書) 수재 |

당귀는 《동의보감》 탕액편(湯液篇)의 풀부(部)와 《방약합편》의 방초(芳草, 향기가 좋은 풀)편에 수재되어 있다.

|《동의보감》 탕액편의 효능 |

당귀(當歸)의 성질은 따뜻하며[溫] 맛은 달고[甘] 매우며[辛] 독이 없다. 모든 풍병(風病), 혈병(血病), 몸과 마음이 허약하고 피로한 것을 낫게 한다. 어혈을 풀고[破惡血] 새로운 피를 생겨나게 한다. 징벽(癥癖)과 여성의 부정기 자궁출혈, 불임에 주로 쓴다. 온갖 나쁜 창양(瘡瘍)과 쇠붙이에 상하여 어혈이 속에 뭉친 것을 치료한다. 이질로 배가 아픈 것을 멎게 하며 말라리아[溫瘧]를 낫게 한다. 오장(五臟)을 튼튼하게 하며 새살을 돋아나게 한다.

|《동의보감》 탕액편의 원문 |

당귀(當歸) 숭엄초불휘 : 性溫 味甘辛 無毒. 治一切風·一切血·一切勞 破惡血 養新血. 及主癥癖 婦人崩漏絶子. 療諸惡

瘡瘍金瘡 客血內塞 止痢疾腹痛. 治
溫瘧 補五藏 生肌肉. ○ 生山野 或種
蒔. 二月八月採根 陰乾. 以肉厚而不
枯者 爲勝. 又云 肥潤不枯燥者 爲佳.
又云 如馬尾者 好. ○ 要破血 卽使頭
一節硬實處 要止痛止血 卽用尾.[本
草] ○ 用頭則破血 用尾則止血. 若
全用則一破一止 卽和血也. 入手少陰
以心主血也. 入足太陰 以脾裹血也.
入足厥陰 以肝藏血也.[湯液] ○ 氣
血昏亂者 服之卽定 各有所當歸之功.
治上酒浸 治外酒洗 血病酒蒸 痰用薑
汁炒.[入門] ○ 得酒浸過 良.[東垣]

| 식약처 공정서의 약초와 약재 |

- **약초·약재의 식약처 공정서 수재** : 당귀는 우리나라 식품의약품안전처의 의약품 공정서인 《대한민국약전(KP)》에 수재되어 있다.
- **약재의 분류** : 식물성 약재

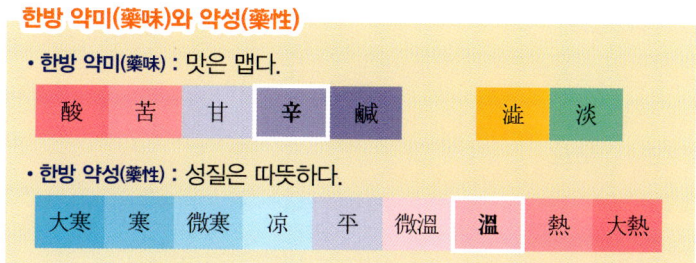

허준, 《원본 동의보감》, 727쪽, 남산당(2014)

한방 약미(藥味)와 약성(藥性)

- **한방 약미(藥味)** : 맛은 맵다.

  酸　苦　甘　**辛**　鹹　　澁　淡

- **한방 약성(藥性)** : 성질은 따뜻하다.

  大寒　寒　微寒　涼　平　微溫　**溫**　熱　大熱

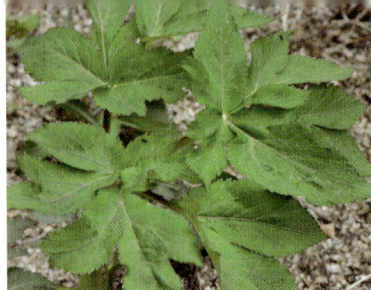
▲ 참당귀 어린잎

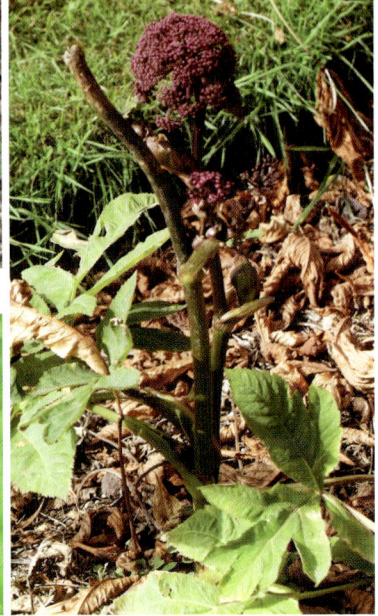
▲ 참당귀 지상부

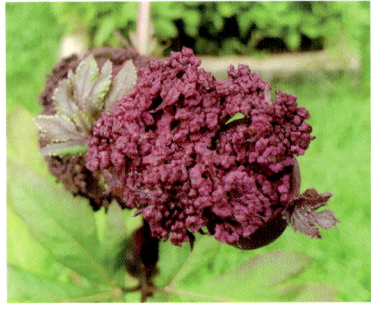
▲ 참당귀 꽃

- 약재의 라틴어 생약명 : Angelicae Gigantis Radix
- 약재의 이명 또는 영명 : Angelica Gigas Root
- 약재의 기원 : 약재 당귀는 참당귀 *Angelica gigas* Nakai(산형과 Umbelliferae)의 뿌리이다.
- 약재 저장법 : 밀폐용기(고형의 이물이 들어가는 것을 방지하고 내용의 약품이 손실되지 않도록 보호할 수 있는 용기)

| 약재의 효능 |

- 한방 효능군 분류 : 보익약(補益藥)-양혈(養血)
- 한방 작용부위(귀경, 歸經) : 당귀는 주로 심장, 간장, 비장 질환에 영향을 미친다.
- 한방 효능
  - 거풍통락(祛風通絡) : 풍(風)으로 인해 막힌 경락을 잘 통하게

한다.
- 활혈지통(活血止痛) : 혈액 순환을 촉진하고 통증을 멎게 한다.

● 약효 해설
- 보혈, 강장 작용이 있다.
- 부인과 질환(갱년기 장애, 냉증)에 많이 쓴다.
- 풍을 제거하고 혈액순환이 잘되게 한다.
- 팔다리를 잘 쓰지 못하고 마비되며 아픈 증상에 사용한다.
- 진정, 진통, 진경 작용이 있다.

| 북한의 효능 | 보혈약으로서 피를 보하고 피순환을 도우며 월경을 정상화하고 아픔을 멈추며 대변을 무르게 한다.

| 약용법 | 뿌리 10~15g을 물 800mL에 넣고 달여서 반으로 나누어 아침저녁으로 마신다.

| 주의사항 | 설사하는 데는 쓰지 않는다.

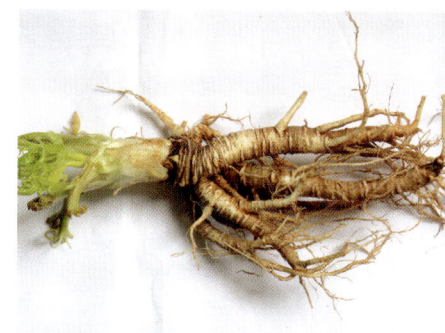
▲ 참당귀 뿌리(채취품)

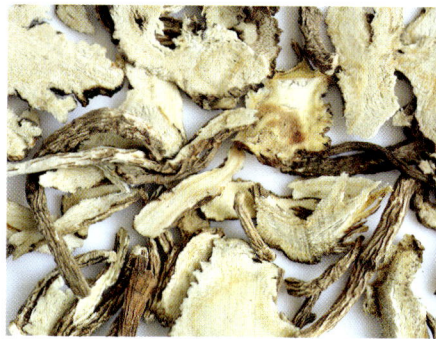
▲ 당귀(약재, 절편)

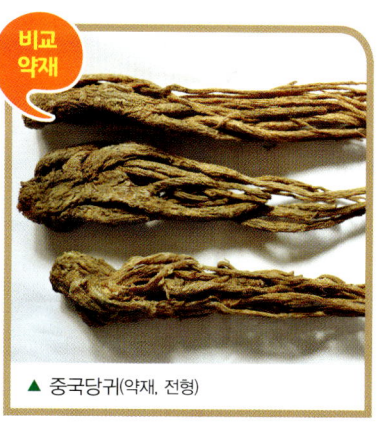
비교 약재
▲ 중국당귀(약재, 전형)

약초명: 참소리쟁이 토대황

약재명: 양제근 羊蹄根

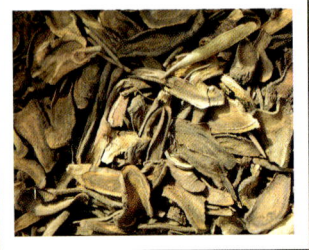

《동의보감》 탕액편에 기재된 조선시대의 한글 약초명

솔옷불휘

약초명 및 학명

참소리쟁이, *Rumex japonicus* Houttuyn
토대황, *Rumex chalepensis* Miller

과명
마디풀과

약용부위
뿌리

| 약재의 조선시대 의서(醫書) 수재 |

양제근은 《동의보감》 탕액편(湯液篇)의 풀부(部)에 수재되어 있다.

|《동의보감》 탕액편의 효능 |

양제근(羊蹄根, 소리쟁이 뿌리)의 성질은 차고[寒] 맛은 쓰고[苦] 매우며[辛] 독이 없다(독이 조금 있다고도 한다). 머리카락이 빠지는 것, 옴, 버짐, 큰 종기, 치질, 여성의 음부가 헌 데, 급성 피부염[浸淫瘡, 침음창]에 주로 쓴다. 여러 가지 충을 죽인다. 고독(蠱毒)을 낫게 하고 독성이 있는 종기에 붙인다. 곳곳에 있다.[본초]

|《동의보감》 탕액편의 원문 |

양제근(羊蹄根) 솔옷불휘 : 性寒 味苦辛 無毒[一云有小毒]. 主頭禿疥癬疽痔 女子陰蝕浸淫. 殺諸蟲. 療蠱毒 付腫毒. 處處有之.[本草]

| 식약처 공정서의 약초와 약재 |

● 약초 · 약재의 식약처 공정서 수재 : 양제근은 우리나라 식품의약품안전처의 의약품 공정서인 《대한민국약전외한약(생약)규격집

(KHP)》에 수재되어 있다.

- 약재의 분류 : 식물성 약재
- 약재의 라틴어 생약명 : Rumecis Radix
- 약재의 이명 또는 영명 : 야대황(野大黃), 양제대황(羊蹄大黃)
- 약재의 기원 : 약재 양제근은 참소리쟁이 *Rumex japonicus* Houttuyn 또는 토대황 *Rumex chalepensis* Miller(마디풀과 Polygonaceae)의 뿌리이다.
- 약재 저장법 : 밀폐용기(고형의 이물이 들어가는 것을 방지하고 내용의약품이 손실되지 않도록 보호할 수 있는 용기)

| 약재의 효능 |

- 한방 작용부위(귀경, 歸經) : 양제근은 주로 심장, 간장, 대장 질환에 영향을 미친다.
- 한방 효능
  - 청열통변(淸熱通便) : 열기를 식히고 대변이 잘 나오게 한다.
  - 양혈지혈(凉血止血) : 혈열(血熱)을 식히고 지혈한다.

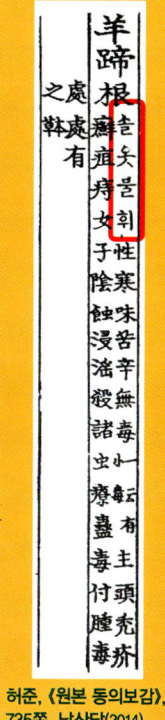

허준, 《원본 동의보감》, 735쪽, 남산당(2014)

한방 약미(藥味)와 약성(藥性)

- 한방 약미(藥味) : 맛은 쓰다.

| 酸 | **苦** | 甘 | 辛 | 鹹 | | 澁 | 淡 |

- 한방 약성(藥性) : 성질은 차다.

| 大寒 | **寒** | 微寒 | 凉 | 平 | 微溫 | 溫 | 熱 | 大熱 |

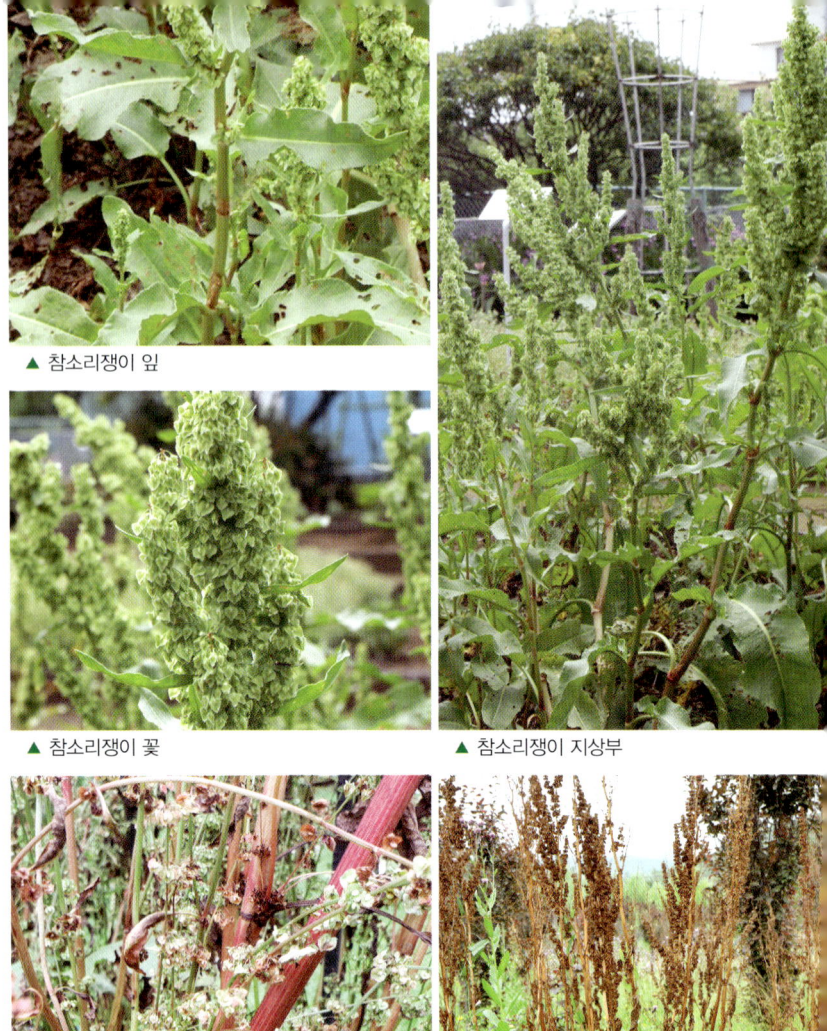

▲ 참소리쟁이 잎

▲ 참소리쟁이 꽃

▲ 참소리쟁이 지상부

▲ 토대황(*Rumex aquaticus*) 열매. 국립수목원 국가표준식물목록에서는 토대황의 학명을 *Rumex aquaticus* L.로 추천하고 있다.

▲ 토대황 지상부

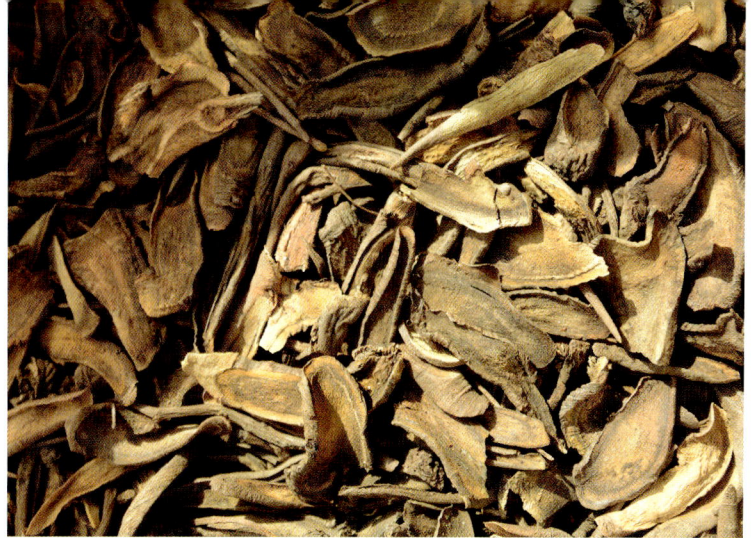

▲ 양제근(약재, 절편)

- 살충지양(殺蟲止痒) : 기생충을 죽이고 가려움증을 멎게 한다.

● 약효 해설

- 여성의 부정기 자궁출혈을 치료한다.
- 황달, 변비에 유효하다.
- 토혈, 혈변(血便)을 멎게 한다.

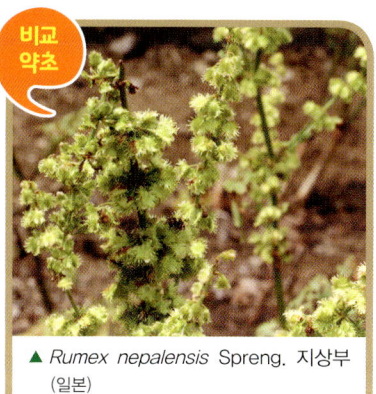

▲ Rumex nepalensis Spreng. 지상부 (일본)

| 북한의 효능 | 설사약으로서 대변을 잘 누게 하고 독을 풀며 출혈을 멈추고 벌레를 죽인다.

| 약용법 | 뿌리 9~15g을 물 800mL에 넣고 달여서 반으로 나누어 아침저녁으로 마시거나 외용으로 적당량 사용한다.

참소리쟁이, 토대황 · 양제근

참외

약재명
과체 瓜蔕

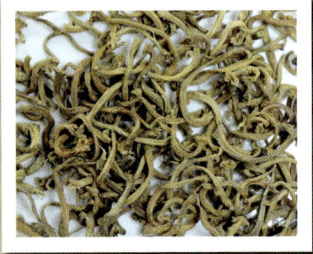

《동의보감》 탕액편에 기재된 조선시대의 한글 약초명

촘외고고리

약초명 및 학명
참외, *Cucumis melo* Linné

과명
박과

약용부위
열매꼭지

| 약재의 조선시대 의서(醫書) 수재 |

과체는《동의보감》 탕액편(湯液篇)의 채소부(部)와《방약합편》의 과과(瓜果, 과와 과류)편에 수재되어 있다.

|《동의보감》 탕액편의 효능 |

과체(瓜蔕, 참외 꼭지)는 성질이 차고[寒] 맛이 쓰며[苦] 독이 있다. 온몸이 부은 것을 치료하는 데 물을 빼낸다. 고독(蠱毒)을 죽이고 코 안에 생긴 군살을 없앤다. 황달(黃疸)을 치료한다. 여러 음식을 지나치게 먹거나[食諸物過多] 병이 가슴속에 있는 경우에[病在胸中者] 토하게 하거나 설사시킨다.

|《동의보감》 탕액편의 원문 |

과체(瓜蔕) 촘외고고리 : 性寒 味苦 有毒. 主通身浮腫 下水. 殺蠱毒 去鼻中瘜肉. 療黃疸 及食諸物過多 病在胸中者 皆吐下之. ○ 卽甜瓜蔕也. 一名苦丁香. 瓜有青白二種 當用青瓜蔕. 七月待瓜熟氣足 其蔕自然落 在蔓莖上 約半寸許. 採取陰乾 麩炒

黃色用.[本草]

| 식약처 공정서의 약초와 약재 |

- 약초·약재의 식약처 공정서 수재 : 과체는 우리나라 식품의약품안전처의 의약품 공정서인 《대한민국약전외한약(생약)규격집(KHP)》에 수재되어 있다.
- 약재의 분류 : 식물성 약재
- 약재의 라틴어 생약명 : Melonis Pedicellus
- 약재의 이명 또는 영명 : 과체(果蔕)
- 약재의 기원 : 약재 과체는 참외 *Cucumis melo* Linné(박과 Cucurbitaceae)의 열매꼭지이다.
- 약재 저장법 : 밀폐용기(고형의 이물이 들어가는 것을 방지하고 내용의약품이 손실되지 않도록 보호할 수 있는 용기)

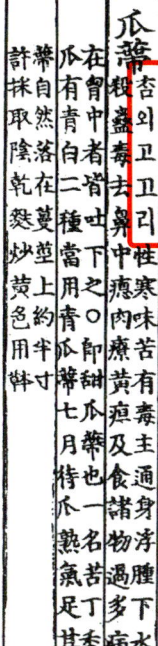

허준, 《원본 동의보감》, 715쪽, 남산당(2014)

| 약재의 효능 |

- 한방 작용부위(귀경, 歸經) : 과체는 주로 비장, 위장, 간장 질환에 영향을 미친다.
- 한방 효능
  - 용토담음(涌吐痰飮) : 몸 안에 진액이 여러 가지 원인으로 인하

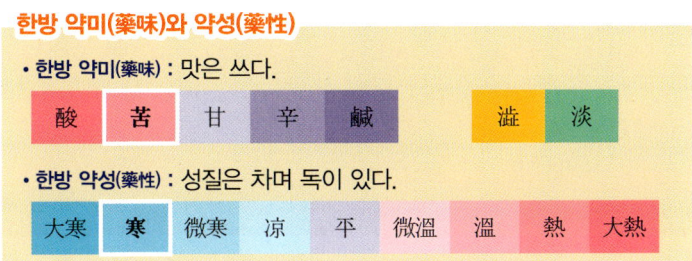

참외·과체

여 제대로 순환하지 못하고 일정한 부위에 몰려서 생긴 담음(痰飮)의 증상을 토해내게 한다.
- 제습퇴황(除濕退黃) : 습기를 없애고 황달을 가라앉힌다.

● **약효 해설**

- 코막힘, 편도염, 인후염 치료에 도움이 된다.
- 목 안이 붓고 아프며 무언가 막혀 있는 느낌이 드는 것을 낫게 한다.
- 가슴과 배가 붓고 아픈 증상에 사용한다.
- 음식이 위장에 정체되고 쌓여 오랫동안 소화되지 않는 병증에 쓰인다.

| **북한의 효능** | 음식에 체한 데, 전간, 황달에 쓴다.

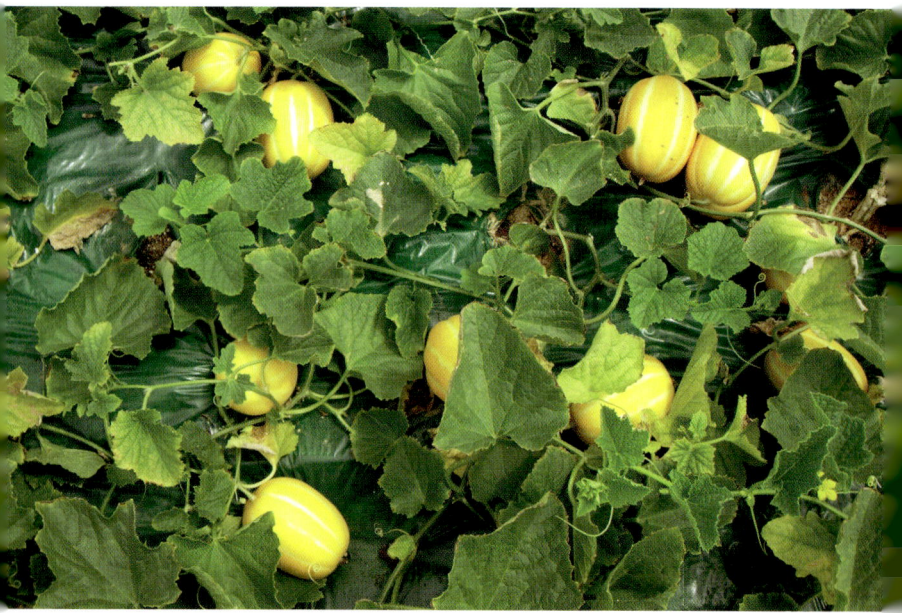

▲ 참외 재배지

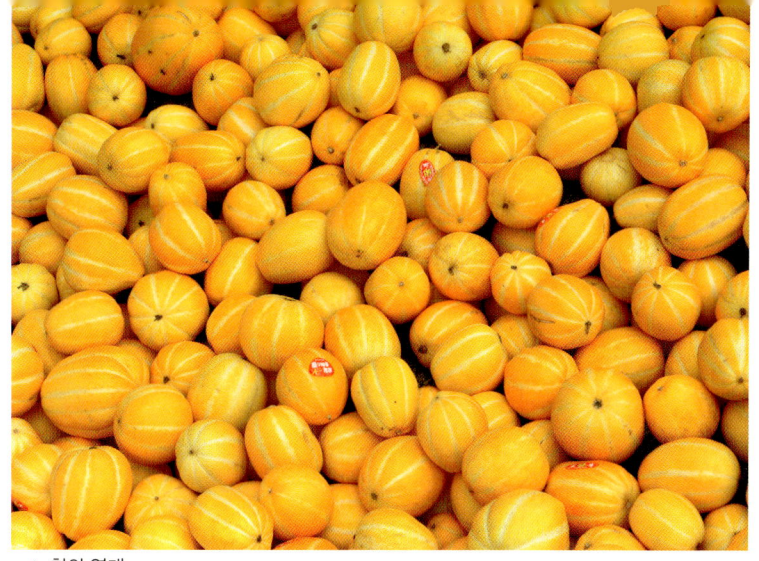

▲ 참외 열매

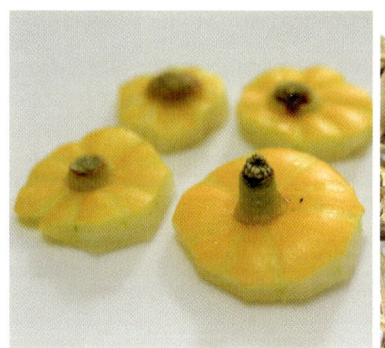

▲ 참외 열매꼭지   ▲ 과체(약재, 전형)

| **약용법** | 열매꼭지 3~6g을 물 800mL에 넣고 달여서 반으로 나누어 아침저녁으로 마신다. 산제(散劑)나 환제(丸劑)로 복용할 경우에는 0.3~1.5g을 사용한다. 적당량을 짓찧어서 환부에 붙이기도 한다.

KP(대한민국약전) 수재 약재

약초명: 천궁, 중국천궁

약재명: 천궁 川芎

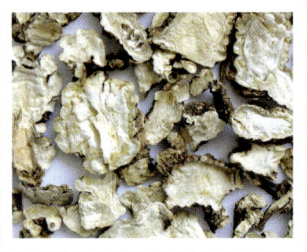

《동의보감》 탕액편에 기재된 조선시대의 한글 약초명

궁궁이

약초명 및 학명

천궁, *Cnidium officinale* Makino
중국천궁(中國川芎), *Ligusticum chuanxiong* Hort.

과명

산형과

약용부위

뿌리줄기로서 그대로 또는 끓는 물에 데친 것

| 약재의 조선시대 의서(醫書) 수재 |

천궁은 《동의보감》 탕액편(湯液篇)의 풀부(部)와 《방약합편》의 방초(芳草, 향기가 좋은 풀)편에 수재되어 있다.

| 《동의보감》 탕액편의 효능 |

궁궁(芎藭, 천궁)의 성질은 따뜻하고[溫] 맛이 매우며[辛] 독이 없다. 모든 풍병, 기병, 노손(勞損), 혈병을 치료한다. 오래된 어혈을 깨뜨리고 피를 만든다. 토혈(吐血), 코피, 혈뇨(血尿), 혈변(血便)을 멎게 한다. 바람과 찬 기운이 뇌에 들어가 머리가 아프고 눈물이 나는 것을 치료한다. 명치와 옆구리가 차고 아픈 것을 낫게 한다.

| 《동의보감》 탕액편의 원문 |

궁궁(芎藭) 궁궁이 : 性溫 味辛 無毒. 治一切風 · 一切氣 · 一切勞損 · 一切血. 破宿血 養新血 止吐衄血及尿血便血 除風寒入 腦頭痛 目淚出. 療心腹脇冷痛. ○ 處處種蒔. 三月九月採根 暴乾. 惟貴形塊重實 作雀腦狀者

謂之雀腦芎 此最有力.[本草] ○
入手足厥陰經·少陽經本經藥也.
治血虛頭痛之聖藥 散肝經之風邪.
○ 貫芎 治少陽經苦頭痛 上行頭
目 下行血海 治頭面風 不可缺也.
頂痛腦痛 須用川芎.[湯液] ○ 蕪
芎 卽苗頭小塊也. 氣脈上行 故能
散鬱. 與雀腦芎同功.[丹心] ○ 芎
藭 若單服久服 則走散眞氣 或致暴
死. 須以他藥佐之. 骨蒸多汗者 尤
不可久服.[本草] ○ 大塊色白不油
者 佳.[本草]

| 식약처 공정서의 약초와 약재 |

- **약초·약재의 식약처 공정서 수재**: 천궁은 우리나라 식품의약품안전처의 의약품 공정서인 《대한민국약전(KP)》에 수재되어 있다.
- **약재의 분류**: 식물성 약재
- **약재의 라틴어 생약명**: Cnidii Rhizoma

허준, 《원본 동의보감》, 723쪽, 남산당(2014)

한방 약미(藥味)와 약성(藥性)

- **한방 약미(藥味)**: 맛은 맵다.

  酸　苦　甘　辛　鹹　　澁　淡

- **한방 약성(藥性)**: 성질은 따뜻하다.

  大寒　寒　微寒　涼　平　微溫　**溫**　熱　大熱

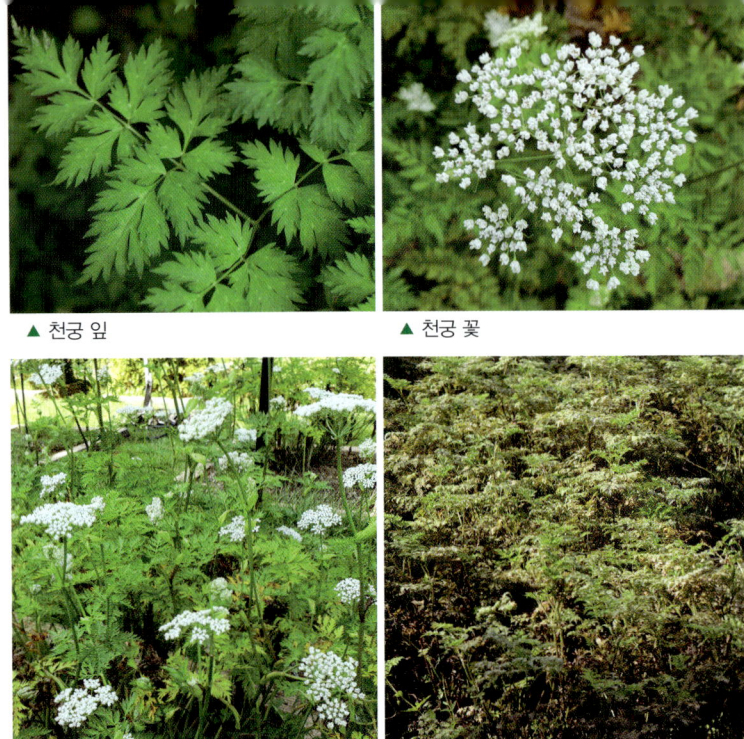

▲ 천궁 잎　　▲ 천궁 꽃

▲ 천궁 지상부　　▲ 중국천궁 지상부(중국)

- 약재의 이명 또는 영명 : Cnidium Rhizome
- 약재의 기원 : 약재 천궁은 천궁 *Cnidium officinale* Makino 또는 중국천궁(中國川芎) *Ligusticum chuanxiong* Hort.(산형과 Umbelliferae)의 뿌리줄기로서 그대로 또는 끓는 물에 데친 것이다.
- 약재 저장법 : 밀폐용기(고형의 이물이 들어가는 것을 방지하고 내용의 약품이 손실되지 않도록 보호할 수 있는 용기)

| 약재의 효능 |

- 한방 효능군 분류 : 이혈약(理血藥)-활혈거어(活血祛瘀)
- 한방 작용부위(귀경, 歸經) : 천궁은 주로 간장, 담낭, 심포(心包) 질환

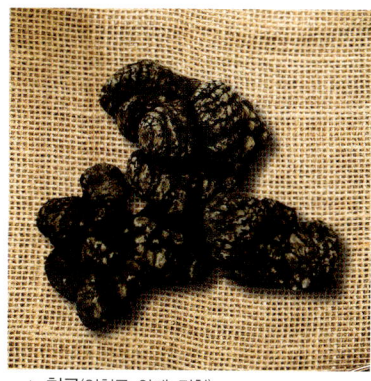
▲ 천궁(일천궁, 약재, 전형)

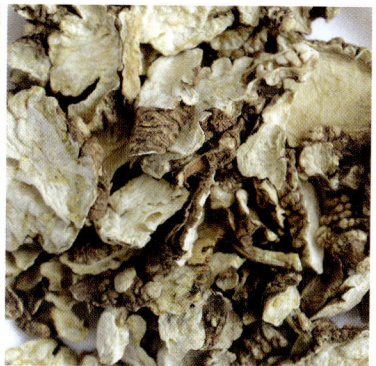
▲ 천궁(약재, 절편)

에 영향을 미친다.

● 한방 효능

- 활혈행기(活血行氣) : 혈액과 기운이 잘 소통되게 한다.
- 거풍지통(祛風止痛) : 풍(風)으로 인한 통증을 멎게 한다.

● 약효 해설

- 혈액순환을 촉진시켜 기를 잘 돌게 하고 통증을 제거한다.
- 팔다리를 잘 쓰지 못하고 마비되며 아픈 증상을 치료한다.
- 가슴이 막히는 듯하면서 아픈 병증을 낫게 한다.
- 앞가슴과 양쪽 옆구리의 찌르는 듯한 통증을 없앤다.
- 월경불순, 난산(難産)에 사용한다.
- 추위로 인한 근육의 마비 증상에 쓰인다.

| **북한의 효능** | 행혈약으로서 피순환을 돕고 월경을 정상화하며 풍을 없애고 아픔을 멈춘다.

| **약용법** | 뿌리줄기 3~10g을 물 800mL에 넣고 달여서 반으로 나누어 아침저녁으로 마신다.

천남성 둥근잎천남성

약재명
천남성 天南星

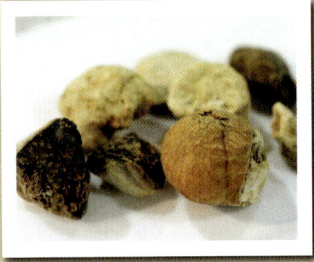

《동의보감》 탕액편에 기재된 조선시대의 한글 약초명

두여머조자기

약초명 및 학명
천남성(天南星), *Arisaema erubescens* Schott
둥근잎천남성, *Arisaema amurense* Maximowicz

과명
천남성과

약용부위
덩이뿌리로서 주피를 완전히 제거한 것

| 약재의 조선시대 의서(醫書) 수재 |

천남성은《동의보감》탕액편(湯液篇)의 풀부(部)와《방약합편》의 독초편에 수재되어 있다.

|《동의보감》 탕액편의 효능 |

천남성(天南星)의 성질은 보통이고[平] 맛은 쓰고[苦] 매우며[辛] 독이 있다. 중풍에 주로 쓴다. 담을 삭이며 가슴을 잘 통하게 한다. 옹종(癰腫)을 삭이고 유산시키며 또 근육의 경련성 마비와 동통을 동반한 근육수축을 일으키는 감염성 질환을 낮게 한다.

|《동의보감》 탕액편의 원문 |

천남성(天南星) 두여머조자기 : 性平 味苦辛 有毒. 主中風 除痰 利胸膈 消癰腫 墮胎. 又療破傷風. ○ 生山野. 二月八月採根. 入藥炮用.[本草] ○ 治風痰 破傷風 及小兒驚癎. 牛膽製者 尤佳.[醫鑑] ○ 臘月置水中 凍去燥性 炮裂用 或薑汁白礬煮 至中心無白點 亦好.[丹心]

| 식약처 공정서의 약초와 약재 |

● 약초·약재의 식약처 공정서 수재 : 천

남성은 우리나라 식품의약품안전처의 의약품 공정서인 《대한민국약전(KP)》에 수재되어 있다.

- **약재의 분류** : 식물성 약재
- **약재의 라틴어 생약명** : Arisaematis Rhizoma
- **약재의 이명 또는 영명** : Arisaema Rhizome
- **약재의 기원** : 약재 천남성은 둥근잎천남성 *Arisaema amurense* Maximowicz, 천남성(天南星) *Arisaema erubescens* Schott 또는 두루미천남성 *Arisaema heterophyllum* Blume(천남성과 Araceae)의 덩이뿌리로서 주피를 완전히 제거한 것이다.
- **약재 저장법** : 밀폐용기(고형의 이물이 들어가는 것을 방지하고 내용의약품이 손실되지 않도록 보호할 수 있는 용기)

허준, 《원본 동의보감》, 734쪽, 남산당(2014)

| 약재의 효능 |

- **한방 효능군 분류** : 거담약(祛痰藥)-온화한담(溫化寒痰)
- **한방 작용부위(귀경, 歸經)** : 천남성은 주로 폐, 간장, 비장 질환에 영

한방 약미(藥味)와 약성(藥性)

- **한방 약미(藥味)** : 맛은 쓰고 맵다.

  酸　苦　甘　辛　鹹　　澁　淡

- **한방 약성(藥性)** : 성질은 따뜻하고 독이 있다.

  大寒　寒　微寒　凉　平　微溫　溫　熱　大熱

천남성, 둥근잎천남성·천남성

향을 미친다.

- 한방 효능
  - 산결소종(散結消腫) : 뭉친 것을 풀고 종기를 가라앉힌다.
- 약효 해설
  - 안면신경 마비, 반신불수에 유효하다.
  - 인후염, 외상에 의한 골절을 치료한다.
  - 가래가 많은 기침에 쓰인다.
  - 진경, 진정 작용이 있다.
  - 독성이 있어 유의해야 한다.

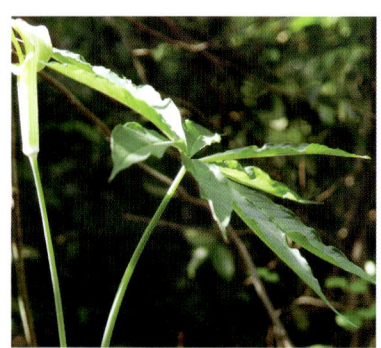

▲ 천남성 잎

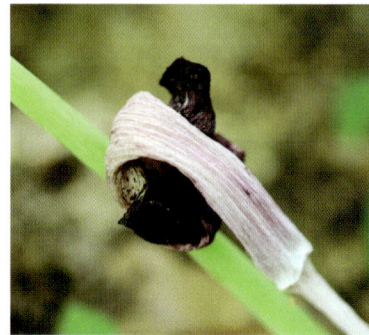

▲ 둥근잎천남성 꽃

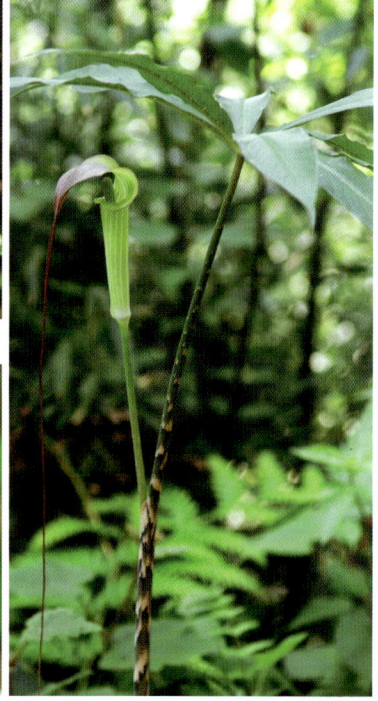

▲ 천남성 지상부

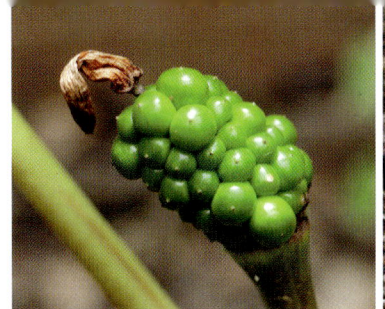
▲ 둥근잎천남성 덜 익은 열매

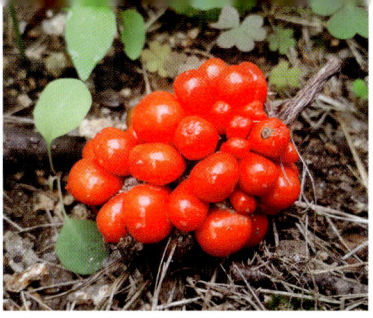
▲ 둥근잎천남성 익은 열매

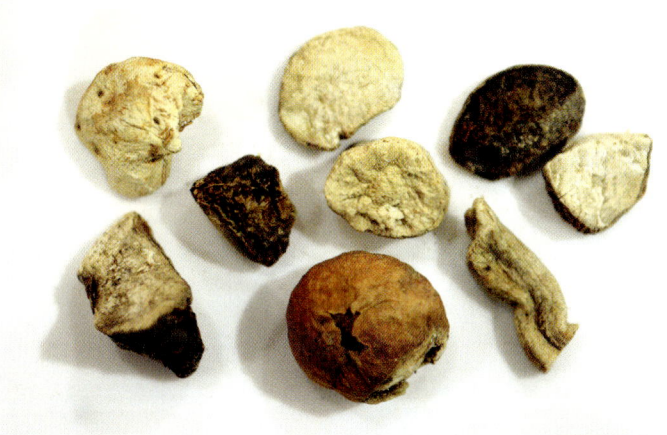
▲ 천남성(약재, 절편)

| 북한의 효능 | 화담약으로서 습을 없애고 가래를 삭이며 경련을 멈추고 어혈을 없애며 풍담과 습담을 없앤다.

| 약용법 | 수치(修治)한 덩이뿌리 3~9g을 물 800mL에 넣고 달여서 반으로 나누어 아침저녁으로 마신다. 다른 약재와 함께 끓일 때는 천남성은 나중에 넣는다. 또는 가루나 환(丸)으로 만들어 복용한다. 외용할 때는 분말을 식초나 술에 담가 바른다.

| 주의사항 | 천남성의 덩이뿌리는 독성이 있으므로 수치(修治)한 후 사용해야 한다. 임신부에게는 쓰지 않는다.

약초명: 천마

약재명

적전 赤箭

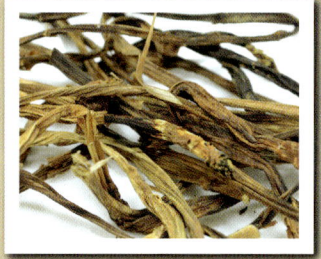

《동의보감》 탕액편에 기재된
조선시대의 한글 약초명

텬맛삭

약초명 및 학명

천마, *Gastrodia elata* Blume

과명

난초과

약용부위

지상부

| 약재의 조선시대 의서(醫書) 수재 |

적전은 《동의보감》 탕액편(湯液篇)의 풀부(部)와 《방약합편》의 산초(山草)편에 수재되어 있다.

|《동의보감》 탕액편의 효능 |

적전(赤箭, 천마 싹)의 성질은 따뜻하고[溫] 맛이 매우며[辛] 독이 없다. 헛것에 들린 것, 고독(蠱毒), 나쁜 기운을 없애며 옹종(癰腫)을 삭인다. 고환이나 음낭이 커지면서 아프거나 아랫배가 땅기며 아픈 병증을 치료한다.

|《동의보감》 탕액편의 원문 |

적전(赤箭) 텬맛삭 : 性溫 味辛 無毒. 殺鬼精物 蠱毒惡氣 消癰腫 治疝. ○ 生山野 卽天麻苗也. 其苗獨莖如箭簳 葉生其端 簳葉俱赤 故號爲赤箭. 三月四月採苗 暴乾. 此草有風不動 無風則自搖.[本草] ○ 此物治風 苗爲赤箭 有自表入裏之功. 根爲天麻 有自內達外之理.[丹心]

| 식약처 공정서의 약초와 약재 |

● 약초·약재의 식약처 공정서 수재 : 적전은 우리나라 식품의약품안전

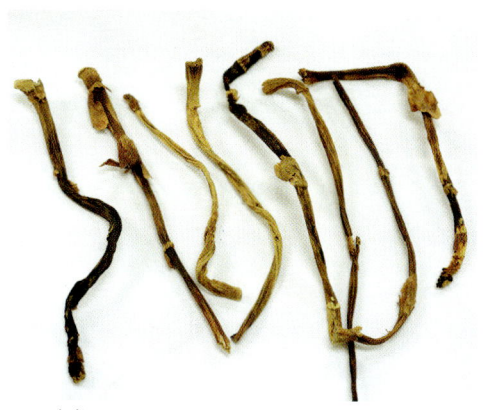

▲ 적전(약재, 전형)

처의 의약품 공정서인 《대한민국약전외한약(생약)규격집(KHP)》에 수재되어 있다.

- **약재의 분류** : 식물성 약재
- **약재의 라틴어 생약명** : Gastrodiae Herba
- **약재의 기원** : 약재 적전은 천마 *Gastrodia elata* Blume(난초과 Orchidaceae)의 지상부이다.

허준, 《원본 동의보감》, 722쪽, 남산당(2014)

- **약재 저장법** : 밀폐용기(고형의 이물이 들어가는 것을 방지하고 내용의 약품이 손실되지 않도록 보호할 수 있는 용기)

한방 약미(藥味)와 약성(藥性)

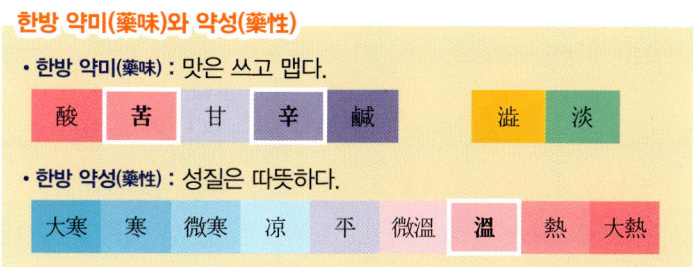

- **한방 약미(藥味)** : 맛은 쓰고 맵다.

  | 酸 | 苦 | 甘 | 辛 | 鹹 | | 澁 | 淡 |

- **한방 약성(藥性)** : 성질은 따뜻하다.

  | 大寒 | 寒 | 微寒 | 凉 | 平 | 微溫 | 溫 | 熱 | 大熱 |

천마 · 적전

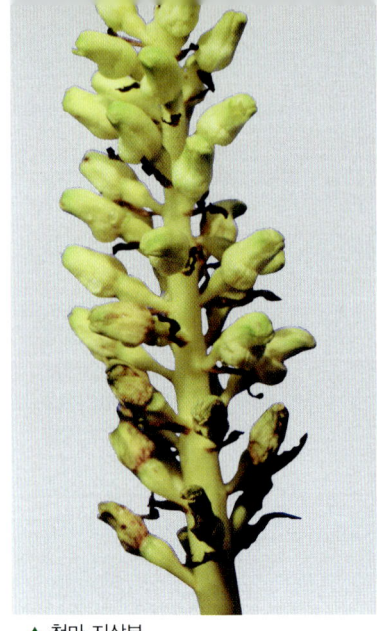
▲ 천마 지상부

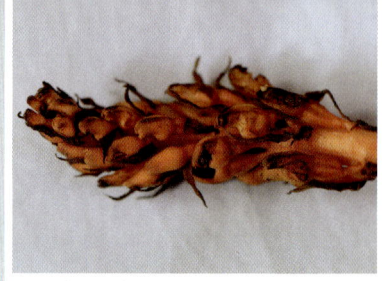
▲ 천마 꽃대(채취품)

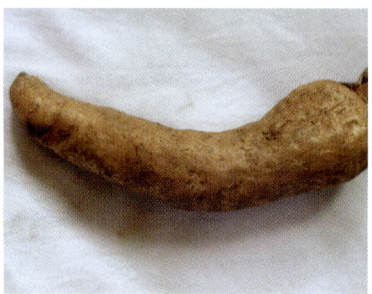
▲ 천마 덩이줄기(채취품)

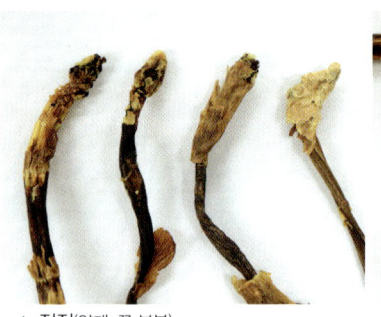
▲ 적전(약재, 꽃 부분)

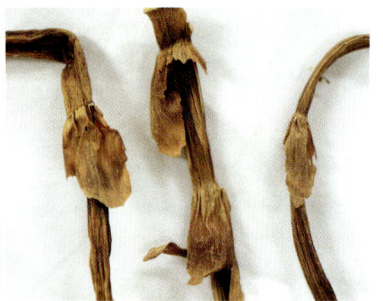
▲ 적전(약재, 잎 부분)

| 약재의 효능 |

- 한방 작용부위(귀경, 歸經) : 적전은 주로 간 질환에 영향을 미친다.
- 약효 해설
  · 짓찧어 붙이면 열독(熱毒)으로 인한 부스럼을 치료한다.

| 북한의 효능 | 경련, 옹종에 쓴다.

약초명: 천마

약재명
천마 天麻

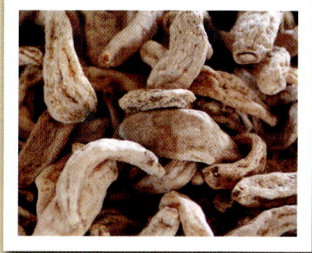

《동의보감》 탕액편에 기재된
조선시대의 한글 약초명

슈자히좃

약초명 및 학명
천마, *Gastrodia elata* Blume

과명
난초과

약용부위
덩이줄기를 쪄서 건조한 것

약재의 조선시대 의서(醫書) 수재

천마는 《동의보감》 탕액편(湯液篇)의 풀부(部)와 《방약합편》의 산초(山草)편에 수재되어 있다.

《동의보감》 탕액편의 효능

천마(天麻)의 성질은 보통이고[平] (차다[寒]고도 한다) 맛은 쓰며[苦] (달다[甘]고도 한다) 독이 없다. 팔다리를 잘 쓰지 못하고 마비되며 아픈 것, 사지에 경련이 이는 것, 소아 풍간(風癎)과 경풍(驚風)을 낫게 한다. 어지럼증, 풍간으로 말을 잘 하지 못하는 것, 잘 놀라며 정신이 온전치 못한 것을 치료한다. 근육과 뼈를 강하게 하며 허리와 무릎을 부드럽게 한다.

《동의보감》 탕액편의 원문

천마(天麻) 슈자히좃 : 性平[一云寒] 味辛[一云甘] 無毒. 主諸風濕痺 四肢拘攣 小兒風癎驚氣. 治眩暈風癎 語言蹇澁 多驚失志. 強筋骨 利腰膝. ○ 卽赤箭根也. 形如黃瓜 連生一二十枚. 二月三月五月八月採根 暴乾. 苗名定風草 採得乘潤刮去皮 沸

湯略煮過 暴乾收之. 堅實者佳.[本草] ○ 諸虛眩暈 非此不能除也.[丹心]

| 식약처 공정서의 약초와 약재 |

- **약초·약재의 식약처 공정서 수재** : 천마는 우리나라 식품의약품안전처의 의약품 공정서인 《대한민국약전(KP)》에 수재되어 있다.
- **약재의 분류** : 식물성 약재
- **약재의 라틴어 생약명** : Gastrodiae Rhizoma
- **약재의 이명 또는 영명** : Gastrodia Rhizome
- **약재의 기원** : 약재 천마는 천마 *Gastrodia elata* Blume(난초과 Orchidaceae)의 덩이줄기를 쪄서 건조한 것이다.
- **약재 저장법** : 밀폐용기(고형의 이물이 들어가는 것을 방지하고 내용의약품이 손실되지 않도록 보호할 수 있는 용기)

허준, 《원본 동의보감》, 730쪽, 남산당(2014)

| 약재의 효능 |

- **한방 효능군 분류** : 평간식풍약(平肝息風藥)
- **한방 작용부위(귀경, 歸經)** : 천마는 주로 간장 질환에 영향을 미친다.

한방 약미(藥味)와 약성(藥性)

- **한방 약미(藥味)** : 맛은 달다.

| 酸 | 苦 | 甘 | 辛 | 鹹 | | 澁 | 淡 |

- **한방 약성(藥性)** : 성질은 보통이다.

| 大寒 | 寒 | 微寒 | 凉 | 平 | 微溫 | 溫 | 熱 | 大熱 |

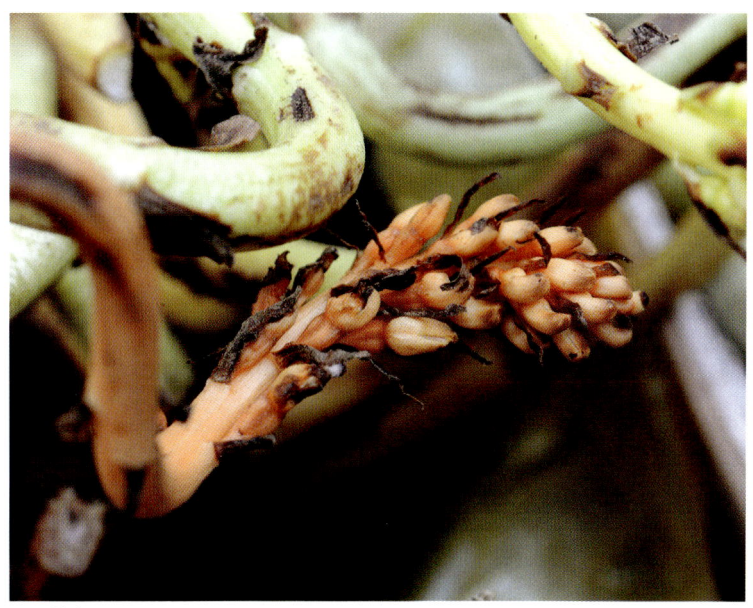

▲ 천마 꽃

● 한방 효능

- 식풍지경(熄風止痙) : 풍(風)으로 인한 경련을 멎게 한다.
- 평억간양(平抑肝陽) : 간의 양기가 지나친 것을 억제한다.
- 거풍통락(祛風通絡) : 풍(風)으로 인해 막힌 경락을 잘 통하게 한다.

● 약효 해설

- 반신불수 치료에 효과가 있다.
- 머리가 아프고 정신이 아찔아찔하여 어지러운 증상을 치료한다.
- 팔다리가 저리고 아프며 잘 쓰지 못하는 증상에 쓰인다.
- 어린아이가 깜짝깜짝 놀라고 경련이 일어나는 병에 유효하다.

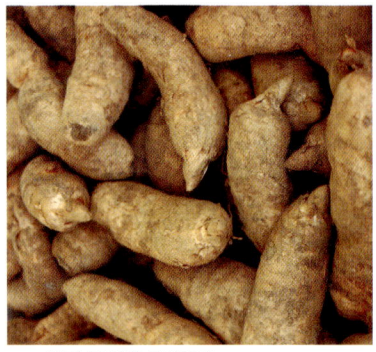
▲ 천마 덩이줄기(채취품)

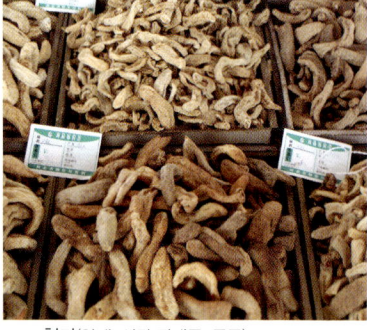
▲ 천마(약재, 시장 판매품, 중국)

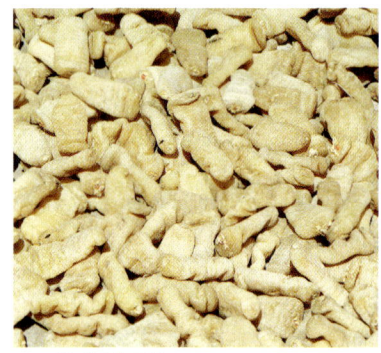
▲ 천마(약재, 전형)

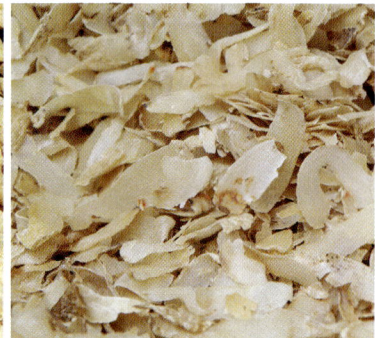
▲ 천마(약재, 절편)

| **북한의 효능** | 진경약으로서 경련을 멈추고 평간작용이 있으며 풍습을 없앤다.

| **약용법** | 덩이줄기 3~10g을 물 800mL에 넣고 달여서 반으로 나누어 아침저녁으로 마신다. 또는 가루나 환(丸)으로 만들어 매회 1~1.5g을 복용한다.

철피석곡

약재명
석곡 石斛

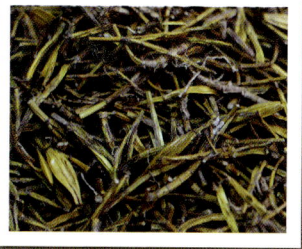

《동의보감》 탕액편에 기재된
조선시대의 한글 약초명

셕곡플

약초명 및 학명

철피석곡(鐵皮石斛), *Dendrobium candidum* Wall. ex Lindley

과명

난초과

약용부위

줄기

| 약재의 조선시대 의서(醫書) 수재 |

석곡은《동의보감》탕액편(湯液篇)의 풀부(部)와《방약합편》의 석초(石草)편에 수재되어 있다.

|《동의보감》탕액편의 효능 |

석곡(石斛)의 성질은 보통이고 [平] 맛이 달며[甘] 독이 없다. 허리와 다리가 연약한 것을 낫게 하고 몸과 마음이 허약하고 피로한 것을 보한다. 근육과 뼈를 튼튼하게 하고 신장[水藏]을 덥게 하며 신(腎)을 보하고 정(精)을 보충한다. 신기(腎氣)를 기르며 허리 아픈 것을 멎게 한다.

|《동의보감》탕액편의 원문 |

석곡(石斛) 셕곡플 : 性平 味甘 無毒. 治腰脚軟弱 補虛損 壯筋骨 煖水藏 補腎塡精 養腎氣 止腰痛. ○ 生水傍石上. 細實而黃色. 以桑灰湯沃之 色如金 形如蚱蜢髀者 爲佳 世謂之金釵石斛. 七月八月採莖 陰乾. 入藥酒洗蒸用.[本草]

| 식약처 공정서의 약초와 약재 |

- **약초·약재의 식약처 공정서 수재** : 석곡은 우리나라 식품의약품안전처의 의약품 공정서인 《대한민국약전외한약(생약)규격집(KHP)》에 수재되어 있다.
- **약재의 분류** : 식물성 약재
- **약재의 라틴어 생약명** : Dendrobii Caulis
- **약재의 이명 또는 영명** : 두란(杜蘭)
- **약재의 기원** : 약재 석곡은 금채석곡(金釵石斛) *Dendrobium nobile* Lindley, 환초석곡(環草石斛) *Dendrobium loddigesii* Rolfe., 마편석곡(馬鞭石斛) *Dendrobium fimbriatum* Hook. var. *oculatum* Hook., 황초석곡(黃草石斛) *Dendrobium chrysanthum* Wall. ex Lindley 또는 철피석곡(鐵皮石斛) *Dendrobium candidum* Wall. ex Lindley(난초과 Orchidaceae)의 줄기이다.
- **약재 저장법** : 밀폐용기(고형의 이물이 들어가는 것을 방지하고 내용의약품이 손실되지 않도록 보호할 수 있는 용기)

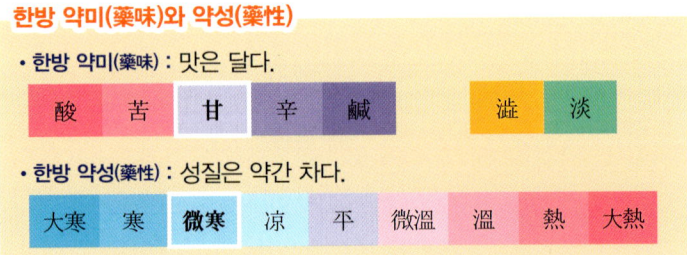

허준, 《원본 동의보감》, 722쪽, 남산당(2014)

한방 약미(藥味)와 약성(藥性)

- **한방 약미(藥味)** : 맛은 달다.

  | 酸 | 苦 | 甘 | 辛 | 鹹 | | 澁 | 淡 |

- **한방 약성(藥性)** : 성질은 약간 차다.

  | 大寒 | 寒 | 微寒 | 凉 | 平 | 微溫 | 溫 | 熱 | 大熱 |

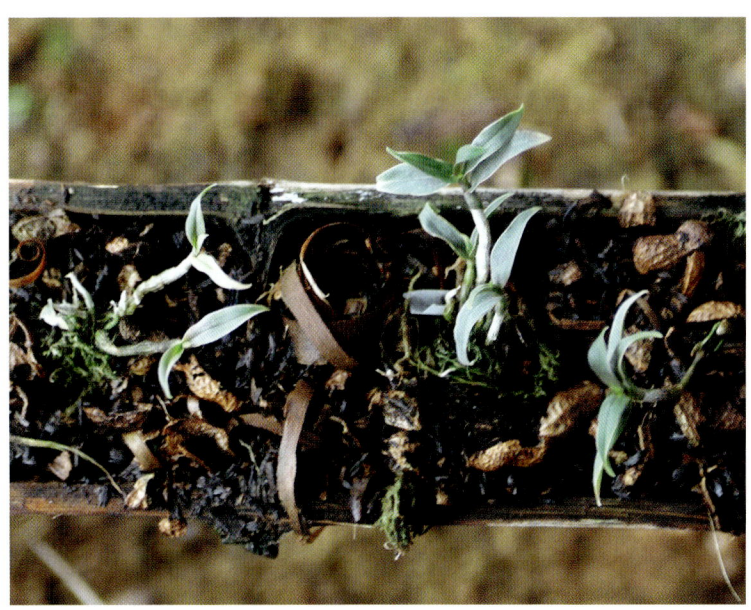

▲ 석곡 지상부

| 약재의 효능 |

- 한방 효능군 분류 : 보익약(補益藥)-보음(補陰)
- 한방 작용부위(귀경, 歸經) : 석곡은 주로 위장, 신장 질환에 영향을 미친다.
- 한방 효능
  - 익위생진(益胃生津) : 위기(胃氣)를 보충하고 진액 생성을 촉진한다.
  - 자음청열(滋陰淸熱) : 진액을 보충하여 발열을 식힌다.
- 약효 해설
  - 눈이 어둡고 잘 보이지 않는 증상을 치료한다.
  - 가슴이 답답하고 갈증이 나는 증세에 사용한다.

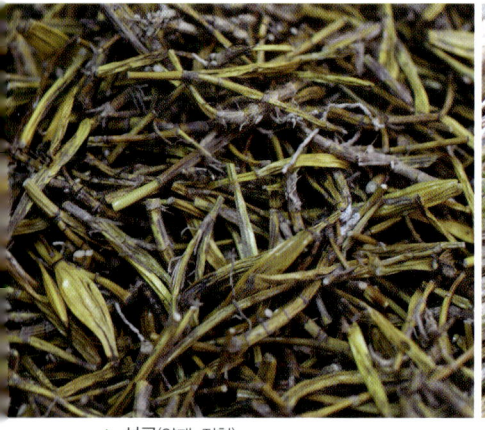

▲ 석곡(약재, 전형)　　　　▲ 석곡(약재, 시장 판매품)

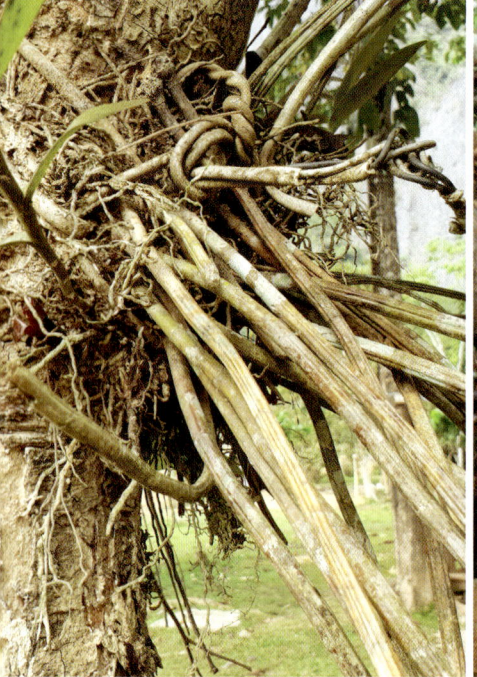

▲ 철피석곡 줄기(라오스)

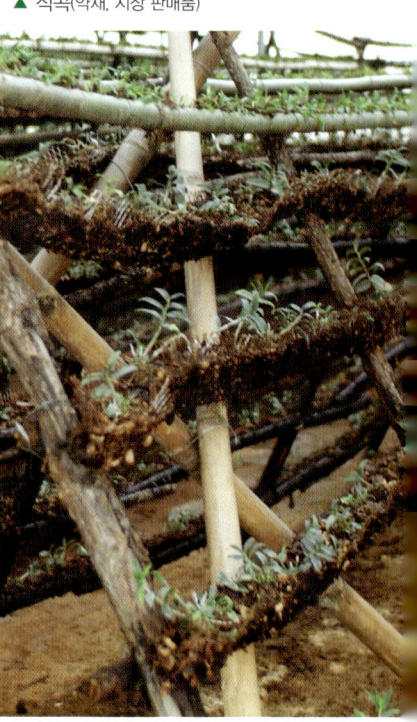

▲ 석곡 재배지

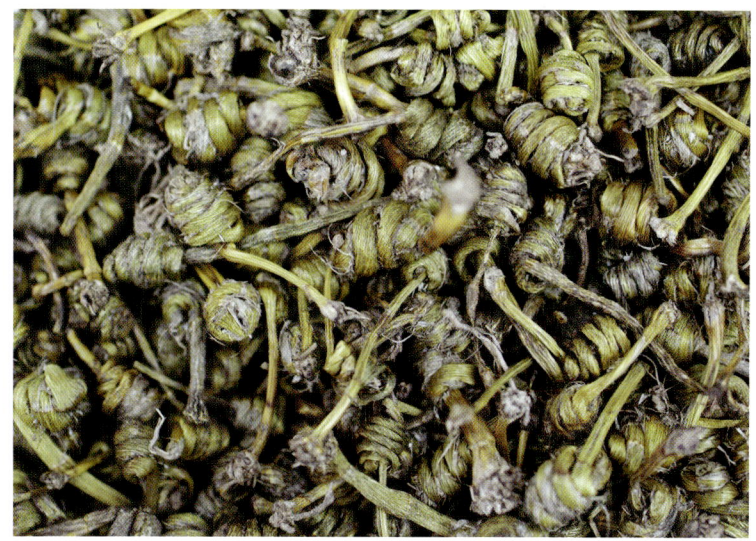

▲ 이환석곡. 철피석곡의 수염뿌리를 제거한 후 나선상이나 용수철 모양으로 구부려서 홍건(烘乾)한 것이다.

- 몸이 허약하여 기침과 미열이 나고 식은땀이 흐르며 뼛속이 달아오르는 증상을 낫게 한다.
- 해열, 건위(健胃), 강장 작용이 있다.
- 석곡의 알칼로이드 성분은 기억력 손상을 완화하는 효능이 있다.

| **북한의 효능** | 음을 보하고 열을 내리우며 진액을 생겨나게 한다.

| **약용법** | 줄기 6~12g을 물 800mL에 넣고 달여서 반으로 나누어 아침저녁으로 마신다. 신선한 재료는 15~30g을 사용한다.

KP(대한민국약전) 수재 약재

약초명: 측백나무

약재명
백자인 柏子仁

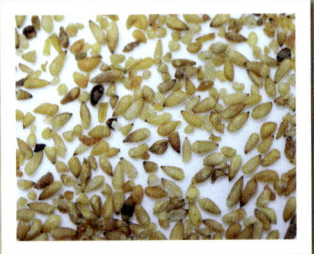

《동의보감》 탕액편에 기재된
조선시대의 한글 약초명
― ● ―
측빅나모여름

약초명 및 학명
측백나무, *Thuja orientalis* Linné

과명
측백나무과

약용부위
씨로서 씨껍질을 제거한 것

| 약재의 조선시대 의서(醫書) 수재 |

백자인은 《동의보감》 탕액편(湯液篇)의 나무부(部)와 《방약합편》의 향목(香木, 향나무)편에 수재되어 있다.

|《동의보감》 탕액편의 효능 |

백실(栢實, 측백나무 열매)의 성질은 보통이며[平] 맛은 달고[甘] 독이 없다. 놀라서 가슴이 두근거리는 데 주로 쓴다. 오장(五藏)을 편안하게 하고 기운을 돕는다. 풍증[風]을 낫게 하고 피부를 윤기 있게 한다. 팔다리를 잘 쓰지 못하고 마비되며 아픈 것, 몸과 마음이 허약하고 피로하여 숨을 겨우 쉬는 것을 낫게 한다. 발기를 돕고 오래 살게 한다.

|《동의보감》 탕액편의 원문 |

백실(栢實) 측빅나모여름 : 性平 味甘 無毒. 主驚悸. 安五藏 益氣. 治風 潤皮膚 除風濕痺 虛損 呼吸 興陽道 益壽. ○ 此側葉子也. 九月結子 候成熟收採 蒸乾 去殼用.[本草] ○ 令人潤澤 美顔色 耳目聰明 則澤腎之藥

也.[湯液] ○ 萬木向陽 惟柏西向 故字從白 稟金之正氣 木之最堅者. 實去殼取仁 微炒 去油用.[入門]

| 식약처 공정서의 약초와 약재 |

- 약초·약재의 식약처 공정서 수재 : 백자인은 우리 나라 식품의약품안전처의 의약품 공정서인 《대한민국약전(KP)》에 수재되어 있다.
- 약재의 분류 : 식물성 약재
- 약재의 라틴어 생약명 : Thujae Semen
- 약재의 이명 또는 영명 : Thuja Seed
- 약재의 기원 : 약재 백자인은 측백나무 *Thuja orientalis* Linné(측백나무과 Cupressaceae)의 씨로서 씨껍질을 제거한 것이다.
- 약재 저장법 : 밀폐용기(고형의 이물이 들어가는 것을 방지하고 내용의약품이 손실되지 않도록 보호할 수 있는 용기)

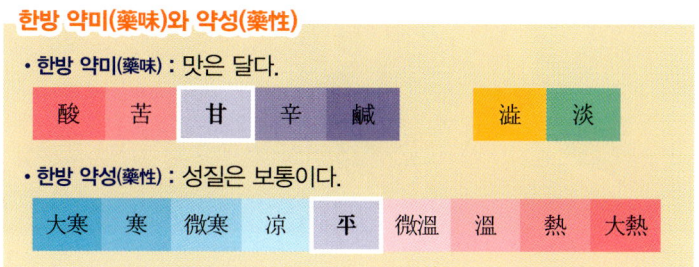
허준, 《원본 동의보감》, 738쪽, 남산당(2014)

| 약재의 효능 |

- 한방 효능군 분류 : 안신약(安神藥)
- 한방 작용부위(귀경, 歸經) : 백자인은 주로 심장, 신장, 대장 질환에

한방 약미(藥味)와 약성(藥性)

- **한방 약미(藥味)** : 맛은 달다.

| 酸 | 苦 | **甘** | 辛 | 鹹 | | 澁 | 淡 |

- **한방 약성(藥性)** : 성질은 보통이다.

| 大寒 | 寒 | 微寒 | 凉 | **平** | 微溫 | 溫 | 熱 | 大熱 |

영향을 미친다.

- **한방 효능**
  - 양심안신(養心安神) : 심(心)을 보양하고 정신을 안정시킨다.
  - 윤장통변(潤腸通便) : 대변이 잘 나오게 한다.
  - 지한(止汗) : 땀을 멎게 한다.

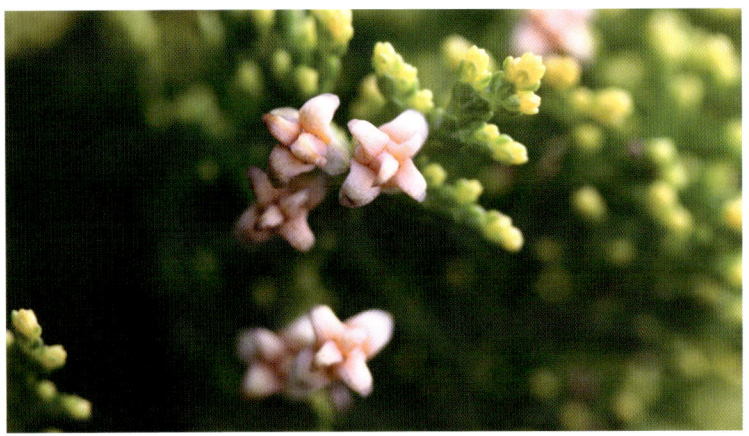

▲ 측백나무 암꽃

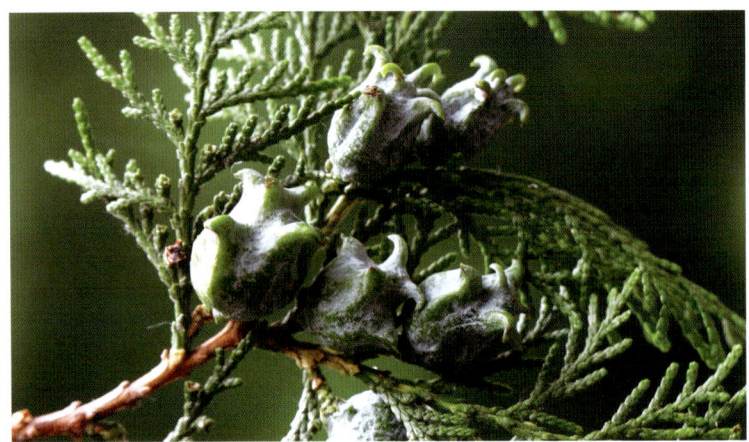

▲ 측백나무 열매

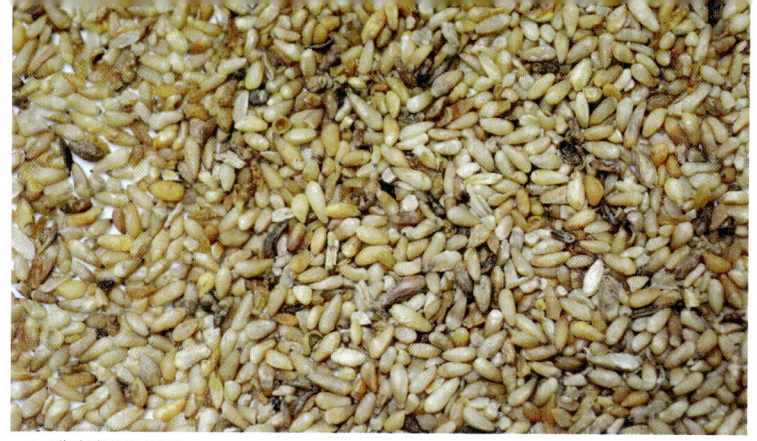
▲ 백자인(약재, 전형)

● 약효 해설

- 마음을 안정시키고 진정시킨다.
- 건망증 개선에 도움된다.
- 땀이 많이 나는 증상을 낫게 한다.
- 팔다리를 잘 쓰지 못하고 마비되며 아픈 증상을 치료한다.
- 자양, 강장 작용이 있다.

| 북한의 효능 | 진정약으로서 심을 보하고 정신을 안정시키며 대변을 잘 누게 하고 풍습을 없애며 땀을 멈춘다.

| 약용법 | 씨 6~12g을 물 800mL에 넣고 달여서 반으로 나누어 아침저녁으로 마시거나 외용으로 적당량을 사용한다.

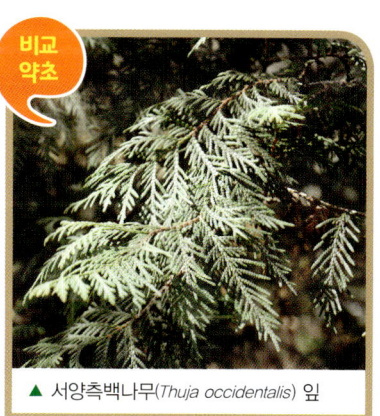
▲ 서양측백나무(*Thuja occidentalis*) 잎

약초명: 치자나무

약재명
치자 梔子

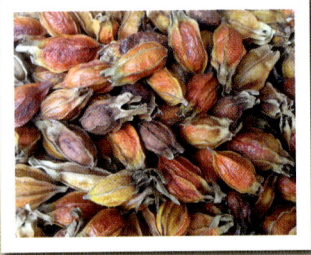

《동의보감》 탕액편에 기재된 조선시대의 한글 약초명

지지

약초명 및 학명

치자나무, *Gardenia jasminoides* Ellis

과명

꼭두서니과

약용부위

잘 익은 열매로서 그대로 또는 끓는 물에 데치거나 찐 것

| 약재의 조선시대 의서(醫書) 수재 |

치자는 《동의보감》 탕액편(湯液篇)의 나무부(部)와 《방약합편》의 관목(灌木)편에 수재되어 있다.

| 《동의보감》 탕액편의 효능 |

치자(梔子, 치자나무 열매)의 성질은 차며[寒] 맛이 쓰고[苦] 독이 없다. 가슴, 대소장, 위(胃)에 심한 열이 있는 것과 가슴이 답답하고 괴로운 데[煩悶, 번민] 주로 쓴다. 열독풍(熱毒風)을 없애고 오림(五淋)을 잘 통하게 하며 소변을 잘 나오게 한다. 다섯 가지 황달[五疸]을 낫게 하며 소갈(消渴)을 멎게 한다. 입안이 마르는 것, 눈이 벌겋게 붓고 아픈 것, 얼굴이 벌게지는 것, 코끝이 빨갛게 되는 것[酒齄鼻, 주사비], 나병 등의 피부병을 치료한다. 자충(蟅蟲)의 독을 없앤다.

| 《동의보감》 탕액편의 원문 |

치자(梔子) 지지 : 性寒 味苦 無毒. 主胸心大小腸大熱 胃中熱氣 心中煩悶. 去熱毒風 利五淋 通小便 除五種黃病 止消渴. 治

口乾 目赤腫痛 面赤 酒皰 齇鼻 白癩 赤癩 瘡瘍 殺螸蟲毒. ○ 葉似李而厚硬. 二三月開白花 花皆六出 甚芬香. 夏秋結實 生靑熟黃 中仁深紅. 九月採實 暴乾. ○ 入藥用山梔子 方書所謂越桃 皮薄而圓小 刻房七稜至九稜者 爲佳. [本草] ○ 小而七稜者佳. 長大者亦可用 但無力耳. [丹心] ○ 入手太陰經 治心煩懊憹不得眠 能瀉肺中之火. [湯液] ○ 用仁 去心胸熱 用皮 去肌表熱. 尋常生用 虛火 童便炒七次至黑色 止血 炒如墨 涼肺胃 酒泡用. [入門]

| 식약처 공정서의 약초와 약재 |

- 약초·약재의 식약처 공정서 수재 : 치자는 우리나라 식품의약품안전처의 의약품 공정서인《대한민국약전(KP)》에 수재되어 있다.
- 약재의 분류 : 식물성 약재

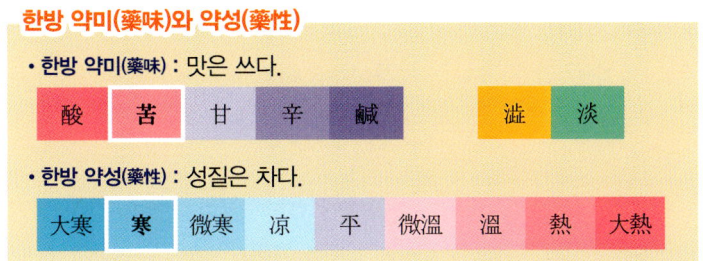

허준, 《원본 동의보감》, 742쪽, 남산당(2014)

한방 약미(藥味)와 약성(藥性)

- 한방 약미(藥味) : 맛은 쓰다.

| 酸 | 苦 | 甘 | 辛 | 鹹 | | 澁 | 淡 |

- 한방 약성(藥性) : 성질은 차다.

| 大寒 | 寒 | 微寒 | 涼 | 平 | 微溫 | 溫 | 熱 | 大熱 |

치자나무·치자 653

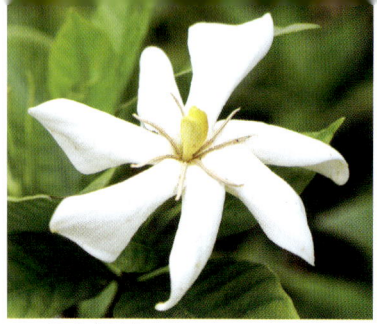
▲ 치자나무 꽃

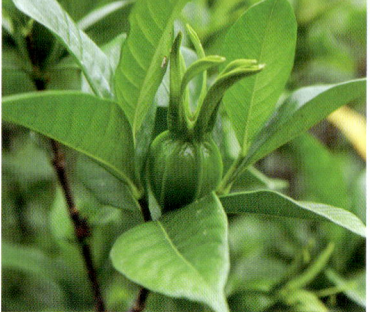
▲ 치자나무 어린 열매

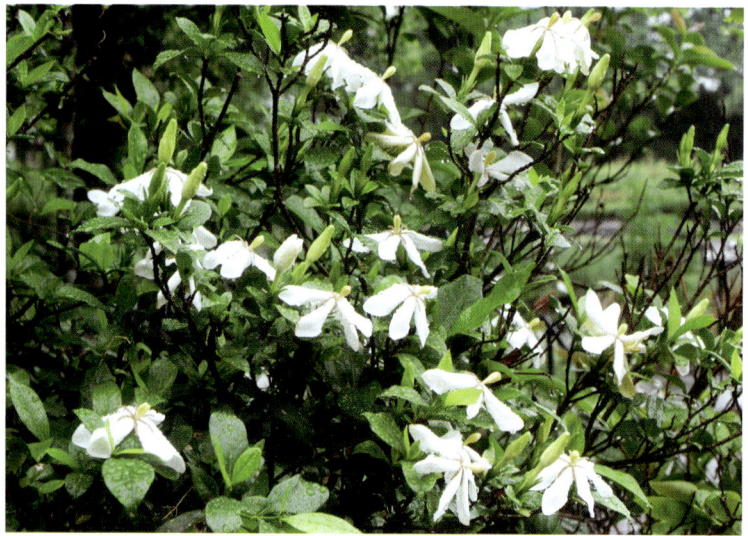
▲ 치자나무 나무모양

- **약재의 라틴어 생약명** : Gardeniae Fructus
- **약재의 이명 또는 영명** : Gardenia Fruit
- **약재의 기원** : 약재 치자는 치자나무 *Gardenia jasminoides* Ellis(꼭두서니과 Rubiaceae)의 잘 익은 열매로서 그대로 또는 끓는 물에 데치거나 찐 것이다.
- **약재 저장법** : 밀폐용기(고형의 이물이 들어가는 것을 방지하고 내용의 약품이 손실되지 않도록 보호할 수 있는 용기)

| 약재의 효능 |

- 한방 효능군 분류 : 청열약(淸熱藥)-청열사화(淸熱瀉火)
- 한방 작용부위(귀경, 歸經) : 치자는 주로 심장, 폐, 삼초(三焦) 질환에 영향을 미친다.
- 한방 효능
  - 사화제번(瀉火除煩) : 심장의 열을 내려 답답함을 없앤다.
  - 청열이습(淸熱利濕) : 열기를 식히고 습기를 배출시킨다.
  - 양혈해독(凉血解毒) : 혈열(血熱)을 식히고 해독한다.
- 약효 해설
  - 간화(肝火)로 눈이 충혈되는 증상에 유효하다.
  - 열병(熱病)으로 가슴이 답답한 증상을 낫게 한다.
  - 습열(濕熱)이 원인이 되는 황달과 당뇨병을 치료한다.
  - 토혈, 혈뇨(血尿)에 효과가 있다.
  - 부정기 자궁출혈을 멈추게 한다.
  - 이담(利膽), 간기능 강화 작용이 있다.

| 북한의 효능 | 청열사화약으로서 열을 내리우고 제번하며 습열을 없애고 오줌을 잘 나가게 하며 독을 푼다. 거멓게 닦은 것은 피멎이작용을 나타낸다.

| 약용법 | 열매 5~10g을 물 800mL에 넣고 달여서 반으로 나누어 아침저녁으로 마시거나 또는 가루나 환(丸)으로 만들어 복용한다. 외용할 때는 적당량을 가루 내어 환부에 붙인다.

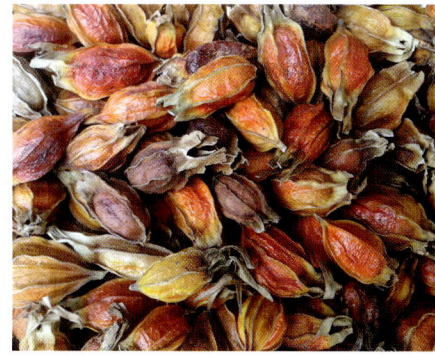

▲ 치자(약재, 전형)

KP(대한민국약전) 수재 약재

약초명: 칡

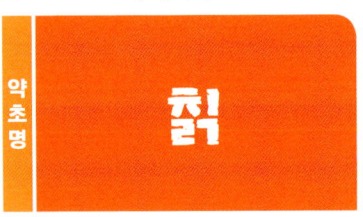

약재명

갈근 葛根

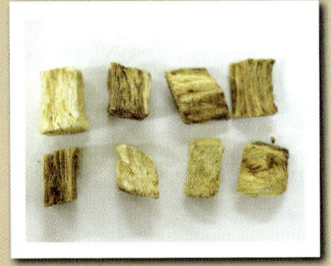

《동의보감》 탕액편에 기재된 조선시대의 한글 약초명

즁불휘

약초명 및 학명

칡, *Pueraria lobata* Ohwi

과명

콩과

약용부위

뿌리로서 그대로 또는 주피를 제거한 것

| 약재의 조선시대 의서(醫書) 수재 |

갈근은 《동의보감》 탕액편(湯液篇)의 풀부(部)와 《방약합편》의 만초(蔓草, 덩굴풀)편에 수재되어 있다.

|《동의보감》 탕액편의 효능 |

갈근(葛根, 칡 뿌리)의 성질은 보통이고[平](서늘하다[冷]고도 한다) 맛은 달며[甘] 독이 없다. 바람과 찬 기운으로 머리가 아픈 것을 낫게 한다. 땀이 나게 하여 표(表)를 풀어주고 땀구멍[腠理, 주리]을 열어준다. 술독을 풀고 번갈을 멈추며 식욕을 돋우고 소화를 돕는다. 가슴의 열을 없애고 소장을 잘 통하게 하며 쇠붙이에 다친 상처를 낫게 한다.

|《동의보감》 탕액편의 원문 |

갈근(葛根) 즁불휘 : 性平[一云冷] 味甘 無毒. 主風寒頭痛. 解肌發表 出汗開腠理 解酒毒 止煩渴 開胃下食. 治胸膈熱 通小腸 療金瘡. ○ 生山中 處處有之. 五月五日採根 暴乾. 以入土深者 爲佳.[本草] ○ 一名鹿

蘲.[本草] ○ 足陽明經行經的藥也. 通行足陽明之經 生津止渴 虛渴者 非此不能除也. 凡病酒及渴者 得之甚良. 亦治溫瘧消渴.[湯液]

| 식약처 공정서의 약초와 약재 |

- **약초·약재의 식약처 공정서 수재**: 갈근은 우리나라 식품의약품안전처의 의약품 공정서인《대한민국약전(KP)》에 수재되어 있다.
- **약재의 분류**: 식물성 약재
- **약재의 라틴어 생약명**: Puerariae Radix
- **약재의 기원**: 약재 갈근은 칡 *Pueraria lobata* Ohwi(콩과 Leguminosae)의 뿌리로서 그대로 또는 주피를 제거한 것이다.
- **약재 저장법**: 밀폐용기(고형의 이물이 들어가는 것을 방지하고 내용의약품이 손실되지 않도록 보호할 수 있는 용기)

허준,《원본 동의보감》, 726쪽, 남산당(2014)

| 약재의 효능 |

- **한방 작용부위(귀경, 歸經)**: 갈근은 주로 비장, 위장, 폐 질환에 영향을 미친다.

한방 약미(藥味)와 약성(藥性)

- **한방 약미(藥味)**: 맛은 달고 맵다.

| 酸 | 苦 | 甘 | 辛 | 鹹 | | 澁 | 淡 |

- **한방 약성(藥性)**: 성질은 서늘하다.

| 大寒 | 寒 | 微寒 | 凉 | 平 | 微溫 | 溫 | 熱 | 大熱 |

● 한방 효능

- 해기퇴열(解肌退熱) : 땀을 약간 내어 근육을 풀어주고 열을 내린다.
- 생진지갈(生津止渴) : 진액 생성을 촉진하고 갈증을 멎게 한다.
- 투진(透疹) : 발진이 잘 돋게 한다.
- 해주독(解酒毒) : 숙취를 해소한다.

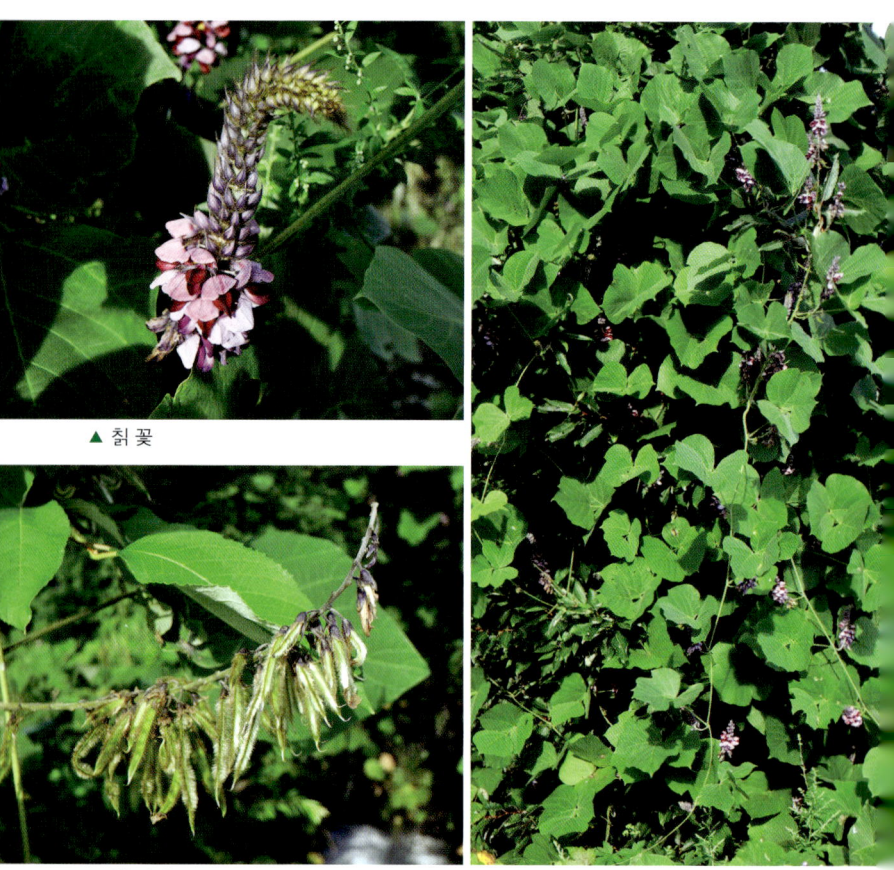

▲ 칡 꽃

▲ 칡 열매

▲ 칡 지상부

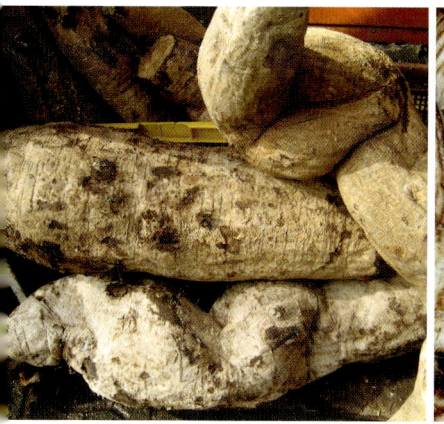 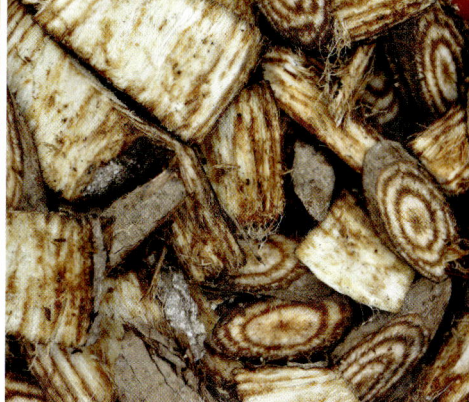

▲ 칡 뿌리(채취품, 전형)   ▲ 칡 뿌리(채취품, 절편)

● **약효 해설**

- 열이 나는 것과 갈증을 해소한다.
- 정신이 아찔아찔하여 어지럽고 머리가 아픈 증상에 사용한다.
- 가슴이 막히는 듯하면서 아픈 증상에 유효하다.
- 고혈압으로 목덜미가 뻣뻣하고 아픈 증상을 치료한다.
- 진경(鎭痙), 혈당강하 작용이 있다.

| **북한의 효능** | 풍열표증약으로서 땀을 내고 열을 내리우며 진액을 생겨나게 하고 발진을 약하게 하며 주독을 푼다.

| **약용법** | 뿌리 10~15g을 물 800mL에 넣고 달여서 반으로 나누어 아침저녁으로 마시거나 즙을 내어 복용한다. 외용할 때는 적당량을 짓찧어서 환부에 붙인다.

약초명: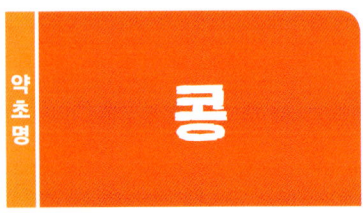

약재명

대두황권
大豆黃卷

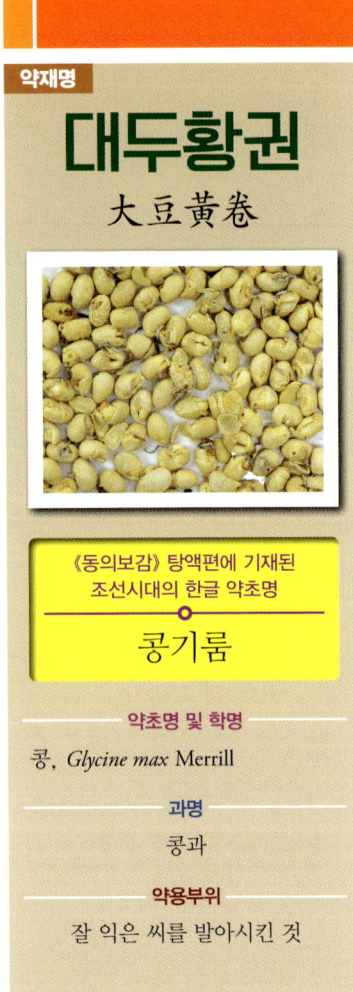

《동의보감》 탕액편에 기재된
조선시대의 한글 약초명

콩기룸

약초명 및 학명

콩, *Glycine max* Merrill

과명

콩과

약용부위

잘 익은 씨를 발아시킨 것

| 약재의 조선시대 의서(醫書) 수재 |

대두황권은 《동의보감》 탕액편(湯液篇)의 곡식부(部)와 《방약합편》의 숙두(菽豆, 콩류)편에 수재되어 있다.

|《동의보감》 탕액편의 효능 |

대두황권(大豆黃卷, 콩을 발아시킨 것)은 성질이 보통이고[平] 맛이 달며[甘] 독이 없다. 팔다리를 잘 쓰지 못하고 마비되며 아픈 증상이 오래된 것, 근(筋)에 경련이 이는 것, 무릎이 아픈 것에 주로 쓴다. 오장(五藏)과 위(胃) 속에 맺힌 것을 없앤다.[본초]

|《동의보감》 탕액편의 원문 |

대두황권(大豆黃卷) 콩기룸 : 性平 味甘 無毒. 主久風濕痺 筋攣膝痛. 除五藏胃中結聚.[本草] ○ 黃卷 是以生豆爲蘖 待其芽出 便暴乾取用. 入藥微炒.[本草] ○ 卷蘖長五分者 破婦人惡血. 産婦藥中用之.[本草]

| 식약처 공정서의 약초와 약재 |

● 약초·약재의 식약처 공정서 수재 : 대두황권은 우리나라 식품의약품

안전처의 의약품 공정서인《대한민국약전외한약(생약)규격집(KHP)》에 수재되어 있다.

- 약재의 분류 : 식물성 약재
- 약재의 라틴어 생약명 : Glycine Semen Germinatum
- 약재의 기원 : 약재 대두황권은 콩 *Glycine max* Merrill(콩과 Leguminosae)의 잘 익은 씨를 발아시킨 것이다.
- 약재 저장법 : 밀폐용기(고형의 이물이 들어가는 것을 방지하고 내용의약품이 손실되지 않도록 보호할 수 있는 용기)

| 약재의 효능 |

- 한방 작용부위(귀경, 歸經) : 대두황권은 주로 비장, 위장, 폐 질환에 영향을 미친다.
- 한방 효능
  - 청열투표(淸熱透表) : 열기를 식히고 체표에 있는 사기를 내보낸다.
  - 제습이기(除濕理氣) : 습기를 없애고 기를 잘 통하게 한다.

허준, 《원본 동의보감》, 682쪽, 남산당(2014)

한방 약미(藥味)와 약성(藥性)

- **한방 약미(藥味)** : 맛은 달다.

| 酸 | 苦 | **甘** | 辛 | 鹹 | | 澁 | 淡 |

- **한방 약성(藥性)** : 성질은 보통이다.

| 大寒 | 寒 | 微寒 | 凉 | **平** | 微溫 | 溫 | 熱 | 大熱 |

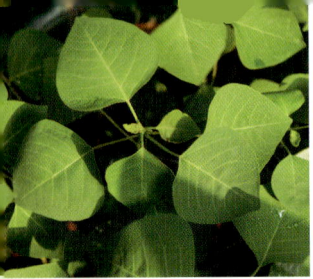
▲ 콩 잎

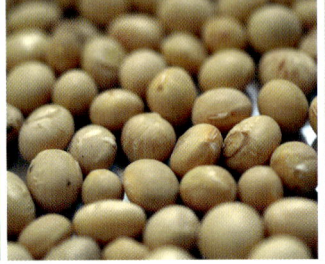
▲ 콩 잘 익은 씨

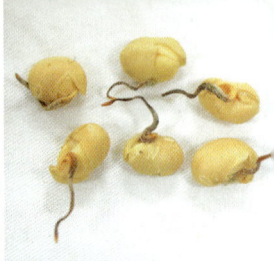
▲ 대두황권(약재, 전형)

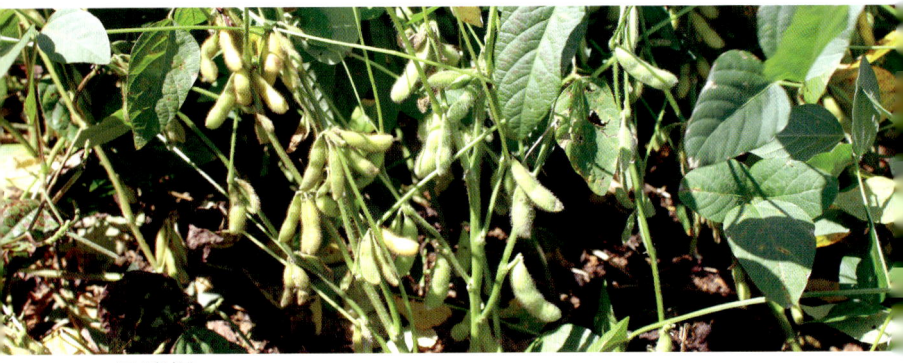
▲ 콩 지상부

● **약효 해설**

- 여름철 날씨가 매우 더워 생긴 병을 낫게 한다.
- 가슴이 답답하고 초조한 증상에 쓰인다.
- 뼈마디가 아픈 병증에 효과가 있다.
- 근육의 경련을 없앤다.
- 먹은 음식이 잘 내려가지 않아 위가 그득하고 답답한 증상을 치료한다.
- 소변이 잘 나오지 않는 증상에 사용한다.

| **북한의 효능** | 거서약으로서 서열을 없애고 오줌이 잘나가게 하며 풍습을 없애며 아픔을 멈춘다.

| **약용법** | 대두황권 9~15g을 물로 끓여 복용한다.

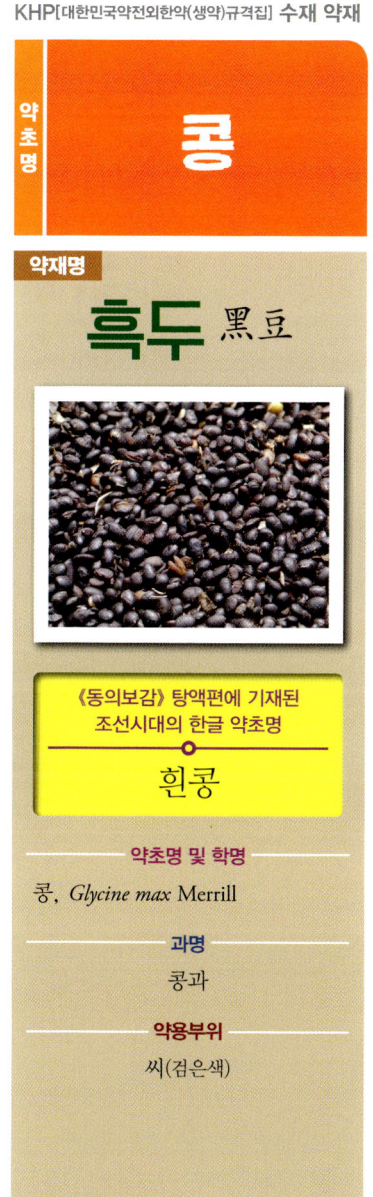

| 약재의 조선시대 의서(醫書) 수재 |

흑두는 《동의보감》 탕액편(湯液篇)의 곡식부(部)와 《방약합편》의 숙두(菽豆, 두류)편에 수재되어 있다.

| 《동의보감》 탕액편의 효능 |

대두(大豆, 콩)는 성질이 보통이고[平] 맛은 달며[甘](짜다[鹹]고도 한다) 독이 없다. 오장(五藏)을 보하고 중초(中焦)와 십이경맥을 도와준다. 속을 고르게 하고 위와 대소장[腸胃]을 따뜻하게 한다. 오래 먹으면 몸무게가 늘어난다.[본초]

| 《동의보감》 탕액편의 원문 |

대두(大豆) 흰콩 : 性平 味甘 [一云鹹] 無毒. 補五藏 益中 助十二經脈. 調中 煖腸胃. 久服令人身重.[本草] ○ 豆有黑白二種. 黑者入藥 白者不用 但食之而已.[本草]

| 식약처 공정서의 약초와 약재 |

● **약초·약재의 식약처 공정서 수재** : 흑두는 우리나라 식품의약품안전처의 의약품 공정서인 《대한

민국약전외한약(생약)규격집(KHP)》에 수재되어 있다.

- **약재의 분류** : 식물성 약재
- **약재의 라틴어 생약명** : Glycine Semen Nigra
- **약재의 이명 또는 영명** : 흑대두(黑大豆), 오두(烏豆)
- **약재의 기원** : 약재 흑두는 콩 *Glycine max* Merrill(콩과 Leguminosae)의 씨로 검은색을 쓴다.
- **약재 저장법** : 밀폐용기(고형의 이물이 들어가는 것을 방지하고 내용의약품이 손실되지 않도록 보호할 수 있는 용기)

| 약재의 효능 |

- **한방 작용부위(귀경, 歸經)** : 흑두는 주로 비장, 신장 질환에 영향을 미친다.
- **한방 효능**
  - 익정명목(益精明目) : 정기(精氣)를 보충하고 눈을 밝게 한다.
  - 양혈거풍(凉血祛風) : 혈열(血熱)을 식히고 풍(風)을 제거한다.
  - 이수(利水) : 소변을 잘 나오게 한다.

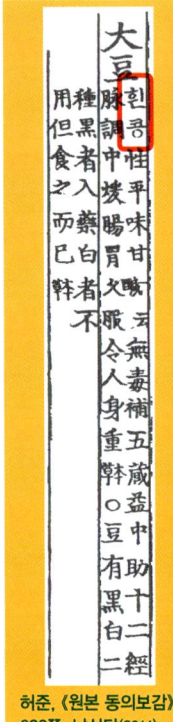

허준, 《원본 동의보감》, 682쪽, 남산당(2014)

한방 약미(藥味)와 약성(藥性)

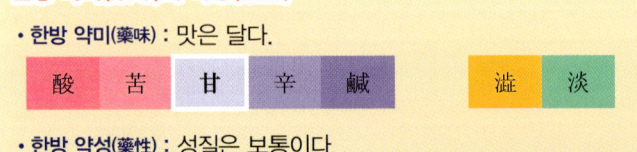

- **한방 약미(藥味)** : 맛은 달다.
- **한방 약성(藥性)** : 성질은 보통이다.

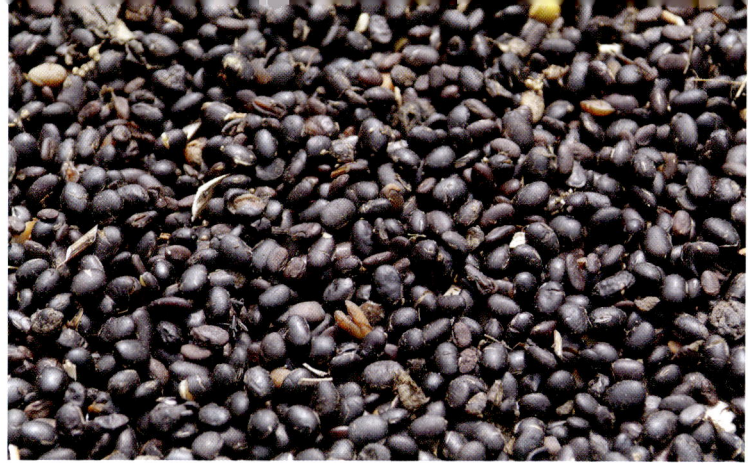

▲ 흑두(약재, 전형)

- 해독(解毒) : 독성을 없앤다.
- 약효 해설
  - 손발이 저리고 나무처럼 뻣뻣해지는 병증에 사용한다.
  - 신장의 기능이 허약해져서 나타나는 요통(腰痛)에 효과가 있다.
  - 몸이 허해 기력이 없고 무덥지도 않은데 땀이 많이 나는 증상을 치료한다.
  - 현기증이 나고 눈이 어두워 잘 보이지 않는 병증에 유효하다.
  - 몸이 부으며 소변량이 적은 증상에 쓰인다.

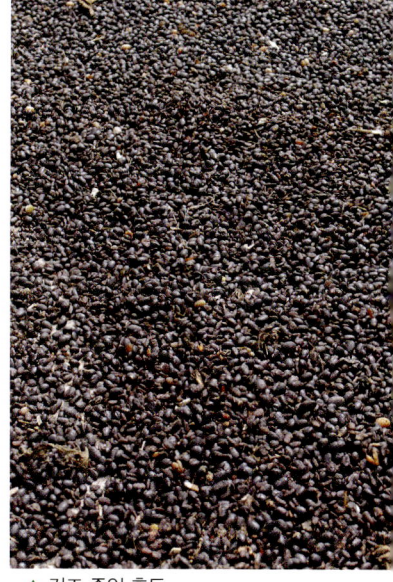

▲ 건조 중인 흑두

|약용법| 씨 9~30g을 물 800mL에 넣고 달여서 반으로 나누어 아침저녁으로 마시거나 또는 가루나 환(丸)으로 만들어 복용한다. 외용할 때는 적당량 사용한다.

약초명: 큰조롱 (은조롱)

약재명
백수오 白首烏

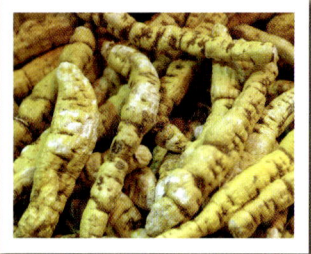

《동의보감》 탕액편에 기재된 조선시대의 한글 약초명

온죠롱(강원도), 새박불휘(황해도)

약초명 및 학명
큰조롱(은조롱), *Cynanchum wilfordii* Hemsley

과명
박주가리과

약용부위
덩이뿌리

| 약재의 조선시대 의서(醫書) 수재 |

백수오는 《동의보감》 탕액편(湯液篇)의 풀부(部)에 수재되어 있다.

| 《동의보감》 탕액편의 효능 |

하수오(何首烏, 백수오)의 성질은 보통이고[平] 따뜻하며[溫] 맛은 쓰고[苦] 떫고[澁](달다[甘]고도 한다) 독이 없다. 나력(瘰癧), 옹종(癰腫)과 다섯 가지 치질을 치료한다. 오랜 허로로 여윈 것, 담(痰)이 옆구리로 가서 옆구리가 아픈 것, 풍허(風虛)로 몸이 몹시 상한 것을 낫게 한다. 부인의 출산 후 생긴 여러 가지 병과 적백대하를 치료한다. 혈기를 보하며 근육과 뼈를 튼튼하게 한다. 정수(精髓)를 보충하며 머리카락을 검게 한다. 또 안색을 좋게 하고 늙지 않게 하며 오래 살게 한다.

| 《동의보감》 탕액편의 원문 |

하수오(何首烏) 江原道名 온죠롱 黃海道名 새박불휘 : 性平溫 味苦 澁 [一云甘] 無毒. 主瘰癧. 消癰腫五痔. 治積年勞瘦 痰癖 風虛敗劣. 療婦人産後諸疾 帶下赤

白. 益血氣 壯筋骨 塡精髓 黑毛髮 悅顔色 駐顔延年. ◯ 本名夜交藤 因何首烏服而得名. 此人生而閹弱 年老無妻子. 一日醉臥田中 見一藤兩本異生 苗蔓相交 釋合三四心異之 遂採根暴乾 擣末酒服. 七日而思人道 百日久疾皆愈 十年生數男 壽至一百三十歲. ◯ 蔓紫 花黃白 葉如薯蕷而不光 生必相對 根大如拳. 有赤白二種 赤者雄 白者雌. 根形如鳥獸山岳之狀者 珍也. ◯ 春末夏中初秋 候淸明日 兼雌雄採之 以竹刀或銅刀去皮 薄切蒸暴. 一名交藤 一名夜合 一名九眞藤. 終始勿犯鐵 忌食葱 · 蒜 · 蘿蔔 · 猪羊血 · 無鱗魚. 凡修合藥 須雌雄相合喫有驗. [本草] ◯ 米泔浸一宿 切片曬乾擣碎. 如作丸則黑豆汁拌蒸 曬乾用. [入門]

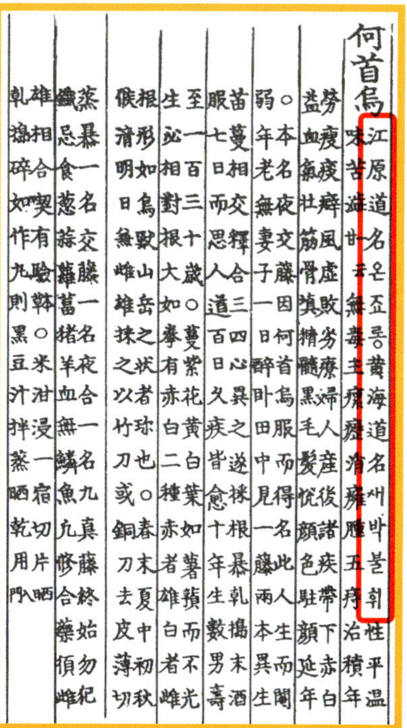
何首烏
江原道名온죠롱 黃海道名새박불휘 性平溫
味苦澁甘一云無毒 主瘰癧 消癰腫 五痔 治積年
勞瘦痰癖 風虛敗劣 療婦人産後諸疾 帶下赤白
益血氣 壯筋骨 塡精髓 黑毛髮 悅顔色 駐顔延年
○本名夜交藤 因何首烏服而得名 此人生而閹弱
年老無妻子 一日醉臥田中 見一藤兩本異生
苗蔓相交 釋合三四 心異之 遂採根暴乾 擣末酒
服 七日而思人道 百日久疾皆愈 十年生數男 壽
至一百三十歲 ○蔓紫 花黃白 葉如薯蕷而不光
生必相對 根大如拳 有赤白二種 赤者雄 白者雌
根形如鳥獸山岳之狀者珍也 ○春末夏中初秋
候淸明日 兼雌雄採之 以竹刀或銅刀去皮 薄切
蒸暴 一名交藤 一名夜合 一名九眞藤 終始勿犯
鐵 忌食葱蒜蘿蔔猪羊血無鱗魚 凡修合藥 須
雌雄相合喫有驗 ○米泔浸一宿 切片
晒乾擣碎 如作丸則黑豆汁拌蒸 晒乾用 入門

허준, 《원본 동의보감》, 735쪽, 남산당(2014)

한방 약미(藥味)와 약성(藥性)

• **한방 약미(藥味)** : 맛은 약간 쓰고 달다.

酸	**苦**	**甘**	辛	鹹	澁	淡

• **한방 약성(藥性)** : 성질은 약간 따뜻하다.

大寒	寒	微寒	凉	平	**微溫**	溫	熱	大熱

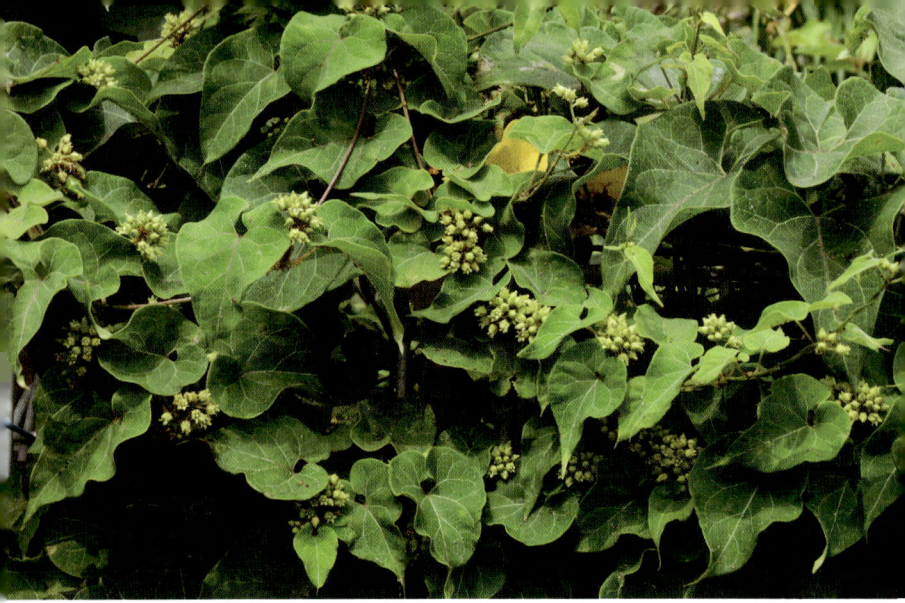

▲ 큰조롱(은조롱) 지상부

| 식약처 공정서의 약초와 약재 |

- **약초·약재의 식약처 공정서 수재** : 백수오는 우리나라 식품의약품안전처의 의약품 공정서인 《대한민국약전외한약(생약)규격집(KHP)》에 수재되어 있다.
- **약재의 분류** : 식물성 약재
- **약재의 라틴어 생약명** : Cynanchi Wilfordii Radix
- **약재의 기원** : 약재 백수오는 큰조롱(은조롱) *Cynanchum wilfordii* Hemsley(박주가리과 Asclepiadaceae)의 덩이뿌리이다.
- **약재 저장법** : 밀폐용기(고형의 이물이 들어가는 것을 방지하고 내용의 약품이 손실되지 않도록 보호할 수 있는 용기)

| 기원식물 해설 | 국가표준식물목록에는 *Cynanchum wilfordii* (Maxim.) Hemsl.의 식물명을 '큰조롱'으로 추천하고 있으며 '은조롱'은 비추천명이다.

| 약재의 효능 |

● 한방 작용부위(귀경, 歸經) : 백수오는 주로 간장, 신장, 비장 질환에 영향을 미친다.

● 한방 효능

- 보간신(補肝腎) : 간(肝)과 신(腎)을 보한다.
- 강근골(强筋骨) : 근육과 뼈를 튼튼하게 한다.
- 건비위(健脾胃) : 비위(脾胃)를 건강하게 한다.
- 해독(解毒) : 독성을 없앤다.

● 약효 해설

- 머리카락과 수염이 회백색으로 변하는 증상에 유효하다.
- 발기부전, 무의식중에 정액이 나오는 증상에 사용한다.
- 머리가 어지럽고 정신이 없으면서 눈에 꽃 같은 물체가 보이는 증상을 치료한다.
- 숙면을 이루지 못하면서 건망증이 있는 증상을 낫게 한다.
- 출산 후에 젖이 적게 나오는 증상에 쓴다.

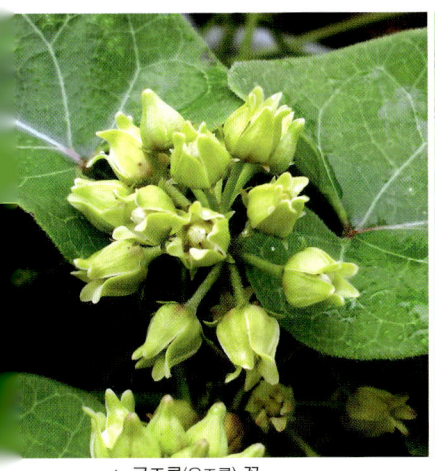

▲ 큰조롱(은조롱) 꽃

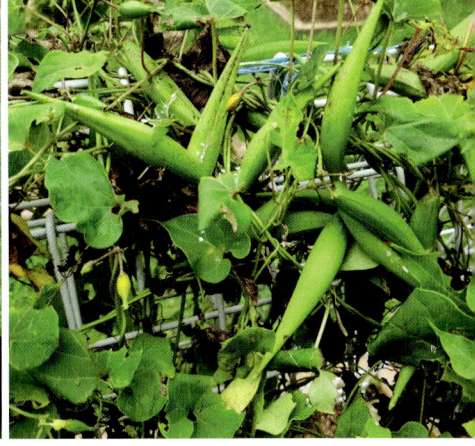

▲ 큰조롱(은조롱) 열매

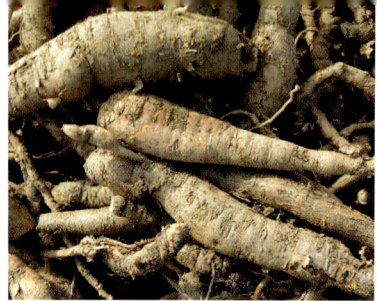
▲ 큰조롱(은조롱) 덩이뿌리(채취품)

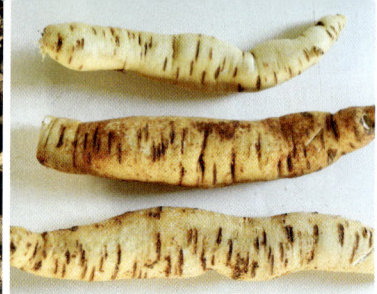
▲ 백수오(약재, 채취품)

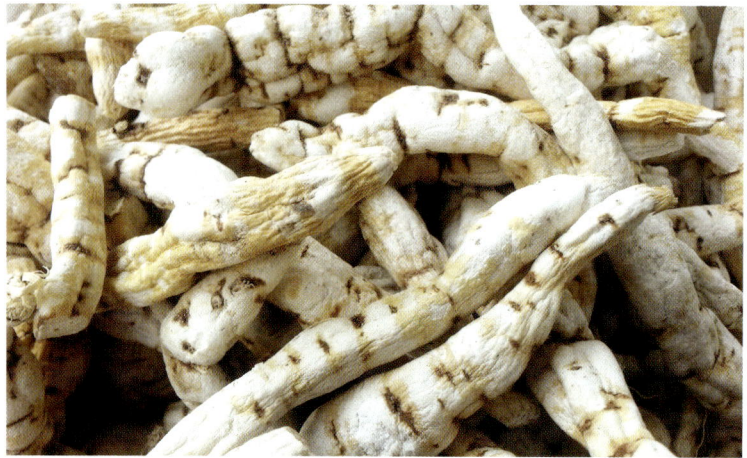
▲ 백수오(약재, 전형)

- 복부가 부르고 그득한 증상에 활용한다.
- 식욕부진, 빈혈, 치질 치료에 도움이 된다.

| 북한의 효능 | 보혈약으로서 피를 보하고 간, 신을 보하며 힘줄과 뼈를 든든하게 하고 정을 보한다. 그리고 머리칼을 검게 하고 대변을 잘 누게 하며 종처를 낫게 한다.

| 약용법 | 덩이뿌리 9~15g을 물 800mL에 넣고 달여서 반으로 나누어 아침저녁으로 마신다. 외용할 때는 신선한 덩이뿌리를 짓찧어서 환부에 붙인다.

탱자나무

약초명

지실 枳實

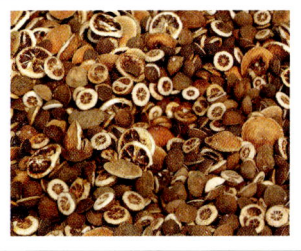

《동의보감》 탕액편에 기재된 조선시대의 한글 약초명

팅ᄌᆞ여름

약초명 및 학명
탱자나무, *Poncirus trifoliata* Rafinesque

과명
운향과

약용부위
익지 않은 열매

| 약재의 조선시대 의서(醫書) 수재 |

지실은 《동의보감》 탕액편(湯液篇)의 나무부(部)와 《방약합편》의 관목(灌木)편에 수재되어 있다.

|《동의보감》 탕액편의 효능 |

지실(枳實, 탱자나무의 어린 열매)의 성질은 차며[寒](약간 차다[微寒]고도 한다) 맛은 쓰고[苦] 시며[酸](쓰고[苦] 맵다[辛]고도 한다) 독이 없다. 피부가 심하게 가려운데 주로 쓴다. 담(痰)이 옆구리로 가서 옆구리가 아픈 것을 치료한다. 배가 몹시 부르며 속이 그득한 감을 주는 것, 명치가 답답하고 아픈 것을 낫게 하고 오랜 식체를 삭인다.

|《동의보감》 탕액편의 원문 |

지실(枳實) 팅ᄌᆞ여름 : 性寒[一云微寒] 味苦酸[一云苦辛] 無毒. 主皮膚苦痒. 除痰癖 消脹滿 心下痞痛 消宿食. ○ 木如橘而小 葉如棖多刺. 春生白花 至秋結實. 七八月採 暴乾. ○ 以翻肚如盆口脣狀 須陳久者 爲勝. ○ 古云 橘渡淮爲枳. 又云 江南爲

橘 江北爲枳. 今江南俱有橘枳 江北有枳無橘 此是別種 非關變也.[本草] ○ 枳實瀉痰 有衝墻倒壁之功. 水浸去瓤 麩炒用.[入門] ○ 枳實不去瓤 其效更速.[丹心]

| 식약처 공정서의 약초와 약재 |

- **약초·약재의 식약처 공정서 수재**: 지실은 우리나라 식품의약품안전처의 의약품 공정서인 《대한민국약전(KP)》에 수재되어 있다.
- **약재의 분류**: 식물성 약재
- **약재의 라틴어 생약명**: Ponciri Fructus Immaturus
- **약재의 이명 또는 영명**: Poncirus Immature Fruit
- **약재의 기원**: 약재 지실은 탱자나무 *Poncirus trifoliata* Rafinesque(운향과 Rutaceae)의 익지 않은 열매이다.
- **약재 저장법**: 밀폐용기(고형의 이물이 들어가는 것을 방지하고 내용의약품이 손실되지 않도록 보호할 수 있는 용기)

허준, 《원본 동의보감》, 742쪽, 남산당(2014)

한방 약미(藥味)와 약성(藥性)

- **한방 약미(藥味)**: 맛은 쓰고 맵다.

| 酸 | 苦 | 甘 | 辛 | 鹹 | | 澁 | 淡 |

- **한방 약성(藥性)**: 성질은 차다.

| 大寒 | 寒 | 微寒 | 凉 | 平 | 微溫 | 溫 | 熱 | 大熱 |

| 약재의 효능 |

- 한방 효능군 분류 : 이기약(理氣藥)
- 한방 작용부위(귀경, 歸經) : 지실은 주로 비장, 위장, 대장 질환에 영향을 미친다.
- 한방 효능
  - 파기소적(破氣消積) : 기가 뭉친 것을 깨뜨리고 배 속에 덩어리가 생겨 아픈 증상인 적취(積聚)를 가라앉힌다.
  - 화담제비(化痰除痞) : 가래를 녹이고 가슴 답답함을 없앤다.

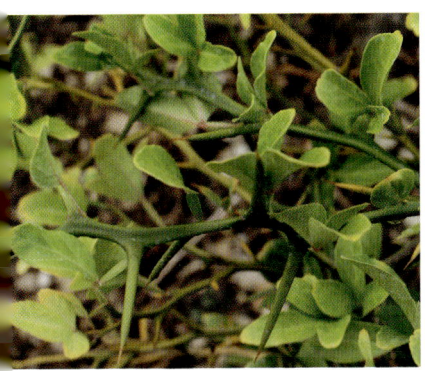
▲ 탱자나무 잎

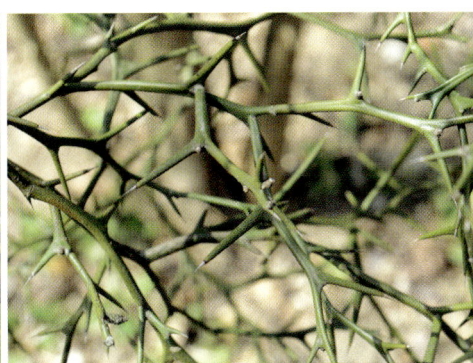
▲ 탱자나무 가시

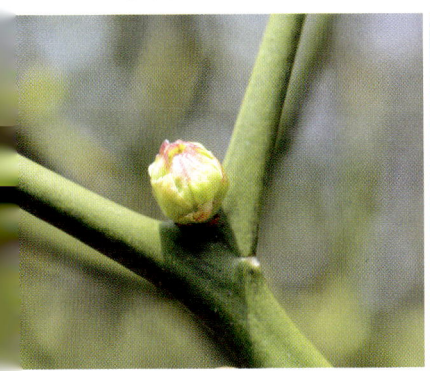
▲ 탱자나무 꽃봉오리

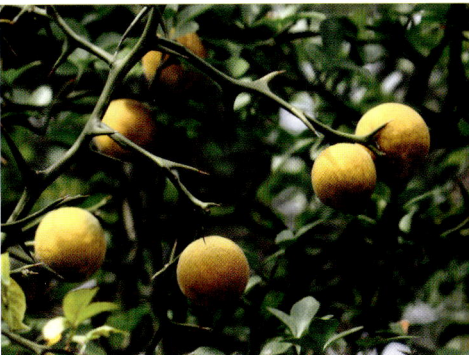
▲ 탱자나무 열매

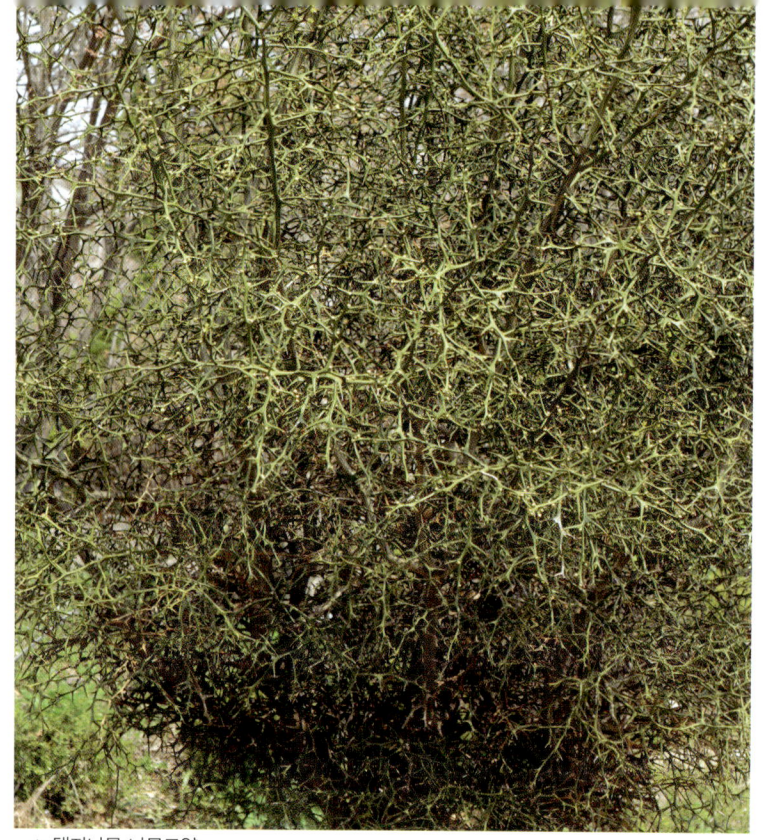

▲ 탱자나무 나무모양

● **약효 해설**

- 방향성 고미건위제로 소화불량에 쓰인다.
- 가슴이 막히는 듯하면서 아픈 증상에 유효하다.
- 위(胃)하수, 자궁하수, 탈항(脫肛)을 치료한다.
- 변비, 몸이 붓는 증상에 유효하다.

| **북한의 효능** | 리기약으로서 비위의 기를 잘 통하게 하고 기가 뭉친것을 흩어지게 하며 소화를 돕고 속이 트직한 증상을 낫게 하며 가래를 삭인다.

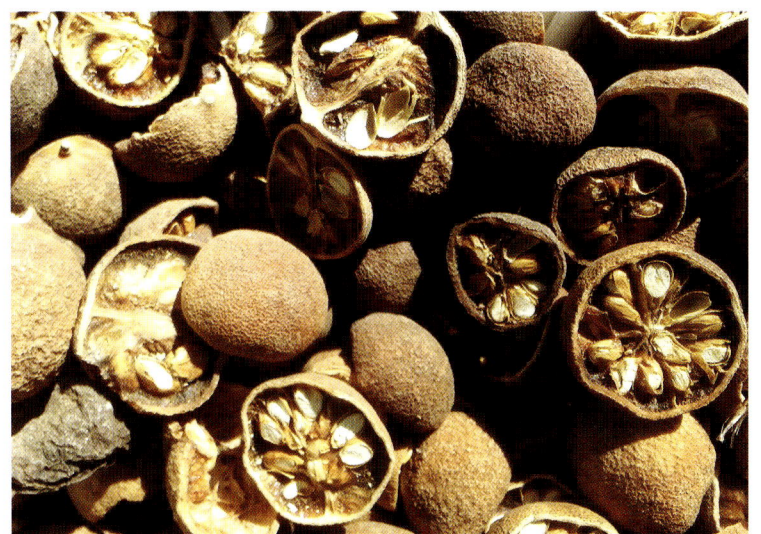

▲ 탱자나무 열매(약재)

| **약용법** | 열매 3~10g을 물 800mL에 넣고 달여서 반으로 나누어 아침저녁으로 마시거나 또는 가루나 환(丸)으로 만들어 복용한다. 외용할 때는 적당량 사용한다.

| **주의사항** | 임신부에게는 쓰지 않는다.

약초명: 통탈목

약재명: 통초 通草

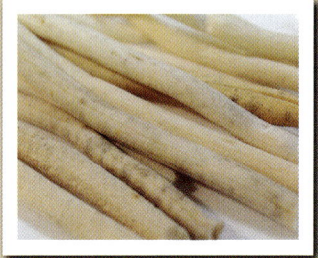

《동의보감》 탕액편에 기재된 조선시대의 한글 약초명

으흐름너출

약초명 및 학명

통탈목, *Tetrapanax papyriferus* K. Koch

과명

두릅나무과

약용부위

줄기의 수(髓, 연한 조직으로 구성되어 있는 비섬유상 세포)

| 약재의 조선시대 의서(醫書) 수재 |

통초는 《동의보감》 탕액편(湯液篇)의 풀부(部)와 《방약합편》의 만초(蔓草, 덩굴풀)편에 수재되어 있다.

| 《동의보감》 탕액편의 효능 |

통초(通草, 통탈목, 으름덩굴)의 성질은 보통이고[平](약간 차다[微寒]고도 한다) 맛은 맵고[辛] 달며[甘] 독이 없다. 다섯 가지 임병[五淋]을 낫게 하고 소변을 잘 나오게 한다. 소변이 잘 나오지 않는 것과 구토가 멎지 않는 것이 동시에 나타나는 증상을 낫게 한다. 몸이 붓는 것을 낫게 하며 가슴이 답답하면서 열나는 증상을 없앤다. 몸에 있는 9개의 구멍을 잘 통하게 한다. 목소리를 잘 나오게 하고 비달(脾疸)로 잠을 많이 자는 것을 낫게 한다. 유산시키고 삼충(三蟲)도 죽인다.

| 《동의보감》 탕액편의 원문 |

통초(通草) 으흐름너출 : 性平 [一云微寒] 味辛甘 無毒. 治五淋 利小便 開關格. 治水腫 除煩

熱 通利九竅 出音聲. 療脾疸常欲
眠 墮胎 去三蟲. ○ 生山中 作藤蔓
大如指. 每節有二三枝 枝頭出五葉
結實如小木瓜 核黑瓤白 食之甘美.
謂之鷰覆子. 正月二月採枝 陰乾.
○ 莖有細孔 兩頭皆通 含一頭吹
之 則氣出彼頭者 良. [本草] ○ 通
草卽木通也. 心空有瓣 輕白可愛.
去皮節生用. 通行十二經 故名爲
通草. [入門] ○ 木通 性平味甘而
淡. 主小便不利. 導小腸熱 通經利
竅. [湯液] ○ 木通通草 乃一物也.
處處有之. 江原道出一種藤 名爲木
通 色黃味苦 瀉濕熱 通水道 有效.
治瘡亦效 別是一物也. 或云 名爲
木防己 瀉濕爲最. [俗方]

허준, 《원본 동의보감》, 727쪽,
남산당(2014)

| 식약처 공정서의 약초와 약재 |

● 약초·약재의 식약처 공정서 수재 : 통초

는 우리나라 식품의약품안전처의 의약품 공정서인 《대한민국약

한방 약미(藥味)와 약성(藥性)

· 한방 약미(藥味) : 맛은 달고 싱겁다.

| 酸 | 苦 | 甘 | 辛 | 鹹 | | 澁 | 淡 |

· 한방 약성(藥性) : 성질은 약간 차다.

| 大寒 | 寒 | 微寒 | 凉 | 平 | 微溫 | 溫 | 熱 | 大熱 |

전외한약(생약)규격집(KHP)》에 수재되어 있다.
- **약재의 분류** : 식물성 약재
- **약재의 라틴어 생약명** : Tetrapanacis Medulla
- **약재의 기원** : 약재 통초는 통탈목 *Tetrapanax papyriferus* K. Koch(두릅나무과 Araliaceae)의 줄기의 수(髓)이다.
- **약재 저장법** : 밀폐용기(고형의 이물이 들어가는 것을 방지하고 내용의 약품이 손실되지 않도록 보호할 수 있는 용기)

| **약재의 효능** |

- **한방 효능군 분류** : 이수삼습약(利水滲濕藥)

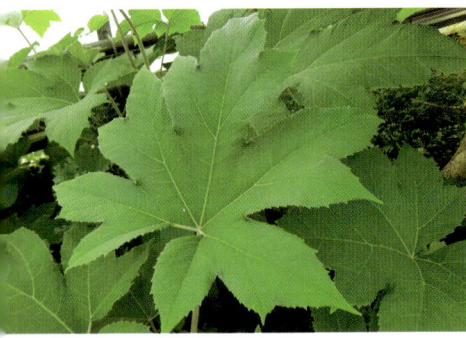

▲ 통탈목 잎

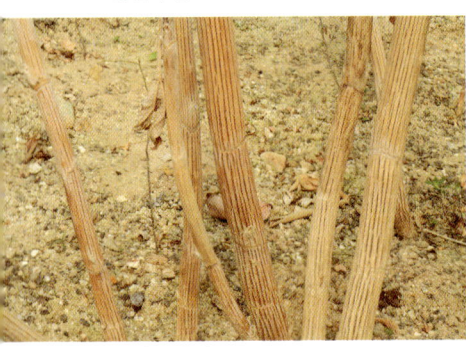

▲ 통탈목 줄기

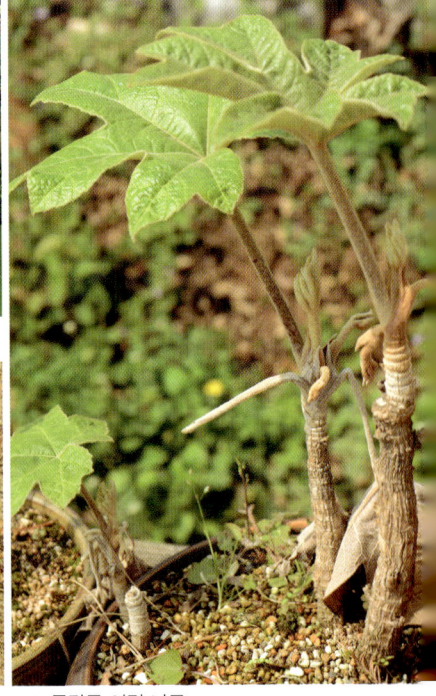

▲ 통탈목 어린 나무

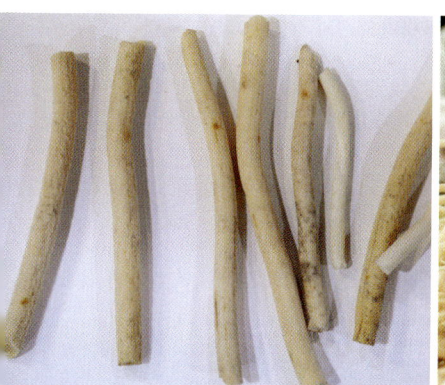
▲ 통초(약재, 전형)

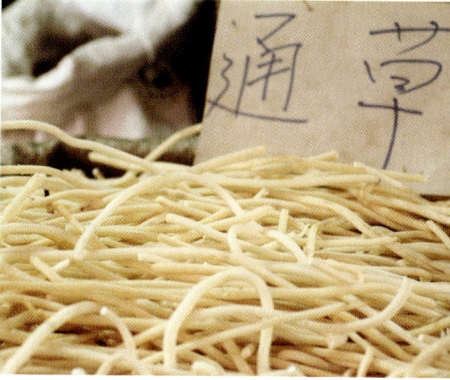
▲ 통초(약재, 시장 판매품)

- **한방 작용부위(귀경, 歸經)** : 통초는 주로 폐, 위장 질환에 영향을 미친다.
- **한방 효능**
  - 청열이뇨(淸熱利尿) : 열기를 식히고 소변이 잘 나오게 한다.
  - 통기하유(通氣下乳) : 기운을 잘 통하게 하고 젖이 잘 나오게 한다.
- **약효 해설**
  - 산후에 젖이 잘 나오지 않는 증상에 활용한다.
  - 소변이 시원하게 나오지 않고 찔끔거리며 양이 적고 붉은 증상을 치료한다.
  - 임질에 유효하다.
  - 황달과 자궁에서 분비물이 나오는 증상에 사용한다.

| **약용법** | 줄기의 수(髓) 3~5g을 물 800mL에 넣고 달여서 반으로 나누어 아침저녁으로 마신다.

약초명

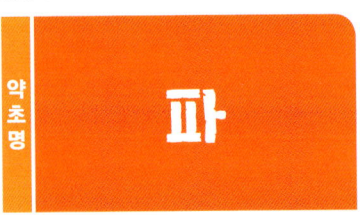

약재명

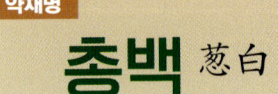

《동의보감》 탕액편에 기재된
조선시대의 한글 약초명

파흰민

약초명 및 학명
파, *Allium fistulosum* Linné

과명
백합과

약용부위
신선한 비늘줄기

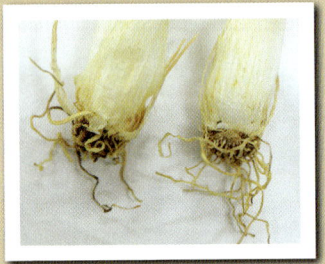

| 약재의 조선시대 의서(醫書) 수재 |

총백은 《동의보감》 탕액편(湯液篇)의 채소부(部)와 《방약합편》의 훈신채(葷辛菜, 매운맛이 나는 채소)편에 수재되어 있다.

|《동의보감》 탕액편의 효능 |

총백(蔥白, 파의 흰 밑)은 성질이 서늘하고[涼](보통이다[平]고도 한다) 맛이 매우며[辛] 독이 없다. 상한(傷寒)으로 추웠다 열이 나는 것, 중풍으로 얼굴과 눈이 붓는 것에 쓴다. 목 안이 벌겋게 붓고 아프며 막힌 감이 있는 증상을 치료한다. 태아를 편안하게 하며 눈을 밝게 한다. 간에 있는 나쁜 기운을 없애며 오장(五藏)을 고르게 한다. 온갖 약독(藥毒)을 없애고 대소변을 잘 나오게 한다. 아랫배에서 생긴 통증이 명치까지 치밀어 오르는 증상을 낫게 한다. 각기를 치료한다.

|《동의보감》 탕액편의 원문 |

총백(蔥白) 파흰민 : 性涼 [一云 平] 味辛 無毒. 主傷寒寒熱 中風面目腫. 療喉痺 安胎 歸目 除

肝邪 利五藏 殺百藥毒 通大小便. 治奔豚脚氣. ○ 處處種之 宜冬月食. 只可和五味用之 不宜多食. 盖開骨節 出汗虛人故爾. ○ 一名凍葱 謂經冬不死. 分莖栽蒔而無子也. 食用入藥 最善. ○ 此物 大抵以發散爲功 多食昏人神. 且白冷而青熱. 傷寒藥去青葉者 以其熱也. ○ 葱者 菜之伯 雖臭而有用. 消金玉成漿.[本草] ○ 入手太陰經·足陽明經 以通上下之陽也. 專主發散風寒.[湯液]

| 식약처 공정서의 약초와 약재 |

- **약초·약재의 식약처 공정서 수재** : 총백은 우리나라 식품의약품안전처의 의약품 공정서인 《대한민국약전외한약(생약)규격집(KHP)》에 수재되어 있다.
- **약재의 분류** : 식물성 약재
- **약재의 라틴어 생약명** : Allii Fistulosi Bulbus
- **약재의 이명 또는 영명** : 파뿌리, Ciboule Root, Fistular Onion Stalk

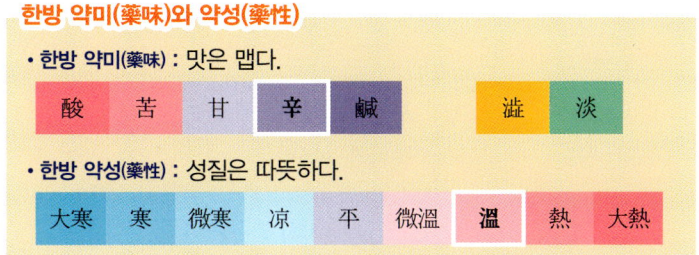

허준, 《원본 동의보감》, 717쪽, 남산당(2014)

한방 약미(藥味)와 약성(藥性)

- 한방 약미(藥味) : 맛은 맵다.

| 酸 | 苦 | 甘 | 辛 | 鹹 | 澁 | 淡 |

- 한방 약성(藥性) : 성질은 따뜻하다.

| 大寒 | 寒 | 微寒 | 凉 | 平 | 微溫 | 溫 | 熱 | 大熱 |

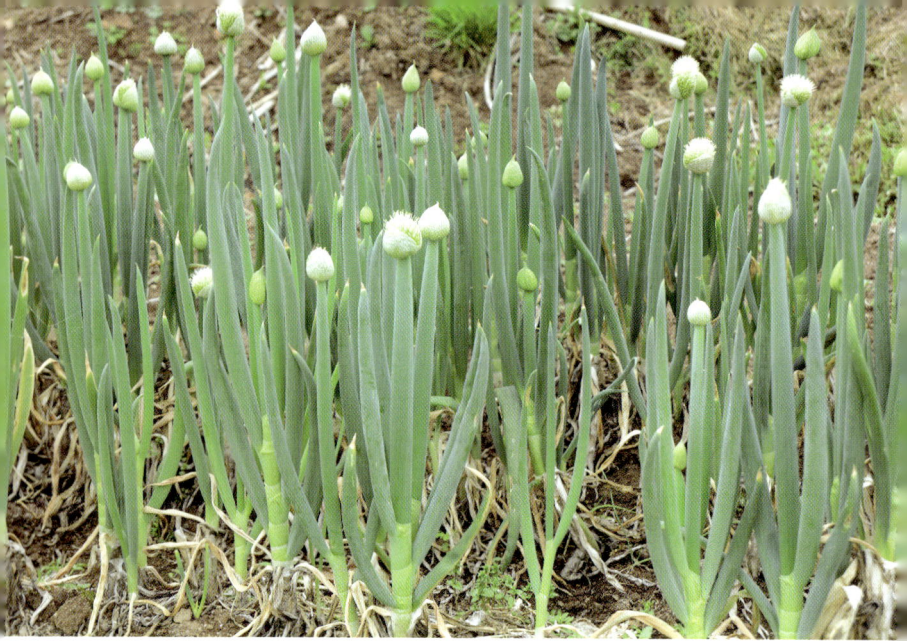
▲ 파 재배지

- **약재의 기원** : 약재 총백은 파 *Allium fistulosum* Linné(백합과 Liliaceae)의 신선한 비늘줄기이다.
- **약재 저장법** : 밀폐용기(고형의 이물이 들어가는 것을 방지하고 내용의 약품이 손실되지 않도록 보호할 수 있는 용기)

| 약재의 효능 |

- **한방 작용부위(귀경, 歸經)** : 총백은 주로 폐, 위장 질환에 영향을 미친다.
- **한방 효능**
  - 발표(發表) : 땀을 내어 체표에 있는 사기(邪氣)를 없앤다.
  - 통양(通陽) : 양기를 잘 통하게 한다.
  - 해독(解毒) : 독성을 없앤다.
  - 살충(殺蟲) : 기생충을 죽인다.

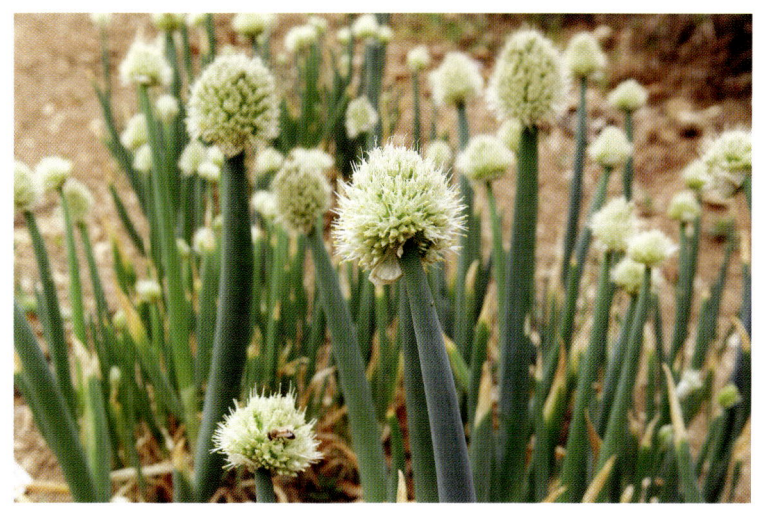

▲ 파 꽃

- 약효 해설
  - 열이 나고 추운 증상에 쓰인다.
  - 소화불량, 사지냉증에 효과가 있다.
  - 두통, 대소변 불통, 이질, 부스럼을 치료한다.

| 약용법 | 비늘줄기 9~15g을 물 800mL에 넣고 달여서 반으로 나누어 아침저녁으로 마시거나 술에 담가 복용한다. 외용할 때는 적당량을 짓찧어서 환부에 붙인다.

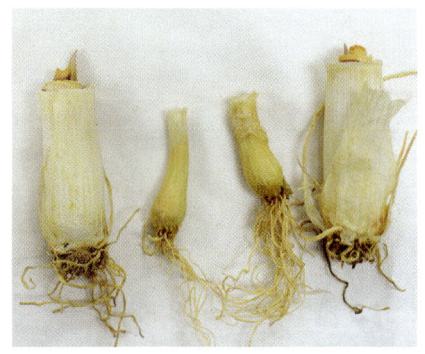

▲ 총백(약재, 전형)

약초명

팥

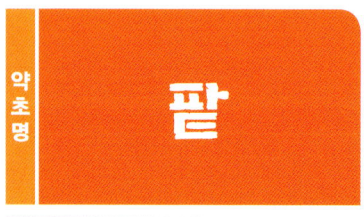

약재명

적소두 赤小豆

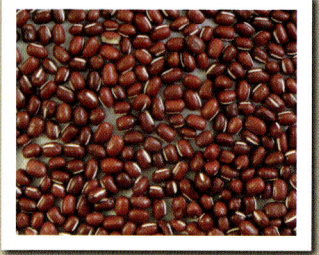

《동의보감》 탕액편에 기재된
조선시대의 한글 약초명

블근폿

약초명 및 학명

팥, *Vigna angularis* (Willd.) Ohwi & H. Ohashi

과명

콩과

약용부위

씨

| 약재의 조선시대 의서(醫書) 수재 |

적소두는 《동의보감》 탕액편(湯液篇)의 곡식부(部)와 《방약합편》의 숙두(菽豆, 두류)편에 수재되어 있다.

|《동의보감》 탕액편의 효능 |

적소두(赤小豆, 붉은팥)는 성질이 보통이고[平](약간 차다[微寒]고도 하고 따뜻하다[溫]고도 한다) 맛이 달면서[甘] 시고[酸] 독이 없다. 물을 빠지게 하며 옹종(癰腫)과 피고름을 나가게 한다. 소갈(消渴)을 치료하고 설사를 멎게 하며 소변을 잘 나오게 한다. 몸이 붓는 것 그리고 배가 몹시 부르며 속이 그득한 감을 주는 것을 낫게 한다.[본초]

|《동의보감》 탕액편의 원문 |

적소두(赤小豆) 블근폿 : 性平 [一云微寒 一云溫] 味甘酸 無毒. 主下水 排癰腫膿血. 治消渴 止泄 利小便 下水腫脹滿.[本草] ○ 消熱癰腫 散惡血.[本草] ○ 小豆 性逐津液 主水氣 脚氣方最要. 行水 通氣 盪脾之劑 久

服令人黑瘦枯燥.[入門] ○ 入藥 宜用早種 色赤者 晚種者力弱.[本草] ○ 赤小豆陰中 之陽 解小麥毒.[湯液]

| 식약처 공정서의 약초와 약재 |

- 약초·약재의 식약처 공정서 수재 : 적소두는 우리나라 식품의약품안전처의 의약품 공정서인 《대한민국약전외한약(생약)규격집(KHP)》에 수재되어 있다.
- 약재의 분류 : 식물성 약재
- 약재의 라틴어 생약명 : Vignae Angularis Semen
- 약재의 이명 또는 영명 : 적두(赤豆)
- 약재의 기원 : 약재 적소두는 팥 *Vigna angularis* (Willd.) Ohwi & H. Ohashi 또는 덩굴팥 *Vigna umbellata* (Thunb.) Ohwi & H. Ohashi(콩과 Leguminosae)의 씨이다.
- 약재 저장법 : 밀폐용기(고형의 이물이 들어가는 것을 방지하고 내용의약품이 손실되지 않도록 보호할 수 있는 용기)

허준, 《원본 동의보감》, 682쪽, 남산당(2014)

한방 약미(藥味)와 약성(藥性)

- 한방 약미(藥味) : 맛은 시고 달다.

  酸　苦　甘　辛　鹹　　澁　淡

- 한방 약성(藥性) : 성질은 보통이다.

  大寒　寒　微寒　凉　平　微溫　溫　熱　大熱

팥·적소두 **685**

| 약재의 효능 |

- 한방 효능군 분류 : 이수삼습약(利水滲濕藥)
- 한방 작용부위(귀경, 歸經) : 적소두는 주로 심장, 소장 질환에 영향을 미친다.
- 한방 효능
  - 이수소종(利水消腫) : 소변을 잘 나오게 하고 부종을 가라앉힌다.
  - 해독배농(解毒排膿) : 해독하고 고름을 배출시킨다.
- 약효 해설
  - 몸이 붓고 배가 몹시 불러 오면서 속이 그득한 증상을 치료한다.

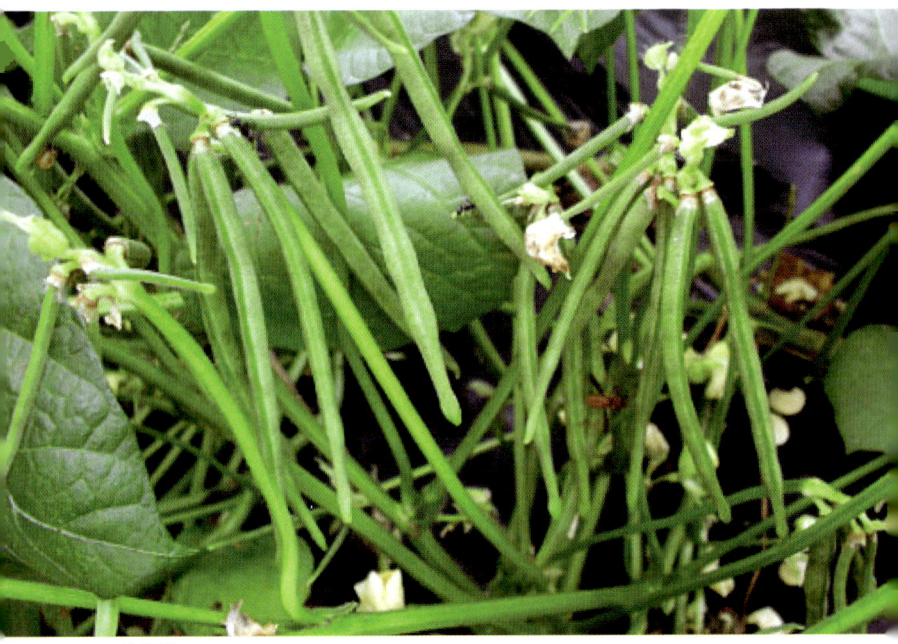

▲ 팥 열매

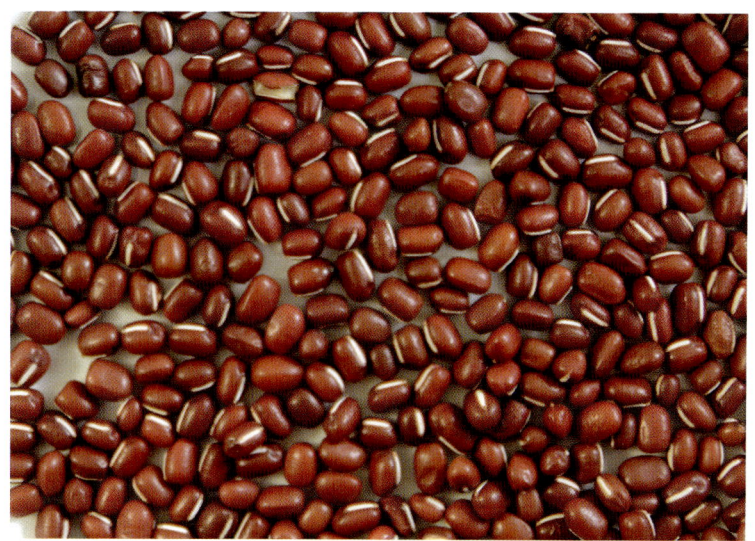

▲ 적소두(약재, 전형)

- 혈변(血便), 황달에 사용한다.
- 팔다리를 잘 쓰지 못하고 마비되며 아픈 증상에 유효하다.

| **약용법** | 씨 9~30g을 물 800mL에 넣고 달여서 반으로 나누어 아침저녁으로 마신다. 외용할 때는 적당량을 가루 내어 환부에 붙인다.

약초명: **편두**

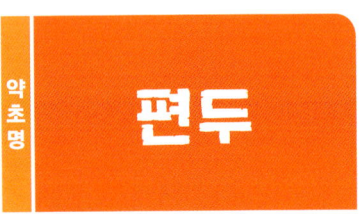

약재명

백편두 白扁豆

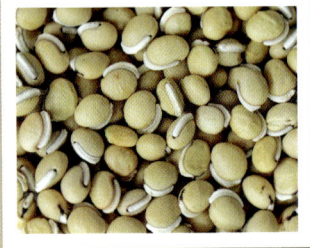

《동의보감》 탕액편에 기재된 조선시대의 한글 약초명

변두콩

약초명 및 학명

편두(扁豆), *Dolichos lablab* Linné

과명

콩과

약용부위

잘 익은 씨

| 약재의 조선시대 의서(醫書) 수재 |

백편두는 《동의보감》 탕액편(湯液篇)의 곡식부(部)와 《방약합편》의 만초(蔓草, 덩굴풀)편에 수재되어 있다.

|《동의보감》 탕액편의 효능 |

변두(藊豆, 편두, 까치콩)는 성질이 약간 따뜻하고[微溫](약간 차다[微寒]고도 하고 보통이다[平]고도 한다) 맛이 달며[甘] 독이 없다. 속을 조화롭게 하고 기를 내린다[和中下氣]. 곽란(霍亂)으로 토하고 설사하는 것이 멎지 않는 것과 쥐가 나는 것을 치료한다.[본초]

|《동의보감》 탕액편의 원문 |

변두(藊豆) 변두콩 : 性微溫[一云微寒 一云平] 味甘 無毒. 主和中下氣. 療霍亂吐利不止 轉筋.[本草] ○ 其實有黑白二種 白者溫而黑者小冷 入藥當用白者.[本草] ○ 亦名鵲豆 以其黑間而有白道 如鵲也.[本草] ○ 解一切草木毒及酒毒 亦解河㹠毒.[本草] ○ 凡使去皮 生薑汁

拌 炒用.[入門] ○ 患寒熱者 不可食.[本草]
○ 卽白扁豆也.[本草]

| 식약처 공정서의 약초와 약재 |

- **약초·약재의 식약처 공정서 수재**: 백편두는 우리나라 식품의약품안전처의 의약품 공정서인 《대한민국약전(KP)》에 수재되어 있다.
- **약재의 분류**: 식물성 약재
- **약재의 라틴어 생약명**: Dolichoris Semen
- **약재의 이명 또는 영명**: Dolichos Seed
- **약재의 기원**: 약재 백편두는 편두(扁豆) *Dolichos lablab* Linné(콩과 Leguminosae)의 잘 익은 씨이다.
- **약재 저장법**: 밀폐용기(고형의 이물이 들어가는 것을 방지하고 내용의약품이 손실되지 않도록 보호할 수 있는 용기)

허준, 《원본 동의보감》, 684쪽, 남산당(2014)

| 약재의 효능 |

- **한방 효능군 분류**: 보익약(補益藥)-보기(補氣)
- **한방 작용부위(귀경, 歸經)**: 백편두는 주로 비장, 위장 질환에 영향을 미친다.

한방 약미(藥味)와 약성(藥性)

- **한방 약미(藥味)**: 맛은 달다.

  酸　苦　**甘**　辛　鹹　　澁　淡

- **한방 약성(藥性)**: 성질은 약간 따뜻하다.

  大寒　寒　微寒　凉　平　**微溫**　溫　熱　大熱

● 한방 효능
- 건비화습(健脾化濕) : 비(脾)를 건강하게 하여 습사(濕邪)를 제거한다.
- 화중소서(和中消暑) : 배 속을 편안하게 하고 더위를 가시게 한다.

● 약효 해설
- 더위로 구갈이 심하면서 가슴이 답답한 증상을 해소한다.
- 여름에 오랫동안 설사가 그치지 않을 때 사용한다.

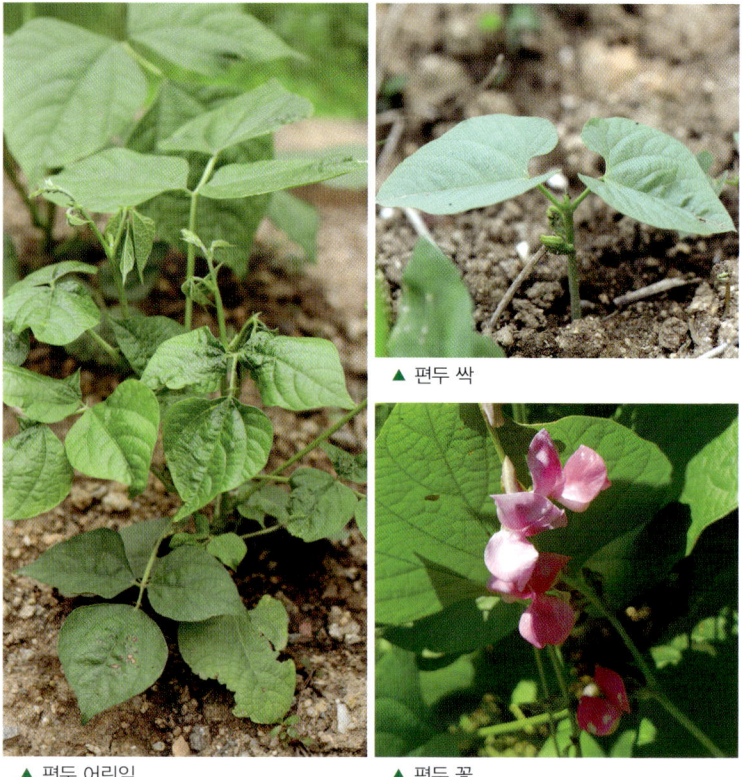

▲ 편두 싹

▲ 편두 어린잎   ▲ 편두 꽃

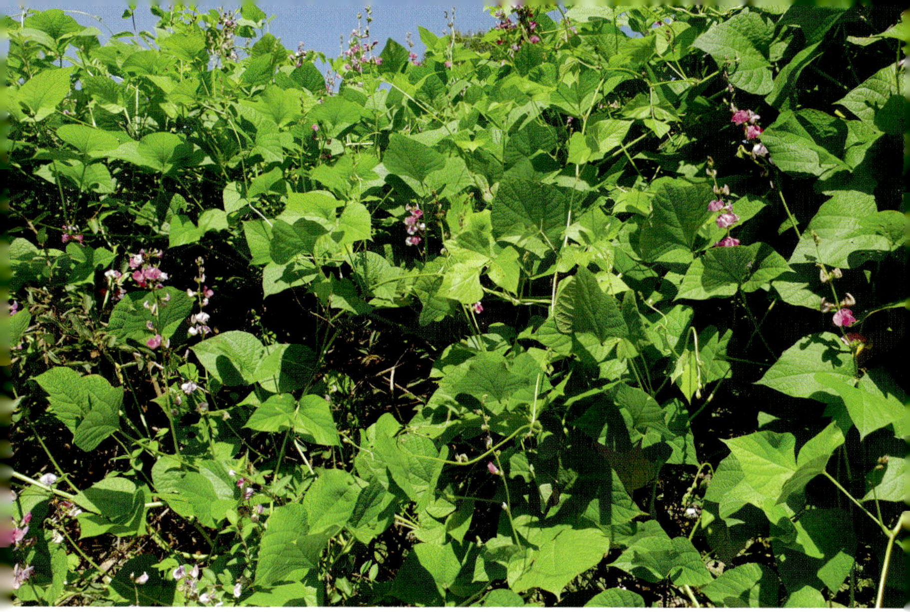

▲ 편두 지상부

- 주독(酒毒)을 제거한다.
- 식욕부진 증상을 치료한다.

| **북한의 효능** | 거서약으로서 비를 보하고 서습을 없애며 독을 풀고 갈증을 멈춘다.

| **약용법** | 씨 9~15g을 물 800mL에 넣고 달여서 반으로 나누어 아침저녁으로 마신다.

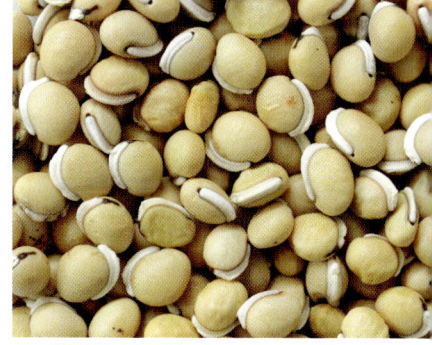

▲ 백편두(약재, 전형)

KHP[대한민국약전외한약(생약)규격집] 수재 약재

약초명: **풍도대극**

약재명

낭독 狼毒

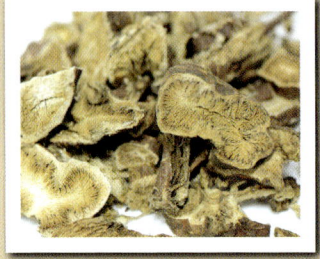

《동의보감》 탕액편에 기재된 조선시대의 한글 약초명

오독또기

약초명 및 학명

풍도대극, *Euphorbia ebracteolata* Hayata

과명

대극과

약용부위

뿌리로서 주피를 제거한 것

| 약재의 조선시대 의서(醫書) 수재 |

낭독은 《동의보감》 탕액편(湯液篇)의 풀부(部)와 《방약합편》의 독초편에 수재되어 있다.

|《동의보감》 탕액편의 효능 |

낭독(狼毒, 오독도기)의 성질은 보통이고[平] 맛은 매우며[辛](쓰다[苦]고도 한다) 독이 많다. 배 속에 생긴 덩어리, 징벽(癥癖), 담음을 깨뜨린다. 귀정(鬼精), 고독(蠱毒)과 새, 짐승을 죽인다.

|《동의보감》 탕액편의 원문 |

낭독(狼毒) 오독또기 : 性平 味辛[一云苦辛] 有大毒. 破積聚癥癖痰飮 殺鬼精蠱毒 及飛禽走獸. ○ 生山谷. 葉似商陸及大黃 莖葉上有毛. 四月開花 八月結實. 根皮黃肉白. 二月八月採根陰乾. 以陳而沈水者爲良 火炮用.[本草]

| 식약처 공정서의 약초와 약재 |

● 약초·약재의 식약처 공정서 수재 : 낭독은 우리나라 식품의약품안전처의 의약품 공정서인 《대한민국약전외한약(생약)규격집

(KHP)》에 수재되어 있다.
- 약재의 분류 : 식물성 약재
- 약재의 라틴어 생약명 : Euphorbiae Fischerianae Radix
- 약재의 이명 또는 영명 : 낭독대극(狼毒大戟)
- 약재의 기원 : 약재 낭독은 낭독 *Euphorbia fischeriana* Steudel 또는 풍도대극 *Euphorbia ebracteolata* Hayata(대극과 Euphorbiaceae)의 뿌리로서 주피를 제거한 것이다.
- 약재 저장법 : 밀폐용기(고형의 이물이 들어가는 것을 방지하고 내용의약품이 손실되지 않도록 보호할 수 있는 용기)

| 약재의 효능 |

- 한방 작용부위(귀경, 歸經) : 낭독은 주로 간장, 비장 질환에 영향을 미친다.
- 한방 효능
  - 산결(散結) : 뭉친 것을 풀어준다.
  - 살충(殺蟲) : 기생충을 죽인다.
- 약효 해설
  - 만성 기관지염, 기침에 사용한다.

허준, 《원본 동의보감》, 735쪽, 남산당(2014)

한방 약미(藥味)와 약성(藥性)

- **한방 약미(藥味)** : 맛은 맵다.

| 酸 | 苦 | 甘 | 辛 | 鹹 | 澁 | 淡 |

- **한방 약성(藥性)** : 성질은 보통이며 독이 있다.

| 大寒 | 寒 | 微寒 | 凉 | 平 | 微溫 | 溫 | 熱 | 大熱 |

풍도대극・낭독 **693**

- 치질, 옴 치료에 효과가 있다.
- 독성이 있다.

| **북한의 효능** | 외용약으로서 벌레를 죽이고 가래를 삭인다.

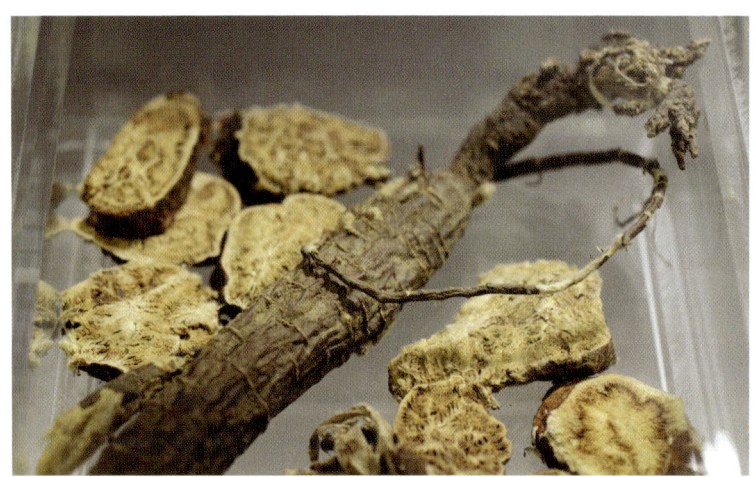
▲ 낭독(약재, 전형)

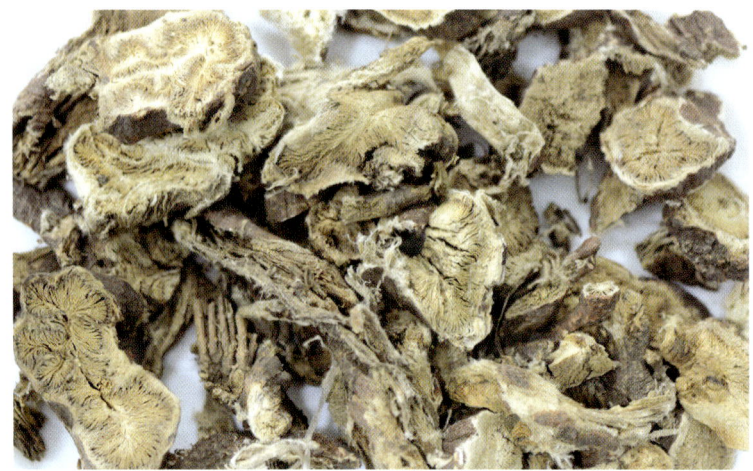
▲ 낭독(약재, 절편)

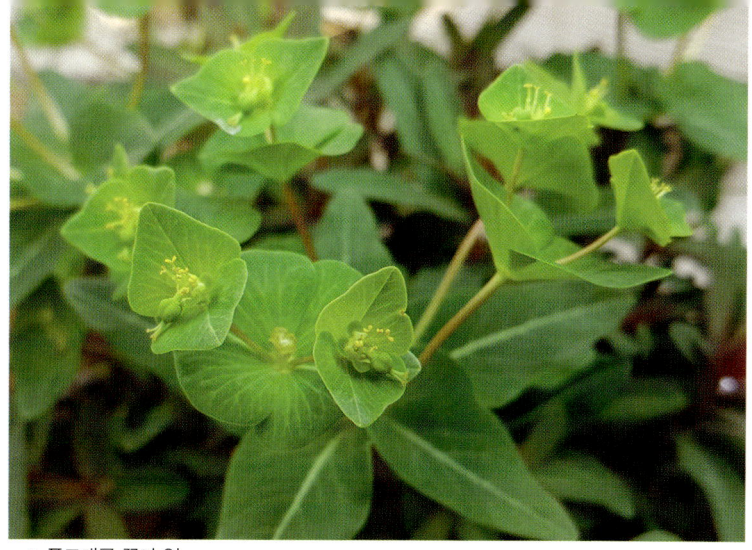

▲ 풍도대극 꽃과 잎

| **약용법** | 뿌리 적당량을 외용한다. 독성이 있으므로 내복할 경우에는 포제(炮制)한 뿌리 1~2.4g을 사용하여 물 800mL에 넣고 달여서 반으로 나누어 아침저녁으로 마신다. 또는 가루나 환(丸)으로 만들어 복용한다.

| **주의사항** | 낭독 또는 풍도대극의 뿌리는 독성이 있으므로 수치(修治)한 후 사용해야 한다.

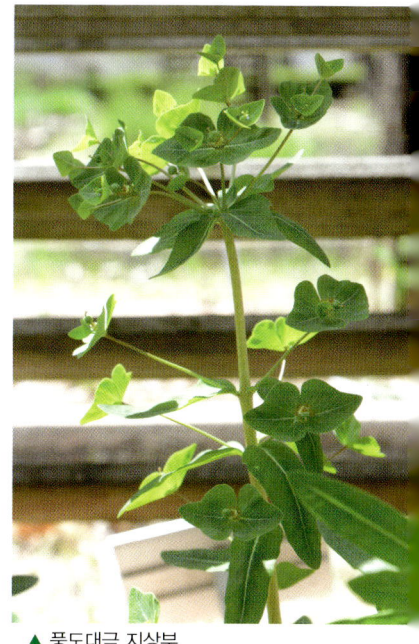

▲ 풍도대극 지상부

약초명: 피마자

약재명: 피마자 蓖麻子

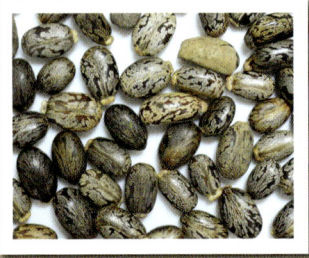

《동의보감》 탕액편에 기재된 조선시대의 한글 약초명

아줏가리

약초명 및 학명
피마자, *Ricinus communis* Linné

과명
대극과

약용부위
씨

| 약재의 조선시대 의서(醫書) 수재 |

피마자는 《동의보감》 탕액편(湯液篇)의 풀부(部)와 《방약합편》의 독초편에 수재되어 있다.

| 《동의보감》 탕액편의 효능 |

비마자(萆麻子, 아주까리)의 성질은 보통이고[平] 맛은 달고[甘] 매우며[辛] 독이 조금 있다. 수창(水脹)으로 배가 그득한 것을 낫게 하고 출산을 쉽게 한다. 헌데와 상한 데, 옴, 문둥병을 낫게 한다. 수징(水癥), 부종(浮腫), 시주(尸疰), 악기(惡氣)를 없앤다.

| 《동의보감》 탕액편의 원문 |

비마자(萆麻子) 아줏가리 : 性平 味甘辛 有小毒. 治水脹腹滿 催生. 瘡痍疥癩 去水癥浮腫 尸疰惡氣. ○ 葉似大麻而極大 其子形如牛蜱蟲 故以名之.[本草] ○ 草麻能出有形質之滯物 善吸氣 當是外科要藥. 鹽水煮 去皮取仁.[入門]

| 식약처 공정서의 약초와 약재 |

● **약초 · 약재의 식약처 공정서 수재** : 피마자는 우리나라 식품의약품안

전처의 의약품 공정서인 《대한민국약전외한약(생약)규격집(KHP)》에 수재되어 있다.

- 약재의 분류 : 식물성 약재
- 약재의 라틴어 생약명 : Ricini Semen
- 약재의 이명 또는 영명 : 비마자(萆麻子)
- 약재의 기원 : 약재 피마자는 피마자 *Ricinus communis* Linné(대극과 Euphorbiaceae)의 씨이다.
- 약재 저장법 : 밀폐용기(고형의 이물이 들어가는 것을 방지하고 내용의약품이 손실되지 않도록 보호할 수 있는 용기)

| 약재의 효능 |

- 한방 작용부위(귀경, 歸經) : 피마자는 주로 대장, 폐 질환에 영향을 미친다.
- 한방 효능
  - 사하통체(瀉下通滯) : 사하시키고 기가 막힌 것을 통하게 한다.
  - 소종발독(消腫拔毒) : 종기를 가라앉히고 상처의 독기를 배출시킨다.

허준, 《원본 동의보감》, 734쪽, 남산당(2014)

한방 약미(藥味)와 약성(藥性)

- 한방 약미(藥味) : 맛은 달고 맵다.

| 酸 | 苦 | 甘 | 辛 | 鹹 | | 澁 | 淡 |

- 한방 약성(藥性) : 성질은 보통이고 독이 있다.

| 大寒 | 寒 | 微寒 | 凉 | 平 | 微溫 | 溫 | 熱 | 大熱 |

● **약효 해설**
- 대변이 딱딱하게 말라 굳은 증상에 유효하다.
- 몸이 붓고 배가 몹시 불러 오면서 속이 그득한 증상을 치료한다.
- 구안와사, 타박상에 사용한다.

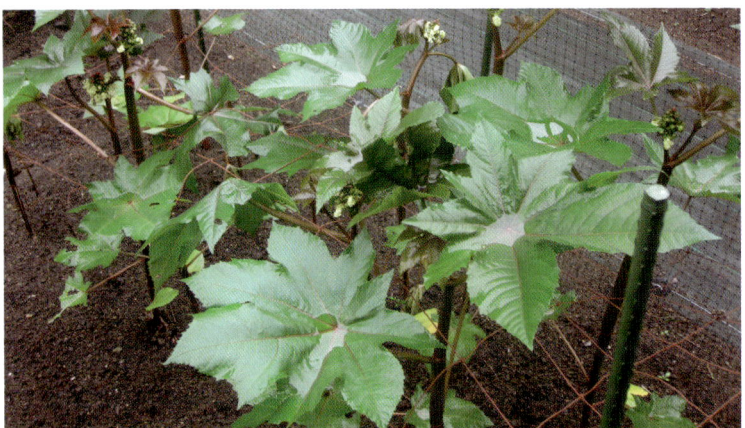

▲ 피마자 잎

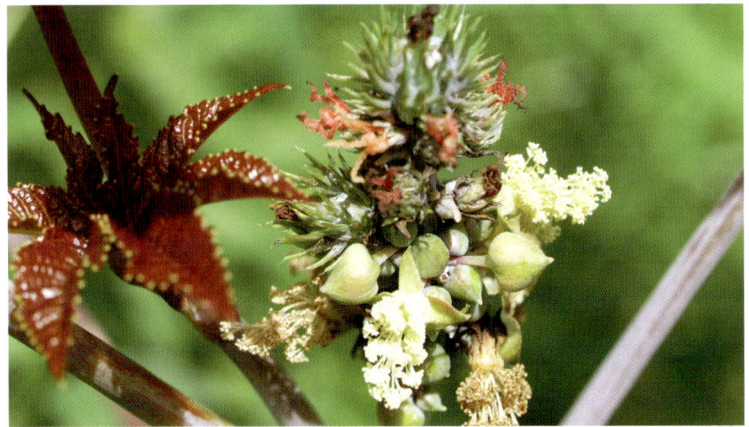

▲ 피마자 꽃

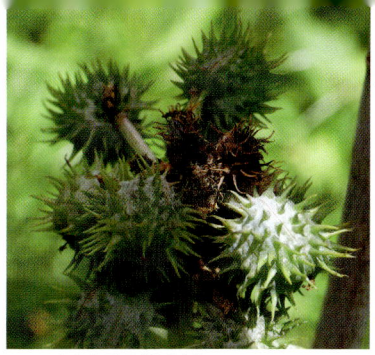
▲ 피마자 덜 익은 열매

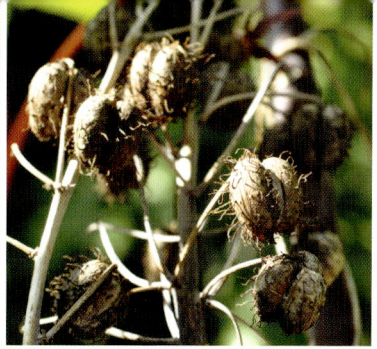
▲ 피마자 익은 열매

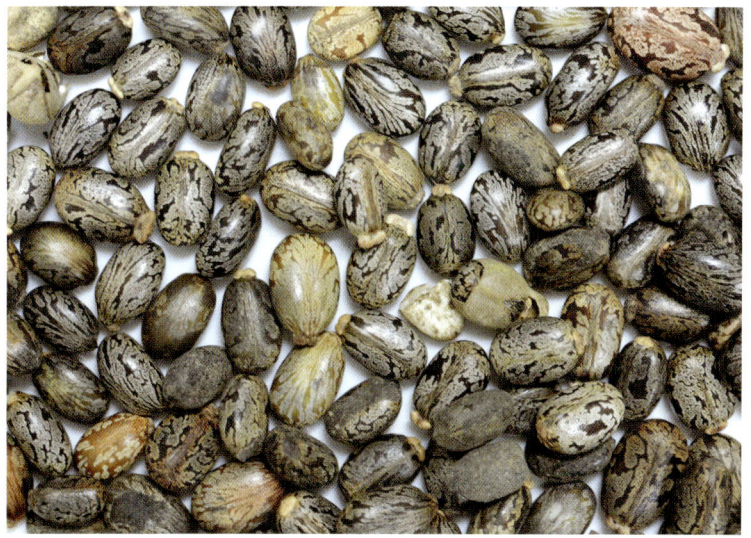
▲ 피마자(약재, 전형)

| **북한의 효능** | 외용약으로서 부종을 내리우고 고름을 빼며 독을 푼다.

| **약용법** | 씨 2~5g을 물 800mL에 넣고 달여서 반으로 나누어 아침저녁으로 마시거나 외용으로 적당량 사용한다.

KP(대한민국약전) 수재 약재

약초명: 하늘타리

약재명: 괄루근 栝樓根

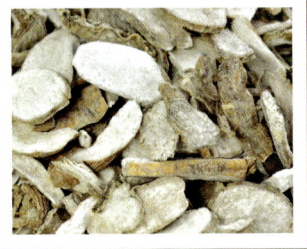

《동의보감》 탕액편에 기재된 조선시대의 한글 약초명

하놀타리불휘

약초명 및 학명
하늘타리, *Trichosanthes kirilowii* Maximowicz

과명
박과

약용부위
뿌리로서 피부를 제거한 것

| 약재의 조선시대 의서(醫書) 수재 |

괄루근은 《동의보감》 탕액편(湯液篇)의 풀부(部)와 《방약합편》의 만초(蔓草, 덩굴풀)편에 수재되어 있다.

| 《동의보감》 탕액편의 효능 |

과루근(瓜蔞根, 하늘타리 뿌리)의 성질은 서늘하고[冷] 맛은 쓰며[苦] 독이 없다. 소갈(消渴)로 열이 나고 가슴이 답답하면서 그득한 데 주로 쓴다. 위와 대소장[腸胃] 속에 오래된 열(熱)과 여덟 가지 황달(黃疸)로 몸과 얼굴이 누렇고 입술과 입안이 마르는 것을 치료한다. 소장을 잘 통하게 하고 고름을 빼내며 독성이 있는 종기를 삭게 한다. 젖멍울[乳癰], 등에 나는 큰 종기[發背], 항문 주위에 구멍이 생긴 것, 피부에 생긴 헌데를 치료한다. 월경을 잘 통하게 하며 다쳐서 생긴 어혈(瘀血)을 풀어준다.

| 《동의보감》 탕액편의 원문 |

과루근(瓜蔞根) 하놀타리불휘 : 性寒 味苦 無毒. 主消渴 身熱煩

滿. 除腸胃中痼熱 八疸身面黃 脣乾口燥. 通小腸 排膿 消腫毒. 療乳癰發背 痔瘻瘡癤 通月水 消撲損瘀血. ○ 一名天花粉 生原野 處處有之. 一名果臝 一名天瓜. 其根 惟歲久入土深者 佳. 二月八月採根 刮去皮 暴乾三十日成. [本草] ○ 天花粉 治消渴聖藥也. [丹心]

| 식약처 공정서의 약초와 약재 |

- **약초·약재의 식약처 공정서 수재** : 괄루근은 우리나라 식품의약품안전처의 의약품 공정서인 《대한민국약전(KP)》에 수재되어 있다.
- **약재의 분류** : 식물성 약재
- **약재의 라틴어 생약명** : Trichosanthis Radix
- **약재의 이명 또는 영명** : 천화분(天花粉), Trichosanthes Root
- **약재의 기원** : 약재 괄루근은 하늘타리 *Trichosanthes kirilowii* Maximowicz 또는 쌍변괄루(雙邊栝樓) *Trichosanthes rosthornii* Harms(박과 Cucurbitaceae)의 뿌리로서 피부를 제거한 것이다.

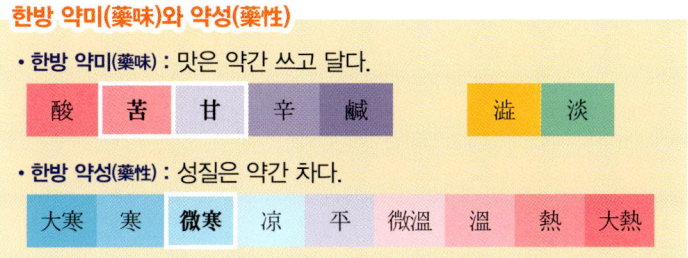
허준, 《원본 동의보감》, 726쪽, 남산당(2014)

한방 약미(藥味)와 약성(藥性)

- **한방 약미(藥味)** : 맛은 약간 쓰고 달다.

| 酸 | 苦 | 甘 | 辛 | 鹹 | 澁 | 淡 |

- **한방 약성(藥性)** : 성질은 약간 차다.

| 大寒 | 寒 | 微寒 | 凉 | 平 | 微溫 | 溫 | 熱 | 大熱 |

하늘타리・괄루근

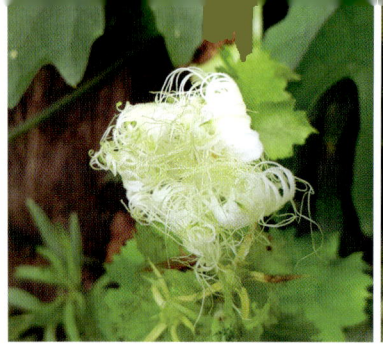
▲ 하늘타리 꽃

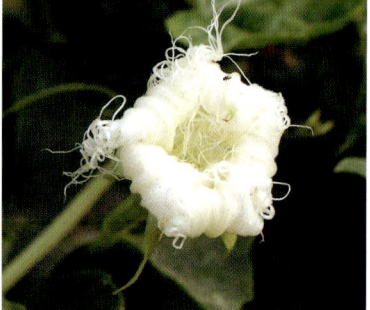
▲ 쌍변괄루 꽃

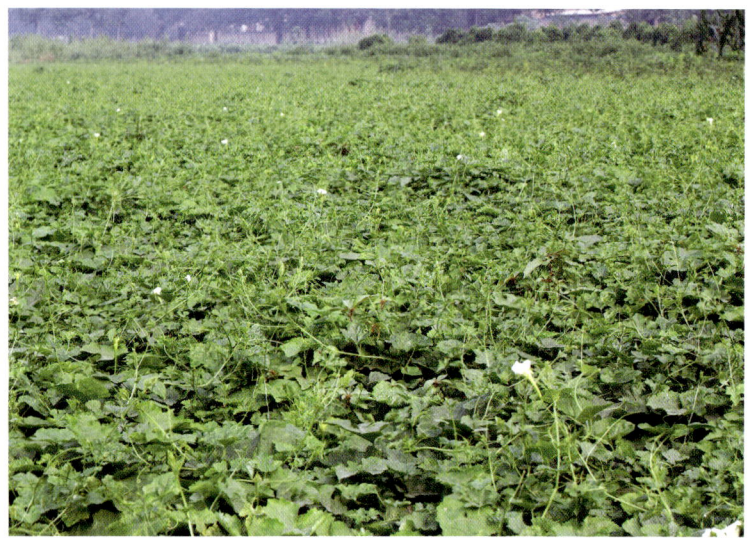
▲ 쌍변괄루 재배지

- **약재 저장법** : 밀폐용기(고형의 이물이 들어가는 것을 방지하고 내용의 약품이 손실되지 않도록 보호할 수 있는 용기)

| 약재의 효능 |

- **한방 효능군 분류** : 청열약(淸熱藥)-청열사화(淸熱瀉火)
- **한방 작용부위(귀경, 歸經)** : 괄루근은 주로 폐, 위장 질환에 영향을 미친다.

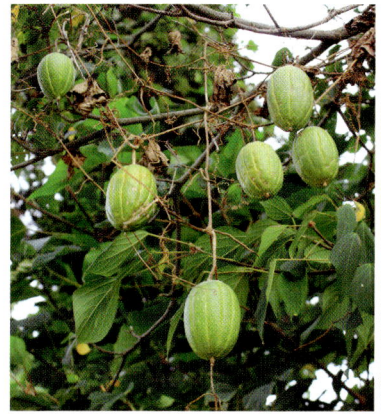
▲ 하늘타리 열매

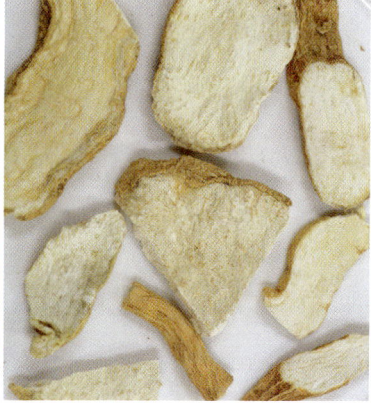
▲ 괄루근(약재, 절편)

● **한방 효능**
- 청열사화(淸熱瀉火) : 열기를 식히고 화기(火氣)를 배출시킨다.
- 생진지갈(生津止渴) : 진액 생성을 촉진하고 갈증을 멎게 한다.
- 소종배농(消腫排膿) : 종기를 가라앉히고 고름을 배출시킨다.

● **약효 해설**
- 진액(津液)을 생기게 하고 갈증을 없애는 효능이 있다.
- 폐에 생긴 여러 가지 열증(熱證)으로 마른기침이 나는 증상을 낫게 한다.
- 황달과 소갈증에 사용한다.
- 혈당강하 작용이 있다.

| **북한의 효능** | 청열해독약으로서 열을 내리우고 갈증을 멈추며 가래를 삭이고 독을 푼다.

| **약용법** | 뿌리 10~15g을 물 800mL에 넣고 달여서 반으로 나누어 아침저녁으로 마신다.

한련초

한련초 旱蓮草

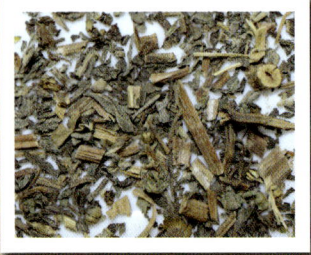

《동의보감》 탕액편에 기재된 조선시대의 한글 약초명

한년초

약초명 및 학명
한련초, *Eclipta prostrata* Linné

과명
국화과

약용부위
전초

| 약재의 조선시대 의서(醫書) 수재 |

한련초는 《동의보감》 탕액편(湯液篇)의 풀부(部)와 《방약합편》의 습초(濕草)편에 수재되어 있다.

|《동의보감》 탕액편의 효능 |

예장(鱧腸, 한련초)의 성질은 보통이고[平] 맛은 달며[甘] 시고[酸] 독이 없다. 대변에 피가 섞여 나오는 이질 그리고 침이나 뜸을 놓은 자리가 헐어 터져서 피가 나오는 것을 낫게 한다. 수염과 머리카락을 자라게 하고 모든 헌데에 붙인다.

|《동의보감》 탕액편의 원문 |

예장(鱧腸) 한년초 : 性平 味甘 酸 無毒. 主血痢 鍼灸瘡發 洪血 不可止者. 長鬚髮 付一切瘡. ○ 處處有之 卽蓮子草也. 俗謂之 旱蓮子. 三月八月採 陰乾. 實若 小蓮房. 摘其苗皆有汁出 須臾 而黑. 故多入烏鬚髮藥. [本草]

| 식약처 공정서의 약초와 약재 |

● 약초·약재의 식약처 공정서 수재 : 한련초는 우리나라 식품의약품안 전처의 의약품 공정서인 《대한

민국약전외한약(생약)규격집(KHP)》에 수재되어 있다.

- **약재의 분류** : 식물성 약재
- **약재의 라틴어 생약명** : Ecliptae Herba
- **약재의 이명 또는 영명** : 묵한련(墨旱蓮)
- **약재의 기원** : 약재 한련초는 한련초 *Eclipta prostrata* Linné(국화과 Compositae)의 전초이다.
- **약재 저장법** : 밀폐용기(고형의 이물이 들어가는 것을 방지하고 내용의약품이 손실되지 않도록 보호할 수 있는 용기)

| 약재의 효능 |

- **한방 효능군 분류** : 거습약(祛濕藥)
- **한방 작용부위(귀경, 歸經)** : 한련초는 주로 신장, 간장 질환에 영향을 미친다.
- **한방 효능**
  - 자보간신(滋補肝腎) : 간(肝)과 신(腎)을 보양한다.
  - 양혈지혈(凉血止血) : 혈열(血熱)을 식히고 지혈한다.

허준, 《원본 동의보감》, 732쪽, 남산당(2014)

한방 약미(藥味)와 약성(藥性)

- **한방 약미(藥味)** : 맛은 시고 달다.

| 酸 | 苦 | 甘 | 辛 | 鹹 | | 澁 | 淡 |

- **한방 약성(藥性)** : 성질은 차다.

| 大寒 | 寒 | 微寒 | 凉 | 平 | 微溫 | 溫 | 熱 | 大熱 |

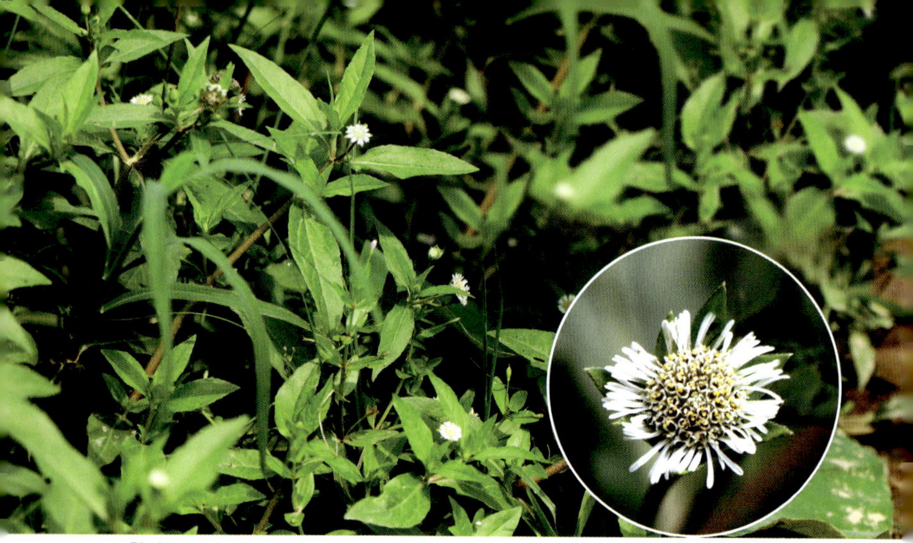

▲ 한련초 꽃과 지상부

● 약효 해설

- 나이는 많지 않으나 머리카락과 수염이 회백색으로 변하는 것을 막는다.
- 어지럼증과 이명 증상을 없앤다.
- 허리와 무릎이 시큰거리고 힘이 없어지는 증상에 유효하다.
- 여성의 부정기 자궁출혈을 치료한다.
- 토혈, 혈뇨(血尿), 혈변(血便)을 멎게 한다.

| 북한의 효능 | 보음약으로서 간과 신을 보하고 혈열을 없애며 출혈을 멈춘다.

| 약용법 | 전초 6~12g을 물 800mL에 넣고 달여서 반으로 나누어 아침저녁으로 마신다.

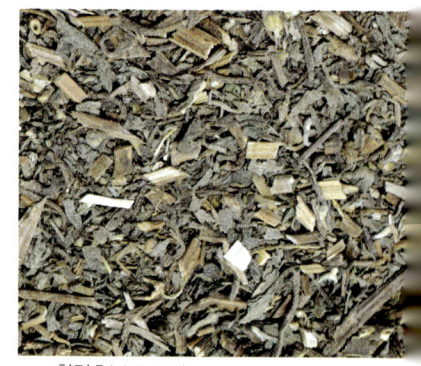

▲ 한련초(약재, 절단)

한삼덩굴

약재명
율초 葎草

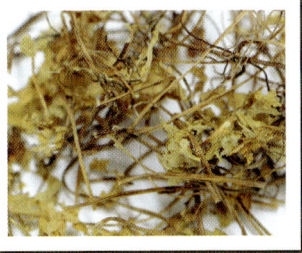

《동의보감》 탕액편에 기재된 조선시대의 한글 약초명

한삼

약초명 및 학명
한삼덩굴, *Humulus japonicus* Siebold et Zuccarini

과명
뽕나무과

약용부위
지상부

| 약재의 조선시대 의서(醫書) 수재 |

율초는 《동의보감》 탕액편(湯液篇)의 풀부(部)에 수재되어 있다.

| 《동의보감》 탕액편의 효능 |

율초(葎草, 한삼덩굴)의 성질은 차고[寒] 맛은 달며[甘] 독이 없다. 오림(五淋)을 낫게 하며 이질[水痢], 말라리아를 없앤다. 나병의 부스럼[癩瘡, 나창]에 주로 쓴다.

| 《동의보감》 탕액편의 원문 |

율초(葎草) 한삼 : 性寒 味甘 無毒. 主五淋. 止水痢 除瘧 主癩瘡. ○ 處處有之 蔓生. 夏月採莖葉用. [本草]

| 식약처 공정서의 약초와 약재 |

- 약초·약재의 식약처 공정서 수재 : 율초는 우리나라 식품의약품안전처의 의약품 공정서인 《대한민국약전외한약(생약)규격집(KHP)》에 수재되어 있다.
- 약재의 분류 : 식물성 약재
- 약재의 라틴어 생약명 : Humuli Herba
- 약재의 기원 : 약재 율초는 한삼덩굴 *Humulus japonicus* Siebold

et Zuccarini(뽕나무과 Moraceae)의 지상부이다.
- 약재 저장법 : 밀폐용기(고형의 이물이 들어가는 것을 방지하고 내용의약품이 손실되지 않도록 보호할 수 있는 용기)

| 약재의 효능 |

- 한방 작용부위(귀경, 歸經) : 율초는 주로 폐, 신장 질환에 영향을 미친다.
- 한방 효능
  - 청열해독(淸熱解毒) : 열독(熱毒)을 해소한다.
  - 이뇨통림(利尿通淋) : 소변을 잘 나오게 하고 배뇨 장애를 해소한다.
- 약효 해설
  - 피부 가려움증을 낫게 한다.
  - 소변이 잘 나오지 않거나 몸이 붓는 증상에 유효하다.
  - 폐에 열사(熱邪)가 침범하여 생긴 기침을 없앤다.
  - 폐결핵, 폐렴의 치료에 효과가 있다.

허준, 《원본 동의보감》, 736쪽, 남산당(2014)

| 북한의 효능 | 청열해독약으로서 열을 내리우고 독을 풀며 오줌을

한방 약미(藥味)와 약성(藥性)

- 한방 약미(藥味) : 맛은 쓰고 달다.

  | 酸 | 苦 | 甘 | 辛 | 鹹 | | 澁 | 淡 |

- 한방 약성(藥性) : 성질은 차다.

  | 大寒 | 寒 | 微寒 | 凉 | 平 | 微溫 | 溫 | 熱 | 大熱 |

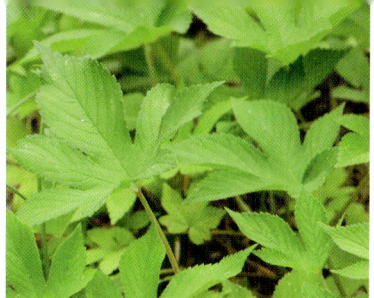
▲ 한삼덩굴 잎

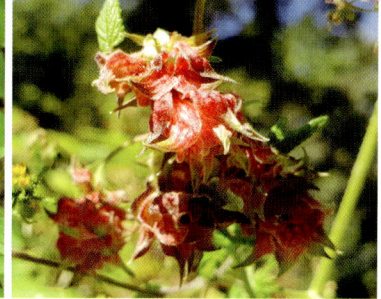
▲ 한삼덩굴 열매

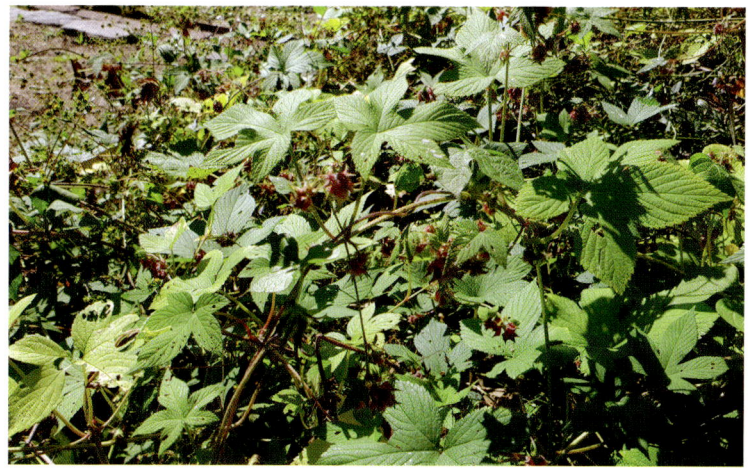
▲ 한삼덩굴 지상부

잘 나가게 한다.

│약용법│ 지상부 10~15g을 물 800mL에 넣고 달여서 반으로 나누어 아침저녁으로 마신다. 신선한 재료는 30~60g을 사용한다. 외용할 때는 적당량을 짓찧어서 환부에 붙인다.

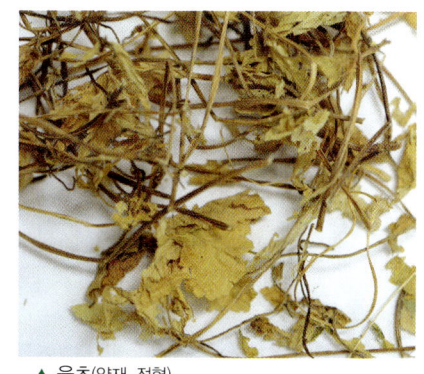
▲ 율초(약재, 전형)

약초명: 할미꽃

약재명: 백두옹 白頭翁

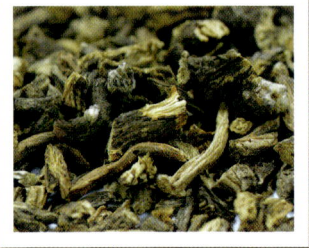

《동의보감》 탕액편에 기재된 조선시대의 한글 약초명

주ㄱ꽃, 할미십가빗불휘

약초명 및 학명
할미꽃, *Pulsatilla koreana* Nakai

과명
미나리아재비과

약용부위
뿌리

| 약재의 조선시대 의서(醫書) 수재 |

백두옹은 《동의보감》 탕액편(湯液篇)의 풀부(部)에 수재되어 있다.

| 《동의보감》 탕액편의 효능 |

백두옹(白頭翁, 할미꽃 뿌리)의 성질은 차고[寒] 맛은 쓰며[苦] 독이 조금 있다. 적독리(赤毒痢)와 대변에 피가 섞여 나오는 것에 많이 쓴다. 목덜미 아래의 영류, 나력(瘰癧)을 낫게 한다. 군살을 없애고 머리에 생긴 피부병[癩頭瘡, 나두창]을 치료한다.

| 《동의보감》 탕액편의 원문 |

백두옹(白頭翁) 주ㄱ꽃 又云 할미십가빗불휘 : 性寒 味苦 有小毒. 主赤毒痢及血痢. 治項下瘤癧 消贅子 療頭癩. ○ 一名胡王使者 處處有之. 其苗有風則靜 無風自搖 與赤箭獨活同. ○ 莖端有白細毛寸餘披下 如白頭老翁 故以爲名. 八月採根 暴乾. [本草]

| 식약처 공정서의 약초와 약재 |

● **약초·약재의 식약처 공정서 수재** : 백두옹은 우리나라 식품의약품안

전처의 의약품 공정서인 《대한민국약전외한약(생약)규격집(KHP)》에 수재되어 있다.

- **약재의 분류** : 식물성 약재
- **약재의 라틴어 생약명** : Pulsatillae Radix
- **약재의 이명 또는 영명** : 노고초(老姑草)
- **약재의 기원** : 약재 백두옹은 할미꽃 *Pulsatilla koreana* Nakai 또는 백두옹(白頭翁) *Pulsatilla chinensis* Regel(미나리아재비과 Ranunculaceae)의 뿌리이다.
- **약재 저장법** : 밀폐용기(고형의 이물이 들어가는 것을 방지하고 내용의약품이 손실되지 않도록 보호할 수 있는 용기)

| 약재의 효능 |

- **한방 효능군 분류** : 청열약(淸熱藥)-청열해독(淸熱解毒)
- **한방 작용부위(귀경, 歸經)** : 백두옹은 주로 위장, 대장 질환에 영향을 미친다.
- **한방 효능**
  - 청열해독(淸熱解毒) : 열독(熱毒)을 해소한다.

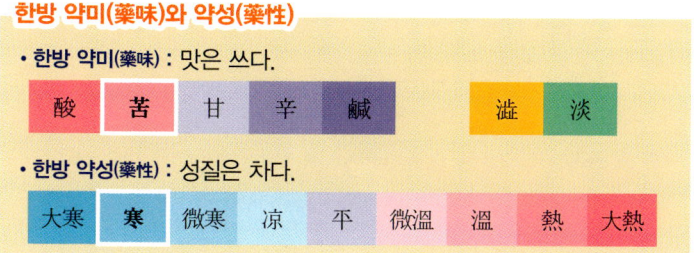

허준, 《원본 동의보감》, 735쪽, 남산당(2014)

한방 약미(藥味)와 약성(藥性)

- **한방 약미(藥味)** : 맛은 쓰다.

| 酸 | 苦 | 甘 | 辛 | 鹹 | 澁 | 淡 |

- **한방 약성(藥性)** : 성질은 차다.

| 大寒 | 寒 | 微寒 | 凉 | 平 | 微溫 | 溫 | 熱 | 大熱 |

할미꽃 · 백두옹 **711**

- 양혈지리(凉血止痢) : 혈열(血熱)을 식히고 이질을 멎게 한다.
- 약효 해설
- 질 점막의 트리코모나스에 대해 살충 작용을 나타낸다.
- 자궁에서 분비물이 나오고 가려운 증상을 치료한다.

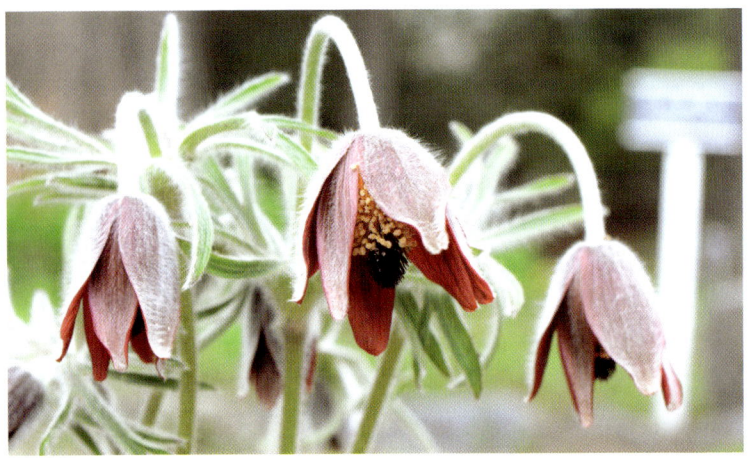

▲ 할미꽃 꽃

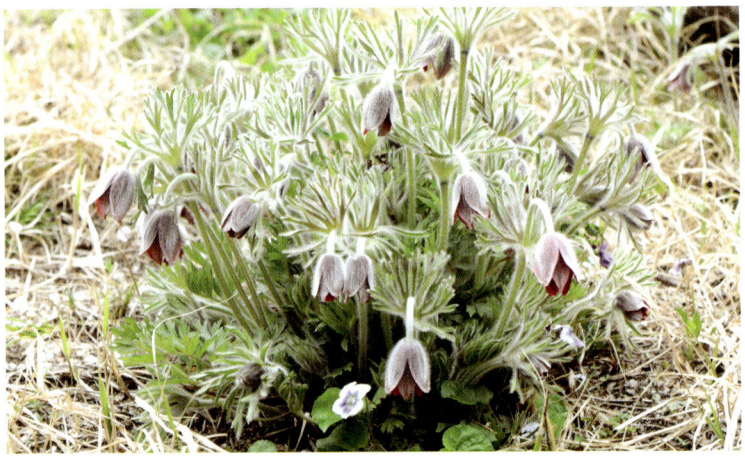

▲ 할미꽃 지상부

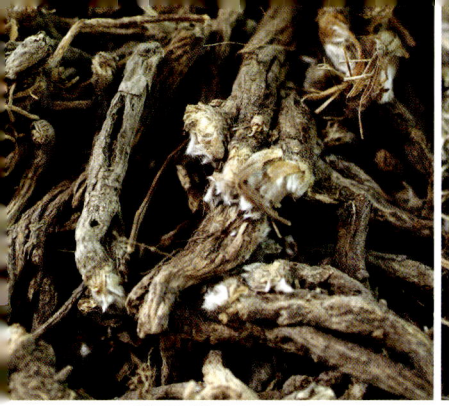
▲ 백두옹 뿌리(약재, 전형)

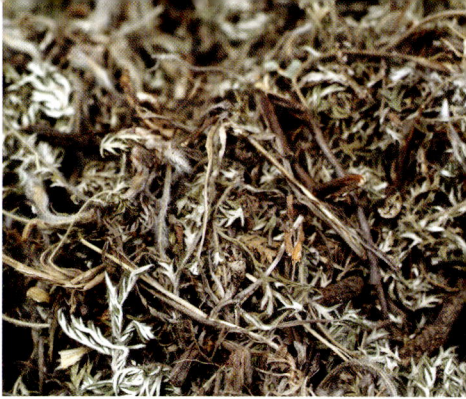
▲ 백두옹 전초(약재, 시장 판매품)

- 이질을 치료한다.
- 코피, 치질 출혈을 멎게 한다.
- 열을 내리고 해독한다.

| **북한의 효능** | 청열해독약으로서 열을 내리우고 독을 풀며 혈열을 없애고 어혈을 없앤다.

| **약용법** | 뿌리 9~15g을 물 800mL에 넣고 달여서 반으로 나누어 아침저녁으로 마신다.

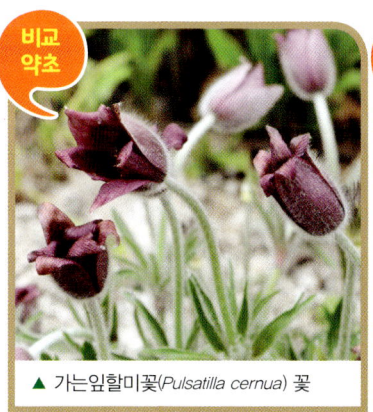
▲ 가는잎할미꽃(*Pulsatilla cernua*) 꽃

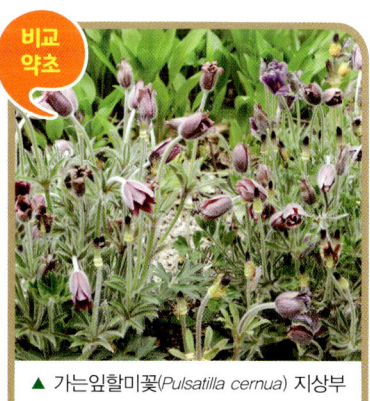
▲ 가는잎할미꽃(*Pulsatilla cernua*) 지상부

약초명: 향부자

약재명
향부자 香附子

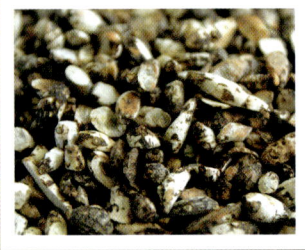

《동의보감》 탕액편에 기재된 조선시대의 한글 약초명
향부즈

약초명 및 학명
향부자, *Cyperus rotundus* Linné

과명
사초과

약용부위
뿌리줄기로서 가는 뿌리를 제거한 것

| 약재의 조선시대 의서(醫書) 수재 |

향부자는 《동의보감》 탕액편(湯液篇)의 풀부(部)와 《방약합편》의 방초(芳草, 향기가 좋은 풀)편에 수재되어 있다.

|《동의보감》 탕액편의 효능 |

사초근(莎草根, 향부자)의 성질은 약간 차고[微寒] 맛은 달며[甘] 독이 없다. 기를 강하게 내리고 가슴의 열을 없앤다. 오래 먹으면 기운이 나고 상쾌하게 하며 속이 답답한 것을 풀어준다. 통증을 멈추며 월경을 고르게 하고 숙식(宿食)을 내려가게 한다.

|《동의보감》 탕액편의 원문 |

사초근(莎草根) 향부즈 : 性微寒 味甘 無毒. 大下氣 除胸中熱. 久服令人益氣 能快氣開鬱 止痛 調經 更消宿食. ○ 莎草 其根上如棗核者 謂之香附子 又名雀頭香. 二月八月採. [本草] ○ 香附主氣分之病 香能竄 苦能降 推陳致新. 婦人血用事 氣行則無疾 老人精枯血閉 惟氣是資. 凡有病則氣滯而餒. 故香附入氣分

爲君藥 世所罕知.[丹心] ○ 香附 婦人之仙藥. 盖婦人性偏多鬱 此藥能散鬱逐瘀. 探得後 以秤火燒去毛 入石臼搗淨. 氣病略炒 血病酒煮 痰病薑汁煮 下虛鹽水煮 血虛有火童便煮過則涼 積冷醋浸炒則熱 鹽炒則補腎間元氣 用檀香佐香附 流動諸氣甚妙.[入門]

| 식약처 공정서의 약초와 약재 |

- 약초·약재의 식약처 공정서 수재 : 향부자는 우리나라 식품의약품안전처의 의약품 공정서인 《대한민국약전(KP)》에 수재되어 있다.
- 약재의 분류 : 식물성 약재
- 약재의 라틴어 생약명 : Cyperi Rhizoma
- 약재의 이명 또는 영명 : Cyperus Rhizome
- 약재의 기원 : 약재 향부자는 향부자 *Cyperus rotundus* Linné(사초과 Cyperaceae)의 뿌리줄기로서 가는

허준, 《원본 동의보감》, 732쪽, 남산당(2014)

한방 약미(藥味)와 약성(藥性)

- 한방 약미(藥味) : 맛은 약간 쓰고 약간 달며 맵다.

| 酸 | 苦 | 甘 | 辛 | 鹹 | 澁 | 淡 |

- 한방 약성(藥性) : 성질은 보통이다.

| 大寒 | 寒 | 微寒 | 凉 | 平 | 微溫 | 溫 | 熱 | 大熱 |

뿌리를 제거한 것이다.

- **약재 저장법** : 밀폐용기(고형의 이물이 들어가는 것을 방지하고 내용의 약품이 손실되지 않도록 보호할 수 있는 용기)

| **약재의 효능** |

- **한방 효능군 분류** : 이기약(理氣藥)
- **한방 작용부위(귀경, 歸經)** : 향부자는 주로 간장, 비장, 삼초(三焦) 질환에 영향을 미친다.
- **한방 효능**
  - 소간해울(疏肝解鬱) : 간기(肝氣)가 뭉친 것을 해소한다.

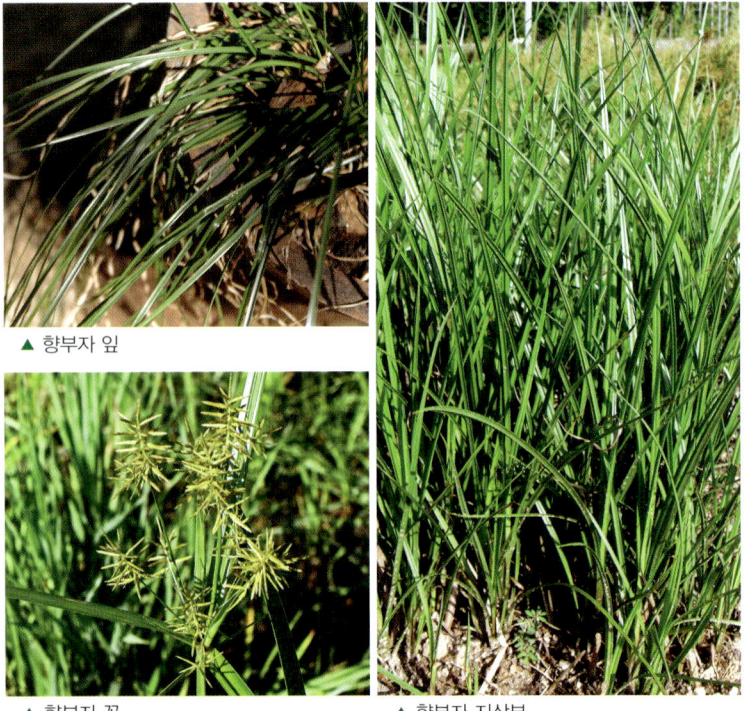

▲ 향부자 잎

▲ 향부자 꽃

▲ 향부자 지상부

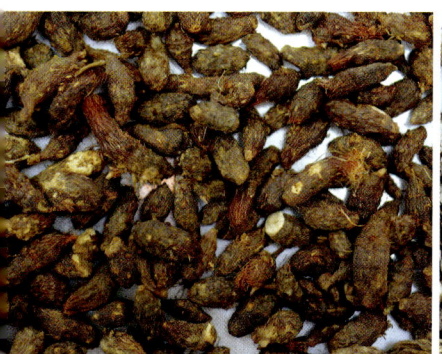

▲ 향부자(모향부, 전형). 마디에 있는 갈색의 털 모양인 섬유를 제거하지 않은 모향부(毛香附)이다.

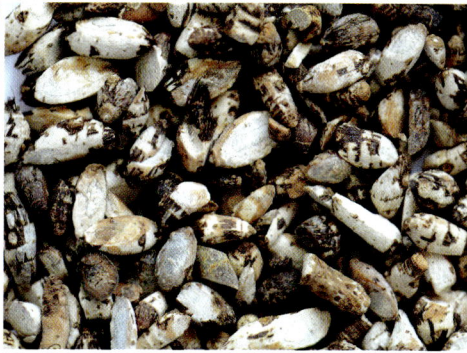

▲ 향부자(향부미, 전형). 마디에 있는 갈색의 털 모양인 섬유를 제거한 향부미(香附米)이다.

- 이기관중(理氣寬中) : 기(氣)를 통하게 하고 배 속을 편안하게 한다.
- 조경지통(調經止痛) : 월경을 순조롭게 하고 통증을 멎게 한다.

● 약효 해설

- 가슴과 배가 창만하고 아픈 증상을 치료한다.
- 유방이 팽창하면서 아픈 병증에 유효하다.
- 양 옆구리가 창만(脹滿)하거나 가슴이 답답하고 상쾌하지 못한 증상을 낫게 한다.
- 월경불순에 활용한다.
- 고환이나 음낭이 커지면서 아픈 증상에 사용한다.

| 북한의 효능 | 리기약으로서 간기와 비위의 기를 통하게 하고 아픔을 멈추며 월경을 정상화한다.

| 약용법 | 뿌리줄기 6~10g을 물 800mL에 넣고 달여서 반으로 나누어 아침저녁으로 마신다.

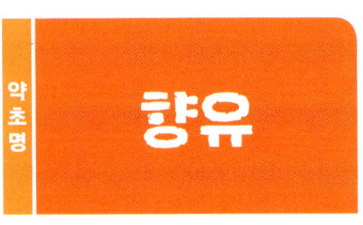

약재명

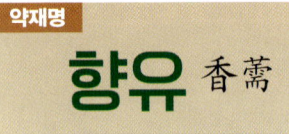

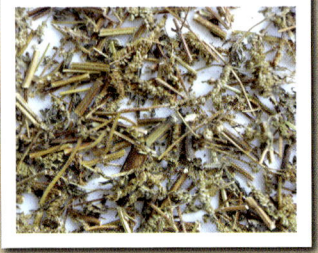

《동의보감》 탕액편에 기재된
조선시대의 한글 약초명

노야기

약초명 및 학명

향유, *Elsholtzia ciliata* Hylander

과명

꿀풀과

약용부위

꽃이 필 때의 전초

| 약재의 조선시대 의서(醫書) 수재 |

향유는 《동의보감》 탕액편(湯液篇)의 채소부(部)와 《방약합편》의 방초(芳草, 향기가 좋은 풀)편에 수재되어 있다.

| 《동의보감》 탕액편의 효능 |

향유(香薷)는 성질이 약간 따뜻하고[微溫] 맛이 매우며[辛] 독이 없다. 곽란(霍亂)으로 배가 아프면서 토하고 설사하는 데 주로 쓴다. 몸이 부은 것을 내리게 하고 더위 먹은 것을 낫게 한다. 위기(胃氣)를 따뜻하게 하고 가슴이 답답하면서 열나는 것을 없앤다.

| 《동의보감》 탕액편의 원문 |

향유(香薷) 노야기 : 性微溫 味辛 無毒. 主霍亂腹痛吐下. 散水腫 消暑濕 煖胃氣 除煩熱. ○ 家家皆種 暑月亦作蔬菜食之 九十月作穗後採 乾之.[本草] ○ 一名香茹 言可作菜茹也.[入門]

| 식약처 공정서의 약초와 약재 |

● 약초·약재의 식약처 공정서 수재 : 향유는 우리나라 식품의약품안전처의 의약품 공정서인 《대한민

국약전외한약(생약)규격집(KHP)》에 수재되어 있다.

- **약재의 분류** : 식물성 약재
- **약재의 라틴어 생약명** : Elsholtziae Herba
- **약재의 기원** : 약재 향유는 향유 *Elsholtzia ciliata* Hylander 또는 기타 동속식물(꿀풀과 Labiatae)의 꽃이 필 때의 전초이다.
- **약재 저장법** : 밀폐용기(고형의 이물이 들어가는 것을 방지하고 내용의약품이 손실되지 않도록 보호할 수 있는 용기)

| 약재의 효능 |

- **한방 효능군 분류** : 신온해표약(辛溫解表藥)
- **한방 작용부위(귀경, 歸經)** : 향유는 주로 폐, 위장 질환에 영향을 미친다.
- **한방 효능**
  - 발한해서(發汗解暑) : 땀을 내어 더위를 가시게 한다.
  - 화습이뇨(化濕利尿) : 습기를 없애고 소변을 잘 나오게 한다.

허준, 《원본 동의보감》, 718쪽, 남산당(2014)

한방 약미(藥味)와 약성(藥性)

- **한방 약미(藥味)** : 맛은 맵다.

| 酸 | 苦 | 甘 | 辛 | 鹹 | | 澁 | 淡 |

- **한방 약성(藥性)** : 성질은 약간 따뜻하다.

| 大寒 | 寒 | 微寒 | 凉 | 平 | 微溫 | 溫 | 熱 | 大熱 |

● **약효 해설**

- 여름철 감기에 유효하다.
- 여름철 무더울 때 갑자기 어지럽고 토하며 가슴이 답답하고 얼굴이 창백한 증상에 사용한다.
- 소변량이 줄거나 잘 나오지 않는 병증을 치료한다.
- 설사, 습진에 쓰인다.

| **북한의 효능** | 거서약으로서 땀을 내고 서습을 없애며 위를 덥혀 주고 오줌이 잘 나가게 한다.

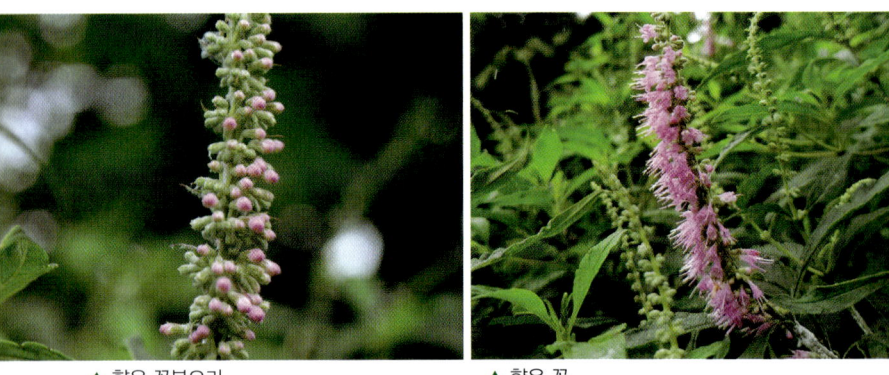

▲ 향유 꽃봉오리　　　　　　　　▲ 향유 꽃

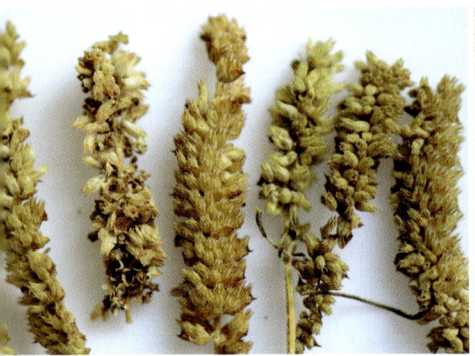

▲ 향유 꽃대(약재, 전형)

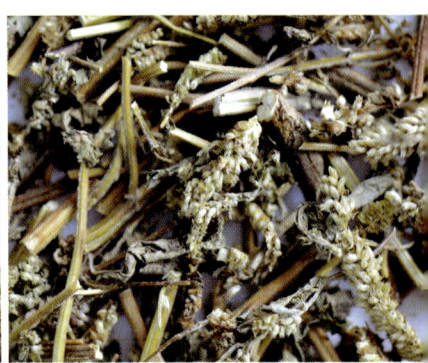

▲ 향유(약재, 절단)

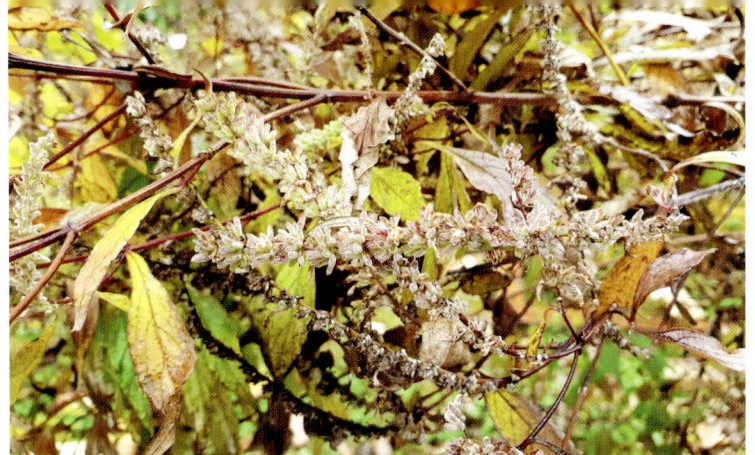
▲ 향유 열매

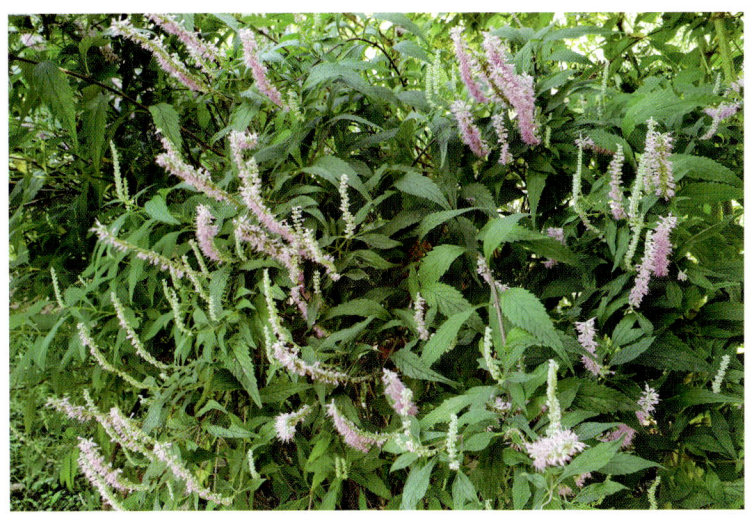
▲ 향유 지상부

| **약용법** | 전초 9~15g을 물 800mL에 넣고 달여서 반으로 나누어 아침저녁으로 마신다. 신선한 재료는 두 배를 사용한다. 외용할 때는 적당량을 짓찧어서 환부에 붙인다.

형개

약초명
형개

약재명
형개 荊芥

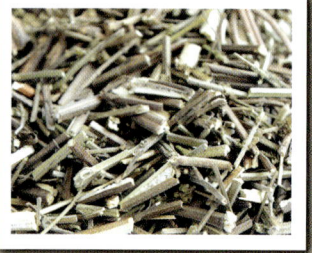

《동의보감》 탕액편에 기재된 조선시대의 한글 약초명

뎡가

약초명 및 학명
형개, *Schizonepeta tenuifolia* Briquet

과명
꿀풀과

약용부위
꽃이삭[花穗, 화수]

| 약재의 조선시대 의서(醫書) 수재 |

형개는 《동의보감》 탕액편(湯液篇)의 채소부(部)와 《방약합편》의 방초(芳草, 향기가 좋은 풀)편에 수재되어 있다.

| 《동의보감》 탕액편의 효능 |

형개(荊芥)는 성질이 따뜻하고 [溫] 맛이 매우면서[辛] 쓰며[苦] 독이 없다. 악풍(惡風), 적풍(賊風), 온몸에 감각이 없는 것, 상한(傷寒)으로 머리가 아픈 것, 근육과 뼈가 욱씬욱씬 쑤시는 것을 치료한다. 혈로(血勞), 풍기(風氣)에 효과가 있으며 나력(瘰癧), 창양(瘡瘍)을 낫게 한다.

| 《동의보감》 탕액편의 원문 |

형개(荊芥) 뎡가 : 性溫 味辛苦 無毒. 治惡風賊風 遍身瘴痺 傷寒頭痛 筋骨煩疼 血勞風氣 療瘰癧瘡瘍. ○ 生圃中. 初生香辛可啖. 作菜生熟食 幷煎茶服. 能淸利頭目. ○ 取花實成穗者 暴乾入藥. [本草] ○ 本名假蘇 以氣味似紫蘇故也. [入門]

| 식약처 공정서의 약초와 약재 |

- **약초·약재의 식약처 공정서 수재** : 형개는 우리나라 식품의약품안전처의 의약품 공정서인 《대한민국약전(KP)》에 수재되어 있다.
- **약재의 분류** : 식물성 약재
- **약재의 라틴어 생약명** : Schizonepetae Spica
- **약재의 이명 또는 영명** : Schizonepeta Spike
- **약재의 기원** : 약재 형개는 형개 *Schizonepeta tenuifolia* Briquet(꿀풀과 Labiatae)의 꽃이삭[花穗]이다.
- **약재 저장법** : 밀폐용기(고형의 이물이 들어가는 것을 방지하고 내용의약품이 손실되지 않도록 보호할 수 있는 용기)

허준, 《원본 동의보감》, 717쪽, 남산당(2014)

| 약재의 효능 |

- **한방 효능군 분류** : 해표약(解表藥)-발산풍한(發散風寒)
- **한방 작용부위(귀경, 歸經)** : 형개는 주로 폐, 간장 질환에 영향을 미친다.
- **한방 효능**
  - 해표산풍(解表散風) : 땀을 내어 체표에 있는 사기(邪氣)를 내

한방 약미(藥味)와 약성(藥性)

- **한방 약미(藥味)** : 맛은 맵다.

| 酸 | 苦 | 甘 | **辛** | 鹹 | | 澁 | 淡 |

- **한방 약성(藥性)** : 성질은 약간 따뜻하다.

| 大寒 | 寒 | 微寒 | 凉 | 平 | **微溫** | 溫 | 熱 | 大熱 |

형개・형개 723

보내고 풍사(風邪)를 내보낸다.
- 투진(透疹) : 발진을 잘 돋게 한다.
- 소창(消脹) : 창만(脹滿)을 없앤다.

● **약효 해설**

- 감기 발열, 두통, 기침을 제거한다.
- 목 안이 붓고 아픈 증상에 사용한다.

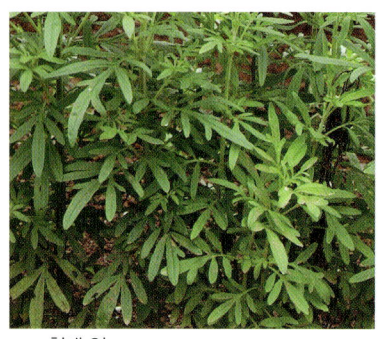

▲ 형개 잎   ▲ 형개 꽃

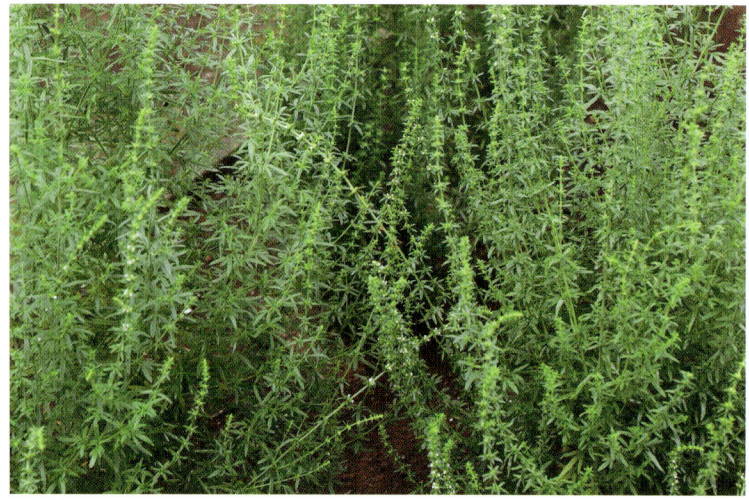

▲ 형개 무리

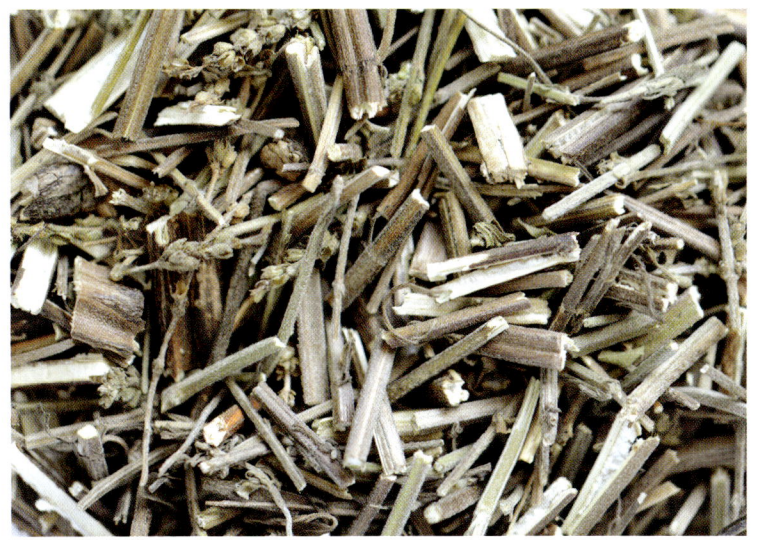

▲ 형개(약재, 절단)

- 눈이 참기 어려울 정도로 가려운 증세에 쓴다.
- 산후(産後)에 머리가 아찔하고 어지러운 증상을 치료한다.
- 여성의 부정기 자궁출혈에 유효하다.
- 혈변(血便), 코피, 토혈을 멎게 한다.

| 북한의 효능 | 땀내기, 풍한표증과 감기에 쓴다.

| 약용법 | 꽃이삭 5~10g을 물 800mL에 넣고 달여서 반으로 나누어 아침저녁으로 마신다.

약초명: 호도나무

약재명: 호도 胡桃

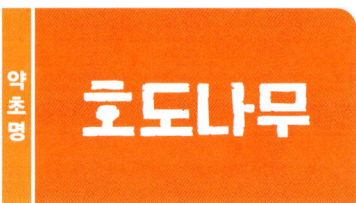

《동의보감》 탕액편에 기재된 조선시대의 한글 약초명

당츄ᄌ

약초명 및 학명
호도나무, *Juglans regia* Linné

과명
가래나무과

약용부위
씨

| 약재의 조선시대 의서(醫書) 수재 |

호도는 《동의보감》 탕액편(湯液篇)의 과일부(部)와 《방약합편》의 산과(山果)편에 수재되어 있다.

| 《동의보감》 탕액편의 효능 |

호도(胡桃, 호두)의 성질은 보통이며[平](뜨겁다[熱]고도 한다) 맛이 달고[甘] 독이 없다. 경맥(經脈)을 통하게 하고 혈맥(血脈)을 윤활하게 한다. 귀밑머리[鬢髮, 빈발]를 검게 하고 몸을 살찌게 하고 튼튼하게 한다.

| 《동의보감》 탕액편의 원문 |

호도(胡桃) 당츄ᄌ : 性平 [一云熱] 味甘 無毒. 通經脈 潤血脈 黑鬢髮 令人肥健. ○ 性熱 不可多食 能脫人眉 動風故也. 入夏禁食. 雖肥人而動風. ○ 生南方. 生實外有靑皮包之 胡桃乃核也. 核中瓤爲胡桃肉. 湯浸 剝去肉上薄皮 乃用. ○ 胡桃瓤縮資其形以斂肺 故能治肺氣喘促. 補腎治腰痛. 本出胡地 生時外有靑皮 形如桃 故謂之胡桃. [入門]

| **식약처 공정서의 약초와 약재** |

- **약초·약재의 식약처 공정서 수재** : 호도는 우리나라 식품의약품안전처의 의약품 공정서인 《대한민국약전외한약(생약)규격집(KHP)》에 수재되어 있다.
- **약재의 분류** : 식물성 약재
- **약재의 라틴어 생약명** : Juglandis Semen
- **약재의 이명 또는 영명** : 핵도(核挑)
- **약재의 기원** : 약재 호도는 호도나무 *Juglans regia* Linné(가래나무과 Juglandaceae)의 씨이다.
- **약재 저장법** : 밀폐용기(고형의 이물이 들어가는 것을 방지하고 내용의약품이 손실되지 않도록 보호할 수 있는 용기)

| **약재의 효능** |

- **한방 작용부위(귀경, 歸經)** : 호도는 주로 신장, 폐, 대장 질환에 영향을 미친다.
- **한방 효능**
  - 보신(補腎) : 신(腎)을 보한다.

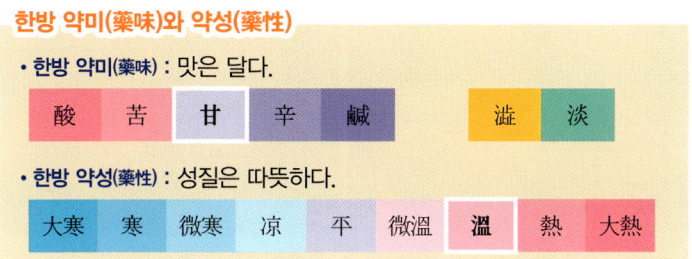

허준, 《원본 동의보감》, 713쪽, 남산당(2014)

한방 약미(藥味)와 약성(藥性)

- **한방 약미(藥味)** : 맛은 달다.

| 酸 | 苦 | **甘** | 辛 | 鹹 | 澁 | 淡 |

- **한방 약성(藥性)** : 성질은 따뜻하다.

| 大寒 | 寒 | 微寒 | 凉 | 平 | 微溫 | **溫** | 熱 | 大熱 |

호도나무·호도

- 온폐(溫肺) : 폐(肺)를 따뜻하게 한다.
- 윤장(潤腸) : 대변이 잘 나오게 한다.

● 약효 해설

- 요통(腰痛)과 다리가 약해지는 증상을 치료한다.
- 발기부전, 유정, 유뇨(遺尿)에 유효하다.
- 대장의 진액이 줄어들어 대변이 굳어지는 증상에 사용한다.
- 기침, 천식을 낫게 한다.

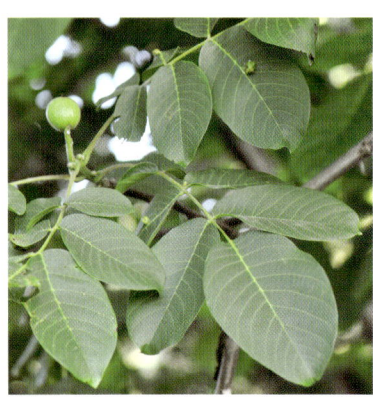

▲ 호도나무 잎

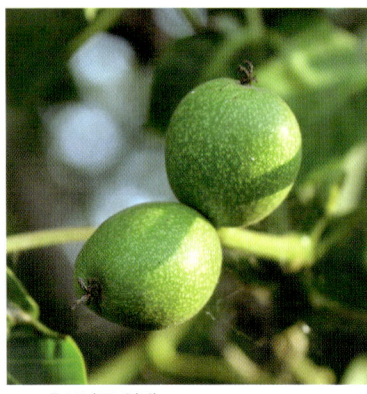

▲ 호도나무 열매

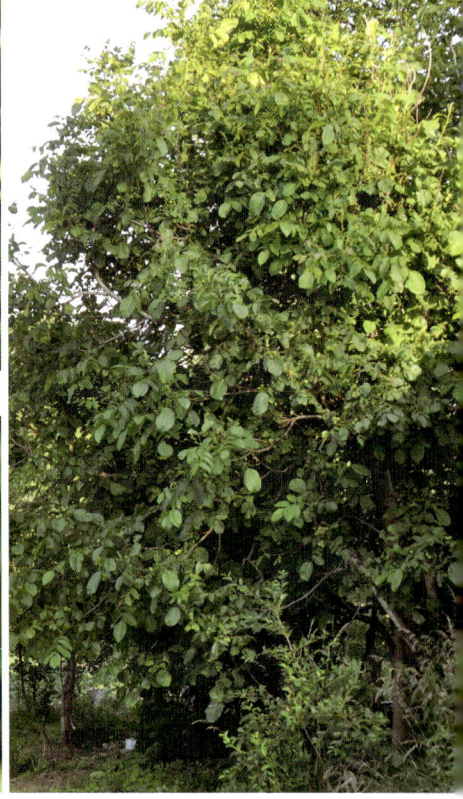

▲ 호도나무 나무모양(키르기스스탄)

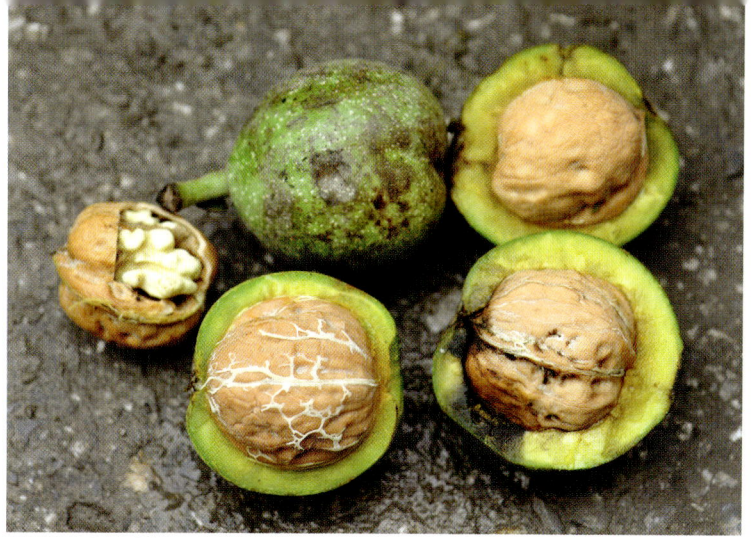

▲ 호도나무 열매(중국 원난성 리장)

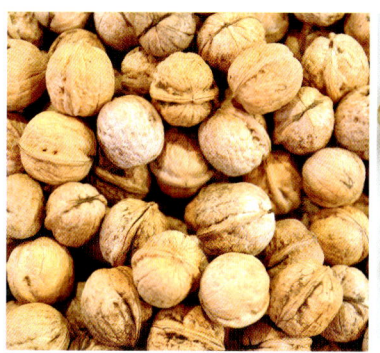

▲ 호도(열매)

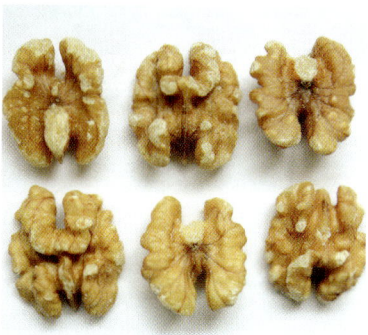

▲ 호도(종인, 약재, 전형)

| **약용법** | 씨 9~15g을 물 800mL에 넣고 달여서 반으로 나누어 아침저녁으로 마시거나 또는 가루나 환(丸)으로 만들어 복용한다. 외용할 때는 적당량을 가루 내어 환부에 붙인다.

약초명: 호장근

약재명
호장근 虎杖根

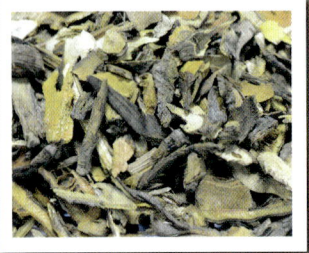

《동의보감》 탕액편에 기재된 조선시대의 한글 약초명

감뎻불휘

약초명 및 학명
호장근, *Polygonum cuspidatum* Siebold et Zuccarinii

과명
마디풀과

약용부위
뿌리줄기 및 뿌리

약재의 조선시대 의서(醫書) 수재

호장근은 《동의보감》 탕액편(湯液篇)의 풀부(部)와 《방약합편》의 습초(濕草)편에 수재되어 있다.

《동의보감》 탕액편의 효능

호장근(虎杖根, 호장근 뿌리)의 성질은 약간 따뜻하고[微溫](보통이다[平]고도 한다) 맛은 쓰며[苦] 독이 없다. 몰려 있는 피와 배 속에 생긴 덩어리를 깨뜨린다. 월경을 통하도록 하며 산후의 어혈을 없애고 고름을 내보낸다. 피부에 얇게 생긴 헌데, 옹독(癰毒), 다쳐서 생긴 어혈에 주로 쓴다. 소변을 잘 나오게 하고 오림(五淋)을 낫게 한다.

《동의보감》 탕액편의 원문

호장근(虎杖根) 감뎻불휘 : 性微溫[一云平] 味苦 無毒. 破留血癥結 通利月水 下産後惡血 排膿. 主瘡癤癰毒 撲損瘀血. 利小便 通五淋. ○ 一名苦杖 一名大蟲杖. 莖如竹笋狀 上有赤斑點 處處有之. 二月八月採. [本草]

| 식약처 공정서의 약초와 약재 |

- **약초·약재의 식약처 공정서 수재** : 호장근은 우리나라 식품의약품안전처의 의약품 공정서인 《대한민국약전외한약(생약)규격집(KHP)》에 수재되어 있다.
- **약재의 분류** : 식물성 약재
- **약재의 라틴어 생약명** : Polygoni Cuspidati Rhizoma et Radix
- **약재의 이명 또는 영명** : 고장(苦杖)
- **약재의 기원** : 약재 호장근은 호장근 *Polygonum cuspidatum* Siebold et Zuccarinii(마디풀과 Polygonaceae)의 뿌리줄기 및 뿌리이다.
- **약재 저장법** : 밀폐용기(고형의 이물이 들어가는 것을 방지하고 내용의약품이 손실되지 않도록 보호할 수 있는 용기)

허준, 《원본 동의보감》, 737쪽, 남산당(2014)

| 약재의 효능 |

- **한방 효능군 분류** : 활혈거어약(活血祛瘀藥)
- **한방 작용부위(귀경, 歸經)** : 호장근은 주로 간장, 담낭, 폐 질환에 영향을 미친다.

한방 약미(藥味)와 약성(藥性)

- **한방 약미(藥味)** : 맛은 약간 쓰다.

| 酸 | **苦** | 甘 | 辛 | 鹹 | | 澁 | 淡 |

- **한방 약성(藥性)** : 성질은 약간 차다.

| 大寒 | 寒 | **微寒** | 涼 | 平 | 微溫 | 溫 | 熱 | 大熱 |

● 한방 효능

- 이습퇴황(利濕退黃) : 습기를 배출하고 황달을 가라앉힌다.
- 청열해독(淸熱解毒) : 열독(熱毒)을 해소한다.
- 산어지통(散瘀止痛) : 어혈을 없애고 통증을 멎게 한다.
- 지해화담(止咳化痰) : 기침을 멎게 하고 가래를 없앤다.

● 약효 해설

- 팔다리를 잘 쓰지 못하고 마비되며 아픈 증세에 쓰인다.
- 폐열로 기침이 나는 증상을 없애준다.
- 황달과 자궁에서 분비물이 나오는 증상을 낫게 한다.

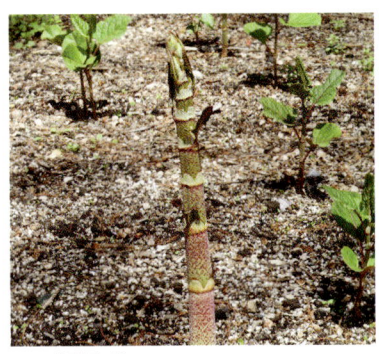

▲ 호장근 싹

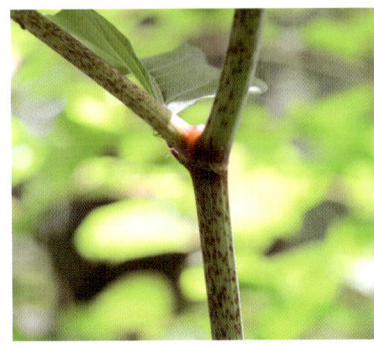

▲ 호장근 줄기

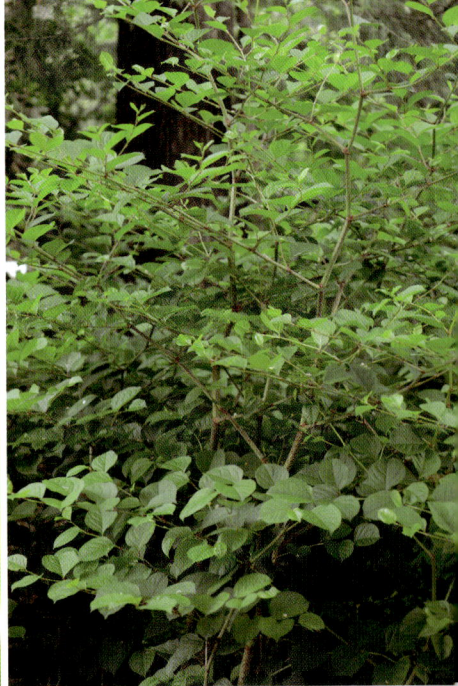

▲ 호장근 지상부

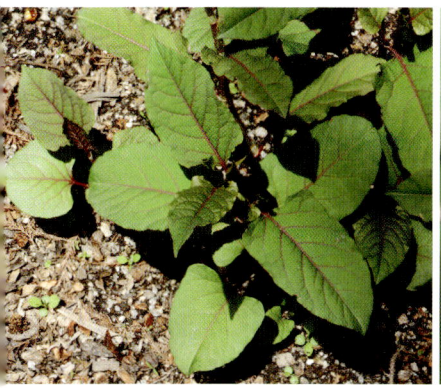
▲ 호장근 어린잎

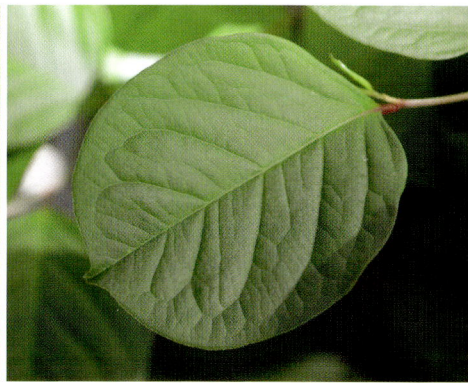
▲ 호장근 잎

- 소변을 볼 때 아프고 멀건 고름 같은 것이 나오는 증상에 유효하다.

| 북한의 효능 | 행혈약으로서 피순환을 도우며 어혈을 없애며 월경을 정상화하고 오줌을 잘 나가게 한다.

| 약용법 | 뿌리줄기 및 뿌리 10~15g을 물 800mL에 넣고 달여서 반으로 나누어 아침저녁으로 마신다. 또는 가루, 환(丸)으로 복용하거나 술을 담가 마신다. 외용할 때는 적당량을 가루 내어 환부에 붙인다.

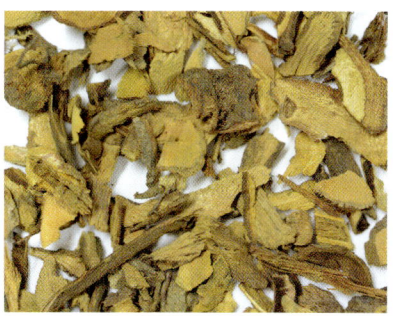
▲ 호장근(약재, 절편)

| 주의사항 | 임신부는 복용을 삼간다.

약초명: 화살나무

약재명: 귀전우 鬼箭羽

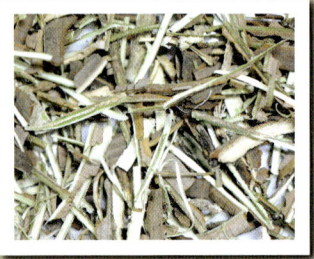

《동의보감》 탕액편에 기재된 조선시대의 한글 약초명

븓딘회

약초명 및 학명
화살나무, *Euonymus alatus* Siebold

과명
노박덩굴과

약용부위
줄기에 생긴 날개 모양의 코르크

약재의 조선시대 의서(醫書) 수재

귀전우는 《동의보감》 탕액편(湯液篇)의 나무부(部)에 수재되어 있다.

《동의보감》 탕액편의 효능

위모(衛矛, 화살나무 가지)의 성질은 차며[寒] 맛은 쓰고[苦] 독이 없다(독이 조금 있다고도 한다). 고독(蠱毒), 시주(尸疰), 중악(中惡, 중풍의 일종)으로 배가 아픈 데 주로 쓴다. 나쁜 기운, 헛것에 들린 것, 가위눌리는 것을 낫게 한다. 배 속의 충을 죽이며 월경을 통하게 한다. 배 속에 생긴 덩어리를 깨뜨린다. 부정기 자궁출혈, 자궁에서 분비물이 나오는 것, 산후에 어혈로 아픈 것을 멎게 하고 풍독종(風毒腫)으로 부어오른 것을 가라앉힌다. 유산시킬 수 있다.

《동의보감》 탕액편의 원문

위모(衛矛) 븓딘회 : 性寒 味苦 無毒 [一云小毒]. 主蠱疰 中惡 腹痛. 除邪殺鬼 及百邪鬼魅 殺腹藏蟲 通月經 破癥結 止血崩

帶下 産後瘀痛 消風毒腫 能落胎. ○ 一名 鬼箭 處處有之. 其幹有三羽 狀如箭翎. 八月十一月十二月採 削取皮羽用之.[本草]
○ 又名鬼箭羽 人家多燔之以祛祟.[入門]

| 식약처 공정서의 약초와 약재 |

- **약초·약재의 식약처 공정서 수재**: 귀전우는 우리나라 식품의약품안전처의 의약품 공정서인 《대한민국약전외한약(생약)규격집(KHP)》에 수재되어 있다.
- **약재의 분류**: 식물성 약재
- **약재의 라틴어 생약명**: Euonymi Ramuli Suberalatum
- **약재의 기원**: 약재 귀전우는 화살나무 *Euonymus alatus* Siebold(노박덩굴과 Celastraceae)의 줄기에 생긴 날개 모양의 코르크이다.
- **약재 저장법**: 밀폐용기(고형의 이물이 들어가는 것을 방지하고 내용의약품이 손실되지 않도록 보호할 수 있는 용기)

허준, 《원본 동의보감》, 744쪽, 남산당(2014)

한방 약미(藥味)와 약성(藥性)

- **한방 약미(藥味)**: 맛은 쓰고 맵다.

| 酸 | 苦 | 甘 | 辛 | 鹹 | 澁 | 淡 |

- **한방 약성(藥性)**: 성질은 차다.

| 大寒 | 寒 | 微寒 | 涼 | 平 | 微溫 | 溫 | 熱 | 大熱 |

| 약재의 효능 |

- 한방 작용부위(귀경, 歸經) : 귀전우는 주로 간장, 비장 질환에 영향을 미친다.
- 한방 효능
  - 파혈통경(破血通經) : 어혈을 깨뜨려 월경이 잘 나오게 한다.
  - 해독소종(解毒消腫) : 독을 풀어주고 종기를 가라앉힌다.
  - 살충(殺蟲) : 기생충을 죽인다.

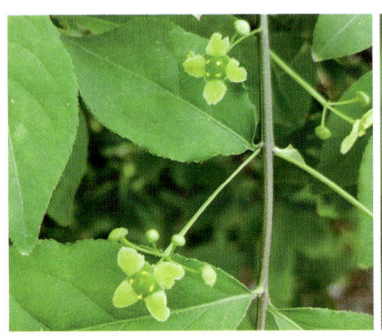

▲ 화살나무 꽃   ▲ 화살나무 열매

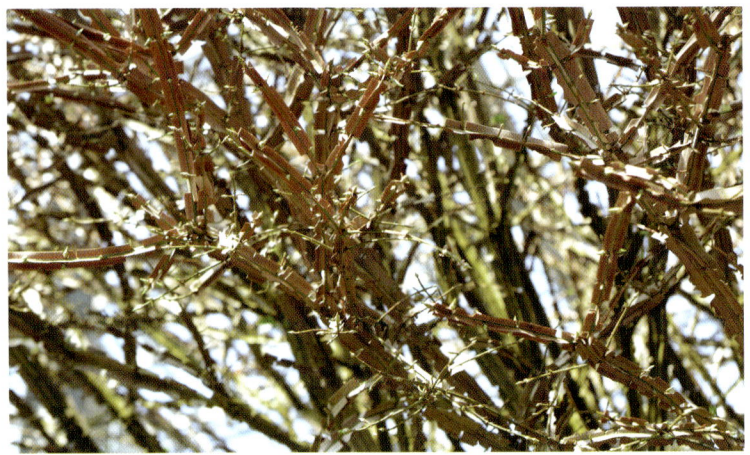

▲ 화살나무 나무모양

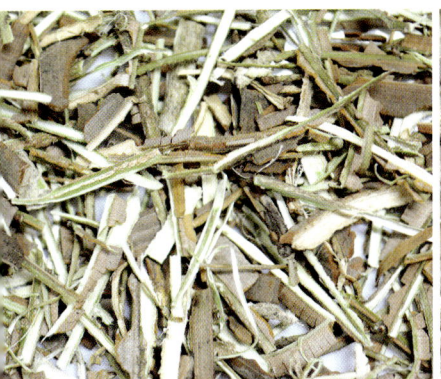
▲ 귀전우(약재, 절단)

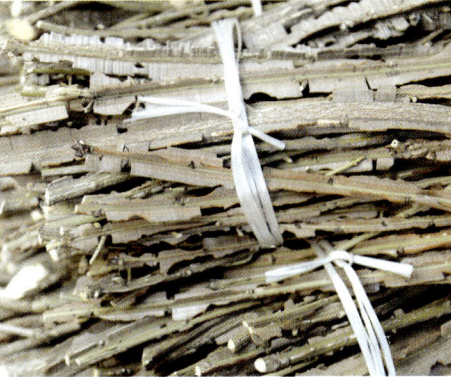
▲ 귀전우(약재, 시장 판매품)

● 약효 해설

- 가슴과 배의 통증을 없애준다.
- 고환이나 음낭이 커지면서 아프거나 아랫배가 땅기며 아픈 병증을 낫게 한다.
- 산후 어혈복통에 쓰인다.
- 부정기 자궁출혈을 치료한다.

| **북한의 효능** | 행혈약으로서 피순환을 돕고 어혈을 없애며 월경을 정상화하고 기생충을 죽인다.

| **약용법** | 귀전우 4~9g을 물 800mL에 넣고 달여서 반으로 나누어 아침저녁으로 마시거나 또는 가루나 환(丸)으로 만들어 복용한다. 외용할 때는 적당량을 짓찧어서 환부에 붙인다.

약초명: 황기

약재명: 황기 黃芪

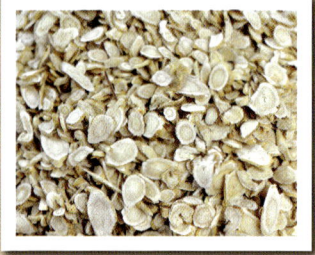

《동의보감》 탕액편에 기재된 조선시대의 한글 약초명

둔너삼불휘

약초명 및 학명
황기, *Astragalus membranaceus* Bunge

과명
콩과

약용부위
뿌리로서 그대로 또는 주피를 제거한 것

| 약재의 조선시대 의서(醫書) 수재 |

황기는 《동의보감》 탕액편(湯液篇)의 풀부(部)와 《방약합편》의 산초(山草)편에 수재되어 있다.

|《동의보감》 탕액편의 효능 |

황기(黃芪)의 성질은 약간 따뜻하고[微溫] 맛은 달며[甘] 독이 없다. 허손(虛損)으로 몹시 야윈 데 쓴다. 기를 돕고 살찌게 하며 추웠다 열나는 것을 멎게 한다. 신(腎)이 약해서 귀가 먹은 것을 치료한다. 옹저를 없애고 오래된 헌데에서 고름을 빼내며 아픈 것을 멎게 한다. 또한 소아의 온갖 병과 여성의 부정기 자궁출혈, 자궁에서 분비물이 나오는 것 등 여러 질병을 치료한다.

|《동의보감》 탕액편의 원문 |

황기(黃芪) 둔너삼불휘 : 性微溫 味甘 無毒. 主虛損羸瘦. 益氣長肉 止寒熱. 療腎衰耳聾 治癰疽 久敗瘡 排膿止痛. 又治小兒百病 婦人崩漏 帶下諸疾. ○ 生原野 處處有之. 二月十月採根 陰乾.[本草] ○ 治氣虛盜汗自汗

卽皮表之藥. 又治咯血 柔脾胃 是爲中州之藥. 又治傷寒尺脈不至 補腎藏元氣 爲裏藥. 是上中下內外三焦之藥也. ○ 入手少陽經·足太陰經·足少陰命門之劑.[湯液] ○ 肥白人多汗者 服之有功. 蒼黑人氣實者 不可服.[正傳] ○ 綿軟箭幹者佳. 瘡瘍生用 肺虛蜜水炒 下虛鹽水炒用.[入門]

| 식약처 공정서의 약초와 약재 |

- **약초·약재의 식약처 공정서 수재** : 황기는 우리나라 식품의약품안전처의 의약품 공정서인 《대한민국약전(KP)》에 수재되어 있다.
- **약재의 분류** : 식물성 약재
- **약재의 라틴어 생약명** : Astragali Radix
- **약재의 이명 또는 영명** : Astragalus Root
- **약재의 기원** : 약재 황기는 황기 *Astragalus membranaceus* Bunge 또는 몽골황기(蒙古黃芪) *Astragalus membranaceus* Bunge var. *mongholicus* Hsiao(콩과 Leguminosae)의

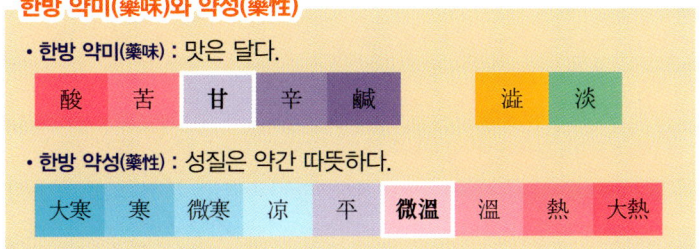

허준, 《원본 동의보감》, 723쪽, 남산당(2014)

한방 약미(藥味)와 약성(藥性)

- **한방 약미(藥味)** : 맛은 달다.

  酸　苦　甘　辛　鹹　　澁　淡

- **한방 약성(藥性)** : 성질은 약간 따뜻하다.

  大寒　寒　微寒　凉　平　微溫　溫　熱　大熱

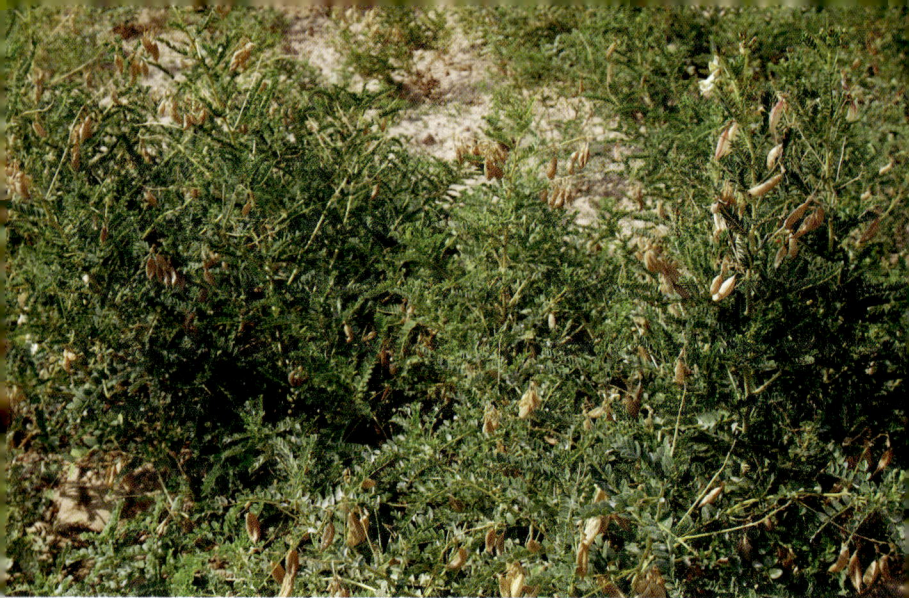

▲ 황기 재배지

뿌리로서 그대로 또는 주피를 제거한 것이다.
- 약재 저장법 : 밀폐용기(고형의 이물이 들어가는 것을 방지하고 내용의 약품이 손실되지 않도록 보호할 수 있는 용기)

| 약재의 효능 |

- 한방 효능군 분류 : 보익약(補益藥)-보기(補氣)
- 한방 작용부위(귀경, 歸經) : 황기는 주로 폐, 비장 질환에 영향을 미친다.
- 한방 효능
  - 보기승양(補氣升陽) : 기(氣)를 보하고 양기(陽氣)를 끌어 올린다.
  - 고표지한(固表止汗) : 체표를 튼튼하게 하여 땀을 멎게 한다.
  - 이수소종(利水消腫) : 소변을 잘 나오게 하고 부종을 가라앉힌다.

- 생진양혈(生津凉血) : 진액 생성을 촉진하고 혈열(血熱)을 식힌다.
- 행체통비(行滯通痺) : 기운이 잘 소통되도록 하여 저리고 아프거나 마비되는 증상을 풀어준다.
- 탁독배농(托毒排膿) : 독기를 제거하고 고름이 잘 배출되게 한다.
- 염창생기(斂瘡生肌) : 상처를 아물게 하고 새살이 나게 한다.

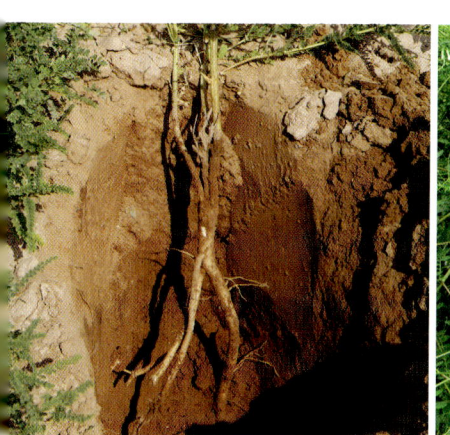

▲ 황기 뿌리(채취품)

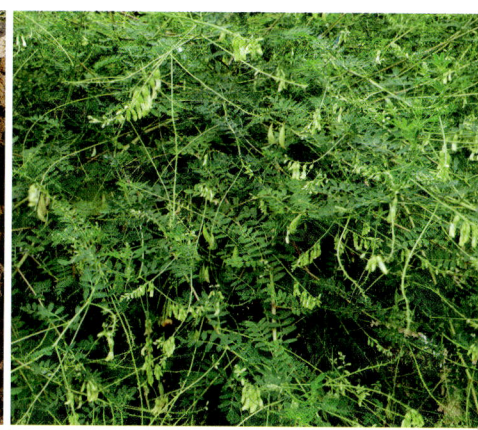

▲ 황기 지상부

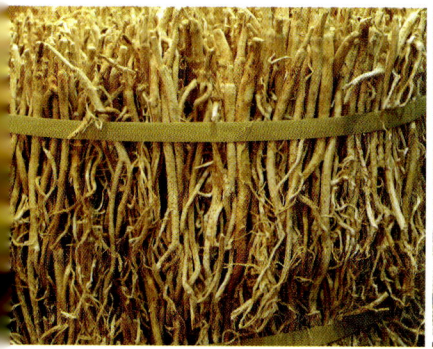

▲ 황기(약재, 전형)

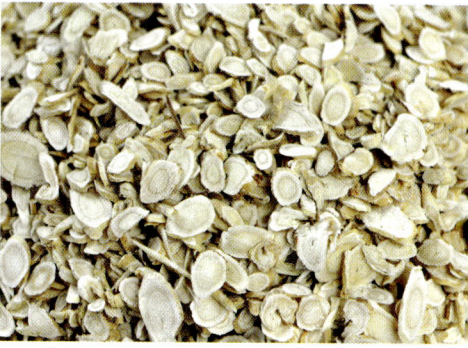

▲ 황기(약재, 절편)

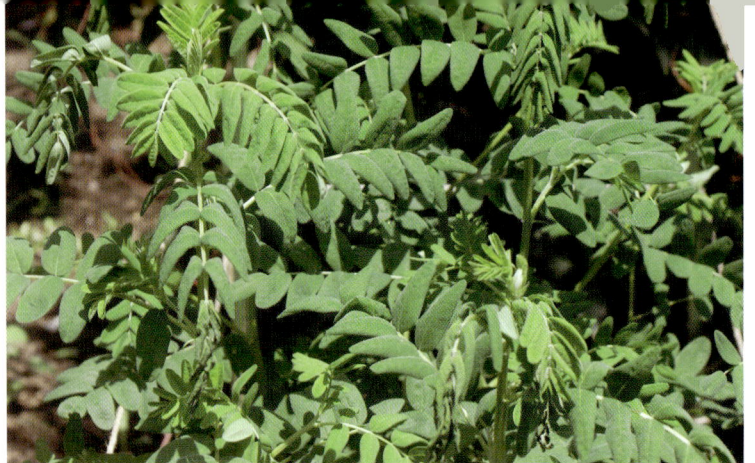
▲ 황기 잎

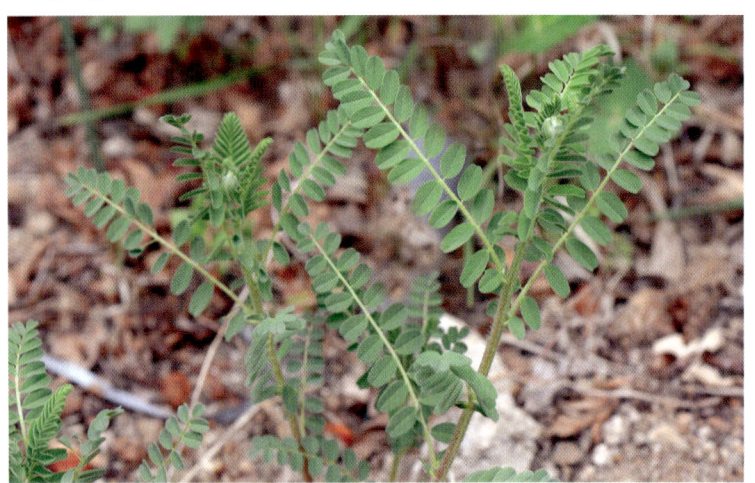
▲ 몽골황기 잎(중국). 황기 잎보다 크기가 작다.

● 약효 해설

- 잠자거나 깨어 있는 상태에서 식은땀이 많이 흐르는 증상에 사용한다.
- 허약체질과 급만성 신염에 쓴다.
- 반신불수 치료에 도움이 된다.

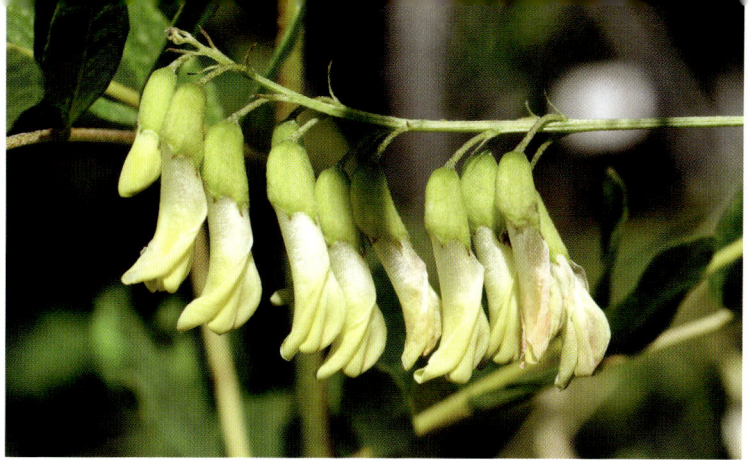

▲ 황기 꽃

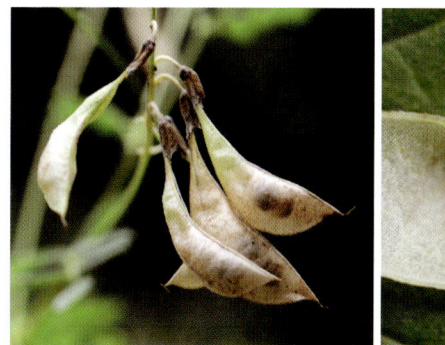

▲ 황기 열매   ▲ 황기 씨

- 혈변(血便)과 함께 여성의 성기로부터 비정상적으로 피가 나오는 증상을 치료한다.
- 식사를 지나치게 적게 하여 대변이 무른 증상을 낫게 한다.

| 북한의 효능 | 보기약으로서 비기와 폐기를 보하고 땀을 멈추며 오줌을 잘 나가게 하고 고름을 빼내며 새살이 살아나게 한다.

| 약용법 | 뿌리 9~30g을 물 800mL에 넣고 달여서 반으로 나누어 아침저녁으로 마신다.

황벽나무

약재명
황백 黃柏

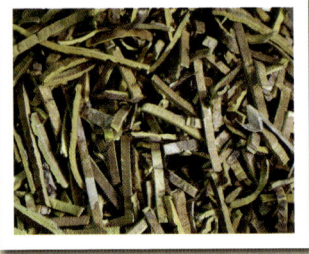

《동의보감》 탕액편에 기재된
조선시대의 한글 약초명

황벽나모겁질

약초명 및 학명
황벽나무, *Phellodendron amurense* Ruprecht

과명
운향과

약용부위
줄기껍질로서 주피를 제거한 것

약재의 조선시대 의서(醫書) 수재

황백은 《동의보감》 탕액편(湯液篇)의 나무부(部)와 《방약합편》의 교목(喬木, 줄기가 곧고 굵으며 높이 자라는 나무)편에 수재되어 있다.

《동의보감》 탕액편의 효능

황벽(黃蘗, 황벽나무 껍질)의 성질은 차며[寒] 맛이 쓰고[苦] 독이 없다. 오장(五藏)과 위와 대소장[腸胃]에 열이 맺힌 것과 황달(黃疸), 치질[腸痔, 장치]을 주로 치료한다. 설사, 이질, 여성의 부정기 자궁출혈, 적백대하, 여성의 음부가 허는 것을 치료한다. 감충(疳蟲)을 죽이고 옴과 버짐, 입안이 헌 것을 낫게 한다. 몸이 허약하여 기침과 미열이 나며 식은땀이 흐르고 뼛속이 달아오르는 증상을 치료한다.

《동의보감》 탕액편의 원문

황벽(黃蘗) 황벽나모겁질 : 性寒 味苦 無毒. 主五藏腸胃中結熱 黃疸 腸痔. 療泄痢 女子漏下赤白 陰蝕瘡. 殺疳蟲 疥癬 治目

熱赤痛 口瘡 除骨蒸勞熱. ○ 生山中 處處有之. 五月六月採皮 去皺麤 暴乾.[本草] ○ 俗名黃柏 鮮黃色厚者佳. 足少陰·手厥陰本經藥 足太陽引經藥也. 又瀉膀胱火 亦治龍火 有瀉火補陰之功.[丹心] ○ 銅刀削去麤皮 蜜水浸半日 取出灸乾用. 又云 入下部鹽酒炒 火盛者 童便浸蒸.[入門] ○ 銅刀切片 蜜炒·酒炒·人乳汁炒·童便炒 或生用 大治陰虛.[回春]

| 식약처 공정서의 약초와 약재 |

- 약초·약재의 식약처 공정서 수재 : 황백은 우리나라 식품의약품안전처의 의약품 공정서인 《대한민국약전(KP)》에 수재되어 있다.
- 약재의 분류 : 식물성 약재
- 약재의 라틴어 생약명 : Phellodendri Cortex
- 약재의 이명 또는 영명 : Phellodendron Bark
- 약재의 기원 : 약재 황백은 황벽나무 *Phellodendron amurense*

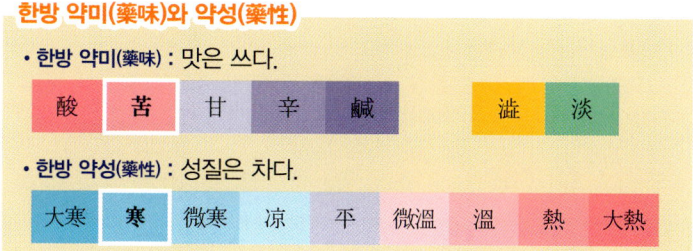

허준, 《원본 동의보감》, 739쪽, 남산당(2014)

한방 약미(藥味)와 약성(藥性)

- **한방 약미(藥味)** : 맛은 쓰다.

| 酸 | **苦** | 甘 | 辛 | 鹹 | | 澁 | 淡 |

- **한방 약성(藥性)** : 성질은 차다.

| 大寒 | **寒** | 微寒 | 凉 | 平 | 微溫 | 溫 | 熱 | 大熱 |

Ruprecht 또는 황피수(黃皮樹) *Phellodendron chinense* Schneider(운향과 Rutaceae)의 줄기껍질로서 주피를 제거한 것이다.

- **약재 저장법**: 밀폐용기(고형의 이물이 들어가는 것을 방지하고 내용의 약품이 손실되지 않도록 보호할 수 있는 용기)

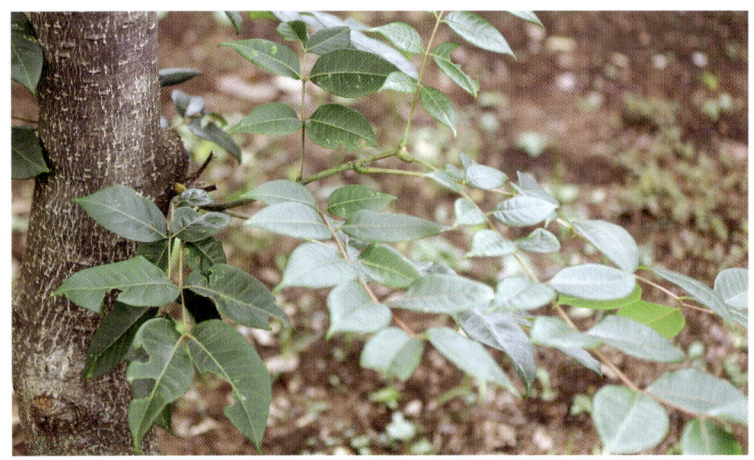

▲ 황벽나무 잎

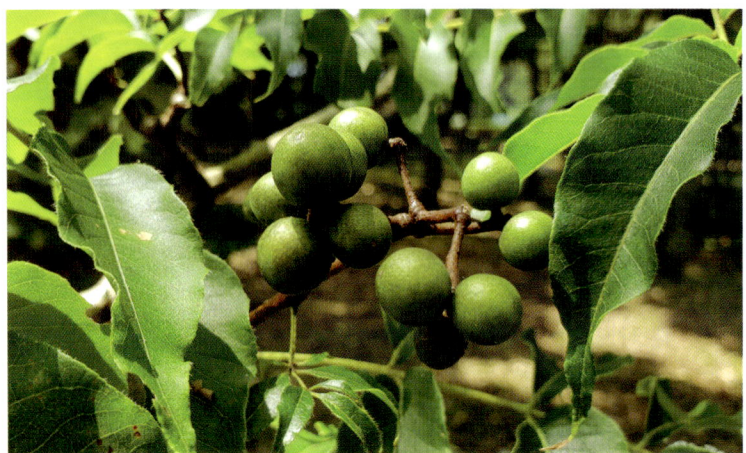

▲ 황벽나무 열매

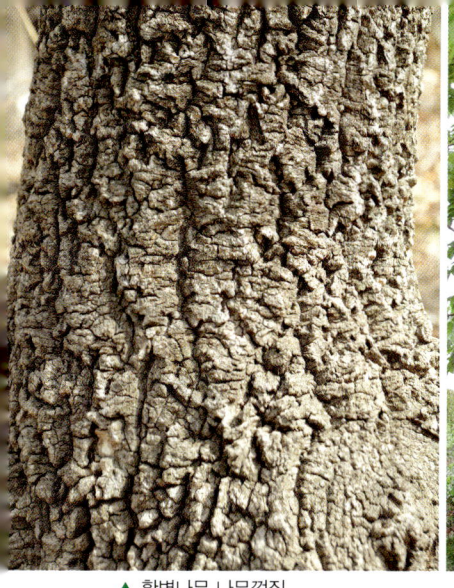
▲ 황벽나무 나무껍질

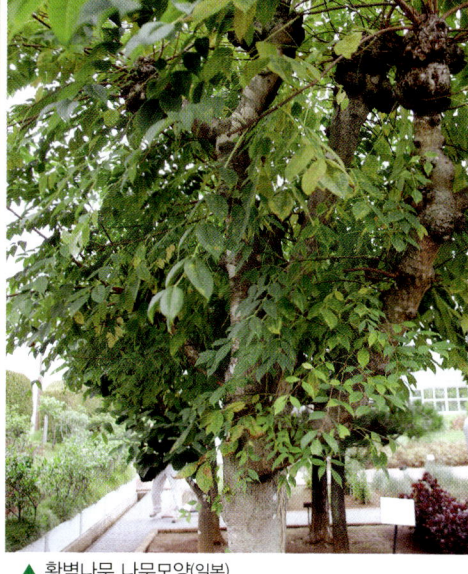
▲ 황벽나무 나무모양(일본)

| 약재의 효능 |

- **한방 효능군 분류** : 청열약(淸熱藥)-청열조습(淸熱燥濕)
- **한방 작용부위(귀경, 歸經)** : 황백은 주로 신장, 방광 질환에 영향을 미친다.
- **한방 효능**
  - 청열조습(淸熱燥濕) : 열기를 식히고 습기를 말린다.
  - 사화제증(瀉火除蒸) : 뼛속이 후끈 달아오르는 골증열(骨蒸熱)을 해소한다.
  - 해독요창(解毒療瘡) : 해독하고 상처를 낫게 한다.
- **약효 해설**
  - 심신이 허약하여 잠자는 사이에 식은땀이 저절로 나는 증상을 치료한다.
  - 몸이 허약하여 기침과 미열이 나고 뼛속이 달아오르는 증상에 쓰인다.

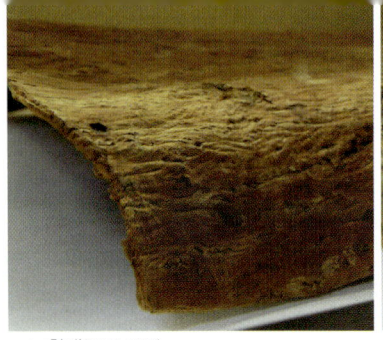

▲ 황백(약재, 전형)

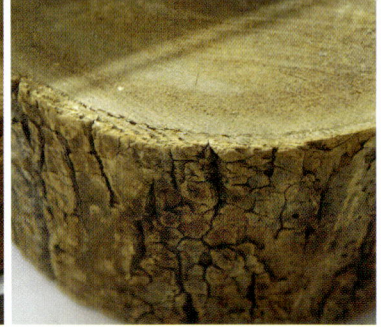

▲ 황벽나무 나무줄기 횡단면

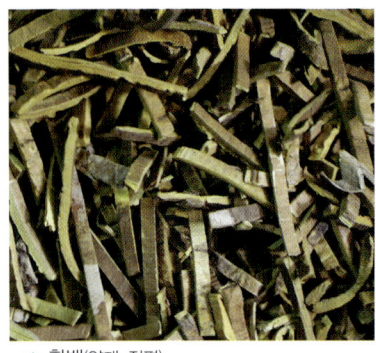

▲ 황백(약재, 절편)

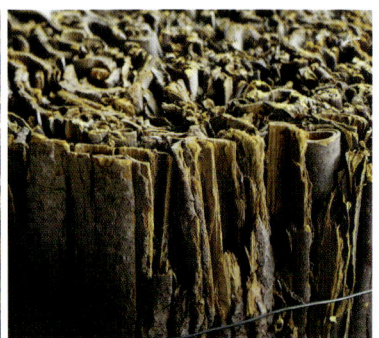

▲ 황백(약재, 시장 판매품)

- 무의식중에 정액이 몸 밖으로 나오는 증상에 효과가 있다.
- 눈이 충혈되면서 붓고 아픈 증상을 낫게 한다.
- 자궁에서 분비물이 나오는 증상에 사용한다.
- 입안이 허는 증상에 활용한다.
- 황달, 혈변(血便), 이질에 유효하다.
- 고미건위, 정장, 수렴 작용이 있다.

| **북한의 효능** | 청열조습약으로서 열을 내리우고 습을 없애며 독을 푼다.

| **약용법** | 줄기껍질 3~12g을 물 800mL에 넣고 달여서 반으로 나누어 아침저녁으로 마시거나 외용으로 적당량 사용한다.

회화나무

괴각 槐角

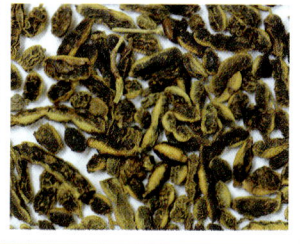

《동의보감》 탕액편에 기재된 조선시대의 한글 약초명

회화나모여름

약초명 및 학명
회화나무, *Sophora japonica* Linné

과명
콩과

약용부위
잘 익은 열매

| 약재의 조선시대 의서(醫書) 수재 |

괴각은 《동의보감》 탕액편(湯液篇)의 나무부(部)에 수재되어 있다.

| 《동의보감》 탕액편의 효능 |

괴실(槐實, 회화나무 열매)의 성질은 차며[寒] 맛은 쓰고[苦] 시며[酸] 짜고[鹹] 독이 없다. 다섯 가지 치질[五痔], 불에 덴 데 주로 쓴다. 심한 열을 내리고 태아를 유산시키는 데에도 쓴다. 벌레를 죽이며 풍사를 없앤다. 남녀의 음부가 헐거나 축축하면서 가려운 것, 치질[腸風, 장풍]을 낫게 하고 분만을 촉진시킨다.

| 《동의보감》 탕액편의 원문 |

괴실(槐實) 회화나모여름 : 性寒 味苦酸鹹 無毒. 主五痔火瘡. 除大熱 療難産墮胎 殺蟲去風. 治男女陰瘡濕痒 及腸風 能催生. ○ 十月上巳日採實和莢 新盆盛 以牛膽汁拌濕 封口塗泥 經百日取出 皮爛爲水 子如大豆紫黑色. 能疏導風熱. 入藥微炒. 有服法 久服則令腦滿 髮不白而長

生. 一名槐角 卽莢也.[本草] ○ 槐者 虛星 之精 葉晝合夜開 故一名守宮.[入門]

| 식약처 공정서의 약초와 약재 |

- **약초·약재의 식약처 공정서 수재** : 괴각은 우리나라 식품의약품안전처의 의약품 공정서인 《대한민국약전외한약(생약)규격집(KHP)》에 수재되어 있다.
- **약재의 분류** : 식물성 약재
- **약재의 라틴어 생약명** : Sophorae Fructus
- **약재의 이명 또는 영명** : 괴실(槐實)
- **약재의 기원** : 약재 괴각은 회화나무 *Sophora japonica* Linné(콩과 Leguminosae)의 잘 익은 열매이다.
- **약재 저장법** : 밀폐용기(고형의 이물이 들어가는 것을 방지하고 내용의약품이 손실되지 않도록 보호할 수 있는 용기)

허준, 《원본 동의보감》, 738쪽, 남산당(2014)

| 약재의 효능 |

- **한방 작용부위(귀경, 歸經)** : 괴각은 주로 간장, 대장 질환에 영향을 미친다.

한방 약미(藥味)와 약성(藥性)

- **한방 약미(藥味)** : 맛은 쓰다.

| 酸 | **苦** | 甘 | 辛 | 鹹 | | 澁 | 淡 |

- **한방 약성(藥性)** : 성질은 차다.

| 大寒 | **寒** | 微寒 | 凉 | 平 | 微溫 | 溫 | 熱 | 大熱 |

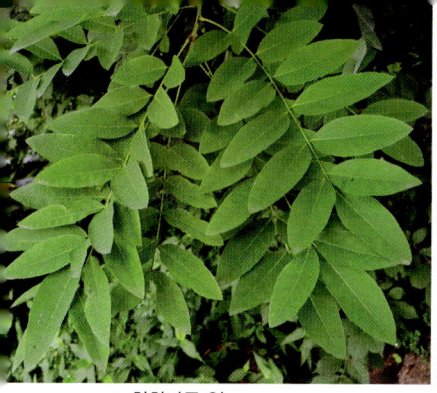
▲ 회화나무 잎

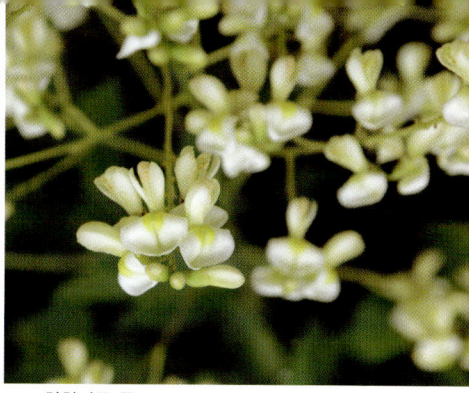
▲ 회화나무 꽃

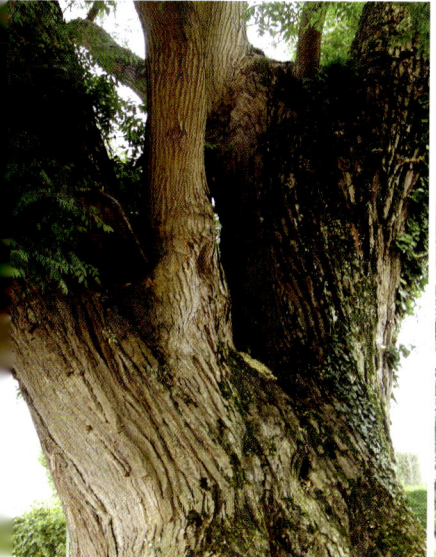
▲ 회화나무 나무껍질(프랑스)

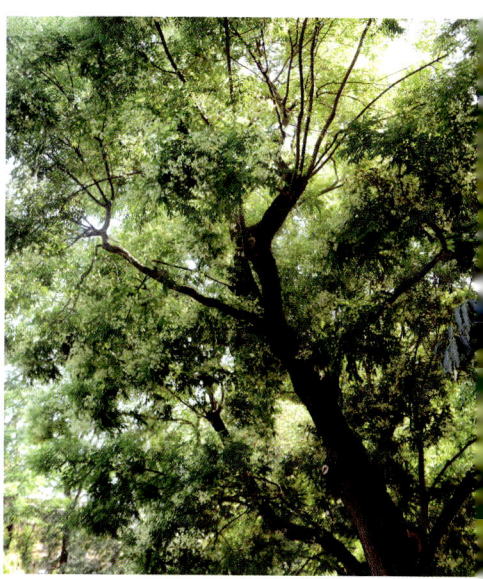
▲ 회화나무 나무모양

- **한방 효능**
  - 청열사화(淸熱瀉火) : 열기를 식히고 화기(火氣)를 배출시킨다.
  - 양혈지혈(涼血止血) : 혈열(血熱)을 식히고 지혈한다.
- **약효 해설**
  - 머리가 어지럽고 눈앞이 아찔한 증상을 낫게 한다.

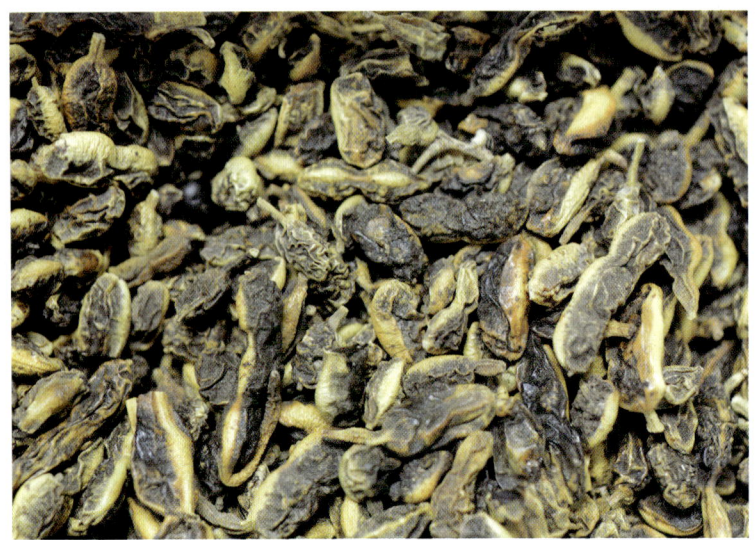

▲ 괴각(약재, 전형)

- 마음이 번거롭고 답답하여 괴로운 증상을 치료한다.
- 눈 충혈에 활용한다.
- 치질에 의한 출혈과 자궁출혈에 사용한다.

| **북한의 효능** | 피멎이약으로서 열을 내리우고 혈열을 없애며 출혈을 멈춘다.

| **약용법** | 열매 6~9g을 물 800mL에 넣고 달여서 반으로 나누어 아침저녁으로 마신다.

약초명: 흑삼릉

약재명
삼릉 三稜

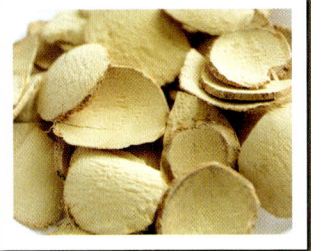

《동의보감》 탕액편에 기재된 조선시대의 한글 약초명

미자깃불휘

약초명 및 학명

흑삼릉, *Sparganium stoloniferum* Buchanan-Hamilton

과명

흑삼릉과

약용부위

덩이줄기

약재의 조선시대 의서(醫書) 수재

삼릉은 《동의보감》 탕액편(湯液篇)의 풀부(部)와 《방약합편》의 방초(芳草, 향기가 좋은 풀)편에 수재되어 있다.

《동의보감》 탕액편의 효능

삼릉(三稜)은 배 속에 생긴 덩어리와 뭉친 것에 주로 쓴다. 부인의 혈적(血積)을 낫게 하고 유산시킨다. 월경을 통하게 하며 어혈을 없앤다. 산후에 출혈이 심하여 정신이 흐리고 혼미하여지는 증상, 복통, 어혈이 내려가지 않는 것, 넘어지거나 맞아서 멍든 것을 풀어준다.

《동의보감》 탕액편의 원문

삼릉(三稜) 미자깃불휘 : 主癥瘕結塊. 治婦人血積 落胎 通月經 消惡血 産後血暈腹痛 宿血不下 消撲損瘀血. ○ 處處有之 多生淺水中. 葉皆三稜 霜降後採根 削去皮鬚. 黃色體重 狀若鯽魚而小 以體重者爲佳. ○ 不出苗 卽生細根 屈如爪者 謂之雞爪三稜 不生細根 形如烏梅者 謂之

黑三稜 同一物也.[本草] ○ 醋煮熟 剉 焙乾
用 或火炮用.[入門]

| 식약처 공정서의 약초와 약재 |

- 약초·약재의 식약처 공정서 수재 : 삼릉은 우리나라 식품의약품안전처의 의약품 공정서인 《대한민국약전(KP)》에 수재되어 있다.
- 약재의 분류 : 식물성 약재
- 약재의 라틴어 생약명 : Sparganii Rhizoma
- 약재의 이명 또는 영명 : Sparganium Rhizome
- 약재의 기원 : 약재 삼릉은 흑삼릉 *Sparganium stoloniferum* Buchanan-Hamilton(흑삼릉과 Sparganiaceae)의 덩이줄기이다.
- 약재 저장법 : 밀폐용기(고형의 이물이 들어가는 것을 방지하고 내용의약품이 손실되지 않도록 보호할 수 있는 용기)

허준, 《원본 동의보감》, 731쪽, 남산당(2014)

| 약재의 효능 |

- 한방 효능군 분류 : 활혈거어약(活血祛瘀藥)
- 한방 작용부위(귀경, 歸經) : 삼릉은 주로 간장, 비장 질환에 영향을 미친다.

한방 약미(藥味)와 약성(藥性)

- **한방 약미(藥味)** : 맛은 쓰고 맵다.

| 酸 | 苦 | 甘 | 辛 | 鹹 | | 澁 | 淡 |

- **한방 약성(藥性)** : 성질은 보통이다.

| 大寒 | 寒 | 微寒 | 凉 | 平 | 微溫 | 溫 | 熱 | 大熱 |

- ● 한방 효능
  - 파혈행기(破血行氣) : 어혈을 깨뜨려 기운이 잘 통하게 한다.
  - 소적지통(消積止痛) : 배 속에 덩어리가 생겨 아픈 증상을 가라앉히고 통증을 멎게 한다.
- ● 약효 해설
  - 어혈을 없애고 기의 순환을 촉진한다.
  - 음식물이 소화되지 못하고 체한 증상에 유효하다.
  - 가슴이 막히는 듯하면서 아픈 증상에 쓰인다.
  - 산후 어혈로 인한 복통, 타박상을 치료한다.

| 북한의 효능 | 행혈약으로서 기혈을 잘 돌게 하고 어혈과 적을 없애며 아픔을 멈추고 월경을 통하게 한다.

| 약용법 | 덩이줄기 5~10g을 물 800mL에 넣고 달여서 반으로 나누어 아침저녁으로 마신다.

| 주의사항 | 임신부에게는 쓰지 않는다.

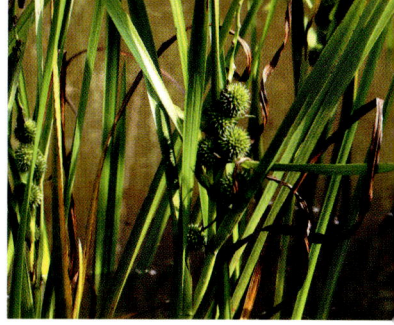

▲ 흑삼릉 잎과 열매

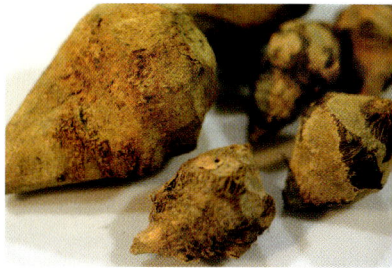

▲ 삼릉(약재, 전형)

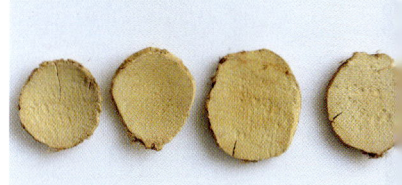

▲ 삼릉(약재, 절편)

비교 약초

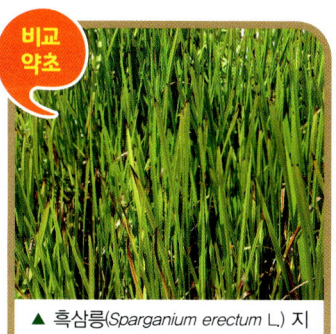

▲ 흑삼릉(Sparganium erectum L.) 지상부(오스트리아)

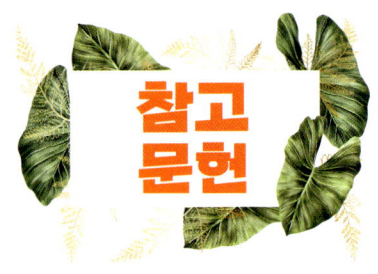

참고문헌

[한국]

- 김창민, 한약재감별도감, 아카데미서적(2014)
- 박종철, 생약 한약 기능식품 통섭사전, 푸른행복(2011)
- 박종철, 일본 약용식물 한방약 도감, 푸른행복(2011)
- 박종철, 약이 되는 열대과일, 푸른행복(2013)
- 박종철, 중국 약용식물과 한약, 푸른행복(2014)
- 박종철, 향신료 백과, 푸른행복(2014)
- 박종철, 약초 한약 대백과, 푸른행복(2015)
- 박종철, 한국의 약초, 푸른행복(2018)
- 박종철, 세계의 약초 어디에 있는가, 신일서적(2019)
- 박종철, 세계의 약초와 향신료, 푸른행복(2020)
- 박종철, 유럽의 약초와 식물원, 푸른행복(2020)
- 배기환, 천연약물도감, 교학사(2019)
- 생약학교재편찬위원회, 생약학, 동명사(2010)
- 안덕균, 한국본초도감, 교학사(2008)
- 이영종, 한약재관능검사해설서, 식품의약품안전평가원(2012)
- 주영승, 운곡본초도감, 도서출판 우석(2018)
- 주영승·서영배·추병길, 본초감별도감, 한국한의학연구원(2014)
- 최고야, 한약학명목록(관속식물편), 도서출판 우석(2013)

- 최고야·주영승, 본초감별검색집, 도서출판 우석(2020)
- 허준, 원본 동의보감, 남산당(2014)
- 허준박물관, 세계의 약초 특별전(박종철 개인전) 도록, 허준박물관(2019)

[중국]
- 國家藥典委員會, 中華人民共和國藥典, 中國醫藥科技出版社(2010)
- 中華本草編委會, 中華本草, 上海科學技術出版社(1999)

[그 밖의 자료]
- 산림청 국가생물종지식정보시스템 홈페이지(www.nature.go.kr)
- 식품의약품안전처 홈페이지(www.mfds.go.kr)
- 위키피디아 홈페이지(www.wikipedia.org)
- Korea Institute of Oriental Medicine. Defining Dictionary for Medicinal Herbs[Korean, 'Hanyak Giwon Sajeon'](2019). Published on the Internet; http://boncho.kiom.re.kr/codex/ (accessed 2020-12-05)

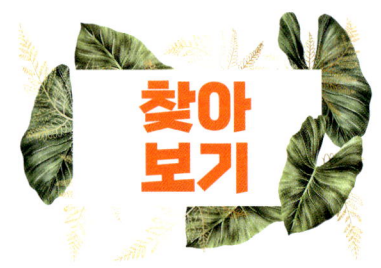

찾아보기

ㄱ

가는잎사위질빵 • 496
가는잎할미꽃 • 713
가둑나모불휫겁질 • 22
가래나무과 • 726
가마종이 • 104
가시연꽃 • 18
가죽나무 • 22
가지과 • 82, 104
가칫무릇 • 430
가회톱 • 26
가희톱 • 26
각시원추리 • 485
갈근 • 656
갈대 • 30
갈매나무과 • 150, 340
갈퀴꼭두서니 • 110
감국 • 34
감뎃불휘 • 730
강성황 • 34
강호리 • 38
강활 • 38
강황 • 42
개구리밥 • 46

개구리밥과 • 46
개나리불휘 • 612
개똥쑥 • 49
개맨드라미 • 52
개미취 • 56
개부처손 • 315
개비자나무 • 323
개사철쑥 • 50
개살구나무 • 349
갯실새삼 • 60
갱미 • 290
거믄엿 • 293
거믄춤빼 • 608
거식년밤 • 18
건율 • 263
건칠 • 463
검인 • 18
검홧불휘 • 278
겨으사리불휘 • 200
겨ᅀᆞ사리너출 • 516
결명(자) • 64
결명차 • 64
경대극 • 147
경미 • 291

758

경천 · 118
계관화 · 204
계로기 · 212
계화 · 119
고삼 · 68
고윗가름 · 72
고장 · 731
곡도송 · 107
곡맥 · 297
곡삼 · 522
곡정초 · 72
곡정초과 · 72
골속 · 75
골풀 · 75
골풀과 · 75
과남풀 · 471
과남플 · 470
과체 · 624, 625
관백부 · 275
관엽강활 · 38
관중 · 78
괄루근 · 700
광서아출 · 43
광엽정공등 · 559
괴각 · 749
괴실 · 750
괴좃나모여름 · 82
교이 · 293
구기자(나무) · 82
구리댓불휘 · 86
구릿대 · 86
구맥 · 410
구아선복화 · 101

국화 · 90
국화과 · 34, 49, 56, 90, 100, 143, 235, 324, 332, 360, 442, 474, 525, 570, 578, 704
궁궁이 · 628
권백 · 312
귀전우 · 734
귤나무 · 93, 97
금등화 · 133
금불초 · 100, 101
금사초 · 61
금채석곡 · 644
기원식물 해설 · 168, 243, 371, 396, 403, 456, 559, 668
긴오이풀 · 462
길경(근) · 158, 159
길경이삐 · 588
길불휘 · 30
까마중 · 104
꼭두서니 · 107
꼭두서니과 · 107, 652
꾸지나무 · 111
꿀풀 · 114
꿀풀과 · 114, 170, 254, 390, 512, 604, 718, 722
꿩의비름 · 118

ㄴ

나모딸기 · 300
낙석등 · 192
난초과 · 430, 532, 636, 639, 643
남가새 · 122
남가새과 · 122

남오미자 • 456, 458
납가시 • 122
낭독(대극) • 692, 693
낭아초 • 596
내몽자초 • 575
넙ㄴ물 • 482
년밤 • 446
노고초 • 711
노근 • 30
노모근 • 31
노박덩굴과 • 734
노야기 • 718
녹두 • 126
놋젓가락나물 • 129
누로 • 324
눈빛승마 • 415
느릅나모겁질 • 466
느릅나무과 • 466
능소화 • 133
능소화과 • 133
닛 • 525

ㄷ

다닥냉이 • 136
다목 • 378
다화황정 • 583
닥나모여름 • 111
닥나무 • 111
닥풀 • 140
담배풀 • 143
담쟝이 • 192
담죽엽 • 566
당귀 • 616
당츄즈 • 726
대계 • 442
대극 • 146
대극과 • 146, 692, 696
대두황권 • 660
대뿌리여름 • 154
대산 • 184
대왐플 • 532
대추(나무) • 150
대츄 • 150
대황 • 436
댑싸리 • 154
댱고재 • 554
더덕 • 546
더위자기 • 332
더위지기 • 335
덩굴팥 • 685
명가 • 722
도라지 • 158
도랏 • 158
도인 • 304
도코로마 • 162
독산란 • 431
독활 • 166
돌나물과 • 118, 246
돌아옥삐 • 422
동규자 • 422
동녕귤 • 93
됴흔니쑬 • 290
두란 • 644
두루믜나이삐 • 136
두루미천남성 • 633
두릅나무과 • 166, 450, 520, 676

두여머조자기 · 632
둥근잎천남성 · 632
듁댓불휘 · 582
들깨 · 170
들빼 · 170
등심초 · 75
딜위여룸 · 600
돈너삼불휘 · 738
딱총나무 · 173
때죽나무과 · 426
띠 · 176

ㅁ

마 · 180
마가목 · 558
마과 · 162, 180
마늘 · 184
마놀 · 184
마디풀 · 188
마디풀과 · 188, 436, 620, 730
마삭줄 · 192
마인 · 352
마치현 · 399
마편석곡 · 644
마편초과 · 406
마화진교 · 382
만드라미곳 · 204
만드라미삐 · 52
만생백미 · 271
만주자작나무 · 196
만형(자) · 406, 407
망초불휘 · 382
망춘화 · 225

매자나무과 · 356
맥문동 · 200
맥아 · 296
맨드라미 · 204
머구리밥 · 46
메꽃과 · 60, 558
면마 · 79
면마과 · 78
면충과 · 316
멸 · 433
멸앳불휘 · 162
명아주과 · 154
명자나무 · 207
모과(나무) · 207
모근 · 176
모란꼿불휘겁질 · 220
모시대 · 212
모시풀 · 216
모싯불휘 · 216
모자고 · 431
모향부 · 717
목과(실) · 208
목근피 · 228
목단(피) · 220
목련 · 224
목련과 · 224
목적 · 386
목통 · 490
목필화 · 225
몽골황기 · 739
묃미나리 · 418
묏대쵸삐 · 340
묏이스랏삐 · 508

무궁화(나무) • 228
무당목련 • 224
무산음양곽 • 358
무프렛겁질 • 231
묵한련 • 705
물푸레나무 • 231
물푸레나무과 • 231, 504
므음드레 • 235
미국능소화 • 133
미국자리공 • 536
미나리아재비과 • 129, 274, 414, 495, 710
민들레 • 235
밀 • 239
ᄆᆞ른옷 • 463
ᄆᆞᆯ오좀나무 • 173
미자깃불휘 • 753

ㅂ

바곳 • 129
바디나물 • 242
바위솔 • 246
박과 • 402, 624, 700
박새 • 250
박주가리과 • 270, 666
박하 • 254
반하 • 258
밤(나무) • 263
방풍 • 266
백과 • 500
백급 • 532
백두옹 • 710, 711
백렴 • 26

백모근 • 177
백목련 • 224
백미(꽃) • 270
백부자 • 274
백선(피) • 278
백수오 • 666
백자인 • 648
백지 • 86, 163
백출 • 360, 361
백편두 • 688
백합 • 612, 613
백합과 • 184, 200, 250, 482, 582, 612, 680
백화수 • 427
백화전호 • 243
버들옷 • 146
벌사상자 • 282
범부채 • 286
범부체 • 286
범의귀과 • 364
벼 • 290, 293
벼과 • 30, 176, 239, 290, 293, 296, 486, 566
변두콩 • 688
병풍ᄂᆞᄆᆞᆯ불휘 • 266
보리 • 296
보리뿔 • 296
보은대추나무 • 151
복분자(딸기) • 300
복숑화삐 • 304
복숭아나무 • 304
봇 • 196
봉아출 • 43

762

뵈빵이삐 • 588
부들 • 308
부들과 • 308
부들꽃ᄀᆞ르 • 308
부소맥 • 239
부처손 • 312
부처손과 • 312
부텨손 • 312
부평 • 46
북시호 • 421
북오미자 • 456, 458
붇곳 • 224
불류행 • 555
붉나무 • 316
붓꽃과 • 286
블근픗 • 684
붉나모여름 • 316
붉나모진 • 426
비 • 321
비교약재 • 74, 619
비교약초 • 85, 103, 110, 139, 169, 245, 262, 315, 323, 335, 421, 429, 458, 462, 485, 499, 561, 577, 587, 623, 651, 713, 755
비름과 • 52, 204, 394
비마자 • 697
비자(나무) • 320
비ᄌᆞ • 320
비해 • 162
ᄇᆞ디회 • 734
ᄇᆡ얌도랏삐 • 282
뻐꾹채 • 324
뽕나무 • 328

뽕나무과 • 111, 328, 352, 707
뾧불휘 • 176
쁜녀삼불휘 • 68

ㅅ

사간 • 286
사과 • 403
사과락 • 402
사미 • 283
사삼 • 546
사상자 • 282
사철쑥 • 332
사초과 • 714
산미ᄌᆞ • 508
산복사 • 305
산비해 • 163
산사(나무) • 336
산약 • 180
산자고 • 430
산조(인) • 340
산초(나무) • 344
산형과 • 38, 86, 242, 266, 282, 418, 616, 628
살구나무 • 348
삼 • 352
삼도시호 • 421
삼릉 • 753
삼백초과 • 433
삼잎만형자 • 408
삼지구엽초 • 356
삼지구엽플 • 356
삼삐 • 352
삽듓불휘 • 360

삽주 · 360
상륙 · 536
상륙과 · 536
상백피 · 328
상산 · 364
새박불휘 · 666
새삼삐 · 60
생강 · 367
생강과 · 42, 367
샤양칫불휘 · 242
서양민들레 · 235
서양측백나무 · 651
석곡 · 643
석류(나무) · 370
석류나무과 · 370
석죽과 · 410, 554
석창포 · 374
선복화 · 100
선학초 · 597
세잎돌쩌귀 · 129
셕곡플 · 643
셕뉴 · 370
셕듁화 · 410
셕챵포 · 374
소계 · 570
소나무과 · 550
소목 · 378
소엽맥문동 · 201
소옴댓닙 · 566
소진교 · 382
소태나무과 · 22
소화자초 · 577
속새 · 386

속새과 · 386
속서근플 · 390
속썩은풀 · 390
솔옷불휘 · 620
송자인 · 551
쇠무릎 · 394
쇠비름 · 399
쇠비름과 · 399
쇠귀ᄂᆞ물불휘 · 592
쇠무룹디기 · 394
수련과 · 18, 446
수세미오이 · 402
수세외 · 402
순비기나무 · 406
술위ᄂᆞ믈불휘 · 495
술패랭이꽃 · 410
슝엄초불휘 · 616
슈자히좃 · 639
승마 · 414
승법실 · 406
시베리아살구 · 349
시호 · 418
신강자초 · 574
신이 · 224
심 · 520
심황 · 42
십약 · 434
십자화과 · 136
ᄉᆞ고삐 · 348
ᄉᆡᆼ강 · 367
쌍변괄루 · 701
쐐기풀과 · 216
씌멸가릿불휘 · 414

씩물옷 · 258
싻둘흡 · 450
싻둘흡 · 166
쏭나모불휘겁질 · 328

ㅇ

아가외 · 336
아기플불휘 · 478
아르메니아살구 · 349
아마존 · 270
아욱 · 422
아욱과 · 140, 228, 422
아좃가리 · 696
안식향(나무) · 426
안즌방이 · 235
암눈비얏뻐 · 512
애기부들 · 310
야국 · 35
야대황 · 621
야합피 · 530
약난초 · 430
약모밀 · 433
약용대황 · 436
양이스라지나무 · 509
양제근 · 620
양제대황 · 621
어성초 · 433
어어리나모여름 · 504
엉경퀴 · 442
여로 · 250
여로두 · 251
여의오좀 · 143
연교 · 504, 505

연꽃 · 446
연육 · 447
연자육 · 446
열뻐 · 352
영실(자) · 600, 601
영싱이 · 254
영하구기 · 82
오가피 · 450
오갈피나무 · 450
오독또기 · 692
오두 · 664
오미자 · 454
오미자과 · 454
오미주 · 454
오배자 · 316
오배자면충 · 316
오이풀 · 459
옥비 · 321
옥시 · 460
온모둡 · 188
온울금 · 43
온죠롱 · 666
옻나무 · 463
옻나무과 · 316, 463
와송 · 246
왕느릅나무 · 466
왕불류(행) · 554, 555
외ᄂ물불휘 · 459
용규 · 104
용담 · 470
용담과 · 382, 470
용아초 · 596
우방자 · 474

우슬 · 394, 395
우엉 · 474
우웡뼈 · 474
욱리인 · 508
운남독산란 · 431
운향과 · 93, 97, 278, 344, 671, 744
울금 · 42
원지 · 478
원지과 · 478
원추리 · 482
위령선 · 495, 496
유럽꼭두서니 · 110
유모음양곽 · 358
유백피 · 466
율무 · 486
율믜뿔 · 486
율자 · 264
율초 · 707
으름덩굴 · 490
으름덩굴과 · 490
으아리 · 495
으흐름너출 · 490, 676
은조롱 · 666
은행(나무) · 500, 501
은행나무과 · 500
은힝 · 500
음양곽 · 356, 358
의성개나리 · 504
의이인 · 486
이당 · 293, 294
이삭바꽃 · 130
이스라지 · 508
이환석곡 · 647

익모초(자) · 512, 513
인동(덩굴) · 516
인동과 · 173, 516
인삼 · 520
인진(호) · 332, 333
일일화 · 140
임자 · 170
잇꽃 · 525

ㅈ

자괴나모겁질 · 529
자귀나무 · 529
자근 · 574
자란 · 532
자리공 · 536
자리공과 · 536
자소엽 · 604
자완 · 56
자작나무과 · 196
자호접 · 287
작약 · 540
작약과 · 220, 540
잔대 · 546
잣(나무) · 550
장구채 · 554
장미과 · 207, 300, 304, 336, 348, 459, 508, 596, 600
장불로 · 537
장엽대황 · 436
장엽반하 · 262
장엽지유 · 459
재쑥 · 137
쟈리공불휘 · 536

쟝군플 • 436
저근 • 217
저근백피 • 23
저마(근) • 216, 217
저백피 • 22
저실자 • 111
저아조 • 564
적두 • 685
적소두 • 684
적전 • 636
전엽음양곽 • 358
전호 • 242, 243
전황정 • 583
절굿대 • 324
점상권백 • 313
접골목 • 173
정공등 • 558
정력(자) • 136, 137
제니 • 212
져븨쏙 • 49
져븨쭐 • 114
졀국대 • 324
조각자나무 • 562
조경진교 • 382, 383
조릿대풀 • 566
조방가시 • 570
조뱅이 • 570
조엽용담 • 471
조팝나못불휘 • 364
조협 • 562
주ㄱ꼿 • 710
주근밀 • 239
주름소엽 • 605

주목과 • 320
주엽나모여름 • 562
주엽나무 • 562
중국강활 • 39
중국곡정초 • 73
중국당귀 • 619
중국천궁 • 628
중약 • 434
중치모당귀 • 169
중화안식향 • 429
즙채 • 433
지부자 • 154
지실 • 671
지유 • 459
지지 • 652
지최 • 574
지치 • 574
지치과 • 574
진교 • 382
진득찰 • 578
진득출 • 578
진피 • 93, 231
진황정 • 582
질경이 • 588
질경이과 • 588
질경이택사 • 592
질려자 • 122
집우디기 • 118, 246
짚신나물 • 596
찔레꽃 • 600

ㅊ

차전자 • 588

차즈기 • 604
찰벼 • 294
참깨 • 608
참깨과 • 608
참나리 • 612
참나무과 • 263
참당귀 • 616
참마 • 180
참소리쟁이 • 620
참여로 • 250
참외 • 624
천궁 • 628
천근피 • 228
천남성 • 632
천남성과 • 258, 374, 632
천마 • 636, 639
천초(근) • 107, 108
천화분 • 701
철선련 • 496
철피석곡 • 643
청부양 • 317
청상자 • 52
청소두 • 127
청피 • 97
청호 • 49
초결명 • 64
초롱꽃과 • 158, 212, 546
초오 • 129
초용담 • 471
초피나무 • 344
촉규근 • 141
촉칠 • 365
촛대승마 • 414

총백 • 680
쵸피나모여름 • 344
충위자 • 512
측백나무 • 648
측백나무과 • 648
측빅나모여름 • 648
츩불휘 • 656
층층갈고리둥굴레 • 582
층층둥굴레 • 587
치자(나무) • 652
칠 • 464
칡 • 656
츠조기 • 604
춤외고고리 • 624

ㅋ

콩 • 660, 663
콩과 • 64, 68, 126, 378, 529, 562, 656, 660, 663, 684, 688, 738, 749
콩기름 • 660
큰다닥냉이 • 139
큰솔나리 • 612
큰잎용담 • 383
큰절굿대 • 325
큰조롱 • 666
큰조뱅이 • 571

ㅌ

타태화 • 134
탕구트대황 • 436
택사 • 592
택사과 • 592

탱자나무 • 671
털마삭줄 • 192
털민들레 • 236
털진득찰 • 578
털질경이 • 588
텬맛삭 • 636
토대황 • 620
토부자 • 130
토사자 • 60
통초 • 676
통탈목 • 676
팅알 • 56
팅즈여름 • 671

ㅍ

파 • 680
파뿌리 • 681
파흰믿 • 680
팥 • 684
패랭이꽃 • 410
편두 • 688
편죽 • 189
편축 • 188
포공영 • 235
포도과 • 26
포황 • 308
풍도대극 • 692
프른귤 • 97
피마자 • 696

ㅎ

하고초 • 114, 115
하국 • 100

하늘타리 • 700
하눌타리불휘 • 700
학슬 • 143
한년초 • 704
한련초 • 704
한삼(덩굴) • 707
할미꽃 • 710
할미십가빗불휘 • 710
함박곳불휘 • 540
합환피 • 529
항가시 • 442
항백지 • 87
해송자 • 550
핵도 • 727
행인 • 348
향부미 • 717
향부자 • 714
향부즈 • 714
향유 • 718
향포 • 309
협죽도과 • 192
형개 • 722
호도(나무0 • 726
호산 • 185
호장근 • 730
홍부양 • 317
홍삼 • 522
홍천근 • 108
홍화 • 525
화남곡정초 • 74
화마인 • 353
화살나무 • 734
화중오미자 • 456, 458

화초 • 344
화피 • 196
환초석곡 • 644
활규자 • 423
황금 • 390
황기 • 738
황백 • 744
황벽나모겁질 • 744
황벽나무 • 744
황상산 • 365
황새승마 • 415
황정 • 582
황초석곡 • 644
황촉규 • 140
황피수 • 746
황화지정 • 236
황화채근 • 483
회국화 • 396
회산약 • 396
회약 • 92, 182, 396
회엽안식향 • 429
회우슬 • 396

회지황 • 396
회초밋불휘 • 78
회화나모여름 • 749
회화나무 • 749
흰초근 • 482
흑과구기 • 85
흑대두 • 664
흑두 • 663
흑삼릉 • 753
흑삼릉과 • 753
흑지마 • 608
흑팅 • 293
흑호마 • 610
홍산오미자 • 458
희렴 • 578
희첨 • 579
흰국화 • 90
흰민들레 • 236
흰바곳 • 274
흰콩 • 663

A

Acanthopanacis Cortex • 451
Acanthopanax Root Bark • 451
Acanthopanax sessiliflorum • 450
Achyranthes bidentata • 395
Achyranthes japonica • 394
Achyranthes Root • 395
Achyranthis Radix • 395
Aconiti Koreani Tuber • 275
Aconiti Kusnezoffii Tuber • 130
Aconitum ciliare • 129
Aconitum koreanum • 274
Aconitum kusnezoffii • 130
Aconitum triphyllum • 129
Acori Graminei Rhizoma • 375
Acorus gramineus • 374
Adenophora remotiflorus • 212
Adenophora stricta • 546
Adenophora triphylla var. japonica • 546
Adenophorae Radix • 547
Adenophorae Remotiflori Radix • 213
Agrimonia pilosa • 596
Agrimoniae Herba • 597
Ailanthi Radicis Cortex • 23
Ailanthus altissima • 22
Akebia quinata • 490
Akebia Stem • 492
Akebiae Caulis • 492
Albizzia julibrissin • 529
Albizziae Cortex • 530
Alisma orientale • 592
Alisma Rhizome • 593
Alismatis Rhizoma • 593
Allii Bulbus • 185
Allii Fistulosi Bulbus • 681
Allium fistulosum • 680
Allium sativum • 184
Ampelopsis japonica • 26
Ampelopsis Radix • 27
amygdalin • 351
Angelica biserrata • 169
Angelica dahurica • 86
Angelica Dahurica Root • 87
Angelica dahurica var. formosana • 87
Angelica decursiva • 242
Angelica gigas • 616
Angelica Gigas Root • 618
Angelicae Dahuricae Radix • 87
Angelicae Gigantis Radix • 618
Anthriscus sylvestris • 245
Apricot Kernel • 349
Aralia continentalis • 166
Aralia Continentalis Root • 167
Aralia cordata var. continentalis • 168
Araliae Continentalis Radix • 167
Arctii Fructus • 475
Arctium Fruit • 475
Arctium lappa • 474
Arisaema amurense • 632
Arisaema erubescens • 632
Arisaema heterophyllum • 633
Arisaema Rhizome • 633

Arisaematis Rhizoma • 633
Armeniacae Semen • 349
Arnebia euchroma • 574
Arnebia guttata • 575
Artemisia annua • 49
Artemisia apiacea • 50
Artemisia capillaris • 332
Artemisia iwayomogi • 335
Artemisiae Annuae Herba • 50
Artemisiae Capillaris Herba • 333
Asteris Radix et Rhizoma • 57
Aster Root and Rhizome • 57
Aster tataricus • 56
Astragali Radix • 739
Astragalus membranaceus • 738
Astragalus membranaceus var. mongholicus • 739
Astragalus Root • 739
Atractylodes japonica • 360
Atractylodes macrocephala • 361
Atractylodes Rhizome White • 361
Atractylodis Rhizoma Alba • 361

Ⓑ

Belamcanda chinensis • 286
Belamcandae Rhizoma • 287
Benzoin • 427
Benzoinum • 427
Betula platyphylla • 196
Betulae Cortex • 197
Bletilla striata • 532
Bletillae Rhizoma • 533
Boehmeria nivea • 216
Boehmeriae Radix • 217
Breea segeta • 570
Breea setosa • 571
Breeae Herba • 571
Broussonetia kazinoki • 111
Broussonetia papyrifera • 111
Broussonetiae Fructus • 112
Bupleuri Radix • 420
Bupleurum chinensis • 421
Bupleurum falcatum • 418
Bupleurum Root • 420
Bupleurum stenophyllum • 421

Ⓒ

Caesalpinia sappan • 378
Campsis grandiflora • 133
Campsis radicans • 133
Campsitis Flos • 134
Cannabis sativa • 352
Cannabis Semen • 353
Carpesii Fructus • 144
Carpesium abrotanoides • 143
Carthami Flos • 526
Carthamus tinctorius • 525
Cassia obtusifolia • 64
Cassia Seed • 65
Cassia tora • 64
Cassiae Semen • 65
Castanea crenata • 263
Castaneae Semen • 264
Celosia argentea • 52
Celosia cristata • 204
Celosiae Cristatae Flos • 204

Celosiae Semen • 53
Cephalotaxus koreana • 323
Chaenomeles sinensis • 207
Chaenomeles speciosa • 207
Chaenomelis Fructus • 208
Chrysanthemi Flos • 91
Chrysanthemi Indici Flos • 35
Chrysanthemum indicum • 34
Chrysanthemum morifolium • 90
Ciboule Root • 681
Cimicifuga dahurica • 415
Cimicifuga foetida • 415
Cimicifuga heracleifolia • 414
Cimicifuga Rhizome • 415
Cimicifuga simplex • 414
Cimicifugae Rhizoma • 415
Cirsii Herba • 443
Cirsium japonicum • 444
Cirsium japonicum var. maackii • 444
Cirsium japonicum var. ussuriense • 442
Citri Unshius Pericarpium • 94
Citri Unshius Pericarpium Immaturus • 98
Citrii Unshiu Immature Peel • 98
Citrus reticulata • 93, 97
Citrus unshiu • 93, 97
Citrus Unshiu Peel • 94
Clematidis Radix • 496
Clematis chinensis • 496
Clematis hexapetala • 496
Clematis mandshurica • 495

Clematis terniflora var. mandshurica • 499
Cnidi Fructus • 283
Cnidii Rhizoma • 629
Cnidium monieri • 282
Cnidium officinale • 628
Cnidium Rhizome • 630
Coicis Semen • 487
Coix lacryma-jobi var. mayuen • 486
Coix Seed • 487
Crataegi Fructus • 337
Crataegus pinnatifida • 336
Cremastra appendiculata • 430
Cremastrae Tuber • 431
Cucumis melo • 624
Curcuma kwangsiensis • 43
Curcuma longa • 42
Curcuma phaeocaulis • 43
Curcuma Root • 43
Curcuma wenyujin • 43
Curcumae Radix • 43
Cuscuta chinensis • 60
Cuscutae Semen • 61
Cynanchi Atrati Radix et Rhizoma • 271
Cynanchi Wilfordii Radix • 668
Cynanchum atratum • 270
Cynanchum versicolor • 271
Cynanchum wilfordii • 666
Cyperi Rhizoma • 715
Cyperus Rhizome • 715
Cyperus rotundus • 714

D

Dandelion • 236
Dendrobii Caulis • 644
Dendrobium candidum • 643
Dendrobium chrysanthum • 644
Dendrobium fimbriatum var.
    oculatum • 644
Dendrobium loddigesii • 644
Dendrobium nobile • 644
Descurainia sophia • 137
Dianthi Herba • 411
Dianthus chinensis • 410
Dianthus superbus var.
    longicalycinus • 410
Dichroa febrifuga • 364
Dichroae Radix • 365
Dictamni Radicis Cortex • 279
Dictamnus dasycarpus • 278
Dictamnus Root Bark • 279
Dioscorea batatas • 180
Dioscorea japonica • 180
Dioscorea Rhizome • 181
Dioscorea tokora • 162
Dioscoreae Rhizoma • 181
Dolichoris Semen • 689
Dolichos lablab • 688
Dolichos Seed • 689
Dryopteridis Crassirhizomatis
    Rhizoma • 79
Dryopteris crassirhizoma • 78

E

Echinops latifolius • 325
Echinops setifer • 324
Eclipta prostrata • 704
Ecliptae Herba • 705
Elsholtzia ciliata • 718
Elsholtziae Herba • 719
Epimedii Herba • 357
Epimedium brevicornum • 358
Epimedium grandiflorum var.
    thunbergianum • 358
Epimedium Herb • 357
Epimedium koreanum • 356
Epimedium pubescens • 358
Epimedium sagittatum • 358
Epimedium wushanense • 358
Equiseti Herba • 387
Equisetum hyemale • 386
Eriocauli Flos • 73
Eriocaulon buergerianum • 73
Eriocaulon sexangulare • 74
Eriocaulon sieboldianum • 72
Erycibe obtusifolia • 558
Erycibe schmidtii • 559
Erycibae Caulis • 559
Euonymi Ramuli Suberalatum • 735
Euonymus alatus • 734
Euphorbia ebracteolata • 692
Euphorbia fischeriana • 693
Euphorbia pekinensis • 146
Euphorbiae Fischerianae
    Radix • 693
Euphorbiae Pekinensis Radix • 147
Euryale ferox • 18
Euryale Seed • 19

Euryales Semen • 19

F
Fistular Onion Stalk • 681
Forsythia Fruit • 505
Forsythia suspensa • 505
Forsythia suspensa var. sieboldii • 506
Forsythia viridissima • 504
Forsythiae Fructus • 505
Fraxini Cortex • 232
Fraxinus rhynchophylla • 231

G
Galla Rhois • 317
Gardenia Fruit • 654
Gardenia jasminoides • 652
Gardeniae Fructus • 654
Garlic • 185
Gastrodia elata • 636, 639
Gastrodia Rhizome • 640
Gastrodiae Herba • 637
Gastrodiae Rhizoma • 640
Gentian Root and Rhizome • 471
Gentiana crassicaulis • 383
Gentiana dahurica • 382
Gentiana macrophylla • 383
Gentiana manshurica • 471
Gentiana scabra • 470
Gentiana straminea • 382
Gentiana triflora • 471
Gentianae Macrophyllae Radix • 383

Gentianae Scabrae Radix et Rhizoma • 471
Ginkgo biloba • 500
Ginkgonis Semen • 500
Ginseng • 522
Ginseng Radix • 522
Gleditsia japonica • 562
Gleditsia sinensis • 562
Gleditsiae Fructus • 563
Glycine max • 660, 663
Glycine Semen Germinatum • 661
Glycine Semen Nigra • 664
Granati Fructus • 370

H
Hawthorn Fruit • 337
Hemerocallidis Radix et Rhizoma • 483
Hemerocallis dumortieri • 485
Hemerocallis fulva • 482
Hibisci Cortex • 228
Hibisci Radix • 141
Hibiscus manihot • 140
Hibiscus Root • 141
Hibiscus syriacus • 228
homogenstisic acid • 261
Hordei Fructus Germinatus • 297
Hordeum vulgare var. hexastichon • 296
Houttuynia cordata • 433
Houttuyniae Herba • 433
Humuli Herba • 707
Humulus japonicus • 707

Hybiscus Bark • 229
Hylotelephii Herba • 119
Hylotelephium erythrostictum • 118

I

Imperata cylindrica var.
 koenigii • 176
Imperata Rhizome • 177
Imperatae Rhizoma • 177
Inula britannica • 101
Inula britannica var. chinensis • 103
Inula japonica • 100
Inulae Flos • 101

J

Juglandis Semen • 727
Juglans regia • 726
Jujube • 151
Junci Medulla • 75
Juncus effusus • 75
Juncus effusus var. decipiens • 77
Juncus Medulla • 75

K

Kadsura japonica • 458
Kochia Fruit • 155
Kochia scoparia • 154
Kochiae Fructus • 155
Korean Aconite Root • 130

L

Lacca Rhois Exsiccata • 464
Leonuri Semen • 513

Leonurus japonicus • 512
Lepidii seu Descurainiae
 Semen • 137
Lepidium apetalum • 136
Lepidium sativum • 139
Ligusticum chuanxiong • 628
Lilii Bulbus • 613
Lilium brownii var. viridulun • 613
Lilium lancifolium • 612
Lilium pumilum • 612
Liriope platyphylla • 200
Liriope Tuber • 201
Liriopis seu Ophiopogonis
 Tuber • 201
Lithospermi Radix • 575
Lithospermum erythrorhizon • 574
Lithospermum officinale • 577
Lithospermum Root • 575
Lonicera japonica • 516
Lonicera Leaf and Stem • 517
Lonicerae Folium et Caulis • 517
Lophatheri Herba • 567
Lophatherum gracile • 566
Luffa cylindrica • 402
Luffae Fructus Retinervus • 403
Lycii Fructus • 83
Lycium barbarum • 82
Lycium chinense • 82
Lycium Fruit • 83
Lycium ruthenicum • 85

M

Madder Root • 108

Magnolia biondii • 225
Magnolia Bud • 225
Magnolia denudata • 224
Magnolia kobus • 224
Magnolia sprengeri • 224
Magnoliae Flos • 225
Malva verticillata • 422
Malvae Semen • 423
Melandrii Herba • 555
Melandrium firmum • 554
Melonis Pedicellus • 625
Mentha arvensis var.
　piperascens • 254
Menthae Herba • 255
Mori Radicis Cortex • 329
Morus alba • 328
Motherwort Seed • 513
Moutan Radicis Cortex • 221
Moutan Root Bark • 221
Mulberry Root Bark • 329

Nelumbinis Semen • 447
Nelumbo nucifera • 446
Nelumbo Seed • 447
Notopterygium forbesii • 38
Notopterygium incisum • 39

Ophiopogon japonicus • 201
Orostachys Herba • 247
Orostachys japonicus • 246
Oryza sativa • 290, 293

Oryza sativa var. glutinosa • 294
Oryzae Gluten • 294
Oryzae Semen • 291
Osterici seu Notopterygii Radix et
　Rhizoma • 39
Ostericum koreanum • 38
Ostericum Root • 39

Paeonia lactiflora • 540
Paeonia suffruticosa • 220
Paeoniae Radix • 542
Panax ginseng • 520
Peach Kernel • 305
Peony Root • 542
Perilla frutescens var. acuta • 604
Perilla frutescens var. crispa • 605
Perilla frutescens var. japonica • 170
Perilla Leaf • 605
Perillae Folium • 605
Perillae Japonicae Semen • 171
Persicae Semen • 305
Peucedani Radix • 243
Peucedanum decursivum • 242
Peucedanum praeruptorum • 243
Phellodendri Cortex • 745
Phellodendron amurense • 744
Phellodendron Bark • 745
Phellodendron chinense • 746
Phragmites communis • 30
Phragmitis Rhizoma • 31
Phytolacca americana • 536
Phytolacca esculenta • 536

Phytolaccae Radix • 537
Pinellia pedatisecta • 262
Pinellia ternata • 258
Pinellia Tuber • 259
Pinelliae Tuber • 259
Pini Koraiensis Semen • 551
Pinus koraiensis • 550
Plantaginis Semen • 589
Plantago asiatica • 588
Plantago depressa • 588
Plantago Seed • 589
Platycodon grandiflorum • 158
Platycodon Root • 159
Platycodonis Radix • 159
Pleione bulbocodioides • 431
Pleione yunnanensis • 431
Polygala Root • 479
Polygala tenuifolia • 478
Polygalae Radix • 479
Polygonati Rhizoma • 583
Polygonatum cyrtonema • 583
Polygonatum falcatum • 582
Polygonatum kingianum • 583
Polygonatum Rhizome • 583
Polygonatum sibiricum • 582
Polygonatum stenophyllum • 587
Polygoni Avicularis Herba • 189
Polygoni Cuspidati Rhizoma et
 Radix • 731
Polygonum aviculare • 188
Polygonum cuspidatum • 730
Ponciri Fructus Immaturus • 672
Poncirus Immature Fruit • 672

Poncirus trifoliata • 671
Portulaca oleracea • 399
Portulacae Herba • 400
Prunella Spike • 115
Prunella vulgaris • 115
Prunella vulgaris subsp.
 asiatica • 116
Prunella vulgaris var. lilacina • 114
Prunellae Spica • 115
Pruni Japonicae Semen • 509
Prunus armeniaca • 349
Prunus armeniaca var. ansu • 348
Prunus davidiana • 305
Prunus humilis • 509
Prunus japonica • 508
Prunus mandshurica var.
 glabra • 349
Prunus persica • 304
Prunus sibirica • 349
Pueraria lobata • 656
Puerariae Radix • 657
Pulsatilla cernua • 713
Pulsatilla chinensis • 711
Pulsatilla koreana • 710
Pulsatillae Radix • 711
Punica granatum • 370

Ⓡ

Raw Ginger • 368
Rhapontici Radix • 325
Rhaponticum uniflorum • 324
Rhei Radix et Rhizoma • 437
Rheum officinale • 436

Rheum palmatum • 436
Rheum tanguticum • 436
Rhubarb • 437
Rhus Galls • 317
Rhus javanica • 316
Rhus potaninii • 317
Rhus punjabensis var. sinica • 317
Rhus verniciflua • 463
Ricini Semen • 697
Ricinus communis • 696
Rosa multiflora • 600
Rosae Multiflorae Fructus • 601
Rubi Fructus • 301
Rubia akane • 107
Rubia cordifolia • 110
Rubia tinctorum • 110
Rubiae Radix • 108
Rubus coreanus • 300
Rubus Fruit • 301
Rumecis Radix • 621
Rumex aquaticus • 622
Rumex chalepensis • 620
Rumex japonicus • 620
Rumex nepalensis • 623

❺

Safflower • 526
Sambuci Lignum • 174
Sambucus williamsii var. coreana • 173
Sanguisorba longifolia • 462
Sanguisorba officinalis • 459
Sanguisorba officinalis var. longifolia • 459
Sanguisorbae Radix • 460
Saposhnikovia divaricata • 266
Saposhnikovia Root • 267
Saposhnikoviae Radix • 267
Sappan Lignum • 379
Sappan Wood • 379
Schisandra chinensis • 454, 456, 458
Schisandra Fruit • 455
Schisandra incarnata • 458
Schisandra sphenanthera • 456, 458
Schisandrae Fructus • 455
Schizonepeta Spike • 723
Schizonepeta tenuifolia • 722
Schizonepetae Spica • 723
Schlechtendalia chinensis • 316
Scutellaria baicalensis • 390
Scutellaria Root • 391
Scutellariae Radix • 391
Selaginella involvens • 314
Selaginella pulvinata • 313
Selaginella stauntoniana • 315
Selaginella tamariscina • 312
Selaginellae Herba • 313
Sesami Semen Nigra • 610
Sesamum indicum • 608
Siegesbeckia glabrescens • 578
Siegesbeckia Herba • 579
Siegesbeckia pubescens • 578
Solani Nigri Herba • 104
Solanum nigrum • 104
Solanum nigrum subsp.

nigrum • 106
Sophora flavescens • 68
Sophora japonica • 749
Sophora Root • 69
Sophorae Fructus • 750
Sophorae Radix • 69
Sorbus commixta • 561
Sparganii Rhizoma • 754
Sparganium erectum • 755
Sparganium Rhizome • 754
Sparganium stoloniferum • 753
Spirodela polyrhiza • 46
Spirodelae Herba • 46
Styrax benzoin • 426
Styrax calvescens • 429
Styrax chinensis • 429
Styrax tonkinensis • 427

T

Taraxaci Herba • 236
Taraxacum coreanum • 236
Taraxacum mongolicum • 236
Taraxacum officinale • 235
Taraxacum platycarpum • 235
Tetrapanacis Medulla • 678
Tetrapanax papyriferus • 676
Thuja occidentalis • 651
Thuja orientalis • 648
Thuja Seed • 649
Thujae Semen • 649
Tokoro Rhizoma • 163
Torilis japonica • 282
Torreya grandis • 321

Torreya nucifera • 320
Torreyae Semen • 321
Trachelospermi Caulis • 193
Trachelospermum asiaticum • 192
Trachelospermum jasminoides var.
　　pubescens • 192
Tribuli Fructus • 123
Tribulus Fruit • 123
Tribulus terrestris • 122
Trichosanthes kirilowii • 700
Trichosanthes Root • 701
Trichosanthes rosthornii • 701
Trichosanthis Radix • 701
Tritici Fructus Levis • 239
Triticum aestivum • 239
Typha angustata • 310
Typha orientalis • 308
Typhae Pollen • 309

U

Ulmi Cortex • 467
Ulmus macrocarpa • 466

V

Veratri Rhizoma et Radix • 251
Veratrum nigrum var.
　　ussuriense • 250
Veratrum oxysepalum • 250
Vigna angularis • 684
Vigna radiatus • 126
Vigna umbellata • 685
Vignae Angularis Semen • 685
Vignae Radiatae Semen • 127

Vitex Fruit • 407
Vitex rotundifolia • 406
Vitex trifolia • 407
Viticis Fructus • 407

Zanthoxyli Pericarpium • 345
Zanthoxylum bungeanum • 344
Zanthoxylum Peel • 345
Zanthoxylum piperitum • 344
Zanthoxylum schinifolium • 344

Zingiber officinale • 367
Zingiberis Rhizoma Recens • 368
Zizyphi Fructus • 151
Zizyphi Semen • 341
Zizyphus jujuba var. hoonensis • 151
Zizyphus jujuba var. inermis • 150
Zizyphus jujuba var. spinosa • 340
Zizyphus Seed • 341

| 저자의 주요 저서 |

허준이 한글 이름으로 정리한
동의보감 속 우리약초

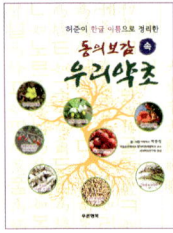

724쪽 / 4×6배판 / 올 컬러 / 값 48,000원

식약처가 공인한
식품 약초 한약 백과

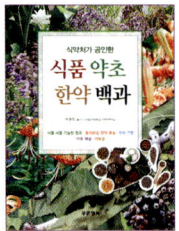

992쪽 / 4×6배판 / 올 컬러 / 값 62,000원

식약처가 인정하는 463종 약초의 약효·
동의보감 효능·약용법을 정리한
한국의 약초

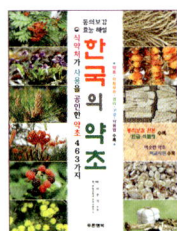

1,048쪽 / 4×6배판 / 올 컬러 / 값 58,000원

아시아·유럽·아메리카·아프리카의 약초와
향신료·열대과일 106종의 효능 및 이용법 수록
세계의 약초와 향신료

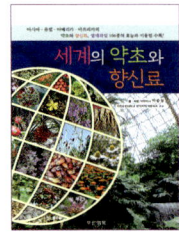

336쪽 / 신국판 / 올 컬러 / 값 22,000원

식약처가 공인한 542종 한약(생약)·약용식물
약초 한약 대백과

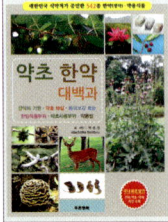

1,192쪽 / 4×6배판 / 올 컬러 / 값 86,000원

요리와 약으로 쓰는
향신료 백과

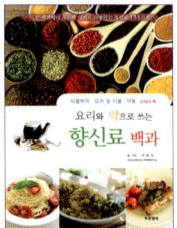

496쪽 / 4×6배판 / 올 컬러 / 값 32,000원

약용식물원·한약시장과 재배지·
한의약대학 수록

중국약용식물과 한약

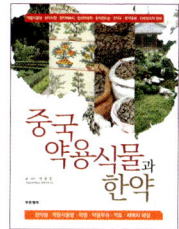

568쪽 / 4×6배판 / 올 컬러 / 값 29,800원

프랑스 파리에서 핀란드 헬싱키까지 식물원,
궁전, 공원, 시장의 약초

유럽의 약초와 식물원

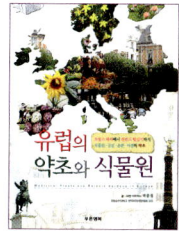

404쪽 / 4×6배판 / 올 컬러 / 값 26,800원

대표적인 일본의 약용식물원과
한방약 자료 총망라

일본 약용식물 한방약도감

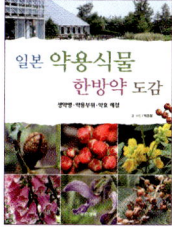

448쪽 / 4×6배판 / 올 컬러 / 값 28,000원

약차 제조법, 식약처 인정 약초·한약,
동의보감 약초·한약의 효능 수록

사계절 동의보감 약초 약차

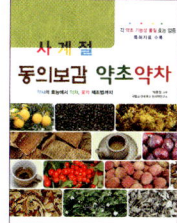

528쪽 / 4×6배판 / 올 컬러 / 값 32,000원

건강에 좋고 영양성분도 풍부한

약이 되는 열대과일

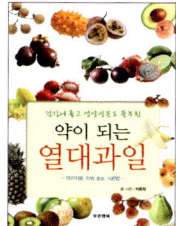

408쪽 / 4×6배판 / 올 컬러 / 값 28,600원

셰프들이 즐겨쓰는

향신료 · 허브 따라잡기

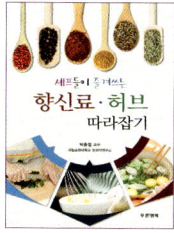

431쪽 / 4×6판 / 올 컬러 / 값 19,800원

| 저자 소개 |

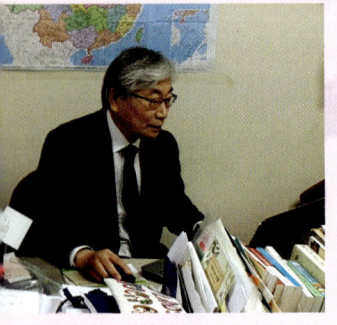

박종철 교수

국립순천대학교 명예교수인 저자의 연구분야는 한약(약용식물 포함)의 약효 성분과 효능, 식품(김치 포함)의 기능성이다. 현재는 세계약초연구원을 설립하여 원장을 맡고 있다.

부산대학교 약학과(약학사, 약사)를 졸업한 후, 부산대 대학원 약학과에서 약학석사와 약학박사 학위를 취득했다. 미국 조지아대학, 일본의 도야마의과약과대학, 오카야마대학, 미야자키대학에서도 연구했다.

사진촬영에 관심이 깊어 이를 활용하여 다양한 책을 발간했다. 단독 저자로 발행한 약초 저서로는 《동의보감 무병장수 약초》, 《동의보감 속 우리약초》, 《유럽의 약초와 식물원》, 《세계의 약초와 향신료》, 《세계의 약초, 어디에 있는가》, 《한국의 약초》, 《식약처가 공인한 식품 약초 한약 백과》, 《약초 한약 대백과》, 《향신료 백과》, 《약이 되는 열대과일》, 《동의보감 건강약초·약차·약술》, 《중국 약용식물과 한약》, 《일본 약용식물·한방약 도감》, 《생약·한약·기능식품 통섭사전》, 《한방건강기능식품학》(대한민국학술원 우수도서), 《기능성식품의 천연물과학》이 있다.

- 세계약초연구원 원장(현재)
- 부산대학교 약학대학 총동문회 부회장
- 제39회 스승의 날 기념, 대통령표창 수상
- 정부 훈장(녹조근정훈장) 수여
- 국가과학기술위원회 기관평가 연구분야 분과장
- 전라남도 과학기술진흥협의회 위원
- 전남한방산업진흥원 운영위원
- 순천시 한방산업자문단 위원장
- 고용노동부 지원 정원박람회 일자리인적자원개발사업단(한방약초디스플레이, 한방약초스토리텔링, 약선음식, 정원관리 과정) 단장
- 산업자원부 지정 RIS 김치사업단 순천대센터장
- 사단법인 한국김치협회 회장
- 순천대 한의약연구소 고문(현재)
- 순천대 김치연구소 고문(현재)
- 세계의 약초 특별전, 개인 전시회 개최(서울강서구 허준박물관 특별전)
- 세계의 약초를 만나다展, 개인 전시회 개최(순천대 박물관 특별전)
- 박종철 교수가 모은 순천대 30년 기록展, 개인 전시회 개최(순천대 박물관 특별전)